완역 동의보감

잡병편(2)

5

완역

허준 지음
최창록 옮김

東醫寶鑑

잡병편 (2)

푸른사상

옮긴이의 말

　동의학(東醫學)은 한의학(漢醫學)의 바탕 위에서 이루어졌다. 그것은 허준(許浚)의 동의보감(東醫寶鑑)이 황제(黃帝), 기백(岐伯), 동군(桐君), 편작(扁鵲), 화타(華陀), 황보밀(皇甫謐), 범왕(范汪), 갈홍(葛洪), 손사막(孫思邈), 주굉(朱肱), 이고(李杲), 주진형(朱震亨)등의 이론과 임상실험, 동양철학의 바탕인 선도(仙道) 및 임상실험에 뿌리를 두고 수용 극복하는 자세에서 우리 것으로 소화해냈기 때문에 가능해진 것이다. 더욱이 주체성이 확립된 동의학(東醫學)은 오늘에 있어서는 동아시아 제국뿐 아니라 온 누리에 그 명성을 떨치게 되고 21세기에 새로운 전통으로 우뚝 서게 된 것이다.

　한편 우리 것이 우리 것으로 우뚝 서게 하는데는 그 원전(原典)을 그대로 보존하는데 그치는 것이 아니라 당대의 국학자, 의사, 철학자, 일반 독자들이 더불어 사용하고 있는 구어체(口語體)로 옮겨져서 언제나 책상머리에서 활용될 수 있는 책으로 번역되고 편찬 돼 있어야 한다는 것이 무엇보다도 시급한 오늘날의 과제이다. 물론 그 동안 여러 간략본이나 문어체로 된 판본이 있고 동의학연구실의 북한판과 국내판이 나온 바 있으나 전자는 문어체에다 도경이론의 번역이 허술하고, 국내판은 이를 그대로 따랐으므로 완역본이라 할 수 없다. 이 책을 손에 든 사람은 누구나 깨닫겠지마는 원전에는 수많은 의방과 경전들이 인용되고 있으나, 그 인용이 어지럽고 주석이 분명하지 않아서 완벽한 이해에 거리가 있다. 다행히 옮긴이는 대부분의 도경서를 역해하느라 땀흘린 바가 있어서 되도록 충실하게 전거(典據)를 대고 원용(援用)하고 실상을 밝히는데 힘을 기울일 수 있었다. 물론 완벽을 기하지는 못했을 것이다.

　최근에 문학서의 번역이 수준 높은 역해자의 의역(意譯)에 의해서 지은이를 능가하는 미문으로 옮겨져야 한다는 주장이 있지마는 의서에 있어서는 이러한 창의적인 번역문보다는 서투른 직역이 오히려 글쓴이의 뜻이 온전히 독자에게 전달되는 첩경이라고 생각한다.

　특히 동의학의 경우, 글자 하나 글귀 하나에도 소홀함이 없는 직역이라야 인명을 중시하는 도규계(刀圭界)의 생명존중의 의방(醫方)이 정확히 전달될 수 있는 것이라 생각한다. 실제로 동의보감은 여러 학자들에 의하여 거듭 번역되었으나 축소되고 간소화되고 누락된 부분이 적지 않아서 「완역한 동의보감」이 시급히 간행되기를 기다려온 것이 저간의 사정이었다. 그러므로 서점에 들른 독자들은 현란한 겉 표지와 설익은 번역문이나 낡은 문어체(文語體)에 식상하여 발길을 돌리고 만다.

　이상의 여러 가지 결함이나 부족함이 이 책에서 말끔히 가셨는지는 옮긴이로서 장담할 수는 없다. 그러나 이러한 점을 감안해서 보다 완벽한 책이 되게 노력했다는 흔적은 여기저기서 발견 될 수 있었으면 하는 것이 옮긴이의 솔직한 희망이다.

　이 책이 이루어지기까지 격려해 주신 한봉숙 사장님과, 동의학과 도경의 원전을 구해주고 워드작업을 하는 등 노력과 수고를 아끼지 않은 박기용 교수와 황형식 박사 등「한국도교문학회」여러분과 박영순 선생에게 감사함을 잊지 않는다.

2003년 겨울

옮긴이 **최 창 록**

동의보감 서문(東醫寶鑑序)

의원들은 헌원(軒轅)〔황제〕과 기백(岐伯)을 인용하기를 좋아한다. 헌원과 기백은 위로는 천기(天紀)를 연구하고 아래로는 사람의 이치〔人理〕를 다하니 응당 책 쓰기〔記述〕를 대수롭지 않게 여겼으나 오히려 또 설명하고 묻고 하여 어렵게 편찬하여 후세에 모범이 되는 어려운 법을 쓰니 의학의 책이 있은 지는 이미 오래인 것이다. 위로는 창공(倉公)과 월인(越人)에서부터 유원빈(劉元賓)·장기(張機)·주굉(朱肱)·이고(李杲) 등 백가(百家)에 이르기까지 이어서 일어나 논설(論說)이 어지럽고 표절한 실마리가 남아 각기 일가를 다투어 세워 책이 더욱 많고 방술이 더욱 감추어져 그 『영추경(靈樞經)』의 본뜻과 엉뚱하게 거리가 멀어지지 않는 것이 드물다. 세상의 용렬한 의원은 그 이치를 풀지 못하거나 혹은 『내경(內經)』의 뜻을 더하여 자기 멋대로 생각하거나 혹은 흐려진 고로 늘상 변용을 알지 못하고 그 헤아리고 택함〔裁擇〕에만 눈이 어지러워 그 관건(關鍵)을 잃어버려 사람을 살리려 애쓰다가 사람을 죽인 이가 많았다. 우리 선종대왕(宣宗大王)께서는 몸을 다스리는 법으로써 백성들을 구제하는 인술을 추진하기로 하고 의학에 뜻을 두고 백성들의 병앓음을 걱정하셨다. 일찍이 병신년간(丙申年間)에 태의(太醫) 신(臣) 허준(許浚)을 부르시어 하교하시기를

"최근에 중국의 방서(方書)를 보니 모두가 이를 초록하여 모은 것이라. 용렬하고 자질구레해서 부족해 보이는데 그대를 보니 마땅히 여러 방서(方書)를 모아서 편집하여 한 책을 이룰 만하니 엮어 펴는 것이 좋겠다. 또한 사람의 질병은 모두 조섭(調攝)이 잘못되어 생기는 것이니 수양(修養)이 먼저이고 약석(藥石)이 다음인 것이다. 여러 방서(方書)들은 번잡하니 그 요점을 가려 정리하는데 힘써라. 궁벽한 시골에는 의약이 없어서 요절(夭折)하는 사람이 많다. 우리 나라에는 향약(鄕藥)은 많이 나지마는 사람들이 알지 못하니 그대는 마땅히 이를 분류하여 향명(鄕名)을 병서(並書)하여 백성들로 하여금 쉽게 알게 하라."

하셨다. 깊이 깨닫고 물러나 유의(儒醫) 정작(鄭碏)·태의(太醫) 양예수(楊禮壽), 김응탁(金應鐸), 이명원(李命源), 정예남(鄭禮男) 등과 더불어 국(局)을 설치하고 찬집(撰集)하여 가장 요긴한 것(肯綮)을 이루었으나 정유(丁酉)의 난을 만나 여러 의원이 사방으로 흩어지고(星散) 일을 마침내 중단하고 있었다. 그후에 선왕(先王)께서 또 허준(許浚)에게 하교(下敎)하시어 혼자서 편찬하라 하시고 곧 궁내의 장서인 방서(方書) 500권을 자료로써 참고하여 근거로 삼게 했는데 찬집(撰)이 반도 이루어지기 전에 선왕께서 붕어〔賓天〕하심에 이르렀다.

성상(聖上) 즉위 3년 경술(庚戌)에 허준은 비로소 일을 마치고〔卒業〕붓을 놓고 목차를 올리면서(進目) 동의보감(東醫寶鑑) 25권이라 했다. 성상(上)이 보시고 기뻐하시며 하교하시기를

"양평군(陽平君) 허준(許浚)은 일찌기 선조(先朝)에서 의방(醫方)을 찬집하라는 명을 홀로 계승했다. 여러 해를 깊이 생각하면 파면되어 귀양하여〔竄謫〕유랑하는 중에도 그 공(功)을 저버리지 않고 이제 엮어서 바쳤다. 이에 생각하니 선왕(先王)의 명으로 편찬한 책을 완성했다고 과인(寡)에게 알리니 뒤를 이은 우매한 임군으로 직책을 맡은 후라서 나로서는 그 비감(悲感)을 이기지 못하는 도다. 그리하여 허준에게 태복사(太僕)의 말 한 필을 하사하여 그 노고를 갚으니 속히 내의원(內醫院)으로 하여금 청(廳)을 설치하여 책을 출판하여 중외에 널리 반포하도록 하라."

하셨다. 또 제조(提調) 신(臣) 정구(廷龜)를 명하여 서문(序文)을 지어서 책머리에 합치게 하셨다.

"신(臣)이 가만히 생각건데〔竊念〕. 태화(太和)가 한 번 흩어져서 6기(六氣)가 고르지 못하여 여러병이 생기면 백성의 재앙〔民災〕이 되니 의약으로써 그 일찍 죽는〔夭死〕 백성을 구원하는 것이 실로 제왕의 어진 정치의 급선무(先務)인 것입니다. 그러므로 의술은 책이 아니면 기재할 수 없고, 책은 잘 선택하지 않으면 자세히 쓸 수 없고 폭넓게 수집하지 않으면 그 이치가 분명하지 않고, 널리 전하지 않으면 혜택이 널리 베풀어지지 않는 것입니다. 이 책은 고금을 모두 포괄하여 여러 사람들의 견해를 절충하였으며, 근본을 탐구하고 근원을 궁구하였으며, 가지런한 강기(綱)를 자세하게 제시하여 덩굴이 간략한데 이르러 감싸지 않는 것이 없습니다. 내경(內景) 외형(外形)으로부터 시작하여 잡병(雜病)의 여러 의방을 나누고, 맥결(脉訣). 증후론〔症論〕약성(藥性), 치료하는 방법, 섭생(攝養)하는 요점과 침석(鍼石)의 여러 규칙에 이르기까지 다 갖추지 않은 것이 없고 조리가 정연합니다. 곧 병자가 비록 천백의 증후가 있어도 보사(補瀉)하고 완급(緩急)함을 널리 응용하고〔泛應〕폭넓게 응용하도록 써 놓았습니다. 구태여 멀리 옛 책이나 가까이 방문(旁門)을 찾을 필요없이 비슷한 유에 따라〔按類〕대처하고 방술을 찾으면, 층층이 나타나고 겹겹이 나오니. 대증요법에 의한 투여가 부합하고 믿을 수 있으니(符左契信). 의가(醫家)의 보감(寶鑑)이요, 제세(濟世)의 좋은 법〔良法〕이라 하겠습니다. 이는 다 선왕(先王)께서 가르쳐 주신 묘산(妙算)이며, 우리 성상(聖上)께서 계승하신 훌륭한 뜻입니다. 곧 그 어진 백성과 만물을 사랑하는 덕이요 후생(厚生)의 도가 하나의 헤아림(一揆)으로 중화(中和)하여 상하 모두가 위육(位育)하는 정치가 여기에 있는 것입니다. 옛말에 이르기를 '어진 사람의 마음씀은 그 혜택이 널리 미친다' 했습니다. 과연 그렇다고 하겠습니다.
만력(萬曆) 39년 신해(辛亥) 맹하(孟夏) 숭록대부(崇祿大夫) 행 이조판서(吏曹判書) 겸, 홍문관 대제학(弘文館大提學), 예문관 대제학지(藝文館大提學知), 경연춘추관 성균관사(經筵春秋館成均館事), 세자좌빈객(世子左賓客) 신(臣) 이정구(李廷龜)가 교서를 받들어 삼가 서(序)합니다."

만력(萬曆) 41년 11월 일 내의원(內醫院)에서 교서를 받들어 간행하옵니다.

감교관(監校官) 통훈대부(通訓大夫) 행 내의원직장(行內醫院直長) 신(臣) 이희헌(李希憲),

통훈대부(通訓大夫) 행 내의원부봉사(行內醫院副奉事) 신(臣) 윤지미(尹知微).

□ 일러두기

- 이 책은 「한국도교문학회」의 책임으로 간행했다.
- 이 책은 1966년에 초간하고 1987년에 신증판으로 간행한 남산당(南山堂)의 『원본 동의보감(原本東醫寶鑑)』〔完營重刊本〕을 저본(底本)으로 했다.
- 번역본은 1986년의 대성출판사〈大城出版社〉 간행의 『국역 동의보감(國譯東醫寶鑑)』을 참조하여 누락, 탈자, 오자, 오역을 바로잡으면서 작업을 시작했다.
- 원문을 실어서 대역하는 번거로움을 피하되 확실한 역해와 원문참조가 필요한 이를 위해서 일일이 (　)안에 중요한 한자를 넣었다.
- 여강출판사의 원문 대역 동의보감(原文對譯東醫寶鑑)을 참고하되 도경(道經)에 대한 올바른 이해를 위해서 필자가 그동안 역해한 책들을 바탕으로 주석을 일일이 달아서 학술서적으로서의 기능에 충실코자 했다. 또한 대부분의 문어체를 오늘의 구어체로 바꾸었다.
- 의약의 처방에서는 체제를 ①치료하는 병의 증세를 먼저 제시하고, ②의약적인 처방 즉 【의방】 을 설명하고, ③약의 제조방법과 치료방법을 서술했다. 그리고 약의 중량에 대해서는 원문대로 냥(兩), 푼(分), 전(錢), 분말(末), 환(丸) 등으로 표기했다.
- 원문의 참조나 인용을 보완하고 기왕의 국역본에 나타난 오류를 바로잡고 누구나 이해할 수 있도록 주석을 달아놓았다.
- 기왕의 번역본에서 미처 고구하지 못한 용어나 약명들도 각주를 달아놓았다. 그러므로 저간의 사정을 감안하면 이책의 책명이 『완역 동의보감(完譯東醫寶鑑)』이 되어야 하는 소이연을 이해할 것이다.
- 학술용어의 원뜻을 살피기 위해 한문용어나 우리말 용어들을 최대한 통일해서 사용하고자 노력했다.
- 여러 한의학자들의 학술연구에 도움을 주고자 「찾아보기」를 최대한 찾아서 비교 분석하는데 활용할 수 있게 권말에 붙여놓았다.
- 이상의 여러 사항들을 감안하여 이 방대한 작업은 「한국도교문학회」의 책임으로 간행되었다. 잘못된 풀이나 오자, 탈자가 발견될 경우 판을 새로 할 때마다 고치도록 책임질 것이다.

目次

옮긴이의 말 • 1
동의보감 서문(東醫寶鑑序) • 3
일러두기 • 6
찾아보기 • 763

잡병편(雜病篇)

잡병(雜病) 6의 2

24. 창만(脹滿) ························ 35
- 창만의 원인〔脹滿之源〕 ···················· 35
- 창만(脹滿)의 형증(形證) ···················· 36
- 맥법(脈法) ···························· 37
- 창병에는 7가지가 있다〔脹病有七〕 ············ 37
- 한창(寒脹) ··························· 38
- 열창(熱脹) ··························· 38
- 곡창(穀脹) ··························· 38
- 수창(水脹) ··························· 38
- 기창(氣脹) ··························· 38
- 혈창(血脹) ··························· 38
- 창만을 치료하는 법〔脹滿治法〕 ··············· 39
- 곡창(穀脹) ··························· 39
- 수창(水脹) ··························· 40
- 기창(氣脹) ··························· 41
- 혈창(血脹) ··························· 42
- 한창(寒脹) ··························· 42

- 열창(熱脹) ··· 43
- 고창(蠱脹) ··· 44
- 창만의 통치약〔脹滿通治藥〕 ··· 45
- 탁기가 상초에 있으면 진창이 생긴다〔濁氣在上則生䐜脹〕 ········· 49
- 상한 열병으로 배가 창만함〔傷寒熱病腹脹滿〕 ·························· 51
- 창만은 곧 진장병이다〔脹滿乃眞臟病也〕 ·································· 51
- 창만설사(脹滿泄瀉) ·· 51
- 바깥에 바르는 법〔外敷法〕 ·· 51
- 치료할 수 있고 치료할 수 없는 증세〔可治不可治證〕 ················ 52
- 단일한 의방〔單方〕(모두 40종) ··· 52
- 침구법(鍼灸法) ·· 54

25. 소갈(消渴) ·· 55

- 소갈의 원인〔消渴之源〕 ·· 55
- 소갈의 형체와 증세〔消渴形證〕 ·· 56
- 맥법(脉法) ·· 57
- 소갈에는 셋이 있다〔消渴有三〕 ·· 57
- 소갈은 소변이 달다〔消渴小便甛〕 ··· 63
- 소갈은 감화가 쇠소하는 것이 원인이다〔消渴由坎火衰少〕 ········· 63
- 소갈과 각기는 상반된다〔消渴與脚氣相反〕 ····························· 63
- 소갈에 통용되는 치료약〔消渴通治藥〕 ··································· 64
- 주갈(酒渴) ·· 68
- 고갈(蠱渴) ·· 70
- 소갈의 전변증(消渴傳變證) ·· 71
- 소갈은 반드시 옹저를 예방해야 한다〔消渴須預防癰疽〕 ············ 72
- 치료할 수 없는 증세〔不治證〕 ·· 72
- 금기법(禁忌法) ·· 73
- 단일한 의방(單方)(모두 40종이다) ··· 73

26. 황달(黃疸) 79

- 황달의 원인〔黃疸之因〕... 79
- 황달에는 다섯이 있다〔黃疸有五〕... 80
- 황달(黃疸) 80
- 주달(酒疸) 80
- 곡달(穀疸) 81
- 여로달(女勞疸) 81
- 황한(黃汗) 81
- 맥법(脉法) 81
- 황달의 치료법〔黃疸治法〕... 82
- 황달(黃疸) 83
- 주달(酒疸) 84
- 곡달(穀疸) 85
- 여로달(女勞疸) 87
- 황한(黃汗) 88
- 주달이 가장 중하다〔酒疸最重〕... 89
- 흑달은 치료하기 어렵다〔黑疸難治〕... 89
- 음황(陰黃) 89
- 역병의 발황〔疫癘發黃〕... 91
- 코를 당겨 황을 물리치는 법〔搐鼻退黃法〕..................................... 92
- 황달에 통용되는 치료약〔黃疸通治藥〕... 93
- 달병은 토탄과 생쌀과 차잎을 먹기를 좋아한다〔疸癖愛喫土炭生米茶葉〕... 96
- 치료할 수 있고 치료할 수 없는 증세〔可治不可治證〕................... 97
- 단일한 의방〔單方〕(모두 30종이며 주자인진탕(酒煮茵蔯湯)이 있다.) 97

잡병(雜病) 7

27. 해학(痎瘧) 105

- 학질의 원인〔瘧病之源〕... 105
- 학질의 형체와 증세〔瘧疾形證〕... 106
- 맥법(脉法) 107

□ 한열의 선후(寒熱先後) ……………………………………………………………… 107
□ 한열의 왕래(寒熱往來) ……………………………………………………………… 108
□ 학질이 발작하는 일수의 많고 적음〔瘧發日數多少〕 ……………………………… 109
□ 학질의 발작은 주야와 빠르고 늦음의 다름이 있다〔瘧發有晝夜早晏之異〕 …… 110
□ 6경학(六經瘧) ………………………………………………………………………… 110
□ 학질은 낮밤에 발작하는 것을 마땅히 구분해서 치료한다〔瘧晝發夜發宜分治〕 … 113
□ 여러 학질증세의 치료〔諸瘧證治〕 …………………………………………………… 114
□ 풍학(風瘧) ……………………………………………………………………………… 114
□ 한학(寒瘧) ……………………………………………………………………………… 114
□ 열학(熱瘧) ……………………………………………………………………………… 115
□ 습학(濕瘧) ……………………………………………………………………………… 115
□ 담학(痰瘧) ……………………………………………………………………………… 115
□ 식학(食瘧) ……………………………………………………………………………… 115
□ 노학(勞瘧) ……………………………………………………………………………… 116
□ 귀학(鬼瘧) ……………………………………………………………………………… 116
□ 역학(疫瘧) ……………………………………………………………………………… 116
□ 장학(瘴瘧) ……………………………………………………………………………… 117
□ 해학(痎瘧) ……………………………………………………………………………… 117
□ 학질에 한열이 쉬지 않는 데는 뿌리가 있다〔瘧寒熱不歇有根〕 ………………… 127
□ 한열은 학질과 비슷하다〔寒熱似瘧〕 ………………………………………………… 128
□ 학질 치료법(瘧疾治法) ……………………………………………………………… 128
□ 학질을 치료하는 데는 반드시 음양을 나누는 약을 쓴다〔治瘧須用分陰陽之藥〕 … 131
□ 학질이 장차 나을 것을 아는 것〔知瘧將差〕 ……………………………………… 131
□ 학질을 끊는 법〔截瘧法〕 ……………………………………………………………… 131
□ 액막이 법〔禳法〕 ……………………………………………………………………… 134
□ 금기법(禁忌法) ………………………………………………………………………… 135
□ 치료하기 어렵고 치료할 수 없는 증세〔難治不治證〕 …………………………… 135
□ 단일한 의방〔單方〕(모두 19종, 비한단(脾寒丹)이 있다) ………………………… 135
□ 침구법(鍼灸法) ………………………………………………………………………… 138

28. 온역(瘟疫) …………………………………………………………………………… 139

□ 온역의 원인〔瘟疫之因〕 ……………………………………………………………… 139
□ 온역의 형체와 증세〔瘟疫形證〕 ……………………………………………………… 140
□ 맥법(脈法) ……………………………………………………………………………… 140

- □ 온역을 치료하는 법〔瘟疫治法〕 ·· 141
- □ 대두온증세〔大頭瘟證〕 ·· 146
- □ 대두온의 치료법〔大頭瘟治法〕 ·· 147
- □ 비는 법〔禳法〕 ··· 151
- □ 온역을 물리치고 예방하는 법〔辟瘟疫預防法〕 ···························· 152
- □ 전염하지 않게 하는 법〔不傳染法〕 ··· 155
- □ 장역(瘴疫) ··· 156
- □ 온역열병으로 치료하지 못하는 증세〔瘟疫熱病不治〕 ·················· 157
- □ 단일한 의방〔單方〕(모두 29종) ··· 157
- □ 침법(鍼法) ·· 161

29. 사수(邪祟) ·· 162

- □ 사수의 형증〔邪祟形證〕 ··· 162
- □ 10주와 5시〔十疰五尸〕 ·· 163
- □ 맥법(脉法) ·· 163
- □ 사수시주의 치료약〔邪祟尸疰治藥〕 ··· 164
- □ 시주를 시험하는 법〔驗尸疰法〕 ··· 168
- □ 액막의 법〔禳法〕 ··· 168
- □ 단일한 의방〔單方〕(모두 31종) ··· 169
- □ 침구법(鍼灸法) ··· 173

30. 옹저(癰疽)(上) ·· 175

- □ 옹저 발병의 원인〔癰疽發病之原〕 ··· 175
- □ 옹저가 발하려는 징후〔癰疽欲發之候〕 ·· 176
- □ 옹저의 명칭과 형상〔癰疽名狀〕 ··· 177
- □ 옹저의 붓고 아프고 가려운 원인〔癰疽腫痛痒之因〕 ···················· 177
- □ 옹저의 경중심천의 구별〔癰疽輕重深淺之辨〕 ······························ 178
- □ 일정한데 옹저가 있으면 죽는 부분〔定癰疽死之部分〕 ················ 179
- □ 옹저는 응당 안과 밖으로 나눈다〔癰疽當分內外〕 ······················· 180
- □ 옹저는 응당 경락으로 나누어야 한다〔癰疽當分經絡〕 ················ 181
- □ 옹저의 맥〔癰疽脉〕 ·· 181
- □ 옹저의 치료하기 어렵고 치료하지 못하는 증세〔癰疽難治不治證〕 ····· 182

ㅁ옹저에 고름의 유무와 얕고 깊음을 분별함〔癰疽辨膿有無及淺深〕 ································ 182
ㅁ옹저는 현기증을 발한다〔癰疽發暈〕 ································ 183
ㅁ옹저의 죽는 증세〔癰疽死證〕 ································ 184
ㅁ옹저의 좋고 나쁜 증세〔癰疽善惡證〕 ································ 185
ㅁ옹저를 치료하는 큰 법〔治癰疽大法〕 ································ 185
ㅁ옹저의 내탁법〔癰疽內托法〕 ································ 190
ㅁ음저의 일어나서 발하는 법〔陰疽起發法〕 ································ 194
ㅁ옹저의 다섯 발하는 증세〔癰疽五發證〕 ································ 197
ㅁ옹저에 구멍을 만들고 고름을 내는 법〔癰疽作穴出膿法〕 ································ 202
ㅁ옹저(癰疽)에 고름을 배출하고 기육을 살아나게 하는 법〔癰疽排膿生肌法〕 ································ 205
ㅁ옹저의 나쁜 살을 제거하는 의방〔癰疽去惡肉方〕 ································ 207
ㅁ옹저의 탕세법〔癰疽湯洗法〕 ································ 209
ㅁ옹저의 삼첩법〔癰疽糝貼法〕 ································ 211
ㅁ내외로 구분되는 옹저〔內外分癰疽〕 ································ 216
ㅁ폐옹(肺癰) ································ 217
ㅁ심옹(心癰) ································ 219
ㅁ간옹(肝癰) ································ 221
ㅁ신옹(腎癰) ································ 222
ㅁ위완옹(胃脘癰) ································ 222

잡병(雜病) 8

31. 옹저(癰疽)(下) ································ 227

ㅁ장옹(腸癰) 복옹(腹癰) ································ 227
ㅁ맥법(脉法) ································ 228
ㅁ비옹(臂癰) ································ 230
ㅁ둔옹(臀癰) ································ 230
ㅁ현옹(懸癰) ································ 230
ㅁ변옹(便癰) ································ 231
ㅁ낭옹(囊癰) ································ 233
ㅁ부골저(附骨疽) ································ 234
ㅁ완저석저적풍의 구분〔緩疽石疽賊風辨〕 ································ 235

□ 흘러 머무는 골저〔流注骨疽〕 237
□ 정저(疔疽) 239
□ 정저의 형체와 증세〔疔疽形證〕 240
□ 정저의 치료법〔疔疽治法〕 240
□ 홍사정(紅絲疔) 241
□ 어제정(魚臍疔) 241
□ 탈저정(脫疽疔) 242
□ 하나의 의방〔一方〕 242
□ 정저의 사증〔疔疽死證〕 243
□ 정창을 뽑는 법〔拔疔瘡〕 243
□ 역사한 소, 말과 짐승의 고기를 먹고 생긴 부스럼〔食疫死牛馬禽獸肉生疔〕 244
□ 옹저의 잡증(癰疽雜證) 249
□ 옹저번갈(癰疽煩渴) 249
□ 옹저구역(癰疽嘔逆) 250
□ 옹저의 담성(癰疽痰盛) 250
□ 옹저의 한열(癰疽寒熱) 250
□ 옹저의 작통(癰疽作痛) 251
□ 옹저설사(癰疽泄瀉) 251
□ 옹저에 통용되는 치료약〔癰疽通治藥〕 254
□ 옹저의 침법〔癰疽鍼法〕 257
□ 기침법(蜞鍼法) 258
□ 옹저의 지지는 법〔癰疽烙法〕 258
□ 옹저의 구법(癰疽灸法) 259
□ 쑥뜸의 치료의 징험〔艾灸治驗〕 260
□ 석옹을 뜨는 법〔灸石癰法〕 260
□ 턱에 발한 것을 뜨는 법〔灸發頤法〕 260
□ 정저를 뜨는 법〔灸疔疽法〕 260
□ 변독을 뜨는 법〔灸便毒法〕 261
□ 조리 및 금기법〔調理及禁忌法〕 261
□ 단일한 의방〔單方〕(모두 37종이니 도잠고(陶潛膏)도 있다.) 262

32. 여러 부스럼[諸瘡] 268

□ 대풍창(大風瘡) 268
□ 백라창(白癩瘡) 275

- 천포창(天疱瘡) 276
- 나력(瘰癧) 287
- 바깥을 치료하는 법〔外治法〕 294
- 금기법(禁忌法) 296
- 칠하고 붙이는 약〔糝貼藥〕 296
- 치료하기 어렵고 치료할 수 있는 증세〔難治可治證〕 298
- 뜸뜨는 법〔灸法〕 299
- 핵의 맺힘〔結核〕 299
- 혹〔瘿瘤〕〔영류〕 302
- 감루(疳瘻) 306
- 단일한 의방〔單方〕(8종이 있다) 311
- 뜸뜨는 법〔灸法〕 313
- 옴〔疥癬〕 313
- 단일한 의방〔單方〕(12종) 318
- 침구법(鍼灸法) 320
- 나두창(癩頭瘡) 320
- 사람 얼굴의 부스럼〔人面瘡〕 322
- 음식창(陰蝕瘡) 323
- 부스럼을 씻는 약〔洗瘡藥〕 324
- 낱알을 붙이는 약〔糝付藥〕 325
- 겸창(膁瘡)〔허구리 부스럼〕 328
- 단일한 의방〔單方〕 331
- 침법(鍼法) 331
- 충을 취하는 의방〔取蟲方〕 332
- 신장풍창(腎臟風瘡) 332
- 침음창(浸淫瘡) 334
- 단일한 의방〔單方〕 335
- 동창(凍瘡) 335
- 탕화창(湯火瘡) 336
- 단일한 의방〔單方〕 338
- 번화창(飜花瘡) 338
- 단일한 의방〔單方〕 339
- 칠창(漆瘡) 339
- 연절(軟癤)〔연한 부스럼〕 339
- 유명 무명의 여러 악창〔有名無名諸惡瘡〕 340

□ 여러 악창〔諸般惡瘡〕 ……………………………………………………… 343
□ 여러 창이 풍수에 적중하여 붓고 아픈 증세〔諸瘡中風水發腫痛〕 ……… 348
□ 단일한 의방〔單方〕 ………………………………………………………… 348

잡병(雜病) 9

33. 여러 상함[諸傷] ………………………………………………………… 353

□ 금인상(金刃傷)〔칼날 쇠붙이에 상함〕 …………………………………… 353
□ 치료하기 어려운 증세〔不治證〕 …………………………………………… 353
□ 금창의 맥의 징후〔金瘡脉候〕 ……………………………………………… 354
□ 창자와 배가 상한 데 치료하는 법〔腸肚傷治法〕 ………………………… 354
□ 금창에는 먼저 조혈해야 한다〔金瘡先宜調血〕 …………………………… 355
□ 지혈하고 살이 나고 부스럼이 아물게 하는 약〔止血生肌合瘡藥〕 ……… 355
□ 화살촉 및 날이 선 쇠붙이가 뼈나 혈맥에 적중하여 나오지 않음〔箭鏃及金刀中骨脉不出〕 … 356
□ 단일한 의방〔單方〕(모두 24종) …………………………………………… 358
□ 두들겨 맞거나 눌려서 상함〔損撲墮落壓倒傷〕 …………………………… 362
□ 타박상에 종기를 없애고 헌데 자국을 없앰〔打撲傷消腫滅瘢〕 ………… 365
□ 맥의 징후 및 치료할 수 없는 증세〔脉候及不治證〕 ……………………… 365
□ 단일한 의방〔單方〕(모두 7종이다) ………………………………………… 366
□ 뼈가 부러지고 힘줄이 끊어지는 손상〔骨折筋斷傷〕 ……………………… 368
□ 단일한 의방〔單方〕(모두 14종) …………………………………………… 373
□ 귀, 코, 혀가 상해서 끊어진 것을 고치는 의방〔療傷斷耳鼻舌方〕 ……… 375
□ 곤장에 상함〔杖傷〕 ………………………………………………………… 376
□ 맞아도 아프지 않는 의방〔打着不痛方〕 …………………………………… 378
□ 단일한 의방〔單方〕(모두 5종) ……………………………………………… 378
□ 사람이 물어서 상한데 ……………………………………………………… 379
□ 여러 짐승에 물림〔諸獸傷〕 ………………………………………………… 379
□ 범에게 물린데〔虎傷〕 ……………………………………………………… 379
□ 곰에 물린데〔熊傷〕 ………………………………………………………… 379
□ 말, 나귀, 노새에 물리거나 채인데〔馬驢騾咬踢傷〕 ……………………… 380
□ 소에게 상하는데〔牛傷〕 …………………………………………………… 380
□ 개에게 물린데〔犬傷〕 ……………………………………………………… 380

▫ 개한테 물린 독의 재발을 방지함〔犬咬毒防再發〕 381
▫ 단일한 의방〔單方〕(모두 6종이다) 383
▫ 침구법(鍼灸法) 384
▫ 고양이에 물린데〔猫傷〕 384
▫ 쥐에 물려 상한 데〔鼠咬傷〕 384
▫ 여러 벌레에 물림〔諸蟲傷〕 384
▫ 뱀에 물린 데〔蛇咬傷〕 384
▫ 전갈에 쏘인데〔蝎螫傷〕〔갈석상〕 386
▫ 지네에 물린 데〔蜈蚣咬傷〕 386
▫ 거미에 물린데〔蜘蛛咬傷〕 387
▫ 지렁이에 물린 데〔蚯蚓傷〕 387
▫ 집게벌레에 물린데〔蠼螋傷〕 388
▫ 벌에 물린 데〔蜂叮傷〕 388
▫ 누에에 물린데〔蠶咬傷〕 388
▫ 달팽이에 물린 데〔蝸牛傷〕 389
▫ 땅강아지에 물린데〔螻蛄傷〕 389
▫ 납거미에 물린데〔壁鏡傷〕 389
▫ 여름철 여러 창상의 파리 구더기 물리치는 법〔夏月諸瘡傷辟蠅蛆法〕 389
▫ 잡색충에 물린데〔雜色蟲傷〕 389
▫ 대나무 가시에 찔린 데〔簽刺傷〕 390
▫ 뜨는 법〔灸法〕 391

34. 해독(解毒) 392

▫ 고독을 기르는 집〔蠱毒畜養家〕 392
▫ 고독을 물리치는 법〔辟蠱毒法〕 392
▫ 고독을 징험하는 법〔驗蠱毒法〕 393
▫ 고독에 중독된 맥의 징후〔蠱毒中毒脉候〕 393
▫ 고를 보내는 법〔送蠱法〕 393
▫ 고독을 치료하는 법〔蠱毒治法〕 394
▫ 금잠고독(金蠶蠱毒) 397
▫ 도생독(挑生毒) 397
▫ 금기법(禁忌法) 397
▫ 뜸뜨는 법(灸法) 398
▫ 고독을 토하는 약〔吐蠱毒〕 398

□ 고를 설사하는 약〔下蠱藥〕 ··· 398
□ 통용치료 하는 단일한 의방〔通治單方〕 ··· 399
□ 여러 중독을 구원하는 의방〔救諸中毒方〕 ·· 400
□ 마독(馬毒) ·· 406
□ 여러 짐승 살의 독〔諸獸肉毒〕 ··· 407
□ 여러 날짐승 고기의 독〔諸禽肉毒〕 ··· 408
□ 여러 어독 및 게독〔諸魚毒及蟹毒〕 ··· 408
□ 고과독(苽果毒) ·· 409
□ 채소독(菜蔬毒) ··· 410
□ 소주독(燒酒毒) ··· 410
□ 두부독(豆腐毒) ··· 410
□ 면독(麵毒) ·· 410
□ 지나친 약제의 복약으로 중독되어 죽으려 하는데〔服藥過劑或中毒煩悶欲死〕 ······ 411
□ 백물독에 통용되는 치료약〔通治百物毒〕 ··· 411
□ 감두탕(甘豆湯) ··· 412
□ 수독(水毒) ·· 412

35. 구급(救急) ·· 413

□ 열 가지 위급한 병〔十件危病〕 ·· 413
□ 중악(中惡) ·· 413
□ 귀격, 귀타, 귀배(鬼擊, 鬼打, 鬼排) ·· 414
□ 맥의 징후(脉候) ··· 415
□ 시궐(尸厥) ·· 415
□ 울모(鬱冒) ·· 418
□ 객오, 졸궐의 여러 증세〔客忤卒厥諸證〕 ··· 418
□ 졸지의 죽음〔卒死〕 ··· 419
□ 탈양증(脫陽證) ··· 421
□ 스스로 목매 죽음을 구원하는 법〔救自縊死〕 ···································· 421
□ 물에 빠져 죽음을 구원함〔救溺水死〕 ·· 422
□ 얼어죽음을 구원함〔救凍死〕 ··· 423
□ 굶어죽음을 구원함〔救餓死〕 ··· 423
□ 교장사(攪腸沙) ··· 424
□ 우물이나 무덤에 들어가 갑자기 죽음〔入井塚卒死〕 ······················· 424
□ 뱀이 7규로 들어간데〔蛇入七竅〕 ·· 425

□ 침구법(鍼灸法) ·· 425

36. 괴질(怪疾)(26가닥[條]이 있다) ··· 427

□ 괴질이상(怪疾異常) ·· 427
□ 육징(肉癥) ·· 427
□ 주징(酒癥) ·· 427
□ 발하(髮瘕) ·· 428
□ 계하(雞瘕) ·· 428
□ 교룡하(蛟龍瘕) ·· 429
□ 사하(蛇瘕) ·· 429
□ 별하(鱉瘕) ·· 430
□ 합정질(蛤精疾) ·· 430
□ 눈에 5색의 물건이 보임〔眼見五色物〕 ··· 430
□ 보이는 물건이 거꾸로 세워짐〔視物倒枝〕 ····································· 430
□ 팔다리가 돌처럼 단단함〔四肢堅如石〕 ··· 431
□ 새우가 녹아서 나옴〔化生鰕魚〕 ··· 431
□ 배가 쇠나 돌과 같음〔腹如鐵石〕 ··· 431
□ 온몸에 물결 소리가 남〔遍身波浪聲〕 ·· 431
□ 몸에서 반모가 나옴〔身出斑毛〕 ··· 432
□ 열 손가락이 끊어져 망가짐〔十指斷壞〕 ······································· 432
□ 게 같은 충이 있음〔有蟲如蟹〕 ··· 432
□ 살이 송곳처럼 나옴〔肉出如錐〕 ··· 432
□ 털구멍에서 피가 나옴〔毛竅血出〕 ··· 433
□ 몸에 묘안창이 생김〔身生貓眼瘡〕 ··· 433
□ 입과 코에서 기가 나와 흩어지지 않음〔口鼻氣出不散〕 ················ 433
□ 온몸에 불에 데인 마마가 생김〔渾身生燎疱〕 ······························· 433
□ 사람 몸이 둘이 됨〔人身作兩〕 ··· 434
□ 부스럼이 앵두와 같이 남〔生瘡如櫻桃〕 ······································· 434
□ 4지의 마디가 빠짐〔四肢節脫〕 ··· 434
□ 몸의 종기가 뱀형상과 같음〔身腫如蛇狀〕 ···································· 434
□ 몸에 광색이 있음〔身有光色〕 ··· 434

37. 잡방(雜方) 435

- 구황벽곡방〔救荒辟穀方〕 435
- 연진복수법〔嚥津服水法〕 435
- 6천기를 복용하는 법〔服六天氣法〕 436
- 곡기를 끊고 배고프지 않은 약〔斷穀不飢藥〕 436
- 소나무와 잣나무 잎을 먹는 법〔餌松柏葉法〕 436

38. 여러 법〔諸法〕 444

- 수화를 취하는 법〔取水火法〕 444
- 자석은 남쪽을 가리킨다〔磁石指南〕 444
- 추위를 두려워하지 않게 하는 법〔不畏寒〕 445
- 몸을 향기 있게 하는 법〔香身法〕 445
- 사람을 용기 있게 하는 법〔令人勇〕 445
- 귀신을 쫓고 신에 통하는 법〔去鬼通神〕 445
- 귀신을 보는 의방〔見鬼方〕 445
- 형체를 숨기는 법〔隱形法〕 446
- 부부를 서로 사랑하게 하는 법〔令夫婦相愛〕 446
- 투기를 없애는 의방〔去妬方〕 446
- 옷의 기름과 때를 없애는 법〔去衣油及衣垢〕 446
- 옥을 연하게 하는 법〔軟玉法〕 446
- 돌을 문드러지게 하는 법〔爛石法〕 447
- 과실을 오래 간직하는 법〔淹藏果實法〕 448
- 벼룩과 이를 물리치는 법〔辟蚤虱〕〔벽조슬〕 448
- 모기와 파리를 물리침〔辟蚊蠅〕 449
- 좀을 물리치는 법〔辟蠹〕 449
- 금수와 적서를 죽이는 법〔殺禽獸賊鼠〕 449
- 고기를 죽임〔殺魚〕 450
- 쥐를 모음〔集鼠〕 450
- 와석을 붙이는 법〔粘瓦石〕 450
- 짐승들이 먹으면 취하게 하는 법〔獸食物卽醉〕 450
- 울기를 푸는 법〔解鬱氣〕 450
- 연훈의 독을 푸는 법〔解烟熏〕 451

ㅁ주본을 만드는 법〔作酒本〕·· 453
ㅁ신국 만드는 법〔造神麴法〕··· 453
ㅁ백약을 달이는 법〔百藥煎法〕··· 454
ㅁ메주를 만드는 법〔造豉法〕·· 454
ㅁ엿을 만드는 법〔造飴糖法〕·· 454
ㅁ반하국을 만드는 법〔造半夏麴法〕·· 454
ㅁ해분을 만드는 법〔造海粉法〕··· 455
ㅁ경분을 만드는 법〔造輕粉法〕··· 455
ㅁ숙지황을 만드는 법〔作熟地黃法〕·· 455
ㅁ녹각교 상을 달이는 법〔煮鹿角膠霜法〕··· 456
ㅁ두꺼비 젖을 취하는 법〔取蟾酥法〕··· 456
ㅁ사람 젖을 햇볕에 쬐어 말리는 법〔曬乾人乳法〕·································· 456
ㅁ납을 술에 끓이는 법〔酒煮蠟法〕·· 457
ㅁ우담 남성을 만드는 법〔牛膽南星法〕·· 457
ㅁ추석을 음련하는 법〔陰鍊秋石法〕·· 457
ㅁ추석을 양련하는 법〔陽煉秋石法〕·· 457
ㅁ복령으로 떡을 빚는다〔茯苓造化糕〕··· 458
ㅁ비전하는 3선고〔秘傳三仙糕〕·· 458
ㅁ달이는 약을 만드는 법〔造煎藥法〕··· 459
ㅁ황단을 만드는 법〔造黃丹法〕··· 464
ㅁ죽력을 취하는 법〔取竹瀝法〕··· 464
ㅁ홍소주를 만드는 법〔造紅燒酒法〕·· 464
ㅁ과일나무 위의 까마귀와 새를 물리치는 법〔辟果樹上烏鳥法〕··············· 465
ㅁ피난 시에 어린이의 울음을 그치는 법·· 465

잡병편(雜病篇) 10

39. 부인(婦人) ·· 469

ㅁ자식을 보려고 하는 것〔求嗣〕·· 469
ㅁ여인의 관상법〔相女法〕·· 470
ㅁ맥법(脉法)·· 470
ㅁ태잉(胎孕)·· 477

- 음양교합의 피하고 기하는 법〔陰陽交合避忌〕·· 478
- 열달 동안의 태의 자람〔十月養胎〕·· 479
  - 1월(一月) ··· 479
  - 2월(二月) ··· 480
  - 3월(三月) ··· 480
  - 4월(四月) ··· 481
  - 5월(五月) ··· 481
  - 6월(六月) ··· 481
  - 7월(七月) ··· 481
  - 8월(八月) ··· 481
  - 9월(九月) ··· 481
  - 10월(十月) ·· 482
- 임신맥(姙娠脉) ·· 482
- 임신을 징험하는 법〔驗胎法〕·· 483
- 아들과 딸을 분별하는 법〔辨男女法〕·· 483
- 맥법(脉法) ·· 484
- 쌍태와 품태〔雙胎品胎〕·· 484
- 여자를 남자로 바꾸는 법〔轉女爲男法〕·· 486
- 오조(惡阻) ·· 486
- 임신에 금기해야 할 것〔姙娠禁忌〕·· 489
- 음식금기(飮食禁忌) ·· 490
- 약물금기(藥物禁忌) ·· 490
- 임신 때의 몸조리〔姙娠將理法〕·· 491
- 태루와 태동(胎漏胎動) ·· 491
- 유산(半産) ·· 496
- 맥법(脉法) ·· 500
- 졸지의 낙태〔卒墮胎〕·· 501
- 색깔을 살펴 태의 생사를 징험함〔察色驗胎生死〕··· 501
- 해산하려는 징후〔欲産候〕·· 501
- 맥법(脉法) ·· 502
- 해산을 도움〔保産〕·· 502
- 태를 여위게 하여 순산하게 함〔瘦胎令易産〕·· 503
- 열가지 해산의 징후〔十産候〕·· 506
- 정산(正産) ·· 506
- 좌산(坐産) ·· 506

- 와산(臥産) ··· 506
- 횡산(橫産) ··· 507
- 역산(逆産) ··· 507
- 편산(偏産) ··· 507
- 애산(礙産) ··· 507
- 반장산(盤腸産) ·· 508
- 열산(熱産) ··· 508
- 동산(凍産) ··· 508
- 상산(傷産) ··· 508
- 최산(催産) ··· 509
- 골반이 열리지 않아서 난산함〔交骨不開難産〕 ····· 509
- 최생에는 마땅히 활리약을 쓴다〔催生宜用滑利藥〕 ····· 514
- 액막이 법〔禳法〕 ··· 515
- 밖으로 붙이는 법〔外貼法〕 ······························ 515
- 죽은 태아를 내림〔下死胎〕 ······························ 516
- 포의가 나오지 않은 것〔胞衣不下〕 ··················· 518
- 자간(子癇) ··· 521
- 자번(子煩) ··· 521
- 자림(子淋) ··· 523
- 자수(子嗽) ··· 525
- 자리(子痢) ··· 526
- 자학(子瘧) ··· 528
- 자현(子懸) ··· 529
- 한기에 감촉됨〔感寒〕 ······································ 529
- 잉부가 말을 못함〔孕婦不語〕 ·························· 530
- 태아가 배 속에서 곡을 함〔兒在腹中哭〕 ··········· 531
- 임신부 뱃속에서 종소리가 남〔孕婦腹中鍾鳴〕 ··· 531
- 산후 여러 증세〔産後諸證〕 ······························ 531
- 혈훈(血暈) ··· 533
- 혈붕(血崩) ··· 535
- 코피가 남〔衄血〕 ··· 536
- 액막이 법〔禳法〕 ··· 537
- 천수(喘嗽) ··· 537
- 해역(咳逆) ··· 538
- 산후에 말을 못함〔産後不語〕 ·························· 538

- 산후에 귀신을 보고 헛소리와 망녕된 말을 함〔産後見鬼譫妄〕 ········· 539
- 산후발열(産後發熱) ········· 540
- 산후유현증(産後乳懸證) ········· 544
- 유즙을 내리게 함〔下乳汁〕 ········· 544
- 산후에 자궁이 빠져 나옴〔産後陰脫〕 ········· 545
- 또 하나의 법〔又法〕 ········· 546
- 울모(鬱冒) ········· 547
- 산후풍치(産後風痓) ········· 547
- 산후심복요협통(産後心腹腰脇痛) ········· 550
- 산후구역(産後嘔逆) ········· 552
- 산후임력유뇨(産後淋瀝遺尿) ········· 553
- 산후의 설사이질〔産後泄痢〕 ········· 554
- 산후에 변비가 맺힘〔産後大便秘結〕 ········· 555
- 산후부종(産後浮腫) ········· 555
- 산후맥법(産後脉法) ········· 557
- 산후 치료법(産後治法) ········· 557
- 산후허로(産後虛勞) ········· 558
- 달이 지나도 해산하지 못함〔過月不産〕 ········· 559
- 임신에 통용되는 치료〔姙娠通治〕 ········· 560
- 아이를 낳지 못하게 함〔斷産〕 ········· 561
- 과부사니의 병은 처첩과 다르다〔寡婦師尼之病異乎妻妾〕 ········· 562
- 장이 메마른 증세〔藏燥證〕 ········· 564
- 치료한 징험〔治驗〕 ········· 564
- 해산에 임하는 예비약물〔臨産預備藥物〕 ········· 564
- 부인 잡병(婦人雜病) ········· 565
- 안산실(安産室) ········· 569
- 안산 장태의 길방〔安産藏胎衣吉方〕 ········· 569
- 체현자 차지법〔體玄子借地法〕 ········· 570
- 그 달의 태살이 있는 곳〔月遊胎殺所在〕 ········· 571
- 그 날의 태살이 있는 곳〔日遊胎殺所在〕 ········· 571
- 방안에 일유신이 있는 곳〔房中日遊神所在〕 ········· 571
- 부인의 행년을 추산하는 법〔推婦人行年法〕 ········· 571
- 1. 생기의 방위〔一. 生氣方〕 ········· 573
- 2. 반하는 지월〔二. 反支月〕 ········· 573
- 3. 화와 해가 되는 날〔三. 禍害月〕 ········· 573

- 4. 절명의 방위〔四. 絶命方〕 ··· 573
- 5. 현시하는 방위〔五. 懸尸方〕 ··· 573
- 6. 폐두방〔六. 閉肚方〕 ·· 573
- 7. 8장의 방위〔七. 八庄方〕 ··· 573
- 소아가 처음나서 구급하는 법〔小兒初生救急法〕〔모두 18조(條)〕 ··········· 574
- 단일한 의방〔單方〕(모두 25종이다) ··· 577
- 침구법(鍼灸法) ·· 584

잡병편(雜病篇) 11

40. 소아(小兒) ··· 589

- 소아병의 치료하기 어려움〔小兒病難治〕 ··· 589
- 장부의 생성〔臟腑生成〕 ··· 589
- 갓난아이의 태독 푸는 법〔初生解毒法〕 ··· 590
- 갓난아이의 목욕시키는 법〔初生洗浴法〕 ··· 590
- 갓난아이의 탯줄 자르는 법〔初生斷臍法〕 ··· 590
- 유모를 고르는 법〔擇乳母法〕 ·· 591
- 소아에게 젖을 먹이는 법〔小兒乳哺法〕 ··· 592
- 소아를 보호하는 법〔小兒保護法〕 ·· 592
- 아이 기르는 10가지 법〔養子十法〕 ··· 593
- 조리고 보호하는 노래〔調護歌〕 ··· 593
- 변증의 징후〔變蒸候〕 ·· 594
- 소아의 계병과 기병〔小兒繼病魃病〕 ··· 595
- 아이의 관상으로 수명의 장단을 아는 법〔相兒命長短法〕 ······················· 595
- 호구, 3관맥법(虎口三關脈法) ··· 597
- 소아의 맥을 진맥하는 법〔診小兒脈法〕 ··· 598
- 얼굴 위의 형증의 노래〔面上形證歌〕 ·· 599
- 5체에서는 머리가 존귀하고, 얼굴은 오직 생기가 있어야 한다〔五體以頭爲尊一面惟神可情〕·· 600
- 목소리에는 경중이 있고 울음에는 건습이 있다〔聲有輕重啼有乾濕〕 ········ 600
- 갓난아이의 구급법〔小兒初生救急〕 ·· 601
- 입다물음, 입을 오무림, 배꼽 풍의 증세〔噤口撮口臍風證〕 ····················· 601
- 입 오무림증〔撮口〕 ··· 601

- 제풍(臍風) ... 602
- 배꼽이 붓고 허는 것을 치료하는 법〔臍腫臍瘡治法〕 ... 602
- 객오와 중악(客忤中惡) ... 605
- 밤에 우는 증세〔夜啼〕 ... 607
- 5장이 주관하는 바의 허실증〔五臟所主虛實證〕 ... 609
- 심장은 놀라는 것을 주관한다〔心主驚〕 ... 609
- 간은 풍을 주관한다〔肝主風〕 ... 610
- 비장은 피곤함을 주치한다〔脾主困〕 ... 610
- 폐는 기침을 주관한다〔肺主喘〕 ... 611
- 신장은 허를 주관한다〔腎主虛〕 ... 611
- 5장이 서로 편승함〔五藏相乘〕 ... 612
- 경풍의 증세〔驚風證〕 ... 613
- 경풍에 먼저 나타나는 증세〔驚風先4見之證〕 ... 613
- 경풍에 네 가지 증세와 8가지 징후가 있다〔驚有四證八候〕 ... 614
- 경푼은 대체로 열의 허실을 논하고 증세는 역순으로 구별하고 치료는 후선이 있다〔驚風大抵熱論虛實證別逆順治有後先〕 ... 615
- 놀라 경련 일으키는 증세에는 다섯이 있다〔驚搐之證有五〕 ... 616
- 축익과 계종의 경중〔搐搦瘈瘲輕重〕 ... 617
- 경축의 소리 있고 소리 없음〔驚搐有聲無聲〕 ... 617
- 경풍이 경련할 때는 붙잡아서는 안 된다〔驚風發搐不可把捉〕 ... 618
- 태경과 간풍(胎驚癎風) ... 619
- 급경풍(急驚風) ... 620
- 급경풍의 불치의 증세〔急驚風不治證〕 ... 626
- 만경풍(慢驚風) ... 626
- 경풍 치료의 징험〔驚風治驗〕 ... 633
- 만경풍의 불치의 증세〔慢驚風不治證〕 ... 634
- 급한 경풍의 통용되는 치료〔急慢驚風通治〕 ... 634
- 만비풍(慢脾風) ... 637
- 만비풍의 불치의 증세〔慢脾風不治證〕 ... 639
- 천조경풍(天吊驚風) ... 639
- 풍병과 경련〔痓痙〕 ... 641
- 전간(癲癎) ... 641
- 감병(疳病) ... 643
- 5장감(五藏疳) ... 645
- 여러 감병〔諸疳〕 ... 647

- 열감(熱疳) ·· 647
- 냉감(冷疳) ·· 647
- 냉열감(冷熱疳) ·· 647
- 회감(蛔疳) ·· 648
- 뇌감(腦疳) ·· 648
- 척감(脊疳) ·· 648
- 주마감(走馬疳) ·· 648
- 무고감(無辜疳) ·· 649
- 정해감(丁奚疳) ·· 649
- 감갈(疳渴) ·· 650
- 감로(疳勞) ·· 650
- 감사(疳瀉) ·· 650
- 감리(疳痢) ·· 650
- 감종(疳腫) ·· 650
- 감창(疳瘡) ·· 651
- 감창을 씻는 약〔洗疳瘡藥〕 ·· 657
- 여러 감의 통치약〔諸疳通治藥〕 ··· 657
- 감안(疳眼) ·· 658
- 여러 감의 불치증세〔諸疳不治證〕 ·· 659
- 여러 열〔諸熱〕 ·· 659
- 간열(肝熱) ·· 660
- 심열(心熱) ·· 660
- 비열(脾熱) ·· 660
- 폐열(肺熱) ·· 660
- 신열(身熱) ·· 660
- 조열(潮熱) ·· 661
- 태열(胎熱) ·· 661
- 골증열(骨蒸熱) ·· 661
- 담열(痰熱) ·· 661
- 학열(瘧熱) ·· 661
- 풍한열(風寒熱) ·· 661
- 장열(壯熱) ·· 662
- 실열(實熱) ·· 662
- 허열(虛熱) ·· 662
- 적벽(積癖) ·· 664

- 토사(吐瀉) ··· 668
- 토사의 논증(吐瀉論證) ·· 671
- 감모풍한(感冒風寒) ·· 672
- 담연으로 숨이 차고 기침함침〔痰涎喘嗽〕······························ 672
- 설리(泄痢) ··· 674
- 복통복창〔腹痛腹脹〕·· 674
- 5연과 5경(五軟五硬) ·· 676
- 해로(解顱) ··· 678
- 숫구멍이 메워지고 함몰함〔顖塡顖陷〕·································· 679
- 말이 늦고 걸음이 늦음〔語遲行遲〕······································· 679
- 머리칼이 나지 않고 이가 나지 않음〔髮不生齒不生〕·············· 681
- 거북 등과 거북 가슴〔龜背龜胸〕·· 681
- 체이(滯頤) ··· 683
- 단독(丹毒) ··· 683
- 여러 부스럼〔諸瘡〕··· 685
- 홍사류(紅絲瘤) ·· 686
- 약독이 임병을 이룬다〔藥毒成淋〕·· 686
- 젖을 떼는 법〔斷乳〕··· 687
- 소아(小兒)의 여러 병의 죽는 증세〔小兒諸病死證〕················ 687
- 두, 반, 진 3증세는 오로지 태독으로 인한 것이다〔痘癍疹三證專有胎毒〕··· 687
- 천연두를 묽게 하는 의방〔稀痘方〕······································ 688
- 복주사법(服朱砂法) ·· 689
- 연밀제1방(延蜜第一方) ··· 689
- 두창을 예방하는 법〔痘瘡預防法〕·· 691
- 두증을 분별하는 법〔辨痘證〕··· 692
- 두창 또한 유행의 한 끝이다〔痘瘡亦時氣之一端〕·················· 693
- 두창에는 5반증이 있다〔痘有五般證〕··································· 693
- 두창의 여러 증세〔痘瘡諸證〕··· 694
- 두창을 치료하는 법〔痘瘡治法〕··· 694
- 두창을 앓는 기간〔痘瘡日限〕··· 695
- 발열 3일〔發熱三朝〕··· 696
- 발열시의 길흉의 증세〔發熱時吉凶證〕·································· 697
- 두창이 나오는 3일〔出痘三朝〕·· 698
- 두창이 나올 때의 길흉증〔出痘時吉凶證〕····························· 699
- 부어오르는 3일〔起脹三朝〕··· 703

- 부어오를 때의 길흉증세〔起脹時吉凶證〕 ………………………………………………………………… 704
- 고름이 잡히는 3일〔貫膿三朝〕 ……………………………………………………………………………… 706
- 고름이 잡힐 때의 길흉의 증세〔貫膿時吉凶證〕 ………………………………………………………… 707
- 딱지가 앉는 3일〔收靨三朝〕 ………………………………………………………………………………… 707
- 딱지 앉을 때의 길흉의 증세〔收靨時吉凶證〕 …………………………………………………………… 708
- 통용되는 치료〔通治〕 ………………………………………………………………………………………… 709
- 해독(解毒) ……………………………………………………………………………………………………… 710
- 마마〔痘〕의 길흉을 분별함〔辨痘吉凶〕 ………………………………………………………………… 712
- 두창의 경중과 순역을 분별함〔辨痘輕重順逆〕 ………………………………………………………… 713
- 두창의 형색으로 선악을 분별함〔辨痘形色善惡〕 ……………………………………………………… 714
- 등영을 비추는 법〔照燈影法〕 ……………………………………………………………………………… 715
- 두창의 허실을 분별함〔辨痘虛實〕 ………………………………………………………………………… 715
- 두창(痘瘡)의 음양증세를 분별함〔辨痘陰陽證〕 ………………………………………………………… 716
- 보호(保護) ……………………………………………………………………………………………………… 716
- 음식(飮食) ……………………………………………………………………………………………………… 717
- 두진(痘疹)에 마땅한 음식물〔痘疹宜食物〕 ……………………………………………………………… 718
- 금기(禁忌) ……………………………………………………………………………………………………… 718
- 목욕하는 법〔浴法〕 …………………………………………………………………………………………… 718
- 액땜 하는 법〔禳法〕 …………………………………………………………………………………………… 719
- 두창의 여러 증세〔痘瘡諸證〕 ……………………………………………………………………………… 720
- 성음(聲音) ……………………………………………………………………………………………………… 720
- 인후통(咽喉痛) ………………………………………………………………………………………………… 720
- 요복통(腰腹痛) ………………………………………………………………………………………………… 721
- 경축(驚搐) ……………………………………………………………………………………………………… 722
- 구토(嘔吐) ……………………………………………………………………………………………………… 723
- 설사(泄瀉) ……………………………………………………………………………………………………… 723
- 가래기침〔痰喘〕 ………………………………………………………………………………………………… 725
- 번갈(煩渴) ……………………………………………………………………………………………………… 726
- 배가 창만함〔腹脹〕 …………………………………………………………………………………………… 727
- 저절로 땀이 남〔自汗〕 ………………………………………………………………………………………… 727
- 가렵고 아픔〔痒痛〕 …………………………………………………………………………………………… 728
- 반점이 문드러짐〔斑爛〕 ……………………………………………………………………………………… 729
- 한기에 떠는 것〔寒戰〕 ………………………………………………………………………………………… 730
- 이를 가는 것〔咬牙〕 …………………………………………………………………………………………… 731
- 피를 흘리는 것〔失血〕 ………………………………………………………………………………………… 731

- □ 오줌이 막힘〔尿澁〕··· 731
- □ 변비(便秘) ··· 732
- □ 딱지가 넘어짐〔倒靨〕··· 733
- □ 검게 함몰함〔黑陷〕··· 734
- □ 눈의 보호〔護眼〕··· 739
- □ 흠집을 없앰〔滅瘢〕··· 740
- □ 마마 이후의 잡병〔痘後雜病〕··· 741
- □ 마마 후의 여러 병〔痘後諸病〕··· 743
- □ 마마 후의 예막〔痘後瞖膜〕··· 743
- □ 마마 후의 종기와 부스럼〔痘後癰癤〕··· 746
- □ 마마 후의 이질〔痘後痢疾〕··· 748
- □ 잉부의 두창을 덧붙임〔孕婦痘瘡附〕··· 749
- □ 반진(癍疹)을 덧붙임〔附〕··· 749
- □ 단일한 의방〔單方〕··· 751
- □ 5가피(五加皮) ··· 753
- □ 침구법(鍼灸法) ··· 760

잡병편(雜病篇)

잡병(雜病) 6의 2

24. 창만(脹滿)

□ 창만의 원인〔脹滿之源〕

○ "황제〔帝〕가 말한다. '창병〔脹〕은 어떻게 발생하며 그 원인은 어떤 것인지요?' 기백(岐伯)이 답한다. '위기(衛氣)가 몸에 있으면 언제나 경맥 옆에 붙어서〔並脉〕 분육(分肉)의 사이를 순행(循行)합니다. 그 운행〔行〕에는 역순(逆順)이 있고 음양이 서로 따르니〔陰陽相隨〕 곧 천지와 더불어 조화〔和〕를 이루고 5장(五藏)이 다시 운전되고 4시(四時)가 차례가 있어서 5곡(五穀)이 곧 소화되어 흡수됩니다. 그러나 궐기(厥氣)가 아래에 있고 영위(榮衛)가 머물러 멈춰서 한기(寒氣)가 위로 거스르고 진기〔眞〕와 사기〔邪〕가 서로 침공〔攻〕하여 양기(兩氣)가 서로 부딪치면〔相搏〕 곧 합해서 창병〔脹〕이 됩니다.1) 영기(榮氣)는 맥을 순행(循行)하고 위기(衛氣)가 거스르면 맥이 창만〔脹〕하게 되고 위기(衛氣) 맥 옆에 붙어서〔並脉〕 분육〔分〕을 순행(循行)하면 부창(膚脹)이 됩니다.'(靈樞)

○ 무릇 사람의 7정(七情)이 안을 상하고〔內傷〕 6음(六淫)이 바깥을 침범하면〔外侵〕 먹고 마시는 것〔飮食〕을 조절하지 못하고〔失節〕 방사의 피로(房勞)가 비토(脾土)의 음(陰)을 상(傷)하여 전수(轉輸)의 기관〔官〕이 직분을 잃고 위(胃)가 수곡(水穀)을 받아 운화(運化)하지 못하는 고로 양(陽)이 스스로 오르고〔自升〕 음(陰)이 스스로 내려와서〔自降〕 천지(天地)가 교류〔交〕하지 못하니 이에 막혀서〔否〕 청탁(淸濁)이 서로 섞이고 터널〔隧道〕이 막혀서 기혈이 변화(氣化)하여 탁혈(濁血)이 되고 어와 울(瘀鬱)이 열(熱)이 되고, 열이 머물러 오래되어 기혈이 변화〔氣化〕하여 습(濕)을 이루고 습과 열(濕熱)이 상생(相生)하여 드디어 창만(脹滿)을 이룬다. 경(經)에 이르기를 '고창(鼓脹)이라 하는 것이 이것이다. 그 밖은 비록 단단하고 그득하나 속에 아무 것도 없어서 북〔鼓〕과 같으니 그 병은 굳어서〔膠固〕 치료하기 어려운 때문이다'2) 했다. 또 이르기를 고(蠱)라 하니 가령 충(虫)이 침식(侵蝕)하니 고(蠱)가 있다는 뜻이다.(丹心)

○ 음식을 조절하지 못하고 기거(起居)가 일정한 시간이 없다는 것은 음(陰)을 받은 것이고 음을

---

1) 최창록, 『다시읽는 황제영추경』(푸른사상, 2000), 35.창론(脹論), p.404.
2) 최창록, 위의 책, 57.수창(水脹), p.566.

받으면 5장(五藏)에 들어가고 5장(五藏)에 들어가면 부어서 그득하여〔䐜滿〕 막히는〔閉塞〕 것이다.(內經)

○'탁기(濁氣)가 위에 있으면 진창(䐜脹)이 생긴다'3)고 했다. 주석〔註〕에 이르기를 탁기(濁氣)는 한기(寒氣)를 말한다. 한기(寒氣)가 위에 있어서 모여서 흩어지지 않으면 창만(脹)이 생긴다.(內經)

○'족태음(足太陰)의 맥병(脉病)은 배가 창만(腹脹)하고 족양명(足陽明)의 맥병(脉病) 또한 배가 창만(腹脹)한다.'(靈樞)

○태음(太陰)이 이르는 곳은 쌓여서 그득하고〔蓄滿〕 비장〔脾〕은 음중(陰中)의 태음(太陰)이 되니 양이 없으면〔無陽〕 5곡(五穀)을 소화시킬 수 없다. 곧 크게 추워서〔大寒〕 창만(脹滿)이 되는 고로 맥경(脉經)에 이르기를 '위속〔胃中〕이 차가우면 창만(脹滿)한다'는 것은 이를 말한다.(東垣)

○모든 창만(脹)이 처음 일어나는 것은 기가 오래되어〔氣久〕 수병(水病)을 이루는 것〔成水〕이니 수종(水腫)을 치료하는 것보다 더 어려운 것이다. 대체로 수종(水腫)은 음식(飮食)이 여상(如常)하나 고창〔脹〕은 평소에 미치지 못하고 병근(病根)이 깊고 고질〔痼〕이니 반드시 3~5년 뒤에야 치료가 이루어진다. 종기(腫氣)는 속을 보하고〔補中〕 습(濕)을 운행시켜야 하고 겸해서 소화시켜 이끌어내야〔消導〕 하고 다시 염장(塩漿)과 음악(音樂)과 망상(妄想)을 끊어야 하고 빠른 효험〔速效〕에 대한 꾸짖음이 없어야 곧 만전(萬全)을 기하는 것이다.(入門)

□ 창만(脹滿)의 형증(形證)

○속이 그득하고〔中滿〕 배가 창만〔腹滿〕한 것은 그 얼굴과 눈〔面目〕, 4지(四肢)가 붓지 않고〔不腫〕 배와 밥통〔腹肚〕이 창만〔脹〕해서 부어오르는데 속이 비어 북과 같은 것이 이것이다.(醫鑑)

○배꼽과 배〔臍腹〕 4지(四肢)가 다 붓는 것은 수병〔水〕이 되나 다만 배가 창만(腹脹)하고 4지(四肢)가 심하게 붓지 않는 것은 고(蠱)가 되고 고(蠱)란 곧 창만〔脹〕이다.(本事)

○배가 그득하여〔腹滿〕 부어오르고〔䐜脹〕 지격(支膈)과 오른편 갈빗대 아래〔胠脇〕가 궐역〔厥〕하고 위로 무릅쓰고 지나가는〔上冒過〕 증상이 족태음양명(足太陰陽明)에 있다.(內經)

○창만〔脹〕에 허실(虛實)이 있으니 허창(虛脹)은 사(邪)가 되므로 토하고 하리〔吐利〕하고 먹지 못하며 때로는 창만〔脹〕하고 때로는 줄어들고〔減〕 때로는 움푹 들어가고〔陷〕 연(軟)하다.

○실창(實脹)은 양열(陽熱)이 사(邪)가 되어 몸에 열이 나고 목구멍이 마르고〔咽乾〕 언제나 붓고〔常脹〕 속이 아프고〔內痛〕 눌러도 움푹 들어가지 않고〔不陷〕 딱딱〔硬〕하다.(入門)

○배가 그득한데〔腹滿〕 눌러도 아프지 않은 것은 허(虛)가 되고 아픈 것은 실(實)이 되니 내려야 하는 것이다.

○배가 창만한 것〔腹脹〕이 때로는 줄다가〔減〕 다시 전과 같이 되는 것은 이는 한증〔寒〕이니 마

---

3) 최창록, 『다시읽는 황제소문경』(上)(푸른사상, 2001), 5.음양응상대론편(陰陽應象大論篇), p.100.

땅히 따스하게 해야 한다. ㅇ배가 그득하여 줄지 않고 줄어도 부족하다고 하는 것은 반드시 설사시켜야 한다.(仲景)

□ 맥법(脉法)

ㅇ'그 맥(脉)이 크고 단단하고[大堅] 엉기는 것[澁]은 창만[脹]입니다.'(靈樞)4)

ㅇ맥(脉)이 왕성하고[盛] 팽팽한 것[緊]을 창만[脹]이라 한다.(內經)

ㅇ창만(脹滿)의 맥(脉)이 당겨서 급하면[弦] 비장[脾]이 간(肝)의 제어[制]를 받는 것이고, 넓고 잦은 것[洪數]은 열창(熱脹)이고 늘이고 약한 것[遲弱]은 음한(陰寒)한 것이고 뜨는 것[浮]은 허만(虛滿)이고 팽팽한 것[緊]은 속이 실[中實]하고 뜨는 것[浮]은 치료할 수 있고 허(虛)한 것은 위급(危急)하다.(脉訣)

ㅇ관상맥(關上脉)이 허하면 내창(內脹)이다. ㅇ늘이면서[遲] 흐름이 순조로운 것[滑]은 창만[脹]이다. ㅇ허(虛)하여 팽팽하고 막히는 것[緊澁]은 창만[脹]이다. 혹은 당겨서 급하고[弦], 혹은 늘이고[遲] 혹은 뜨고[浮] 잦은 것(數)은 다 창만[脹]이다.(正傳)

ㅇ모든 기(氣)가 창만(脹滿)하고 뜨고 크면[浮大] 고칠 수 있고, 허(虛)하고 작으면[小] 보전[保]하기 어렵다.(得效)

□ 창병에는 7가지가 있다[脹病有七]

ㅇ대저 창병[脹]은 모두 장부(藏府)의 밖에 있습니다. 안으로 향하여 장부(藏府)를 밀치고 밖으로 가슴과 옆구리를 열어 펼치고 사람의 피부(皮膚)를 창만[脹]케 하므로 창(脹)이라 합니다.(靈樞)5)

ㅇ창(脹)에는 한창(寒脹), 열창(熱脹), 곡창(穀脹), 수창(水脹), 기창(氣脹), 혈창(血脹), 고창(蠱脹)이 있다.

ㅇ창병(脹病)은 또한 고창(鼓脹)이라고 한다. ㅇ그 옆구리가 아프고[脇痛] 얼굴이 검은 것은 기고(氣鼓)이다.

ㅇ옆구리가 그득하고[脇滿] 작은 배[小腹]가 창만(脹滿)하고 몸 위에 혈사루(血絲縷)가 있는 것은 혈고(血鼓)라 한다. ㅇ트림하여 신물이 나고 배불러 괴롭고[飽悶] 배가 창만한 것[腹脹]은 식고(食鼓)이다. ㅇ오한(惡寒)으로 수족(手足)이 궐랭(厥冷)하고 맑은 물[淸水]을 설사하는 것은 수고(水鼓)이다. 가슴과 배[胸腹]가 창만(脹滿)하여 북과 같은 덩어리[塊]가 있는 것은 이 더부룩함[痞]이 흩어져서 고(鼓)를 이룬다.(回春)

---

4) 최창록, 앞의 책, 35.창론(脹論), p.399.
5) 최창록, 위의 책, 위의 곳, p.400.

□ 한창(寒脹)

o 한창(寒脹)이란 배가 그득하고[服滿] 젖어 있으니[濡] 때로는 줄기도 하고[減] 토하고 설사하며[吐利] 궐랭(厥冷)하니 마땅히 따스하게 해야 한다.(得效)

□ 열창(熱脹)

o 열창(熱脹)이란 양(陽)이 음(陰)과 아우르면 양(陽)이 실(實)하고 음(陰)이 허(虛)하다. 양(陽)이 왕성[盛]하면 바깥 열[外熱]이 생기고 음(陰)이 허(虛)하면 내열(內熱)이 생긴다. 이때에는 맥(脉)이 반드시 뜨고[浮] 잦게[數]되니 뜨면[浮] 허해지고[虛] 잦으면[數] 열(熱)이 되고, 음허(陰虛)해서 선도(宣導)하지 못하고 음식(飮食)이 전과 같은데 뱃속이 창만한 것[腹中脹滿]은 열창(熱脹)이 된다.(得效)

□ 곡창(穀脹)

o 배고픔에 때를 잃고[失飢] 배부름에 상하고[傷飽] 더부룩함에 괴로워하고[痞悶] 산이 머물면[停酸] 아침에는 음이 없어지고[陰消] 양이 자라서[陽長] 곡기(穀氣)가 쉽게 운행하는 고로 음식을 먹을 수 있고 저녁에는 음이 자라고[陰長] 양이 없어져서[陽消] 곡기(穀氣)를 소화시키기 어려운 고로 음식을 먹지 못하니 이것이 곡창(穀脹)이 된다.

□ 수창(水脹)

o 비토(脾土)가 습(濕)을 받으면 물이 장위(腸胃)를 적셔서[漬] 피부(皮膚)에 넘쳐서 녹녹(漉漉)하는 소리가 있고 황겁하고 겁내고[怔忪] 천식(喘息)하니 이것이 수창(水脹)이 된다.(直指)

□ 기창(氣脹)

o 칠정(七情)이 울결(鬱結)하여 기도(氣道)가 막혀서 위에서 내려오지 못하고 아래에서 올라가지 못하니 신체가 크게 부어 4지(四肢)가 여위니 이것이 기창(氣脹)이 된다.(直指)

□ 혈창(血脹)

o 번조(煩燥)하여 물을 머금었다가 뱉으면[漱水], 정신이 혼미[迷忘]하고 놀라고 미쳐서[驚狂] 아프고 답답하고[痛悶] 구역질나고 소변이 많고 대변이 검은 증상이니 부인에게 이 증세가 많이 있으니 이것이 혈창(血脹)이 된다.(直指)

□ 창만을 치료하는 법〔脹滿治法〕

○ 한기〔寒〕를 받아〔適寒〕 서늘한 것〔涼〕은 창만〔脹〕이니 설사시키면〔下之〕 창만이 낫는다.(內經)

○ 속이 그득한 것〔中滿〕은 안으로 사(瀉)시킨다.(內經) ○ 모든 배가 창만하고 커지는〔脹大〕 것은 다 열(熱)에 속하니 대개 한창(寒脹)은 많고 열창(熱脹)은 적은 것이다.(內經)

○ 고창(鼓脹)은 마땅히 속을 보하고〔補中〕 습을 운행해야 하니〔行濕〕 이는 비허(脾虛)가 심한 것이다. 반듯이 음악(音樂)을 멀리 하고 후미(厚味)를 끊어야 하니 큰 약제〔大劑〕는 인삼, 백출로 하고 진피, 복령, 창출의 유(類)로써 돕는 약제〔佐〕로 한다.(丹心)

○ 치료하는 법〔治法〕의 이치〔理〕는 마땅히 비장을 돕고〔補脾〕 또 반드시 폐금(肺金)을 길러서 목(木)을 억제〔制〕하여 비장〔脾〕으로 하여금 적사(賊邪)의 근심〔慮〕이 없게 하고 신수(腎水)를 자양〔滋〕해서 화(火)를 억제〔制〕하여 폐(肺)로 하여금 청화(淸化)의 영(令)을 얻게 하며, 염미(塩味)를 끊어서 사기를 도와서〔助邪〕 막고, 망상(妄想)을 끊어서 모기(母氣)를 보전〔保〕하고 불안(不安)이 없게 한다. 의원〔醫者〕들은 병의 근원(病源)을 살피지 못하고 효험을 취하기에 급급하니 병자들은 창만하여 급한데〔脹急〕에 괴로워하고 운행하고 하리하는〔行利〕 약을 좋아해서 일시의 쾌(快)함을 구하고 특히 하루나 한 나절의 너그러움으로 그 창만〔脹〕이 더욱 심하고 병사(病邪)가 심하고 진기(眞氣)가 상하여 죽음으로 가는 것이 멀지 않은 것을 알지 못하는 것이다. 이 병의 일어남은 한해가 아니고 근원이 깊고 꼭지가 단단해서 빠른 효험을 얻고자 하면 스스로 화(禍)를 구할 따름이니, 왕도(王道)를 아는 사람이라야 더불어 이를 이야기 할 수 있는 것이다.(丹心)

○ 무릇 복창(腹脹)에는 반드시 생강즙에 수제한 후박〔薑製厚朴〕을 써야 한다. 처음 얻는 기창(氣脹)에는 마땅히 기를 운행하고 소도〔行氣疏導〕하는 약제〔制〕를 써야 하니 목향, 빈랑, 지각, 청피, 진피의 유(類)를 써야 한다. 오래 되어 수창(水脹)이 된 것은 마땅히 습을 운행하고 수를 설사시키는〔行濕利水〕 약제〔制〕를 써야 하니 창출, 백출, 복령, 택사, 방기 유(類)를 쓴다.(正傳)

○ 살찐 사람〔肥人〕의 복창은 습(濕)이니 마땅히 창출, 복령, 활석, 택사를 쓴다.

○ 여윈 사람〔瘦人〕의 복창은 열(熱)이니 마땅히 금연(芩連), 치자(梔子), 후박을 쓴다.

○ 색깔이 흰 사람은 기허(氣虛)한 것이니 마땅히 인삼, 백출, 백복령, 진피를 쓴다.(正傳)

○ 속이 그득한 것〔中滿〕은 창만〔脹〕에 비하면 조금 가벼운데 속칭으로 도포(倒飽)(자세한 것은 내상(內傷)을 보라)가 이것이다.(入門)

○ 창만〔脹〕에는 곡창(穀脹), 수창(水脹), 기창(氣脹), 혈창(血脹)이 있고 또한 한창(寒脹), 열창(熱脹), 고창(鼓脹)이 있다.

□ 곡창(穀脹)

○ 마땅히 계시예산(雞矢醴散), 대이향산(大異香散)을 쓴다.

◆ 계시예산(雞矢醴散)

○곡창(穀脹)에 아침에 먹으면 저녁에 먹지 못하는 증세를 치료한다.

○또한 기창(氣脹), 수창(水脹) 및 고창(蠱脹)을 치료한다. 닭똥〔雞矢〕이 희고 마른 것, 대황(大黃), 도인(桃仁)을 각기 등분(等分)하여,

이상의 것을 분말을 만들어 매 2전을 강탕(薑湯)에 타서 복용한다.(宣明)

○한 의방은 불깐 닭똥〔羯雞屎〕 1되를 노랗게 볶아서 고운 분말을 만들어 백비탕(百沸湯) 3되에 축인〔淋〕 즙을 취해서 매번 한 큰 잔을 취해서 목향, 빈랑 분말 각 1전을 타서 빈속에 복용한다. 낫는 것을 기한으로 하니 이름이 계시예음(雞矢醴飮)이다.(正傳)

◆ 대이향산(大異香散)

○곡창(穀脹)을 치료하고 또한 기창(氣脹)을 치료한다.

【의방】 3릉, 봉출, 청피, 진피, 곽향, 반하국, 길경, 익지인, 향부자, 지각 각 1전, 감초 2푼 반.
이상의 것을 썰어서 1첩을 만들어 생강 5쪽, 대추 2매를 넣어 물에 달여 복용한다.

□ 수창(水脹)

○마땅히 방기초력환(防己椒䕞丸), 목향산(木香散), 초시환(椒豉丸)(의방은 부종(浮腫)을 보라)을 쓴다.

◆ 방기초력환(防己椒䕞丸)

○수종(水腫)을 치료한다. 무릇 창병(脹病)으로 배가 그득하고〔腹滿〕 입과 혀가 메마르면 이는 장위(腸胃) 사이에 수기(水氣)가 있는 것이다.

【의방】 방기(防己), 초목(椒目), 정력자(葶藶子) 볶은 것, 대황 각 1냥.
이상의 것을 분말을 만들어 꿀로 오동씨 크기의 환(丸)을 지어 백탕(白湯)으로 10환을 하루 3번 복용한다.(仲景)

◆ 목향산(木香散)

○수창(水脹)을 치료한다.

【의방】 목향, 대극, 백축두 분말을 각기 등분(等分)하여,
이상의 것을 고운 분말을 만들어 저요자(猪腰子) 1짝〔隻〕을 깎은 조각을 갈아 약가루 2전을 넣어 구워서 익혀 빈속에 곱게 씹어 따스한 술로 내려보낸다. 만약 우요자(右腰子)를 먹으면

오른쪽 팔을 구부려 베고 좌요자(左腰子)를 먹으면 왼쪽 팔을 구부려 베고 눕는다. 만약 완전히 낫지 않으면 밥통 위에다 감수분말〔甘遂末〕을 가득 바르고 감초탕(甘草湯)을 마시면 곧 제거된다.(易老)

□ 기창(氣脹)

○ 마땅히 3화탕(三和湯), 분심기음(分心氣飮)(의방은 기문(氣門)을 보라), 기침원(氣鍼元), 금섬산(金蟾散)을 쓴다.

◆ 3화탕(三和湯)

○ 기창(氣脹)으로 대소변이 잘 나오지 않는 증세를 치료한다.

【의방】 백출, 진피, 후박 각 1전, 빈랑, 자소엽 각 7푼 반, 목통, 대복피, 백복령, 지각, 해금사(海金沙), 감초, 각 5푼.
　　　이상의 것을 썰어서 1첩을 만들어 생강 3쪽과 물에 달여 복용한다.(綱目)

○ 일명 결구3화탕(絜矩三和湯)이라 한다.(正傳)

◆ 기침원(氣鍼元)

○ 오로지 기창(氣脹)을 치료한다.

【의방】 강황(薑黃), 청피 각 1냥, 목향, 정향, 호초, 전갈, 육두구 구운 것, 각 5전.
　　　이상의 것을 분말을 만들어 무씨〔蘿葍子〕 2냥을 문드러지게 갈아서 고루 섞어 홍주(紅酒)와 생강즙을 각기 조금으로 풀을 쑤어 섞어서 오동씨 크기의 환(丸)을 지어 자소엽, 진피 달인 탕〔紫蘇葉陳皮煎湯〕으로 40~50환을 내린다.(得效)

◆ 금섬산(金蟾散)

○ 기창(氣脹)을 치료함에 신(神)과 같다.

【의방】 큰 두꺼비〔大蝦蟆〕 1마리에 축사(縮砂)를 그 입에 밀어 넣어 배에 삼켜 넣게 하여 가득한 것을 도수〔度〕로 하여 진흙으로 항아리〔罐〕를 단단히 봉하여 불에 사르되 붉게 통하게 하여 연기가 다하면 꺼내어 식기를 기다려 진흙을 제거하고 곱게 갈아 분말을 만들어 한 번 복용하는데 혹은 술로 혹은 진피탕(陳皮湯)에 타서 내리기를 기다려 방귀가 많으면 곧 그 효험이 나타난다.(醫鑑)

□ 혈창(血脹)

ㅇ마땅히 인삼궁귀탕(人參芎歸湯), 산혈소종탕(散血消腫湯), 도노환(桃奴丸)을 쓴다.

◆ 인삼궁귀탕(人參芎歸湯)
ㅇ혈창(血脹)을 치료하니 이는 어혈(瘀血)이 엉겨 모여 이루어진 창만(脹滿)인 것이다.

【의방】 천궁 2전, 당귀, 반하 각 1전 반, 봉출, 목향, 축사, 오약, 감초, 각 1전, 인삼, 계피, 5령지, 각 5푼.
　　　　이상의 것을 썰어서 1첩을 만들어 생강 5쪽, 대추 2매, 자소엽 4쪽을 넣어 물에 달여 복용한다.(直指)

◆ 산혈소종탕(散血消腫湯)
ㅇ혈창(血脹)으로 번조(煩燥)하여 물로 양치하는 것을 치료한다.
【의방】 인삼궁귀탕(人參芎歸湯)과 같은데, 오약(烏藥)이 없고 작약(芍藥)이 있다.(入門)

◆ 도노환(桃奴丸)
ㅇ혈창(血脹) 및 부인 월경불통으로 점차 창만(脹滿)해지는 증세와 남자의 혈고병(血蠱病)을 치료한다.

【의방】 도노(桃奴), 가서분(猳鼠糞), 현호색, 육계, 향부자, 5령지, 축사, 도인(桃仁)을 각기 등분(等分)하여.
　　　　이상의 것을 분말을 만들어 매 3전을 따스한 술에 타서 내린다.(正傳)
　　　　혹은 초풀에 섞어 오동씨 크기의 환(丸)을 지어 초탕(醋湯)으로 30~50환을 내린다.(俗方)

□ 한창(寒脹)

ㅇ마땅히 중만분소탕(中滿分消湯), 온위탕(溫胃湯), 순기목향산(順氣木香散), 후박귤피전(厚朴橘皮煎)을 쓴다.

◆ 중만분소탕(中滿分消湯)
ㅇ속이 그득[中滿]한 한창(寒脹)으로 대소변이 불통하는 증세를 치료한다.

【의방】 익지인, 반하, 목향, 적복령, 승마(升麻) 각 7푼 반, 천궁, 인삼, 청피, 당귀, 시호, 생강, 건강, 필증가, 황연, 황기, 오수유, 초두구, 후박, 각 5푼.

이상의 것을 썰어서 1첩을 만들어 물에 달여 복용한다.(丹心)

◆ 온위탕(溫胃湯)
o 위기(胃氣)가 허랭(虛冷)하여 창만(脹滿)하여 음식이 내려가지 않는 증세를 치료한다.

【의방】 건강 통째로 구운 것 1전 반, 부자 통째로 구운 것, 반하국(半夏麴), 후박, 인삼, 진피, 감초 구운 것, 당귀, 각 1전 2푼 반, 천초 볶은 것 1전.
이상의 것을 썰어서 1첩을 만들어 물에 달여 복용한다.(直指)

◆ 순기목향산(順氣木香散)
o 한창(寒脹)으로 심복(心腹)이 찌르듯 아프고 얼굴이 노랗고 기(氣)가 야위거나 혹은 설사하는 것을 치료한다.

【의방】 축사, 정향피(丁香皮), 좋은 생강, 건강 통째로 구운 것, 육계, 진피, 후박, 길경, 회향(茴香) 볶은 것, 창출 볶은 것, 각 1전, 감초 구운 것 5푼.
이상의 것을 썰어서 1첩을 만들어 생강 3쪽, 대추 2매를 넣어 물에 달여 복용한다.
혹은 분말을 만들어 염비탕(塩沸湯)으로 2전을 간단히 복용한다.(點服)(得效)

◆ 후박귤피전(厚朴橘皮煎)
o 냉에 상하여〔傷冷〕 배와 밥통〔腹肚〕이 붓고 창만(䐜脹)하여 버들고리〔栲栳〕를 엎어놓은 것 같고 천식(喘息)하여 분급(奔急)한 증세를 치료한다.

【의방】 후박 3냥, 지각, 건강, 양강(良薑), 각 1냥 2전, 청피, 진피, 육계, 전갈, 각 7전.
이상의 것을 분말을 만들어 초풀에 섞어 오동씨 크기의 환(丸)을 지어 생강귤피탕(生薑橘皮湯)으로 30~50환을 내린다.(得效)

□ **열창(熱脹)**
o 마땅히 7물후박탕(七物厚朴湯), 지각좌산(枳殼剉散), 중만분소환(中滿分消丸)을 쓴다.

◆ 7물후박탕(七物厚朴湯)
o 열창(熱脹)을 치료한다.

【의방】 후박 3전, 지실 1전 반, 대황, 감초, 각 1전, 계심 5푼.
이상의 것을 썰어서 1첩을 만들어 생강 5쪽, 대추 2매와 달여 복용한다.

◆ 지각좌산(枳殼剉散)

o 열창(熱脹)을 치료한다.

【의방】 후박, 지각, 길경 각 2전, 대황 찐 것, 감초 구운 것 각 1전.
　　　　이상의 것을 썰어서 1첩을 만들어 생강 5쪽, 대추 2매와 물에 달여 복용한다.(直指)

◆ 중만분소환(中滿分消丸)

o 속이 그득한[中滿] 증세와 고창(鼓脹) 및 기창(氣脹), 수창(水脹)을 치료한다. 그러나 단지 열창(熱脹)을 치료하고 한창(寒脹)을 치료하지 못한다.

【의방】 후박 1냥, 인삼, 강황, 황금, 황연, 지실, 반하, 각 5전, 지모 4전, 택사, 진피, 각 3전, 백복령, 축사, 건생강 각 2전, 저령, 감초, 각 1전.
　　　　이상의 것을 분말을 만들어 물에 담가 떡을 쪄서 섞어 오동씨 크기의 환(丸)을 지어 열탕(熱湯)으로 100환을 내린다.(丹心)

□ 고창(蠱脹)

o 마땅히 소고탕(消蠱湯), 소창음(消脹飮), 제고보명단(諸蠱保命丹)을 쓴다.

◆ 소고탕(消蠱湯)

o 기(氣)가 고창(蠱脹)이 되었는데 다만 배가 창만(腹脹)하고 4지(四肢)와 머리 얼굴[頭面] 붓지 않는 것을 치료한다.

【의방】 반하, 무씨 볶은 것[蘿葍子], 감초 구운 것, 각 7푼 반, 자소(紫蘇) 줄기와 잎, 축사, 육두구, 지각, 청피, 진피, 3릉, 봉출, 빈랑, 관계, 백두구, 필증가, 목향, 각 5푼.
　　　　이상의 것을 썰어서 1첩을 만들어 생강 3쪽, 대추 2매와 달여서 복용한다.(直指)

◆ 소창음자(消脹飮子)

o 고창(蠱脹)과 배만 창만한 것[單腹脹]을 치료한다.

【의방】 저령, 택사, 인삼, 백출, 적복령, 반하, 진피, 청피, 후박, 자소엽, 향부자, 축사, 목향, 빈랑, 대복피, 목통, 나복자(蘿葍子)[무씨], 감초, 각 5푼.
　　　　이상의 것을 썰어서 1첩을 만들어 생강 5쪽, 대추 2매와 물에 달여 복용한다.(醫鑑)

◆ 제고보명단(諸蠱保命丹)
o 지주고창(蜘蛛蠱脹)을 치료한다.

【의방】 육종용 3냥, 청반(淸礬)6), 붉은 대추[紅棗], 향부자 각 1근, 맥아 1근 반, 아울러 분말을 만들어 먼저 종용, 대추, 청반을 항아리[罐]에 넣어 함께 불에 그을러 연기가 다하면 약 분말에 섞어 풀을 만들어 오동씨 크기의 환(丸)을 지어 매 20~30환 식후에 술로 내린다.

o 피로로 인해서 배만 크게 붓고 4지(四肢)가 지극히 야위는 것을 지주고(蜘蛛蠱)라고 하니 옛 의방에는 비록 8물탕(八物湯)(의방은 허로(虛勞)를 보라)이 있으나 지황(地黃)을 제거하고 삼(參), 출(朮)을 배(倍)로 하고 황연, 후박을 더한 것 및 제고보명단(諸蠱保命丹)은 하마자두법(蝦蟆煮肚法)(위의 부종(浮腫)을 보라)을 썼는데 그러나 이는 모두 비기(脾氣)가 허극(虛極)하고 진장(眞臟)을 이미 병에 상한(傷病) 것이니 치료하기 어렵다.(入門)

□ 창만의 통치약[脹滿通治藥]

o 마땅히 반하후박탕(半夏厚朴湯), 광출궤견탕(廣朮潰堅湯), 제생자소자탕(濟生紫蘇子湯), 대정기산(大正氣散), 4향산(四香散), 당관음자(撞關飮子), 침향음(沈香飮), 분소탕(分消湯), 4성환(四聖丸), 목향빈랑환(木香檳榔丸), 4초지각환(四炒枳殼丸), 목향분기환(木香分氣丸), 소창원(消脹元), 목향소창원(木香消脹元), 필증가원(蓽澄茄元)(諸方)

◆ 반하후박탕(半夏厚朴湯)
o 창만(脹滿)의 여러 증세를 치료한다.

【의방】 반하 1전, 후박 8푼, 신국 6푼, 소목(蘇木), 홍화(紅花) 각 5푼, 3릉(三稜), 당귀소(當歸梢), 저령, 승마 각 4푼, 육계, 창출, 백복령, 택사, 시호, 진피, 생황금(生黃芩), 초두구, 생감초 각 3푼, 목향, 청피 각 2푼, 오수유, 황연, 건생강. 각 1푼, 도인 7개, 곤포 조금.
이상의 것을 썰어서 1첩을 만들어 물에 달여 복용한다.(東垣)

◆ 광출궤견탕(廣朮潰堅湯)
o 속이 그득하고[中滿] 배가 창만해서[腹脹] 안으로 적취(積聚)가 있어 돌처럼 단단하고 대소변이 막혀서 체(滯)하는 증세를 치료한다.

---
6) 청반(靑礬) : 녹반(綠礬) : 황산 제 1철(黃酸第一鐵)의 속칭, 조반(早礬)

【의방】 반하 1전 반, 황연, 후박, 황금, 익지인, 초두구, 당귀 각 7푼, 진피, 청피, 신국, 택사, 시호, 감초, 각 5푼, 봉출, 승마, 오수유, 각 3푼, 홍화 2푼.
　　　이상의 것을 썰어서 1첩을 만들어 생강 3쪽과 물에 달여 복용한다.

○ 이 약을 복용하면 속이 그득한 것이 반으로 줄고 적괴(積塊)가 있는데 그치면 곧 반하후박탕(半夏厚朴湯)을 복용한다.(東垣)

◆ 제생자소자탕(濟生紫蘇子湯)
○ 근심과 걱정(憂思)으로 비폐(脾肺)가 상하고 심복(心腹)이 팽창하고 천식이 촉급(喘促)하고 가슴이 그득하고(胸滿) 장이 우글거리고(腸鳴) 대소변이 잘 나오지 않고 맥(脉)이 허하고 팽팽하여(虛緊) 막히는(澁) 증세를 치료한다.

【의방】 백출 2전, 소자(蘇子), 인삼 각 1전, 대복피(大腹皮), 초과, 반하, 후박, 목향, 진피, 지각, 감초 각 5푼.
　　　이상의 것을 썰어서 1첩을 만들어 생강 3쪽, 대추 2매를 넣어 물에 달여 복용한다.(正傳)

◆ 대정기산(大正氣散)
○ 풍한서습(風寒暑濕)에 상한 바 되어 창만(脹滿)하는 것을 치료한다.

【의방】 백출, 창출, 진피, 후박, 곽향, 반하, 각 1전, 지각, 빈랑, 각 7푼, 계지(桂枝), 건강, 감초 각 5푼.
　　　이상의 것을 썰어서 1첩을 만들어 생강 5쪽, 대추 2매를 넣어 물에 달여 복용한다.(得效)

◆ 4향산(四香散)
○ 비기(脾氣), 혈기(血氣), 혈고(血蠱), 기고(氣蠱), 수고(水蠱), 석고(石蠱)와 종창(腫脹)이 마들가리(梢)나 키(箕)같은 것을 치료한다.

【의방】 목향, 침향, 유향, 감초 각 2전 반, 천궁, 호초, 진피, 인삼, 백반(白礬) 각 5전, 계심, 건강, 축사, 회향(茴香), 각 1냥, 큰 가지(大茄) 불에 쬐어 말린 것 5냥.
　　　이상의 것을 고운 분말을 만들어 매 2전을 진미음(陳米飮)에 타서 내린다.(入門)

◆ 당관음자(撞關飮子)
○ 창만(脹滿)을 치료하는데 이를 쓰면 관격(關格)을 부딪쳐 열어서(衝開) 창만이(脹) 저절로 없어지게 한다.

【의방】 향부자 2전, 오약 1전 2푼, 후박 1전, 축사 8푼, 3릉, 백두구, 감초, 각 5푼, 정향, 침향 각 3푼.

　　　이상의 것을 썰어서 1첩을 만들어 생강 3쪽을 넣어 물에 달여 복용한다.

○ 또한 분말을 만들어 자소탕(紫蘇湯)에 타서 2전을 내린다.(入門)

◆ 침향음(沈香飮)

○ 배가 창만(腹脹)하고 기천(氣喘)으로 앉지도 눕지도 못하는 증세를 치료한다.

【의방】 무씨〔蘿葍子〕 볶아서 가른 것 2전, 침향, 목향, 지각, 각 1전.

　　　이상의 것을 썰어서 1첩을 만들어 생강 3쪽을 넣어 물에 달여 복용한다.(得效)

◆ 분소탕(分消湯)

○ 속이 그득하여〔中滿〕 고창(鼓脹)을 이루어 그득하고 괴로운 증세를 치료한다.

【의방】 창출, 백출, 진피, 후박, 지실, 적복령 각 1전, 향부자, 저령, 택사, 대복피, 각 8푼, 축사 6푼, 목향 3푼.

　　　이상의 것을 썰어서 1첩을 만들어 생강 2쪽, 등심(燈心) 1단을 넣어 물에 달여 복용한다.(回春)

◆ 4성환(四聖丸)

○ 어린아이가 심복(心腹)이 허창(虛脹)한 증세를 치료한다.

【의방】 전갈 볶은 것 1냥, 호초, 목향, 청피 거백(去白)한 것 각 2전 반.

　　　이상의 것을 분말을 만들어 밥에 섞어 녹두 크기의 환(丸)을 지어 강귤탕(薑橘湯)으로 5~7환을 내린다.

○ 복창(腹脹)은 비위(脾胃)의 허기(虛氣)로 말미암아 침공해서 일어난 것이다. 폐(肺)와 비장〔脾〕은 자모(子母)가 되니 폐(肺)는 눈꺼풀〔目胞〕과 뺨〔頰〕의 유(類)를 주관하고, 비장〔脾〕은 4지(四肢)를 주관하니 자모(子母)가 모두 허(虛)하면 눈꺼풀〔目胞〕과 뺨〔頰〕이 붓고〔腫〕 4지(四肢)가 노란색이 되면 탑기환(榻氣丸)을 쓰면 점차 없어지고 탑기환(榻氣丸)은 곧 4성환(四聖丸)에 목향, 청피를 제거한 것이다.(錢乙)

◆ 목향빈랑환(木香檳榔丸)

○ 3초(三焦)를 소통시켜 인도〔疎導〕하여 대소변(大小便)이 통해서 잘 나오게〔通利〕히 습담(濕

痰)의 엉겨서 체한 것[凝滯]을 내리면 창만(脹滿)이 저절로 없어지는데 가장 신효한다.

【의방】 반하국(半夏麴), 조각(皂角) 연유에 구워서[酥] 껍질을 벗긴 것[去皮], 현자(弦子), 욱이인(郁李仁) 각 2냥, 목향, 빈랑, 지각, 행인(杏仁)을 밀기울[麩]에 볶은 것, 청피 각 1냥.
　이상의 것을 분말을 만들고 따로 조각(皂角) 4냥을 장수(漿水)에 담가 비비고 주물러서[搓揉] 볶아 고(膏)를 만들고 찌꺼기를 제거하고 연밀(煉蜜)을 조금 넣어 섞어서 오동씨 크기의 환(丸)을 지어 강탕(薑湯)으로 50~70환을 내린다.(局方)

◆ 4초지각환(四炒枳殼丸)
ㅇ기혈(氣血)이 응체(凝滯)해서 창만(脹滿)과 적취(積聚)를 이룬 것을 치료한다.

【의방】 지각(枳殼) 쌀뜨물[米泔]에 담가 속[瓤]은 버리고 잘라낸 조각(切片) 4냥을 4분(四分)하여 ㅇ1분(分)을 창출(蒼朮) 1냥과 같이 물과 같이 달여 말려서 노란색으로 볶아 창출을 제거하고 ㅇ1분(分)은 무씨[蘿葍子] 1냥을 물과 같이 달여 말려서 노란색으로 볶아 무씨를 제거하고 ㅇ1분(分)은 회향(茴香) 1냥을 물과 같이 달여 말려서 노란색으로 볶아 회향(茴香)을 제거하고 ㅇ1분(分)은 건칠(乾漆) 1냥을 물과 같이 달여 말려서 노란색으로 볶아 건칠(乾漆)을 제거하고 ㅇ향부자(香附子) 초(醋)에 담가 볶은 2냥 ㅇ3릉, 봉출 각 냥을 동변(童便)과 아울러 담가 하루를 지새고 다음 날 껍질 벗긴 파두(巴豆) 30알[粒]과 같이 물에 달여 말려서 노란색으로 볶아 파두(巴豆)를 제거하여 쓰지 않고.
　이상의 것을 분말을 만들어 앞의 것과 같이 볶은 창출, 무씨, 회향, 건칠과 함께 달여 즙(汁)을 취해서 좋은 초[好醋] 한 주발로 밀가루로 만든 풀에 섞어 오동씨 크기의 환(丸)을 지어 미음(米飮)으로 7환~10환을 내린다.(回春)

◆ 목향분기환(木香分氣丸)
ㅇ비위(脾胃)가 조화롭지 못하고 배와 옆구리가 팽창하고 담기침[痰嗽], 천급(喘急)으로 음식이 소화되지 않는 증세를 치료한다.

【의방】 목향, 빈랑, 청피, 봉출, 건생강, 당귀, 강황(薑黃), 현호색, 백출, 지각, 3릉, 적복령, 진피, 육두구.
　이상의 것을 분말을 만들어 밀가루 풀에 섞어 팥 만한 환(丸)을 지어 강탕(薑湯)으로 30~50환을 삼켜 내린다.(丹心)

◆ 소창원(消脹元)
ㅇ기(氣)를 쾌(快)하게 하고 속을 너그럽게 하고[寬中] 창만을 없애고[除脹] 음식을 소화시킨다.(消息)

【의방】 흑축두말(黑丑豆末), 무씨 볶은 것(蘿葍子炒), 목향, 빈랑, 각기 등분(等分)한 것.
　　　이상의 것을 분말을 만들어 물을 뜯겨(滴水) 오동씨 크기의 환(丸)을 지어 강탕(薑湯)으로 30~50환을 내린다.(大成)

ㅇ 일명 소빈랑원(小檳榔元)이라 한다.(得效)

◈ 목향소창원(木香消脹元)
ㅇ 창만(脹滿)을 치료한다.

【의방】 무씨(蘿葍子) 볶은 것 2냥, 진피, 대복자(大腹子), 지각, 상백피, 소자(蘇子) 볶은 것, 향부자 각 1냥, 빈랑 5전, 목향 2전 반.
　　　이상의 것을 분말을 만들어 밀가루 풀에 섞어 오동씨 크기의 환(丸)을 지어 강탕(薑湯) 혹은 조탕(棗湯)으로 50~70환을 내린다.(類聚)

◈ 필증가원(蓽澄茄元)
ㅇ 비만(痞滿)〔가슴과 배가 몹시 더부룩하여 가빠하는 병〕, 창만(脹滿), 곡창(穀脹), 기창(氣脹)을 치료한다.

【의방】 필증가, 백두구, 축사, 청피, 나복자, 목향, 진피 각 7전 반, 육두구, 회향, 계피, 정향 각 3전 7푼 반.
　　　이상의 것을 분말을 만들어 밀가루 풀에 섞어 오동씨 크기의 환(丸)을 지어 진피탕(陳皮湯)으로 30~50환을 내린다.(直指)

□ 탁기가 상초에 있으면 진창이 생긴다〔濁氣在上則生䐜脹〕

ㅇ『내경(內經)』에 이르기를 '맑은 기〔淸氣〕는 아래에 있으니 손설(飧泄)을 낳고 탁기(濁氣)는 위에 있으니 진창(䐜脹)을 낳는다' 했다.7) 주석〔註〕에 이르기를 '탁기(濁氣)는 한기(寒氣)다. 한기(寒氣)가 상초(上焦)에 있으면 수곡정미(水穀精微)의 기(氣)가 운화(運化)하지 못하고 울결(鬱結)해서 창만(脹滿)이 된다'고 했다.

ㅇ 어떤 사람이 창만(脹)을 앓았는데 밤〔夜分〕이면 더욱 심하여 맥(脈)이 당겨서 급하고〔弦〕 가느니〔細〕 바로 이것이 탁기(濁氣)가 위에 있어서 창만(脹滿)이 생긴 것이다. 먼저 중완(中脘)(혈명(穴名))을 뜨고〔灸〕 위중(胃中)의 생겨서 발하는〔生發〕 기(氣)를 끌어서〔引〕 위로 양도(陽道)로 운행케 한 후에 목향순기탕(木香順氣湯)을 복용하니 잘 나았다.(寶鑑)

---

7) 최창록, 위의 책, 5.음양응상대론편(陰陽應象大論篇). p.100

o 오수유탕(吳茱萸湯), 침향교태환(沈香交泰丸) 또한 이 증세를 치료한다.(丹心)

◆ 목향순기탕(木香順氣湯)

【의방】 후박, 백복령, 택사, 반하 각 1전, 창출 8푼, 청피, 진피 각 6푼, 초두구, 인삼, 당귀 각 5푼, 익지인, 오수유 각 3푼, 목향, 건생강, 승마, 시호, 감초 4푼.
이상의 것을 1첩을 만들어 생강 3쪽을 넣어 물에 달여 복용한다.(寶鑑)

o 경(經)에 이르기를 머무는 것[留]은 운행시켜야 하고 맺힌 것[結]은 흩어야 하니 시호(柴胡), 승마(升麻)의 쓴 맛[苦]으로 소양(少陽), 양명(陽明)의 2경(二經)을 평행(平行)시켜 청기(淸氣)를 발산(發散)하고 양분(陽分)을 운행(運行)시키는 것으로 임군약[君]으로 삼고, 생강, 반하, 초두구, 익지인의 맵고 달고[辛甘] 크게 열 나는 것[大熱]으로 속의 한기[中寒]를 소산(消散)시키는 것으로 신하약[臣]으로 삼고, 후박, 목향, 창출, 청피의 쓰고 맵고[苦辛] 크게 더운 것[大溫]으로 체기(滯氣)를 통순(通順)시키고 당귀, 인삼, 진피의 맵고 달고 따스함[辛甘溫]으로 영위(榮衛)를 고르게 다스리고[調理] 중기(中氣)를 자양(滋養)하는 것이다. 기(氣)가 엷은 것[薄]은 양중(陽中)의 음(陰)이니 복령, 감초, 택사의 기(氣)는 얇으니[薄] 탁음(濁陰)의 기(氣)를 이끌어 내어서[導引] 하늘로부터[白天] 내리는 고로 돕는 약[佐]을 삼는다. 탁기(濁氣)가 내리지 않으면 쓴 것으로 배설해야 하니[苦泄] 오수유(吳茱萸)는 쓰고 뜨거우니[苦熱] 배설하는[泄] 것이다. 그러므로 기미(氣味)를 상합(相合)시켜 흩어야[散] 하니 배설하고[泄之] 올리고[上之], 내려서[下之] 탁(濁)한 기(氣)를 배설하여 그 자리를 편안하게 하는 것이다.(寶鑑)

◆ 오수유탕(吳茱萸湯)
o 탁기(濁氣)가 위에 있어서 진창(䐜脹)이 생기고 또한 음(陰)이 왕성하여 한기[寒]가 생기고 배가 창만(脹滿)하고 진창하여 항상 배부른 것 같고 식욕이 없는 증세를 치료한다.

【의방】 오수유, 후박, 관계, 건강 각 1전, 백출, 진피, 천초 볶은 것 각 5푼.
이상을 썰어서 1첩을 만들어 물에 달여 복용한다.

o 혹은 분말을 만들어 매 2전을 강탕(薑湯)으로 점복(點服)한다.(類聚)

◆ 침향교태환(沈香交泰丸)
o 탁기(濁氣)가 위에 있어서 진창(䐜脹)이 생기는 증세를 치료한다.

【의방】 오수유, 대황 술에 담근 것 각 1냥, 후박 5전, 침향, 백출, 진피 각 3전, 백복령, 택사, 당

귀. 목향. 청피 각 2전.
　이상의 것을 분말을 만들어 탕(湯)에 담가 찐 떡에 섞어 오동씨 크기의 환(丸)을 지어 따스한 물로 70~80환을 내린다.(丹心)

□ 상한 열병으로 배가 창만함〔傷寒熱病腹脹滿〕

○자세한 것은 한문(寒門)을 보라.

□ 창만은 곧 진장병이다〔脹滿乃眞臟病也〕

○창만(脹滿)은 비허(脾虛)의 지극함〔極〕에 연유한다. 곧 진장병(眞臟病)이니 반위(反胃)와 노채(勞瘵) 또한 그러하니 모두가 진장병(眞臟病)이다. 대체로 사람의 병이 진장(眞臟)이 병들지 않으면 5행이 상생〔五行相生〕하여 서로 억제〔相制〕해서 평상에 적응〔適於平〕하면 비록 약을 복용하지 않아도 저절로 낫는다. 가령 화(火)가 지극하여 금(金)을 상하면 수(水)가 있어서 억제〔制〕하고 토(土)가 있어서 낳는 것이다. 가령 목(木)이 지극하여 토(土)를 이기면 금(金)이 있어서 억제〔制〕하고 화(火)가 있어서 낳는 것이다. 이른바 '겨루면〔亢〕 해(害)롭고 이으면〔承〕 억제〔制〕하는데 이른다'는 것이다. 그러나 또한 약을 싫어하고 의원을 피하여〔惡藥忌醫〕 그치는 사람이 있으니 대개 정기(正氣)와 병사(病邪)가 서로 양립(兩立)하지 못하는 것이니 하나가 이기면 하나가 지고 오래되면 병이 심해져서 정기〔正〕가 빠져버려 죽음을 면치 못한다. 그러면 병들어서 약을 먹지 않는 것이 옳은가? 의원을 피하는 것이 옳은가?(丹心)

□ 창만설사(脹滿泄瀉)

○복창(腹脹)이 오래 지나서 갑자기 몇 되〔數升〕을 설사하여 낮밤을 그치지 않고 약을 먹어도 효험이 없으면 기(氣)가 빠져서 가장 구하기 어려운 것이니 익지인(益智仁)을 취해서 진하게 달인 탕을 복용하면 곧 낫는다.(入門)

□ 바깥에 바르는 법〔外敷法〕

○적취(積聚), 창만(脹滿), 혈고(血蠱) 등 병을 치료한다. 마땅히 외부신고(外敷神膏) 및 외부약(外敷藥)을 쓴다.

◆ 외부신고(外敷神膏)

【의방】 대황(大黃). 박초 각 4냥. 사향 1전을 분말을 만들어 매 2냥을 마늘에 섞어 찧어 고약〔膏〕

을 만들어 아픈 자리에 바른다.(入門)

◆ 외부약(外敷藥)

ㅇ복창(腹脹)으로 돌처럼 단단한 것을 치료한다.

【의방】 먼저 뜨거운 물로 감초를 씹어 삼켜 내리고 다음에 대극, 원화(芫花), 감수(甘遂), 해조(海藻)를 등분하여 분말을 만들어 초(醋)에 타서 배 위에 고루 바르면 신효하다.(得效)

□ 치료할 수 있고 치료할 수 없는 증세〔可治不可治證〕

ㅇ창만(脹滿)을 얻은 지 오래되지 않고 혹은 창〔脹〕했다가 혹은 없어져서 뱃가죽이 조금 부드럽고 설사나 천식하지 않는 것은 치료함〔治〕에 따라 차도〔差〕가 따른다. 만약 배꼽〔臍心〕이 튀어나오고 설사〔利〕한 후에 배가 창만하고 급하여〔脹急〕 오래되어 여위고〔羸乏〕 천식(喘息)하여 편안하지 못한 것은 비신이 함께 망가진 것〔脾腎俱敗〕이니 치료하지 못한다.(得效)

ㅇ배가 창만하고〔腹脹〕 몸에 열이 나고 맥(脉)이 작으면 이는 첫째 거스름〔一逆〕입니다. ㅇ배가 우글거리고〔腹鳴〕 그득하며〔滿〕 4지(四肢)가 차갑고〔淸〕하고 설사〔泄〕하고 그 맥(脉)이 크면 둘째 거스름〔二逆〕입니다. ㅇ배가 크게 창만〔大脹〕하고 4지끝〔四末〕이 차갑고〔淸〕하고 형체가 야위고〔脫形〕 설사가 심하면 이는 세 번째 거스름〔三逆〕입니다. 아울러 치료하지 못합니다.(靈樞)[8]

ㅇ배가 그득하고〔腹滿〕 기침이 거스르고 소변을 보지 못하면 치료할 수 없다. ㅇ배가 크게 그득하고〔大滿〕 하설하면 치료하지 못한다.(得效) ㅇ배가 그득하거나〔滿〕 혹은 신열을 겸하거나 혹은 학질 같은 것을 겸하면 다 치료하지 못한다.(綱目)

ㅇ오랜 병으로 야위고〔羸乏〕 갑자기 창만(脹滿)하고 천식하여 그치지 않고 배꼽이 튀어나오거나 혹은 하리(下利)가 자진 것 등은 한 사람도 낫는 것을 보지 못한다.(直指)

□ 단일한 의방〔單方〕(모두 40종)

◆ 후박(厚朴)

ㅇ복창(腹脹)을 치료하니 곧 맺힌 것〔結〕을 흩는〔散〕 신약(神藥)이다.(湯液)

ㅇ어떤 사람이 심복(心腹)이 창만(脹滿)한데 단지 후박을 잘게 썰어 강제(薑製)하여 매번 5전을 취하거나 7전을 취하여 생강 7조각과 함께 달여 복용하고 찌꺼기를 재탕하여 복용하기를 5~6차

---

[8] 최창록, 『다시 읽는 황제영추경』(푸른사상, 2000), 60.옥판(玉板), p.585. '황제영추경'에서는 불과 15일에 죽는 거스름 1역에서 5역까지와 치료하지 못하고 1시간 안에 죽는 1역에서 5역까지를 설명했는데 '동의보감'에 인용된 것은 위의 1, 2와 아래의 1, 2를 인용했다.

하니 곧 나았다.(資生)

o 복창(腹脹)은 반드시 후박(厚朴)으로 조금 돕는 약〔佐〕으로 하는 것은 대개 그 맛이 매워서 흩을 수 있어서 기(氣)가 상초(上焦)에 모이기 때문이다.(丹心)

◆ 대극(大戟)

o 창(脹)을 치료한다. 대추 1말을 노구솥 안에〔鍋內〕에 넣고 대극(大戟)과 함께 물에 달여 익혀서 대극은 버리고 쓰지 않고, 천천히 대추를 무시로 먹는데 대추를 다 먹으면 곧 효험을 본다.(易老)

◆ 가마우지똥〔鸕鷀屎〕

o 창만(脹滿)을 치료한다. 똥〔屎〕을 취하여 노란색으로 볶아서 분말을 만들어 매 1전을 따스한 물에 타서 내리면 즉효이다.

o 뇌공(雷公)이 이르기를 몸이 차갑고 배가 커지면 온전히 가마우지〔鸕鷀〕에 의뢰한다는 것이 이것이다.(本草)

◆ 두꺼비〔蝦蟆〕

o 고창(蠱脹)을 치료한다. 1개를 취해서 내장을 제거하고 땅강아지〔螻蛄〕를 7매를 넣어 새 기왓장 위에 불에 쬐어 태워서 말리고 분말을 만들어 풀로 환(丸)을 지어 술로 복용한다.(綱目)

◆ 닭똥〔雞屎〕

o 곡창(穀脹) 및 여러 창(脹)을 치료한다. 똥을 취해서 희게 볶아서 황탕(黃湯)에 담가서 맑은 즙〔淸汁〕을 취해서 복용한다.(本草)

◆ 검은 콩〔黑豆〕

o 상시회즙(桑柴灰汁)에 삶아서 복용하면 수병을 내리고〔下水〕고복창(鼓腹脹)에 효험이 있다.(本草)

◆ 붉은 팥〔赤小豆〕

o 창만(脹滿)을 내리니 상시회즙(桑柴灰汁)에 달여서 죽을 쑤어 상시로 복용한다.(本草)

◆ 자소경잎〔紫蘇莖葉〕

o 심복창만(心腹脹滿)을 치료하니 삶아서 차처럼 상시로 복용한다.(本草)

◆ 만청자(蔓菁子)

o 심복창(心腹脹)을 치료한다. 1홉을 취하여 문드러지게 찧어서 물 1되와 섞어서 갈아서 여과시켜 즙을 1잔 취하여 그대로 복용[頓服]하면 혹은 저절로 토하거나 혹은 설사[利]하고 혹은 땀이 나면 배 속이 저절로 너그러워진다.(本草)

◆ 무씨[蘿菖子]

o 창만(脹滿)을 치료한다. 볶아서 갈아 물에 달여 차처럼 상복하면 묘하다.
o 또 씨[子]를 취하여 진근(陳根)에 삶아서 복용하면 또한 좋다.(俗方)

◆ 보리국수[大麥麵]

o 창(脹)을 치료하니 상식(常食)하면 가장 좋다. 보리밥 또한 좋다.

◆ 상기차[桑枝茶]

o 기(氣)를 내리고 창(脹)을 없앤다. 상복하면 아주 좋다. 혹은 팥을 섞어 죽을 수면 또한 좋다.

◆ 검은 소 오줌[烏牛尿]

o 오래 앓은 기창(氣脹)을 치료한다. 뜨거운 오줌을 취해서 빈속에 하루 한 번 1되를 복용하면 기(氣)가 흩어지고 곧 그친다.(本草)

◆ 초목(椒目)[조피의 씨]

o 수고(水蠱)를 치료하니 수(水)를 운행시킨다. 분말을 만들어 따스한 물에 1전을 타서 복용한다.(本草)

□ **침구법**(鍼灸法)

o 배속이 팽창하면 내정(內庭)을 취한다. o 수고(水蠱)에는 편력(偏歷)을 취한다.
o 고창(鼓脹)에는 배꼽[臍] 상하좌우 각 2치 2푼을 찌른다. o 단고창(單蠱脹)에는 수분(水分)을 취하여 침(鍼)을 2치 반을 찔러 넣고 혹은 50장(壯)을 뜬다.(灸)
o 창만(脹滿)에는 족3리(足三里)를 취해서 사(瀉) 킨다. o 무릇 창만[脹]은 모두 3리(三里)를 취하니 이는 창(脹)의 주요한 혈[要穴]이다.
o 또 중완(中脘), 기해(氣海)를 취하니 혹은 침을 놓고 혹은 뜬다.(綱目)

25. 소갈(消渴)

□ 소갈의 원인〔消渴之源〕

o 『내경(內經)』에 이르기를 '2양(二陽)이 맺히는 것을 일러 소갈(消渴)이라 한다'고 했다.9) 주석〔註〕에 이르기를 '2양(二陽)이 맺히는 것은 위(胃)와 대장(大腸)이 모두 열이 나서 맺히는 것〔熱結〕이니 장위(藏胃)가 열(熱)을 간직하면 수곡(水穀)을 잘 소화시킨다'고 했다.

o 수양명대장(手陽明大腸)은 진액(津液)이 생기는 것을 주관하니 열병이 들면 눈이 노랗고 입이 마른다〔目黃口乾〕. 이는 진액(津液)이 부족한 것이며 족양명위(足陽明胃)는 혈(血)이 생기는 것을 주관한다. 열병이 들면 수곡을 소화시키고, 배고프기〔飢〕를 잘 하니 혈 중에 화(火)가 잠복〔伏〕해 있는 것은 이는 혈(血)이 부족한 것이고 맺힌다〔結〕는 것은 진액(津液)이 부족하여 맺혀서〔結〕 부드럽지〔潤〕 않은 것이니 모두가 조열(燥熱)이 병이 된 것이다. (東垣)

o 소(消)는 태움〔燒〕이다. 불로 삶고〔烹〕 물건을 태우는〔燒〕 이치이다. (入門)

o 심장〔心〕이 한기〔寒〕를 폐(肺)에 옮기면 폐소(肺消)가 되고 폐소(肺消)란 마시는 것〔飮〕이 1이면 소변〔溲〕이 2이니 죽어서〔死〕 치료하지 못한다. 주석〔註〕에 이르기를 '금(金)이 화사(火邪)를 받으면 폐장(肺藏)이 녹아 없어지니〔消爍〕〔소삭〕 기(氣)가 의지할 곳이〔所持〕 없는 고로 마시는 것이 1이고 오줌누는 것이 2〔飮一溲二〕이다.' 했다. (內經)

o 심장〔心〕이 열(熱)을 폐(肺)에 옮기면 전(傳)하여 격소(膈消)가 된다. 주석〔註〕에 이르기를 심장과 폐〔心肺〕 둘 사이에 사격막(斜膈膜)이 있고 격막(膈膜) 아래 사이가 안으로 횡경막(橫膈膜)에 이어지므로 심장의 열〔心熱〕이 폐(肺)에 들어가면 오래오래 전변〔傳化〕하여 안으로 격열(膈熱)이 되어 소갈(消渴)하여 마시는 것이 많은 것이다. (內經)

o 허로병〔癉〕〔단〕이 소중(消中)이 된다. 주석〔註〕에 이르기를 '허로병〔癉〕은 소열병(消熱病)을 이른다. 많이 마시고 자주 오줌을 누는 것〔數溲〕을 열중(熱中)이라 하고 많이 먹고 자주 오줌을 누는 것을 소중(消中)이라 한다. (內經)

o 무릇 허로병〔癉〕을 없애고 귀인(貴人)을 살찌게 하는 것은 고량(膏粱)의 병이 된다. 이는 사

---

9) 최창록, 『다시읽는 황제소문경』(上)(푸른사상, 2001), 4.음양별론편(陰陽別論篇), p.177

람이 자주 달고 맛있는〔甘美〕음식을 자주 먹어서 많이 살찐 때문이니 그 기(氣)가 위로 넘쳐서 소갈병(消渴)이 된다. 주석〔註〕에 이르기를 살찌는 음식을 먹으면 살결〔腠理〕이 빽빽해져서 양기(陽氣)가 밖으로 새나가지 못한다. 그러므로 살찜〔肥〕은 사람으로 하여금 안으로 열나게 하고 단 것〔甘〕은 성기(性氣)가 부드럽고 늘여서〔和緩〕발산(發散)을 거스르는 고로 단 것은 사람을 속을 그득하게 한다. 그리하여 안으로 열이 나면 양기(陽氣)가 타오르고〔炎上〕타오르면〔炎上〕마시고자 하고 목이 마르고 속이 그득하면 양기(陽氣)가 남음이 있고 남음이 있으면 비기(脾氣)가 위로 넘치는 고로 전변하여 소갈(消渴)이 된다.(內經)

○소갈이 잘 되는 것은 심장이 열이 나는 때문이니 심장은 변과 땀〔便汗〕을 주관하고 변과 땀이 많이 나오면 신중(腎中), 허조(虛燥)한 고로 목마르게 한다. 무릇 여름에 땀이 많이 나오면 소변이 적고 겨울에는 땀이 나지 않는 고로 소변이 많은 것이 모두가 보통 사람의 일상〔常〕이다.(聖惠)

□ 소갈의 형체와 증세〔消渴形證〕

○갈병(渴病)에는 셋이 있으니 소갈(消渴), 소중(消中), 소신(消腎)이다.

○열기(熱氣)가 위로 오르면 심허(心虛)하여 심화(心火)를 받고 산만(散漫)하여 수렴(收斂)하지 못하고 가슴속에〔胸中〕번조(煩燥)하여 혀가 빨갛고〔舌赤〕입술이 붉다〔脣紅〕. 이는 목말라서〔渴〕마시는 것이 당김이〔引飮〕항상 많고, 소변이 잦으며 적으니 병이 상초(上焦)에 속하니 소갈(消渴)이라고 이른다. ○열(熱)이 속〔中〕에 쌓이면 비장이 허하여〔脾虛〕복양(伏陽)을 받아서 위를 찌고〔蒸胃〕수곡을 소화시키고〔消穀〕배가 빨리 고프고, 마시고 먹는 것〔飮食〕이 일상보다 배나 되어도〔倍常〕기육(肌肉)이 생겨나지 않는 것은 이 갈증〔渴〕이 또한 심하게 번열〔煩〕하지 않고 소변이 잦고〔數〕단〔甛〕 병은 중초(中焦)에 있으니 소중(消中)이라고 한다.

○열(熱)이 하초〔下〕에 잠복〔伏〕해 있으면 신허(腎虛)하여 다리와 무릎〔腿膝〕이 마르고 가늘고 골절(骨節)이 저리고 아프고〔痠痛〕정이 달리고〔精走〕골수가 허하여〔髓虛〕물이 당겨서〔引水〕스스로 구하나 물을 마심〔飮水〕이 많지 않고 따라서 곧 오줌이 내리니 소변이 많아서 탁(濁)하고 병이 하초(下焦)에 속하니 소신(消腎)이라 한다.

○소신(消腎)으로부터 나누면〔析〕또한 5석(五石)이 과도(過度)한 사람이 있으니 진기(眞氣)가 이미 다하고 석세(石勢)가 홀로 머물러 있으면 양도(陽道)가 흥강(興强)하여 교합〔交〕하지 않고 정이 누설〔精泄〕하는 것을 강중(强中)이라 하는데 소갈(消渴)이 가볍고 소중(消中)이 심하고 소신(消腎) 또한 심하니 가령 강중(强中)이면 그 죽는 것〔斃〕을 서서 기다리게 되는 것이다.(斃可立待也)(直指)

○상소(上消)란 폐(肺)이다. 또 격소(膈消)라 하니 물을 많이 마시고 적게 먹으니 대변이 여상(如常)하고 소변이 맑게 잘 나온다.(淸利) ○중소(中消)란 위(胃)이니 목말라 마시고 먹음〔飮食〕이 많고 소변이 붉고 노랗다. ○하소(下消)란 신장〔腎〕이다. 소변이 탁(濁)하고 뚝뚝 떨어지니〔淋

고유(膏油) 같은 형상이고 얼굴이 검고[面黑] 귀가 타고[耳焦] 형체가 야윈다.(易老)

o 목마르면서 많이 마시면 상소(上消)가 되고, 수곡을 소화시키고[消穀] 배가 잘 고픈 것은[善飢] 중소(中消)가 되고, 목마르며 오줌이 잦고[尿數] 고유(膏油)가 있는 것은 하소(下消)이다.(綱目)

o 5장6부(五藏六府)에 다 진액(津液)이 있고 열기(熱氣)가 안에 있으면 진액(津液)이 다하여 적어지는 고로 목마름[渴]이 된다. 대체로 목마름[渴]은 자주 물을 마시고 반드시 머리와 눈이 어지럽고[眩] 등이 차갑고 구역질이 나니 다 속이 허한 때문이다.(類聚)

o 물을 마시고 편히 잠자는 것은 실열(實熱)이며 물을 마시고 조금 후에 곧 토하는 것은 화사(火邪)를 빌려 목마를 따름이다.(入門)

□ 맥법(脉法)

o 소갈(消渴)의 맥(脉)이 실하고 크면[實大] 병이 오래여도 치료할 수 있고 맥(脉)이 현소(懸小)하고 단단하면[堅] 병이 오래되어 치료할 수 없다.(內經)

o 소갈(消渴)의 맥(脉)은 응당 팽팽하고 실함[緊實]을 얻으면 잦으며[數] 도리어 잠기고 엉김을[沈濇] 얻어서 미약[微]한 것은 죽는다.(難經)

o 소갈(消渴)의 맥(脉)이 잦고 큰 것[數大]은 살고 가늘고 작고[細小] 뜨고 짧은 것[浮短]은 죽는다.(脉訣)

o 심맥(心脉)이 흐름이 순조로우면[滑] 갈(渴)이 되는데 흐름이 순조로운 것[滑]은 양기(陽氣)가 왕성[勝]한 것이다.

o 심맥(心脉)이 미약하고 적으면[微小] 소단(消癉)이 된다. o 맥(脉)이 잦고 큰 것[數大]은 살고 잠기고 적은 것[沈小]은 죽는다.(脉經)

o 심맥(心脉)이 흐름이 순조로움[滑]이 심하면 잘 목이 마르다[喜渴].(聖惠) 부양맥(趺陽脉)이 잦고[數] 위 속에[胃中] 열(熱)이 있으면 곧 수곡을 소화시키고[消穀] 물이 당기고[引飮] 대변이 반드시 단단하고 소변이 곧 잦다[數].(仲景)

o 소갈(消渴)의 맥(脉)은 마땅히 잦고 크며[數大] 허하고 작은 것[虛小]을 기(忌)한다.(醫鑑)

□ 소갈에는 셋이 있다[消渴有三]

o 상소(上消)는 혀 위가 붉게 갈라져서 크게 목말라 물이 당기는[引飮] 격소(膈消)가 이것이다. 백호(白虎)10)에 인삼탕(人參湯)을 더해서 주치[主]한다.(곧 인삼백호탕(人參白虎湯)이다)(의방은 한문(寒門)을 보라) 잘 먹을 수 있으면서 목마른 것을 치료한다. 만약 먹지 못하고 목마르면 마땅

히 가미전씨백출산(加味錢氏白朮散)으로 치료하고 또 맥문동음자(麥門冬飮子), 강심탕(降心湯), 인삼석고탕(人參石膏湯), 청심연자음(淸心蓮子飮), 화혈익기탕(和血益氣湯), 생진양혈탕(生津養血湯), 황금탕(黃芩湯)은 다 위의 상소(上消)를 치료한다.

○중소(中消)는 잘 먹으면서 여위고 자한(自汗)하고 대변이 단단하고 소변이 잦으니 이른바 허로병[癉]이 이루어지니 소중(消中)이란 것이다. 조위승기탕(調胃承氣湯)(의방은 한문(寒門)을 보라) 가감3황환(加減三黃丸)(의방은 화문(火門)을 보라)으로 주치하고 또 난향음자(蘭香飮子), 생진감로탕(生津甘露湯), 순기산(順氣散), 인삼산(人參散), 화연저두환(黃連猪肚丸), 우즙고(藕汁膏)를 다 쓰면 된다.

○하소(下消)는 번조(煩燥)하여 물이 당기며[引飮] 귀 바퀴가[耳輪] 타서 마르며 소변이 기름[膏]같고 다리와 무릎[腿膝]이 마르고 가느니 이른바 초번(焦煩)하여 쉽게 물이 이지러진다.(水易虧)는 것이 이것이다. 6미지황환(六味地黃丸)이 주치한다.(의방은 허로(虛老)를 보라) 또한 마땅히 인삼복령산(人參茯苓散), 가감8미원(加減八味元)(의방은 5장(五藏)을 보라), 가감신기환(加減腎氣丸), 보신지황원(補腎地黃元), 녹용환(鹿茸丸)을 쓴다.(諸方)

○폐를 기르고[養肺] 화를 내리는 것[降火]은 생혈(生血)이 위주(爲主)가 되니 상중하(上中下)로 나누어 치료한다.(丹心)

○3소(三消)는 다 혈허(血虛)에 속한다. 진액이 생기지 않으니 마땅히 4물탕(四物湯)(의방은 혈문(血門)을 보라)으로써 주치(主治)하는데 상소(上消)는 인삼, 5미자, 맥문동을 더해 달여서 우유즙(牛乳汁), 생지황즙(生地黃汁), 생우즙(生藕汁)에 넣어서 쓰고 주객(酒客)은 생갈근즙(生葛根汁)에 타서 복용한다.

○중소(中消)는 지모(知母), 석고(石膏), 한수석(寒水石), 활석(滑石)을 더해서 쓴다.

○하소(下消)는 황백(黃栢), 지모, 숙지황, 5미자를 더해서 쓴다.(丹心)

○소갈병(消渴病)은 소변(小便)이 도리어 많으니 가령 물을 1말[斗] 마시면 소변 또한 1말이니 신기환(腎氣丸)(의방은 허로(虛老)를 보라)이 주치한다.(仲景)

◆ 가미전씨백출산(加味錢氏白朮散)

○소갈(消渴)로 먹지 못하는 증세를 치료한다. 또 소중(消中)으로 배가 잘 고픈 증세를 치료한다.

【의방】 건갈(乾葛) 2전, 인삼, 백출, 백복령, 곽향, 감초, 각 1전, 목향, 시호, 지각, 5미자, 각 5푼.
　　　　이상의 것을 썰어서 1첩을 만들어 물에 달여 복용한다.(得效)

---

10) 백호(白虎) : 두부(豆腐)의 별명.

25. 소갈(消渴)

◆ 맥문동음자(麥門冬飮子)

o 격소(膈消)를 치료한다.

【의방】 맥문동 2전, 지모, 천화분, 인삼, 5미자, 갈근, 복신(茯神), 생지황, 감초, 각 1전.
　　　이상의 것을 썰어서 1첩을 만들어 죽엽(竹葉) 10조각을 넣어 물에 달여 복용한다. (丹心)

◆ 강심탕(降心湯)

o 심화(心火)가 타오르고〔上炎〕신수(腎水)가 건너지 못해서〔不濟〕번갈(煩渴)하고 물이 당기고〔引飮〕기혈(氣血)이 날로 없어지는 것을 치료한다.

【의방】 천화분 2전, 인삼, 원지(遠志), 당귀, 숙지황, 백복령, 황기 꿀에 볶은 것, 5미자, 감초, 각 1전.
　　　이상의 것을 썰어서 1첩을 만들어 대추 2매를 넣어 물에 달여 복용한다. (得效)

◆ 인삼석고탕(人參石膏湯)

o 격소(膈消)를 치료한다.

【의방】 석고 4전, 지모 2전 3푼, 인삼 1전 7푼, 감초 1전 3푼.
　　　이상의 것을 썰어서 1첩을 만들어 물에 달여 복용한다. (保命)

◆ 청심연자음(淸心蓮子飮)

o 심화(心火)가 타오르고 입이 마르고 번갈(煩渴)하여 소변이 붉고 막히는 것을 치료한다.

【의방】 연자(蓮子) 2전, 적복령, 인삼, 황기, 각 1전, 황금, 차전자 볶은 것, 맥문동, 지골피, 감초 각 7푼.
　　　이상의 것을 썰어서 1첩을 만들어 물에 달여 복용한다. (局方)

◆ 화혈익기탕(和血益氣湯)

o 소갈(消渴)로 소변이 잦고 혀 위에 붉은 맥이 있고 몸이 마르고 야위는 증세를 치료한다.

【의방】 황백(黃栢) 술에 씻은 것, 승마, 각 1전, 생지황 술에 씻은 것, 황연 술에 씻은 것 각 8푼, 석고, 행인, 도인 각 6푼, 지모, 방기, 강활 각 5푼, 당귀소 4푼, 시호, 마황근(麻黃根), 생감초 구운 것, 감초 각 3푼, 홍화(紅花) 조금.
　　　이상의 것을 썰어서 1첩을 만들어 물에 달여 복용한다. (東垣)

◆ 생진양혈탕(生津養血湯)
ㅇ상소(上消)를 치료한다.

【의방】 당귀, 백작약, 생지황, 맥문동, 각 1전, 천궁, 황연, 천화분 7푼, 지모, 황백을 아울러 꿀에 볶은 것, 연육, 오매, 박하, 감초 각 5푼.
　　이상의 것을 썰어서 1첩을 만들어 물에 달여 복용한다.(醫鑑)

◆ 황금탕(黃芩湯)
ㅇ상소(上消)를 치료한다.

【의방】 편금(片芩), 치자(梔子), 길경, 맥문동, 당귀, 생지황, 천화분, 건갈, 인삼, 백작약, 각 1전.
　　이상의 것을 썰어서 1첩을 만들어 오매(烏梅) 1개를 넣어 물에 달여 복용한다.(回春)

◆ 난향음자(蘭香飲子)
ㅇ소갈(消渴)로 작 먹어도 야위고 2변이 맺히기를 잦은 것을 치료한다.

【의방】 석고 3전, 지모 1전 반, 생감초, 방풍 각 1전, 구운 감초, 인삼, 난향엽, 연교, 백두구, 길경, 승마, 각 5푼, 반하 2푼.
　　이상의 것을 분말을 만들어 찐떡풀에 타서 떡을 만들어 햇볕에 말려 분말을 만들어 매 2전을 연한 강탕〔淡薑湯〕에 타서 내린다.(入門)

◆ 생진감로탕(生津甘露湯)
ㅇ소중(消中)으로 먹을 수 있으면서 여위고, 대변이 마르고 소변이 잦은 것을 치료한다.

【의방】 석고(石膏), 초룡담(草龍膽), 황백 각 1전, 시호, 강활, 황기주(黃芪酒), 지모주(知母酒), 황금(黃芩) 구운 것, 감초, 각 8푼, 당귀신 6푼, 승마 4푼, 방풍, 방기, 생지황, 생감초 각 3푼, 행인 10개, 도인 5개, 홍화 조금.
　　이상의 것을 썰어서 1첩을 만들어 물 2잔을 1잔이 되게 달여 술 한 순가락을 더해서 조금 뜨겁게 하여 시간에 구애받지 않고 복용한다.

ㅇ일명 청량음자(淸凉飲子)라 한다.(東垣)

◆ 순기산(順氣散)
ㅇ소중(消中)으로 마시고 먹을 수 있고 소변이 노랗고 붉은 것을 치료한다. 이 약으로 조금 하

리하게 하면〔微利〕 음식을 먹지 않고 낫게 된다.

【의방】 후박 2전 반. 대황 2전. 지실 1전.
　　　　이상의 것을 썰어서 1첩을 만들어 달여서 시간에 구애받지 않고 복용한다.(丹心)

◆ 인삼산(人參散)
○소중(消中)을 치료한다.

【의방】 활석 2냥. 한수석, 감초, 각 1냥. 석고 5전. 인삼 2전 반.
　　　　이상의 것을 분말을 만들어 매번 2전을 취해서 따스한 물에 타서 내린다.(子和)

◆ 황연저두환(黃連猪肚丸)
○소갈(消渴), 소중(消中)을 치료하고 또한 강중증(强中證)[11]을 치료한다.

【의방】 수퇘지 밥통〔雄猪肚〕 1개. 황연 5냥. 맥문동, 지모, 과루근(瓜蔞根), 각 4냥.
　　　　이상의 4미(四味)를 분말을 만들어 돼지 밥통 안에 넣어 실로 꿰매어 입구를 봉하고 시루(甑)에 넣어 문드러지게 쪄서 돌절구〔石臼〕에 넣어 문드러지게 찧어서 꿀 조금을 넣어 오동씨 크기의 환(丸)을 지어 미음(米飮)으로 100환을 내린다.(正傳)

◆ 우즙고(藕汁膏)
○위열(胃熱)과 소중(消中)을 치료한다.

【의방】 우즙(藕汁)(흰 연뿌리〔白藕〕가 더욱 좋다), 생지황즙, 우유즙에 황연, 천화 분말을 섞어 강즙(薑汁)과 백밀(白蜜)을 돕는 약제〔佐〕로 해서 고약〔膏〕을 만들고 숟가락〔匙〕으로 떠내어〔抄取〕 서서히 혀 위에 놓고 백탕(白湯)으로 하루 3~4번 복용한다.(丹心)

◆ 인삼복령산(人參茯苓散)
○신소(腎消)로 오줌이 기름처럼〔膏〕 탁한 것을 치료한다.

【의방】 활석(滑石), 한수석 각 1전 반. 감초 7푼. 적복령, 전갈, 황금, 박하, 대황, 각 5푼. 연교 3푼. 인삼, 백출, 택사, 길경, 치자, 천화분, 축사, 각 2푼.
　　　　이상의 것을 썰어서 1첩을 만들어 물에 달여 복용한다.(醫鑑)

○일명 인삼산(人參散)이라 한다.(東垣)

---

[11] 강중증(强中證) : 몸이 야위고, 이따금 유정(遺精)하고 오줌이 기름과 같아지는 병.

◆ 가감신기환(加減腎氣丸)

○ 신소(腎消)로 입이 메마르고 번갈(煩渴)하여 양 다리가 마르고 야위는 것을 치료한다.

【의방】 숙지황 2냥, 목단피, 백복령, 산수유, 5미자, 택사, 녹용, 산약, 각 1냥, 육계, 침향 각 5전.
이상의 것을 분말을 만들어 꿀로 오동씨 크기의 환(丸)을 지어 빈속에 염탕(塩湯)으로 70~80환을 내린다.(丹心)

◆ 보신지황원(補腎地皇元)

○ 신소(腎消)를 치료함에 심화(心火)를 내릴 수 있고 신수를 더하고[益腎水] 소갈을 그치고[止消渴] 귀와 눈[耳目]을 밝게 한다.

【의방】 황백(黃栢) 1근을 썰어서 지황(地黃)과 함께 햇볕에 말린 것, 생지황 반 근을 술에 이틀간 담가 문드러지게 쪄서 갈아 고(膏)를 만들고 황백과 더불어 버무려서[拌] 햇볕에 말린 것, 백복령 4냥, 숙지황, 천문동, 인삼, 감국, 각 1냥.
이상의 것을 분말을 만들어 물로 오동씨 크기의 환(丸)을 지어 빈속에 소금물이나 술로[塩酒] 70~80환을 내린다.(丹心)

◆ 녹용환(鹿茸丸)

○ 신허(腎虛)의 소갈(消渴)로 소변이 도(度)가 없는 것을 치료한다.

【의방】 맥문동 2냥, 녹용, 숙지황, 황기, 5미자, 닭 멀떠구니[雞肶胵] 밀기울에 볶은 것, 육종용 술에 담근 것, 산수유, 파고지 볶은 것, 우슬(牛膝) 술에 담근 것, 인삼, 각 7전 반, 백복령, 지골피, 현삼, 각 5전.
이상의 것을 분말을 만들어 꿀로 오동씨 크기의 환(丸)을 지어 빈속에 미음(米飮)으로 50~70환을 내린다.(丹心)

◆ 식역증(食㑊證)

○ 『내경(內經)』에 이르기를 '대장(大腸)이 열(熱)을 위(胃)에 옮기면 잘 먹어도 야위니 또한 이를 식역(食㑊)이라 합니다'고 했다.[12]

○ 위(胃)가 열(熱)을 담(膽)에 옮기면 또한 식역(食㑊)이라 하니 주(註)에 이르기를 역(㑊)이란 역(易)이니 음식을 옮기고 바꿈[移易]이 지나쳐서 기부(肌膚)가 생기지 않는 것이니 치료법은 소중(消中)과 같다.(綱目)

---

12) 최창록, 『다시읽는 황제소문경』(中)(푸른사상, 2001), 37.기궐론편(氣厥論篇), p.120.

□ 소갈은 소변이 달다〔消渴小便甛〕

○소갈(消渴)은 신장이 허〔腎虛〕한 소치(所致)로 매번 발(發)하면 소변이 반드시 달아서 물리(物理)로 미루어보면 엿〔餳〕과 초(醋)와 술에 물을 뿌려〔淋〕 포(脯)를 만드는 법이니 곧 단 것이 분명하다. 사람의 식후의 자미(滋味)〔맛이 좋고 자양분 있는 것〕는 다 감류(甛流)이니 방광(膀胱)에 있으며 만약 허리와 신기〔腰腎氣〕가 왕성하면 위로 찌고 타올라〔蒸炎〕 기화(氣化)하여 정기(精氣)를 이루고 내려와 골수(骨髓)에 들어가고 그 다음에는 지방기름〔脂膏〕이 되고 또 그 다음에는 혈육(血肉)이 되고 그 나머지는 소변(小便)이 되는 고로 소변 색이 노란 것은 혈(血)의 나머지인 것이다. 5장(五藏)의 기(氣)가 짜고 부드러운 것〔鹹潤〕은 아래 맛〔下味〕이다. 만약 허리와 신장〔腰腎〕이 이미 허랭(虛冷)하면 증화(蒸化)시키지 못하고 곡기(穀氣)가 다 내려가서는 소변(小便)이 되는 고로 맛이 달고 그 색이 변치 않고 청랭(淸冷)하면 기부(肌膚)가 마르는 것이다.(本草)

□ 소갈은 감화가 쇠소하는 것이 원인이다〔消渴由坎火衰少〕

○폐(肺)는 5장(五藏)의 화개(華盖)이니 만약 아래에 따스한 기〔煖氣〕가 있어서 훈증〔蒸〕하면 폐(肺)가 부드러워지고〔潤〕 만약 아래가 냉(冷)함이 지극하면 양(陽)이 올라가지〔升〕 못하는 고로 폐(肺)가 마르고 목마른데〔乾渴〕 역(易)의 건상곤하(乾上坤下)에서 그 괘(卦)가 부패〔否〕가 되니 양(陽)은 음이 없으면 내려가지 않고 음(陰)은 양이 없으면 올라가지 않는 고로 부패〔痞〕가 되는 것이다. 비유컨데 가마솥〔釜〕에 물을 넣고 불을 따뜻이 하고〔火煖〕 또 판자〔板〕로 덮으면 따뜻한 기〔煖氣〕가 위로 올라가는 고로 판자〔板〕가 부드러워 질 수 있고 만약 화력(火力)이 없으면 수기(水氣)가 위로 올라갈 수 없으므로 이 판자〔板〕는 끝내 부드러워질 수 없는 것과 같다. 화력(火力)이란 허리와 신〔腰腎〕이 강성하고 항상 반드시 따뜻하여 신기(腎氣)를 보(補)해야 하고 음식이 화력(火力)을 얻으면 위가 부드러워지고 쉽게 소화되고 또한 건갈(乾渴)의 병을 면하니 마땅히 8미신기환(八味腎氣丸)(곧 8미환(八味丸)에 5미자(五味子)를 더한 것이다)을 복용한다.(本事)

□ 소갈과 각기는 상반된다〔消渴與脚氣相反〕

○소갈(消渴)과 각기(脚氣)는 비록 다 신허(腎虛)의 소치(所致)이나 그 병이 상반(相反)된다. 각기(脚氣)는 2~3월에 처음 발생하여 5~6월에 왕성하고 7~8월에 쇠(衰)해진다. 소갈(消渴)은 7~8월에 처음 발생하여 11~12월에 왕성하고 2~3월에 쇠(衰)해진다. 그 이유는 무엇인가? 대개 각기(脚氣)는 막히는 질병이고〔壅疾〕 소갈(消渴)은 펴는 질병〔宣疾〕이다. 봄, 여름은 양기(陽氣)가 오르는 고로 막히는 병〔壅疾〕이 발생하면 펴는 병〔宣疾〕은 낫는다. 가을 겨울은 양기(陽氣)가 내리는 고로 펴는 질병〔宣疾〕이 발생하면 막히는 병〔壅病〕이 낫는다. 이들을 살펴서 병을 치료하는 것이 옳은 이치이다.(本事)

□ 소갈에 통용되는 치료약〔消渴通治藥〕

o 마땅히 자음양영탕(滋陰養榮湯), 활혈윤조생진음(活血潤燥生津飮), 상백피탕(桑白皮湯), 매화탕(梅花湯), 대황감초음자(大黃甘草飮子), 청신보기탕(淸神補氣湯), 황기탕(黃芪湯), 천화산(天花散), 황연지황탕(黃連地黃湯), 생지황음자(生地黃飮子), 문동음자(門冬飮子), 옥천산(玉泉散), 현토단(玄菟丹), 3소환(三消丸), 옥천환(玉泉丸), 5즙옥천환(五汁玉泉丸), 생지황고(生地黃膏), 협지고(荔枝膏), 위생천화원(衛生天花元)을 쓴다.(諸方)

◆ 자음양영탕(滋陰養榮湯)

o 소갈(消渴)로 진액(津液)이 망가지고 입이 메마르고 목구멍이 마르는 것을 치료한다.

【의방】 당귀 2전, 인삼, 생지황 각 1전 반, 맥문동, 백작약, 지모와 황백을 아울러 꿀물에 볶은 것 각 1전, 감초 5푼, 5미자 15알.
　　　이상의 것을 썰어서 1첩을 만들어 물에 달여 복용한다.(入門)

◆ 활혈윤조생진음(活血潤燥生津飮)

o 소갈(消渴)을 통치(通治)한다.

【의방】 천문동, 맥문동, 5미자, 과루인, 마자인, 당귀, 숙지황, 생지황, 천화분, 감초, 각 1전.
　　　이상의 것을 썰어서 1첩을 만들어 물에 달여 복용한다.(入門)

◆ 상백피탕(桑白皮湯)

o 3소갈병(三消渴疾)을 치료한다.

【의방】 동근상백피(童根桑白皮)(곧 늙지 않은 것〔未老〕이다) 2전, 백복령, 인삼, 맥문동, 건갈, 산약, 계피, 각 1전, 감초 5푼.
　　　이상의 것을 썰어서 1첩을 만들어 물에 달여 복용한다.(得效)

◆ 매화탕(梅花湯)

o 3소갈(三消渴)을 치료하며 설사〔利〕하는데 신효(神效)하다.

【의방】 찰곡식〔糯穀〕을 굴려 볶아서〔旋炒〕 박산을 만든 것〔作曝〕, 상근백피(桑根白皮) 두터운 것을 잘게 자른 것〔細切〕 각 54전.
　　　이상의 것을 1첩을 만들어 물에 달여 목마르면 시간에 구애받지 않고 마신다.(得效)

◈ 대황감초음자(大黃甘草飮子)

○ 일체의 소갈(消渴)을 치료한다.

【의방】 대황 1냥 반, 감초 큰 것 4냥 썬 것, 검은 콩 5되를 따로 달여서 3번 끓여서 쓴 물을 제거한 것.
　　이상의 것을 샘물 한 통으로 문드러지게 달여 병인으로 하여금 무시로 콩을 먹고 즙(汁)을 마시게 하면 3제를 먹지 않고 병이 없어진다.(宣明)

◈ 정신보기탕(精神補氣湯)

○ 소갈증(消渴證)은 겨우 나았으나 다만 입이 마르는 증세가 있는데 이 약이 주치한다.

【의방】 승마(升麻) 1전 반, 시호(柴胡), 당귀신(當歸身), 형개수, 방기, 도인니(桃仁泥) 각 1전, 황백 술에 씻은 것, 황연 술에 씻은 것, 지모, 생감초, 각 5푼, 석고, 숙지황 각 4푼, 생지황, 세신 각 2푼, 행인 6개, 천초 2알, 홍화 조금.
　　이상의 것을 썰어서 1첩을 만들어 물에 달여 복용한다.

○ 일명 신윤완기탕(辛潤緩肌湯)이라 한다.(東垣)

◈ 황기탕(黃芪湯)

○ 모든 갈증을 치료한다.

【의방】 생건지황 2전, 황기, 복신, 천화분, 맥문동, 각 1전, 5미자, 감초, 각 5푼.
　　이상의 것을 썰어서 1첩을 만들어 물에 달여 복용한다.(直指)

◈ 천화산(天花散)

○ 소갈(消渴)을 치료한다.

【의방】 천화분, 생건지황 각 2전, 건갈, 맥문동, 5미자, 각 1전, 감초 5푼.
　　이상의 것을 썰어서 1첩을 만들어 맵쌀 100알에 달여 복용한다.(直指)

◈ 황연지황탕(黃連地黃湯)

○ 3소(三消)를 치료한다.

【의방】 황연, 생지황, 천화분, 5미자, 당귀, 인삼, 건갈, 백복령, 맥문동, 감초, 각 1전.

이상의 것을 썰어서 1첩을 만들어 생강 2쪽, 대추 1매, 죽엽 10조각과 함께 달여 복용한다. (回春)

◆ 생지황음자(生地黃飮子)
o 소갈(消渴)을 치료한다.

【의방】 인삼, 생건지황, 숙지황, 황기, 천문동, 맥문동, 지각, 석곡(石斛), 비파엽(枇杷葉)(없으면 상백피(桑白皮)로 대신한다.), 택사 각 1전, 감초 5푼.
　　　이상의 것을 썰어서 1첩을 만들어 물에 달여 복용한다.

o 이 의방은 곧 2황원(二黃元)과 감로음(甘露飮) 재료를 합한 것이다. 정을 낳고〔生精〕 혈을 보하고〔補血〕 메마름을 부드럽게 하고〔潤燥〕 갈증을 그치게 하는데〔止渴〕, 택사, 지각으로 돕는 약제〔佐〕로 하고 2부(二府)를 소도(疎導)시키고 심화(心火)로 하여금 아래로 내리게 하면 소변이 맑고 잘 나오고〔淸利〕 폐경(肺經)이 윤택하고 대부(大府)가 유창(流暢)하고 숙열(宿熱)이 이미 없어지면 그 갈증이 저절로 그치니 조화(造化)가 길고 묘해서 이를 뛰어 넘을 수 없다.(得效)

◆ 문동음자(門冬飮子)
o 늙고 허한 사람〔老虛人〕의 소갈(消渴)을 치료한다.

【의방】 맥문동 2전, 5미자, 인삼, 지골피, 백복령, 감초, 각 1전.
　　　이상의 것을 썰어서 1첩을 만들어 생강 3쪽과 달여 복용한다.

◆ 옥천산(玉泉散)
o 소갈(消渴)을 치료하는 성약(聖藥)이다.

【의방】 천화분 2전, 분갈(粉葛), 맥문동, 생지황, 5미자, 감초, 각 1전.
　　　이상의 것을 썰어서 1첩을 만들어 찹쌀 1홉과 달여 복용한다.(醫鑑)

◆ 현토단(玄菟丹)
o 3소갈(三消渴)을 치료한다. 하리〔利〕에 신효하고 유정(遺精)을 금(禁)하고 백탁(白濁)을 그치게 하고 수명을 연장한다.(延年)

【의방】 토사자(兎絲子) 10냥을 술에 담가 수제〔製〕하고, 5미자 7냥, 백복령, 연자육(蓮子肉), 산약(山藥), 각 3냥.
　　　이상의 것을 분말을 만들고 별도로 산약 분말 3냥을 만들어 토사자 술에 담가 삶은 풀에 섞어 오동씨 크기의 환(丸)을 만들어 빈속에 미음(米飮)으로 50~70환을 내린다.

o 연밀(煉蜜)에 섞은 환(丸)도 또한 좋다.(得效)

◆ 3소환(三消丸)

o 소갈(消渴)을 통치(通治)한다.

【의방】 황연(黃連)을 깨끗이 하여 고운 분말을 만들어 다소(多少)를 불구하고 동과(冬瓜) 찧은 자연즙을 취해서 섞어 떡을 만들어 음달에 말려 다시 분말을 마들어 다시 담그고 다시 말려 7차례를 하고 곧 동와즙(冬瓜汁)에 섞어 오동씨 크기의 환(丸)을 만들어 달인 대맥인탕(大麥仁湯)으로 50~70환을 복용한다.(本事)

o 일명 과련환(瓜連丸)이라 한다.(直指)

◆ 옥천환(玉泉丸)

o 소갈(消渴)로 입이 마르는 것을 치료한다.

【의방】 천화분, 건갈 각 1냥 반, 맥문동, 인삼, 백복령, 황기 반은 생 것, 반을 꿀에 볶은 것, 오매(烏梅), 감초, 각 1냥.
  이상의 것을 분말을 만들어 꿀로 탄알 크기의 환(丸)을 만들어 매 1환 따스한 물로 씹어 내린다.(丹心)

◆ 5즙옥천환(五汁玉泉丸)

o 소갈(消渴)을 치료한다.

【의방】 황연, 건갈, 천화분, 지모, 맥문동, 5미자, 인삼, 생지황, 오매육, 연육, 당귀, 감초, 각 1냥. 이상의 것을 분말을 만들고 따로 사람 젖[人乳汁], 우유즙, 사탕수수즙[甘蔗汁](없으면 사탕(砂糖)을 쓴다), 배즙(梨汁), 연뿌리즙[藕汁]을 취해서 먼저 각 즙을 합해서 꿀 1근 반을 넣어 달여서 묽은 고[稀膏]를 만들고 각 약 분말에 앞의 고(膏)를 섞어 볶아서 5~7차례 끓여서 매번 5차 숟가락을 취해서 미음(米飮)에 타서 하루 2~3번 내리는데 맵고 뜨거운 것은 기(忌)한다.(回春)

◆ 생지황고(生地黃膏)

o 목마름[渴]을 치료하는데 통용된다.

【의방】 생지황 2근, 꿀 1주발[椀], 백복령 1냥, 인삼 5전.
　　　이상의 것에 지황을 씻어 찧어 즙을 취하여 꿀과 함께 반이 되게 달여 다음에 인삼과 복령(參苓)의 분말을 뒤섞어 사기 그릇[磁器]에 담아 숟가락으로 떠서 따스한 물로 내려보낸다. (得效)

◆ 여지고(荔枝膏)

ㅇ소갈(消渴)을 그치게 하고 진액(津液)이 생기게 한다.

【의방】 유당(乳糖) 26냥, 청밀(淸蜜) 14냥, 오매육 8냥, 생강 5냥의 즙을 취하고 사향 5푼.
　　　이상의 것에서 먼저 청밀(淸蜜)과 오매육(烏梅肉)을 취해서 물 1말 5되를 반이 되게 고아서 여과하여 찌꺼기를 제거하고 유당(乳糖)을 넣어 녹기를 기다려 생강즙을 넣어 다시 고아서 사향[麝]을 넣어 고루 섞어 매번 한 큰 숟갈을 취하여 새물에 타서 하루 2~3번 내린다. (類聚)

◆ 위생천화원(衛生天花元)

ㅇ노래에 이르기를 '소갈, 소중, 소신병은(消渴消中消腎病)/ 3초5장에 허열이 생긴다[三焦五藏生虛熱]/ 오직 방광에 얼음 같은 냉이 있어[惟有膀胱冷似冰]/ 마음속에 물 마시고자 쉼이 없고[意中飮水無休歇]/ 소변은 주야로 통하지 않네[小便晝夜不流通]/ 뼈가 시리고 거죽이 타니 심폐 찢어져[骨冷皮焦心肺裂]/ 본래 음주로 인해, 구워 말림이 많고[本因飮酒灸煿多]/ 술로 색욕에 피로하고 절제 없어[酒餘色慾勞無節]/ 물 마시고 밥 먹음이 날로 더하고[飮水食日加增]/ 기육과 정수가 전변해 고갈되니[肌肉精髓轉枯渴]/ 단맛이 돌아 꿀 같고 미끄럽기를 기름 같아[漩脂如蜜滑如油]/ 입은 쓰고 목구멍은 말라 혀는 피같아[口苦咽乾舌如血]/ 3소의 병 모습 가장 위험한 증상되니[三消病狀最爲危]/ 이 선방이 있어 진실로 묘한 비결이다[有此仙方眞妙訣]' 했다.

【의방】 황연 동변에 3일 담근 것 3냥, 백편두 볶은 것 2냥, 우거진 갈대[蘆薈] 7전 반, 진사(辰砂), 백복령, 모려분, 지모, 고삼, 철분, 천화분 각 5전, 금은박(金銀箔), 각 20조각.
　　　이상의 것을 분말을 만들어 생과루 뿌리의 즙[生瓜蔞根汁]을 생꿀[生蜜]에 섞어 오동씨 크기의 환(丸)을 지어 맥문동탕(麥門冬湯)으로 30~50환을 내린다. (類聚)

□ 주갈(酒渴)

ㅇ술을 즐겨하여 열이 쌓여서[積熱] 진액(津液)이 메마르고[枯燥] 번갈(煩渴)하여 물이 당기고[引飮] 온전히 냉물(冷物)을 좋아하는 것을 치료한다. 마땅히 용봉원(龍鳳元), 오매모과탕(烏梅木瓜湯), 5두탕(五豆湯), 주증황연환(酒蒸黃連丸)(의방은 서문(暑門)을 보라), 주사황연원(朱砂黃連元)을 쓴다. (得效)

◆ 용봉원(龍鳳元)

o 주갈(酒渴)을 치료한다.

【의방】 산약, 토사자 각 2냥, 녹용을 불을 놓고 술에 담가 구운 것 1냥.
　　　이상의 것을 분말을 만들어 꿀로 오동씨 크기의 환(丸)을 지어 미음(米飮)으로 30~50환을 내린다.(得效)

◆ 오매모과탕〔烏梅木瓜湯〕

o 주열(酒熱)과 소갈(消渴)을 치료한다.

【의방】 오매(烏梅)를 부셔서 씨를 제거하지 않은 것, 모과 각 2전, 맥아(麥芽) 볶은 것, 초과, 감초 각 1전.
　　　이상의 것을 썰어서 1첩을 만들어 생강 5쪽을 넣어 물에 달여 복용한다.(得效)

◆ 5두탕(五豆湯)

o 주독(酒毒)을 풀고 소갈(消渴)을 그치게 한다.

【의방】 건갈과 감초를 나누어 썰어서 각기 1근, 관중(貫衆)13) 8냥, 흑두(黑豆), 황두(黃豆), 녹두(菉豆), 청두(靑豆), 붉은 팥〔赤小豆〕 각 1냥.
　　　이상의 것을 물 5말 5되를 납(臘) 8일〔十二月八日〕에 큰 솥에 고아서 익혀 여과하여 찌꺼기를 제거하여 사기 그릇〔磁器〕에 담아 입구를 봉하여 두었다가 봄 여름에 열어서 마음대로 마신다. 어른의 목마른 후에 부스럼이 나는데 가장 신묘하고 술 마신 뒤에 목마른 데 더욱 좋다.(丹心)

◆ 주사황연원(朱砂黃連元)

o 흥취 있고 달게 술 마셔서〔酣飮〕 소갈(消渴)을 이른 것을 치료한다.

【의방】 황연 3냥, 생건지황 2냥, 주사 1냥.
　　　이상의 것을 분말을 만들어 꿀로 오동씨 크기의 환(丸)을 지어 등심, 조탕(燈心棗湯)에 30~50환을 삼켜 내린다.(得效)

---

13) 관중(貫衆) : 고리고사리과에 딸린 다년생의 양치식물(羊齒植物), 뿌리는 약제로 씀, 면마(綿馬).

□ 고갈(蠱渴)

o 충(虫)이 장부(藏府)에 있으면 그 진액(津液)이 모손(損)되어 소갈(消渴)을 이루는 데는 마땅히 고련탕(苦練湯)을 쓴다.(得效)

【의방】 고련근피(苦練根皮) 1종을 끓어서 불에 쬐어 사향(麝香)을 조금 넣어 물 2잔에 달여 1잔이 되면 빈속에 마신다. 비록 피곤해도 해롭지 않으니 이후부터는 3~4가닥의 충이 내리고 갈증이 곧 그치니 곧 소갈증에 충(虫)이 있고 그 진액(津液)을 모손(耗)함을 안다.(得效)

◆ 강중증(降中證)

o 흔히 색욕에 탐닉(耽)하여 즐기거나 단석(丹石)14)은 복용해서 진기(眞氣)가 이미 빠져버리고 열사(熱邪)가 홀로 왕성하여 음식이 끓는 물에 눈 녹듯 기육과 피부(肌膚)가 날로 깎이고 소변이 기름(膏油)같고 양(陽)이 강하고 왕성해서(强盛) 교합하지 않아도(不交) 정이 배설되니(精泄) 3소(三消) 중에 가장 치료하기 어렵다. 일시적인 기록(姑錄)에 있는 1~2 의방은 애오라지(聊) 갖추어서 쓰는 것은 마땅히 석자재니탕(石子薺苨湯), 황연저두환(黃連猪肚丸)이다.(得效)

◆ 석자제니탕(石子薺苨湯)

o 강중증(降中證)을 치료한다.

【의방】 제니(薺苨)15), 석고(石膏) 각 1전 반, 인삼, 복신(茯神), 과루근(瓜蔞根), 자석(磁石), 지모(知母), 건갈(乾葛), 황금, 감초, 각 1전.
　이상의 것을 썰어서 1첩을 만들어 먼저 물 3잔, 저요자(猪腰子) 1개, 검은 콩 1홉을 달여 1잔 반이 되면 찌꺼기를 제거하고 약을 넣어 달여 7푼이 되면 찌꺼기를 제거하고 식후에 복용하고 내리는 약(下藥)을 투여한다.(得效)

◆ 황연저두환(黃連猪肚丸)

o 위와 같은 증세를 치료한다. 위의 약을 복용한 후 곧 이 약을 복용한다.

【의방】 수퇘지 밥통(雄猪肚) 1개, 황연, 밀(小麥) 볶은 것 각 5냥, 천화분, 복신 각 4냥, 맥문동 2냥.
　이상의 것을 분말을 만들어 돼지 밥통에 넣어 입을 봉하고 시루 안에 넣어 문드러지게 쪄서 문드러지게 찧어서 오동씨 크기로 환(丸)을 만들어 미음(米飮)으로 70~90환을 내린다. 연밀(煉蜜)을 조금 넣는 것 또한 좋다.(得效)

---

14) 단석(丹石) : 마노(瑪瑙) : 석영(石英), 단백석(蛋白石) 옥수(玉髓)의 혼합물.
15) 제니(薺苨) : 초롱꽃과에 속하는 다년초. 모싯대, 뿌리는 약초로 씀.

□ 소갈의 전변증(消渴傳變證)

○ 소갈(消渴)의 병(疾)이 전변[傳]하지 않고 먹을 수 있는 사람은 반드시 뇌저(腦疽)[머리에 난 악성종기] 등창[背瘡]이 나고 먹지 못하는 사람은 반드시 속이 그득하고[中滿], 고창(鼓脹)이 전변[傳]하여 다 치료하지 못하는 증세가 된다.

장결고(長潔古) 노인은 나누어 치료했으니 먹을 수 있고 목마른 사람은 백호(白虎)에 인삼탕(人參湯)(의방은 한문(寒門)을 보라) 주치하거나 혹은 가감백호탕(加減白虎湯)을 쓴다. 먹지 못하고 목마른 사람은 전씨백출산(錢氏白朮散)(의방은 소아(小兒)를 보라)에 갈근(葛根)을 배(倍)로 하여 투여[與]하거나 혹은 가감백출산(加減白朮散)을 쓰니 상중(上中)이 이미 편[平]하면 다시 전변하지 않고[不傳] 내려서 없어진다. (東垣)

○ 혹은 이르기를 '전변(傳變)하지 않고 옹저(癰疽)가 되는 것은 어째서인가?' '이는 화사(火邪)가 왕성[勝]한 것이다. 그 부스럼[瘡]의 아픔이 심해서 문드러지지 않거나[不潰] 혹은 빨간 물[赤水]이 나오는 것이 이것이다' '전변하지 않고 속이 그득한 것[中滿]은 어째서인가?' '가령 상소(上消)와 중소(中消)를 억제[制]함이 너무 급하면[太急] 차가운 약[寒藥]이 위(胃)를 상(傷)하므로 오래되면 속이 그득한[中滿] 병이 되는 것이니 이른바 위의 열[上熱]이 제거되기 전에 속이 차가움[中寒]이 다시 생기는 것이다. (東垣)

○ 소갈(消渴)이 오래되면 병이 전변[變]해서 옹저(癰疽)가 발하거나 혹은 수병(水病)을 이루거나 양눈[雙目]이 실명(失明)한다. (類聚)

○ 심해서 수기(水氣)가 배어들어[浸漬] 기부(肌膚)에 넘치면 창만[脹]해서 부어 그득해지고[腫滿] 기세가 맹렬한 불[猛火]이 스스로 타서 분육(分肉)에 머무르면 발(發)하여 옹저(癰疽)가 되고 이는 또한 깊어지는 증세의 변한 것이다. (直指)

○ 갈리(渴利)란 마심에 따라[隨飲] 곧 소변(小便)이 되는 것이니 신기(腎氣)가 허함으로 인해서 수액(水液)을 억제하지 못하기 때문에 마심에 따라[隨飲] 곧 소변이 되는 것이니 이는 속이 뜨거운[內熱]고로 소변이 잘 나오고[利] 소변이 잘 나오면[小便利] 진액(津液)이 다하고[竭] 진액이 다하면 경락(經絡)이 막히고[澁] 경락이 막히면 영위(榮衛)가 운행되지 못하고 영위가 운행되지 못하면 열기(熱氣)가 머물러 체[留滯]하는 고로 옹저(癰疽)가 이루어지는 것이다. (聖惠)

◈ 가감백호탕(加減白虎湯)

【의방】 석고(石膏) 2전 반, 지모 1전, 인삼, 황백, 각 7푼, 현삼, 감초 각 5푼, 5미자 10알.
이상의 것을 썰어서 1첩을 만들어 멥쌀 100알을 넣어 물에 달여 복용한다. (醫鑑)

◆ 가감백출산(加減白朮散)

o 건갈 2전, 인삼, 백출, 백복령 각 1전, 목향, 지모, 황백, 감초 각 5푼, 5미자 9알. 이상의 것을 썰어서 1첩을 만들어 물에 달여 복용한다.(醫鑑)

소갈은 반드시 옹저를 예방해야 한다〔消渴須預防癰疽〕

o 소갈병이 든 사람은 항상 큰 악성종기〔大癰〕를 우려해야 하니 반드시 골절(骨節) 사이에 갑자기 위험한 종기〔癰疽〕가 발하여 죽는다. 반드시 예방해야 하니 마땅히 가감8미원(加減八味元), 황기61탕(黃芪六一湯)(의방은 옹저(癰疽)를 보라), 인동원(忍冬元)을 장복(長服)하면 묘(妙)하고 또 익원산(益元散)(의방은 서문(暑門)을 보라)을 샘물에 타서 복용한다.(入門)

◆ 가미8미원(加味八味元)

(의방은 5장(五藏)을 보라)이 의방은 5미자(五味子)가 가장 힘을 얻으니 갈증을 멈추게 할 뿐 아니라, 또한 악성종기〔癰疽〕를 나는 것을 변하게 하고 오래 복용하면 영구히 목마른 병을 없애고 기혈을 더해 씩씩하게 한다.(得效)

◆ 인동원(忍冬元)

o 목마른 병〔渴疾〕에 악성종기〔癰疽〕가 발하는 것을 반드시 예방한다.

【의방】 인동초(忍冬草) 다소 불구하고 뿌리, 줄기, 꽃, 잎을 다 쓸 수 있다.
　　　　이상의 것을 썰어서 술에 담가 겨불〔糠火〕에 구워서 하룻밤을 지새고 끄집어내어 햇볕에 말려 감초를 조금 넣어 찧어서 분말을 만들어 담근 바의 술을 풀을 만들어 섞어 오동씨 크기의 환(丸)을 만들어 술을 마시며 100환을 내린다. 이는 특별히 악성종기〔癰疽〕만 치료하는 것이 아니라 또한 갈증을 그칠 수 있다.(得效)

치료할 수 없는 증세〔不治證〕

o『내경(內經)』에 이르기를 '폐소(肺消)는 한 되를 마시면〔飮一〕두 되를 오줌으로 배출하니〔溲二〕죽게 되어 치료하지 못합니다'했다.16) 대개 폐(肺)는 기를 간직하니〔氣藏〕폐(肺)에 병이 없으면 기(氣)가 진액(津液)을 관섭(管攝)〔지배〕할 수 있고 진액(津液)의 정미(精微)한 것은 근골(筋骨)과 혈맥(血脉)을 수양(收養)하고 남은 것은 오줌〔溲〕가 되는 것이다. 폐(肺)가 병들면 진액(津液)이 기(氣)의 관섭(管攝)을 받음이 없이 정미(精微)한 것은 오줌을 따라 내리는 고로 한 되

---

16) 최창록. 위의 책(中), 37.기궐론편(氣厥論篇), p.117.

를 마시면[飮一] 두 되를 오줌으로 배출하여[溲二] 기름과 같은 것이다.[如膏油] 진액(津液)이 빠져나가고 영양(榮養)할 수 없는 고로 점차 형체가 야위고 타서 마르는[焦乾] 것이다. 혹자는 묻기를[或問] 경(經)에는 이르기를 '하나를 마시면 둘을 오줌으로 배출하면 죽게되어 치료할 수 없다고 했는데 중경(仲景)이 다시 8미환(八味丸)을 써서 치료한다는 것은 어째서인지요? 했다' 답한다. '하나를 마시고 오줌이 둘에 미치지 못하는 것은 병이 아직도 남았으니 오히려 병을 치료할 수 있는 고로 중경(仲景)이 신기환(腎氣丸)으로 음수 1되(飮水一升)와 소변 또한 1되를 치료한 증거이니 만일 소변이 마신 것보다 더 많으면 미치지 못하는 것이다' 했다.(綱目)

ㅇ소갈(消渴)의 남은 전변(餘傳)은 창만(脹滿)이 되어 발(發)하면 악성종기[癰疽] 및 강중증(强中證)이 되니 다 치료하지 못한다.(綱目)

□ 금기법(禁忌法)

ㅇ『내경(內經)』에 이르기를 '열중(熱中), 소중(消中)은 고량(膏梁), 방초(芳草), 석약(石藥)을 먹어서는 안 된다'고 했다.17)

ㅇ소갈병(消渴病)에는 마땅히 삼가야 할 것이 셋 있으니 1은 음주(飮酒), 2는 방로(房勞), 3은 짠 음식[醎食] 및 밀가루[麪]이니 이 셋을 삼갈 수 있으면 비록 약을 먹지 않아도 또한 저절로 나을 수 있다.(千金)

ㅇ무릇 소갈(消渴)에 크게 기(忌)할 것은 음주(飮酒), 방사(房事) 및 구워서 말리는 것[灸煿] 맵고[辛] 뜨겁고[熱], 짜게 저장[醎藏]하는 음식을 먹는 것이다.

ㅇ백일 이상 침과 뜸을 해서는 안 되니 침 놓고 뜸뜨면 창 안[瘡中]에서 고름이 나와[出膿水] 그치지 않아서 죽는다.(得效)

ㅇ소갈병에 크게 기(忌)하는 것은 반하(半夏) 남성(南星)의 메마른 약제[燥劑]이다.(東垣)

□ 단일한 의방(單方)(모두 40종이다)

◆ 석고(石膏)

ㅇ소갈을 주치한다. 젖은 분말 5전을 취해서 멥쌀에 섞어서 삶아 즙을 취해서 마신다.(本草)

◆ 죽엽(竹葉)

ㅇ소갈을 그치게 한다. 푸른 잎을 취해서 삶아 즙을 마신다.

---

17) 최창록, 위의 책, 40.복중론편(腹中論篇), p.154.

◆ 활석(滑石)

ㅇ소갈을 치료한다. 분말을 만들어 3전을 취해서 샘물 혹은 꿀물에 타서 내리니 곧 익원산(益元散)이다. 일명 신백산(神白散)이라 한다.

◆ 지장(地漿)18)

ㅇ열(熱)이 나고 갈증[渴]이 나서 마음이 괴로운 증세를 치료한다. 1잔을 취해서 마시면 묘하다.(本草)

◆ 죽력(竹瀝)

ㅇ소갈(消渴)을 치료한다. 시간에 구애받지 말고 마음대로 마시면 묘하다. 뇌공(雷公)이 말하기를 오랜 갈증과 마음이 번거로우면 마땅히 죽력을 투여한다.(本草)

◆ 맥문동(麥門冬)

ㅇ소갈(消渴) 및 입이 마르고 조갈증[燥渴]이 나는 것을 치료한다. 심(心)을 빼고 삶은 탕[煮湯]을 마신다.(本草)

◆ 황백(黃栢)

ㅇ소갈(消渴)을 주치한다. 물에 달여 복용하거나 분말을 만들어 물로 환(丸)을 지어 복용한다. (本草)

◆ 황연(黃連)

ㅇ소갈(消渴)을 치료하는 주요한 약이다. 술에 담가 쪄서 햇볕에 말려 분말을 만들어 꿀로 환(丸)을 지어 백탕(白湯)으로 50~70환을 내린다.(綱目)

◆ 황기(黃芪)

ㅇ소갈(消渴)을 치료한다. 무릇 소갈(消渴)로 부스럼이 나거나 악성종기[癰疽]가 발한 후 목마른 데는 마땅히 황기자탕(黃芪煮湯)을 흔히 복용하면 묘하다.(綱目)

◆ 갈근(葛根)

ㅇ소갈(消渴)을 치료한다. 5전을 취해서 물에 달여 마신다. 생것을 취해서 찧어서 마시면 또한 좋다.(本草)

---

18) 지장(地漿) : 황토로 된 땅을 3자 가량 파고 그 속에서 나오는 물을 휘저어 흐리게 한 다음 다시 가라 앉힌 맑은 물, 해독제로 씀, 토장(土藏).

25. 소갈(消渴)

◆ 과루근(瓜蔞根)

○ 곧 천화분(天花粉)이다. 소갈(消渴)을 치료하는 성약(聖藥)이다. 물에 달여 즙을 취해서 마음껏 마시면 매우 좋다.

◆ 지저즙(漬苧汁)

○ 소갈을 주치한다. 생모시풀[生苧]을 취해서 물에 담가 즙을 취해서 마신다.(本草)

◆ 지골피(地骨皮)

○ 소갈을 치료한다. 물에 달여 복용한다. 또 잎을 취해서 음료를 만들어 먹는다.(本草)

◆ 문합(蚊蛤)

○ 곧 5배자(五倍子)이다. 진액을 잘 돌리고[回津] 목말을 그치게 한다. 분말을 만들어 끓인 탕에 타서 2전을 내리면 가장 묘하다.

◆ 인동초(忍冬草)

○ 소갈을 치료한다. 물에 달여 즙을 취해서 4시를 장복한다.

◆ 상지다(桑枝茶)

○ 입이 마른 데 차를 마시듯 상복(常服)하면 좋다.

◆ 상근백피(桑根白皮)

○ 열이 나고 목마른 것[熱渴]을 주치한다. 물에 달여 마신다.

○ 검은 오디[黑椹]를 찧어 여과하여 찌꺼기를 제거하고 돌 그릇[石器] 안에 넣어 꿀로 볶은 고(膏)를 매번 2~3 순가락을 끓인 탕에 점복(點服)하면 갈증이 그치고 정신(精神)이 생긴다.(本草)

◆ 모려육(牡蠣肉)

○ 주갈(酒渴)을 치료한다. 생강과 초에 섞어 생것을 먹는다. 속명은 석화(石花)이다.(本草)

◆ 방합(蚌蛤)

○ 소갈을 그치게 한다. 삶아서 먹거나 생강과 초에 섞어 먹으면 아울러 좋다.(本草)

◆ 메기고기 침[鮎魚涎]

○ 3소(三消)를 주치한다. 침을 구해서[涎搜] 황연 분말로 환(丸)을 지어 오매탕(烏梅湯)으로

50환(丸)을 내리면 갈증이 그치고 줄어든다.(頓減)(本草)

◆ 우렁이〔田螺〕
ㅇ소갈(消渴)로 소변이 잦은 것을 치료한다. 우렁이 5되를 취해서 물 1말에 담 하룻밤을 지새고 물을 취해서 마신다. 매일 물을 바꾸고 또 우렁이를 삶은 즙을 마시고 고기를 먹으면 좋다.(本草)

◆ 생연뿌리〔生藕〕
ㅇ즙을 1잔 취해서 꿀 1홉을 넣어 3분해서 복용하면 갈증이 그치는데 가장 좋다.(綱目)

◆ 홍시(紅柿)
ㅇ갈증을 그치게 하니 취해서 먹는다.(本草)

◆ 오매(烏梅)
ㅇ입이 마르는 것을 고치고 소갈을 그치게 한다. 탕(湯)을 만들어 꿀을 조금 섞어 상시로 먹는다.(本草)

◆ 배〔梨〕
ㅇ소갈(消渴)을 그치게 하니 상식하면 심장이 열이 나고 갈증 나는 것을 치료한다.(本草)

◆ 다래〔獼猴桃, 미후도〕
ㅇ소갈(消渴)을 그치게 한다. 서리맞은 뒤에 익은 것을 취하여 상시로 먹거나 또 꿀에 섞어 정과(正果)를 만들면 더욱 좋다.(俗方)

◆ 5미자(五味子)
ㅇ소갈을 그치게 하는 데 가장 좋다. 음료를 만들어〔作飮〕 상시로 먹는다. 또한 환(丸)을 지어 오래 복용하면 진액이 생기고 갈증이 그친다.(本草)

◆ 마인〔麻仁〕
ㅇ소갈을 그치게 한다. 마인(麻仁) 1되를 찧어 부셔서 물 3되에 삶아 즙을 취해서 따스하거나 시원하거나 임의로 복용한다.(本草)

◆ 좁쌀뜨물〔粟米泔〕
ㅇ신 것(酸)이 소갈(消渴)을 그치게 하는데 매우 좋다.

25. 소갈(消渴)

◈ 녹두(菉豆)
o 소갈을 치료한다. 삶은 즙을 취해서 마시거나 혹은 갈아서 즙을 취해 복용하면 아울러 좋다. (本草)

◈ 청량미(靑梁米)〔생동쌀〕
o 열중(熱中) 소갈을 주치한다. 삶아 즙을 취해서 마신다. 혹은 삶아 죽을 쑤거나 혹은 밥을 지어서 상식하면 좋다.

◈ 찹쌀〔糯米〕
o 소갈을 주치한다. 일어서〔淘〕 뜨물〔泔〕을 취하여 마신다. 또는 또 물에 갈아서 흰 즙을 취해서 자의〔恣〕로 마신다. 낫는 것을 도수〔度〕로 한다.
o 찰벼짚 재〔糯稻稈灰〕에 물을 추긴〔淋〕 즙을 마시면 매우 묘하다. 한 사람이 소갈병〔消渴〕에 거의 죽게 됐는데 어떤 사람이 찰벼짚을 벤 이삭과 밑뿌리의 속심〔中心〕을 취해서 그릇 속에서 깨끗이 씻어 태워서 재를 만들어 매번 1홉을 취하여 탕수(湯水) 1주발에 담가 한참 맑게 하여 찌꺼기를 제거하여 맑은 것을 취하여 한꺼번에 마시게 가르쳐 주니 곧 신과 같은 효험을 얻었다.(澹療)

◈ 동과(冬瓜)
o 3소갈(三消渴)을 주치한다. 찧어 짜서 즙을 취하여 마신다. 또는 국을 끓이고 나물을 만들어 상식하면 좋다.(本草)

◈ 순채〔蓴〕
o 소갈을 주치한다. 국을 끓이거나 나물을 만들어 상식하면 좋다.

◈ 숭채(菘菜)
o 소갈을 치료한다. 상식하면 가장 좋다. 혹은 즙을 취해서 마시면 또한 좋다.(本草)

◈ 웅계탕(雄雞湯)
o 3소갈을 치료하고 병을 물리친다. 수탉〔雄雞〕을 삶아서 맑은 국물을 마시면 신효하다.(醫鑑). 흰 수탉이 더욱 좋다.(本草)

◈ 흰 거위〔白鵝〕
o 소갈을 주치한다. 삶아서 즙을 취해서 마신다.(本草)

◆ 노란 암탉〔黃雌雞〕

o 소갈을 주치한다. 삶아 익혀서 즙을 취해 마신다. 고기 또한 먹으면 좋다.(本草)

◆ 우유(牛乳)

o 소갈을 주치하는데 생젖을 취한다. 목마르면 마신다. 또한 타락죽〔酪粥〕을 만들어 상식하면 또한 좋다.(本草)

◆ 돼지 밥통〔猪肚〕

o 갈증을 그치게 하고 이(利)하게 하니 문드러지게 쪄서 생강과 초에 섞어서 먹는다.(本草)

26. 황달(黃疸)

□ 황달의 원인〔黃疸之因〕

○경(經)에 이르기를 '습열(濕熱)이 서로 이르며〔互至〕 민병(民病)이 황달〔癉〕이 되고 황달〔癉〕은 황병양〔黃〕인데 단양(單陽)에 음이 없는 것〔無陰〕입니다' 했다.[19] (入門)

○모든 황을 발하는〔發黃〕 병은 다 소변이 잘 나오지 않는다. 오직 어혈(瘀血)의 황을 발하는 법〔發黃〕만이 소변이 저절로 나오니 대체로 열(熱)이 하초(下焦)에서 맺히면 열이 진액(津液)을 소모〔耗〕해서 잘 나오지 않는다. 혈(血)이 하초(下焦)에 맺히면 열(熱)이 단지 혈(血)을 소모〔耗〕하고 진액(津液)을 소모하지 않는 고로 소변이 저절로 잘 나온다. (入門)

○황을 발하는 병〔發黃〕은 비유컨대 누룩을 띄우는 것〔麴〕과 같으니 5달(五疸)이 함께 습열(濕熱)로 돌아가니 대체로 습열(濕熱)은 혈열(血熱)을 훈증(熏蒸)하여 토색(土色)이 위로 얼굴과 눈〔面目〕에 운행하여 손발톱〔爪甲〕까지 뻗쳐서 신체(身體)가 모두 노래진다〔黃〕. 노란 것〔黃〕은 곧 달병〔疸〕이다. (入門)

○대개 황달(黃疸)이란 습열(濕熱)과 숙곡(宿穀) 때문인 것이다. 속칭 식로황(食勞黃)인 것이다.

○식로감황(食勞疳黃)은 일명 황반(黃胖)이니 대체로 황달(黃疸)이란 폭병(暴病)인 고로 중경(仲景)이 18일을 치료하는 기한〔期〕으로 했으나 식로황(食勞黃)은 숙병(宿病)인 고로 오래도록 낫지 않는 것이다. (綱目)

○무릇 병에 응당 땀이 나야 하는데 땀이 나지 않는 것은 황을 발하고〔發黃〕 응당 소변이 잘 나와야 하는데〔利小便〕 잘 나오지 않는 것〔不利〕은 또한 황이 생긴다. 〔生黃〕 대체로 비장〔脾〕은 기육(肌肉)과 4지(四肢)를 주관하니 한열(寒熱)과 내열(內熱)이 서로 합하기 때문인 것이다. (海藏)

○다섯 가지 달병〔五疸〕은 함께 이 습열(濕熱)로 인한 것이지 끝내 한열(寒熱)의 다름〔異〕이 없다. (正傳)

○맥(脉)이 잠기고〔沈〕 목말로 물을 마시고 싶고 소변이 잘 나오지 않는 것〔不利〕은 반드시 황

---

[19] 최창록, 『다시읽는 황제소문경』(下), 71.6원정기대론편(六元正紀大論篇), p.255 참조.

을 발(發黃)한다.(仲景)

ㅇ배가 창만(脹滿)하고 얼굴이 시들어 누렇고(萎黃) 조급해서(躁) 잠 못 자는 것은 황병(黃家)에 속한다.(仲景)

ㅇ무릇 유행(時行)하는 감기(感冒)와 복서(伏暑)가 풀리지 않고 숙식(宿食)이 소화되지 않으면 다 황을 발할 수(發黃) 있다.(入門)

ㅇ유행하는(時行) 역병(疫癘) 또한 황을 발(發黃)할 수 있으니 가장 급하게 사람을 죽게 한다.(入門)

ㅇ상한병(傷寒病)이 태양, 태음, 사천(太陽太陰司天)을 만나서 만약 내림(下)이 너무 심하면(太過) 왕왕(往往) 변하여 음황(陰黃)을 이루는데 한수(寒水)가 너무 심하고(太過) 토기(土氣)가 미치지 못한 고로 흔히 이 병으로 변한다.(海藏)

□ 황달에는 다섯이 있다(黃疸有五)

ㅇ몸이 아프고 얼굴 색이 조금 노랗고(微黃) 이가(齒) 때가 끼어 누렇고(垢黃) 손발톱 위(爪甲上)가 노란 것은 다 황달(黃疸)이다.(靈樞)

ㅇ소변이 노랗고 붉으며 편히 누워 있는 것은 황달(黃疸)이라 한다. 주석(註)에 이르기를 편안히 누워서 오줌이 노랗고 붉은 것이다 했다.(內經) ㅇ눈이 노란 것은 황달(黃疸)이라 한다.(內經)

ㅇ이미 먹고도 배고픈 것 같은 증세가 나타나는 것은 위달(胃疸)입니다.(內經)[20]

ㅇ달병(疸病)에는 다섯이 있으니 1은 황달(黃疸), 2는 주달(酒疸), 3은 곡달(穀疸), 4는 여로달(女勞疸), 5는 황한(黃汗)이다.

□ 황달(黃疸)

ㅇ황달(黃疸)이란 소변과 얼굴과 눈 이빨(牙齒), 지체(肢體)가 금(金)과 같은 것은 폭열(暴熱)로 인해 냉수(冷水)로 씻고 목욕하여 열(熱)이 위 속(胃中)에 머물러 있는 고로 밥을 먹어도 배가 잘 고프고 편안히 누워 있고 움직임에 게으르다.(入門)

ㅇ이미 먹었는데도 배고픈 것 같고 눕기를 좋아하고 소변이 황백즙(黃栢汁) 같은 것을 황달(黃疸)이라 한다.(直指)

□ 주달(酒疸)

ㅇ주달병(酒疸)은 술이 황달을 발(發疸)하니 반드시 소변이 잘 나오지 않는다(不利). 그 징후(候)는 심중(心中)이 열이 나고 발 아래에 열이 나니 이것이 그 증세이다.(仲景)

---
20) 최창록, 『다시읽는 황제소문경』(上)(푸른사상, 2001), 18.평인가상론편(平人氣象論篇), p.345.

○심중(心中)이 뉘우치고 괴로워하고〔懊憹〕 열이 나서 음식을 먹지 못하고 때로는 토하려 하는 것을 주달(酒疸)이라고 한다.(仲景)
○주달(酒疸)의 노란 색은 심중(心中)에 열이 맺혀서 번열〔煩〕나는 것이다.(脉經)
○술을 항상 많이 마시고 음식을 항상 적게 먹고 심중(心中)이 뉘우치고 괴로워하고〔懊憹〕 코가 메마르고 발에 열이 나는 이것을 주달(酒疸)이라 한다.(直指)

□ 곡달(穀疸)

○곡달(穀疸)의 병증세는 한열(寒熱)로 먹지 못하고 먹으면 머리가 어지럽고 심중(心中)이 불안하여 오랫동안 황을 발한다.(發黃)(仲景)
○곡달(穀疸)은 먹고 나면 머리가 어지럽고 배가 창만함〔腹脹〕으로 인해서 위에 열이 나고 크게 배고픈 데 과식하여 정체(停滯)한 소치(所致)이다.(入門)
○먹으면 배가 그득하고 비울(沸鬱)하고 어지럽고〔眩暈〕 마음이 황겁한〔心忪〕 것은 이를 곡달(穀疸)이라 한다.(直指)

□ 여로달(女勞疸)

○이마 위에 검은 미한(微汗)이 나며 손바닥과 발바닥에 열이 나고 황혼녘에 발하고 방광이 급하고 소변이 저절로 나오는 것을 여로달(女勞疸)이라 한다.(直指)

□ 황한(黃汗)

○황한(黃汗)의 병은 몸이 붓고 열이 나며 땀이 나서 옷을 적시고 얼굴 색이 황백즙과 같으니 때로 목욕을 해서 얻는다.(仲景)
○열이 나고 목마르지 않고 몸이 부어서 땀이 나고 땀이 황백즙 같은 것을 황한(黃汗)이라 한다.(直指)

□ 맥법(脉法)

○5달(五疸)의 실열(實熱)은 맥(脉)이 반드시 넓고 잦으며〔洪數〕 혹은 미약하고 막히는〔微澁〕 증세〔證〕는 허약(虛弱)에 속한다.(脉訣)
○황달〔疸〕의 맥(脉)이 늘이고 큰 것〔緩大〕은 순하고 당겨서 급하므로〔順弦〕 단단한 것〔堅〕은 거스른다.〔逆〕(直指)

□ 황달의 치료법〔黃疸治法〕

o 모든 황달이 소변(小便)이 노랗고 붉은 것은 습열(濕熱)이 응당 짓는 것이니 습열(濕熱)을 치료해야 한다.(仲景)

o 모든 황달이 소변 색이 희고 열을 제거할 수 없는 것은 열이 없는 것이니 만약 허한증(虛寒證)이 있는 것은 응당 허로(虛勞)를 치료해야 한다.(仲景)

o 모든 황달〔疸〕의 소변이 잘 나오지 않는 것〔不利〕은 속이 실〔裏實〕한 것이니 마땅히 소변을 잘 나오게 하거나 설사〔下〕를 시켜야 하니 소변을 잘 나오게 하는데 마땅히 인진5령산(茵蔯五苓散)을 쓰고 설사시키는데〔下〕는 마땅히 황연산(黃連散)을 쓴다.

o 땀이 나지 않는 것〔無汗〕은 거죽이 실한〔表實〕 것이니 마땅히 땀을 내거나〔發汗〕 토(吐)해야 하니 땀을 내는 데는 마땅히 마황순주탕(麻黃醇酒湯)을 쓰고 토(吐)하는 데는 마땅히 과체산(瓜蔕散)을 쓴다.(綱目)

o 얼굴 색〔色〕이 연기로〔烟〕 훈(熏)한 것처럼 노란 것은 곧 습병(濕病)이니 온 몸이 다 아프고 얼굴 색이 귤씨〔橘子〕같이 노란 것은 황병(黃病)이니 온몸이 아프지 않다. 습병(濕家)의 황색(黃色)은 어둡고 밝지 않으며 열병(熱家)의 황색은 귤씨〔橘子〕의 색과 같으니 심한 것은 발발(勃勃)이〔왕성하게〕 나와서 옷을 물들여 황백즙(黃栢汁)과 같다.(綱目)

o 황달(黃疸)의 치료는 습병(濕病)과 서로 비슷한데 가벼운 것은 스며 내리고〔滲利〕 무거운 것은 크게 하리〔大利〕해서 황(黃)이 스스로 물러나는〔自退〕 것이다.(入門)

o 황달(黃疸)은 식적(食積)으로 인한 것은 그 식적(食積)을 내리게 하고 그 나머지는 다만 소변을 잘 나오는 것을 위선해야 하니 소변이 잘 나오고 희어지면〔白〕 황(黃)이 저절로 물러간다.(丹心)

◆ 황연산(黃連散)

o 황달(黃疸)로 열이 막히고〔壅熱〕 두 변이 변비가 되고 막히는 것을 치료한다.

【의방】 대황(大黃) 초(醋)에 볶은 것 1냥, 황금(黃芩), 황연, 감초 각 1냥.
　　　　이상의 것을 고운 분말을 만들어 2전을 따스한 물에 타서 하루 3번 복용하는데 먼저 과체산(瓜蔕散)으로 코를 당겨〔搐鼻〕 노란 물〔黃水〕를 취하여 내리고 이 약을 복용하고 밖으로는 생강과 인진(茵蔯)을 함께 문드러지게 찧어 온몸을 비빈다.(擦)

◆ 마황순주탕(麻黃醇酒湯)

o 황달(黃疸)을 치료한다.

【의방】 마황(麻黃) 1냥. 좋은 술 1되 반을 반이 되게 달여 찌꺼기는 제거하고 한꺼번에 복용하는데

겨울에는 술을 쓰고, 봄 여름에는 물을 쓴다.(仲景)

□ 황달(黃疸)

마땅히 인진5령산(茵蔯五苓散), 인진3물탕(茵蔯三物湯), 도씨인진탕(陶氏茵蔯湯), 가감위령탕(加減胃苓湯), 인진산(茵蔯散)을 쓴다.

◈ 인진5령산(茵蔯五苓散)
o 습열황달(濕熱黃疸)을 치료한다.

【의방】 인진(茵蔯) 1냥, 5령산(五苓散) 5전.
　　　　이상의 것을 분말을 만들어 매 2전을 미음(米飮)에 타서 내린다.

o 혹은 썰어서 1냥을 물에 달여 복용하면 또한 좋다.(入門)

◈ 인진3물탕(茵蔯三物湯)
o 황달로 소변이 잘 나오지 않는 것을 치료한다.

【의방】 인진 3전, 치자, 황연 각 2전.
　　　　이상의 것을 썰어서 1첩을 만들어 물에 달여 복용한다.(入門)

◈ 도씨인진탕(陶氏茵蔯湯)
o 황달(黃疸)로 열이 왕성하고 대변이 잘 나오지 않는 것을 치료한다.

【의방】 인진(茵蔯) 2전, 대황, 치자인, 후박, 지실, 황금, 감초 각 1전.
　　　　이상의 것을 썰어서 1첩을 만들어 생강 2쪽, 등심 1줌과 물에 달여 복용한다. 소변불리(小便不利)에는 5령산(五苓散)을 합해서 복용한다.(入門)

◈ 가감위령산(加減胃苓散)
o 황달(黃疸)로 음식이 맛이 없고 걸음걸이[行步]가 권태롭고 맥(脉)이 막히고[濇] 젖은 것을 치료한다.

【의방】 위령탕(胃苓湯)(의방은 대변(大便)을 보라) 계(桂)를 제거하고 곽향, 반하, 대복피를 더해서
　　　　이상의 것을 썰어서 1첩을 만들어 생강 3쪽, 대추 2매를 넣어 물에 달여 복용한다.(醫鑑)

◆ 인진산(茵蔯散)
ㅇ습열황달(濕熱黃疸)을 치료한다.

【의방】 인진, 치자, 적복령, 저령(猪苓), 택사, 창출, 지실, 황연, 후박, 활석, 각 1전.
이상의 것을 썰어서 1첩을 만들어 등심(燈心) 1줌과 함께 달여 복용한다.(回春)

□ 주달(酒疸)

ㅇ마땅히 반온반열탕(半溫半熱湯), 치자대황탕(梔子大黃湯), 갈출탕(葛朮湯), 주증황연원(酒蒸黃連元)(의방은 서문(暑門)을 보라)을 쓰고, 술 마신 후에 범방(犯房)하여 황달[疸]을 이루면 마땅히 진사묘향산(辰砂妙香散)(의방은 신문(神門)을 보라)

◆ 반온반열탕(半溫半熱湯)
ㅇ주달(酒疸)을 치료한다.

【의방】 반하, 적복령, 백출 각 1전, 전호, 지각, 대극, 감초 각 7푼, 황금, 당귀, 인진 각 5푼.
이상의 것을 썰어서 1첩을 만들어 생강 3쪽과 물에 달여 복용한다.(活人)

◆ 치자대황탕(梔子大黃湯)
ㅇ주달(酒疸)을 치료한다.

【의방】 치자, 대황 각 2전, 지실 1전, 매주 1홉.
이상의 것을 썰어서 1첩을 만들어 물에 달여 복용한다.(仲景)

◆ 갈출탕(葛朮湯)
ㅇ주달(酒疸)을 치료한다.

【의방】 갈근, 창출 각 2전, 지실, 치자, 감초, 각 1전, 매주 1홉.
이상의 것을 썰어서 1첩을 만들어 물에 달여 복용한다.(濟生)

◆ 당귀백출탕(當歸白朮湯)
ㅇ주달(酒疸)로 음벽(飮癖)21)이 있어 가슴[心胸]이 단단하고 그득하여[堅滿] 음식이 맛이 없고

---

21) 음벽(飮癖) : 벽음(癖飮) : 가슴 아래에 모인 물기가 흔들려 나는 병. 위(胃)의 기능불완전과 확장 등으로 됨.

소변이 노랗고 붉은 증세를 치료한다.

【의방】 적복령 1전 반, 창출, 지실, 행인, 전호, 갈근, 감초, 각 1전 반, 반하 7푼 반, 당귀, 황금, 인진 각 5푼.
　　　　이상의 것을 썰어서 1첩을 만들어 생강 3쪽과 물에 달여 복용한다.(三因)

□ 곡달(穀疸)

ㅇ마땅히 인진치자탕(茵蔯梔子湯), 인진탕(茵蔯湯), 우황산자(牛黃散子), 자금단(紫金丹), 곡달환(穀疸丸), 소온중환(小溫中丸), 대온중환(大溫中丸), 침사환(鍼砂丸)을 쓴다.

◆ 인진치자탕(茵蔯梔子湯)
ㅇ곡달(穀疸)을 치료한다.

【의방】 인진 3전, 대황 2전, 치자, 지실, 각 1전.
　　　　이상의 것을 썰어서 1첩을 만들어 물에 달여 복용한다.(綱目)

◆ 인진탕(茵蔯湯)
ㅇ곡달(穀疸)을 치료한다.

【의방】 인진 3전, 대황, 치자, 각 1전.
　　　　이상의 것을 썰어서 1첩을 만들어 물에 달여 복용한다.(得效)

◆ 우황산자(牛黃散子)
ㅇ곡달(穀疸), 주달(酒疸) 및 수기(水氣), 고창(蠱脹)을 치료한다.

【의방】 붉거나 푸른 나팔꽃씨 분말〔黑丑頭末〕. 봄에는 8푼, 여름에는 9푼, 가을에는 7푼, 겨울에는 1전, 대황(大黃) 봄에는 8푼, 여름에는 9푼, 가을에는 7푼, 겨울에는 1전, 빈랑. 봄에는 8푼, 여름에는 9푼, 가을에는 7푼, 겨울에는 4푼. 감초 봄에는 8푼, 여름에는 9푼, 가을에는 7푼, 겨울에는 4푼.
　　　　이상의 것을 고운 분말을 만들어 매번 3전을 5경(五更)에 동남(東南)을 향하여 정화수(井華水)에 타서 복용한다. 병이 따라서 내려가면 낫는다. 기(忌)하는 것은 생냉(生冷)이다.(醫鑑)

◆ 곡달환(穀疸丸)
ㅇ더위를 무릅써서〔冒暑〕 어혈지고 열이 나서〔瘀熱〕 먹은 곡식이〔食穀〕 소화되지 않고, 열울(熱

鬱)하고 황을 발[發黃]하는 것을 치료한다.

【의방】 고삼(苦蔘) 3냥, 초룡담 1냥, 인삼 7전 반, 치자인 5전.
　　　　이상의 것을 분말을 만들어 우담즙(牛膽汁)(한 의방에는 저담즙(猪膽汁)을 쓴다)을 섞어 오동씨 크기의 환(丸)을 지어서 보리죽[大麥粥]으로 50~70환을 하루 2번 마셔 내린다.(入門)

ㅇ일명 고삼원(苦蔘元)이라 한다.(得效)

◆ 소온중환(小溫中丸)
ㅇ식적달(食積疸)을 치료한다.

【의방】 백출 3냥, 산사육(山査肉), 청피, 창출, 신국 각 2냥, 향부자 변제(便製) 1냥 반, 침사(鍼砂) 1냥.
　　　　이상의 것을 분말을 만들어 초풀[醋糊]에 섞어 오동씨 크기의 환(丸)을 지어 빈속에 염탕(塩湯)으로 70~80환을 내린다. 비허(脾虛)한 사람은 반드시 삼출진감(參朮陳甘)을 탕(湯)을 만들어 쓴다.(入門)

◆ 대온중환(大溫中丸)
ㅇ황달(黃疸), 황반(黃胖)22)[황달]을 치료한다.

【의방】 향부자 1냥 반, 침사(鍼砂) 1냥, 진피, 창출, 후박, 청피, 3릉, 봉출, 황연, 고삼, 백출 각 5전, 생감초 2전, 제법(製法)과 복용법은 위와 같다.

ㅇ이 약으로써 간(肝)을 제어[制]하고 비장을 메마르게[燥脾] 하는데 쓰인다.
ㅇ침사(沈思)를 청반(靑礬)을 대신해도 또한 묘하다.(入門)

◆ 침사환(鍼砂丸)
ㅇ곡달(穀疸), 주달(酒疸)과 습열(濕熱), 발황(發黃) 등의 증세를 치료한다.

【의방】 침사(鍼砂) 붉게 볶아 초에 담근 것 8냥, 향부자(香附子) 동변(童便)에 수제[製]한 것, 창출 각 4냥, 신국(神麴) 볶은 것, 인진(茵蔯) 강즙에 볶은 것, 각 2냥, 작약, 당귀, 생지황, 천궁, 청피 각 1냥 반, 3릉, 봉출을 아울러 초에 삶은 것, 진피 각 1냥, 치자 볶은 것, 강황(薑黃), 승마(升麻), 건칠(乾漆) 볶은 것, 각 5전.
　　　　이상의 것을 분말을 만들어 초출에 섞어 오동씨 크기의 환(丸)을 지어 강탕(薑湯)으로 60~

---
22) 황반(黃胖) : 병명. 감황(疳黃), 혈액 중의 적혈구의 결핍으로 인한 병, 빈혈증과 대략 같다.

70환을 내린다.(正傳)

◆ 자금단(紫金丹)

o 식로(食勞), 기로(氣勞)로 전신이 황종(黃腫)하고 변해서 수(水)를 이루려는 증세를 치료한다.

【의방】 담반(膽礬) 3냥, 황랍(黃蠟) 2냥, 대조(大棗) 50매.
　　　　이상의 것을 은석기(銀石器)에 넣어 좋은 초 3되에 먼저 반(礬)과 대추를 넣어 늘인 불〔慢火〕에 한 나절을 볶아서 끄집어내어 대추는 껍질〔皮〕과 씨〔核〕을 버리고 다음에 황랍(黃蠟)을 넣어 1~2시간 볶아 고(膏)를 만들어 납차(蠟茶) 분말 2냥을 넣어 섞어 오동씨 크기의 환(丸)을 지어 매번 20~30환을 차나 술〔茶酒〕로 임의로 내린다. 반(礬)으로써 간(肝)을 사(瀉)시키고 대추로써 비장을 보〔補脾〕하는데 지극히 묘하다.(本事)

o 담반(膽礬)이 없으면 녹반(綠礬)을 쓴다.
o 한 사람이 주달(酒疸)이 걸려 하혈(下血)하여 납(蠟)같은데 이를 복용하니 곧 나았다.(本事)

□ 여로달(女勞疸)

o 마땅히 반초산(礬硝散), 석고산(石膏散), 진봉음자(秦芁飮子), 신달탕(腎疸湯)을 쓴다.

◆ 반초산(礬硝散)

o 여로달(女勞疸)을 치료한다.

【의방】 백반(白礬), 초석(硝石), 각 1전.
　　　　이상의 것을 분말을 만들어 보리죽〔大麥粥〕에 타서 마셔 내린다.(入門)

o 한 의방은 초석(硝石)을 활석(滑石)으로 대신해서 습달(濕疸)을 치료한다.(入門)

◆ 석고산(石膏散)

o 여로달(女勞疸)로 몸이 노랗고 이마가 검고 해질녘에 열이 나고 작은 배〔小腹〕가 급하고 발 밑에 열이 나는 증세를 치료한다.

【의방】 석고(石膏) 불에 살은 것〔煅〕, 활석(滑石)을 각기 등분하여.
　　　　이상의 것을 분말을 만들어 매 2전을 보리죽〔大麥粥〕에 타서 마셔 내린다.(得效)

◆ 진봉음자(秦艽飲子)
○ 여로달(女勞疸)을 치료한다.

【의방】 진봉(秦艽), 당귀, 작약, 백출, 계피, 적복령, 진피, 숙지황, 천궁, 소초(小草), 각 1전, 반하, 감초 각 5푼.
　　　이상의 것을 썰어서 1첩을 만들어 생강 5쪽과 물에 달여 복용한다.(得效)

◆ 신달탕(腎疸湯)
○ 신달(腎疸)로 눈이 노랗고 오줌이 붉은 증세를 치료한다.

【의방】 창출 1전, 승마, 강활, 방풍, 고본(藁本), 독활, 시호, 갈근, 백출, 각 5푼, 저령(猪苓) 4푼, 택사, 신국, 인삼, 감초 각 3푼, 황금, 황백, 각 2푼.
　　　이상의 것을 썰어서 1첩을 만들어 물에 달여 복용한다.(正傳)

□ 황한(黃汗)

○ 마땅히 기진탕(芪陳湯), 계지황기탕(桂枝黃芪湯)을 쓴다.

◆ 기진탕(芪陳湯)
○ 황한(黃汗)을 치료한다.

【의방】 석고 2전, 황기(黃芪), 적작약, 인진, 맥문동, 두시(豆豉), 각 1전, 감초 5푼.
　　　이상의 것을 썰어서 1첩을 만들어 생강 쪽을 넣어 물에 달여 복용한다.(入門)

○ 일명 황기산(黃芪散)이라 한다.(丹心)

◆ 계지황기탕(桂枝黃芪湯)
○ 황한(黃汗)을 치료한다.

【의방】 황기 2전 반, 계지(桂枝), 작약, 각 1전 반, 감초 1전.
　　　이상의 것을 썰어 1첩을 만들어 좋은 술 3홉, 물 한 잔 반에 달여 복용한다.(得效)

○ 또 계지고주탕(桂枝苦酒湯)이라 이름한다.(入門)

□ 주달이 가장 중하다〔酒疸最重〕

○5달(五疸) 중에 오직 주달(酒疸)의 전변증세〔變證〕가 가장 많으니 대개 술이 인성(人性)에 따라서 양(量)이 같지 않으니 한 섬 남짓〔盈石〕 마셔도 취하지 않는 사람이 있고 입술만 적셔도〔濡脣〕 문득 어지러운 사람이 있으니 빚어서〔醞釀〕 이루어진 것이 있으니 큰 열독〔大熱毒〕이 백맥(百脉)에 스며들어가서 그치지 않으면 황을 발〔發黃〕하고 피부(皮膚)에 넘치면 검어지고〔黑〕 부으며〔腫〕 청기(淸氣)의 길 안으로〔道中〕 흐르면 눈이 노랗고 코가 막히며〔齆〕 증세가 종종(種種) 같지 않은 것이다.(得效)

□ 흑달은 치료하기 어렵다〔黑疸難治〕

○비장〔脾〕과 신장〔腎〕이 모두 병들면 흑달(黑疸), 색달(色疸) 또는 여로달(女勞疸)이 되니 몸이 노랗고 이마가 검다.(直指)

○황병〔黃家〕은 해질녘에 응당 발열(發熱)하면서 도리어 오한(惡寒)하니 이는 여로(女勞)로 얻은 것이다. 방광이 급하고 작은 배가 그득하고 전신이 다 노랗고 이마 위가 검으며 발바닥이 열이 나니 그로 인해 흑달(黑疸)을 이루고 배가 창만하여 수병의 형상〔水狀〕같고 대변이 검거나 혹은 때로 당설〔溏〕하니 이는 여로(女勞)의 병이지 수병〔水〕이 아니고 배가 창만한 것은 치료하기 어렵다.(仲景)

○주달(酒疸)이 하리〔下〕를 오래하면 흑달(黑疸)이 되니 눈이 푸르고 얼굴이 검고 심중(心中)이 마늘과 나물을 먹은 것 같고 대변은 바로 검고 소변 또한 검으면 치료하기 어렵다.(仲景)

□ 음황(陰黃)

○음황(陰黃)으로 몸과 얼굴이 모두 노랗고 지체(肢體)가 잠겨서 무겁고〔沈重〕 등이 차갑고〔背寒〕 몸이 냉(冷)하고 심장 아래가 결리고 단단하고〔痞硬〕 저절로 땀이 나고 소변이 잘 나오고 맥(脉)이 가늘고 공허한 증세를 치료한다. 이는 한량(寒凉)이 과도하여 양(陽)이 변하여 음(陰)이 되는 것이요 혹은 태양, 태음(太陽太陰)이 사천(司天)하는 해〔歲〕를 만나면 한습(寒濕)이 태과(太過)하면 또한 이 병으로 변하니 마땅히 인진탕(茵蔯湯)에 여섯의 방〔六方〕을 더 넣어서 쓰고 인진부자건강탕(茵蔯附子乾薑湯)을 쓴다.(綱目)

○이중탕(理中湯)(의방은 한문(寒門)을 보라)에 인진(茵蔯) 복령(茯苓)을 더하면 또한 효험이 있다.(綱目)

◆ 인진복령탕(茵蔯茯苓湯)

ㅇ음황(陰黃)으로 소변이 잘 나오지 않고[不利] 신열이 높아서 심신이 불안하고[煩燥] 목마른 것을 치료한다.

【의방】 인진(茵蔯) 3전을 1첩을 만들어 복령, 저령, 활석, 당귀, 관계 각 1전을 더해서 달여서 복용한다.(活人)

◆ 인진귤피탕(茵蔯橘皮湯)

ㅇ음황(陰黃)으로 신열이 높아서 심신이 불안하고[煩燥] 천식[喘]하고 구역질 나고 목마르지 않는 증세를 치료한다.

【의방】 인진 1물탕(茵蔯一物湯)에 진피, 백출, 생강, 반하, 복령 각 1전을 더하여 쓴다.(活人)

◆ 인진부자탕(茵蔯附子湯)

ㅇ음황(陰黃)으로 온몸이 냉한 증세를 치료한다.

【의방】 인진일물탕(茵蔯一物湯)에 부자 통째로 볶은 것[附子炮], 감초 구운 것 각 1전을 더해서 쓴다.(活人)

◆ 인진4역탕(茵蔯四逆湯)

ㅇ음황(陰黃)으로 지체(肢體)를 거슬러 냉하고[逆冷] 저절로 땀이 나는[自汗] 것을 치료한다.

【의방】 인진일물탕(茵蔯一物湯)에 부자 통째로 볶은 것[附子炮], 건강 통째로 볶은 것[乾薑炮], 감초 구운 것 각 1전을 더해서 쓴다.(活人)

◆ 인진강부탕(茵蔯薑附湯)

ㅇ음황(陰黃)으로 냉(冷)하고 땀이 그치지 않는 것을 치료한다.

【의방】 인진일물탕(茵蔯一物湯) 부자 통째로 구운 것[附子炮], 건강 통째로 구운 것[乾薑炮] 각 1전을 더해서 쓴다.(活人)

◆ 인진오수유탕(茵蔯吳茱萸湯)

ㅇ음황(陰黃)으로 일찍이 생강, 부자 여러 약을 써도 낫지 않고 맥(脉)이 오히려 늘인 것을 치료한다.

【의방】 인진일물탕(茵蔯一物湯)에 오수유, 부자 통째로 구운 것[附子炮], 건강 통째로 구운 것[乾薑炮], 목통, 당귀 각 1전을 더해서 쓴다.(活人)

o 한 사람이 상한(傷寒)으로 인해서 하리[下]를 더디게 했더니 황이 발하고[發黃] 맥(脉)이 잠기고[沈] 가늘고[細] 늘이고[遲] 무력하여 차례로[次第] 약을 쓰니 인진부자탕(茵蔯附子湯)에 이르러 크게 효험이 있었다.

o 한 사람이 상한(傷寒)으로 황이 발하여[發黃] 맥(脉)이 미약(微弱)하고 몸이 냉(冷)하여 차례로 약을 써서 인진4역탕(茵蔯四逆湯)에 이르러 큰 효험이 있었다.(活人)

◆ 인진부자건강탕(茵蔯附子乾薑湯)

o 음황(陰黃)을 치료한다.

【의방】 부자 통째로 구운 것[附子炮], 건강 통째로 구운 것[乾薑炮] 각 2전, 인진(茵蔯) 1전 2푼, 초두구 1전, 지실(枳實), 반하, 택사, 각 5푼, 백출 4푼, 백복령, 귤홍 각 3푼.
이상의 것을 썰어 1첩을 만들어 생강 5쪽과 물에 달여 복용한다.(綱目)

□ 역병의 발황[疫癘發黃]

o 유행성전염병(天行疫癘)[천행역려] 또한 발황(發黃)할 수 있으며 온황(瘟黃)이라 하는데 사람을 죽이는데 가장 급하니 마땅히 장달환(瘴疸丸), 인진사황탕(茵蔯瀉黃湯), 제생인진탕(濟生茵蔯湯), 고삼산(苦參散)을 쓴다.(諸方)

◆ 장달환(瘴疸丸)

o 유행병[天行病]이 급한 발황(發黃) 및 장학(瘴瘧)23)의 발황(發黃)을 치료한다.

【의방】 인진(茵蔯), 치자, 대황, 망초 각 1냥, 행인 6전, 상산(常山)24), 별갑(鱉甲), 파두상(巴豆霜) 각 4전, 메주[豆豉] 2전.
이상의 것을 분말을 만들어 찐 떡[蒸餠]에 섞어서 오동씨 크기의 환(丸)을 지어 매 3환 혹은 5환을 따스한 술로 삼켜 내려 토(吐)하고 하리[利]하면 효험이 있다.(入門)

o 득효방(得效方)의 치자원(梔子元)과 같으니 곧 오늘의 인진환(茵蔯丸)이다.

---

23) 장학(瘴瘧) : 장기(瘴氣)로 인하여 걸리는 학질(瘧疾).
24) 상산(常山) : 조팝나무 뿌리, 성질이 차고 주열하여 좀 독한 성질이 있음. 학질, 담에 약으로 씀.

◆ 인진사황탕(茵蔯瀉黃湯)

○4월의 기후(時氣)가 발열(發熱)해서 변하여 황달(黃疸)이 된 것을 치료하니 이른바 온황(瘟黃)이다.

【의방】 갈근(葛根) 1전 반, 인진(茵蔯), 황연(黃連), 강즙(薑汁)에 볶은 것, 치자(梔子) 볶은 것, 백출, 적복령, 백작약, 후박, 목통, 인삼 각 1전, 목향 7푼.
　　　이상의 것을 썰어서 1첩을 만들어 생강 3쪽을 넣어 물에 달여 복용한다.(節齋)

◆ 제생인진탕(濟生茵蔯湯)

○계절에 유행하는〔時行〕 열울(熱鬱)에 전신이 황을 발하는〔發黃〕 증세를 치료한다.

【의방】 인진(茵蔯) 4전, 대황 2전, 치자 1전.
　　　이상의 것을 썰어서 1첩을 만들어 물에 달여 복용한다.(丹心)

◆ 고삼산(苦參散)

○아무 이유 없이 갑자기 한기로 떨고〔振寒〕 피부(皮膚)에 누룩 먼지〔麴塵〕가 나오고 소변이 붉고 막히고〔赤澁〕 대변이 변비〔秘〕가 되어 모든 약이 치료하여 없애지 못함으로 인해서 오랜 황병〔黃〕이 된 것을 치료한다.

【의방】 정력자(葶藶子) 볶은 것 5전, 고삼, 황연, 과체(瓜蔕), 황백, 대황 각 2전 반.
　　　이상의 것을 분말을 만들어 매 1전을 미음(米飮)에 타서 복용하되 응당 토하고 내리는 소식이 있으면 복용한다.(得效)

□ 코를 당겨 황을 물리치는 법〔搐鼻退黃法〕

○무릇 황달(黃疸)은 습열(濕熱)로 인해서 독기(毒氣)가 청기(淸氣)의 길속〔道中〕에 들어가서 생긴 것이니 마땅히 약을 코 안에 넣어서 황수(黃水)를 떨어져 나오게〔滴出〕하면 곧 낫는다. 마땅히 축비과체산(搐鼻瓜蔕散), 여신산(如神散)을 쓴다.

◆ 축비과체산(搐鼻瓜蔕散)

○황달(黃疸)이 온몸에 금색(金色) 같은 것을 치료한다.

【의방】 과체(瓜蔕) 2전, 정향 1전, 기장쌀〔黍米〕 49알〔粒〕, 붉은 팥 반 전.
　　　이상의 것을 분말을 만들어 잘 임시에 먼저 입에 물을 한 입 머금고 양 콧구멍에 당겨서 반자

(半字)를 되돌려 놓으면[却] 곧 잠이 들고 이튿날 아침에 황수(黃水)를 취해 내리고 곧 황연산(黃連散) 혹은 인진5령산(茵蔯五苓散)을 복용한다. 삼가 불어넣지는 말아야 한다.(本事)

◈ 여신산(如神散)
○주독(酒毒)으로 발황(發黃)하는 것을 치료한다.

【의방】 쓴 박씨[苦匏子], 쓴 호리병 박씨[苦葫蘆子] 각기 37개, 노란 기장쌀[黃黎米] 300알[粒], 안식향(安息香) 두 개의 쥐엄나무시 크기[二皂子大].
　　　　이상의 것을 분말을 만들어 1자(字)를 취해서 코 안에 당겨 넣으면 황수(黃水)가 다 떨어지니 만약 지나치게 많으면 기장 줄기[黎穰] 태운 재, 사향(麝香) 분말 각기 조금을 코 안에 당겨 넣으면 곧 고친다.(得效)

□ 황달에 통용되는 치료약〔黃疸通治藥〕

○황달(黃疸)의 병[疾]은 비장[脾]이 습열(濕熱)을 받아 울결[鬱]해서 운행되지 못하고 또한 배가 창만(脹滿)하는 징후[候]가 많이 있는데 치료법은 대체로 대소변 하는 중에 습열(濕熱)을 소도(疎導)하는 것이다. 마땅히 위령탕(胃苓湯)(의방은 대변(大便)을 보라)에 인진(茵蔯) 및 복령삼습탕(茯苓滲濕湯)을 더하고 또 퇴황산(退黃散), 일청음(一淸飮), 석고인진산(石膏茵蔯散), 인진대황탕(茵蔯大黃湯), 필효산(必效散), 퇴황자(退黃子), 녹반환(綠礬丸), 퇴금환(褪金丸), 조자녹반환(棗子綠礬丸)도 아울러 좋다.(諸方)

◈ 복령삼습탕(茯苓滲濕湯)
○습열황달(濕熱黃疸)을 치료한다.

【의방】 인진 2전, 적복령, 택사, 저령(猪苓) 각 1전, 황연, 황금, 치자, 방기, 백출, 창출, 진피, 청피, 지실 각 5푼.
　　　　이상의 것을 썰어서 1첩을 만들어 물에 달여 복용한다.

○일명 복령제습탕(茯苓除濕湯)이라 한다.(寶鑑)

◈ 퇴황산(退黃散)
○황달(黃疸)로 몸과 얼굴이 금빛 같고 소변이 황백즙 같은 증세를 치료한다.

【의방】 시호(柴胡), 승마(升麻), 초룡담, 인진, 황연, 황금, 치자, 황백, 목통, 활석, 각 1전, 감초 5푼.

이상의 것을 썰어서 1첩을 만들어 등심(燈心) 1줌을 넣어 물에 달여 복용한다.(醫鑑)

◆ 일청음(一淸飮)

o 황달을 치료한다.

【의방】 시호 3전, 적복령 2전, 천궁, 상백피, 각 1전, 감초 5푼.
이상의 것을 썰어서 1첩을 만들어 생강 3쪽, 대추 2매를 넣어 물에 달여 복용한다.(入門)

◆ 석고인진산(石膏茵蔯散)

o 황달로 온몸이 모두 노랗고 밥을 먹어도 곧 배고픈 증세를 치료한다.

【의방】 석고(石膏) 2전, 치자인, 인진, 목통, 대황, 각 1전, 감초 5푼, 과루실(瓜蔞實) 1개.
이상의 것을 썰어서 1첩을 만들어 생강 5쪽, 파 밑동〔蔥白〕 2줄기를 넣어 물에 달여 복용한다.(得效)

◆ 인진대황탕(茵蔯大黃湯)

o 상한(傷寒)의 대열(大熱)에 황달(黃疸)이 발하는 것을 치료한다.

【의방】 인진, 치자, 시호, 황백, 황금, 승마, 대황, 각 1전, 초룡담 5푼.
이상의 것을 썰어서 1첩을 만들어 물에 달여 복용한다.(活人)

◆ 필효산(必效散)

o 황달(黃疸)에 통용된다.

【의방】 정력자 볶은 것, 초룡담, 치자, 황금, 각 1전, 인진 2전.
이상의 것을 썰어서 1첩을 만들어 물에 달여 복용한다.(直指)

◆ 퇴황환(退黃丸)

o 황달(黃疸)로 수종(水腫)하고 배가 창만〔腹脹〕, 당설(溏泄)하는 등의 증세를 치료한다.

【의방】 청반(靑礬) 2냥을 노구솥〔鍋〕 안에서 녹여 진황미(陳黃米) 4되를 넣어 초(醋)에 고루 섞어 늘인 불〔慢火〕에 볶아 연기가 다하면 평위산(平胃散) 6냥을 함께 볶아 조금 후에 화독(火毒)을 제거하고 분말을 만들어 초풀〔醋糊〕에 섞어 오동씨 크기의 환(丸)을 지어 매 70환을 빈속에 잘 임시에 미음(米飮)으로 내린다. 기(忌)하는 것은 찹쌀, 기름, 밀가루, 생냉물(生冷物), 딱딱한 음식물〔硬物〕이다.

o 이 의방은 곧 주익공음즐환〔周益公陰隲丸〕인데 대개 청반(青礬)은 곧 동(銅)의 정액(精液)이니 초제(醋製)하여 간(肝)을 편〔平〕하게 하는 것이 침사(鍼砂)보다 나은 것이다. 가령 침사(鍼砂)를 복용하면 반드시 소금〔塩〕을 기(忌)하고 뒤에 다시 발할〔復發〕 우려가 있으며 청반(青礬)은 소금을 기하지 않고〔不忌〕 다시 발하지도 않는다〔不復發〕(入門)

◆ 녹반환(綠礬丸)
o 황달병을 치료하는데 가장 빠르다.

【의방】 5배자(五倍子) 검게 볶은 것, 신국(神麴) 노랗게 볶은 것 각 8냥, 침사(鍼砂) 붉게 볶아서 초(醋)에 담근 것, 녹반(綠礬) 강즙(薑汁)에 희게 볶은 것 각 4냥.
　　이상의 것을 분말을 만들어 강즙(薑汁)에 삶은 대추살에 섞어 오동씨 크기의 환(丸)을 지어 따스한 술로 60~70환을 내린다. 술을 마시지 않으면 미음(米飲)으로 내린다. 종신(終身)토록 메밀〔蕎麥〕, 밀가루 음식을 먹지 말아야 하니〔忌食〕 재발하면 치료하기가 어렵다.(正傳)

◆ 퇴금환(退金丸)
o 황종(黃腫)의 치료에 절묘하다.

【의방】 침사(鍼砂)를 붉게 불에 사르어〔煆〕 초(醋)에 담근 것, 향부자 변에 담근 것 각 6냥, 창출, 백출 각 2냥 반, 진피, 신국, 맥아 각 1냥 반, 후박, 감초, 각 1냥.
　　이상의 것을 분말을 만들어 밀가루 풀에 섞어 오동씨 크기의 환(丸)을 지어 미음(米飲)으로 50~70환을 내리고 기(忌)하는 것은 고기 비린 내 나는 것〔魚〕, 습한 밀가루, 생냉의 음식물 등이다.

o 덩어리〔壞〕가 있으면 3릉, 봉출을 아울러 초에 삶은 것을 각 1냥 반을 더한다.(正傳)

◆ 조자녹반환(棗子綠礬丸)
o 황달(黃疸)과 황반(黃礬) 병을 치료한다.

【의방】 침사(鍼砂)를 붉게 불에 살은 것〔煆〕을 초에 담근 것, 녹반(綠礬) 볶은 것, 창출, 후박, 진피, 신국 각 1냥, 감초 5전.
　　이상의 것을 분말을 만들어 찐 대추살〔蒸棗肉〕에 섞어 오동씨 크기의 환(丸)을 지어 미음(米飲)으로 50~70환을 내린다. 절대로 기(忌)할 것은 메밀〔蕎麥〕, 양고기, 어미 돼지고기〔母猪肉〕이니 먹으면 급사(急死)하고 의술이 없다.(回春)

□ 달병은 토탄과 생쌀과 차잎을 먹기를 좋아한다〔疸癖愛喫土炭生米茶葉〕

ο 마땅히 4보단(四寶丹)과 벽(癖)을 치료하는 세 의방〔三方〕이다.(諸方)

◆ 4보단(四寶丹)

ο 황병(黃病)에 생쌀〔生米〕과 차잎〔茶葉〕과 황토(黃土)와 흑탄(黑炭) 등을 먹은 것을 치료한다.

【의방】 생쌀을 먹는 것은 맥아(麥芽) 1근, 사군자육(四君子肉)25) 2냥, 빈랑, 남성 강제(薑製) 각 1냥.
　　　이상의 것을 분말을 만들어 꿀로 오동씨 크기의 환(丸)을 지어 사탕물로 50환을 내린다.(回春)

◆ 한 의방(一方)은

ο 황달(黃疸)에 차잎〔茶葉〕 먹기를 좋아하는 것을 치료한다.

【의방】 창출, 백출 각 3냥, 석고, 백작약, 황금, 남성, 진피 각 1냥, 박하 7전.
　　　이상의 것을 분말을 만들어 사탕물에 삶아 신국(神麯)을 풀을 만들어 섞어 오동씨 크기의 환(丸)을 지어 사탕물로 빈속에 50~70환을 삼켜 내린다.(入門)

◆ 또 한 의방〔一方〕은

ο 황달(黃疸)로 생쌀을 먹기를 좋아하는 것을 치료한다.

【의방】 백출 1전 반, 창출 1전 3푼, 백작약, 진피, 신국, 맥아, 산사육, 백복령, 석고 각 1전, 후박 7푼, 곽향 5푼, 감초 3푼.
　　　이상의 것을 썰어서 1첩을 만들어 물에 달여 익을 임시에 사탕분말을 1순가락을 타서 복용한다.(入門)

◆ 또 한 의방〔一方〕은

ο 통용(通用)하는 약이다.

【의방】 사군자육 2냥, 남성 강제(薑製), 빈랑 각 1냥, 생쌀을 먹는데 맥아(麥芽) 1근(斤)을 볶아서 여과한 것, 차잎을 먹는데 차잎 1근을 볶아서 여과하고 탄(炭)을 먹는 데는 검은 탄 1근에 볶아서 여과하고 흙을 먹는데는 벽토(壁土) 1근 볶아서 여과하고 탄(炭)을 먹는데는 검은 탄

---

25) 사군자육(使君子肉) : 사군자과에 속하는 상록 만목(蔓木), 줄기 길이 7m가량 잎은 대생(對生)하며 난형(卵形) 및 타원형, 열매는 길이 3cm가량의 원추형, 흑생으로 익음, 니코틴 중독의 중화제(中和劑), 회충 등의 살충제.

〔黑炭〕1근을 볶아 여과하고.
　이상의 것을 분말을 만들어 꿀로 오동씨 크기의 환(丸)을 지어 빈속에 사탕물로 50환을 내린다.(入門)

□ 치료할 수 있고 치료할 수 없는 증세〔可治不可治證〕

○황달(黃疸)의 병은 18일을 기한으로 하여 치료되는 것인데 60일 이상이면 마땅히 낫고, 도로 심해지면 치료하기 어렵다.(仲景)

○황달〔疸〕에 목마르지 않는 것〔不渴〕은 치료할 수 있고, 황달〔疸〕이 들어 목마른 것〔渴〕은 치료하기 어렵고 음부(陰部)에 발(發)하면 그 사람은 반드시 구역질〔嘔〕을 하고 양부(陽部)에서 발(發)하면 그 사람은 하기에 떨고〔振寒〕열이 난다.〔發熱〕(仲景)

○무릇 황달(黃家)에 촌구맥(寸口脉)이 손바닥에 가까워서 맥이 없고〔無脉〕입과 코가 차갑고 색깔이 검으면 아울러 치료할 수 없다.(脉經)

○형체(形體)가 연기로 훈한 것 같고〔烟熏〕직시(直視)하여 머리를 흔드는 것은 심장이 끊긴 것이고〔心絶〕입을 둘러〔環口〕누런빛을 띤 검은 색〔黧黑〕〔이흑〕이며 진땀〔柔汗〕이 나고 황을 발〔發黃〕하면 비장이 끊어진 것〔脾絶〕이니 다 치료하지 못한다.(明理)

○황달(黃疸)은 18일로써 기한〔期〕하여 치료하는데 10일 이밖에 배에 들어가서 천식하여 그득하고〔喘滿〕번갈(煩渴)하여 얼굴이 검은 것은 죽는다.(入門)

○비위(脾胃)가 조금 실하고〔稍實〕다시 후미(厚味)를 끊으면 치료할 수 있고 주색(酒色)에 상(傷)하고 입맛대로 배불리 먹으면 치료하기 어렵다.(入門)

○황달병〔疸〕은 얼굴이 검고 노라며 목마르고 배가 창만(腹脹)하면 치료하기 어렵다.(醫鑑)

□ 단일한 의방〔單方〕(모두 30종이며 주자인진탕(酒煮茵蔯湯)이 있다.)

◆ 납설수(臘雪水)
○황달(黃疸)을 치료하고 약간 따스하게 마신다.(本草)

◆ 차전초(車前草)
○황달을 치료하는 가장 효험 있는 약이며 찧어서 즙을 취하여 복용한다.

◆ 인진고(茵蔯膏)
○황달을 주치한다. 온몸에 황이 발하고〔發黃〕소변이 붉은데 물에 진하게 달여서 복용한다. 생식도 또한 좋다.(本草)

ㅇ주달(酒疸)을 치료하는데 1냥을 취해서 맑은 술[淸酒]에 달여서 복용하니 주자인진탕(酒煮茵蔯湯)이라 한다.(醫鑑)

◆ 갈근(葛根)
ㅇ주달(酒疸)로 소변이 붉고 막히는 것을 푼다. 1냥을 취해서 물에 달여 복용한다.(本草)

◆ 과루근(瓜蔞根)
ㅇ황달(黃疸)이 들어 몸과 얼굴이 노란 증세를 주치한다. 물에 달여 복용한다.(本草)

◆ 산장초(酸漿草)
ㅇ황달(黃疸)을 주치한다. 뿌리와 맛이 매우 쓴 것 찧어 즙을 취해서 마시면 효험이 많다.(本草)

◆ 훤초근(萱草根)
ㅇ주달(酒疸)을 주치한다. 찧어서 즙을 취하여 마신다. 또 새순[嫩苗]을 삶아서 먹는다.(本草)

◆ 왕과근(王瓜根)
ㅇ주달(酒疸)이 변하여 흑달(黑疸)이 되어 의원이 치료할 수 없는 것을 치료한다. 뿌리를 취해서 찧어서 즙(汁)을 취하여 빈속에 한 작은 되[一小升]를 한꺼번에 마신다. 응당 황수(黃水)가 소변을 따라 나오면 효험이 없으니 다시 복용한다.(本草)

◆ 청호(靑蒿)
ㅇ열황(熱黃)에 심장이 아픈 것을 치료한다. 찧어서 즙을 취해서 마신다.(本草)

◆ 편축(萹蓄)
ㅇ열황(熱黃)을 치료한다. 찧어서 즙을 취하여 한 작은 되[一小升]를 한꺼번에 마신다.(本草)

◆ 황벽(黃蘗)[26]
ㅇ황달을 주치한다. 물에 달여 복용한다.(本草)

◆ 치자(梔子)
ㅇ위열(胃熱)로 인한 식달(食疸)을 주치한다. 물에 달여 마신다.(本草)

---

26) 황벽(黃蘗) : 운향과에 속하는 낙엽교목, 속껍질은 황백피(黃白皮)라 하여 약용하고 물감으로도 씀.

◆ 밀싹〔小麥苗〕
ㅇ주달(酒疸)을 치료한다. 찧어서 즙을 취하여 복용하거나 삶아서 먹는다.(本草)

◆ 보리싹〔大麥苗〕
ㅇ황달(黃疸)을 주치한다. 즙을 취해서 복용한다.

◆ 붕어〔鮒魚〕
ㅇ황달(黃疸)을 주치한다. 회(膾)를 떠서 5미에 섞어 먹거나 살은 것을 취해서 물 속에 넣어 두고 상시로 보고 하루 한 번씩 물을 갈아주면 가장 효험이 있다.(俗方)

◆ 잉어〔鯉魚〕
ㅇ황달(黃疸)을 치료한다. 붕어와 먹는 법 쓰는 법이 같다.(俗方)

◆ 자라〔鱉〕
ㅇ주달(酒疸)을 치료한다. 삶아 익혀서 국을 끓여 먹는데 몇 마리면 낫는다.(種杏)

◆ 복숭아 뿌리〔桃根〕
ㅇ황달(黃疸)로 몸과 얼굴이 금색(金色)같은 것을 치료한다. 동쪽으로 뻗은 복숭아 뿌리 1줌을 취해서 가늘게 잘라서 물 2종발에 달여 반이 되게 하여 빈속에 한꺼번에 복용하되 3~5일 후에 그 황(黃)이 엷은 구름과 같이 흩어지고 오직 눈이 최후에 나오니 때때로 청주(淸酒) 1잔을 마시면 쉽게 흩어진다. 기(忌)하는 것은 뜨거운 것〔熱〕 밀가루〔麪〕, 돼지고기〔猪〕, 물고기〔魚〕이다.(本草)

◆ 순무씨〔蔓靑子〕
ㅇ급한 황달(黃疸)과 내황(內黃)이 배에 맺혀서〔腹結〕 분통하는데 주치한다. 씨를 취해서 곱게 찧어서 물에 섞어 2~3전을 복용하면 응당 오물(惡物)이 설사하여 나와 황수(黃水), 모래와 돌〔砂石〕, 풀과 머리칼〔草髮〕이 아울러 나오면 낫는다.(本草)

◆ 참외꼭지〔甛瓜蔕〕
ㅇ황달(黃疸)이 처음 발한 때와 유행하는〔時氣〕 급한 황달을 치료한다. 참외꼭지〔瓜蔕〕를 분말을 만들어 양 코 안에 밀어 넣으면 황수(黃水)가 나오고 또 1전을 취해서 따스한 물에 타서 황수(黃水)를 토하게 되면 곧 낫는다.(本草)

◆ 수세미〔絲瓜〕
ㅇ적취〔積〕와 술과 밀가루에 상해서 황이 발한〔發黃〕한 증세를 치료한다. 완전한 수세미의 껍질과 씨가 이어진 것을 태운 재를 분말을 만들어 밀가루로 얻은 병은 밀가루 탕에 타고 술로 얻은 병은 술에 타서 내리는데 몇 번 복용하면 곧 낫는다.(種杏)

◆ 미나리〔水僅〕
ㅇ5종 황병(黃病)을 치료한다. 즙을 취해서 마시고 나물이나 김치를 만들어 먹거나 삶거나 생것으로 먹기도 하고 아울러 마땅히 상식(常食)한다.(本草)

◆ 생파〔生葱〕
ㅇ상한(傷寒), 발황(發黃)으로 사람을 알아보지 못하는 것을 치료한다. 생파를 불에 구워 익혀서 거친 껍질을 제거하고 심(心)을 취하여 비벼서〔扭〕 즙을 내어 참기름〔香油〕에 담가서 양 눈의 크고 작은 눈초리〔眥〕에 떨어뜨리면 곧 밝아진다.
또 소주(燒酒)를 입에 머금고 병인을 눈뜨게 하여 눈에 뿜으면 저절로 밝아진다.(種杏)

◆ 호리병박〔苦瓠, 고호〕
ㅇ황달(黃疸)을 제거한다. 즙을 취해서 코 안에 떨어뜨리면 황수(黃水)가 나오고 낫는다.(本草)

◆ 사순(絲蓴)
ㅇ열달(熱疸)을 치료한다. 국을 끓이고 나물을 만들어 상식하면 좋다.

◆ 동규(冬葵)27)
ㅇ유행하는 황병을 치료한다. 삶은 즙을 마시거나 국을 끓이거나 나물로 상식한다.(本草)

◆ 백오계(白烏雞)
ㅇ상한(傷寒)으로 황을 발〔發黃〕하여 가슴이 답답하고 인사불성이 되어 죽음에 임박한 증세에 흰 오웅계(烏雄雞) 1짝〔隻〕을 털을 뽑고 장과 똥〔腸屎〕을 제거하고 칼로 문드러지게 잘라서 심장 머리 위에 펴두면〔鋪〕 조금 있으면 살아난다.(醫鑑)

◆ 웅담(熊膽)
ㅇ유행하는〔天行〕 황달(黃疸)을 고친다. 조금을 취해서 물에 섞어 복용한다.(本草)

---

27) 동규(冬葵) : 아욱과에 속하는 다년초.

◆ 돼지똥〔猪糞〕

○위와 같은 증세를 치료한다. 분(糞)을 취해서 물에 담가 맑은 것을 취해서 한꺼번에 복용한다.(本草)

◆ 돼지기름〔猪脂〕

○5달(五疸) 및 위 속에 마른 똥〔乾屎〕이 있고 황을 발하는〔發黃〕증세를 치료한다. 달인 돼지 기름을 3홉을 취해서 하루 3번 복용하면 대변에 건시(乾屎)가 내리면 곧 낫는다.(本草)

잡병(雜病) 7

27. 해학(痎瘧)

□ 학질의 원인〔瘧病之源〕

○『내경(內經)』에 이르기를 '여름에 더위〔暑〕에 상하면 가을에 해학(痎瘧)이 되고'28)

○'여름 더위에 땀이 나오지 않으면 가을에 풍학(風瘧)이 됩니다'29) 했다. 또 이르기를 '백한(魄汗)이 다하지 않으면〔未盡〕 형체가 약해지고 기가 삭아서〔氣爍〕 혈수(穴兪)가 막혀서〔閉〕 발하여 풍학(風瘧)이 발생합니다' 했다. (內經)30)

○ 풍(風)이 한열(寒熱)을 이룬다. 또 이르기를 '노풍(露風)으로 인해서 곧 한열(寒熱)이 생긴다'고 했다. (內經)

○'풍기(風氣)가 피부(皮膚)의 안에서 왕성하면 안에서 밖으로 통하지 못하여 배설〔泄〕이 되지 못하여 살결〔腠理〕이 열리면 깜짝 놀라고〔洒然〕 한기로 닫히면〔寒閉〕 열이 나서 번민하니〔悶〕 이름을 한열(寒熱)이라 합니다.' 했다. (內經)

○ 여름에 더위〔暑〕에 상하면 가을에 반드시 학질〔瘧〕이 되니 대개 상한 것이 얕으면〔淺〕 폭〔暴〕에 가까우며 상한 것이 무거우면〔重〕 멀고도 깊다〔遠深〕. 해학(痎瘧)이란 오래된 학질〔瘧〕인데 이는 여름에 더위에 상해서 습열(濕熱)이 폐장(肺藏)하여 밖으로 배설되지 못하여 사기(邪氣)가 안으로 운행하여 가을에 이르러 발작〔發〕하여 학질〔瘧〕이 된 것을 알아야 한다. (保命)

○ 학질〔瘧〕이 병이 됨은 더위〔暑〕가 영위(榮衛)의 사이에 머물러서 가을의 풍한(風寒)을 얻어 상한 바 되어 후에 발한 것이다. 또한 더위가 아닌 풍한(風寒)과 감모(感冒)로 인해서 얻는 것도 있으며 양(陽)에 있으면 열을 발하고〔發熱〕 음(陰)에 있으면 한기를 발작하여〔發寒〕 아우르면〔幷〕 병이 되고 떨어지면〔離〕 병이 그치고 발작이 그치는 고로 시(時)가 기(氣)에 있으면 발(發)함이 빠르고 혈(血)이 있으면 발(發)함이 늦다〔晏〕. 얕〔淺〕으면 날로 발작하고〔日作〕 깊으면〔深〕 하루 걸러〔間日〕 발작하니 혹은 머리와 목〔頭項〕에 있고 혹은 등속〔背中〕에 있고 혹은 허리와 척추〔腰

---

28) 최창록,『다시읽는 황제소문경』(上)(푸른사상, 2001), 5.음양응상대론편(陰陽應象大論篇), p.111.
29) 최창록, 위의 책, 4.금궤진언론편(金櫃眞言論篇), p.79.
30) 최창록, 위의 책, 3.생기통천론편(生氣通天論篇), p.61.

脊]에 있으니 비록 상하 원근이 같지 않으나 태양(太陽)에 있는 것은 하나인 것이다.(東垣)

o 대법(大法)에 풍서(風暑)에는 응당 땀을 내야[發汗]하는데 여름[夏月]에 흔히 시원한 곳[風凉處]에서 쉬면[歇] 아침에 땀이 막혀서 배설되지 못하기 때문이다.(丹心)

o 병기(病氣)가 사람을 업신여기는 모습과 같으므로 또한 학질[瘧]이라 하니 모질게 학대하는[凌虐] 형상이 있고 상한(傷寒)이 오래되면 괴증(壞證)이 되고 내상(內傷)이 오래되면 노채(勞瘵)가 되니 그러한 즉 어찌 좋은 병[美病]이겠는가?

□ 학질의 형체와 증세[瘧疾形證]

o '학질[瘧]의 처음 발생은 먼저 가는 털[豪毛]에서 일어나며 기지개와 하품[伸欠]이 일어나며 한기 들어 떨고[寒慄] 턱이 고동친다[鼓頷]. 허리와 척추[腰脊]가 모두 아프고 한기[寒]가 지나가면 안팎[內外]으로 모두 열이 나고 머리가 깨지는 것 같고 갈증이 나서 찬물을 먹고 싶어합니다'(內經)31)

o '대개 음양(陰陽) 상하가 서로 다투니 허실(虛實)이 다시 일어나 음양(陰陽)이 서로 옮겨지는 것입니다. 양(陽)이 음(陰)에 아우르면 음이 실하고[陰實] 양이 허하고[陽虛] 양명(陽明)이 허(虛)하면 한기가 들어 떨고[寒慄] 턱을 고동친다[鼓頷]. 거양(巨陽)이 허(虛)하면 곧 허리와 등, 머리와 목[腰脊頭項]이 아프며 3양이 모두 허하면 곧 음기(陰氣)가 왕성하고 음기(陰氣)가 왕성하면 뼈에 한기 들어[骨寒] 아프고 한기[寒]는 안에서 생기는 고로 안과 밖이 다 춥습니다. 양이 왕성하면[陽盛] 밖에 열이 나고 음이 허하면[陰虛] 안에서 열이 납니다. 안과 밖이 다 열나면 기침하고 목마릅니다[喘渴]. 그러므로 찬 것을 마시고 싶어합니다.(內經)32)

o '대저 학질[瘧]을 처음 발생할 때에는 양기(陽氣)가 음(陰)에 아우르니 응당 이때에는 양(陽)이 허(虛)하고 음(陰)은 왕성해서 밖에는 기(氣)가 없습니다. 그러므로 먼저 추워서 떱니다.(寒慄) 음기(陰氣)가 거스름이 지극하면 다시 양(陽)이 나옵니다. 양(陽)과 음(陰)이 다시 밖에 아우르면 음이 허하고[陰虛] 양이 실한 고로[陽實] 먼저 열이 나고 목이 마릅니다. 대저 학기(瘧氣)란 양(陽)과 아우르면 양이 왕성하고[陽勝] 음(陰)에 아우르면 음이 왕성[陰勝]하고 음이 왕성[陰勝]하면 춥고[寒] 양이 왕성하면[陽勝] 열이 납니다.'(內經)33)

o 위기가 허하면[衛虛] 먼저 춥고 영기가 허하면[榮虛] 먼저 열이 나고 거죽의 사가[表邪]가 많으면 춥고 속의 사[裏邪]가 많으면 열이 많고 겉과 속[表裏]이 서로 반[相半]이면 한열(寒熱)이 서로 반이 된다.(入門)

o 사람의 영위[榮衛]는 낮에는 양(陽)(양(陽)은 곧 거죽[表]이다)에 운행하고 밤에는 음(陰)(음(陰)은 곧 속[裏]이다)에 운행하는데 영위(榮衛)가 아픈 자리에 이르러 통하지 않으면 추워서 떨

---

31) 최창록,『다시읽는 황제소문경』(中)(푸른사상, 2001), 35.학론편(瘧論篇), p.74.
32) 최창록, 위의 책, 위의 곳, p.75.
33) 최창록, 위의 책, 위의 곳, p.86.

고[寒戰] 머리와 턱이 떤다. 속과 밖이 다 추우면 허리와 척추가[腰脊] 다 아프다. 이는 사기(邪氣)가 안에 들어간 것이다. 추워 떠는 것[寒戰]이 그치면 안과 밖이 다 열이 나고 머리가 깨지듯이 아프고 목말라 찬물을 마시고자 하고 번열이 나고 그득해서[煩滿] 토하려 하고 저절로 땀이 나니[自汗] 이는 사기(邪氣)가 밖에서 발한 것이다.(丹心)

o 서학(暑瘧)은 열만 나고[單熱] 습학(濕瘧)은 한기[寒]가 많고 한학(寒瘧)은 먼저 춥고 뒤에 열이 나고 풍학(風瘧)은 먼저 열이 나고 뒤에 춥다. 나머지는 다 먼저 춥고 뒤에 열이 난다.(入門)

□ 맥법(脉法)

o 학질의 맥[瘧脉]은 저절로 당겨서 급한데[自弦] 당겨서 급하고[弦] 잦으면[數] 열이 많고 당겨서 급하고[弦] 늘이면[遲] 한기가 많다.[多寒] 당겨서 급하고[弦] 작고[小] 팽팽한 것[緊]은 마땅히 내려야[下]하고 당겨서 급하고[弦] 늘인 것[遲]은 따스하게 해야하고[溫], 당겨서 급하고[弦] 팽팽한 것[緊]은 땀을 내야하고[發汗], 뜨고[浮] 큰 것[大]은 토해야 하고[吐] 당겨서 급하고[弦] 잦은 것[數] 풍이 발한 것이니[風發] 음식(飮食)을 소화시키면[消息] 그친다.(要略)

o 학질의 맥[瘧脉]은 스스로 당기고 급한 것[弦]인데 당겨서 급하고[弦] 늘이면[遲] 한기가 많고[寒多] 당기고 급하고[弦] 잦으면[數] 열이 많은데[熱多] 수시로 변천한다.(脉訣)

o 학질의 맥[瘧脉]은 당기고 급함[弦]이 많다. 다만 열이 나면 당기고 급하면서[弦] 잦음을 띠고[帶數] 한기가 나면[寒] 당기고 급하면서[弦] 늘임을 띠고[帶遲] 또한 병이 오래되면 맥[脉]이 지극히 허하여 미약[微]하면서 무력(無力)하여 당기고 급하지 않으면서[不弦] 반드시 허[虛]하고 잦은[數] 가운데 당기고 급함[弦]이 나타나되 다만 손으로 어루만지지 않을 따름이지[不搏手耳] 자세히 살펴야 옳은 것이다.(丹心)

o 당기고 급하고[弦] 짧은 것은 음식에 상[傷食]한 것이고 당기고 급하고 흐름이 순한 것[弦滑]은 담이 많으며[多痰] 미약[微]하고 무력(無力)한 것은 오랜 학질[久瘧]이 된다.(醫鑑)

o 학질의 맥[瘧脉]이 늘이고 천천한 것은[遲緩] 병이 저절로 낫는다.(回春)

□ 한열의 선후(寒熱先後)

o '학질[瘧]에 먼저 한기[寒]가 나고 뒤에 열 나는 것[熱]은 여름에 큰 더위에 상한 때문이니 땀이 크게 나서 살결[腠理]이 열리는[開發] 때문에 하기(夏氣)의 서늘[凄滄]한 수한(水寒)을 만나면 한기[寒]가 살결[腠理]과 피부 속에 감춰졌다가 가을에 바람[風]에 상하면 병이 이루어집니다. 대저 한기[寒]는 음기(陰氣)입니다. 풍(風)이란 양기(陽氣)입니다. 먼저 한기[寒]에 상하고 뒤에 풍(風)에 상하는 고로 먼저 한기가 나고 위에 열이 나는 것[先寒後熱]입니다. 아프면 병이 일정한 시기에 발작하니 이름을 한학(寒瘧)이라 합니다.'34)

o '먼저 열이 나고 뒤에 한기가 나는 것은 먼저 풍(風)에 상하고 뒤에 한기[寒]에 상하는 때문에

먼저 열이 나고 뒤에 한기가 드는 것입니다. 또한 일정한 시기에 발작하는 것을 이름하여 온학(溫瘧)이라 합니다.'(內經)

○'단지 열이 나기만 하고 한기가 없는 것은 음기(陰氣)가 먼저 끊어지고 양기(陽氣)가 홀로 발(發)하면 기가 적어지고[少氣] 고민하고 괴로워하고[煩寃] 수족이 열이 나고 구역질하려 하니 이름하여 단학(癉瘧)이라 합니다. 단(癉)은 열입니다.'(內經)35)

□ 한열의 왕래(寒熱往來)

○병에는 오싹[洒淅]하고 오한(惡寒)하여 다시 발열하는 것은 어째서인지요? 답하기를 음맥(陰脉)이 부족하면 양(陽)이 가서 따르고[往從], 양맥(陽脉)이 부족하면 음(陰)이 가서 탑니다.(往乘) 양이 부족하다는 것은 무엇을 말하는고 하면 가령 촌맥(寸脉)이 미약하면 양이 부족[陽不足]하다고 하는데, 음기(陰氣)가 위로 양(陽)의 가운데 들어가면 오싹하고[洒淅] 오한(惡寒)한다. 무엇을 음이 부족[陰不足]하다고 하는고 하면 가령 척맥(尺脉)이 약하면 이름하여 음부족(陰不足)이라 하니 양기(陽氣)가 음 가운데[陰中] 함몰하여 들어가면 발열(發熱)하는 것이다.(仲景)

○양이 미약하면[陽微] 오한(惡寒)하고 음이 미약하면[陰微] 발열(發熱)하는 것이니 대체로 음이 부족하면 양이 가서 따르는[往從] 것인 고로 안으로 침몰해서[下陷] 발열(發熱)하고 양이 부족하면 음이 가서 타는[往乘] 고로 음기가 위로 양속[陽中]에 들어가서 오한(惡寒)한다.(仲景)

○양이 부족하면[陽不足] 음사(陰邪)가 겉에 나와서[出表] 양과 더불어 다투어서 곧 음이 이기니[陰勝] 한기[寒]가 되는 것이며, 음이 부족[陰不足]하면 양사(陽邪)가 속에 들어가서[入裏] 음과 더불어 다투어서 곧 양이 이기니[陽勝] 열(熱)이 되는 것이다. 만약 사기[邪]가 들어가서 정기(正氣)와 더불어 다투지 않으면 단지 열이 나고 한기[寒]는 없는 것이다. 양이 부족하면 먼저 한기[寒]가 나고 음이 부족하면 먼저 열이 나며 거죽의 사기[表邪]가 많으면 한기[寒]가 많고 속의 사기[裏邪]가 많으면 열이 많고 반거죽[半表] 반속[半裏]이면 한열(寒熱)이 서로 같으니[相等] 잠깐 왔다가 잠깐 가니 하루 걸러서 발작하는 것이다[間作].(入門)

○학질[瘧]이란 소양(少陽)이다. 소양(少陽)은 동방(東方)의 기(氣)이다. 역행(逆行)하면 한기를 발하고[發寒] 순행(順行)하면 열을 발[發熱]하는 고로 나뉘어지면 기(氣)가 다르고 왕래(往來)가 일정하지 않는 것이다.(東垣)

○몸의 뒤[身後]는 태양(太陽)이 되니 태양(太陽)은 방광수(膀胱水)가 차가운 것이다. 몸의 앞은 양명(陽明)이니 양명(陽明)이란 대장금(大腸金)이 메마른 것[燥]이니 소양(少陽)의 사기[邪]가 그 안에 있어서 뒤의 방광수(膀胱水)에 가까우면 오한(惡寒)하고 앞의 양명조(陽明燥)에 가까우면 발열(發熱)하는 고로 한열(寒熱)이 왕래하는 것이다.(東垣)

---

34) 최창록, 위의 책, 위의 곳, pp.83~84.
35) 최창록, 위의 책, 위의 곳, p.84.

○ 심한 것은 안과 밖이 직분을 지키지 못하고〔失守〕진사(眞邪)가 구분되지 못하고 음양(陰陽)이 번갈아 왕성하고〔迭勝〕한열(寒熱)이 서로 일어나서 발작이 쉬고〔休作〕일정한 시간이 없는 것이다.(直指)

□ 학질이 발작하는 일수의 많고 적음〔瘧發日數多少〕

○'여름에 더위〔暑〕에 상하여 열기(熱氣)가 왕성하면 피부의 안과 장위(腸胃)의 밖에 머무는데 이는 영기(榮氣)가 머물러 있는 곳입니다. 이것이 사람으로 하여금 땀구멍을 성글게 하고 주리(腠理)를 열게 하는데 추기(秋氣)를 만나거나 땀이 날 때 바람을 만나거나 찬물에 목욕할 때 수기(水氣)를 만나면 수기(水氣)가 피부 안에 머물러 위기(衛氣)와 더불어 아울러 머무른다. 위기(衛氣)란 낮에는 양(陽)에 운행하고 밤에는 음(陰)에 운행하니 이 기(氣)가 양(陽)을 만나면 밖으로 나가고 음(陰)을 만나면 안으로 핍박하니 안팎이 서로 핍박하여 매일 발작하는 것입니다.'(內經)36)

○위기(衛氣)가 사기〔邪〕와 더불어 서로 아우르면 병이 발작하고 사기〔邪〕와 더불어 떨어지면〔相離〕병이 쉬는데 그 음(陰)에 아우르면 한기〔寒〕가 나고 양(陽)에 아우르면 열이 나는데 음(陰)에서 떠나면 한(寒)이 그치고 양(陽)을 떠나면 열(熱)이 그치니 다음날에 이르러 또 모이고 아울러 합하면 다시 병이 난다.(綱目)

○'하루 걸러서〔間日〕발작하는 것은 그 사기〔邪〕가 안으로 5장을 핍박해서 모원(募原)에 바로 이어졌기 때문입니다. 그 길은 멀고 그 기(氣)는 깊으며 그 운행〔行〕은 더디어서〔遲〕위기(衛氣)와 더불어 함께 운행하지 못해서 다 나오지 못하는 고로 하루 걸러서 발작하는 것입니다.'(內經)37)

○"황제(黃帝)가 말한다. '때로는 이를 거르〔間二日〕거나 혹은 여러 날에 이르러 발작하거나 혹은 목마르고 혹은 목마르지 않은데 그 이유는 무엇인지요?' 기백(岐伯)이 답한다. '그 하루 거르는 것〔間日〕사기(邪氣)와 위기(衛氣)와 더불어 6부(六府)에 머물러 있으니 서로 잃어버리는 때가 있으며 서로 만나지 못하는 때가 있으므로 며칠간을 쉬고 발작하는 것입니다. 학질〔瘧〕이란 음양이 번갈아 왕성한 지라 혹은 심하고 혹은 심하지 않는 것이므로 혹은 갈증이 나고 혹은 갈증이 나지 않는 것입니다.'"(內經)38)

○3일에 한 번 발작하는 것은 병을 받은 지 1년이 된 것이며 하루걸러 발작하는 것은 병을 받은 지가 반년 된 것이요 날마다 발작하는 것을 병을 받은 지 1달이 된 것이요, 이틀 연발하다가 하루 머무는 것은 기혈(氣血)이 함께 병을 받은 것이요, 또 이르기를 3일에 한 번 발작하는 것은 음경(陰經)이 병을 받은 것이 가장 중하다고 했다.(丹心)

○양(陽)은 부(府)가 되므로 사기〔邪〕가 얕아서 영위(榮衛)와 더불어 아울러 운행하니 하루 한 번 발작한다. 음(陰)은 장(臟)이 되니 사기〔邪〕가 깊어서 모원(募原)에 가로로 이어져서 정기(正

---

36) 최창록, 위의 책, 위의 곳, pp.76~77.
37) 최창록, 위의 책, 위의 곳, p.80.
38) 최창록, 위의 책, 위의 곳, pp.90~91.

氣)와 더불어 아울러 운행하지 못하는 고로 하루걸러 축적(蓄積)했다가 곧 발작하거나 혹은 3~4일에 한 번 발작하고 그것이 오래되면 학모(瘧母)가 되는 것이다.(入門)

□ 학질의 발작은 주야와 빠르고 늦음의 다름이 있다 [瘧發有晝夜早晏之異]

ㅇ "황제[帝]가 말한다. '그 발작이 날로 늦어지는 것과 날로 빨라지는 것은 무슨 기가 그렇게 하는지요?' 기백(岐伯)이 답한다. '사기(邪氣)가 풍부(風府)에 침입하면 등골 뼈[脊]를 돌아 내려가고 위기(衛氣)는 하루 낮 하루 밤에 풍부(風府)에 크게 모이니 그 다음날[明日] 날로 한 마디씩 내려가는 고로 그 발작이 늦어지는 데 이는 먼저 사기[邪]가 등골뼈와 등에 머무는 것입니다. 매번 풍부(風府)에 이르면 주리(腠理)가 열리고, 주리가 열리면 사기(邪氣)가 들어오고 사기가 들어오면 병이 발작하니 이 때문에 날마다 발작하는 시간이 조금씩 늦어집니다. 그 사기(邪氣)가 풍부(風府)에서 나와서 하루 한 마디씩 내려가서 21일이면 꼬리뼈[骶骨]에 이르고 22일에는 척추 안[脊內]에 들어가서 복여(伏脊)의 맥(脉)으로 흘러 들어가서 그 기(氣)가 위로 운행해서 9일이면 결분 속[缺盆中]으로 나오니 그 기(氣)가 날로 높아지는 고로 날로 발작이 더욱 빨라집니다.'"(內經)39)

ㅇ 양(陽)은 낮에 발하니 사기[邪]가 얕아서 영위(榮衛)가 낮에 등과 척수에 운행하기 때문이다. 음(陰)은 밤에 발하니 사기[邪]가 깊어서 영위(榮衛)가 밤에 가슴[胸]과 배[腹]에 운행하기 때문이다.

ㅇ 양(陽)은 자시(子時)에서 사시(巳時)에 이르고 음(陰)은 오시(午時)에서 해시(亥時)에 이르니 가령 인묘(寅卯)에 발작하면 미신(未申)에 물러가고 혹은 미신(未申)에 발작하면 자축(子丑)에 물러가니 이는 다 음양(陰陽)이 나누어지지 않는 때문이라 하고 반드시 약을 써서 일찍이 흐트러지게[趲] 해야 하며, 혹은 옮길 때 음양(陰陽)으로 나누어 정한 연후에 양학(陽瘧)은 끊어 머무르게[截位] 하고 음학(陰瘧)은 올라 흩어지게[升散] 해야 한다.(入門)

ㅇ 묘시[卯]로부터 오시[午]에 이르러 발작하는 것은 사기[邪]가 밖에 있고, 오시[午]에서 유시(酉時)에 이르러 발작하는 것은 사기[邪]가 안에 있고 유시[酉]로부터 자시[子]에 발작하거나 인시[寅]에 이르러 발작하는 것은 사기[邪]가 혈분(血分)에 있음을 안다.(保命)

□ 6경학(六經瘧)

ㅇ 여름에 더위[暑]에 상하면 가을에 반드시 학질을 앓는 것인데[病瘧] 처음에는 어느 경(經)이 병을 받은 지 알 수 없으니 그 받은 것에 따라서 취해야 한다. 그 가운데는 3양(三陽)에 적중[中]한 것도 있고, 3음(三陰)에 적중[中]한 것도 있다. 대체로 경중(經中)의 사기[邪]는 그 증세[澄]가 각기 다르니[殊] 태양경(太陽經)에 있는 것은 한학(寒瘧)이라 하고 치료는 땀을 많이 내야[多

---

39) 최창록, 위의 책, 위의 곳, pp.79~80.

汗之〕한다. 양명경(陽明經)에 있는 것은 열학(熱瘧)이라 하니 치료는 많이 내려야〔多下之〕한다. 소양경(少陽經)에 있는 것은 풍학(風瘧)이라 하니 치료는 많이 온화하게 해야〔多和之〕한다. 이 3양(三陽)이 병을 받는 것을 다 포학(暴瘧)이라 한다. 발작〔發〕이 하지(夏至) 이후 처서(處暑) 전에 있으면 이는 곧 상함이 얕은 것이니 가까우면서 폭(暴)한 것이다.

○음경(陰經)에 있는 것은 3음(三陰)을 구분함이 없다. 다 온학(溫瘧)이라 하는데 그 발작이 처서(處暑) 이후 동지(冬至) 전까지는 이는 곧 상(傷)함이 중(重)한 것이니 멀고도 깊은 것이다. 또한 해학(痎瘧)은 노학(老瘧)이니 그러므로 구학(久瘧)이라 한다.(保病)

○상한(傷寒)의 남은 열이 맑아지지 않고 거듭 한기〔寒〕에 감촉되어 변한 학질〔瘧〕을 온학(溫瘧)이라 하고 또한 풍학(風瘧)이라 한다. 이는 상한(傷寒)의 괴병(壞病)이 되니 그 증세는 먼저 열나고 뒤에 한기〔寒〕가 나는 것이다.(入門)

○학질〔瘧〕이 3양(三陽)에 속하면 마땅히 땀을 내고〔汗〕토(吐)해야 한다. 학질〔瘧〕이 3음(三陰)에 속하면 마땅히 내리고〔下利〕온화하게〔和〕하고 따스하게〔溫〕해야 한다.(正傳)

○태양학(太陽瘧)에는 마땅히 계지강활탕(桂枝羌活湯), 마황강활탕(麻黃羌活湯)을 쓴다.

○양명학(陽明瘧)에는 마땅히 인삼백호탕(人參白虎湯), 시령탕(柴苓湯)(두 의방은 아울러 한문(寒門)을 보라)을 쓴다.

○소양학(少陽瘧)은 마땅히 시호계지탕(柴胡桂枝湯), 시호가계탕(柴胡加桂湯)을 쓴다.

○3음온학(三陰溫瘧)은 마땅히 백호계지탕(白虎桂枝湯), 마황백출탕(麻黃白朮湯) 혹은 소시호(小柴胡)에 4물탕(四物湯)을 합해서 쓰니 이름을 시호4물탕(柴胡四物湯)이라 한다.

○태양(太陽)과 양명(陽明)이 합한 병은 계지작약탕(桂枝芍藥湯), 계지석고탕(桂枝石膏湯)을 쓰고 3양(三陽)이 합한 병은 마땅히 계지황금탕(桂枝黃芩湯)으로 온화하게 해야〔和之〕한다.(保命)

◆ 계지강활탕(桂枝羌活湯)

○태양학(太陽瘧)에 저절로 땀이 나고〔自汗〕머리와 목이 아프고 허리와 척추가 뻣뻣한 것을 치료한다.

【의방】 계지(桂枝), 강활(羌活), 방풍, 감초 각 1전 반.
　　　　이상의 것을 썰어서 1첩을 만들어 물에 달여 복용한다.(綱目)

◆ 마황강활탕(麻黃羌活湯)

○태양학(太陽瘧)으로 땀이 없는 것을 치료한다.

【의방】 곧 앞 의방의 계지(桂枝)를 저거하고 마황(麻黃)을 더한다 약제법은 위와 같다.(綱目)

◆ 시호계지탕(柴胡桂枝湯)

ㅇ소양학(少陽瘧)으로 한열(寒熱)이 왕래하는 데 치료하면 지극히 효험이 있다.

【의방】 시호(柴胡) 3전, 황금, 계지 각 2전, 반하 1전, 감초 4푼.
　　　　 이상의 것을 썰어서 1첩을 만들어 생강 3쪽, 대추 2매를 넣어 물에 달여 복용한다.(入門)

◆ 백호계지탕(白虎桂枝湯)

ㅇ온학(溫瘧)에 맥(脉)이 편한 것 같고 몸에 한기(寒)가 없으나 단지 열(熱)이 나며 골절(骨節)이 번동(煩疼)하고 때때로 변(便)이 어렵고 아침에 발했다가 저녁에 풀리고 저녁에 발했다가 아침에 풀리는 증세에 이 약이 주치한다.

【의방】 석고(石膏) 4전, 지모 2전, 계지(桂枝), 감초 각 1전, 멥쌀 1홉.
　　　　 이상의 것을 썰어서 1첩을 만들어 물에 달여 복용한다.(正傳)

ㅇ일명 가감계지탕(加減桂枝湯)이다.(得效)

◆ 마황백출탕(麻黃白朮湯)

ㅇ풍학(風瘧)을 치료한다.

【의방】 마황(麻黃), 계지, 청피, 진피, 천궁, 백지(白芷), 반하국(半夏麴), 자소엽(紫蘇葉), 적복령,
　　　　 백출, 길경, 세신, 빈랑, 감초 각 7푼.
　　　　 이상의 것을 썰어서 1첩을 만들어 생강 3쪽과 대추 2매를 넣어 물에 달여 복용한다.(直指)

◆ 시호4물탕(柴胡四物湯)

ㅇ3음경(三陰經)의 온학(溫瘧)이 혹은 밤에 발하는 것을 치료한다.

【의방】 시호(柴胡), 생건지황 각 2전, 인삼, 반하, 황금, 감초, 천궁, 당귀, 적작약 각 1전.
　　　　 이상의 것을 썰어서 1첩을 만들어 생강 3쪽, 대추 2매를 넣어 물에 달여 복용한다.

◆ 계지작약탕(桂枝芍藥湯)

ㅇ학질(瘧)의 한열(寒熱)이 크게 일어나는 것은 이 태양(太陽), 양명(陽明)이 합한 병이다. 이것을 대쟁한열(大爭寒熱)이라 하는데 발작하면 반드시 전율(戰)하고 고동(動)치고 발열(發熱)하면 반드시 땀이 새어 나오니 경(經)에 이르기를 '땀이 나고 낫지 않는 것은 반드시 열(熱)임을 안다. 치료하지 못하고 오래되면 전변(傳)하여 음경(陰經)에 들어갈까 두렵다'고 했다. 마땅히 이 약을

쓴다.

【의방】 계지(桂枝) 1전, 적작약, 지모, 석고, 황금 각 2전.
이상의 것을 썰어서 1첩을 만들어 물에 달여 복용한다.(保命)

◆ 계지석고탕(桂枝石膏湯)
○태양(太陽), 양명(陽明) 합한 병인 하루 걸른 학질[間日瘧]에 열이 많고 한기[寒]가 적은 것을 치료한다.

【의방】 석고, 지모 각 3전, 황금 2전, 계지 1전.
이상의 것을 썰어서 1첩을 만들어 물에 달여 복용한다.(入門)

◆ 계지황금탕(桂枝黃芩湯)
○계지작약탕(桂枝芍藥湯)을 복용한 후 한열(寒熱)이 전변[轉]함이 심한 것은 태양(太陽), 양명(陽明), 소양(少陽)이 합한 병임을 알아야 한다. 마땅히 약으로 혼화[和]하게 한다.

【의방】 시호(柴胡) 2전, 석고, 지모 각 1전 반, 황금, 인삼, 반하, 감초 각 1전 2푼, 계지 1전.
이상의 것을 썰어서 1첩을 만들어 물에 달여 복용한다.(保命)

□ 학질은 낮밤에 발작하는 것을 마땅히 구분해서 치료한다[瘧晝發夜發宜分治]

○기허(氣虛)하여 낮에 발작하는 데는 마땅히 6군자탕(六君子湯)(의방은 담문(痰門)을 보라), 보중익기탕(補中益氣湯)(의방은 내상(內傷)을 보라)에 반하, 황금을 더해서 쓴다.
○혈허(血虛)하여 밤에 발작하는 것은 마땅히 시호4물탕(柴胡四物湯)(의방은 위를 보라), 도인승기탕(桃仁承氣湯)(의방은 한문(寒門)을 보라), 마황황금탕(麻黃黃芩湯), 시호궁귀탕(柴胡芎歸湯)을 쓴다.(諸方)

◆ 마황황금탕(麻黃黃芩湯)
○밤에 발작하는 학질[瘧]을 치료한다.

【의방】 마황(麻黃) 3전, 황금 2전, 감초 1전 반, 계심(桂心) 1전, 도인 15매.
이상의 것을 썰어서 1첩을 만들어 물에 달여 잘 임시에 복용한다.

○도인(桃仁)은 맛이 쓰고[苦] 달고[甘] 매운 것[辛]인데 간(肝)은 혈의 바다[血之海]가 된다. 혈(血)이 사기[邪]를 받으면 간기(肝氣)가 메마르니[燥], 경(經)에서 이른바 '간(肝)이 급(急)한

것을 괴로워〔苦〕하면 급히 단 것〔甘〕을 먹어서 완화〔緩〕한다는 것'이다. 도인(桃仁)은 혈을 흩고〔散血〕 간을 완화하니〔緩肝〕 사기(邪氣)가 심원(深遠)하게 혈에 들어가는〔入血〕 고로 밤에 발하는〔夜發〕 것이니 곧 음경(陰經)에 사기〔邪〕가 있는 것이다. 이 마황황금탕(麻黃黃芩湯)은 곧 혈중(血中)의 풍한(風寒)을 발산(發散)하는 약제〔劑〕이다.(綱目)

◆ 시호궁귀탕(柴胡芎歸湯)

ㅇ밤에 발작하는 음학(陰瘧)을 치료한다. 양분(陽分)을 끌어내어 흩은 후 인삼제학(人三裁瘧)을 복용해서 그치게 한다.

【의방】 시호(柴胡), 건갈(乾葛), 천궁 각 1전, 길경, 당귀, 적작약, 인삼, 후박, 백출, 복령, 진피 각 7푼, 홍화, 감초 각 3푼.
　　　이상의 것을 썰어서 1첩을 만들어 생강 3쪽, 대추 2매, 매실〔梅〕 1개를 넣어 물에 달여 복용한다.(回春)

□ 여러 학질증세의 치료〔諸瘧證治〕

ㅇ학질〔瘧〕에는 풍학(風瘧), 한학(寒瘧), 열학(熱瘧), 습학(濕瘧), 담학(痰瘧), 식학(食瘧), 노학(勞瘧), 귀학(鬼瘧), 역학(疫瘧), 단학(癉瘧), 해학(痎瘧), 노학(老瘧)이 있다.(諸方)

□ 풍학(風瘧)

ㅇ풍(風)에 감촉〔感〕해서부터 먼저 열이 나고 뒤에 한기 나는〔先熱後寒〕 데는 마땅히 마황백출탕(麻黃白朮湯)을 쓴다. 땀이 나지 않으면 마땅히 산사탕(散邪湯)을 쓰고 땀이 나면 마땅히 정기탕(正氣湯)을 쓴다.(入門)

□ 한학(寒瘧)

ㅇ한기〔寒〕에 감촉〔感〕해서부터 한기를 많이 얻고〔得寒多〕 열이 적은 것〔熱少〕은 마땅히 인삼양위탕(人參養胃湯)(의방은 한문(寒門)을 보라), 교해음(交解飮), 과부탕(果附湯), 초과음(草果飮), 시호계강탕(柴胡桂薑湯)을 쓴다.
ㅇ일명 빈학(牝瘧)이라 한다.(入門)

□ 열학(熱瘧)

○더위[暑]가 왕성하여 열이 많아서 얻은 것인데 단학(癉瘧)이라 하고 또한 서학(暑瘧)이라 한다. 마땅히 인삼백호탕(人參白虎湯), 시령탕(柴苓湯)(두 의방은 한문(寒門)을 보라), 시호지모탕(柴胡知母湯), 쟁공산(爭攻散), 용호탕(龍虎湯)을 쓴다.(入門)

□ 습학(濕瘧)

○엄습하는 비[襲雨]를 무릅쓰고 땀이 나서 목욕함으로 인해서 얻은 병이니 한열(寒熱)이 상반(相半)하고 소변이 잘 나지 않는 증상이니 마땅히 5령산(五苓散)(의방은 한문(寒門)을 보라)에 창출, 천궁, 강활을 더한다.

□ 담학(痰瘧)

○바깥의 감염[外感]과 내상(內傷)으로 인해서 울(鬱)이 모여서 담(痰)을 이루어 머리가 아프고 살이 실룩거리고[肉跳] 음식을 토하고[吐食] 침을 구역질[嘔沫]한다. 심하면 어지럽고[昏迷] 졸도(卒倒)하니 마땅히 자진탕(紫陳湯)에 초과(草果)를 더해서 쓰거나 혹은 4수음(四獸飮), 냉부탕(冷附湯)을 쓰고 오래 그치지 않으면 노강음(露薑飮)으로 끊어야 한다.(入門)

○어느 사람이 갑자기 학질을 얻어 구토하고 이상한 지라 2진탕(二陳湯)(의방은 담문(痰門)을 보라)에 인삼, 축사를 더하고 백두구(白豆蔲)를 배(倍)로 써서 한두 첩을 먹으니 자연히 한열(寒熱)이 일어나지 않았다. 대개 백두구(白豆蔲)는 소화시킬 수 있고[能消] 갈 수 있어서[能磨] 3초(三焦)에 흘러 운행[流行]하니 영위(榮衛)가 한 번 구르면 한열(寒熱)이 저절로 편안해 진다.(直指)

□ 식학(食瘧)

○일명 위학(胃瘧)이니 음식을 조절하지 못하고[失節] 배고픔과 배부름[飢飽]에 상한 바 되어 이루어진 것이다. 한기[寒]가 그치면 다시 열이 나고 열이 그치면 다시 한기[寒]가 나니 한열(寒熱)이 나란히 교체하니[交倂] 괴롭고 배고파도[苦飢] 먹지 못하고 먹으면 담을 토한다.[吐痰] 경(經)에 이르기를 '한열(寒熱)은 배가 잘 고프면서 먹지 못하고 먹으면 팔 다리가 그득하고[支滿] 배가 창만(腹脹)하여 날로 발작해서 아프니 이름을 위학(胃瘧)이라 한다고 하는 것이 이것이다. 마땅히 평진탕(平陳湯)에 지실(枳實), 백출, 산사자, 신국, 청피를 더해서 쓰거나 혹은 청비음(淸脾飮), 소청비탕(小淸脾湯)을 쓰고 또 2진탕(二陳湯)에 청피, 빈랑, 축사, 백두구를 더하는 것이 또한 좋다.(諸方)

□ 노학(勞瘧)

o 곧 구학(久瘧)이다. 한열(寒熱)이 미미(微微)해서 한기중[寒中]에 열이 있고 열 가운데 한기[寒]가 있으니 조치(調治)하기가 매우 어렵다. 겉과 속[表裏]이 모두 허하고 진원(眞元)이 회복되지 않아 병이 비록 잠깐 그치나 조금만 피로하면 다시 발작이 와서 해가 지나도 낫지 않는다. 마땅히 궁귀별갑산(芎歸鱉甲散), 상산음(常山飮), 5로원(五勞元), 6화탕(六和湯), 오두7조탕(烏頭七棗湯), 노강양위탕(露薑養胃湯), 십장군환(十將軍丸), 일보일발단(一補一發丹), 진사원(辰砂元), 양위단(養胃丹)(諸方)

o 구학(久瘧)은 원기(元氣) 허한(虛寒)에 속한다. 대개 기허(氣虛)하면 한(寒)하고 혈허(血虛)하면 열(熱)이 나고 위허(胃虛)하면 오한(惡寒)이 나고 비허(脾虛)하면 발열(發熱)하고 음화(陰火)가 아래로 흐르면 한열(寒熱)이 교대로 일어난다. 혹은 침을 토하고[吐涎] 먹지 못하여 혹은 설사하고 배가 아프고 수족(手足)이 거슬러 차가워[逆冷] 추워서 무서워하듯 떠니[戰慄] 다 비위(脾胃)가 허약한 것이다. 다만 보중익기탕(補中益氣湯)(의방은 내상(內傷)을 보라)을 복용하면 모든 증세가 낫는다. 만약 청비절학음(淸脾截瘧飮)을 투여하면 흔히 일어나지 않게 된다.(醫鑑)

□ 귀학(鬼瘧)

o 시주(尸疰)40)과 객오(客忤)41)에 감촉됨으로 인해서 한열(寒熱)이 날로 발작하고 자나 깨나 상서롭지 못하고 공포가 많이 생기는 증세이다. 마땅히 벽사단(辟邪丹), 웅주단(雄朱丹)을 쓰고 사람이 많이 밟은 흙[人場土]을 태워 환(丸)을 지어 남자는 왼쪽, 여자는 오른쪽 코 안을 막는다.(入門)

□ 역학(疫瘧)

o 한 지방[一方]에서 어른과 아이가[長幼] 증세가 비슷하니 혹은 감염[染]해서 유행하여 변해서 한열(寒熱)을 이룬다. 반드시 운기(運氣)를 참작해서[參] 약을 써야 한다. 마땅히 불환금정기산(不換金正氣散)(의방은 한문(寒門)을 보라), 여의단(女意丹), 5온단(五瘟丹), 장달환(瘴疸丸)(세 의방은 온역(瘟疫)을 보라)을 쓴다.

---

40) 시주(尸疰) : 죽은 사람의 혼이 3년 뒤에 귀신이 되어 사람의 몸에 붙어 생긴다는 병.
41) 객오(客忤) : 갑자기 일어나는 배 병.

□ 장학(瘴瘧)

○산계(山溪)를 낀[挾] 남장(嵐瘴)의 찌는 독[蒸毒]의 기(氣)가 사람으로 하여금 혼미하고 피곤[迷困]하여 발광(發狂)하거나 혹은 말을 못하게 하여[啞], 잠깐 한기[寒]가 들고 잠깐 열(熱)이 나고 잠깐 있고[有] 잠깐 없으니[無], 남쪽지방[南方]에는 이 병이 많다. 마땅히 쌍해음자(雙解飮子), 지룡음(地龍飮), 강활창출탕(羌活蒼朮湯), 장달환(瘴疸丸)(의방은 달문(疸門)을 보라), 관음원(觀音元)을 쓴다.(諸方)

□ 해학(痎瘧)

○해학(痎瘧)이란 노학(老瘧)이다. 3일을 걸러서 한 번 발작해서 얽히고 섥켜[纏綿] 떠나지 않는 것이다.(綱目)

○3일 걸러서 한 번 발작하는 것[三日一作]이란 사기[邪]가 3음경(三陰經)에 들어가는 것이다. 자오묘유일(子午卯酉日)에 발작하는 것은 소음경학(少陰經瘧)이다. 인신사해일(寅申巳亥日)에 발작하는 것은 궐음경학(厥陰經瘧)이다. 진사축미일(辰巳丑未日)에 발작하는 것은 태음경학(太陰經瘧)이다. 더위[暑]에 얻은 학질[瘧]은 응당 땀으로써 풀어야 한다. 대체로 감기[感冒]와 바람[風]은 다 바깥 사기[外邪]이니 그러므로 땀을 많이 내지 않으면 풀지 못한다. 반드시 먼저 삼출(參朮) 등의 보제(補劑)로써 임군약제[君]로 삼아 시갈(柴葛) 등의 발산(發散)하는 약을 더해서 차차 땀을 수렴하고[收汗] 땀을 내어서[得汗] 허(虛)하면 또 보양(補養)을 행(行)한다. 하체(下體)는 음(陰)에 속하므로 땀 내기가 매우 어려우니 보약(補藥)의 힘이 이르러 땀이 발에까지 나면 이는 좋은 징조(佳兆)이다.(丹心)

○노학(老瘧)은 바람과 더위[風暑]의 사기[邪]와 관계(係)가 있으니 음분(陰分)에 들어가 있으면 마땅히 혈약(血藥)을 써서 양분(陽分)으로 끌어내어 흩어 주어야 한다. 옛 의방[古方]에는 흔히 준제(峻劑)를 쓰니 마땅하지 못한 바인지 두렵다.(丹心)

○만약 병에 감염됨이 매우 깊으면 비록 큰 땀을 내어도 감염된 바의 사기[邪]가 반드시 스스로 숨겨져 있다가[自藏] 전해 나와서[傳出] 부(府)에 이르러 무시(無時)로 발작하여 반드시 어지러워 때를 잃으니[失期] 만약 오시[午] 이후 인시[寅] 앞에 발작하는 것은 혈(血)이 병을 받는 것이니 낫기가 어려우나 반드시 점차로 달아남[趨]이 빠르니 또한 이는 좋은 징조이다. 그러므로 이 병의 치료는 봄, 여름이 쉽고 가을 겨울이 어려운 것은 다름이 아니라 땀을 내는 데 어렵고 쉬움이 우열(優劣)이 되는 것이다.(丹心)

○무릇 학질[瘧]이 해를 지나도 낫지 않는 것을 노학(老瘧)이라 한다. 반드시 담수(痰水)와 어혈(瘀血)의 맺힘이 있고, 결리는 덩어리[痞壞]가 배와 옆구리[腹脇]에 간직되어 창만[脹]하고 또 아프니 곧 학모(瘧母)이다. 비록 내허(內虛)하나 상산(常山) 빈랑(檳榔)이 아니면 결코 제거하지 못한다. 다만 반드시 수제[製]하여 익히면 위를 손상시키지 않으니[不損胃] 노학환(老瘧丸)이 이

것이다. 혈허(血虛)한 사람은 마땅히 별갑환(鱉甲丸)을 쓰고 수벽(水癖)이 있는 사람은 잠시 소벽원(消癖元)을 쓰고 보비(補脾)하고 담을 녹이는〔化痰〕 탕약(湯藥)으로 돕고〔輔〕 해야 한다. 또 허실(虛實)을 헤아려 노학음(老瘧飮)을 쓴다.(入門)

o 노학(老瘧)은 마땅히 7조탕(七棗湯), 별갑음자(鱉甲飮子), 삼귀별갑산(參歸鱉甲散), 비방청비환(秘方淸脾丸), 경효학단(經效瘧丹), 황갑환(黃甲丸)을 쓴다.

◆ 산사탕(散邪湯)

o 풍학(風瘧)이 처음 일어나는 것을 치료한다.

【의방】 천궁, 백지(白芷), 마황, 백작약, 방풍, 형개, 자소엽, 강활 각 1전, 감초 5푼.
　　　　이상의 것을 썰어서 1첩을 만들어 생강 3쪽, 파밑둥〔葱白〕 3줄기를 넣어 달여서 이슬에 하루 밤을 지새고 이른 새벽에 따스하게 복용한다.(醫鑑)

◆ 정기탕(正氣湯)

o 위와 같은 증세를 치료한다.

【의방】 시호(柴胡), 전호(前胡), 천궁, 백지(白芷), 반하, 맥문동, 빈랑, 초과, 청피, 적복령 각 1전, 계지(桂枝), 감초 각 5푼.
　　　　이상의 것을 썰어서 1첩을 만들어 생강 3쪽, 대추 2매를 넣어 물에 달여 복용한다.(醫鑑)

◆ 교해음(交解飮)

o 한학(寒瘧)을 치료하니 곧 쌍해음자(雙解飮子)이다.(의방은 아래를 보라)

◆ 과부탕(果附湯)

o 비한(脾寒)의 학질(瘧疾)로 얼굴이 시퍼렇게 추위에 떠는 것을 치료한다.

【의방】 초과(草果), 부자포(附子炮) 각 2전 반.
　　　　이상의 것을 썰어서 1첩을 만들어 생강 7쪽, 대추 2매를 넣어 물에 달여 복용한다.(入門)

◆ 초과음(草果飮)

o 한학(寒瘧)을 치료한다.

【의방】 초과(草果), 백지(白芷), 양강(良薑), 청피, 천궁, 자소엽, 감초 각 1전.
　　　　이상의 것을 썰어서 1첩을 만들어 물에 달여 복용한다.(直指)

◆ 시호계강탕(柴胡桂薑湯)
ㅇ사기[邪]가 반표리(半表裏)에 있고 한열(寒熱)이 왕래하는데 지극히 효험이 있다.

【의방】 시호(柴胡) 3전, 계지(桂枝), 모려(牡蠣) 각 1전 반, 천화분, 황금 각 1전, 건강(乾薑), 감초 각 8푼.
　　　　이상의 것을 썰어서 1첩을 만들어 물에 달여 복용한다.(入門)

◆ 시호지모탕(柴胡知母湯)
ㅇ열학(熱瘧) 및 단학(癉瘧)을 치료한다.

【의방】 시호(柴胡), 지모(知母) 각 1전 반, 창출, 황금, 건갈, 진피, 반하, 천궁, 각 1전, 감초 구운 것 7푼.
　　　　이상의 것을 썰어서 1첩을 만들어 생강 3쪽, 매실[梅] 2개를 넣어 물에 달여 맑은 새벽에 복용하고 오전에 또 한 번 복용한다. 오랜 학질[久瘧]은 인삼, 당귀를 더한다.(節齋)

◆ 쟁공산(爭攻散)
ㅇ열학(熱瘧)을 치료하는데 효험이 많다.

【의방】 지모, 패모, 시호, 상산, 치자, 빈랑, 지골피, 감초, 각 1전, 선퇴(蟬退) 27개.
　　　　이상의 것을 썰어서 1첩을 만들어 복숭아 가지, 버들가지 각 5치[寸]를 넣어 달여서 복용한다. 효험이 없으면 지나가는 길[退路]의 갈등(葛藤)⁴²⁾ 5치[寸]를 함께 달여 복용한다.(得效)

◆ 용호탕(龍虎湯)
ㅇ열학(熱瘧)으로 화(火)가 왕성하고 혀가 말리고[舌卷] 입술이 타며[焦] 코가 연기에 훈(熏)한 것 같고 6맥(六脉)이 넓고 팽팽한[洪緊] 증세를 치료한다.

【의방】 석고(石膏) 2전 반, 시호, 황연 각 1전 반, 황금, 지모, 황백, 각 1전, 치자 8푼, 반하 7푼, 멥쌀 100알.
　　　　이상의 것을 썰어서 1첩을 만들어 생강 3쪽, 대추 2매를 넣어 물에 달여 복용한다.(醫鑑)

◆ 시진탕(柴陳湯)
ㅇ담학(痰瘧)을 치료한다.

---

42) 갈등(葛藤) : 칡이나 등나무 같은 덩굴진 식물.

【의방】 시호. 반하 각 2전. 인삼. 황금. 진피. 적복령 각 1전. 감초 5푼.
이상의 것을 썰어서 1첩을 만들어 생강 3쪽, 대추 2매와 물에 달여 복용한다.(入門)

◆ 4수음(四獸飮)
ㅇ 7정(七情)이 취담(聚痰)과 5장(五藏)의 기허(氣虛)로 학질(瘧)이 오래도록 낫지 않는 것을 치료한다.

【의방】 인삼. 백출. 백복령. 진피. 반하. 초과. 감초. 오매(烏梅). 생강. 대조(大棗), 각 1전.
이상의 것을 썰어서 1첩을 만들어 소금 조금에 섞어서 물에 담가(淹) 종이에 싸서 물에 담가 젖은 것을 늘인 불(慢火)에 구워 향내나게 구워서(香熟) 꺼내어 물에 달여 복용하는데 학질이 발작하기 전에 연거푸 몇 첩을 먹으면 곧 효험이 있다.

◆ 냉부탕(冷附湯)
ㅇ 학질(瘧疾)이 넘어가지 않는 것(無過)을 담(痰)이 실(實)하여 비위(脾胃)가 약해서 가슴에 머물기 때문이니 5경(五更)에 차게 복용하여 약의 힘이 아래에 이르러 비위(脾胃)를 건장하게 하여 담실(痰實)을 제거한다.

【의방】 대부자(大附子) 통째로 구워서(炮) 껍질(皮)와 배꼽(臍)을 버리고 조각으로 잘라(切片) 2첩으로 나누어 매 1첩에 생강 10조각을 넣어 물에 달여 찌꺼기를 제거하고 이슬에 하룻밤을 지새고 5경 초에 차게 복용한다.(得效)

◆ 노강음(露薑飮)
ㅇ 담학(痰瘧)을 치료한다.

【의방】 생강 4냥을 껍질 째로 문드러지게 찧어 멈춰서 자연즙(自然汁)을 취하여 학질이 다음날 발작할 것 같으면 하룻밤을 사이에 두고 비단조각(紗片)으로 덮어서 이슬에 하루 지새어 5경 초에 맑은 것을 떠 마시면 혹은 담(痰)을 토하는 대로 맡겨두면 낫는다.(得效)

◆ 평진탕(平陳湯)
ㅇ 식학(食瘧)을 치료한다.

【의방】 창출. 반하 각 2전. 후박. 진피. 적복령 각 1전 2푼 반. 감초 7푼.
이상의 것을 썰어서 1첩을 만들어 생강 3쪽, 대추 2매와 물에 달여 복용한다.(入門)

◆ 청비음(淸脾飮)

o 식학(食瘧)을 치료한다.

【의방】 시호(柴胡), 반하, 황금, 초과(草果), 백출, 적복령, 후박, 청피 각 1전, 감초 5푼.
이상의 것을 썰어서 1첩을 만들어 생강 3쪽, 대추 2매를 넣어 물에 달여 복용한다.

o 이 의방은 곧 소시호(小柴胡), 평위(平胃), 2진(二陳)을 합해서 하나가 된 것이다. 한 의방〔一方〕은 상산(常山) 2전을 더해서 이슬을 맞혀 5경(五更)에 복용하는데 토하지 않는 것이 묘(妙)하다고 했다.

o 일명 청비탕(淸脾湯)이라 한다.(入門)

◆ 소청비탕(小淸脾湯)

o 위학(胃瘧)을 치료한다.

【의방】 후박 2전, 오매육(烏梅肉), 반하, 청피, 좋은 생강〔良薑〕 각 1전, 초과, 감초 각 5푼.
이상의 것을 썰어서 1첩을 만들어 생강 3쪽, 대추 2매를 넣어 물에 달여 복용한다.(入門)

◆ 궁귀별갑산(芎歸鱉甲散)

o 노학(勞瘧)을 치료한다.

【의방】 별갑(鱉甲) 2전, 천궁, 당귀, 적복령, 적작약, 반하, 진피, 청피 각 1전, 오매(烏梅) 1개.
이상의 것을 썰어서 1첩을 만들어 생강 5쪽, 대추 2매를 넣어 물에 달여 복용한다.(入門)

◆ 상산음(常山飮)

o 노학(勞瘧)을 치료한다.

【의방】 상산(常山), 지모, 초과 각 1전 반, 양강(良薑) 1전, 오매육, 감초 각 5푼.
이상의 것을 썰어서 1첩을 만들어 생강 5쪽, 대추 2매를 넣어 물에 달여 복용한다.(入門)

◆ 5로원(五勞元)

o 노학(勞瘧) 및 단학(癉瘧)을 치료한다.

【의방】 상산 3냥 반, 도인 1냥 2전, 랄계(辣桂) 7전 반, 담시(淡豉) 3냥 반, 오매육 2냥 반.
이상의 것을 햇볕에 말려 분말을 만들어 꿀로 오동씨 크기의 환(丸)을 지어 빈속에 따스한

술로 30~40환을 내린다.(直指)

◆ 6화탕(六和湯)
○학질〔瘧〕이 오래 되어 낫지 않는 것을 치료한다.

【의방】 상산(常山) 2전, 지모, 패모, 인삼, 초과, 백지(白芷), 오매, 빈랑, 시호(柴胡) 각 1전.
이상의 것을 썰어서 1첩을 만들어 생강 3쪽, 대추 2매를 넣어 물과 술을 상반(相半)해서 함께 달여 이슬에 하룻밤을 지새어 발작할 임시에 복용한다.(丹心)

◆ 오두7조탕(烏頭七棗湯)
○노학(勞瘧) 및 한학(寒瘧)을 치료한다.

【의방】 대천오(大川烏) 1개를 소금물에 담가 통째로 구워서 껍질과 배꼽〔臍〕을 제거하고.
이상의 것을 썰어서 2첩으로 나누어 매 첩에 생강 7조각, 파밑동〔葱白〕 3줄기를 물에 달여 조금 차갑게 하여 먼저 대출 먹고 약을 복용한다.(直指)

◆ 노강양위탕(露薑養胃湯)
○오래된 학질〔久瘧〕 3~5일만에 발작하는 것을 치료한다.

【의방】 먼저 생강 4냥을 찧어서 자연즙을 취해서 이슬에 하룻밤을 지새우고 다음날 일찍 인삼양위탕(人參養胃湯)(의방은 한문(寒門)을 보라) 1첩에 대추 2매 매실 1개를 넣어 함께 달여 찌꺼기를 제거하고 생강즙에 섞어서 빈속에 따스하게 복용한다.(醫鑑)

◆ 10장군환(十將軍丸)
○오랜 학질〔久瘧〕 및 학모(瘧母)를 치료한다.

【의방】 축사, 빈랑, 상산, 초과 각 2냥, 3릉(三稜), 봉출, 청피, 진피, 오매, 반하 각 1냥.
이상을 먼저 상상, 초과를 술과 초 각 1주발에 담가 하루를 지샌 후 8미를 넣어 함께 담가 밤에 이르러 탄불〔炭火〕에 삶아 말려서 분말을 만들어 술과 초 각기 반(半)으로 하여 풀을 쑤어 섞어 오동씨 크기의 환(丸)을 지어 백탕(白湯)으로 30~40환을 하루 2번 복용한다. 복용이 8냥에 이르면 곧 뿌리가 제거된다.(丹心)

◆ 1보1발단(一補一發丹)
○오랜 학질〔久瘧〕로 내상(內傷)에 바깥 감촉〔外感〕을 끼고 간발(間發)하는데 치료하니 안으로 담(痰)을 치료하고 밖으로는 땀을 내게 한다.

【의방】 적복령 1냥, 반하, 진피, 시호, 황금, 창출, 갈근 각 7전, 상산 3전.
　　　　이상의 것을 분말을 만들어 밀가루 풀에 섞어 오동씨 크기의 환(丸)을 지어 백탕으로 70환을 내린다.(入門)

◆ 진사원(辰砂元)
○ 오랜 학질[久瘧]을 치료하는데 원기를 손상시키지 않는다.

【의방】 진사(辰砂), 아위진자(阿魏眞者) 각 1냥.
　　　　이상의 것을 고루 갈아서 묽은 쌀풀[稀尖糊]에 섞어 쥐엄나무 열매[皂角子] 크기의 환(丸)을 지어 빈속에 인삼탕(人參湯)으로 녹여 내린다.(得效)

◆ 양위단(養胃丹)
○ 오랜 학질[久瘧]이 2~3년 되어도 낫지 않는 것을 치료한다.

【의방】 창출, 상산 술에 찐 것 각 2냥, 반하, 진피, 후박 각 1냥 반, 적복령, 곽향, 초과 각 1냥, 감초 구운 것 5전, 오매(烏梅) 49개를 살을 취한 것.
　　　　이상의 것을 분말을 만들어 담박한 강탕(薑湯)에 풀을 쑤어 오동씨 크기의 환(丸)을 지어 강탕(薑湯)으로 50~70환을 내린다.(醫鑑)

◆ 벽사단(辟邪丹)
○ 남장(嵐樟), 귀학(鬼瘧)을 치료한다.

【의방】 녹두, 웅흑두(雄黑豆) 각 49알[粒], 신비(信砒)[43] 반 전(半錢)을 따로 가른 것, 황단(黃丹) 1전, 주사(朱砂) 2전.
　　　　이상의 것을 분말을 만들어 물을 뜨겨 고루 섞어 30알[粒]로 나누어 매번 1알을 취하여 동남으로 뻗은 복숭아 가지 7매를 가른 즙을 정화수(井華水)에 섞어 이른 새벽 해뜰 때 동으로 향하여 삼킨다. 허한 사람은 신중히 써야 한다.(河間)

◆ 웅주단(雄朱丹)
○ 귀학(鬼瘧)을 치료한다.

【의방】 큰 검은 콩[大黑豆] 49알[粒](약 5전 무게)을 단오날 찬물에 담가 일찍부터 사시[巳]에 이르기까지 껍질을 벗기고 햇볕에 말려 갈아서 비소[信砒] 가루 1전을 넣어 다시 고루 갈아서

---

43) 신비(信砒) : 신석(信石), 비소(砒).

밀가루 풀에 섞어 환(丸)을 짓되 소장인(少壯人)은 오동씨 크기로 노인(老人)은 노란 콩〔黃豆〕크기로 어린 아이〔小兒〕는 녹두 크기로 만들어 웅황(雄黃) 주사(朱砂)로 옷을 입혀 햇볕에 말려 거두어 두었다가 발작할 임시에 5경(五更)에 동으로 하여 샘물로 1환을 내린다.(入門)

o 일명 학령〔瘧靈丹〕이라 한다.(醫鑑)

◆ 쌍해음자(雙解飮子)
o 장학(瘴瘧) 및 한학(寒瘧)을 치료하는데 신효하다.

【의방】 육두구, 초두구 각 2매(1개는 구운 것, 1개는 생 것), 후박 2치〔寸〕(1치는 강즙에 담가 구운 것, 1치는 생것을 쓴다), 감초 큰 것 2냥(한 반은 구운 것, 한 반은 생 것), 생강 2덩이〔塊〕(하나는 구운 것, 하나는 생 것).
　이상의 것을 각기 썰어 합하여 2첩으로 나누어 대추 2매, 매실 1개를 넣어 물에 달여 빈속에 따스하게 복용한다.(局方)

o 일명 교해음(交解飮) 또는 생숙음(生熟飮)이다.(類聚)

◆ 지룡음(地龍飮)
o 장학(瘴瘧)으로 크게 열이 나고 번조(煩燥)한 것을 치료한다.

【의방】 생지룡(生地龍) 큰 것 3가닥을 곱게 갈아 강즙(薑汁)에 넣고 박하즙, 생꿀 각기 조금을 새로 기른 물〔新汲水〕에 타서 내린다. 열이 치열하면 용뇌(龍腦)를 조금 더한다.(得效)

◆ 강활창출탕(羌活蒼朮湯)
o 감기〔感冒〕와 남장(嵐瘴)이 한열학(寒熱瘧)을 이룬 것을 치료한다.

【의방】 강활 1전 반, 창출, 시호, 황금, 지실, 귤홍, 반하, 천궁, 감초 각 1전.
　이상의 것을 썰어서 1첩을 만들어 생강 5쪽을 넣어 물에 달여 복용한다.(節齋)

◆ 관음원(觀音元)
o 장학(瘴瘧)을 치료한다.

【의방】 반하 생 것, 오매육, 모정향(母丁香), 파두육 각 10매 햇볕에 말린 것.
　이상의 것을 분말을 만들어 강즙풀〔薑汁糊〕에 섞어 삼씨 크기의 환(丸)을 지어 매 5환을 잘 임시에 냉수로 내린다.

ㅇ어떤 사람이 바다 모퉁이〔解隅〕에서 배의노인(白衣老人)을 만나 받았기 때문에 약 이름이 됐다.(直指)

◆ 노학환(老瘧丸)
ㅇ해학(痎瘧)이 오래 되어도 낫지 않고 학모(瘧母)가 있는 것을 치료한다.

【의방】 위의 10장군환(十將軍丸)과 같으니 상산(常山). 초과 각 2냥. 나머지 8미(八味) 각 1냥. 제법(劑法)과 복용법은 위와 아울러 같다.(入門)

◆ 별갑환(鱉甲丸)
ㅇ해학(痎瘧)과 학모(瘧母)가 있어서 오래 낫지 않는 것을 치료한다.

【의방】 별갑(鱉甲) 초에 삶은 것 1냥, 3릉(三稜). 봉출. 향부자. 청피. 도인. 홍화. 신국. 맥아. 해분 각 5전.
　　이상의 것을 분말을 만들어 초풀〔醋糊〕로 오동씨 크기의 환(丸)을 지어 백탕(白湯)으로 50~70환을 내린다.(入門)

ㅇ일명 학모환(瘧母丸)이라 한다.(丹心)
ㅇ궁귀(芎歸). 적작약(赤芍藥)을 더하여 밤에 발작하는 학질을 치료하니 음학환(陰瘧丸)이라 한다.(入門)

◆ 소벽원(消癖元)
ㅇ해학(痎瘧)이 여러 해를 지나 땀나고〔汗〕 토하고〔吐〕 하리하여〔下〕 영위(榮衛)가 휴손(虧損)되고 사기(邪氣)가 잠복해서 숨어서 옆구리 사이에 맺혀서 징벽(癥癖)이 되어 배와 가슴이 단하고 아프니 학모(瘧母)라 한다.

【의방】 팥꽃나무〔芫花〕 볶은 것. 주사(朱砂)를 각기 등분하여.
　　이상의 것을 분말을 만들어 꿀로 팥만 하게 환(丸)을 지어 10환을 대추탕〔棗湯〕으로 내린다. 징벽〔癖〕을 제거하는데는 반드시 원화(芫花). 대극(大戟)의 수(水)를 깨뜨리는 약제를 쓴다.(得效)

ㅇ일명 원화환(芫花丸)이라 한다.

◆ 노학음(老瘧飮)

○노학(老瘧)으로 징벽(癥癖)이 맺혀서 배와 옆구리에 있어서 모든 약으로 낫지 않는 것을 치료한다.

【의방】 창출, 초과, 길경, 청피, 진피, 양강(良薑) 각 7푼, 백지(白芷), 적복령, 반하, 지각, 계심, 건강(乾薑), 감초 각 5푼, 자소엽, 천궁 각 4푼.
　　이상의 것을 썰어서 1첩을 만들어 소금 조금 넣어 물에 달여 빈속에 복용한다.(入門)

○일명 해학음(痎瘧飮)이라 한다.(醫鑑)

◆ 7조탕(七棗湯)

○5장(五藏) 기허(氣虛)로 음양(陰陽)이 서로 왕성하여 해학(痎瘧)이 된 증세를 원근(遠近)을 불문하고 주치한다.

【의방】 부자(附子) 1개를 통째로 구워서 쪼개어 소금물에 담가 다시 통째로 굽기를 7차례하고 껍질과 꼭지를[皮臍] 제거한다.
　　이상의 것을 썰어서 1첩을 만들어 생강 7쪽, 대추 7매를 넣어 물 1주발을 반이 되게 달여 빈속에 따스하게 복용하고 이어 대추 3~5매를 먹는다.(得效)

◆ 별갑음자(鱉甲飮子)

○노학(老瘧)으로 배속에 징하(癥瘕)가 맺힌 것을 치료한다. 이름하여 학모(瘧母)라 한다.

【의방】 별갑(鱉甲) 2전, 백출, 황금, 초과, 빈랑, 천궁, 진피, 후박, 백작약 각 1전, 감초 5푼.
　　이상의 것을 썰어서 1첩을 만들어 생강 3쪽, 대추 2매, 매실 1개를 넣어 물에 달여 복용한다.(綱目)

◆ 삼귀별갑음(參歸鱉甲飮)

○노학(老瘧)으로 배와 옆구리에 덩어리[塊]가 있고 학모(瘧母)를 이룬 것을 치료한다.

【의방】 별갑(鱉甲) 초(醋)에 삶은 것 1전 3푼, 황기(黃芪) 꿀물에 볶은 것, 청피, 당귀, 백복령, 백출, 후박, 천궁, 향부자 각 8푼, 인삼, 축사, 산사자(山査子), 지실 각 5푼, 감초 3푼.
　　이상의 것을 1첩을 만들어 생강 3쪽, 대추 2매, 매실 1매를 넣어 물에 달여 빈속에 복용한다.(回春)

◆ 비방청비환(秘方淸脾丸)

ㅇ학질[瘧]이 3일에 한 번 발작하거나 혹은 10일에 한 번 발작하는 것을 치료한다.

【의방】 백출 1냥 반, 반하, 청피, 황금 각 1냥, 인삼, 빈랑, 초과, 봉출, 후박 각 5전, 강황, 감초 각 3전.
　　이상의 것을 분말을 만들어 밥으로 오동씨 크기의 환(丸)을 지어 백탕(白湯)으로 60~70환을 내린다.(丹心)

◆ 경효학단(經效瘧丹)

ㅇ학모(瘧母)로 맺힌 적병[癖]과 한열(寒熱)이 낫지 않는 증세를 치료한다.

【의방】 진아위(眞阿魏), 웅황(雄黃) 각 2전 반, 주사 1전 반.
　　이상의 것을 비탕(沸湯)에 아위(阿魏)를 물을 먹이고[泡] 웅황과 주사(雄朱)를 갈아서 분말을 만들어 고루 섞어 밀가루 풀에 섞어 오동씨 크기의 환(丸)을 지어 매 1환을 인삼탕(人參湯)으로 빈속에 찬 것을 복용한다. 장학(瘴瘧)에는 도인(桃仁) 달인 탕을 찬 것을 복용한다. 발작할 임시에 1환을 갈아서 입과 코 둔덕[畔]에 붙인다.(直指)

◆ 황갑환(黃甲丸)

ㅇ학모(瘧母)로 덩어리가 이루어져[成塊] 오랫동안 낫지 않는 것을 치료한다.

【의방】 주사(朱砂), 아위(阿魏), 천산갑, 타락 죽에 구운 것[酥炙], 빈랑 각 5전, 웅황, 목향 각 2전 반.
　　이상의 것을 분말을 만들고 검은 콩[黑豆]을 먹이고[泡] 껍질을 제거하여 찧어서 곤죽[泥]을 만들어 오동씨 크기의 환(丸)을 지어 빈속에 강탕(薑湯)으로 50환을 내린다.(醫鑑)

□ 학질에 한열이 쉬지 않는 데는 뿌리가 있다〔瘧寒熱不歇有根〕

ㅇ학질[瘧]의 한열(寒熱)이 쉬지 않는 것은 뿌리가 있는 것이니 뿌리란 무엇인고 하면 음(飮)이요 수(水)요 패혈(敗血)이라 한다. 이는 오직 적병[癖]이 학질[瘧]의 모(母)가 되고 오직 패혈(敗血)이 서열(暑熱)의 독(毒)이 되고 오직 음(飮)과 수(水)가 다 한열(寒熱)을 낳기 때문이다. 치료법에 수와 음[水飮]을 낀 것은 수를 쫓고[逐水] 음을 없애는 것[消飮]이며 적병이 맺힌 것[結癖]은 옆구리[脇]가 반드시 아픈데 이는 적병을 치고[攻癖] 패독(敗毒)과 서독(暑毒)을 치고 증세에 따라서 소통하고 하리하면[疎利] 한열(寒熱)이 제거되는 것이다.

ㅇ무릇 학질[瘧]은 다 황수(黃水)를 머물러 저축함으로 인해서 혹은 갈빗대 사이[脇間]에 적병

이 맺히니〔結癖〕 오직 적병〔癖〕이 한열(寒熱)을 낳을 수 있으니 만일 독수(毒水)를 취하여 내리고 그 병의 뿌리를 제거하면 한열(寒熱)이 저절로 풀리기 때문에 학질〔瘧〕의 약제〔劑〕로 흔히 상산(常山)을 쓴다. 대개 수(水)가 위에 있으면 토(吐)하고 수(水)가 가운데〔中〕 있어서 내리면〔下〕 또한 그 적병〔癖〕을 깨뜨릴 수 있으니 그 수(水)를 내리기 때문이다.(直指)

□ 한열은 학질과 비슷하다〔寒熱似瘧〕

○ "황제(黃帝)가 말한다. '화열(火熱)이 다시 오한(惡寒)하고 발열(發熱)하니 학질 같은 모습〔瘧狀〕이 있고 혹은 하루에 발하고〔一日發〕 혹은 수일간 발하니〔間日發〕 그 이유는 무엇인가요?' 기백(岐伯)이 답한다. '왕성하고 되살아나는 기〔勝腹之氣〕가 만날 때에는 많고 적음이 있습니다. 음기(陰氣)가 많고 양기(陽氣)가 적으면 그 발(發)하는 날이 멀고 양기(陽氣)가 많고 음기(陰氣)가 적으면 그 발(發)하는 날이 가깝습니다. 이 왕성하고 되살아남〔勝腹〕의 서로 핍박하고〔相薄〕 성쇠(盛衰)하는 절도〔節〕가 학질〔瘧〕 또한 같은 법입니다.'"(內經)44)

○ 감기〔感冒〕 든 사람이 갑자기 모발〔毛〕이 차갑고 넓적다리〔股〕가 떨리고〔慄〕 백해(百骸)가 흔들리고〔鼓撼〕 구역질이〔嘔〕 나서 먹지 못하고 얼마 안 되어 발열(發熱)하는 것이 다 학질의 증세와 같으니 반드시 맥(脉)이 당기고 급하지는〔弦〕 않으나 다만 증세를 따라서 치료를 베푼다. 열이 많으면 소시호탕(小柴胡湯)을 쓰고, 한(寒)이 많으면 인삼양위탕(人參養胃湯)으로 화해(和解)해야 하고 내상(內傷)으로 허(虛)한 사람은 보중익기탕(補中益氣湯)(의방은 내상(內傷)을 보라)에 산사(山査), 맥아(麥芽), 백두구(白豆蔲)를 더해서 비장〔脾〕을 도우면 저절로 그친다.(入門)

□ 학질 치료법(瘧疾治法)

○ 『내경(內經)』에는 더위와 풍〔暑風〕을 주치〔主〕하고 국방(局方)에는 상식(傷食)을 주치하고 단계(丹溪)는 담(痰)을 주치했다. 비록 세 원인〔三因〕은 잡되게 기혈(氣血)이 착란(錯亂)하는 데에 이르렀으나 첩경(捷徑)은 더위를 제거하고〔祛暑〕 담을 없앰〔消痰〕이 통용되고, 땀이 없으면 갈근(葛根), 시호(柴胡)를 더하고, 기허(氣虛)에는 삼출(參朮)을 더하고, 열이 심하면 금연(芩連)을 더하고, 한기가 많으면〔寒多〕 초과(草果)를 더하고 입이 목마르면〔口渴〕 오매(烏梅)를 더한다.(入門)

○ 땀이 나지 않는 것은〔無汗者〕 땀을 내어 사기〔邪〕를 흩는 것을 주치〔主〕로 하고, 겸해서 보하는 것〔帶補〕이 주요〔要〕하다. 땀이 나는 것〔有汗者〕은 땀을 없애서 정기(正氣)를 돕는 것이 주치가 되고 겸해서 사기를 흩는 것이〔帶散邪〕 주요하다. 마땅히 산사탕(山査湯), 정기탕(正氣湯)을 쓴다.(丹心)

---

44) 최창록, 『다시읽는 황제소문경(下)』, 74.지진요대론편(至眞要大論篇), p.410.

○한학(寒瘧)에는 초과(草果), 후박(厚朴)이 아니면 덥게 하여 흩어지게〔溫散〕할 수 없고, 열학(熱瘧)에는 시호(柴胡), 황금(黃芩)이 아니면 맑게 풀지〔淸解〕못하고, 양학(陽瘧)에는 땀이 나지 않으면 반드시 시호(柴胡), 창출(蒼朮), 건갈(乾葛)을 쓰고, 음학(陰瘧)에 땀이 나지 않으면 반드시 시호(柴胡), 승마(升麻), 천궁(川芎)을 쓰고, 땀이 많으면 반드시 백출(白朮), 오매(烏梅)를 써서 수렴해야 한다.(入門)

○먼저 열이 나고 뒤에 추운 것은 마땅히 소시호탕(小柴胡湯)을 쓰고, 먼저 춥고 뒤에 열이 나는 것은 마땅히 시호가계탕(柴胡加桂湯)을 쓴다. 열이 많으면서 다만 열이 나기만 하는 것〔多熱但熱〕은 마땅히 백호계자탕(白虎桂枝湯)을 쓰고 한기〔寒〕가 많거나 다만 한기〔寒〕만 있는 것은 마땅히 시호계강탕(柴胡桂薑湯)을 쓴다.(綱目)

○해학(痎瘧)으로 열이 많은 것은 반은 차갑고 반은 뜨거운 약을 투여〔投〕하여 풀어 흩고〔解散〕음양(陰陽)을 나누어 한열(寒熱)을 줄이는 약제〔劑〕로써 그 발작하는 날을 헤아려서 1시간 앞서 저항해서 끊는〔抵截〕약을 쓰면 담벽(痰癖)이 제거되어 병이 낫는 것이다. 모름지기 신중하게 마시고 먹고 삼가서 기거(起居)하면 다시 침공하는 병이 없는 것이다.(得效)

○계지탕(桂枝湯)은 태양(太陽)을 치료하고 백호탕(白虎湯)은 양명(陽明)을 치료하고 소시호탕(小柴胡湯)은 소양(少陽)을 치료하는 것이 뜻이 분명히 나타나는데 담을 끼면〔挾痰〕2진탕(二陳湯)을 합하고 식적(食積)에는 평위산(平胃散)을 합한다. 오줌이 막히는 데〔尿澁〕는 5령산(五苓散)을 합하고 변이 막히는 데〔便閉〕는 대시호탕(大柴胡湯)을 합하고 땀이 안 나는 데는 건갈, 창출을 더하고 땀이 나는데는 황기, 백출을 더하고 밤에 발작하는 데는 도인, 적작약을 더하고 날이 오래이면 상산, 빈랑을 더하고 토하는 것이 학질을 치료하는 법을 다하는 것이다.(入門)

◆ 시평탕(柴平湯)

○모든 학질〔諸瘧〕을 치료한다.

【의방】 시호, 창출 각 2전, 후박, 진피, 반하, 황금 각 1전, 인삼, 감초 각 5푼.
이상의 것을 썰어서 생강 3쪽, 대추 2매, 매실 1개를 넣어 달여서 복용한다.

○일명 평호음자(平胡飮子)라 한다.(入門)

◆ 초과평위산(草果平胃散)

○비허(脾虛)로 학질〔瘧〕이 된 것을 치료하는데 한열(寒熱)의 선후를 불문하고 마땅히 복용한다.

【의방】 창출 2전, 후박, 진피, 청피, 대복피, 빈랑, 초과 각 1전, 감초 5푼.
이상의 것을 썰어서 1첩을 만들어 생강 3쪽, 대추 2매를 넣어 물에 달여 복용한다.(得效)

◆ 가감청비탕(加減淸脾湯)

ㅇ 모든 학질[瘧]을 치료한다.

【의방】 곧 소시호탕(小柴胡湯)과 인삼양위탕(人參養胃湯) 합해 섞은 것이다. 한(寒)이 많고 열(熱) 적으면 흔히 양위탕(養胃湯)을 쓰고, 열이 많고 한이 적으면 흔히 소시호탕(小柴胡湯)(두 의방은 아울러 한문(寒門)을 보라)을 쓰고, 한열(寒熱)이 고르면 평상시는 매 첩에 생강 5쪽, 대추 2매, 복숭아와 버드나무 가지 각 3치[寸]를 넣어 물에 달여 빈속에 복용한다.(得效)

◆ 4장군음(四將軍飮)

ㅇ 학질[瘧]이 발작하여 엎어지고 궐역하여 겨드랑이가 흔들리고[撼腋] 불성(不省)하는 것을 치료하니 이는 속마음이 눌려 답답해서[抑鬱] 음양이 서로 쌓는 소치이니 마땅히 이를 복용한다.

【의방】 부자 1냥을 통째로 구운 것, 가자(訶子) 4개를 구워서 씨[核]를 제거한 것, 진피 4개 온전한 것, 감초 4치[寸] 구운 것,
　이상의 것을 썰어서 2첩을 만들어 매 첩 생강, 대추 각 7쪽을 넣어 물에 달여 점점 아래로 흘러내리게 4번 복용하면 급히 소생[頓甦]한다.(得效)

◆ 구학탕(驅瘧湯)

ㅇ 모든 학질[諸瘧]과 오래된 학질[久瘧]을 치료한다.

【의방】 초과, 청피, 진피, 인삼, 적복령, 반하, 후박, 창출, 백출, 빈랑, 각 1전, 양강(良薑), 감초 각 5푼.
　이상의 것을 썰어서 1첩을 만들어 생강 5쪽, 대추 2매, 매실 1개를 넣어 물에 달여 복용한다.

◆ 구사탕(驅邪湯)

ㅇ 모든 학질을 치료한다.

【의방】 시호(柴胡) 2전, 백출 1전 반, 건갈 1전 3푼, 창출 1전, 진피 7푼, 감초 5푼.
　이상의 것을 썰어서 1첩을 만들어 물에 달여 빈속에 복용한다.(必用)

ㅇ 일명 시호2출탕(柴胡二朮湯)이라 한다.(俗方)

◆ 인삼죽력음(人參竹瀝飮)

o 허학(虛瘧)으로 어지럽고 피로하며 땀이 많고 담(痰)이 왕성하고 혀가 커지고 말이 막히고 맥(脉)이 허하여 무력한 것을 치료한다.

【의방】 백복령, 인삼, 백출, 당귀, 생지황, 산조인 볶은 것, 맥문동, 지모, 진피, 백작약 각 1전.
　　　이상의 것을 썰어서 1첩을 만들어 대추 2매, 매실 1개를 넣어 물에 달여 죽력강즙(竹瀝薑汁)에 타서 복용한다.(回春)

□ 학질을 치료하는 데는 반드시 음양을 나누는 약을 쓴다〔治瘧須用分陰陽之藥〕

o 학질(瘧疾)은 음양이 서로 다투고〔陰陽交爭〕 한열(寒熱)이 서로 작용하니 약은 반드시 반생(半生), 반숙(半熟), 반냉(半冷), 반열(半熱)한 것을 써야 곧 완전한 공효〔十全之功〕를 거둔다.

o 세속에 이르기를〔診〕 '담(痰)이 없으면 학질이 이루어지지 않는다.' 했으니 대개 반생(半生), 반숙(半熟)을 쓰는 것은 음양(陰陽)을 나누어 한열(寒熱)을 풀기 때문인 것이다.(得效)

□ 학질이 장차 나을 것을 아는 것〔知瘧將差〕

o 소양증세〔少陽證〕에 풀릴 것을 알 수 있는 것은 한열(寒熱)이 날로 옮기지 않을 때에 발작하여 사기〔邪〕가 물러가지 않는 것이다. 가령 시호(柴胡)를 써서 옮기는데 그 시각이 빠른 것은 늦은 시각으로 옮기고 늦은 것은 빠른 시각으로 옮기고 기(氣)는 혈(血)로 옮기고 혈(血)은 기(氣)로 옮기면 이는 사기〔邪〕가 받아들일〔容〕 곳이 없으므로 학질〔瘧〕이 장차 낫는 것이다.(醫鑑)

□ 학질을 끊는 법〔截瘧法〕

o 무릇 학질〔瘧〕이 몇 번 발작한 후에는 마땅히 끊어서 없애야 한다. 오래되면 중기(中氣)가 허약하여 병사(病邪)가 이미 깊으면 치료하기 어렵다. 세속에는 비단(砒丹) 등의 끊는 약〔截藥〕이 있으나 독이 많아서〔大毒〕 가벼이 쓸 수가 없다.(正傳)

o 만약 끊는 약〔截藥〕을 써서 노란 아교물〔黃膠水〕 같은 것을 토해내면 학질〔瘧〕이 저절로 낫는다. 하루 이틀에 빨리 끊으면 안 되니 빠르면 사기〔邪〕가 막혀서 괴증(壞證)을 이루고 또 늦게 끊어서도 안 되니 늦으면 원기(元氣)가 쇠약〔衰〕해져서 허겁(虛怯)을 이룬다. 응당 3, 4일을 기해서 끊는 것이 좋으니 반드시 열(熱)이 물러나고 몸이 서늘해지는 것을 기다려서 음식을 먹는 것이 좋다. 절대로 열을 띤 음식을 먹어서는 안 된다. 먹으면 소화가 안 되고 뱃속 결림〔痞〕이 생길 우려가 있으며 뱃속 결림〔痞〕은 흩어져서 고창〔鼓〕을 이루는 경우가 있다.(回春)

○ 대체로 학질[瘧]은 반드시 음양(陰陽)을 나누어 설사[利]시켜야 하는데 시령탕(柴苓湯)(의방은 한문(寒門)을 보라)이 가장 효험이 있다. 심한 것은 끊어서 없애야 하니 불이음(不二飮), 승금환(勝金丸)의 유(類)(의방은 위를 보라)이다.(醫鑑)

○ 음분(陰分)에 있는 것은 약을 써서 양분(陽分)을 철저히 일으켜서 끊는 의방[截方]을 쓰는 것이 옳다.(丹心)

○ 학질을 끊는 데는 마땅히 재학상산음(截瘧常山飮), 재학7보음(截瘧七寶飮), 재학음자(截瘧飮子), 인삼재학음(人參截瘧飮), 귀곡단(鬼哭丹), 승금단(勝金丹), 삼귀양영탕(參歸養榮湯)을 쓴다.(諸方)

◆ 재학상산음(截瘧常山飮)

【의방】 상산(常山), 초과, 빈랑, 지모, 오매, 천산갑 통째로 구운 것, 감초 구운 것 각 1전.
　　　　이상의 것을 썰어서 1첩을 만들어 술과 물을 상반(相半)되게 하여 달여서 이슬에 하룻밤을 지새우고 발작할 임시에 아침 일찍 따스하게 복용하여 토(吐)하면 순조롭게 낫는다.(正傳)

◆ 재학7보음(截瘧七寶飮)

【의방】 상산, 진피, 청피, 빈랑, 초과, 후박, 감초 각 1전.
　　　　이상의 것을 썰어서 1첩을 만들어 술과 물을 상반(相半), 생강 5조각, 매실 2개를 함께 달여 이슬에 하룻밤을 지새고 새벽 일찍 따스하게 복용하면 반드시 토하게 되면 낫는다.(正傳)

○ 일명 7보탕(七寶湯)이라 한다.(易簡)

◆ 재학음자(截瘧飮子)

○ 오래된 학질[久瘧]이 낫지 않는데 한 번 복용하면 곧 나으며 영구히 낫기를 신과 같다.

【의방】 상산(常山) 1전 반, 빈랑 1전, 정향 반 전, 오매 1개.
　　　　이상의 것을 썰어서 1첩을 만들어 호주(好酒) 1잔에 담가 하룻밤을 지새고 발작하는 날 임시에 맑은 새벽에 따스하게 복용한다.

○ 곧 정전(正傳)의 재학방[截瘧方]이다.(正傳)

◆ 인삼재학음(人參截瘧飮)

○ 허약한 사람[虛人]의 학질[瘧]을 끊는다. 일체의 학질을 아울러 끊을 수 있다.

【의방】 인삼, 백출, 백복령, 당귀, 청피, 후박, 시호, 황금, 지모, 상산 술에 담근 것, 초과, 별갑(鱉甲) 초에 구운 것 각 8푼, 계지(桂枝), 감초 각 3푼.

이상의 것을 썰어서 1첩을 만들어 생강 3쪽, 대추 2매, 매실 1개, 도인 7개를 물에 달여 이슬을 맞혀서 하룻밤을 지새고 발작하는 날 임시의 5경(五更)에 빈속에 복용하고 아가위〔楂〕를 다시 달여 아침에 복용하고 엿〔糖〕을 오매(烏梅)에 버무려서〔拌〕 약을 내리고 절대로 기(忌)할 것은 닭〔雞〕, 물고기〔魚〕, 두부, 밀가루 음식, 열 나는 음식물〔熱物〕이다.(回春)

◆ 귀곡단(鬼哭丹)

o 해학(痎瘧)을 치료한다.

【의방】 상산 1근을 썰어서 초(醋)에 담그되 봄에는 5일, 여름에는 3일, 가을은 7일, 겨울은 10일을 햇볕에 말린 것, 빈랑 각 4냥, 반하, 패모 각 2냥.
　이상의 것을 분말을 만들어 달걀 흰자위〔雞子淸〕에 섞어 밀가루를 넣어 약분말에 고루 섞어 오동씨 크기의 환(丸)을 지어 매 30환 하룻밤 전〔隔夜〕 잠잘 임시 찬술로 삼켜 버리고 다음날 일찍 다시 한 번 복용한다.(丹心)

◆ 승금단(勝金丹)

o 모든 학질〔諸瘧〕이 오래되어 낫지 않는 것을 끊을 수 있다.

【의방】 상산 4냥을 술에 볶아 햇볕에 말려서 빈랑 1냥을 분말을 만들어 초풀에 섞어 녹두 크기의 환(丸)을 지어 하룻밤 전에 누울 임시에 30환을 취해서 찬술로 삼켜 내린다. 기(忌)하는 음식은 일체의 뜨거운 국〔羹〕, 탕(湯), 죽(粥)이다.(局方)

◆ 불이음(不二飮)

o 모든 학질을 치료한다. 1제(劑)로써 끊어짐이 신효(神效)하다.

【의방】 계심(雞心)[45], 빈랑(檳榔)을 하나는 암컷, 하나는 수컷으로 하고 만약 무게가 2전(錢)이면 나머지 약〔餘藥〕은 각 2전, 상산(常山), 지모(知母), 패모(貝母)를 각기 등분(等分)하여.
　이상의 것을 썰어서 1첩을 만들어 술 1종지〔鍾〕에 8푼이 되게 달여서 (과열(過熱)하지 말아야 하니 과열하면 효험이 없다) 이슬에 맞혀 하룻밤을 지새고 발작하는 날에 임해서 5경(五更)에 따스하게 복용한다. 부인이 약을 달이게 해서는 안 된다.(醫鑑)

o 일명 지학산(止瘧散)이라 한다.(十三方)

◆ 승금환(勝金丸)

o 일체의 학질을 치료하고 끊어 제거할 수 있다.

---

45) 계심(雞心) : 대추(棗)의 별명.

【의방】 상산(常山) 4냥을 술에 담가 하루를 지새고 햇볕에 말리고 창출 뜨물에 담가 햇볕에 쪼이고, 빈랑, 초과 각 2냥.
　　이상의 것을 분말을 만들어 상산을 담근 남은 술에 담가 풀〔糊〕을 쑤어 섞어서 오동씨 크기의 환(丸)을 지어 매번 50환을 하루 전에 누울 임시에 따스한 술로 내려보내면 곧 누웠다가 발작하는 날을 당하여 닭이 우는 시간에 70환을 복용하고 기(忌)하는 것은 생, 냉, 열물(生冷熱物)이다.(醫鑑)

◆ 삼귀양영탕(參歸養榮湯)

○학질(瘧疾)을 끊은 뒤에 이 약으로 기혈(氣血)을 조양(調養)한다.

【의방】 인삼, 백출, 백복령, 당귀, 진피, 축사, 후박, 산약, 연육, 백작약, 숙지황, 감초 각 8푼.
　　이상의 것을 1첩을 만들어 대추 2매를 넣어 물에 달여 복용한다.(回春)

□ 액막이 법〔禳法〕

○마땅히 신선벽하단(神仙碧霞丹), 단학여성환(斷瘧如聖丸)을 써서 일체의 학질을 치료한다.(諸方)

◆ 신선벽하단(神仙碧霞丹)

○동방(東方)에 파두(巴豆)를 껍질〔皮〕과 기름〔油〕을 제거하고 따로 가른 것. ○남방(南方)에 관계(官桂)를 따로 분말로 만든 것 ○중앙(中央)에 웅황(雄黃)을 따로 가른 것. ○서방(西方)에 백반(白礬)을 따로 가른 것. ○북방(北方)에 청대(靑黛)를 따로 가른 것.
　　이상의 것을 각기 3전을 5월 5일 이른 아침에 수제〔修〕하여 각기 반(盤)에 담아 방위〔方〕에 따라 알맞게 벌려 놓고 고양이, 개, 부인이 보지 못하게 하여 그 발작하는 날 오시(午時)에 이르러 5가(五家)의 종첨(粽尖)46)〔떡끝〕을 취해서 고루 섞어 개암〔榛子〕 반 환 크기로 환(丸)을 지어 환자(患者)로 하여금 솜〔錦〕에 싸서 1환(丸)을 발작하는 날 아침을 당하여 남자는 왼쪽, 여자는 오른쪽 코 안〔鼻中〕을 막아서 맑고 깨끗한 숨을 쉬게 하고 잡된 음식을 먹지 못하게 해야 한다.(類聚)

◆ 단학여성환(斷瘧如聖丸)

【의방】 신비(信砒) 2전, 큰 거미〔大味〕 3개, 웅흑두(雄黑豆) 49알〔粒〕.
　　이상의 것을 분말을 만들어 물을 뜯겨〔滴水〕 섞어 가시연밥〔芡實〕 크기의 환(丸)을 지어 가

---

46) 종(粽) : 각서(角黍) : 떡의 1종.

령 내일 발작하면 오늘 밤 북두(北斗)에 먼저 드리고 다음날 아침에 1환을 솜에 싸서 남좌여우(男左女右)로 귀속에 막으면 귀신같이 나으니 1환(丸)으로 두 사람을 구할 수 있다.(河間)

□ 금기법(禁忌法)

o 무릇 학질[瘧]에 크게 기(忌)하는 것은 포식(飽食)이니 발작하는 날을 맞아서 배부르게 먹으면 병이 더욱 가중(加重)된다.(正傳)

o 무릇 학질이 발작할 때는 절대로 열을 띤 음식을 먹어서는 안 되니 소화가 되지 않고 결리는 덩어리[痞塊]가 이루어질 우려가 있다.(回春)

o 무릇 학질[瘧]이 바야흐로 올 때와 정발(正發)할 때는 복약(服藥)하지 못하는 것이니 발작하기 전 2시간 전에 복용하는 것이 좋으니 그렇지 않으면 약과 병이 서로 다투어서 깊은 해[深害]가 된다.

o 복약을 발작하기 전 2시간 앞에 하거나 혹은 발작하는 날의 새벽을 지나서 빈속에 복용하는 것이 좋다.(直指)

o 이에 음식을 조절하고 풍한(風寒)을 피하고 주색(酒色)을 멀리하고 기거(起居)를 삼가면 낫지 않는 것이 없다.(丹心)

o 학질을 앓는 사람은 절대로 돼지와 소고기를 기(忌)해야 하니 반드시 재발한다.(本草)

□ 치료하기 어렵고 치료할 수 없는 증세[難治不治證]

o 대체로 양학(陽瘧)은 치료하기 쉽고 음학(陰瘧)은 치료하기 어렵다.(入門)

o 오랜 학질[久瘧]이 다시 발작하는 데에 허하고 떠서[虛浮] 먹지 못하는 것은 낫기 어렵다.(得效)

o 학질 병이 오래되어 허리와 척추가 뻣뻣하고 급하고[强急] 계종(瘈瘲)[맥이 빠르고] 하는 것은 치료할 수 없다.(醫鑑)

o 한열(寒熱)로 살이 빠지고[脫形] 맥(脉)이 굳세게 박동하면[堅搏] 이는 거슬러서 죽어 치료하지 못한다.(靈樞)[47]

□ 단일한 의방[單方] (모두 19종, 비한단(脾寒丹)이 있다)

◆ 우슬(牛膝)

o 노학(老瘧)이 오래 되어 낫지 않는 것을 치료한다. 살찌고 큰 우슬(牛膝) 한 줌을 취해서 썰

---

47) 최창록, 『다시읽는 황제영추경』(푸른사상, 2000), 61.5금(五禁), p.594.

어 물과 죽을 상반(相半)하여 달여서 복용하니 3제(三劑)면 낫는다.(本草)

◆ 인진(茵蔯)
ㅇ장학(瘴瘧)을 치료하니 달인 탕을 복용하거나 삶아 국을 끓이거나 나물로 먹으면 아울러 좋다.(本草)

◆ 갈근(葛根)
ㅇ학질을 치료한다. 1냥을 취해서 달인 탕을 복용한다.

◆ 마황(麻黃)
ㅇ온학(溫瘧)의 땀이 나지 않는 것을 치료하니 달인 탕을 복용하여 땀을 내면 낫는다.(本草)

◆ 지모(知母)
ㅇ열학(熱瘧)을 주치하니 달인 탕을 복용하면 좋다.(本草)

◆ 반하(半夏)
ㅇ담학(痰瘧)을 치료하니 1냥을 취해서 달인 탕을 강즙(薑汁)에 섞어 복용한다.(本草)

◆ 소나무 겨우살이〔松蘿〕
ㅇ온학(溫瘧)을 고친다. 달인 탕은 복용하여 담(痰)을 토하게 하면 된다.(本草)

◆ 뱀허물〔蛇蛻〕
ㅇ학질을 주치한다. 발작하는 날 취해서 양 귀를 막고 또 손에 조금 쥐고 있으면 좋다.(本草)

◆ 자라 껍질〔鱉甲〕
ㅇ온학(溫瘧), 노학(老瘧)을 주치한다. 껍질을 취하여 분말을 만들어 매 2전을 따스한 술에 타서 연거푸 3번 복용하면 끊어지지 않은 게 없다.(本草)

◆ 지네〔蜈蚣〕
ㅇ온학(溫瘧), 장학(瘴瘧)을 치료한다. 구워서 분말을 만들어 따스한 술에 반 전(半錢)을 타서 복용한다.(本草)

◆ 쥐며느리〔鼠婦〕
ㅇ한열학(寒熱瘧)을 주치한다. 3매를 갈아서 따스한 술에 섞어 복용한다. 어린이에게 더욱 좋

다.(本草)

◆ 백규화(白葵花)
○해학(痎瘧)을 주치한다. 꽃을 취해서 응달에 말려 찧어서 분말을 만들어 술에 타서 1전을 복용한다.(本草)

◆ 오매(烏梅)
○열학(熱瘧)으로 번갈(渴)한데 삶은 탕을 마신다.(本草)

◆ 호랑이 머리 뼈〔虎頭骨〕
○온학(溫瘧)을 치료한다. 연유〔酥〕에 노랗게 구워서 분말을 만들어 따스한 술에 2전을 내린다. 또 살〔肉〕을 취하여 삶아 먹고 또 껍질을 취하여 몸 위에 덮는다.(本草)

◆ 너구리 똥〔狸糞〕
○귀학(鬼瘧)을 주치한다. 태운 재〔燒灰〕를 술에 섞어 복용하거나 삶은 고기를 먹는다 또 머리 뼈 또한 학질을 주치하는 데 쓰니 호골(虎骨)의 방법과 같다.(本草)

◆ 여우고기〔狐肉〕
○한열학(寒熱瘧)을 주치한다. 5장(五藏) 및 장(腸)을 취하니 치료법은 먹는 법과 같으니 5미(五味)에 섞어 삶아서 먹으면 좋다.(本草)

◆ 제비똥〔燕屎〕
○학질을 치료한다. 똥 2전을 취해서 술 한 되에 섞어 주발 안〔椀中〕에 담가 병인으로 하여금 발작하는 날 아침에 양손으로 받들어 코 아래에다 기(氣)를 훈(熏)하면 묘(妙)하다.(本草)

◆ 야명사(夜明砂)
○편복(蝙蝠)〔박쥐〕 똥이다. 5학(五瘧)을 치료하니 찧어서 분말을 만들어 매 1전을 취하여 냉차(冷茶)에 타서 내리면 곧 효험 있다.(本草)

◆ 마늘〔小蒜〕
○학질을 치료한다. 마늘을 위하여 아주 문드러지게 갈아서 황단(黃丹)에 섞어서 오동씨 크기의 환(丸)을 지어 매 7환(丸)을 복숭아와 버드나무 가지 달인 탕〔桃柳枝煎湯〕으로 삼켜 내리니 비한단(脾寒丹)이라 한다.(類聚)

□ 침구법(鍼灸法)

o "학질(瘧)이 또 발생하려 하고 음양(陰陽)이 또 옮겨가려〔移〕 할 때에는 반드시 팔다리의 끝〔四末〕에서 시작하는데 양(陽)이 이미 상(傷)했으면 음(陰)이 따르므로 먼저 발작하기 전에 그 곳을 먼저 단단히 단속하여〔堅束〕 그 곳의 나타나는 징후를 살펴서 손락(孫絡)에 왕성하고 단단한〔盛型〕 혈(血)이 있으면 다 취하여 찌릅니다."48)

o 3릉침(三稜鍼)을 쓴다는 것은 손락(孫絡)의 출혈(出血)을 보는 것이다.(正傳)

o 무릇 학질〔瘧〕은 반드시 먼저 그 병의 먼저 발한 곳을 먼저 찌른다. 오래된 학질이 낫지 않으면 대추〔大〕를 먼저 침 놓은 후에 3.7장(壯)을 뜨는데 혹은 제 3골절(第三骨節)이라 한다.

o 모든 학질에 맥(脉)이 보이지 않는 데는 열 손가락 사이를 찔러서 출혈시켜 혈을 제거하면 반드시 나으니〔已〕 먼저 몸에 붉은 팥 같은 것이 나타나는가를 보아 다 취(取)한다.

o 모든 학질에는 간사(間使)를 취하면 묘(妙)하다.

o 학질의 맥(脉)이 늘이고〔緩〕, 크고〔大〕, 허(虛)하면 곧 마땅히 약을 써야 하고 침을 쓰는 것은 마땅치 않다.(綱目)

---

48) 최창록, 『다시읽는 황제소문경』(中),(푸른사상, 2001), 35.학론편(瘧論篇), pp.88~89.

28. 온역(瘟疫)

□ 온역의 원인〔瘟疫之因〕

○"『내경(內經)』에 이르기를 '겨울에 추위에 상하면 봄에는 반드시 온병(溫病)에 걸립니다'"(內經)49)

○겨울에 정(精)을 간직하지 못하면 봄에 반드시 온병〔溫〕을 앓는다.(內經)

○이 병은 늪〔沼〕 혹은 도랑(溝渠)이 흘러내리지 않고 더러운 것〔穢惡〕을 정리하지 못해서〔不修〕 훈증(熏蒸)하여 이루어지거나 혹은 땅의 사기(死氣)가 울발(鬱發)해서 이루어지거나 혹은 관리〔官吏〕들이 원통하게 눌러〔枉抑〕 원한으로 생긴 울화〔怨溝〕로 이루어진 것이니 세상에서 이르기를 옥온(獄溫) 장온〔溫〕, 묘온(墓溫), 두온(杜溫), 산온(山溫), 해온(海溫), 가온(家溫), 조온(竈溫), 세온(歲溫), 천온(天溫), 지온(地溫) 등이라 하니 이를 연구하지 않으면 안 된다.(三因)

○역기(疫氣)의 발(發)함이 크면 천하를 유행(流行)하고 다음으로 크면 한 지방〔一方〕에 유행하고 다음에는 한 고을〔一鄕〕에 유행하고 다음에 한 집에 치우쳐 붙으니〔偏着〕 이는 다〔悉〕 기운(氣運)이 울발(鬱發)해서 왕성함〔勝〕이 있고 되풀이〔復〕가 있어 옮겨서 바로 자리를 물러나는〔退化〕 소치인 것이다.(正傳)

○무릇 시행병(時行病)은 봄에는 따스함〔暖〕에 응(應)해서 도리어 춥고〔寒〕, 여름에는 뜨거움〔熱〕에 응해서 도리어 서늘하고〔凉〕, 가을에는 서늘함〔凉〕에 응해서 도리어 열(熱)나고, 겨울은 추위〔寒〕에 응해서 도리어 따스하니〔溫〕, 그 때〔時〕가 아닌데 그 기(氣)가 있는 것이니 이 때문에 1년 중에 병이 어른아이〔長幼〕 없이 병세가 대체로 비슷하니 이는 곧 시행(時行)하는 온역(瘟疫)의 기(氣)이니 속칭 천행(天行)이 이것이다.(活人)

○역질(疫疾)이란 귀려(鬼厲)와 비슷함이 있으니 그러므로 역려(疫癘)라고 한다.(入門)

○시기(時氣)란 천지(天地)의 부정(不正)한 기(氣)이다. 그 때〔時〕가 아닌데 그 기(氣)가 있으므로 일가(一家)가 소장(少長)할 것 없이 다 아픈 것이 시기(時氣)이다. 또 귀려(鬼厲)의 기(氣)라 하니 대체로 귀(鬼)는 돌아갈 곳이 없는 고로 곧 악귀〔厲〕이다. 가령 천지에 부정(不正)한 기

---

49) 최창록, 『다시읽는 황제소문경』(上), 3.생기통천론편(生氣通天論篇), p.68.

(氣)가 있으면 귀려(鬼厲)가 붙어서 빌미[祟]가 된다. 양현조(楊玄操)가 이르기를 '귀려(鬼厲)의 기(氣)가 잡(雜)되다고 하면 어떤 경(經)의 움직임인지 알 수 없다는 것이 또한 그 뜻이다.(類聚)

□ 온역의 형체와 증세[瘟疫形證]

○겨울[冬]은 한기[寒]에 합(合)해야 하는데 도리어 따스하면[暖] 봄에 온역(瘟疫)을 발(發)하는데, 그 증세[證]는 발열(發熱)하고, 허리가 아프고[腰痛] 뻣뻣하고 급하고[强急] 다리가 오그라져[縮] 뻗치지 못하고 종아리[腨]가 부러지려 하고[欲折] 눈 안에 꽃이 어른거리고 혹은 꺼칠꺼칠하게[濇濇] 한기가 더하고[增寒] 다시 열이 난다.

○봄은 따스함[暖]에 합해야 하는데 도리어 서늘하면[凉] 여름에 조역(燥疫)을 발하는데, 그 증세는 참을 수 없이 떨리고[戰掉] 속에서 열이 나고[內熱] 입이 마르고 혀가 터져서[破] 목구멍이 막히고[寞] 목이 쉰다.(聲嘶)

○여름은 뜨거움[熱]에 합해야 하는데 도리어 차가우면[寒] 가을에 한역(寒疫)을 발(發)하고 그 증세는 머리가 무겁고 목이 경직되고[頸直] 거죽과 살[皮肉]이 뻣뻣하고 저리며[强痺] 혹은 쌓여서[蘊] 결핵(結核)이 목구멍[咽喉]과 목[頸項]의 옆에 일어나서 열독(熱毒)이 피부의 분육(分肉) 사이에 퍼진다[布].

○가을은 서늘함[凉]에 합해야 하는데 도리어 음우(陰雨)[구름끼어 비가 오니]하면 겨울에 습역을 발하는데[發濕疫], 그 증세[證]는 잠깐 한(寒)했다가 잠깐 열(熱)이 나서 폐기(肺氣)가 손상되어 갑자기 기침하고 구역질하거나 혹은 몸에 열이 나고 반점이 나고[發斑] 천식기침을 하고 기가 당긴다.[引氣](三因)

○4계절[四時]의 부정(不正)한 기(氣)에 감촉되면[感] 사람으로 하여금 가래침[痰涎]이 심하게 막히고[壅盛] 번열(煩熱)이 나고 몸이 아프고 한기가 더하고[增寒] 병으로 열이 심하고[壯熱] 목이 뻣뻣하고[項强] 눈알이 아프거나[睛疼] 기침하면 빽빽하고 끈끈하여[稠粘] 재채기[噴嚏]를 한다.(醫鑑)

□ 맥법(脉法)

○"척부(尺膚)50)에 열(熱)이 심하면 맥(脉)이 왕성하고[盛] 조급한 것[躁]은 이는 온병(溫病)입니다."(靈樞)51)

○시역(時疫)의 맥(脉)은 일정한 근거가 없으니[無定據] 수시로 살피고 생각해야 하니 가벼이 의론해서는 안 된다.(得效)

○음양(陰陽)이 다 왕성하면[盛] 열병(病熱)이 심한 것[極]이니 뜨면서[浮] 흐름이 순조롭고

---

50) 척부(尺膚) : 팔꿈치에서 손목까지의 부분.
51) 최창록,『다시읽는 황제영추경』, 74.논질진척(論疾診尺), p.709.

〔滑〕 잠기면서〔沈〕 흩어지고〔散〕, 막히는〔澁〕 것인데 오직 온병(溫病)이 있는 맥(脉)은 모든 경〔諸經〕에 흩어져 있으니 각기 있는 곳을 따라야 하니 무어라 지명(指名)할 수는 없다.(脉訣)

○양맥(陽脉)은 젖어서 약하고〔濡弱〕 음맥(陰脉)은 당겨서 급하고〔弦〕 팽팽〔緊〕한 것인데 다시 온기(溫氣)를 만나면 변해서 온역(瘟疫)이 된다.

○온병(溫病) 2~3일에 몸에 열이 나고 배가 그득하고 머리가 아프고 먹고 마시는 것이 전과 같고 맥이 바르고〔直〕 빠르면〔疾〕 8일만에 죽는다.

○온병(溫病) 4~5일에 머리가 아프고 배가 그득하고 토(吐)하고 맥(脉)이 오는 것이 가늘고〔細〕 강(强)하면 12일만에 죽는다.

○온병(溫病) 8~9일에 머리와 몸이 아프지 않고 눈이 붉지 않으며 변하지 않으면서 도리어 설사하면서〔利〕 맥이 오는 것이 막히고〔澁〕 누르면 부족하고 들 때 커지고 심장 아래가 단단하면 17일만에 죽는다.

○온병(溫病)에 땀이 나지 않고 나와도 발에 이르지 못하는 것은 죽는다.

○궐역(厥逆)하여 땀이 저절로 나오고 맥(脉)이 단단하고〔堅〕 강하고〔强〕 급(急)한 것은 살고 허하고 연한 것〔虛軟〕 죽는다.(脉法)

○온병(溫病)이 잘 자라서〔穰穰〕 크고 열이 나고〔大熱〕 맥(脉)이 가늘고 적은 것은 죽는다.

○온병(溫病)에 설사〔下利〕하고 뱃속에 통증이 심한 것은 죽는다.(醫鑑)

○열병(熱病)에 땀이 나고〔得汗〕 맥(脉)이 안정되면 살고 조급한 것은 죽고 또한 큰 열이 없어지지 않으면 또한 죽는다.

○열병(熱病) 7~8일만에 응당 땀이 나야 하는데 도로 땀이 나지 않고 맥이 끊긴 것은 죽는다.(醫鑑)

○열병(熱病)에 맥(脉)이 고요하고 땀이 이미 나와도 맥(脉)이 왕성〔盛〕하면 1역(一逆)이니 죽어 치료하지 못한다.(靈樞)

□ 온역을 치료하는 법〔瘟疫治法〕

○온열병(溫熱病)은 하지(夏至) 전에 발하면 온병(溫病)이고 하지(夏至) 이후에 발하면 열병(熱病)이니 복기상한(伏氣傷寒)이라 한다. 이른바 겨울에 한기〔寒〕에 상하면 봄에 반드시 온병을 앓는다〔病溫〕는 것이 이것이다.(丹心)

○춥고 따스함〔寒暄〕이 때를 잃으면 사람의 질역(疾疫)이 많아진다.(得效)

○여러 사람〔衆人〕의 병이 비슷한〔一般〕 것은 유행〔天行〕하는 전염병〔時疫〕이니 치료하는 데는 세 가지 법〔三法〕이 있으니 마땅히 보(補)하고 마땅히 흩고〔散〕 마땅히 내린다.〔降〕(丹心)

○치료법은 절대로 상한(傷寒)을 바로 치료하여 크게 땀내거나〔大汗〕 크게 설사시켜서는〔大下〕 안 된다. 다만 응당 중간정도의〔中〕 치료를 해야 하니 소양(少陽) 양명(陽明) 2경약(二經藥)을 써

야 한다. 소양(少陽)은 소시호탕(小柴胡湯)을 쓰고 양명(陽明)은 승마갈근탕(升麻葛根湯)(두 의방은 아울러 한문(寒門)을 보라)을 가감(加減)하여 치료한다. (正傳)

o 봄에 발(發)한 온역(溫疫)은 마땅히 갈근해기탕(葛根解肌湯)을 쓰고 여름에 발(發)한 조역(燥疫)은 마땅히 조중탕(調中湯)을 쓰고 가을에 발(發)한 한역(寒疫)은 마땅히 창출백호탕(蒼朮白虎湯)(의방은 서문(暑門)을 보라)을 쓰고 겨울에 발(發)한 습역(濕疫)은 마땅히 감길탕(甘桔湯)(의방은 인후(咽喉)를 보라)을 쓰고 거죽증세〔表證〕에는 형방패독산(荊防敗毒散)을 쓰고 반 거죽 반 속의 증세〔半表半裏證〕에는 소시호탕(小柴胡湯)을 쓰고 속의 증세〔裏證〕에는 대시호탕(大柴胡湯)(의방은 한문(寒門)을 보라)을 쓰고 마땅히 보하고〔宜補〕 마땅히 흩고〔宜散〕 마땅히 내리는 데〔宜降〕는 인중황환(人中黃丸)을 쓴다. (入門)

o 온병(溫病)의 첫 증세에는 증상이 확실치 못하면 먼저 패독산(敗毒散)으로 치료하고 어느 경(經)으로 돌아가 있는가를 살펴서 경(經)을 따라 치료를 베푼다. (正傳)

o 9미강활탕(九味羌活湯)은 온역(瘟疫)을 치료하니 처음 감촉〔初感〕 1~2일 간에 복용하면 신(神)과 같은 효험을 취할 것이다. (의방은 한문(寒門)을 보라) (正傳)

o 또 대두온(大頭瘟), 하마온(蝦蟆瘟), 노자온(鸕鷀瘟)이 있으니 따로 조항이 아래에 있다.

o 온역(瘟疫)에는 마땅히 성산자(聖散子), 십신탕(十神湯), 시호승마탕(柴胡升麻湯), 해기탕(解肌湯), 향소산(香蘇散), 궁지향소산(芎芷香蘇散)(의방은 한문(寒門)을 보라), 십미궁소산(十味芎蘇散), 쌍해산(雙解散)(의방은 한문(寒門)을 보라), 청열해독산(淸熱解毒散), 가미패독산(加味敗毒散), 신수태을산(神授太乙散), 5온단(五瘟丹), 인진환(茵蔯丸), 인중황환(人中黃丸), 여의단(如意丹), 흑노환(黑奴丸)을 쓴다. (諸方)

◆ 갈근해기탕(葛根解肌湯)

o 봄의 온역(瘟疫)으로 발열(發熱)하여 목마른 증세를 치료한다.

【의방】 갈근 3전, 마황, 황금 각 2전, 작약 1전 반, 계지 1전, 감초 8푼.
이상의 것을 썰어서 1첩을 만들어 생강 3쪽, 대추 2매를 넣어 물에 달여 복용한다. (入門)

◆ 조중탕(調中湯)

o 여름에 발한 조역(燥疫)으로 입이 마르고 목구멍이 막히는 것을 치료한다.

【의방】 대황 1전 반, 황금, 작약, 갈근, 길경, 적복령, 고본, 백출, 감초 각 1전.
이상의 것을 썰어서 1첩을 만들어 물에 달여 복용한다. (活人)

◆ 형방패독산(荊方敗毒散)

o 온역(瘟疫) 및 대두온(大頭瘟)을 치료한다.

【의방】 강활, 독활, 시호, 전호, 적복령, 인삼, 지각, 길경, 천궁, 형개, 방풍 각 1전, 감초 5푼.
이상의 것을 썰어서 1첩을 만들어 물에 달여 복용한다.(得效)

◆ 성산자(聖散子)
o 역려(疫癘)의 유형을 치료한다. 음양(陰陽)과 표리(表裏)를 불문하고 연복(連服)하면 낫는다. 또 풍온(風瘟), 습온(濕瘟) 등의 증세를 치료한다.

【의방】 초두구 구운 것, 저령, 석창포, 적복령, 양강(良薑), 독활, 적작약, 부자, 마황, 후박, 고본, 지각, 시호, 택사, 세신, 방풍, 백출, 곽향, 반하, 오수유, 창출, 감초 각 5푼.
이상의 것을 썰어서 1첩을 만들어 생강 3쪽, 대추 2매를 물에 달여 복용한다.(活人)

o 평조(平朝)에 한솥[一釜]을 삶아서[煮] 노유(老幼)가 각기 1잔을 마시면 시기(時氣)가 들어오지 않는다.(活人)

◆ 십신탕(十神湯)
o 시령(時令)이 부정(不正)하여 온역(瘟疫)이 망녕되게 유행하는 것을 치료한다.

【의방】 갈근 2전, 적작약, 승마, 백지, 천궁, 진피, 마황, 자소엽, 향부자, 감초 각 1전.
이상의 것을 썰어서 1첩을 만들어 생강 5쪽, 파밑동[葱白] 3줄기를 넣어 달여서 복용한다.(正傳)

o 이 의방은 곧 승마갈근탕(升麻葛根湯)에 궁지향소산(芎芷香蘇散)을 합하고 마황(麻黃)을 더한 땀을 내는 약제이다.(入門)

◆ 시호승마탕(柴胡升麻湯)
o 시행(時行)하는 온역(瘟疫)으로 머리가 아프고 열이 심한 것을 치료한다.

【의방】 시호, 전호, 갈근, 적작약, 형개(荊芥), 석고 각 1전, 상백피, 황금 각 7푼, 승마 5푼.
이상의 것을 썰어서 1첩을 만들어 생강 3쪽, 메주 10알[粒]을 넣어 물에 달여 복용한다.(入門)

◆ 청열해기탕(淸熱解肌湯)
o 천행온역(天行瘟疫)으로 머리가 아프고 열이 심한 것을 치료한다.

【의방】 갈근 3전, 황금, 적작약 각 1전 반, 감초 1전.
　　　　이상의 것을 썰어서 1첩을 만들어 물에 달여 복용한다.(丹心)

ㅇ일명 해기탕(解肌湯)이다.(得效)

◆ 향소산(香蘇散)
ㅇ4시온역(四時瘟疫)을 치료한다.

【의방】 향부자 3전, 자소엽 2전 반, 진피 1전 반, 창출, 감초 각 1전.
　　　　이상의 것을 썰어서 1첩을 만들어 생강 3쪽, 파밑둥〔葱白〕 2줄기를 넣어 물에 달여 복용한다.(得效)

ㅇ옛날 백발 노인이 있어 이 의방을 한 부자 사람 집〔富人家〕에 주고 성중(城中)의 큰 역병하는 사람〔大疫病者〕에게 베풀게 하니 이 약을 먹고 다 나았다. 역귀(疫鬼)가 부자 사람에게 물으니 부자 사람이 사실대로 이르니 역귀〔鬼〕가 말하기를 '이 노인이 3사람을 가르쳤도다'하고는 절을 하고 물러났다고 했다.(局方)

◆ 10미궁소산(十味芎蘇散)
ㅇ온열(溫熱)의 온역병(瘟疫病)을 치료한다.

【의방】 천궁 1전 반, 반하 1전 2푼, 적복령, 자소엽, 시호, 건갈 각 1전, 진피, 지각, 감초 각 7푼, 길경 5푼.
　　　　이상의 것을 썰어서 1첩을 만들어 생강 3쪽, 대추 2매를 넣어 물에 달여 복용한다.(丹心)

◆ 청열해독산(淸熱解毒散)
ㅇ온서(溫暑)의 달에 민병(民病)이 천행(天行)하고 온역(瘟疫)으로 열병(熱病)이 나는 데는 마땅히 열을 맑게 하고〔淸熱〕 독기(毒氣)를 품어야 한다.

【의방】 강활(羌活) 2전, 백작약, 인삼, 석고 각 1전 2푼 반, 황금, 지모를 아울러 술에 볶은 것, 승마, 건갈 각 1전, 감초 7푼, 황연 술에 볶은 것, 생지황 술에 씻은 것 각 5푼.
　　　　이상의 것을 썰어서 1첩을 만들어 생강 3쪽과 물에 달여 복용한다.(節齋)

◆ 가미패독산(加味敗毒散)
ㅇ온역(瘟疫) 및 발반(發斑)을 치료한다.

28. 온역(瘟疫)

【의방】 강활, 독활, 전호, 시호, 천궁, 지각, 길경, 적복령, 인삼, 방풍, 형개, 창출, 백출, 적작약, 당귀, 생지황 각 6푼, 박하, 감초 각 3푼.
　　이상의 것을 썰어서 1첩을 만들어 생강 3쪽, 대추 2매를 넣어 물에 달여 복용한다. (正傳)

◆ 신수태을산(神授太乙散)
o 온역(瘟疫)의 유행에 음양(陰陽)을 불문하고 양감(兩感)하여 머리가 아프고 한열(寒熱)하는 증세를 치료한다.

【의방】 적작약, 강활, 곽향, 세신, 청피, 천궁, 백지, 길경, 직가, 시호, 진피, 향부자, 창출, 방풍 2본, 감초 각 7푼, 건갈, 승마, 자소엽 각 3푼.
　　이상의 것을 썰어서 1첩을 만들어 생강 7쪽, 대추 7매, 파[葱] 7줄기를 넣어 물에 달여 복용한다. (類)

◆ 5온단(五瘟丹)
o 유행하는 온역(瘟疫) 및 상한열병(傷寒熱病)과 열학(熱瘧)을 치료한다.

【의방】 황연(黃連)은 화(火)에 속하니 무계년(戊癸年)에는 임군약[君]이 된다. o 황백(黃栢)은 수(水)에 속하니 병신년(丙辛年)에는 임군약[君]이 된다. o 황금(黃芩)은 금(金)에 속하니 을경년(乙庚年)에 임군약[君]이 된다. o 감초는 토(土)에 속하니 갑사년(甲巳年)에 임군약[君]이 된다. o 향부(香附)는 목(木)에 속하니 정임년(丁壬年)에 임군약[君]이 된다. o 자소엽(紫蘇葉) 각 1냥, 임군이 되는 것은 배(倍)를 넣어.
　　이상의 것을 다 생(生)으로 쓰고 동지날[冬至日]에 수제[製]해서 분말을 만들어 비단무늬[錦紋] 대황 3냥을 진하게 달여서 찌꺼기를 제거하고 볶아서 고(膏)를 만들어 섞어서 탄알 크기의 환(丸)을 지어 주사(朱砂)와 웅황말(雄黃末)로 옷을 입혀 다시 금박(金箔)을 붙여 매 1환을 정화수(井華水)에 갈아서 복용한다. (回春)

◆ 인진환(茵蔯丸)
o 시행온역(時行瘟疫) 및 장학(瘴瘧), 황달(黃疸), 온열병(溫熱病)을 치료한다.

【의방】 곧 황달문(黃疸門)의 장달환(瘴疸丸)이다. 매 5환을 따스한 물로 삼켜 내린다. (類聚)

◆ 인중황환(人中黃丸)[52]
o 4시역려(四時疫癘)를 치료한다.

---

52) 인중황(人中黃) : 똥물에 담가 두었다가 만든 감초(甘草), 기침과 감기약으로 씀, 금즙(金汁).

【의방】 대황(大黃), 황연(黃連), 황금, 인삼, 길경, 창출, 방풍, 활석, 향부자, 인중황(人中黃) 각기 등분(等分)하여.

　이상의 것을 분말을 만들어 신국풀〔神麴糊〕에 섞어 오동씨 크기의 환(丸)을 지어 매 70환을 기허(氣虛)하면 4군자(四君子)으로 혈허(血虛)하면 4물탕(四物湯)으로 담이 많으면〔痰多〕 2진탕(二陳湯)으로 탕(湯)을 만들어 내려보낸다. 가령 인중환(人中黃)이 없으면 분항안(糞缸岸)으로 대신하거나 혹은 주사〔朱砂〕와 웅황(雄黃)으로 옷을 입히면 또한 좋다.(入門)

◆ 여의단(如意丹)

o 온역(瘟疫) 및 일체의 귀수(鬼祟), 복시(伏尸)53), 노채(勞瘵)54), 전광(癲狂), 실지(失志), 산남(山嵐)〔산아지랑이〕, 장기(瘴氣), 음양2독(陰陽二毒), 5학(五瘧), 5감(五疳), 8리(八痢)와 동철(銅鐵), 금석(金石)의 약독(藥毒)을 잘못 삼킨 증세〔證〕와 수토(水土)에 불복(不伏)하는 등의 증세〔證〕를 온전히 치료한다.

【의방】 천오(川烏) 통째로 구운 것 8전, 빈랑, 인삼, 시호, 오수유, 천초, 백복령, 백강(白薑), 황연, 자원(紫菀), 후박, 육계, 당귀, 길경, 조각, 석창포 각 5전, 파두상(巴豆霜) 2전 반.

　이상의 것을 길일(吉日)을 택하여 개와 닭소리가 들리지 않는 깨끗한 방에서 수합(修合)하여 분말을 만들어 연밀(煉蜜)에 섞어 오동씨 크기의 환(丸)을 지어 주사(朱砂)로 옷을 입혀 매 5환 혹은 7환을 따스한 물로 내린다.(入門)

o 이 의방은 곧 온백원(溫白元)에 빈랑, 당귀를 더한 것이다.

◆ 흑노환(黑奴丸)

o 온역(瘟疫) 열병(熱病)을 치료하니 맥(脉)이 넓고〔洪〕 잦고〔數〕 크며〔大〕 열(熱)이 광주(狂走)하고 목마름〔渴〕이 심하여 버려 두면 죽게 되는 사람을 입을 벌리고 약을 흘러 넣어 목구멍〔咽〕에 내려가면 곧 살아난다.(의방은 한문(寒門)을 보라)

□ **대두온증세**〔大頭瘟證〕

o 대두병(大頭病)이란 천지4시(天地四時)에 감촉〔感〕하여 온역(瘟疫)의 기(氣)에 절제하지 못해서〔非節〕 붙은 바 되어 이루어진 것이니 이 병이 무너져 갈라진데〔潰裂〕 이르러 고름이 나오고〔膿出〕 또 다른 사람을 감염〔染〕시키기 때문에 역려(疫癘)라고 하니 대체로 족양명(足陽明) 사열(邪熱)이 매우 심하여〔太甚〕 자품이 실〔資實〕하고 소양(少陽) 상화(相火)가 불같이 되어〔熾〕 습열(濕熱)이 부스럼〔腫〕이 되고 목(木)이 왕성하여 아픔〔痛〕이 되어 많이 소양(少陽)에 있거나 혹은

---

53) 복시(伏尸) : 죽은 시체.
54) 노채(勞瘵) : 피로하여 앓음.

양명(陽明)에 있으니 양명(陽明)이 사기〔邪〕가 되면 머리가 크게 붓고〔大腫〕 소양(少陽)이 사기〔邪〕가 되면 귀 앞뒤로 나온다.(海藏)

O 대두병(大頭病)은 머리가 아프고 부스럼〔腫〕이 커서 말〔斗〕만한 것이 이것이다. 대체로 흔히 이것이 천행시(天行時)의 역병(疫病)이다.(綱目)

O 천행(天行)의 일종으로 대두병(大頭病)이라 하고 속칭 이두온(狸頭瘟)이라고도 하니 귀 앞뒤에서부터 부스럼〔腫〕이 이어나니 하마온(蝦蟆瘟)〔하마 : 두꺼비〕이라 하고 턱〔頤頷〕에서부터 부스럼이 일어나는 것을 노자온(鸕鶿瘟)〔노자 : 가마우지〕이라 하고 심히 흉악(凶惡)하니 이에 감염되는 사람은 10중 8, 9가 죽으니 마땅히 운기(運氣)를 미루어서〔推〕 치료해야 한다.(正傳)

O 대두종(大頭腫)은 또한 뇌두풍(雷頭風)이라고 하니 그 증세는 머리와 얼굴이 부어서 아프고 흘탑(疙瘩)55)이 심하면 목구멍〔咽喉〕이 막혀서〔堵塞〕 사람을 해침이 가장 빠르며 겨울에 따스한 뒤에 이 병이 많다.(入門)

O 대두온(大頭瘟) 또한 시독(時毒)이라 하는데 처음 발생한 증세는 상한(傷寒)과 같으니 5~7일 사이에 곧 사람을 죽일 수 있으니 그 증후(證候)는 코, 얼굴, 귀, 목, 목구멍에 붉은 부스럼이 나고 머리가 없거나 혹은 결핵(結核)이 뿌리가 있어서 사람으로 하여금 한기가 더하고〔增寒〕 열이 나고〔發熱〕 머리가 아프고 팔다리〔肢體〕가 아픔이 심한 것은 정신이 흐리멍덩하고〔恍惚〕 편치 못하여〔不寧〕 목구멍이 막힌다.(精義)

□ 대두온의 치료법〔大頭瘟治法〕

O 양눈〔兩目〕, 코〔鼻〕, 얼굴〔面〕이 부은 것은 양명(陽明)일 따름이다. 귀 앞뒤와 아울러 이마 모서리〔額角〕가 붓는 것은 소양(少陽)이다. 뇌(腦) 뒤 목 아래가 부어오르는 것은 태양(太陽)이니 거죽 증세〔表證〕가 많은 것은 형방패독산(荊防敗毒散)을 쓰고 속 증세〔裏證〕가 많은 것은 방풍통성산(防風通聖散)(의방은 한문(寒門)을 보라)에 악실(惡實)56)과 현삼(玄蔘)을 모두 술에 볶아서 더하여 조금씩 조금씩〔微微〕 내려야 한다.(入門)

O 약을 복용하고는〔服藥〕 모두 우러러 누워서〔俱臥〕 약기운〔藥氣〕으로 하여금 위로 운행하도록 해야 한다.(入門)

O 동원(東垣)의 보제소독음자(普濟消毒飮子)가 가장 묘(妙)하고 인중황환(人中黃丸) 또한 묘(妙)하다.(入門)

O 치료법〔治法〕은 응당 처음은 천천히〔緩〕하고 뒤에는 급〔急〕하게 해야 하니 처음에 천천히 함〔先緩者〕은 사기〔邪〕가 형체가 없는 곳의 지극히 높은 부분〔分〕에서 나타나니 응당 늘이고 천천히〔緩徐徐〕 복용해야 한다. 차가운 약〔寒藥〕은 곧 술에 담그고〔酒浸〕 술에 볶는 것〔酒炒〕이 이것이

---

55) 흘탑(疙瘩) : 피부에 돋는 작은 종기.
56) 악실(惡實) : 우엉의 씨.

다. 뒤에 급하게 함[後急者]은 사기(邪氣)가 속에 형질(形質)이 있는 곳에 머물러 있는 사기(客邪)를 응당 급하게 제거해야 한다는 것이다.(海藏)

○대두병(大頭病)은 이 열기(熱氣)가 높은 꼭대기[巓] 위에 있다고 하며 절대로 내리는 약만[降藥]을 쓰지 말아야 하니 마땅히 강활(羌活), 주금(酒芩), 주대황(酒大黃)을 쓰는 것이 좋다.(丹心)

○대두온(大頭瘟)은 속칭 시독(時毒)이라 하니 코 안에 통기산(通氣散)을 당겨 들여서[搐] 10여 차례 재채기를 하면 효험이 있고, 만약 약을 당겨들여도 재채기를 하지 않으면 치료되지 않으니 만약 재채기하여 고름피[膿血]가 나오면, 매일 재채기하는 약을 써서 3~5차례 독기(毒氣)를 배설하는 것이 좋은 방법이다. 좌우에서 간병(看病)하는 사람이 매일 재채기하는 약을 써서 재채기하게 하면 반드시 전염되지 않는다.(精義)

○3~4일이 지나도 풀리지 않는 것은 마땅히 형방패독산(荊防敗毒散)을 쓰고, 7~8일이 지나서 대소변이 잘 통하고 머리와 얼굴에 붉은 것이 높이 돋는 데는 마땅히 탁리소독산(托裏消毒散)(의방은 옹저(癰疽)를 보라)을 쓰고 겸해서 쇠침과 돌침[鍼砭]을 놓아 피를 내어 그 독기(毒氣)를 빼내고 10일이 넘으며 치료하지 않아도 저절로 낫는다. 만약 5일 이전에 정신이 혼란하고 목구멍이 막히고 말소리가 나오지 않고 머리와 얼굴이 크게 부으며 음식 맛을 모르는 것은 반드시 죽는다.(精義)

○대두온(大頭瘟)은 마땅히 기제해독탕(旣濟解毒湯), 금연소독음(芩連消毒飮), 우방금연탕(牛蒡芩連湯), 누로산(漏蘆散), 2황탕(二黃湯), 소독환(消毒丸), 강황환(殭黃丸), 2성구고환(二聖救苦丸), 가미강황환(加味殭黃丸), 청량구고산(淸凉救苦散), 통기산(通氣散)을 쓴다.

◈ 보제소독음자(普濟消毒飮子)

○천행대두온(天行大頭瘟)을 치료한다.

【의방】 황금, 황연을 아울러 술에 볶은 것 각 5전. 인삼 3전. 진피, 길경, 현삼, 시호, 감초 각 2전. 서첩자(鼠黏子)57), 마발(馬勃)58), 판람근(板藍根)59)(없으면 청대(靑黛)를 대신 쓴다.)연교(連翹) 각 1전. 승마(升麻), 백강잠[白殭蠶] 각 5푼.
 이상의 것을 분말을 만들어 한 반[一半]을 취하여 백탕(白湯)에 타서 섞어 때때로 마시고[呷] 남은 한 반[一半]은 꿀로 탄알 크기의 환(丸)을 지어 매 1환을 곱게 씹어 익은 물[熟水]로 복용하고 혹은 방풍, 박하, 천궁, 당귀를 더해 썰어서 1냥을 취해 물에 달여 2~3차에 나누어 복용하고, 부은 것이 심하면 마땅히 돌침을 찔러 피를 낸다.(東垣)

○태화(泰和) 2년 4월에 백성들이 역려(疫癘)가 많았는데 처음에는 한기가 더하고[增寒] 몸이

---

57) 서첩자(鼠黏子) ; 악실(惡實)[우엉씨]의 다른 이름.
58) 마발(馬勃) ; 말불 버섯.
59) 판람(板藍) ; 마람(馬藍)의 별칭, 풀이름, 꽈리(), 청니.

무거움을 느꼈고, 다음에는 전하여〔傳〕머리와 얼굴〔頭面〕이 심하게 부어 눈을 뜰 수 없고 위로 숨이 차고 목구멍이 답답〔不利〕하고 혀가 마르고〔乾〕입이 메말랐다〔燥〕. 속칭 대두천행(大頭天行)이라 하니 감염되어 많이 죽었다. 동원(東垣)이 이르기를 '몸의 반 이상은 하늘의 기〔天之氣〕이다. 몸의 반 이하는 땅의 기〔地之氣〕이다. 이 사열(邪熱)이 심폐(心肺)의 사이에 머물면 위로 머리와 얼굴〔頭面〕을 침공해서 심하게 붓는다'고 하고는 드디어 한 의방을〔一方〕수제〔製〕하니 보제소득음자(普濟消毒飮子)라 하고 복용하니 다 나았다. 사람들이 말하기를 선방(仙方)은 천선(天仙)이 수제한 바라하고 드디어 모두 돌에 새겨서 영구히 전해 내려온다.(東垣)

◈ 기제해독탕(旣濟解毒湯)
ㅇ천행대두온(天行大頭瘟)으로 머리와 얼굴이 붉게 부어서 아픈 것을 치료한다.

【의방】 대황(大黃) 술에 구운 것, 황금, 황연을 아울러 술에 볶은 것, 길경, 감초 각 1전, 승마, 시호, 연교, 당귀신(當歸身) 각 5푼.
　　　　이상의 것을 썰어서 1첩을 만들어 물에 달여 복용한다.(丹心)

◈ 금연소독음(芩連消毒飮)
ㅇ천행대두병(天行大頭病)으로 목구멍이 붓고 아픈 것을 치료한다.

【의방】 황연, 황금, 시호, 길경, 천궁, 형개, 방풍, 강활, 지각, 연교, 사간, 백지, 감초 각 7푼.
　　　　이상의 것을 썰어서 1첩을 만들어 생강 3쪽을 넣어 물에 달이고 또 우방자(牛蒡子)〔우엉씨〕 1줌을 넣어 다시 달여 죽력(竹瀝)을 넣어 강즙(薑汁)에 타서 복용한다.(入門)

◈ 우방금연탕(牛蒡芩連湯)
ㅇ대두온(大頭瘟)을 치료하고 겸해서 아장(啞瘴)을 치료한다.

【의방】 황금(黃芩) 술에 씻은 것 2전, 황연(黃連) 강즙에 볶은 것, 길경, 대황 술에 찐 것, 석고 각 1전, 연교, 악실, 현삼, 감초 각 1전, 형개, 방풍, 강활 각 5푼.
　　　　이상의 것을 썰어서 1첩을 만들어 생강 3쪽을 넣어 물에 달여서 서서히 복용한다.(回春)

◈ 누로산(漏蘆散)
ㅇ시독(時毒)으로 홀탑(疙瘩)이 머리와 얼굴에 나서 붉게 붓고〔赤腫〕목구멍이 막혀서〔咽喉堵塞〕물과 약이 내려가지 않는 증세를 치료한다.
【의방】 남엽(藍葉), 현삼(玄蔘) 각 2냥, 누로(漏蘆)[60], 승마, 대홍, 황금 각 1냥.

---

60) 누로(漏蘆) ; 절국대의 뿌리.

이상의 것을 거친 분말을 만들어 매 3전을 물에 달여 천천히 복용한다.

◆ 소독환(消毒丸)

o 시독(時毒)으로, 흘탑(疙瘩)이 돋는 나쁜 증세를 치료한다.

【의방】 대홍, 모려(牡蠣) 불에 살은 것, 백강잠 볶은 것 각 1냥.
이상의 것을 분말을 들어 꿀로 탄알 크기의 환(丸)을 지어 매 1환을 새우물 물에 녹여 내린다. (綱目)

◆ 강황환(彊黃丸)

o 대두병(大頭病) 및 후비(喉痺)를 치료한다.

【의방】 노래에 이르기를 "인간의 역병 치료에 선방이 있네〔人間治疫有仙方〕/ 1냥의 강잠과 2냥의 대황〔一兩彊蚕二大黃〕/ 강즙에 섞어 탄알만한 환을 지어〔薑汁和丸彈子大〕/ 정화수에 꿀 타먹으면 곧 맑고 시원하네〔井華調蜜便淸凉〕/ 했다. (易老)

o 곧 백강잠(白彊蚕) 1냥, 대황 2냥을 분말을 만들어 강즙(薑汁)에 섞어 탄알 크기의 환(丸)을 지어 정화수에 갈아 1환을 복용한다. (易老)

◆ 2성구고환(二聖救苦丸)

【의방】 대황 4냥 술에 찐 것, 저아(猪牙), 조각(皂角) 2냥.
이상의 것을 분말을 만들어 밀가루 풀에 섞어 녹두 크기의 환(丸)을 지어 매 50~70환을 녹두탕(菉豆湯)으로 내려보내면 땀이 나오면 효험이 있다.

o 만력(萬歷) 병술(丙戌)에 내가 대량(大梁)에 우거〔寓〕했는데 마침 온역(瘟疫)이 크게 유행하여 사민(士民)들이 많이 죽고 심하면 멸문(滅門)에 이르렀다. 그 증세는 한기가 더〔增寒〕하고 병으로 신열이 나고〔壯熱〕 머리와 얼굴 목〔頭項〕이 붉게 붓고 목구멍이 붓고 아프고 어둡고 심란하니〔昏憒〕 대두온(大頭瘟)이라 했다. 내가 한 비방(秘方)을 냈는데 2성구고환(二聖救苦丸)이다. 아조(牙皂)로써 관규(關竅)를 열고 그 거죽〔表〕을 발(發)하고 대황(大黃)으로써 모든 화〔諸火〕를 사(瀉)시켜 속〔裏〕에 통하여 한 번 복용하면 곧 땀이 나고〔汗〕 한 번 땀이 나면〔一汗〕 곧 나으니 진선(眞仙)의 의방〔方〕이다. 타고남이 씩씩한 사람〔禀壯者〕은 백발백중(百發百中)이고 허약한 사람은 먼저 형방패독산(荊防敗毒散)을 복용하고 만약 낫지 않으면 우방금연탕(牛蒡芩連湯)을 쓰면 또한 효험이 있다. (回春)

◈ 가미강황환(加味彊黃丸)

○ 대두온(大頭瘟) 및 하마(蝦蟆), 노자(鸕鷀) 등의 역온[瘟]을 치료한다.

【의방】 대황 술에 찐 것 4냥, 백강잠 2냥, 선퇴(蟬退)[매미허물] 6전 반, 강황(薑黃) 2전 반.
　　　이상의 것을 분말을 만들어 강즙풀[薑汁糊]에 고루 섞어 매 1냥을 10환을 지어 어른은 1환, 어린이는 반 환(半丸)을 꿀물에 타서 내리면 곧 낫는다.(回春)

○ 곧 내부선방(內府仙方)이다.

◈ 청량구고산(淸凉救苦散)

○ 대두온(大頭瘟)으로 얼굴과 코, 귀와 눈이 붓고 아픈 것을 치료한다.

【의방】 부용엽(芙蓉葉), 뽕나무 잎[桑葉], 백급(白芨)61), 백렴(白蘞)62), 차전잎[車前葉], 대황, 황연, 황백, 백지, 웅황, 붉은 팥[赤小豆], 망초를 각기 등분(等分)하여.
　　　이상의 것을 분말을 만들어 꿀물에 타서 종기 자리에[腫處] 펴서[敷] 자주자주 쓸어 올린다.(回春)

◈ 통기산(通氣散)

○ 천행대두온(天行大頭瘟)으로 머리와 얼굴에 붉은 부스럼이 나거나 혹은 목구멍이 막힌 데 치료하는데, 이 약을 취해서 재채기를 7~8회 하여 독기(毒氣)를 배설하면 낫는다. 간병하는 사람이 이를 취하면 또한 전염하지 않는다.

【의방】 현호색 1전 반, 조각(皂角), 천궁 각 1전, 여로(藜蘆) 5푼, 척촉화(躑躅花) 2푼 반.
　　　이상의 것을 분말을 만들어 종이를 비벼서 약에 담가[蘸] 짜서[紝] 코 안에 넣어 재채기를 하루 3~5차례 한다.(精義)

□ 비는 법[禳法]

○ 유근별전(劉根別傳)에 이르기를 "온역(瘟疫)이 강하게 발하면[熾發] 고을의 6합처(六合處)에 땅을 깊이 3자, 너비도 3자를 파서 깨끗한 모래 3곡(三斛)으로 채워서 순주(醇酒) 3되[升]를 그 위에 부어서 그 고을 임군으로 하여금 빌게 하는 것 또한 온역(瘟疫)을 제거하는 좋은 방술[術]이라고 했다. 이른바 태세6합(太歲六合)이란 그 해의 기[氣]를 배설하는데 있는 고로 꺼려서 비는

---

61) 백급(白芨) : 대왕풀, 백급(白及).
62) 백렴(白蘞) : 포도과에 속하는 낙엽만목(落葉蔓木), 뿌리는 약재로 씀, 곤륜(崑崙).

것[厭穢]"이다.(得效)

□ 온역을 물리치고 예방하는 법[辟瘟疫預防法]

o 역병(疫病)이 처음 일어날 때 정기산(正氣散) 혹은 향소산(香蘇散)(두 의방은 한문(寒門)을 보라)을 취해서 큰솥[大鍋]에 달여서 매 사람마다 한 주발씩 복용하면 예방이 된다.(必用)

o 항상 닭이 울 무렵[雞鳴時]에 마음을 깨끗이 하고 4해신(四海神)을 3번 존심하여 외우면[存誦] 백귀(百鬼) 및 온역(瘟疫)과 화재(火災)를 물리치는데 매우 효험이 있다.

o 동해신(東海神)의 이름은 아명(阿明), 남해신(南海神)의 이름은 축융(祝融), 서해신(西海神)의 이름은 거승(巨乘), 북해신(北海神)의 이름은 옹[禺](음은 옹(雍)이다) 강(强)이다.(類聚)

o 소합향원(蘇合香元)을 매번 9환(丸)을 1병의 청주(淸酒) 속에 담가 때때로 마시면 귀역(鬼疫)의 기(氣)를 물리치는데 가장 효험이 있고, 붉은 주머니[絳囊]에 3환을 담아 심장에 해당[當]하는 데에 차고 다니면[帶] 역시 묘(妙)하다.(類聚)

o 온역(瘟疫)을 물리치는데는 마땅히 도소음(屠蘇飮), 노군신명산(老君神明散), 무성자형화환(務成子螢火丸), 태창공벽온단(太倉公辟瘟丹), 이자건살귀원(李子建殺鬼元), 선성벽온단(宣聖辟瘟丹), 7물호두원(七物虎頭元), 7물적산(七物赤散), 태을유금산(太乙流金散)을 쓴다.(諸方)

◆ 도소음(屠蘇飮)

o 온기(瘟氣)를 물리치고 사람으로 하여금 온병(瘟病)에 감염되지 않게 한다.

【의방】 백출 1냥 8전, 대황, 길경, 천초, 계심 각 1냥 반, 호장근(虎杖根) 1냥 2전, 천오 6전.
이상의 것을 썰어서 붉은 주머니에 담가 12월 그믐날에[晦日] 우물 속에 넣었다가 정월 초하루 날[朔日] 이른 새벽에 약을 끄집어내어 청주(淸酒) 2병에 넣어서 달여서 여러 번 끓여 동쪽으로 향해 어린이로부터 노인에 이르기까지 1잔을 마시고 그 찌꺼기는 우물 속에 잠겨 두고[沈] 그 물을 취하여 마신다.(千金)

◆ 노군신명산(老君神明散)

o 온역(瘟疫)을 물리친다.

【의방】 천오 통째로 구운 것 4냥, 부자 통째로 구운 것, 백출 각 2냥, 길경, 세신 각 1냥.
이상의 것을 거친 분말을 만들어 붉은 명주 부대[絳絹袋]에 담아 차면[帶] 한 마을 사람[一里人]이 모두 병이 없다. 만약 역기(疫氣)가 있으면 따스한 술로 한 잔을 마시고 이불을 덮고 땀을 낸 뒤에 토(吐)하면 곧 낫는다. 만약 3~4일이 지나서 3전을 취해서 국자물[匕水] 한 주발에 끓여서 복용하면 3번 복용하면 낫는다.(活人)

28. 온역(瘟疫)

◆ 무성자형화환(務成子螢火丸)

○온역(瘟疫)의 악기(惡氣)와 백귀(百鬼), 범과 이리〔虎狼〕, 뱀과 살무사〔蛇虺〕, 벌과 전갈〔蜂蠆〕의 여러 독〔諸毒〕과 5병(五兵)[63]의 백인(白刃)〔시퍼런 칼〕과 도적(盜賊)의 흉해(凶害)를 물리친다.

【의방】 웅황(雄黃), 자황(雌黃) 각 2냥, 형화(螢火)〔반딧불〕, 귀전우(鬼箭羽), 질려자(蒺藜子)〔남가새〕, 백반(白礬) 태운 것 각 1냥, 영양각(羚羊角) 달군 것〔煆〕, 부엌재〔竈灰〕, 철무자루〔鐵板〕에 철이 들어가 있는 곳 각 2전 반.
　이상의 것을 분말을 만들어 달걀 노른자〔雞子黃〕에 수탉 벼슬 피를 1구(一具)를 아울러 섞어 행인(杏仁) 크기 만한 환(丸)을 지어 3각 붉은 주머니에 5환을 넣어 꿰매어 왼쪽 팔뚝 위에 차고〔帶〕 또 문 위에〔戶上〕 걸어두면 된다.

○옛날 관군장군(冠軍將軍) 유자남(劉子南)이 이 의방을 받은 뒤에 북계(北界)에서 오랑캐〔虜〕와 싸워 패(敗)하여 포위되어 화살이 비오듯하는데 화살이 이르지 않고 자남(子南)의 말 몇 자 앞에 화살이 다 떨어지니 오랑캐〔虜〕가 신인(神人)이라 하고 포위를 풀고 가 버린 고로 일명 관군〔冠軍丸〕이라 한다.(千金)

◆ 태창공벽온단(太倉公辟瘟丹)

○온역(瘟疫)을 물리치고 아울러 사기(邪氣)를 흩는다.

【의방】 창출 8냥, 오약(烏藥), 황연, 백출, 강활 각 4냥, 천오, 초오, 세신, 자초(紫草), 방풍, 독활, 고본, 백지, 향부자, 당귀, 형개, 천마, 계피, 감송(甘松), 3내자(三乃子), 백작약, 건강, 마황, 조각(皂角), 감초 각 2냥, 사향 3전 반.
　이상의 것을 분말을 만들어 찐 대추의 살을 취해서 섞어 탄알 크기의 환(丸)을 지어 매번 1환을 불에 태운다.(回春)

◆ 이자건살귀원(梨子建殺鬼元)

○온역(瘟疫)을 물리치고 일체의 귀매망양(鬼魅魍魎)을 죽인다.

【의방】 여로(藜蘆) 3냥, 호두(虎頭) 1냥 반, 웅황, 귀구(鬼臼)[64], 천웅, 조협, 무이(蕪荑) 각 5전.

---

63) 5병(五兵) : 다섯 가지의 무기, 창(戈)〔과〕, 몽둥이(殳)〔수〕, 미륵창(戟)〔극〕, 추모(酋矛)〔자루의 길이가 스무 자인 창〕, 이모(夷矛)〔긴창의 한 가지〕 또는 활(弓), 몽둥이(殳), 창(戈), 모(矛), 극(戟) 또는 도(刀), 검(劍), 모(矛), 극(戟), 시(矢) 또는 5융(五戎) : 다섯 가지의 병거(兵車), 융로(戎路), 광거(廣車), 궐거(闕車), 평거(苹車), 경거(輕車).
64) 귀구(鬼臼) : 매자 나무과에 딸린 풀, 열매는 소독약에 쓰임.

이상의 것을 분말을 만들어 꿀로 쥐엄나무 열매[皂子]만한 환(丸)을 지어 열병시기(熱病時氣)에 상머리[床頭]에 1환을 태운다.(燒)(類聚)

◆ 선성벽온단(宣聖辟瘟丹)
○납월(臘月) 24일 아침[平朝]에 정화수(井華水)를 떠서 깨끗한 그릇에 담아 사람 수[人口]를 헤아려 다소(多少)에 따라 유향(乳香)에 담가 새해 아침 5경(五更)에 끓여서 따스하게[溫]하여 어린이부터 어른까지 매 사람이 유향(乳香) 한 덩이[塊]를 물로 1~2번 마시고 삼켜 내리면 1년간을 시역(時疫)에 걸리지 않는다.(醫鑑)

◆ 신성벽온단(神聖辟瘟丹)
○노래[歌]에 이르기를 "신성한 벽온단은[神聖辟瘟丹]/ 유전하여 세간에 있네[留傳傳世間]/ 정원에 한 심지 태우니[正元焚一炷]/ 4계에 평안을 지키는구나[四季保平安]/"했다.

【의방】 창출 2냥, 강활, 독활, 백지, 향부자, 대황, 감송, 3내자(三乃子), 적전(赤箭)65), 웅황 각 1냥.
　　이상의 것을 분말을 만들어 밀가루 풀에 섞어 탄알 크기의 환(丸)을 지어 황단(黃丹)으로 옷을 입혀 햇볕에 쬐어 말려 정조(正朝)66)의 새벽에 1심지를 태운다.(醫鑑)

◆ 7물호두원(七物虎頭元)
○온역[瘟]을 물리치고 귀[鬼]를 죽이고 일체의 역기(疫氣)를 없앤다.

【의방】 호두골(虎頭骨), 주사(朱砂), 웅황 각 1냥 반, 귀구(鬼臼), 조협(皂莢), 무이(蕪荑), 웅황 각 1냥.
　　이상의 것을 분말을 만들어 밀랍에 녹여 섞어 탄알 크기의 환(丸)을 지어 붉은 비단주머니[紅絹袋]에 1환을 담아 남자는 왼쪽, 여자는 오른쪽 팔뚝 위에 꿰매고 또 집 네 모퉁이에 걸어두고 만약 집 주위에 역병[疫]이 일어나면 그믐과 보름[晦望]의 밤중[夜半]에 각 집의 문간에 1환을 태우고 새벽에 일어나 각기 팥알만 크기의 1환을 삼켜 내리면 전염되지 않는다.(寶鑑)

◆ 7물적산(七物赤散)
○온역(瘟疫)의 독기(毒氣)를 치료한다.

---

65) 적전(赤箭) : 난초과에 속하는 기생초본(寄生草本), 화살깃 모양의 잎이 줄기의 마디마다 남. 뿌리는 천마(天麻)라 하여 약재로 씀.
66) 정조(正朝) : 정월 초하루 아침.

【의방】 단사(丹砂)를 따로 간 것, 천오(川烏) 통째로 구운 것 각 1냥, 과루근(瓜蔞根) 7전 반, 세신(細辛), 양철촉(羊躑躅), 건강 통째로 구운 것, 백출 볶은 것 각 5전.
　　　이상의 것을 분말을 만들어 매번 반전(半錢)을 따스한 술에 타서 복용하고 땀을 내어 푼다. 만약 풀리지 않으면 1전을 더해서 복용한다.(寶鑑)

◈ 태을유금(太乙流金)
o 온역(瘟疫)을 크게 물리친다.

【의방】 웅황 1냥 반, 영양각(羚羊角) 1냥, 자황(雌黃), 반석(礬石), 귀전우(鬼箭羽) 각 7전 반.
　　　이상의 것을 거친 분말을 만들어 3각의 붉은 주머니에 1냥을 넣어 심장 앞에 매달고 아울러 문간 위에 걸어두고 또한 푸른 주머니에 조금 넣어 가운데 뜰〔中庭〕에서 태운다.(類聚)

□ 전염하지 않게 하는 법〔不傳染法〕

o 무릇 온역(瘟疫)이 있는 집에는 저절로 악기(惡氣)가 생기니 맡으면 곧 니환(泥丸)에 오르고 흩어져 백맥(百脉)에 들어가 전변〔轉〕하여 서로 전염(傳染)되니 만약 창졸간〔倉卒〕에 약이 없으면 향유(香油)〔참기름〕를 코끝에 바르고 종이를 비벼 코에 찔러 재채기를 시키면 좋다.(得效)

o 또 웅황 분말을 물에 타서 붓에 진하게 적셔서 콧구멍 안에 바르면 비록 병신과 더불어 같은 침상에 있어도 서로 전염하지 않으니 첫 세면 후나 잘 임시에 바른다.(得效)

o 온역(瘟疫)이 있는 집에 들어갈 때는 먼저 지게문을 열고 큰 냄비에 물 2말〔斗〕을 담고 집 중심에 놓고 소합향원(蘇合香元) 20알을 취하여 달이면 그 향기가 역기(疫氣)를 흩어지게 할 수 있으니 무릇 병자는 각기 1사발〔甌〕을 마신 후 의원〔醫者〕이 들어가서 진맥하고 살펴도〔診視〕 전염되지 않는다.(得效)

o 또 온역(瘟疫)이 있는 집에 들어갈 때에 종이를 손끝에 비벼서 참기름〔香油〕에 담가서〔蘸〕 웅황, 주사 분말을 아울러 귀와 코 안에 집어넣으면 예독(穢毒)의 기(氣)가 향촌(鄕村)에 두루 그득〔遍滿〕한 것을 가장 잘 물리칠 수 있으며 잘 쓰면 여의단(如意丹) 또한 묘(妙)하다.(入門)

o 무릇 역이 있는 집〔疫家〕에 들어갈 때에는 행동을 조용하게 왼편 자리〔左位〕로 들어간다. 남자가 앓으면 더러운 기〔穢氣〕가 입으로 나오고, 여자가 앓으면 더러운 기〔穢氣〕가 음문(陰戶)으로 나오니 서로 마주 앉거나 설 때에는 반드시 그 향배(向背)를 알아야 한다. 이미 나왔으면 종이를 손끝으로 비벼서 코 속에 불어넣어서 재채기하면 좋다.(回春)

o 웅황환(雄黃丸)이 가장 좋다.(易老)

o 상한(傷寒) 열병(熱病)에 전염한 것은 크게 땀을 내면 예독(穢毒)이 풍김으로〔聞〕 인해서 전염하는데 이른다. 그러므로 성혜방(聖惠方)에 이르기를 '큰 땀이 나면 약을 지게문〔戶〕에 달아서 그 예독(穢毒)을 풀어 사람을 상치 않게 하고 친척인 시봉(侍奉)하는 사람이 노역(勞役)으로 기허

(氣虛)하여 변란(變亂)을 일으키니 어떻게 그 전염한 것을 아는고 하면 맥(脉)이 뜨지 않는 것이 이것이다. 치료하는 법은 저절로 땀이 나면 창출백호탕(蒼朮白虎湯)을 쓰고 땀이 나지 않으면 익원산(益元散)에 양격산(凉膈散)을 합해서 열을 흩으면 낫는다.'고 했다.(類聚)

◆ 웅황환(雄黃丸)

o 온역(瘟疫)이 서로 전염되지 않게 치료한다.

【의방】 웅황 1냥, 붉은 팥[赤小豆] 볶은 것, 단삼(丹參), 귀전우(鬼箭羽) 각 2냥.
이상의 것을 분말을 만들어 꿀로 오동씨 크기의 환(丸)을 지어 매일 빈속에 따스한 물로 5환을 삼켜 내리면 되니 병인과 함께 의상(衣床)을 써도 전염되지 않는다.(易老)

□ 장역(瘴疫)

o 영남(嶺南)은 봄과 가을의 시월(時月)에 산남(山嵐)[산아지랑이], 장무(瘴霧)67)의 독기(毒氣)에 감염되어 온학(瘟瘧) 한열(寒熱)을 발(發)하는데, 이는 독기(毒氣)가 입과 코로부터 안으로 들어온 것이다. 마땅히 승마창출탕(升麻蒼朮湯)(의방은 습문(濕門)을 보라)을 쓴다.(節齋)

o 남방(南方)의 전염병(疫癘)은 남장(嵐瘴)68)과 시내근원[溪源]의 증독(蒸毒)의 기(氣)를 낀 것이니 그 증상이 열(熱)이 상초(上焦)를 타고 병이 오려하는 시령(時令)에는 사람을 헷갈리고 피곤하게[迷困]하니 심하면 발조(發躁) 광망(狂妄)하고 또한 벙어리가 되어 말을 못하는 것이니, 다 패혈(敗血)이 심장(心)에 어혈지어[瘀] 독침[毒涎]이 비장[脾]에 모인 소치(所致)이다. 마땅히 가미시호탕(加味柴胡湯)을 쓴다.(醫鑑)

o 장역(瘴疫)69)은 마땅히 3선탕(三仙湯), 태무신출산(太無神朮散)을 쓴다.(諸方)

◆ 가미시호탕(加味柴胡湯)

【의방】 시호(柴胡) 2전, 황금, 반하, 인삼, 지각, 대황, 감초 각 1전.
이상의 것을 썰어서 1첩을 만들어 생강 3쪽, 대추 2매를 넣어 물에 달여 복용한다.(醫鑑)

◆ 3선탕(三仙湯)

o 산람(山嵐), 장기(瘴氣)로 시행(時行)하는 온역(瘟疫)을 치료한다.

【의방】 창출 4전, 건지황 2전, 우슬(牛膝) 1전.

---

67) 장기(瘴霧) : 독기(毒氣) 품은 안개.
68) 남장(嵐瘴) : 장람(瘴嵐) : 독기를 품은 산과 바다의 기운.
69) 장역(瘴疫) : 독기로 인하여 발생하는 역병.

이상의 것을 썰어서 1첩을 만들어 물에 달여 복용하거나 분말을 만들어 초풀에 섞어 오동씨 크기의 환(丸)을 지어 빈속에 술로 30~50환을 내린다.(經驗)

◆ 태무신출산(太無神朮散)

ㅇ 4시(四時)의 온역(瘟疫)을 치료하니 산람(山嵐), 장기(瘴氣)를 온전히 주치하는 묘한 약제(妙劑)이다.

【의방】 창출 3전, 진피, 후박 각 2전, 석창포, 곽향, 감초 각 1전.
이상의 것을 썰어서 1첩을 만들어 생강 3쪽, 대추 2매를 넣어 물에 달여 복용한다.(正傳)

ㅇ 한 의방은 창포(昌蒲)가 없고 향부자 1전이 있으니 신출산기산(神朮散氣散)이라 한다.(正傳)

□ 온역열병으로 치료하지 못하는 증세 [瘟疫熱病不治]

ㅇ 열병(熱病)에 침을 놓아서 안 되는 것이 아홉[九]이 있습니다. 그 1은 땀이 나지 않고 광대뼈[大顴]가 붉고 구토하는 것[噦]은 죽습니다. 2는 설사하고[泄] 배가 그득함[腹滿]이 심하면 죽습니다. 3은 눈이 보지 못하고 사물이 흐릿하고 열이 그치지 않으면 죽습니다. 4는 노인과 갓난아이가[嬰兒] 열이 나고 배가 그득한 것은 죽습니다. 5는 땀이 나지 않고 구토하고 하혈하는 사람은 죽습니다. 6은 혀뿌리[舌本]가 썩어 문드러져서 열이 그치지 않으면 죽습니다. 7은 기침하여 코피가 나고 땀이 나지 않아서 발에까지 이르지 못하면 죽습니다. 8은 골수[髓]에 열이 나면 죽습니다. 9는 열이 나서 경련[痙]을 일으키면 죽습니다. 경련[痙]이란 허리가 부러지는 것 같고, 놀라고 경련하고[瘛瘲] 입 다물고 이를 가는 것[噤齘]입니다.(靈樞)70)

□ 단일한 의방 [單方] (모두 29종)

◆ 주사(朱砂)

ㅇ 온역(瘟疫)을 물리친다. 1냥을 곱게 갈아서 흰 꿀에 섞어 삼씨[麻子]만한 환(丸)을 지어 정월 초하루 아침 새벽에 일가(一家)의 어른과 아이가 모든 음식을 먹지 말고 얼굴을 동쪽으로 향해서 물로 3~7환을 삼켜 내리면 영원히 역질[疫]이 없다.(本草)

◆ 지렁이즙 [蚯蚓汁]

ㅇ 천행열질(天行熱疾)을 주치한다. 생지렁이를 취하여 소금을 발라 녹여 물을 만들어 취하여 마

---

70) 최창록, 『다시읽는 황제영추경』(푸른사상, 2000), 23.열병(熱病), p.317.

신다.(本草)

◆ 남엽즙(藍葉汁)
ㅇ 천행열광(天行熱狂)을 주치한다. 잎을 취하여 찧어서 즙을 취하여 1잔을 마신다.(本草)

◆ 납설수(臘雪水)
ㅇ 천행온역(天行瘟疫)의 영이 왕성한 것을 치료한다. 취하여 마신다.

◆ 생갈근즙(生葛根汁)
ㅇ 천행온역(天行瘟疫), 열질(熱疾)을 치료한다. 뿌리를 취해서 찧어 즙을 내어 마신다.(本草)

◆ 고삼(苦蔘)
ㅇ 천행장열(天行壯熱)을 치료한다. 1냥을 취해서 썰어서 초에 삶아서 마시는데 토하면 곧 낫는다.(本草)

◆ 수중세태(水中細苔)
ㅇ 천행열민(天行熱悶)을 주치한다. 찧어 짜서 즙을 취하여 마신다.(本草)

◆ 청대(靑黛)
ㅇ 대두온(大頭瘟)으로 머리와 얼굴이 붉으며 붓는〔赤腫〕것을 치료한다. 진정화(眞靛花) 3전, 소주(燒酒) 1종지에 달걀 흰자위〔雞子淸〕1개를 깨서 넣어 먹으면 부은 것이 곧 없어지는 진신방(眞神方)이다.

◆ 뱀딸기〔蛇莓〕
ㅇ 천행(天行)의 열이 왕성하여 입안에 부스럼이 나는데 뱀딸기의 자연즙을 찧어 짜서 한말〔斗〕을 취하여 달여서 5되를 취하여 조금씩 조금씩 마신다.(本草)

◆ 죽력(竹瀝)
ㅇ 시기온역(時氣瘟疫)의 열이 왕성하고 번조(煩燥)한 것을 치료한다. 죽력 반 자, 새물〔新水〕반잔을 섞어 복용한다.(本草)

◆ 창출(蒼朮)
ㅇ 온역(瘟疫)과 사습기(邪濕氣)를 물리친다. 창출과 조협(皂莢)을 합해서 가운데 뜰〔中庭〕에서 태운다.(本草)

28. 온역(瘟疫)

◈ 생연뿌리즙〔生藕汁〕

o 열병(熱病)의 번갈(煩渴)을 치료한다. 연뿌리즙 1잔에 꿀 1홉을 넣어 복용한다.(本草)

◈ 납월서(臘月鼠)

o 태워서 악기(惡氣)를 물리친다. 또 정월 초하루 아침에 거처하는 곳에 묻으면 온역기(瘟疫氣)를 물리친다.

◈ 두꺼비〔蟾蜍〕

o 먹으면 열병(熱病)에 걸리지 않는다. 생으로 찧어 짜서 즙을 복용하거나 태워서 분말을 만들어 물에 섞어 복용하면 아울러 온병(瘟病)의 발광(發狂)을 주치한다.(本草)

◈ 복숭아 잎〔桃葉〕

o 천행병(天行病)으로 땀이 나지 않는 것을 주치한다. 복숭아 잎을 많이 취해서 진하게 달인 탕을 평상 아래에 두고 그 위에 앉아 옷을 덮고 잠깐 땀을 내면 곧 낫는다. 또 복숭아 나뭇가지를 썰어서 삶은 탕에 씻고 목욕한다.(本草)

◈ 파밑동〔葱白〕

o 천행시질(天行時疾)로 머리가 아프고 열광(熱狂)하는 것을 치료한다. 진하게 달인 총백탕(葱白湯)을 마신다.(本草)

◈ 붉은 팥〔赤小豆〕

o 온역병(瘟疫病)을 물리친다. 붉은 팥을 취하여 새 깁 주머니에 담아 정월 초하루 아침에 우물 안에 두었다가 3일만에 끄집어내어 온 집안 식구가 복용하는데 남자는 10매, 여자는 20매를 복용하면 효험이 있다.(本草)

◈ 따스한 순무즙〔溫蕪菁汁〕

o 온기(瘟氣)를 물리친다. 입춘(立春) 후 첫 경자일(庚子日)에 따스한 순무즙을 취해서 온 가족이 복용하면 시질(時疾)을 다스릴 수 있다.(本草)

◈ 마늘〔蒜〕

o 정월의 절식(節食)이니 5신(五辛)으로써 여기(厲氣)를 물리친다. 1은 마늘〔蒜〕, 2는 파〔葱〕, 3은 부추〔韭〕, 4는 염교〔薤〕, 5는 생강〔薑〕이다.(本草)

◆ 사람 똥〔人屎〕
  ○ 천행병(天行病)으로 열광(熱狂)하여 달리는 것을 주치한다. 마른 것을 취해서 끓인 탕〔沸湯〕에 담가 마시거나〔漬飮〕혹은 태운 재〔燒灰〕를 분말을 만들어 물에 섞어 복용하거나 깨끗한 흙구덩이 안에 넣고 새물로 섞어 맑아진 물〔澄淸〕을 취해서 마신다.(本草)
  ○ 곧 야인(野人)의 건분(乾糞)이니 마른 것을 취해서 맑은 모래로 덮어 맑은 물을 마신다. 열병(熱病)을 치료하는데 가장 좋다.(本草)

◆ 인중황(人中黃)
  ○ 역독(疫毒)을 크게 치료한다. 큰 죽통(竹筒) 하나를 양쪽 마디를 그냥 두고 한 마디 안에 구멍을 뚫어 큰 감초를 넣어 나무못으로 그 구멍을 막고 큰 측간〔糞厠〕에 한 달 간 담가 두었다가 끄집어내어 햇볕에 말려서 쓴다.
  ○ 납월(臘月)에 담죽(淡竹)을 잘라서 청피(靑皮)는 끊어버리고 측간 속에 담가 즙을 취해서 마시면 천행열질의 발광을 크게 치료하니 곧 분청(糞淸)이다.(丹心)

◆ 붉은 말발굽〔赤馬蹄〕
  ○ 온역(瘟疫)을 물리친다. 가루를 만든 것 2냥을 붉은 주머니〔絳囊〕에 담아 남자는 왼쪽, 여자는 오른쪽에 찬다.(本草)

◆ 수퇘지 똥〔牡猪糞〕
  ○ 천행열병(天行熱病)과 온독(溫毒)의 큰 열〔大熱〕을 치료하니 마른 것을 취하여 물에 담가 맑은 것을 취해 마신다.(本草)

◆ 웅호시(雄狐屎)〔숫여우 똥〕
  ○ 태워서 온역병(瘟疫病)을 제거한다. 살〔肉〕을 취해서 삶아 먹어도 또한 좋다.(本草)

◆ 수달고기〔獺肉〕
  ○ 역기(疫氣)와 온병(瘟病)을 주치한다. 삶은 고기의 즙을 취해서 머물렀다가 차게 하여서 마신다.(本草)

◆ 개채자(芥菜子)〔겨자씨〕
  ○ 역기(疫氣)가 전염하여 두통을 처음 느낄 때에 치료한다. 씨를 취해서 분말을 만들어 배꼽 안을 메우고 뜨거운 것으로 옷을 1층 덮은 위에 다리미질하여 곧 땀이 나면 낫는다.(種杏)

◆ 흰 멥쌀〔白粳米〕
ㅇ반되〔半升〕를 수염 달린 파〔連鬚葱〕 20뿌리와 삶아 죽을 쑤어 좋은 초〔好醋〕 반 주발을 넣어 다시 삶아 한 흐름〔一滾〕을 복용하고 땀을 내면 곧 낫는다.(種杏)

◆ 순채〔蓴〕
ㅇ온병(瘟病)에는 먹지 말 것이니 순채를 먹으면 흔히 죽는다.(本草)

◆ 해바라기〔葵菜〕
ㅇ천행병(天行病) 후에 해바라기를 먹으면 눈이 멀어진다.(本草)

□ 침법(鍼法)

ㅇ'"열병(熱病)을 치료하는데 59수혈〔刺〕이란' 무엇인지에 대해서 황제가 다시 물으니 기백이 답한다. '머리 위로 5행(五行)이 다섯 혈을 운행〔五行〕한다는 것은 그것으로 모든 양〔諸陽〕의 열(熱)이 거스르는 것을 뛰어넘는 것입니다.'"

ㅇ머리 가운데의 운행〔中行〕은 독맥(督脈)의 상성(上星), 신회(顖會), 전정(前頂), 백회(百會), 후정(後頂)의 5혈(穴)에 속한다. 양 옆의 운행은 승광(承光), 통천(通天), 낙각(絡却), 옥침(玉枕), 천주(天柱)의 10혈(穴)이다. 또 양 옆의 운행은 임읍(臨泣), 목창(目窓), 정영(正營), 승령(承靈), 뇌공(腦空) 10혈이다.

ㅇ'대저(大杼) 응수(膺兪)(중부혈(中府穴)이다.) 결빈(缺盆) 배수(背兪)(곧 풍문〔風門穴〕이다. 이 8혈로 가슴 속〔胸中〕의 열(熱)을 사(瀉)시킵니다. 운문(雲門), 우골(髃骨),(곧 견우혈(肩髃穴)이다) 위중(委中), 수공(髓骨)(곧 요수혈(腰兪穴)이다) 이 8혈로 4지(四肢)의 열(熱)을 사(瀉)시킵니다. 5장수(五藏兪) 옆에 있는 다섯 이 열 개의 혈로 5장(五藏)의 열(熱)을 사(瀉)시킵니다.(內經)71)

---

71) 최창록, 다시 읽는 황제 소문경(中)(푸른사상, 2001), 61.수열혈론편(水熱穴論篇), pp.454~456.

29. 사수(邪祟)

□ 사수의 형증〔邪祟形證〕

○ 보고, 듣고, 말하고, 행동하는 것〔視聽言動〕이 모두 망년된 것〔妄〕을 사수(邪祟)라고 하는데 심하면 평생에 보도 듣도 못한 것 및 5색신귀(五色神鬼)가 보인다고 하는데, 이는 곧 기혈(氣血)이 지극히 허〔虛極〕하고 신광(神光)이 부족하거나 혹은 담화(痰火)를 낀 것이다. 참으로 묘사(妙邪)와 귀수(鬼祟)가 있는 것이 아니다.(入門)

○ 사수(邪祟)의 증세는 미친 것〔癲〕 같으면서 미친 것〔癲〕이 아니고 때로는 명랑하고〔時明〕 때로는 정신이 흐리멍덩하다.〔時昏〕(回春)

○ 사기〔邪〕의 병됨〔爲病〕은 혹은 노래〔歌〕하고 혹은 곡(哭)하고 혹은 시를 읊고〔吟〕, 혹은 웃고〔笑〕, 혹은 도랑〔溝渠〕에 잠자고 앉아〔眠坐〕 분예(糞穢)를 먹거나 혹은 옷을 벗고 몸을 들어내고〔露形〕 혹은 밤에 놀러 다니고 혹은 성내고 꾸짖음〔嗔罵〕이 도(度)가 없다.(千金)

○ 사람이 귀물(鬼物)에 홀리면〔魅〕 슬퍼하기를 잘 하고 스스로 요동하거나〔自動〕 혹은 심란(心亂)하여 취한 듯 하고 미친 소리를 하고 놀라며 벽을 향해 슬피 울고 자나깨나〔夢寤〕 가위눌리고〔魘〕 혹은 귀신과 더불어 교접하고〔交通〕 병고(病苦)로 잠깐 춥다가 잠깐 열이 나며 심장과 배〔心腹〕가 그득하고 기가 짧고〔短氣〕 음식을 먹지 못한다.(病源)

○ 사람의 정신이 온전치 못하면 심지(心志)가 두려움이 많아서 마침내 사귀(邪鬼)의 공격을 받거나 혹은 부착(附着)되어서 조용하고 말이 없고〔沈沈默默〕 망녕된 말〔妄言〕과 헛소리〔譫語〕를 하고 비방(誹謗)하고 꾸짖어 욕하고〔罵詈〕〔매리〕 인사(人事)를 들추어내고〔訐露〕 헐뜯고 싫어함을 피하지 않고 입안의 좋은 말로 미연(未然)의 화복(禍福)을 미리 언급하여 조금도 차이가 없고 남의 마음먹은 것〔趨心〕의 연고〔故〕를 알며 높은 곳을 건너기가 평지 밟듯 하고 혹은 슬퍼서 울고 신음하여 사람을 보지 않으려 함이 취한 듯 미친 듯 하니 그 형상이 여러 가지〔萬端〕이다.(綱目)

○ 사람이 다섯 가지 색깔의 이상한 귀신이 보인다는 것은 다 스스로 정과 신(精神)을 지키지 못하여 신광(神光)이 불완전한 때문일 따름이니 실지로 외사(外邪)가 업신여긴 것이 아니다. 곧 원기(元氣)가 지극히 허한 징후〔候〕이다.(正傳)

○ 꿈자리가 사납고 두려움이 많은 것은 사수가 호린[祟感] 증후이다.(得效)

□ 10주와 5시[十疰五尸]

○ 사람이 죽어서 3년이 넘으면 혼신(魂神)이 풍진(風塵)이 일어남으로 인해서 사람에게 붙어서 병이 된 것을 풍주(風疰), 한주(寒疰), 기주(氣疰), 생주(生疰), 량주(凉疰), 주주(酒疰), 식주(食疰), 수주(水疰), 시주(尸疰)인데 대개 주(疰)란 것은 머무름[住]이다. 연대(連帶)하여 쉬어 머무르는 것을 말하고 또 옆 사람[傍人]에게 쉽게 흘러드는 것이다.(千金)

○ 또 이르기를 10주(十疰)란 기주(氣疰), 노주(勞疰), 귀주(鬼疰), 냉주(冷疰), 생인주(生人疰), 사인주(死人疰), 시주(尸疰), 식주(食疰), 수주(水疰), 토주(土疰)이다.(千金)

○ 5시(五尸)란 1은 비시(飛尸), 2는 둔시(遁尸), 3은 침시(沈尸), 4는 풍시(風尸), 5는 복시(伏尸)이니 다 귀사(鬼邪)의 기(氣)를 끼고 신체(身體)에 흘러들어 사람으로 하여금 한열(寒熱)이 흥건[淋滴]하고 정신(精神)이 착잡하고 해와 달이 쌓일수록 점차 갑자기 체하여[頓滯] 죽음에 이르고 죽은 후에는 다시 쉽게 옆 사람을 멸문(滅門)에 이르게 하는 고로 시주(尸疰)라고 부르는 것이다.(千金)

○ 전주(傳疰)란 사정(邪精)과 귀괴(鬼怪)의 기(氣)를 끼고 일어나는 것이니 경(經)에 이르기를 '사람에게는 연월(年月)의 액(厄)을 만남이 있으니 귀물(鬼物)의 정(精)에 감촉[感]되면 악하지 않은 곳이 없으니[無處不惡] 침묵(沈默)하여 괴로운 바를 분명히 알 수[的知] 없으니 해가 갈수록 신명에 통하고[通神明] 악기를 제거하는[去惡氣] 약제[劑]로 고쳐야 하는데 혹자(或者)는 사향[麝]과 무소뿔[犀]을 갈아서[刳] 사악(邪惡)을 쳐서 몰아내고[伐驅] 비단(飛丹)72)과 연석(煉石)73)으로 청화(淸和)를 끌어들인다[引納]고' 했다. 대개 시주(尸疰)를 위해 만든 것이다.(直指)

□ 맥법(脉法)

○ 맥(脉)이 오는 것이 늘이고[遲] 잠복[伏]했거나 혹은 참새가 쪼는 것과[雀啄] 같으면 곧 사맥(邪脉)이다. 만약에 맥(脉)이 오는 것이 약하고[弱] 연이어 끊이지 않고[綿綿] 늘이고[遲] 잠복[伏]해 있거나 면면(綿綿)하여 도수(度數)를 알 수 없고 안색이 변하지 않는 것은 사병(邪病)이다. 맥(脉)이 오는 것이 잠깐 크다가[大] 잠깐 적고[小] 잠깐 짧다가[短], 잠깐 긴 것[長]은 화맥(禍脉)이 된다. 양 손의 맥(脉)이 뜨고[浮] 가늘고[細] 미약[微]하여 면면(綿綿)하여 알 수 없는데 다만 음맥(陰脉)이 있어서 또한 가늘고[細] 면면(綿綿)하니 이는 양교(陽蹻)와 음교(陰蹻)의 맥(脉)이다. 이는 망인(亡人)의 화(禍)인 것이다. 맥(脉)이 오는 것이 넓고[洪] 크고[大] 약[弱]한 것은 두수(杜祟)이다. 맥(脉)이 오는 것이 그득하고 잠기고[沈沈] 굳어져서[濇濇] 4지(四肢)가 무

---

72) 비단(飛丹) : 도가(道家)의 단약(丹藥).
73) 연석(煉石) : 정련(精煉)한 돌, 연석보천(煉石補天), 여와(女氏)가 5색돌을 단련하여 보천(補天)했다는 고사.

거운 것은 토수(土祟)이다. 맥(脉)이 오는 것이 회오리바람[飄風] 같고 음(陰)으로부터 양(陽)으로 향하는 것[趨]은 풍사(風邪)이다. 한 번은 고르게 오고[來調] 한 번은 빠르게 오는 것[來速]은 귀사(鬼邪)이다.(千金)

○수의 해로움[祟害]을 알려면 심맥(心脉)은 허하여 흩어지고[虛散] 간맥(肝脉)은 넓고 왕성하고[洪盛] 혹은 뜨고 잠김[浮沈] 길고 짧음[長短] 크고 작음[大小]이 일정하지 않거나 착잡하여 차례가 없다.[不倫](得效)

○잠깐은 크고[大] 잠깐은 작고[小] 잠깐은 길고[長] 잠깐은 짧은 것[短] 이는 다 사맥(邪脉)이니 신지(神志)가 혼란하다.(丹心)

○잠깐은 성글고[疎] 잠깐은 잦고[數] 잠깐은 크고[大] 잠깐은 작거나[小] 혹은 촉급[促]하고 혹은 맺히는 것[結]은 다 사맥(邪脉)이다.(脉經)

○주맥(疰脉)이 뜨고 크면[浮大] 치료할 수 있고 가늘고 잦으면[細數] 치료하기 어렵다.(永類)

○어떤 사람이 병을 얻은 처음에 곧 헛소리[譫言][섬언]를 하거나 혹은 발광(發狂)하고 6부(六部)가 맥(脉)이 없는데 그러나 엄지손가락[大指]의 아래 촌구맥[寸口]의 위에 동맥(動脉)이 있는 것은 곧 귀맥(鬼脉)이라 하니 곧 사수(邪祟)가 되는 것이다. 반드시 약을 먹을 필요는 없고 다만 마땅히 부주(符呪)로 치료해야 한다.(回春)

○만약 맥(脉)이 그득하고 잠기며[沈沈] 풀어지고[澤澤] 4지(四肢)가 움직이기 어려운 것[不仁]은 망수(亡祟)이고 혹은 크고[大] 약한 것[溺溺]은 사수(社祟)이며 맥(脉)이 오는 것이 잠깐 크다가[大] 잠깐 작고[小] 잠깐 짧다가[短] 잠깐 긴 것[長]은 귀수(鬼祟)이다.(精義)

□ 사수시주의 치료약[邪祟尸疰治藥]

○사수(邪祟)는 마땅히 도노원(桃奴元), 벽사단(辟邪丹), 살귀5사환(殺鬼五邪丸), 자금정(紫金錠), 소합향원(蘇合香元), 환혼탕(環魂湯)(의방은 구급(救急)을 보라)을 쓴다.

○시주(尸疰)는 마땅히 십주환(十疰丸), 8독적산(八毒赤散), 태을신정단(太乙神精丹)을 쓴다.(諸方)

◆ 도노원(桃奴元)

○사수(邪祟), 시주(尸疰), 객오(客忤)[갑자기 나는 어린이의 뱃병], 가위눌리는 꿈[魘夢], 불상언어(不祥言語), 착란(錯亂), 황홀(恍惚), 정상을 잃음[失常]을 치료한다.

【의방】 도노(桃奴) 7개를 따로 간 것, 대모(玳瑁) 깎은 고운 분말 1냥, 안식향(安息香) 찌꺼기를 제거한 것 1냥.

이상의 것을 3미(三味)를 함께 은석기(銀石器)에 넣어 볶아서 고(膏)를 만들고, 진사(辰砂),

서각(犀角) 각 5전, 호박(琥珀), 웅황 각 3전, 용뇌, 사향, 우황 각 2전, 도인(桃仁) 14개를 밀기울에 볶은 것.

이상의 것을 분말을 만들어 안식향고(安息香膏)에 섞어 가시연밥 크기[芡實]의 환(丸)을 지어 응달에 말려 밀봉하여 정실(靜室)에 안치(安置)하여 인삼탕(人參湯)에 갈아서 1환을 내린다.(正傳)

◆ 벽사단(辟邪丹)

ㅇ충악(衝惡), 사수(邪祟), 괴질(怪疾) 및 산곡간(山谷間)의 9미호정(九尾弧精)이 병이 되는 것을 치료한다.

【의방】 인삼, 적복신(赤茯神)74), 원지(遠志), 귀전우(鬼箭羽), 석창포, 백출, 창출, 당귀 각 1냥, 도노(桃奴) 5전, 웅황, 주사 각 3전, 우황(牛黃), 사향 각 1전.

이상의 것을 분말을 만들어 술풀에 섞어 용안(龍眼)75) 크기의 환(丸)을 지어 금박(金箔) 옷을 입혀 매 1환(丸)을 잘 임시에 목향탕(木香湯)에 녹여 내리면 모든 사기[諸邪]가 몸 가까이 하지 못하고 다시 붉은 주머니[絳囊]에 5~7환을 넣어 평상 장막안(床帳中) 걸어 두면 더욱 좋다.(入門)

◆ 살귀5사환(殺鬼五邪丸)

ㅇ사수(邪祟)와 귀매(鬼魅)를 치료한다.

【의방】 귀전우(鬼箭羽) 2냥 반, 단사(丹沙) 따로 갈은 것, 웅황 따로 간 것, 용골(龍骨), 귀구(鬼臼) 구운 것, 붉은 팥[赤小豆] 각 1냥 반, 도인(桃仁) 50개 따로 간 것, 원청(芫青)76) 30개를 볶아서 나래와 다리[翅足]를 제거한 것.

이상의 것을 분말을 만들어 밀랍[蠟]을 녹여 탄알 크기의 환(丸)을 지어 붉은 주머니에 1환을 담아 팔뚝 위에 매고 다니고 또 따로 연밀(煉蜜)로 오동씨 크기의 환(丸)을 지어 미음(米飮)으로 1~3환을 삼켜 내린다.(類聚)

◆ 자금정(紫金錠)

ㅇ귀사(鬼邪)에 감염되어[感] 귀태(鬼胎)77)를 이룬 것을 치료한다.

【의방】 따스한 물로 반정(半錠) 내지 1정(一錠)을 녹여 내린다.(의방은 해독(解毒)을 보라)

---

74) 복신(茯神) : 소나무의 뿌리를 싸고 생긴 복령(茯苓), 복령 : 소나무 뿌리에 기생하는 버섯류(類)
75) 용안(龍眼) : 무환수과(無患樹科)에 속하는 열대산(熱帶産)의 상록교목.
76) 원청(芫青) : 벌레 이름, 청반묘(靑斑苗).
77) 귀태(鬼胎) : 남에게 말못할 나쁜 생각.

○한 여자가 사매(邪魅)와 교합[交]하여 배속에 덩어리가[痞塊]가 생겼는데 이 약을 복용하고 오물(惡物)이 따라 내리니 사기[邪]가 이어서 이르니 또 반정(半錠)을 복용하고 다시 3정(錠)을 태우니[燒] 약기(藥氣)가 방에 가득하니 사기[邪]가 다시 이르지 않았다.(入門)

◆ 소합향원(蘇合香元)
○주오(疰忤), 귀기(鬼氣)의 일체의 사수(邪祟) 및 귀매(鬼魅), 호리(狐狸) 등 병을 치료한다. (의방은 기문(氣門)을 보라)

【의방】 밀랍종이[蠟紙]에 탄알 크기 만한 1환을 싸서 심장에 해당하는데 차고 있으면 일체의 사신(邪神)이 가까이 하지 못하고 또 27환을 취해서 1병의 청주(淸酒) 속에 담가 때때로 따스하게 복용하여 약간 취하게 하면[微醺] 사기(邪氣)가 스스로 없어진다.(俗方)

◆ 10주환(十疰丸)
○10종의 시주(尸疰)와 귀기(鬼氣)를 치료한다.

【의방】 웅황, 파두상 각 3냥, 인삼, 맥문동, 세신, 길경, 부자 통째로 구운 것, 조협, 천초, 감초 각 5전.
　　　　이상의 것을 분말을 만들어 꿀로 오동씨 크기의 환(丸)을 지어 따스한 물로 5환을 내린다. (千金)

◆ 8독적산(八毒赤散)
○사람에게 신귀(神鬼)가 감염되어 붙어서 귀주병(鬼疰病)이라 하는 것을 치료한다.

【의방】 웅황, 반석(礬石), 주사(朱砂), 목단피, 부자 통째로 구운 것, 여로(藜蘆), 파두상 각 1냥, 지네 구운 것 한 가닥.
　　　　이상의 것을 분말을 만들어 꿀로 팥 크기 만한 환(丸)을 지어 냉수로 10환을 삼켜 내린다.

○곧 이자예(李子豫)의 8독적환(八毒赤丸)의 의방[方]이다.(綱目)

◆ 태을신정단(太乙神精丹)
○객오(客忤), 곽란(霍亂), 시주(尸疰), 악기(惡氣), 전광(顚狂), 귀어(鬼語), 고독(蠱毒), 요매(妖魅), 온학(溫瘧) 등 일체의 악독(惡毒)을 치료하지 못하는 바가 없다.

【의방】 단사(丹砂), 증청(曾靑)[78], 자황(雌黃), 웅황(雄黃), 자석(磁石) 각 4냥, 금아(金牙)[79] 2냥 반.

이상의 6미(六味) 안에서 단사(丹砂), 자황(雌黃), 웅황(雄黃)을 염초(釅醋)〔술맛 텁텁한 초〕에 담그고 증청(曾靑)은 호주(好酒)에 담가서 종이로 밀봉(密封)해서 햇볕 중에 100일을 바싹 말린 연후에 각기 고운 가루처럼 갈아서 염초(釅醋)에 버무려서 마른 것을 습하게 한 것을 흙 솥〔土釜〕에 넣어 61니(六一泥)80)로 단단하게 고정시켜〔固濟〕 쇠다리 고리〔鐵脚環子〕 위에(높이 1자〔尺〕 5치〔寸〕) 불을 놓되 그 불이 솥 밑에 닿지 않게 한 번 엎드려〔一伏〕 실 만큼에 이르면 그치고 식기를 기다려 끄집어내면 그 약정(藥精)이 날아 녹아서〔飛化〕 솥 위에 엉겨 붙으니 5색(五色)은 상품〔上〕이고 3색(三色)은 다음〔次〕이고 1색(一色)은 하품〔下〕이다. 다만 빛나고 밝고〔光明〕 희고 깨끗하여〔白交潔〕 눈〔雪〕과 같은 것이 가장 좋으니 만약 날아서 다 되지 않았으면〔飛不盡〕 다시 전과 같이 불을 붙여 닭털로 쓸어 취하여 대추고〔棗膏〕에 섞어 기장알 크기로 환(丸)을 지어 아침〔平旦〕에 빈속에 1환을 복용하고 점차 1환을 더 복용하여 효험을 아는 것을 도수〔度〕로 한다.

o 옛적에는 자석(磁石), 금아(金牙)를 쓰지 않았는데 지금에 더한 것이다.
o 이를 복용하면 다섯 번 복용만에 반드시 토하고 설사함〔利〕이 지나가면 저절로 안정된다.
o 처음 복용은 기정 쌀알만 하고〔黍粒〕 점차 더해서 1환(丸)이 팥〔小豆〕만한 데 이르면 그친다. 더 크게 해서는 안 된다.
o 만약 복약하여 번민하고 어지러우면〔悶亂〕 자목방기탕(煮木防己湯)을 마시면 곧 안정된다.
o 만약 살약(殺藥)이 변하여 붓고〔腫〕 죽게 된 데는〔垂死〕 1환을 복용하고 곧 낫는다. 학모(瘧母) 또한 낫는다.
o 징하(癥瘕) 적취(積聚)에는 1환(丸)을 미음〔漿〕을 마셔 내려보낸다.
o 모든 갑작스런 죽음〔卒死〕에 심장 아래가 약간 따뜻한 것은 입을 벌리게 해서 미음에〔漿飮〕 1약 숟가락〔刀圭〕을 타서 복용한다.
o 빨간 주머니〔絳囊〕에 9도규(刀圭)의 가루〔散〕를 담아서 남자는 왼쪽 여자는 오른쪽 팔뚝 위에 매달면 장역(瘴疫)의 시기(時氣)를 물리치는데 가장 묘하다.(千金)
o 토부(土釜)를 만드는 법은 두 말 들이 와분(瓦盆)을 감토(甘土)를 그 속에 발라 바싹 말려서〔極乾〕 쓴다.
o 6.1니(六一泥)를 만드는 법은 적석지(赤石脂), 모려(牡蠣)〔굴조개〕, 활석(滑石), 황반(黃礬), 노토(鹵土)〔소금 흙〕(없으면 소금으로 대신함), 지렁이 똥〔蚯蚓屎〕 각 2냥, 이상의 것을 염초(釅醋)에 감토(甘土)를 섞어 진흙〔泥〕을 만들어 석지 등 4종을 싸서 불에 살라〔火煅〕 1복시(一伏時)에 끄집어내어 노토(鹵土)와 지렁이 똥〔蚯蚓屎〕과 함께 분말을 만들어 초(醋)에 섞어 빽빽한 죽처럼 해서 쓴다.(千金)

---

78) 증청(曾靑) : 선약(仙藥)의 이름, 복용하면 몸이 가벼워지고 늙지 않는다고 함.(南史陶弘景傳).
79) 금아(金牙) : 튼튼한 이, 금이(金齒), 본초(本草)의 금아석(金牙石) : 황아석(黃牙石), 뱀이 과동(過冬)할 때 입에 물었다가 토한 흙.
80) 61니(六一泥) : 황토, 섭조개가루(蚌粉), 석회, 적석, 기름(脂), 식염의 분말을 물에 조화한 약.

ㅇ무릇 이 약을 합하는데는 4시(四時)의 왕상(旺相)81)에 날씨가 청명(晴明)한 날 목욕재계하여 합한다.(千金)

ㅇ내가 태을신정단(太乙神精丹) 1재(一料)를 지어서〔修合〕집안의 한 부인이 꿈속의 가위눌림〔鬼魘〕〔귀엽〕에서 깨어난 뒤 심장이 아파서 견디지 못하고 어지럽고 괴로워서〔昏悶〕인사불성〔不省〕인 데에 3알〔粒〕을 취해서 복용케 하니 곧 그쳤다. 정신이 깨어나서 나으니 병이 없었다. 뒷날 다른 사람에게 베푸니 신과 같이 효험이 응하지 않음이 없었다.(本事)

□시주를 시험하는 법〔驗尸疰法〕

ㅇ무릇 시주병(尸疰病)에 그 진위〔眞〕를 시험하려면 종이를 아픈 곳에 덮어서 병자의 머리칼을 태워서 병인으로 하여금 종이 위에 모이게〔簇〕하여 만약 이것이 주병(疰病)이면 머리칼이 종이에 붙으니 이는 주기(疰氣)가 끌어당기는 것이요 주병〔疰〕이 아니면 종이에 붙지 않는다.(永類)

□액막의 법〔禳法〕

ㅇ무릇 사수(邪祟)와 귀주(鬼疰)는 마땅히 약을 써서 빌어야〔禳〕하니 회춘벽사단(回春辟邪丹), 이자건살귀원(李子建殺鬼元)이 다 좋다.

ㅇ소합향원(蘇合香元)을 술에 담가 복용하고 또 납지(蠟紙)에 담아서 심장과 가슴에 해당하게 차면〔帶〕사기(邪氣)가 가까이 하지 못한다.(의방은 기문(氣門)을 보라)

ㅇ한 여인이 사귀(邪鬼)와 교섭하여 통하는데〔交通〕웅황분말〔雄黃末〕1냥, 송지(松脂) 2냥을 취해 녹여서 호랑이 발톱〔虎爪〕을 뒤섞어 탄알 크기의 환(丸)을 지어 태워서 배롱(焙籠)82)을 써서 여인으로 하여금 그 위에 앉혀서 이불을 덮어 씌워 머리〔頭〕와 귀〔耳〕만 남겨 놓으니 불과 3환(丸)에 사기〔邪〕가 저절로 끊어졌다.(壽域)

◆ 회춘벽사단(回春辟邪丹)

【의방】 호두골(虎頭骨) 2냥, 주사(朱砂), 웅황, 귀구(鬼臼), 무이(蕪荑), 귀전우(鬼箭羽), 여로(藜蘆), 자황(雌黃) 각 1냥.
　　　이상의 것을 분말을 만들어 꿀로 탄알 크기의 환(丸)을 지어 주머니에 1환을 담아 남자는 왼쪽, 여자는 오른쪽 팔뚝 위에 매단다. 또 병자의 지게문 안에〔戶內〕태우면 일체의 사귀(邪鬼)

---

81) 왕상(旺相) : 음양가(陰陽家)의 말, 5행(五行)의 기(氣)의 소장(消長)을 왕(旺), 상(相), 사(死), 수(囚), 휴(休)라 하고 왕성한 것을 왕상(旺相)이라 함. 이를 사시(四時)에 배합하여 춘 3월(春三月)은 목왕(木旺), 화상(火相), 토사(土死), 금수(金囚), 수휴(水休), 하3월(夏三月)은 화왕(火旺), 토상(土相), 금사(金死), 수수(水囚), 목휴(木休)라 하는 따위 일을 행함에는 왕상(旺相)의 기(氣)에 행할 것, 얻는 것을 왕상(旺相) 잃는 것을 휴수(休水)라 함.
82) 배롱(焙籠) : 화로에 씌워 놓고 옷 같은 것을 말리는 기구.

가 가까이 하지 못한다. 또 부인의 사귀(邪鬼)와 교통하는 것 겸해서 온역(瘟疫)을 물리친다.(回春)

◆ 이자건살귀원(李子建殺鬼元)
ㅇ정신(定神)〔신을 안정시키는〕, 고치(叩齒)〔이빨 부딪기〕 37번, 빨리 기 삼키기〔輒咽氣〕 27번, 이와 같이 300번 하고 그친다. 20일이면 사기(邪氣)가 다 나가고 100일이면 복시(伏尸)[83]가 다 나가고 얼굴과 몸이 광택(光澤)이 난다.(永類)

□ **단일한 의방**〔單方〕(모두 31종)

◆ 주사(朱砂)
ㅇ정매(精魅)와 사악(邪惡)한 귀기(鬼氣)를 죽인다. 분말을 만들어 따스한 물에 섞어서 1전을 복용한다. 또 항상 차고 있으면 사기(邪氣)를 물리친다.(本草)

◆ 웅황(雄黃)
ㅇ정물(精物), 악귀(惡鬼), 사기(邪氣)를 죽이고 시주(尸疰)를 치료하고 백사(百邪)를 물리치니 한 덩어리〔一塊〕를 머리에 매면 묘(妙)하고 또 차면〔佩〕 귀사(鬼邪)가 가까이 하지 못한다. 분말을 만들어 따스한 물에 섞어서 1전을 복용하면 더욱 좋다.(本草)

◆ 옛날 거울〔古鏡〕
ㅇ일체의 사매(邪魅)와 여인의 귀교(鬼交)를 물리친다. 붉게 태워서 술에 담가 마신다.(本草)

◆ 반천하수(半天河水)[84]
ㅇ귀정(鬼精)을 죽이고 전광(癲狂)을 치료한다. 취하여 마시게 하고 알지 않게 한다.(本草)

◆ 대자(代赭)[85]
ㅇ정물(精物)을 죽이고, 귀매(鬼魅)를 물리친다. 항상 취하여 차고 다닌다. 또 분말을 만들어 물에 섞어 복용한다.(本草)

◆ 패천공(敗天公)〔헌패랭이〕
ㅇ귀주(鬼疰), 정매(精魅)를 주치한다. 운재를 분말을 만들어 술로 복용한다.(本草)

---
83) 복시(伏尸) : 죽은 시체, 시체처럼 엎드린 것.
84) 반천하수(半天河水) : 무지렁 나무의 구멍이나 또는 대를 잘라낸 그루터기에 괸 물.
85) 대자(代赭) : 빨간 빗갈의 가루, 칠이나 물감으로 씀.

◆ 인동초(忍冬草)

ㅇ 5시주병(五尸疰病)을 주치한다. 진하게 달인 즙을 취해서 하루 2~3번 복용한다. (本草)

◆ 청호자(靑蒿子)

ㅇ 귀기(鬼氣)와 시주(尸疰)를 치료한다. 취해서 찧어 분말을 만들어 1전을 술에 타서 복용한다. (本草)

◆ 애실(艾實) [쑥 열매]

ㅇ 백가지 악귀(惡鬼)와 사기(邪氣)를 주치한다. 열매를 취하여 건강(乾薑)과 섞어 분말을 만들어 꿀로 오동씨 크기의 환(丸)을 만들어 30환을 마셔 내리면 그 사귀(邪鬼)가 곧 없어진다. (本草)

◆ 철추가루 [鐵柄]

ㅇ 귀타(鬼打)[86] 및 강귀(强鬼)가 밀쳐서 충돌하여 사람이 어려운데 이른 것을 주치한다. 도노(桃奴), 귀전(鬼箭)에 섞어 분말을 만들어 환(丸)을 지어 복용한다. (本草)

◆ 안식향(安息香)

ㅇ 사기(邪氣), 망냥(魍魎), 귀주(鬼疰), 악기(惡氣), 귀태(鬼胎)를 주치한다. 취하여 태운다. 또 술에 섞어 1전을 복용한다. (本草)

◆ 위모(衛矛) [화살나무]

ㅇ 백사(百邪), 귀매(鬼魅), 악주(惡疰)를 주치한다. 취해서 태워서 복용하거나 달인 탕으로 복용한다. (本草)

◆ 무환자(無患者) [무환자나무]

ㅇ 귀사(鬼邪)와 악기(惡氣)를 물리친다. 취하여 태운다. 또 속의 씨를 취하여 먹는다. (本草)

◆ 잠퇴지 [蚕退紙]

ㅇ 발광(發狂)하고 슬퍼 울고 [悲泣] 신음하는 것을 주치하니 이는 사수(邪祟)가 된 것이니 잠퇴지(蠶退紙)를 취해서 태워 분말을 만들어 술로 2전을 복용한다. (本草)

---

86) 귀타(鬼打) : 귀타장(鬼打牆) : 밤에 혼자 길을 걸을 때 홀연 전방에 벽(壁)이 나타나고 이윽고 좌우후방이 모두 벽이 되어 진퇴할 수 없는 것.

◆ 천산갑(穿山甲)87)

○ 5사(五邪)로 놀라 울고 슬피 우는 것을 주치한다. 태운 재를 분말을 만들어 매 1전을 술과 물로 임의로 내린다.(本草)

◆ 도효(桃梟)88)

○ 백귀(百鬼)의 정물(精物)과 백독(百毒)의 불상(不祥)을 죽인다. 취하여 분말을 만들어 따스한 술에 섞어 복용한다.(本草)

◆ 오아(烏鴉)〔까마귀〕

○ 귀매(鬼魅)를 치료한다. 태워서 재를 술에 섞어 복용한다.(本草)

◆ 도인(桃仁)〔복숭아씨〕

○ 10주(十疰), 5시(五尸), 귀사병(鬼邪病)을 주치한다. 50매를 취하여 끝〔尖〕과 껍질〔皮〕을 제거하고 물에 달여 즙을 취해서 한꺼번에 마시면 응당 토하는데 토하지 않으면 다시 복용한다.

○ 또 도인(桃仁)으로 죽을 쑤어 상식하면 묘(妙)하다.(本草)

◆ 매고기〔鷹肉〕

○ 사매(邪魅) 및 야호매(野狐魅)를 주치한다. 고기를 취해서 구워 먹는다. 또한 부리〔觜〕 및 발톱〔爪〕 태워 분말을 만들어 술과 복용하면 더욱 묘(妙)하다.(本草)

◆ 까치집〔鵲窠〕

○ 전광(癲狂)과 귀매(鬼魅)를 주치한다. 여러 해 된 것을 취해서 태워서 분말을 만들어 따스한 술에 섞어 복용하고 이어 수물(祟物)의 명호(名號)를 부른다.(本草)

◆ 황새뼈〔鸛骨〕

○ 5시주(五尸疰)의 독(毒)을 주치한다. 다리뼈 및 부리〔觜〕를 취해서 태워 분말을 만들어 따스한 술에 섞어 복용한다.(本草)

◆ 사향(麝香)

○ 악기(惡氣)를 물리치고, 귀정물(鬼精物)을 죽이고 백사(百邪)를 제거한다. 상시로 몸 위에 차

---

87) 천산갑(穿山甲) : 천산갑과에 속하는 짐승, 검은 비늘이 박힌 끈끈한 침을 흘리는 짐승으로 인도 대만 등지에 살고 있음, 천산갑의 껍질, 외과 약으로 씀.
88) 도효(桃梟) : 나무에 달린 채 저절로 마른 천엽도(千葉桃)의 열매, 정신병에 쓰임.

고 다니면 묘(妙)하고 또한 조금을 취해서 술에 섞어 복용한다.(本草)

◆ 암양의 뿔〔羖羊角〕
o 악귀(惡鬼), 사매(邪魅)를 물리치고 범과 이리〔虎狼〕을 물리친다.

◆ 녹각(鹿角)
o 남녀의 꿈에 귀물(鬼物)과 교합하는 것을 주치한다. 각설(角屑) 1전을 취해서 술에 섞어 복용하면 곧 귀정(鬼精)이 나온다.(本草)

◆ 소똥〔牛屎〕
o 사기〔邪〕와 악기(惡氣)를 물리친다. 취하여 지게문에 바르고 또 상시로 태운다.(本草)

◆ 표범고기〔豹肉〕
o 귀매(鬼魅), 사신(邪神)을 주치한다. 삶아 먹으면 좋고 코〔鼻〕를 취해서 삶아 복용하면 호매(虎魅)를 주치한다.(本草)

◆ 범고기〔虎肉〕
o 36종의 정매(精魅)를 물리친다. 삶아 먹는 것이 좋다. 범 눈동자〔虎眼睛〕 범 머리뼈〔虎頭骨〕, 범 발톱〔虎爪〕이 아울러 귀사(鬼邪)를 물리치니 항상 차고 있든지 혹은 좌우에 둔다.(本草)

◆ 이리고기〔狸肉〕
o 모든 시주(尸疰)와 사기(邪氣)를 주치한다. 살〔肉〕을 취해서 국〔羹臛〕을 끓여 먹고 또 머리뼈〔頭骨〕를 취해서 태워서 분말을 만들어 2전을 복용하면 묘하다. 가리(家狸)〔고양이〕도 또한 좋다. (本草)

◆ 여우고기〔狐肉〕
o 호매(狐魅)를 주치한다. 무릇 사람이 호리(狐狸)의 정(精)이 감염되어 붙어서 산야(山野)를 돌아다니거나 또한 손에 예를 갖추어 사람을 대하는 사람〔手有禮見人〕 혹은 고요한 곳에서〔靜處〕 혼자 말을 하는 사람 혹은 나체로 사람을 대하는 사람 혹은 뿌리에 읍하여〔柢揖〕 도(度)가 없거나 혹은 입 다물고 손 짚고 절하여 예도가 과하고 똥오줌을 아무 데나 방사〔放〕하는 사람은 고기를 취하여 구워먹거나 혹은 장(腸)과 밥통〔肚〕 국을 끓여 먹는다.

o 여우와 이리의 껍질〔皮〕과 코끝의 검은 데를 취하여 분말을 만들어 술에 타서 복용하면 가장 효험이 있다.

o 또 여우 머리와 여우 꼬리, 여우 똥을 태우면 아울러 사악(邪惡)을 물리친다.(本草)

◆ 수달간〔獺肝〕
○5시(五尸)와 귀주(鬼疰)가 서로 감염〔相染〕한 가문이 다 병든 것을 주치한다. 간(肝) 1구(具)를 취해서 응달에 말려 분말을 만들어 1전을 하루 2번 물로 복용한다. 또한 귀매(鬼魅)를 치료한다.(本草)

◆ 산돼지 황〔野猪黃〕
○귀주(鬼疰), 사기(邪氣)를 주치한다. 취하여 갈아서 물에 섞어 복용한다.(本草)

□ 침구법(鍼灸法)

○백사(百邪)의 병든 바에는 침(鍼)에 13혈(十三穴)이 있으니 1(一)은 귀궁(鬼宮)(곧 인중혈(人中穴)이다)이라고 하고 2(二)는 귀신(鬼信)(엄지손가락〔手大指〕 손톱 아래 살〔肉〕을 2푼〔二分〕들어가서 있다)이라고 하고 3은 귀루(鬼壘)(엄지발가락〔足大指〕 발톱〔爪甲〕아래 살〔肉〕을 2푼〔二分〕들어가서 있다)라고 하고 4는 귀심(鬼心)(곧 태연혈(太淵穴)이다.)이라 하고 5는 귀로(鬼路)(곧 신맥혈(申脉穴)이다)라 하고 6은 귀침(鬼枕)(대추(大顀)에 있으니 발제(髮際)에 1치〔寸〕들어가 있다)라 하고 7은 귀상(鬼床)(귀앞 발제(髮際))가 굽혔다 폈다 하는 가운데〔宛宛中〕에 귓불〔耳垂〕아래 5푼〔五分〕에 있다)이라 하고, 8은 귀시(鬼市)(곧 승장혈(乘漿穴)이다)라 하고 9는 귀로(鬼路)(곧 노궁혈(勞宮穴)이다)라 하고, 10은 귀당(鬼堂)(곧 상성혈(上星穴)이다)이라 하고 11은 귀장(鬼藏) 음(陰)의 하봉(下縫)과 여인의 옥문 머리〔玉門頭〕에 있다)이라 하고 12는 귀신(鬼臣)(곧 곡지혈(曲池穴)이다)이라 하고, 13은 귀봉(鬼封)(혀〔舌〕의 하봉(下縫)에 있는데 침을 찌르면 혀 위로 뚫고 나온다)이라 한다. ○또 귀사(鬼邪)가 발광(發狂)하면 열 손가락 끝의 손톱에서 1푼〔一分〕 떨어진데 뜨니〔灸〕 귀성(鬼城)이라 한다.(扁鵲)

○귀매(鬼魅)의 호혹(狐惑)과 황홀(恍惚)과 떨어서 입 다뭄〔振噤〕에는 환자의 양 손의 엄지〔大指〕를 서로 나란히 동여 묶어서〔縛〕큰 쑥 심지〔大艾炷〕양 손톱 및 손톱 뒤의 살〔肉〕의 4곳의 기봉(騎縫)에 불을 붙여 뜨는데 만약 한 곳만 불붙이지 못하면 곧 효험이 없다. 7장(壯)을 뜨면 병자(病者)가 스스로 물러가겠다고 슬피 고(告)하니 신효(神效)하다. 이것이 진승조(秦承祖)의 구귀법(灸鬼法)이니 곧 귀곡혈(鬼哭穴)이다.(入門)

○5시(五尸)는 젖 뒤 3치〔寸〕를 뜨는데 남자는 왼쪽, 여자는 오른쪽을 각기 27장(壯)을 뜨고 양 엄지손가락〔兩大拇指〕 머리를 7장(壯)을 뜬다.(得效)

○일체의 주병〔疰〕은 먼저 반듯이 누워〔仰臥〕 양 젖 가의 비스듬한 아래〔斜下〕 3치의 제 3늑골 사이를 따라 장수(壯數)를 뜬다.(得效)

○갑자기 미쳐서 귀어(鬼語)〔귀신이 한다는 말〕를 하는 데는 양 손의 엄지손가락을 한데 동여 묶어서 곧 좌우 옆구리 아래 굽은 늑골 머리 양 곳을 마주하여 각 7장(壯)을 뜨면 귀(鬼)가 스

스로 성명(姓名)을 이르고 물러가기를 애걸[乞]하니 서서히 물어 곧 그 동여맨 것을 푼다.(得效)

ㅇ갑자기 사매(邪魅)에 적중[中]하고 황홀(恍惚)한데 코 아래 인중(人中) 및 양 수족(手足)의 엄지 근본에 쑥심지를 반은 손발톱에 있고 반은 살[肉] 위에 각기 7장(壯)을 뜨고 쉬지 않고 14장을 뜬다[灸].(得效)

ㅇ갑자기 미쳐서 귀신말[鬼語]을 하는데 는 엄지발가락 발톱 아래를 침 놓으면 곧 그친다.(得效)

ㅇ호매(狐魅)에 양 손 엄지를 합쳐 동여맨 사이를 37장(壯)장 뜨면 응당 여우 울음을 내고 곧 낫는다.(得效)

30. 옹저(癰疽)(上)

□ 옹저 발병의 원인〔癰疽發病之原〕

o 영기(榮氣)가 순종〔從〕하지 않고 살의 순리〔肉理〕를 거스르면 곧 옹저(악성종기)(癰疽)가 생긴다.

o 신장〔腎〕이 한기〔寒〕를 간(肝)에 옮기면 옹저(癰疽)가 나고 기가 적어지고〔少氣〕 비장〔脾〕이 한기〔寒〕를 간(肝)에 옮기면 옹저(癰疽)가 나고 힘줄〔筋〕이 결린다.(攣)

o 모든 옹저(癰疽)의 힘줄 결림〔筋攣〕과 뼈아픔〔骨痛〕은 이 한기(寒氣)의 종기〔腫〕요, 8풍(八風)의 변(變)입니다.(內經)[89]

o 고량(膏粱)〔맛있는 음식〕의 변화〔變〕는 발〔足〕에 큰 종기〔腫〕가 나는데 허를 지닌 것〔持虛〕처럼 받는다.

o "황제〔帝〕가 말한다. '옹(癰)과 저(疽)는 어떻게 구별하는지요?' 기백(岐伯)이 답한다. '영기(榮氣)[90]가 경맥(經脉) 속에 머무르면 혈(血)이 막혀서〔澁〕 운행하지 못합니다. 운행하지 못하면 따라서 위기(衛氣)가 막혀서 통하여 운행하지 못하는 고로 열이 납니다. 큰 열이 그치지 않고 왕성하면 살이 썩고, 살이 썩으면 곪습니다.〔膿〕 그러나 기부(肌膚)가 함몰되지 않고 골수(骨髓)가 말라 시들지 않으면 5장(五藏)이 상하지 않는 고로 이름하여 옹(癰)이라 합니다. 열기(熱氣)가 매우 왕성하여 기육과 피부〔肌膚〕가 움푹 들어가고〔下陷〕 힘줄과 골수〔筋髓〕가 말라 안으로 5장(五藏)에 이어져 혈기(血氣)가 고갈〔竭〕되고 종기〔癰〕 아래는 근골(筋骨)과 좋은 살〔良肉〕이 다 남음이 없습니다.〔無餘〕 그러므로 저(疽)라고 합니다.'"(靈樞)[91]

o 6부(六府)가 조화롭지 못하면〔不和〕 머물러 맺혀서〔留結〕 옹(癰)이 된다. 또 이르기를 3양(三陽)이 발병(發病)하면 밑으로 옹종(癰腫)이 된다. 3양(三陽)은 곧 족태양방광경(足太陽膀胱經)이니 곧 뇌저(腦疽), 배옹(背癰), 비옹(臂癰)의 유(類)가 이것이다.(內經)

---

[89] 최창록, 『다시읽는 황제소문경』(上)(푸른사상, 2001), 17.맥요정미론편(脉要精微論篇), p.315.
[90] 동의보감에는 영위(榮衛)라 했으나 원문인 영추경에는 영기(榮氣)이다. 영추경을 따른다.
[91] 최창록, 『다시 읽는 황제영추경』(푸른사상, 2000), 81.옹저(癰疽), p.823.

○ 옹저(癰疽)는 음양(陰陽)이 서로 체(滯)함으로 인해 생기니 대개 기(氣)는 양(陽)이요, 혈(血)은 음(陰)이다. 혈(血)은 맥 안[脉內]으로 운행하고 기(氣)는 맥 밖[脉外]으로 운행하여 돌아 흘러[周流] 쉬지 않는 것인데 한습(寒濕)이 치면[搏] 엉겨 막혀서[凝滯] 운행이 늘이고 화열(火熱)이 치면[搏] 끓어올라[沸騰] 운행이 빠르다. 기(氣)가 사기[邪]를 얻어서 통하지 못하면[鬱] 진액(津液)이 빽빽하게 모여 말라[稠枯] 담(痰)이 되고 담음[飮]이 되어 쌓임이 오래되면[積久] 맥 안[脉中]에 스며들어 혈(血)이 탁(濁)해지는데 이는 음(陰)이 양(陽)에 체(滯)해서 옹(癰)이 되는 것이며, 혈(血)이 사기[邪]를 얻어 통하지 못하면[鬱] 수도(隧道)[터널]가 막히거나[阻隔] 넘치거나[溢] 맺혀서 쌓여[結積] 오래되면 맥 밖[脉外]으로 넘쳐 나와서 기가 어지러워지는데[氣亂] 이는 양(陽)이 음(陰)에 체(滯)해서 저(疽)가 되는 것이다.(丹心)

○ 옹(癰)은 옹(壅)[막힘]이다. 저(疽)는 저(沮)[막음]이다. 혈기(血氣)가 옹저(壅沮)하고 한열(寒熱)이 흩어지지 않고 음(陰)이 양(陽)에 체(滯)하면 옹을 발하고[發癰], 양(陽)이 음(陰)에 체(滯)하면 저를 발하니[發疽] 일정한 장소가 없는 것이다.[無定處]

○ 6부(六府)에 쌓인 열[蘊熱]이 피부와 기육(膚肉) 사이로 올라와서 나오면[騰出] 그 발(發)함이 매우 왕성하여 부어서[腫] 빛이 나고 연하며[光軟] 거죽이 얇어져[皮薄] 윤택함[澤]이 넓게 퍼진 것이 옹(癰)이 되고, 5장(五藏)에 쌓인 열[蘊熱]이 근골(筋骨) 안을 침공하여 태우면[侵焮] 그 발함[發]이 머물러 쌓여서 벙어리[瘖瘂]가 되고 피부가 두껍고[皮厚] 단단하고 색깔이 연하고 희고[淡白] 그을려 마른 것[焦枯]은 저(疽)가 되는 것이다.(直指)

○ 악성종기[癰]는 6부(六府)에서 발(發)하니 맹렬한 기세[燎原之火]같이 기육(肌肉)에 문드러진다[潰]. 악창(疽)은 5장(五藏)에 발(發)하니 질그릇 방[陶室]의 굴[隧內]과 같아서 안으로 골수(骨髓)가 녹는 것이다.(入門)

○ 대개 울(鬱)한 것을 억제하여 억누르면 심장이 상하고[傷心] 오래되면 소갈병[消渴]을 앓고 반드시 옹저(癰疽)와 문드러진 부스럼[丁瘡]이 나니 마땅히 삼가야 한다.(俗方)

□ 옹저가 발하려는 징후[癰疽欲發之候]

○ 대개 발열(發熱)하고 추위를 싫어하고[憎寒] 두통(頭痛)이 나고 오심(惡心)하며 근맥(筋脉)이 구애되어 당기고[拘牽] 기가 급하고[氣急] 마음이 답답하고 괴로우며[煩悶] 혹은 목마르기가 여러 해 되면 이는 다 옹저(癰疽)가 발하려는 증세[證]이다.(直指)

○ 모든 맥(脉)이 뜨고[浮] 잦으면[數] 응당 열이 나는데[發熱] 도리어 몸이 오싹[洒淅]하고 오한(惡寒)이 나고 아픈 곳이 있는 것은 옹종(癰腫)[등창, 발찌]이 발한다.

○ 맥(脉)이 미약[微]하고 느리면[遲] 도리어 발열(發熱)하고 약하면서[弱] 잦으면[數] 도리어 추워서 떠니[振寒] 응당 옹종(癰腫)이 발한다.

○ 맥(脉)이 뜨고[浮] 잦으며[數] 신체(身體)가 열(熱)이 없고 형체[形]가 묵묵(嘿嘿)하고 가슴

속이 약간 메마르고〔微燥〕 아픈 자리를 알 수 없으니 이때는 사람이 응당 옹종〔癰〕을 발하는 것이다.(仲景)

○옹저(癰疽)는 다 기가 울해서〔氣鬱〕 이루어지는 것이니 경(經)에 이르기를 '기(氣)가 경락(經絡)에 머물러서 혈(血)과 더불어 막혀서〔澁〕 운행하지 못하고 막혀 맺히면〔壅結〕 옹저(癰疽)가 되니 이는 7정(七情)이 이루어진 것이다' 했다.(三因)

○분하여 울하고〔憤鬱〕 뜻하고 싶은 것〔志欲〕을 이루지 못하는 사람은 이 병이 많다.(精要)

○병이 오래되어 입이 마르면 반드시 옹저(癰疽)가 생기니 인동차(忍冬茶)를 상복(常服)하면 매우 좋다.(俗方)

□ 옹저의 명칭과 형상〔癰疽名狀〕

○너비〔濶〕가 1치에서 2치가 되는 것은 절(癤)[92]이라 하고, 2치에서 5치가 되는 것을 옹(癰)이라 하고, 5치〔寸〕에서 1자〔尺〕에 이르는 것을 저(疽)라고 하고, 1자〔尺〕에서 2자〔尺〕에 이르는 것을 경체저(竟體疽)라 한다.

○문드러지기 전〔未潰〕에는 자흑색(紫黑色)이고 굳고 단단하고〔堅硬〕 이미 문드러지면〔已潰〕 깊이 푹 꺼져〔深陷〕 바위 같은 것〔巖〕은 암(癌)이 되니 남자는 배〔腹〕에 많이 발생하고 여자는 젖〔乳〕에 많이 발생한다.

○네 두둑〔四畔〕이 생소입술〔生牛脣〕같이 검고 딴딴한 것〔硬〕은 생안손〔瘭〕〔표〕이다. 손가락 사이에서 많이 나타나고 혹은 입과 이〔口齒〕와 밥통과 배꼽〔肚臍〕에 나고 머리와 얼굴〔頭面〕에는 나지 않고 색깔이 엷은 분홍빛인 것은 고질〔痼〕이 되는 것이니 대개 정창(丁瘡)〔문드러진 부스럼〕의 악한유〔惡類〕이다.(入門)

○지름〔徑〕이 1치〔寸〕~2치〔寸〕되는 것은 절(癤)이요, 3치~5치 되는 것은 종기〔腫〕요, 둥글고 붉은 것은〔圓赤〕 옹(癰)이 되고 8치〔寸〕는 저(疽)이다.(得效)

○열(熱)이 피부 사이에서 발하여 부종(浮腫)한 뿌리가 작은 것에서 큰 것에 이르기를 불과 2~3치인 것은 절(癤)이다.

○두창〔瘍〕이 머리가 있는〔有頭〕 것은 작은 부스럼〔小瘡〕이고 마마〔疹〕가 뜨고 작은 것〔浮小〕은 은진(癮疹)이다.(河間)

□ 옹저의 붓고 아프고 가려운 원인〔癰疽腫痛痒之因〕

○옹저(癰疽)는 단지 이 열(熱)이 혈(血)을 이기는 것이다.(丹心)

○'열(熱)이 이기면〔勝〕 붓는다〔腫〕'고 했다. 주(註)에 이르기를 '열(熱)이 이기면 양기(陽氣)가

---

92) 절(癤) : 옹(癰)보다 작은 부스럼.

○안으로 통하지 않으므로[鬱] 넓은 종기[洪腫]가 갑자기 이루어지고[暴作] 심(甚)하면 영기(榮氣)가 살의 주리[肉理]에 거슬러 모여서 옹저(癰疽)가 된다'고 했다.(內經)

○옹저(癰疽)의 증세[證]는 다 아플 수 있는 증세인데 부스럼[瘡]이 먼저 발하여 종기(腫氣)가 되고 혈울(血鬱)이 쌓여서 살[肉]을 찌면[蒸] 고름[膿]이 되는 고로 아픔[痛]이 많다.

○고름[膿]이 문드러진[潰] 후에 종기[腫]가 물러가고 거죽[皮]이 너그러워지면[寬] 아픔이 반드시 점차로 줄어드는데 도리어 아픈 것은 이는 허(虛)한 것이다. 문드러지지 않고[未潰] 아픈 것은 사(瀉)시켜야 하고 이미 문드러져서[已潰] 아픈 것은 보(補)해야 하니 그 예기(穢氣)에 감촉된[觸] 바가 있는 것은 마땅히 부드럽게 풀어야[和解] 하고 풍랭(風冷)에 핍박[逼]된 바가 있는 것은 따스하게 흩어야[溫散] 한다.(丹心)

○형체가 상하면[形傷] 아프고[痛] 기가 상하면[氣傷] 붓고[腫] 붓고 아픔이[腫痛] 아울러 일어나면 기혈(氣血)이 모두 상[俱傷]한 것이니 옹저(癰疽)란 아프지 않으면 안 되고[不可不痛] 또한 너무 아파도[大痛] 안 된다.(入門)

○피부(皮膚)가 약간 높이 일어나고 단단하고 두터우며[堅厚] 혹은 아프고 혹은 가려운 것을 종기[腫]라 하고 종기[腫]가 풍한(風寒)으로 인하여 얻어진 것은 종기가 단단하고 색깔이 희며 열독(熱毒)으로 인해서 얻어진 것은 염증이 생겨 아프고[焮腫] 색이 붉다.(東垣)

○무릇 통양(痛痒), 창양(瘡痒), 옹종(癰腫), 저진(疽疹), 유기(瘤氣), 결핵(結核), 불울(怫鬱)이 심한 것은 모두 화열(火熱)에 속하는 것이니 대개 사람이 화(火)에 가까이 하여 미열(微熱)이 나면 가렵고[痒] 열이 심하면 아픈 데 가까이 붙어서 태우면[灼] 부스럼[瘡]이 되는 것이니 모두가 화(火)의 작용[用]이다.

○사람의 부스럼[瘡腫]이 모두가 한열(寒熱)의 독기(毒氣)가 경락(經絡)에 머무름으로 말미암아 혈이 막히게[血澁]하여 통하지 않고 막히고 맺혀서 종기[腫]를 이루는데 풍사(風邪)가 안에서 발작[作]하면 곧 머리와 뿌리가 없고 기혈(氣血)이 서로 쳐서[相搏] 발작한 것은 머리가 있고 막히고 맺혀서[壅結] 왕성한 것은 고름[膿]이 되는 것이다. 부스럼[瘡]에는 아픔과 가려움[痛痒]이 있으니 아프면 실(實)하고 가려우면 허(虛)함이 된다. 허(虛)함이 한(寒)이 된다고 말하는 것이 아니며, 바로 말하면 열이 약간 심함[未甚]인 것이다.(河間)

○저(疽)가 깊이 발하여 아프지 않은 것은 위기(胃氣)가 크게 허(虛)하면 반드시 죽으니 대개 살이 많으면[肉多] 아픈 줄 모르는 것이다.(丹心)

□ 옹저의 경중심천의 구별[癰疽輕重深淺之辨]

○'옹(癰)은 그 가죽[皮]이 위가 얇아서[薄] 윤이[澤] 납니다. 저(疽)는 위[上]의 가죽[皮]이 검고[夭] 단단[堅]하여 소목[牛領]의 가죽[皮] 같습니다. 이것이 그 징후[候]입니다.'(靈樞)[93]

---

93) 최창록, 위의 책, 위의 곳, p.824.

ㅇ조금 눌러도 아픈 것은 병세가 얕은 것이고, 세게 누르면 아픈 것은 병이 깊은 것이니 이것이 옹(癰)과 저(疽)를 구별하는 법이다.

ㅇ옹(癰)의 사기〔邪〕가 옅은 것은 그 머물러 있음〔稽留〕과 막혀 머물음〔壅遏內連〕이 홀로 경맥(經脉) 안에 있고 오로지 밖은 치는〔專攻于外〕고로 처음 발(發)할 때는 거죽〔表〕에서부터 곧 발열(發熱)하고 아픈 자리〔患處〕가 곧 주발〔椀〕 같고 동이〔盆〕처럼 높이 부어〔高腫〕 아픔이 심하여 멋대로 푹 꺼지게〔下陷〕 하고자 하나 정기(正氣)가 안에서 단단하여 받아들이지 않기 때문에 혹은 변비(便秘)가 되고 혹은 열이 나고 혹은 거슬러서〔逆〕 거절〔拒〕하니 이 때문에 골수(骨髓)가 끝내 마르지 않고〔不焦枯〕 5장(五藏)이 끝내 상하지 않는 것이다.

ㅇ저(疽)의 사기〔邪〕가 깊은 것은 그 머물러 있음〔稽留〕과 막혀서 머물음〔壅遏內連〕이 안으로 5장(五藏)에 이어져서 오로지 밖을 치지 않는 고로 신체(身體)가 혹은 열이 없고 아픈 자리가 붓거나 아프지 않으나 심한 것은 목이 쉬고〔嘶〕 기가 빠져서〔氣脫〕 눈이 검고 작으며 열 손가락〔十指〕이 먹처럼 검게 부으면 흔히 죽는다.(綱目)

ㅇ대체로 옹저(癰疽)의 악핵(惡核)이 남자는 왼편으로 중(重)하고 여자는 오른편으로 중(重)하다.(直指)

ㅇ옹저(癰疽)의 증세〔證〕는 열이 있고 열이 없음이 죽고 사는 묘결(妙結)이니 대체로 양증(陽證)에 열이 있으면 기혈(氣血)이 운행하여 기육〔肌〕이 생기고, 음증(陰證)에 열이 없으면 기혈(氣血)이 체(滯)해서 수렴되지 못하니〔不斂〕 이 때문에 실열(實熱)이 있으면 쉽게 치료되고 허한(虛寒)한 것을 치료하기 어렵다.(入門)

ㅇ처음 발할 때 신체가 곧 열이 나고 아픈 자리가 또한 열이 나고 크게 부어 높은 것은 동통(疼痛)이 많이 생기고 문드러진 후에 육색(肉色)이 홍자(紅紫)인 것은 이는 밖에서 발한 것이니 비록 크기가 동이나 주발〔盆椀〕 같아도 반드시 살고, 처음 발할 때 신체가 열이 없고 아픈 자리 또한 열이 없고 수일 사이에 점점 크게 열려 붓지도 않고〔不腫〕, 아프지도 않으며〔不痛〕, 낮게 꺼져서〔低陷〕 문드러진 후에 육색(肉色)이 자흑(紫黑)이면 이는 내발(內發)이니 반드시 죽는다. 대개 발하기 전에 장부(藏府)가 이미 먼저 문드러진 것이다.(得效)

ㅇ옹저(癰疽)가 종기가 높고 연한 것〔腫高面軟〕은 혈맥(血脉)에서 발한 것이고, 종기가 낮고 단단한 것은 근맥(筋脉)에서 발한 것이고 육색(肉色)이 불변하는 것은 골수(骨髓)에서 발한 것이다.(東垣)

□ 일정한데 옹저가 있으면 죽는 부분〔定癰疽死之部分〕

ㅇ몸에는 5부(五部)가 있습니다. 복토(伏免)가 1이요(혈명(穴名)이다) 비(腓)가 2요(비(腓)는 장단지〔腨,천〕이다) 등〔背〕이 3이요, 5장(五藏)의 수혈〔俞〕이 4이요, 목〔項〕이 5입니다. 이 다섯 부위〔五部〕에 옹저(癰疽)가 있으면 죽습니다.(靈樞)94)

○뇌(腦)와 수염[鬚]과 턱수염[髥]과 턱[頤]의 네 곳에 또한 옹저(癰疽)가 있으면 반드시 죽는 곳이다.(海藏)

○악성종기[癰]가 나서는 안 되는 곳이 7곳 있으니 눈 뒤[眼後]의 허(虛)한 곳 턱과 뼈가 이어지는[頤接骨] 곳, 음근(陰根)과 상모(上毛) 사이의 사타구니[胯]와 꽁무니뼈[尻骨]가 이어지는 곳, 귓문[耳門] 앞뒤의 거골(車骨)이 이어지는 곳, 여러 원인으로 작은 배[小腹]에 풍수(風水)로 이루어진 바의 옹저(癰疽), 턱뼈[頷骨] 아래 귀 뒤의 허(虛)한 곳, 코뼈[鼻骨] 속인데 아울러 사람을 해칠 수 있는데 오직 눈 뒤의 허한 곳이 가장 위험하다.(涓子)

○뇌에 발하는 것[發腦], 턱수염에 발하는 것[發髯] 눈썹에 발하는 것[發眉], 턱에 발하는 것[發頤], 등에 발하는 것[發背]을 5발(五發)이라 하고 지극히 위험하다. 무릇 눈에 보이지 않는 부스럼[瘡]은 다 나쁘다[惡].(入門)

○목구멍[喉], 혀[舌], 머리[頭], 얼굴[面], 뇌(腦), 목[項], 어깨[肩], 등[背], 가슴[胸], 배[腹], 4지(四肢)의 큰 마디[大節]와 여자(女子)의 투유(妬乳)에 잦은 것[數]은 위험[險]하게 되고 다른 곳은 느슨하다.[緩](直指)

○속(俗)에는 암(癌)과 고질[瘤]과 생안손[癧]을 옹저(癰疽)의 반열[列]에 붙이니[付] 어찌 생안손[癧]과 암(癌)과 고질[瘤]이 옹저(癰疽)의 하나에 불과함을 알겠는가?(直指)

○등[背]은 비록 방광(膀胱)과 독맥(督脉)이 주관하는 바이나 5장(五藏)이 등[背]에 매여있으니[系] 혹은 순주(醇酒) 후미(厚味)나 혹은 울노(鬱怒), 방로(房勞)가 모두 물이 마르고[水枯] 불이 타서[火炎] 담이 엉기고[痰凝] 기가 체하여[氣滯] 독(毒)과 더불어 서로 쳐서[相搏] 곳에 따라 발생한다.(入門)

□ 옹저는 응당 안과 밖으로 나눈다[癰疽當分內外]

○옹저(癰疽)가 안에서 발하는 것은 응당 장부(藏府)를 살펴야 한다. 가령 중부(中府)가 은은(隱隱)하게 아픈 것[痛]은 폐저(肺疽)이고 위의 살[上肉]이 조금 부은 것[微起]은 폐옹(肺癰)이다. 거궐(巨闕)은 심장[心]에 속하고 기문(期門)은 간(肝)에 속하고 천추(天樞)는 대장(大腸)에 속하고 관원(關元)은 소장(小腸)에 속하고 단전(丹田)은 3초(三焦)에 속하니 만약 위의 증세가 있는 것은 다 이를 본떠서[倣] 구분한다.(靈樞)

○강자(腔子)95)의 안에서 발(發)하는 것은 내저(內疽)라 하니 폐옹(肺癰), 심옹(心癰), 간옹(肝癰), 신옹(腎癰), 위완온(胃脘癰), 장옹(腸癰)이라 한다.

○강자(腔子)의 밖에서 발(發)하는 것은 뇌발(腦發), 배발(背發), 염발(髯發), 미발(眉發), 이발(頤發), 시함발(顋頷發), 자발(髭發), 액발(腋發), 천당발(穿當發)(하부(下部)이다), 퇴발(腿

---

94) 최창록, 위의 책, 21.한열병(寒熱病), P.295.
95) 강자(腔子) : 체내(體內)의 텅빈 곳.

發), 후옹(喉癰), 제옹(臍癰), 가마옹(騎馬癰), 낭옹(囊癰), 유옹(乳癰)이다.

□ 옹저는 응당 경락으로 나누어야 한다〔癰疽當分經絡〕

○폐옹(肺癰)은 수태양경(手太陽經)이고 심옹(心癰)은 수소음경(手少陰經)이고, 간옹(肝癰)은 족궐음경(足厥陰經)이고 비옹(脾癰)은 족태음경(足太陰經)이고, 신옹(腎癰)은 족태양경(足太陽經)이고, 위완옹(胃脘癰)은 족양명경(足陽明經)이고 장옹(腸癰)은 수태양경(手太陽經)과 족양명경(足陽明經)이고 뇌옹(腦癰)은 독맥(督脉)과 족태양경(足太陽經)이고, 배옹(背癰)은 가운데〔中〕는 독맥(督脉)에 속하고 좌우(左右)는 족태양경(足太陽經)이다. 빈옹(鬢癰)은 수족소양경(手足少陽經)이고 미옹(眉癰)은 수족태양경(手足太陽經)과 수족소양경(手足少陽經)이고 이옹(頤癰)은 수족양명경(手足陽明經)이고 시함옹(顋頷癰)은 수양명경(手陽明經)이고 자옹(髭癰)은 수족양명경(手足陽明經)이고 액옹(腋癰)은 수태양경(手太陽經)이고 천당옹(穿當癰)은 독충임(督衝任) 3맥(脉)이고 퇴옹(腿癰)은 거죽〔表〕은 족3양경(足三陽經)이고 속〔裏〕은 족3음경(足三陰經)이다. 후옹(喉癰)은 임맥(任脉)과 족양명경(足陽明經)이고 제옹(臍癰)은 임맥(任脉)과 족양명경(足陽明經)이고 유옹(乳癰)은 안〔內〕은 족양명경(足陽明經)이고 밖〔外〕은 족소양경(足少陽經)이다. 유두(乳頭)는 족궐음경(足厥陰經)이고 과마옹(騎馬癰)은 족궐음경(足厥陰經) 낭옹(囊癰)은 족궐음경(足厥陰經)이다.(正傳)

○6양경(六陽經)과 6음경(六陰經)이 온몸에 분포(分布)되어 기가 많고 혈이 적은 것〔多氣少血〕이 있고 혈이 많고 기가 적은 것〔多血少氣〕이 있고 기와 혈〔氣血〕이 다 많은 것이 있으니 하나로 개론(槪論)할 수 없는 것이다. 어째서냐 하면 모든 경은 오직 소양궐음경(少陽厥陰經)에 생긴 옹저(癰疽)는 다스림〔理〕에 마땅히 예방(豫防)해야 하니 그것은 기가 많고 혈이 적은〔多氣少血〕 때문이다. 그 혈본(血本)이 적고 기육(肌肉)이 자라기 어려우며 부스럼이 오래 합치지 못하면 반드시 위험한 증세를 이룬다. 진실로 이를 알지 못하고 망녕되게 독을 쫓고 설사하는 약〔驅毒利藥〕을 써서 그 음분(陰分)의 혈(血)을 치면 화(禍)를 입어 물러나지 못한다.(不錠腫)

□ 옹저의 맥〔癰疽脉〕

○불시(不時)에 맥(脉)이 잦으면〔數〕 악창(惡瘡)이 생기는 것이다.(仲景)

○옹저(癰疽)의 맥은 뜨고 잦으면〔浮數〕이 나고 열을 발한다. 가령 아픈 자리에 옹저(癰疽)가 발한 곳이 있으면 맥(脉)이 잦고〔數〕 발열(發熱)하고 아픈 것은 양(陽)이다. 잦지도 않고〔不數〕 열이 나지도 않고〔不熱〕 아프지도 않는 것은 음(陰)이다. 부스럼〔瘡〕이 악성종기〔癰〕를 발하는 맥(脉)은 당겨서 급함〔弦〕과 넓음〔洪〕이 서로 쳐서〔相搏〕 잠기고〔沈〕 가늘어지니〔細〕 바로 폐(肺)와 간(肝)이 다 잦다〔俱數〕.(脉訣)

○음(陰)이 양(陽)에 체(滯)하면 옹을 발하고〔發癰〕 양(陽)이 음(陰)에 체(滯)하면 저를 발하니

〔發疽〕이 2독(二毒)의 발(發)함은 일정한 곳이 없으니 응당 맥(脉)으로 구별해야 한다. 뜨고〔浮〕 넓고〔洪〕 흐름이 순조로운 것〔滑〕은 양(陽)이 되고 미약하고〔微〕 잠기고〔沈〕 늘어지고〔緩〕 엉기는 것〔濇〕은 음(陰)이 된다.(精義)

ㅇ창저(瘡疽)가 있는 사람이 고름 피〔膿血〕를 크게 싸고〔大泄〕 맥(脉)이 순조롭게 흐르고〔滑〕 크고〔大〕 잦은 것〔數〕은 치료하기 어렵다. 대체로 부스럼고름〔瘻膿〕이 많거나 혹은 맑은 뜨물〔清泔〕 같고, 한열(寒熱)하고 갈증이 나는 것〔發渴〕은 치료해도 공효(功效)가 없는 것이다.(精義)

ㅇ폐옹(肺癰)을 앓는 사람이 기침할 때 피고름이 나고 맥(脉)이 넓고〔洪〕 흐름이 순조롭게〔滑〕 나타나면 치료해도 낫기 어렵다〔難痊〕.(精義)

ㅇ옹저(癰疽)가 이미 터져서〔决〕 고름〔膿〕을 제거해도 번열 나고 아픈 것〔煩疼〕은 완전히 고름이 빠진 것이 아니며 그 맥(脉)이 넓고〔洪〕 거친 것〔麤〕은 또한 힘쓰기 어렵다.(直指)

ㅇ옹저(癰疽)의 맥(脉)이 오는 것이 체하고 막히는 것〔滯澁〕은 다만 온화하고 느림을〔和緩〕 얻어야 편〔平〕하니 만일 넓고〔洪〕 거칠면〔麤〕 날카로운 독〔銳毒〕을 수렴할 수 없으니 고치기가 어려운 것이다.(直指)

□ 옹저의 치료하기 어렵고 치료하지 못하는 증세〔癰疽難治不治證〕

ㅇ무릇 옹저(癰疽)가 처음 발할 때 종기〔腫〕가 단단하고〔硬〕 아픈 것은 바깥에 발한 것〔外發〕이니 비록 크기가 동이〔盆〕와 같더라도 백 번 치료하면 백 번 낫듯〔百治百活〕 처음 발할 때 열도 없고 아프지도 않으며 움푹 꺼져서〔低陷〕 문드러지면 이는 안에서 발한 것〔內發〕이니 치료하기 어렵고 반드시 죽는다.(精要)

ㅇ옹(癰)은 막힘〔壅〕이다. 양(陽)이 되며 6부(六府)에 속하니 치료하기 쉽다. 저(疽)는 막음〔沮〕이니 음(陰)이 되고 5장(五藏)에 속하니 치료하기 어렵다.(入門)

ㅇ치료하기 어려움〔難治〕에 여섯 가지 증세〔六證〕가 있으니, 두 뺨〔臉〕〔안면(顔面)〕이 배태〔胚〕한 것처럼 붉고 심장에 감염되어〔心染〕 병이 깊어진 것, 병이 들어 오래이나 전혀 붓지도 아프지도 않으니 곧 장부(藏府)에 병을 받아 깊어진 것, 아픈 자리가 딴딴하여〔硬〕 소목의 껍질〔牛頷皮〕 같고 또 석류(石榴) 모양 같아 약을 써도 연해지지 않아 병이 깊은 것, 병자가 무시(無時)로 기뻐하고 웃으니 곧 신기(神氣)를 빼앗겨 병이 깊어진 것, 부스럼 입구〔瘡口〕가 작고 속은 넓은데 항상 푸르고 흰 고름즙〔膿汁〕이 번갈아 섞여 나와 병이 깊어진 것이다.(得效)

ㅇ옹저(癰疽)에 실열(實熱)이 있는 것은 치료하기 쉽고 허한(虛寒)으로 사열(邪熱)이 있는 것은 치료하기 어렵다.(醫鑑)

□ 옹저에 고름의 유무와 얕고 깊음을 분별함〔癰疽辨膿有無及淺深〕

ㅇ모든 옹저(癰疽)에 고름이 있고 없음을 알려고 하면 손으로 종기 위를 가려서〔掩〕 열(熱)이

나는 것은 고름이 있고 열이 나지 않는 것은 고름이 없다.(仲景)

○누른 후에 아픈 것은 그 고름이 깊고 조금 눌러도 곧 아픈 것은 그 고름이 얕다. 누르면 연(軟)하며 곧 회복(復)되는 것은 고름이 있고 누르면 뻣뻣하고(强) 회복되자 않는 것은 고름이 없는 것이다.(得效)

○눌러서 굳고 단단한 것(堅硬)은 고름이 없는 것이요, 눌러서 반은 연하고(半軟), 반은 단단한 것(半硬)은 이미 고름이 있는 것이니 마땅히 급히 깨뜨려야(破) 한다. 반이 연한 것(半軟)은 가운데가 곪은 자리(膿處)임을 말하고 반은 단단한 것(半硬)은 4방(四方)이 부은 살(腫肉)임을 말한다.(精要)

○손으로 눌러서 열이 나면 고름이 있고 열이 나지 않으면 고름이 없다. 무겁게 눌러서 아픈 것은 고름이 깊은 것이고 가볍게 눌러서 아픈 것은 고름이 얕은 것이다. 눌러서 심하게 아프지 않는 것은 고름이 이루어지지 않는 것이고 눌러서 곧 회복(復)되는 것은 고름이 있는 것이요, 눌러서 곧 회복되지 않는 것은 고름이 없는 것이다. 이는 반드시 물인 것이다.(入門)

○손으로 위를 가려 크게 열나는 것은 고름이 이루어져 저절로 연한 것이다. 만약 그 위가 얇아서 껍질이 벗겨져 일어나는 것은 고름이 얕은 것이고, 그 종기(腫)가 심하게 열나지 않는 것은 고름이 이루어지지 않는 것이다. 만약에 나력결핵(瘰癧結核)을 앓아서 한열(寒熱)하고 목마르면(發渴) 오래 경과되어도(經久) 없어지지 않는 것은 얼굴 색이 시들어 누런데(萎黃) 이는 열이 위로 쪄 올라서 고름이 이루어지는 것이다.(入門)

○혈(血)이 열(熱)나고 살(肉)이 망가져서(敗) 영위(榮衛)가 운행하지 않으면 반드시 장차 곪는다.(膿)(內經)

○부스럼(瘡瘍)은 다 화열(火熱)이 되는데 도리어 썩어서 고름물이 나오는 것은 곡식과 고기(穀肉)와 과일과 나물(果菜)이 열이 심해서 썩어서 문드러져서 더러운 물(汚水)이 되는 것과 같으니 문드러지고 썩어서 물이 되는 것은 열(熱)이 혈(血)을 이기고 고름(膿)이 되는 것이다.(河間)

○종기(腫)가 딱딱하고 고름(膿)이 빽빽한 것(稠)은 실(實)하고 종기(腫)가 연(軟)하고 고름(膿)이 묽은 것(稀)은 허(虛)하며 썩은 고름(敗膿)이 제거되지 않으면 백지(白芷)를 더해야 하고 백출(白朮)을 써서는 안되니 백출(白朮)은 고름을 생기게 할 수 있기 때문이다.(醫鑑)

□ 옹저는 현기증을 발한다(癰疽發暈)

○속(俗)에 종기의 흔적(腫痕)이 이르는 곳을 훈(暈)이라 하는데 이는 진훈(眞暈)이 아니라 훈(暈)은 부스럼 입구(瘡口)의 옆(傍)에서 생기니 모양이 홍훈(紅暈)(붉은 햇무리)같은데 2훈(二暈)과 3훈(三暈)은 오히려 치료가 가능하나 4훈(四暈), 5훈(五暈)은 죽는다.(入門)

○진훈(眞暈)은 부스럼입구(瘡口)의 옆에 생기니 붉은 힘줄(紅筋) 같으니 햇무리(暈)가 겨우 나타나면 좋은 증세(美證)가 아니다. 1훈(一暈), 2훈(二暈)에서 3훈(三暈)까지는 손을 댈 수(措手)

있으나 만약 4훈(四暈), 5훈(五暈)이면 이는 장부(藏府)에 예독(銳毒)의 쌓임을 받아 단연코 고치기 어렵다.(直指)

□ 옹저의 죽는 증세〔癰疽死證〕

○ "옹(癰)〔종기〕이 목구멍 안〔嗌中〕에 발하는 것을 맹저(猛疽)라 하고 급히 치료하지 못하면 곪아서 고름이 되고〔化膿〕 고름을 사(瀉)시키지 못하면 목구멍이 막혀서 한 나절만에 죽습니다." ○ 목〔頸〕에 발하는 것을 요저(夭疽)96)라 하는데 그 종기〔癰〕가 크고 붉고 검으니〔赤黑〕 급히 치료하지 않으면 열기(熱氣)가 내려가 연액(淵腋)〔깊은 겨드랑이〕에 들어가면 앞으로는 임맥(任脉)을 상하고 안으로 간(肝)과 폐(肺)를 훈증〔薰〕하여 10여일 이면 죽습니다.

○ 양기(陽氣)가 크게 발하여 뇌수〔腦〕가 녹아서〔消煉〕 목에 머무르니 뇌련(腦煉)이라 합니다. 그 색은 싱싱하지 못하고 목이 아파서 침으로 찌르는 것 같고 마음이 번거로운 것은 죽어서 치료하지 못합니다. ○ 가슴〔胸〕에 발하는 것을 정저(井疽)라 합니다.97) 그 형상은 콩〔大豆〕만 합니다. 처음 생긴 3~4일에 일찍 치료하지 않으면 내려가 배에 들어가서 치료하지 못하고 7일이면 죽습니다.

○ 가슴〔膺〕에 발하면 감저(甘疽)라 합니다. 색이 푸르고 모양은 곡실(穀實)과 노랑 하눌타리〔瓜蔞〕98) 같으니 항상 괴롭고 한열(寒熱)이 나니 급히 치료하지 않으면 10년 후에 죽고 죽은 후에 고름〔膿〕이 나옵니다. ○ 엉덩이〔尻〕에 발하는 것을 예저(銳疽)라 합니다 그 형상은 붉고 단단하고 큽니다. 급히 치료해야 하니 치료하지 않으면 30일만에 죽습니다.

○ 발의 위아래〔발등과 발바닥〕에 발하는 것을 4음(四淫)이라 하니 그 형상이 큰 종기〔大癰〕 같으니 급히 치료하지 않으면 100일이면 죽습니다. ○ 발 옆〔足傍〕에 발하면 여저〔厲癰〕99)라 합니다. 그 형상은 크지 않으며 처음에는 새끼발가락〔小指〕에서부터 발하니 급히 치료해서 그 검은 것을 제거해야 하니 검은 것을 없애지 않으면 점점 더해져서 치료하지 못하니 100일이면 죽습니다.

○ 발가락〔足指〕에서 발하는 것을 탈옹(脫癰)100)이라 합니다. 그 형상이 붉고 검으면〔赤黑〕 죽어서 치료하지 못하고 붉고 검지 않은 것〔不赤黑〕은 죽지 않는데 치료해도 쇠퇴하지 않으면 급히 잘라야〔斬〕 합니다. 그렇지 않으면 죽습니다.

○ 모든 악성종기〔諸癰疽〕가 관절〔節〕에서 발하여 안으로 5장에 서로 응하는〔相應〕 것은 치료할 수 없습니다. 양(陽)에서 발하는 것은 100일이면 죽고 음(陰)에서 발하는 것은 30일이면 죽습니다.(양(陽)은 모든 관절의 등〔背〕을 말하고 음(陰)은 모든 관절의 오금틈사이〔膕郄間〕이고 응(應)

---

96) 요저(夭疽) : 양귀 뒤 좌우 목 위에 발생한다.
97) 『영추경』에서는 피옹(疕癰), 미저(米疽), 적시(赤施), 피지(疕疽), 토요(兎嚙), 주완(走緩) 등의 설명이 있으나 『동의보감』에서는 이 부분이 빠졌다.
98) 『동의보감』에서는 과루(瓜蔞)〔하눌타리〕라 했다. 『영추경』의 원문대로 적는다.
99) '동의보감'에서는 여저(厲疽)라 했다. '영추경'의 원문을 따른다.
100) '동의보감'에서는 탈저(脫疽)라 했다. '영추경'의 원문을 따른다.

하는 것은 안[內]에서 발하여 밖으로 통함[透外]이다)(靈樞)101)

□ 옹저의 좋고 나쁜 증세[癰疽善惡證]

ㅇ옹저(癰疽)를 깨뜨려 문드러지게 한[破潰] 후 좋은 증세[善證]가 다섯이 있고 나쁜 증세[惡證]가 아홉이 있다. ㅇ움직이고 숨쉬는 것[動息]이 스스로 편하고 음식의 맛을 아는 것이 1선(一善)이요, 변과 오줌[便尿]이 고른 것[調均]이 2선(二善)이요, 정신과 안색[神彩]이 깨끗하고 밝으며[精明] 말소리[語聲]가 맑고 밝음[淸郞]이 3선(三善)이요, 농이 맑고[膿淸] 종(腫)이 사라지며[消] 색깔이 선명하고 냄새나지 않는 것이 4선(四善)이요, 체기(體氣)가 화평(和平)한 것이 5선(五善)이다. 눈이 희고 눈동자가 검고 양 눈이 굳고 작은 것[緊小]이 1악(一惡)이요, 음식을 먹지 못하고 약을 먹으면 구역질하고 먹어도 맛을 모르는 것이 2악(二惡)이요, 배가 아프고 갈증이 심한 것이 3악(三惡)이요, 어깨와 등이 편치 않고 4지(四肢)가 무거운 것[沈重]이 4악(四惡)이요, 목이 쉬고[聲嘶] 얼굴 색이 초췌하고 입술과 코가 푸르고 검고 얼굴과 눈[面目] 4지(四肢)가 뜨고 부은 것[浮腫]이 5악(五惡)이요, 번조(煩燥)하고 때로 기침하고 설사하는 것이 무도(無度)하고 소변이 임질[淋] 같은 것이 6악(六惡)이며, 고름 피[膿血]가 크게 배설되고 불타는 통증[焮痛]이 더욱 심하고 고름 색깔이 망가지고[敗] 냄새가 나서 가까이 하지 못함이 7악(七惡)이요, 숨쉼이 거칠고[喘] 기가 짧으며[短氣] 정신이 흐리멍덩하고[恍惚] 눕기를 좋아하는 것이 8악(八惡)이요, 문드러지기 전에는 먼저 검고 움푹 패이고 얼굴이 푸르고 입술이 검고 오물[汚]을 변(便)하는 것이 9악(九惡)이다. 5선(五善)의 셋[三]이 나타나면 길(吉)하고 9역(九逆)의 여섯[六]이 나타나면 위태롭다.(精要)

ㅇ눈이 희고[眼白] 눈동자가 검고 눈이 작은 것이 1역(一逆)이요, 약을 넣으면 구역질하는 것은 2역(二逆)이요, 배가 아프고 갈증이 심한 것은 3역(三逆)이요, 어깨와 목안이 불편한 것이 4역(四逆)이요, 목이 쉬고 얼굴 색이 초췌한 것이 5역(五逆)이요, 이 다섯이 없는 것은 순(順)하다.(靈樞)

ㅇ또한 트림하면[噫] 냄새가 있고 결리고 막히고[痞塞] 기침하고 몸이 차갑고 무시로 자한(自汗)하고 눈을 똑바로 보고[目瞪] 귀가 어둡고[耳聾] 정신이 멍하고[恍惚] 놀라 가슴이 뛰고[驚悸] 말이 전도(轉倒)되면 이는 다 나쁜 증세이다.(精要)

□ 옹저를 치료하는 큰 법[治癰疽大法]

ㅇ처음 알게 되면 종기[腫]를 흩어서 안으로 없애고[內消] 이미 문드러졌으면[已潰] 고름을 내보내고[排膿] 독을 수렴하고[斂毒] 고름이 다하면 썩은 것을 제거하여 안에 막힌 나쁜 살이 다 되

---

101) 최창록, 위의 책, 위의 곳, pp.816~823.

면 기육(肌肉)이 생기고 딱지가 붙으니〔付痂〕이것이 정측(定則)이다.(直指)

○옹(癰)이 처음 발할 때는 응당 결고법(潔古法)으로 주치한다. 거죽〔表〕은 흩고 속〔裏〕은 내려야 하니 불로써 뜨고〔灸〕 약(藥)으로 베풀면〔敷〕 고름이 덜 이루어진 것은 반드시 없어지고 고름이 이루어진 것은 빨리 문드러진다.

○저(疽)가 처음 발하면 응당 연자법〔子法〕으로 주치하니 장부(藏府)를 보전(補塡)하여 실(實)하게 해야 하고 움푹 패이지 않게 하고 사기〔邪〕가 밖에 만연(蔓延)하면 불〔火〕로써 뜸을〔灸〕 떠서 사기〔邪〕를 끌어 꿰뚫어 내면〔透出〕 곧 구멍〔穴〕이 있으니 귀착(歸着)시켜 어지럽지 않으면 기사회생(轉死回生)시키고 흉(凶)함을 변화시켜 길(吉)하게 하는 것이다.(綱目)

○내소황연탕(內疎黃連湯), 천금누로탕(千金漏蘆湯)이 양옹(陽癰)의 흔종(焮腫)102)을 주치하니 밖으로 향해 안을 의탁하는〔向外內托〕 것이고 부전산(復煎散), 연연탈명단(淵然奪明丹) 음저(陰疽)의 독(毒)이 속에 쌓인 것을 치료한다.(丹心)

○부스럼〔瘡瘍〕은 화(火)의 속〔屬〕이니 반드시 안과 밖〔內外〕을 나누어야 한다. 만약 맥(脉)이 잠기고 실하면〔沈實〕 응당 먼저 그 안〔內〕을 소통〔疎〕시켜 그 근원〔源〕을 끊어야 한다. 만약 맥(脉)이 뜨고 크면〔浮大〕 응당 먼저 속〔裏〕을 의탁〔托〕하여 사기(邪氣)가 속으로 들어가는 것을 우려하고 안과 밖의 중간에 있는 것이 있으니 사기(邪氣)가 이름〔至〕이 심(甚)하면 경락(經絡)을 막아 끊는〔絶〕 고로 옹종(癰腫)〔악성 종기〕이 발한다. 치료법의 대요(大要)는 속〔裏〕에 의탁〔托〕하여 밝게 하고 소통(疎通)시키고 영위(榮衛)를 운행케 하는 세 법〔三法〕이다.(易老)

○옹저(癰疽)가 처음 발하여 기가 실한 것〔氣實〕은 급히 5향연교탕(五香連翹湯), 천금누로탕(千金漏蘆湯)을 쓰고 연소(年少)하여 씩씩하고 실한 것〔壯實〕은 5리대황탕(五利大黃湯), 화독단(化毒丹)을 취하고 1~2회를 통리(通利)시키고 만약 농(膿)이 이루어져 망가지고 문드러지면〔敗潰〕 마땅히 5향탕(五香湯), 탁리산(托裏散)을 쓴다.(精義)

○바깥 증세〔外證〕는 마땅히 거죽을 흩어야 하니〔表散〕 마땅히 황연소독산(黃連消毒散), 내탁강활탕(內托羌活湯)을 쓰고, 안의 증세〔內證〕에는 마땅히 소도(疎導)해야 하니 마땅히 내소황연탕(內疎黃連湯), 선방활명음(仙方活命飮)을 쓰는데 가벼운 것은 청열소독음(淸熱消毒飮)을 쓰고 만약 거죽에 발하고〔表發〕 속을 치는 것〔攻裏〕을 겸해서 행하려면 마땅히 방풍통성산(防風通聖散)(의방은 풍문(風門)을 보라), 5향연교탕(五香連翹湯)을 쓴다.(入門)

○혈(血)이 따스함〔溫〕을 만나면 흘러 운행(流行)하고, 기(氣)가 따스함〔溫〕을 만나면 잘 퍼진다(和暢). 먹고〔服餌〕 붙이는〔貼付〕 약도 화평(和平)한 것을 써야 한다.(直指)

○대체로 옹저(癰疽)는 오직 열이 있음을 빌어〔藉〕 발(發)하는데 뜨거운〔熱〕 기혈(氣血)이 운행하고 차가우면〔冷〕 기혈(氣血)이 체(滯)하니 열이 있는 것을 만나면 절대로 퇴열(退熱)시켜서는 안 되고 다만 온약(溫藥)을 써서 약간 서늘하게〔微凉〕 하여 조금 써야〔少濟〕 한다.(直指)

---

102) 흔종(焮腫) : 흔충(焮衝) : 염증(炎症)이 생겨 아픔.

30. 옹저(癰疽)(上)

◈ 내소황연탕(內疎黃連湯)

ㅇ옹저(癰疽)로 맥(脉)이 넓고〔洪〕(혹은 잠긴다〔沈〕고 했다) 실(實)하여 발열(發熱)하고 번조(煩燥)하여 장부(藏府)가 변비로 막히는 것〔便澁〕을 치료한다. 먼저 통하게 설사시켜야〔通利〕 하니 이 약을 쓴다.

【의방】 대황 2전, 연교, 적작약 각 1전 반, 황연, 황금, 당귀, 치자, 빈랑 각 1전, 목향, 박하, 길경, 감초 각 5푼.
　이상의 것을 썰어서 1첩을 만들어 물에 달여 복용해서 통리(通利)하는 것을 도수〔度〕로 한다.(回春)

◈ 천금누로탕(千金漏蘆湯)

ㅇ옹저(癰疽)가 등에 발한 것과〔發背〕 열독(熱毒)의 악종(惡腫)을 치료한다.

【의방】 대황 2전, 누로(漏蘆)103), 연교, 마황, 승마, 적작약, 황금, 지각, 백렴(白蘞)104), 백급(白及)105), 감초 각 8푼.
　이상의 것을 썰어서 1첩을 만들어 물에 달여 복용하여 통리(通利)하는 것을 도수〔度〕로 한다.(回春)

◈ 내탁부전산(內托復煎散)

ㅇ음저(陰疽)가 안에 쌓여 맺혀 장부(藏府)에 침입할 우려가 있는 것을 치료한다. 반드시 내탁(內托)해서 그 속〔裏〕을 구원〔救〕하고 영위(榮衛)를 함께 운행시켜 사기(邪氣)로 하여금 안에 침입하지 못하게 한다.

【의방】 창출 8냥, 방풍 1냥, 지골피, 황금, 적복령, 적작약, 인삼, 황기, 백출, 계피, 당귀, 방기, 감초 각 5전.
　이상의 것을 썰어서 먼저 창출을 물 5되에 3되가 되게 달여 창출을 제거하고 모든 약을 넣어 다시 달여 3~4잔이 되게 하여 3~4차례 종일 마신다. 또 달인 창출의 찌꺼기를 전과 같이 다시 달이고 모든 약 찌꺼기를 복용한다.(正傳)

◈ 연연진인탈명단(淵然眞人奪命丹)

ㅇ일체의 등에 발한 음저(陰疽), 정창(丁瘡), 악창(惡瘡), 무명종독(無名腫毒)을 오로지 치료한

---

103) 누로(漏蘆) : 절국대의 뿌리.
104) 백렴(白蘞) : 가위톱.
105) 백급(白及) : 향초(香草)의 이름.

다. 복용하면 곧 일어나 발(發)하니 종기머리[頭]가 있고 아프지 않은 것은 복용하면 곧 아프고 고름이 이루어진 것은 복용하면 곧 낫는다. 이는 곧 악증(惡證)의 약 중에 지보(至寶)이다.

【의방】 웅황(雄黃) 3전, 두꺼비 연유[蟾酥](마른 것은 술에 녹인다) 유향(乳香), 몰약(沒藥), 동록(銅綠) 각 2전, 혈갈(血竭)106), 담반(膽礬)107) 한수석(寒水石) 각 1전, 경분(輕粉), 사향, 용뇌 각 반 전, 달팽이[蝸牛] 21개(껍질을 이어서 쓴다) 지네(蜈蚣) 1가닥 술에 구운 것.
　　이상의 것을 분말을 만들어 달팽이를 갈아 니(泥)를 만들어 섞어 녹두 크기의 환(丸)을 지어 만약 환(丸)이 지어지지 않으면 술에 삶아 밀가루 풀로 환(丸)을 지어 주사 분말 2전을 옷을 입혀서 남자는 왼쪽, 여자는 오른쪽 손바닥에 놓고 약환(藥丸)을 파 안에 넣어 뜨거운 술 3~4잔으로 내려보내고 옷을 덮어 사람 5리쯤 갈 시간이 되면 다시 뜨거운 술 몇 잔을 마셔서 약 힘을 돕고 발열하여 땀이 많이 나는 것을 도수[度]로 하고 가령 땀이 나지 않으면 다시 2환을 복용한다.(丹心)

○ 일명 비룡탈명단(飛龍奪命丹)이다.(醫鑑)

◆ 5향연교탕(五香連翹湯)
○ 옹저(癰疽), 부스럼[瘡癤], 나력(瘰癧), 결핵(結核), 일체의 독종(毒腫)을 치료한다.

【의방】 대황 1전, 연교, 사간, 독활, 승마, 상기생(桑寄生), 침향, 곽향, 목향, 정향, 감초 각 7푼.
　　이상의 것을 썰어서 1첩을 만들어 물에 달여 복용해서 하리[利]하는 것을 도수[度]로 한다. (丹心)

◆ 5리대황탕(五利大黃湯)
○ 연소(年少)하고 씩씩한데[壯] 옹저(癰疽)를 앓아서 기혈(氣血)이 왕성함이 많고 두 변(便)이 변비가 되고 막히는 데에 치료한다.

【의방】 대황 구운 것 2전, 황금, 승마, 치자, 망초 각 1전 2푼.
　　이상의 것을 썰어서 1첩을 만들어 물에 달여 복용하고 하리[利]하는 것을 도수[度]로 한다. (精義)

◆ 화독단(化毒丹)
○ 백종의 악창(惡瘡) 독종(毒腫)의 처음 발(發)함을 치료한다.

---

106) 혈갈(血竭) : 스마트라 산의 가람스드래곤이라 하는 등나무 과실 및 나무 줄기에서 얻는 수지(樹脂)로 적생염료 씀. 기린갈(麒麟竭).
107) 담반(膽礬) : 약재로 쓰는 황산동(黃山銅)

【의방】 초오(草烏) 초(醋)에 담가 통째로 구운 것, 부석(浮石) 붉게 태워서 초에 담근 것 7차례 따로 갈은 것 각 1냥, 유향, 몰약 각 5전 따로 간 것, 파두 껍질 벗긴 것 49개 따로 간 것.
　　　이상의 것을 분말을 만들어 초와 밀가루 풀에 섞어 완두콩 크기의 환(丸)을 지어 찬 술[冷酒]에 5~7환을 내려서 하리[利]하는 것을 도수[度]로 한다.(精義)

◆ 탁리산(托裏散)
ㅇ옹저(癰疽)가 문드러진 후 오래 수렴되지 않는 것을 치료하니 이 약으로 보탁(補托)한다.

【의방】 인삼, 황기 각 2전, 백출, 진피, 당귀, 숙지황, 백복령, 백작약 각 1전 반, 감초 1전.
　　　이상의 것을 썰어서 1첩을 만들어 물에 달여 복용한다.(入門)

◆ 황연소독산(黃連消毒散)
ㅇ옹저(癰疽)가 뇌에 발하고[發腦] 등에 발하고[發背], 종독(腫毒)이 흔발(焮發)하여 근육이 굳어져 마비되어[麻木] 아프지 않는데 치료하니 마땅히 먼저 뜸을 뜨고[灸] 이 약을 복용한다.

【의방】 황연, 강활 각 1전 2푼, 황금, 황백, 고본, 방기, 길경 각 7푼, 생지황, 지모, 독활, 방풍, 연교, 당귀미 각 6푼, 인삼, 감초 각 5푼, 소목(蘇木), 진피, 택사, 황기 각 4푼.
　　　이상의 것을 썰어서 1첩을 만들어 물에 달여 복용한다.(入門)

ㅇ원호문(元好門)이 술을 좋아해서 뇌(腦) 아래 목[項] 위에 조그만 부스럼[瘡]이 나서 아프지도 가렵지도 않고 4일 후에 뇌(腦)와 목[項]이 마목(麻木)하고 종기의 형세[腫勢]가 밖으로 흩어지고 열독(熱毒)이 흔발(焮發)애서 밤에 잠을 자지 못하는데 동원(東垣)을 맞이해서 치료하니 먼저 쑥 뜸을 100장을 뜨고 아픔을 느끼게 된 다음 이 약을 수제해서 복용하면 낫는다.
ㅇ일명 황연소독음(黃連消毒飮)이라 한다.

◆ 내탁강활환(內托羌活丸)
ㅇ족태양경분(足太陽經分)의 꽁무니[尻]와 팔[臂]에 옹저(癰疽)가 발하여 딴딴하고[堅硬] 종기가 아픈 것을 치료한다.

【의방】 강활, 황백 술에 수제 한 것 각 2전, 황기 1전 반, 방풍, 고본, 당귀미 각 1전, 연교, 창출, 진피, 감초 각 5푼, 육계 3푼.
　　　이상의 것을 썰어서 1첩을 만들어 술 2잔, 술 1잔과 함께 달여 복용한다.(東垣)

◆ 선방활명음(仙方活命飮)

ㅇ일체의 옹저(癰疽), 독종(毒腫)을 치료하니 덜 이루어진 것을 안에서 없애고 이미 이루어진 것은 문드러지게 하고 고름을 빼내고 아픈 것을 그치게 하고 소독하는 성약(聖藥)이다.

【의방】 대황 5전, 금은화(金銀花) 3전, 당귀미(當歸尾), 조각자(皂角刺), 진피 각 1전 반, 유향, 패모, 천화분, 천산갑 3조각을 태워서 따로 갈은 것.
　이상의 것을 썰어서 1첩을 만들어 호주(好酒)를 써서 질그릇 항아리[瓦罐]에 넣어 입구를 봉해서 달여 익혀 부스럼의 상하를 따라 마신다. 마신 뒤에 다시 술을 2~3잔 마시고 옆으로 누워 잠을 자고 신 것[酸物]과 쇠그릇[鐵器]를 기(忌)한다.

ㅇ만약 등[背]에 있으면 조각자(皂角刺) 임군 약제[君]가 되고 배[腹]에 있으면 백지(白芷)가 임군약이 되고 4지(四肢)에 있으면 금은화(金銀花)가 임군약이 된다.(入門)

◆ 청열소독음(淸熱消毒飮)

ㅇ옹저(癰疽)의 양증(陽證)에 붓고 아프고[腫痛] 열나고 목마른 것을 치료한다.

【의방】 금은화 2전, 적작약, 생지황, 천궁 각 1전 반, 당귀, 황연, 산치, 연교, 감초 각 1전.
　이상의 것을 썰어서 1첩을 만들어 물에 달여 복용한다.(入門)

□ 옹저의 내탁법[癰疽內托法]

ㅇ옹저(癰疽)가 쌓임으로 인해서 독(毒)이 장부에 있으면 응당 먼저 위(胃)를 돕고 기를 씩씩하게 하고[壯氣] 근본(根本)을 견고(堅固)하게 해서 경(經)이 운행케 하고 혈(血)이 사는[活] 약으로 돕는 약[佐]으로 하고 경락(經絡)과 시령(時令)을 참작해서[參] 독기(毒氣)로 하여금 밖으로 발(發)하게 하여 치료함을[施治] 일찍이 하면 안에서 없앨 수 있다. 이것이 내탁(內托)의 뜻이다.(正傳)

ㅇ일체의 창종(瘡腫)이 환부[患]가 부어 오르는 것을 깨달은 지 5~7일에 갑자기 움푹해지는 것은 안으로 치는[內攻] 징후이니 내탁산(內托散) 및 내보(內補)하는 탕약(湯藥)으로 장부(藏府)를 보전(補塡)해서 실(實)하게 해야 하니 막이 꿰뚫리는 것[透膜]을 가장 두려워하는 것이다. 막(膜)이 뚫리면 10에 하나 살지 못하는 것이다.(劉消子)

ㅇ옹저(癰疽)가 처음 생긴지 1~2일에 곧 맥(脉)이 잠기고[沈] 가늘어져서[細] 괴로우며 사독(邪毒)이 맹폭(猛暴)하여 정신이 흐릿하여[恍惚] 편치 못함을 깨달으면 이는 바깥 증세[外證]이니 깊이 잠기는 것[深沈]은 응당 탁리산(托裏散)(의방은 위를 보라), 내탁산(內托散)을 쓴다.(精義)

ㅇ옹저(癰疽)가 밖으로 염증이 생겨 아픈 것[焮]은 근반(根盤)이 깊지 않으며 형증(形證)이 거죽[表]에 있으니 그 맥(脉)이 뜨는 것[浮]이 많고 기가 왕성하지[氣盛] 않으면 반드시 안으로 침입하니 급히 내탁(內托)해야 하는데 마땅히 부전산(復煎散)(의방은 위를 보라)을 써서 습기를 제거[除濕]하고 울(鬱)을 흩어서 위기(胃氣)를 화평(和平)하게 하고 영위(榮衛)가 함께 운행하면 사기(邪氣)가 안으로 침공하지 못하는 것이다.(河間)

ㅇ탁리(托裏)에는 마땅히 10선산(十宣散), 가미10기산(加味十奇散), 천금내소산(千金內消散), 탁리소독산(托裏消毒散), 천금탁리산(千金托裏散), 궁귀탁리산(芎歸托裏散), 내탁천금산(內托千金散), 선전화독탕(仙傳化毒湯), 탁리황기탕(托裏黃芪湯), 탁리복령탕(托裏茯苓湯), 천산갑산(穿山甲散), 비방탈명산(秘方奪命散)을 쓴다.

ㅇ옹저(癰疽)가 오래 경과돼도 낫지 않고 기혈(氣血)이 점차 쇠약하고 농즙(膿汁)이 맑고 묽으며[淸稀] 부스럼 입구[瘡口]가 아물지 않고[不合] 외증(外證)이 분명치 않는 것은 아울러 탁리(托裏)해야 하고 고름[膿]이 이루어지지 않는 것은 고름이 빨리 이루어지게 하고 고름이 이미 문드러진 것은 새살[新肉]이 일찍 나게 해야 하고 혈기가 허한 것은 보(補)해야 하고 음양(陰陽)이 불화한 것은 조절[調]해야 하니 대체로 탁리(托裏)하는 법은 부스럼[瘡]으로 하여금 변하여 뭉개지는[變壞] 증세가 없게 한다.(精義)

◆ 10선산(十宣散)

ㅇ일체의 옹저(癰疽)와 부스럼[瘡癤]을 치료하니 이미 고름[膿]이 이루어진 것은 속히 문드러지게[潰]하고 아직 고름[膿]이 이루어지지 않는 것은 속이 흩어서 망가진 고름[敗膿]이 저절로 나와서 나쁜 살[惡肉]이 저절로 제거되고 아픔이 그치고 고름을 짜내어[排] 기육이 생기게[生肌] 하는데 신(神)과 같은 효험이 있다.

【의방】 인삼. 황기를 소금물에 담가 쪄서 불에 쬐어 말린 것, 당귀 술에 씻은 것, 후박, 생강에 수제한 것, 길경, 육계, 천궁, 방풍, 백지, 감초를 각기 등분하여.
분말을 만들어 매 3전을 따스한 물에 타서 복용한다. 술을 마시지 않는 사람은 목향탕(木香湯)에 타서 내린다.(精要)

ㅇ일명 천금내탁산(千金內托散)이다.(醫鑑)
ㅇ일명 배농내보산(排膿內補散), 일명 호벽도위(護壁都尉)이니 복용하면 옛것이 제거되고 새것이 난다.(去舊生新)(得效)
ㅇ동한(冬寒)할 때 마땅히 쓰고 여름달[夏月] 내탁부전산(內托復煎散)이 좋다.(入門)

◆ 내탁산(內托散)

ㅇ옹저(癰疽)가 깨뜨려 문드러진[破潰] 후 내허(內虛)하거나 기가 약한[氣弱] 사람이 부스럼이

나면 치료한다.

【의방】 곧 위의 10선산(十宣散)에 백작약(白灼藥) 일미(一味)를 더한다.(精義)

◆ 가미10기산(加味十奇散)

○옹저(癰疽)가 이미 이루어졌거나 아직 이루어지지 않는 데에 복용하면 안에서 없어지거나〔內消〕 혹은 나이 들어 쇠약하고 기가 약한 사람을 치료하는데 더욱 마땅하다.

【의방】 당귀, 육계, 인삼, 황기, 천궁, 백지, 방풍, 길경, 후박, 감초, 유향, 몰약을 각기 등분하여.
이상의 것을 분말을 만들어 매 3전을 따스한 술에 타서 복용하고, 술을 마시지 않는 사람은 맥문동탕(麥門冬湯)에 타서 내린다.

○일명 고첩원수(固疊元帥)니 곧 위의 10선산(十宣散)에 유향, 몰약 2미(二味)를 더한다.(得效)

◆ 승양익위산(升陽益胃散)

○뇌저(腦疽)와 등에 난 부스럼〔背疽〕과 일체의 악창(惡瘡)을 치료함에 내탁(內托)할 수 있다.

【의방】 연교 2전, 강활, 고본, 황기 구운 것, 감초 각 1전, 택사 7푼, 독활, 방풍, 황연, 황백, 인삼, 진피, 당귀소(當歸梢), 소목주(蘇木酒)108), 방기(防己) 각 5푼.
이상의 것을 썰어서 2첩을 만들어 매 1첩을 물 두 큰잔에 담갔다가 반일(半日)을 달여 1잔이 되게 하여 술을 수십점(數十點) 떨어뜨려〔滴〕 찌꺼기를 제거하고 잘 임시에 따스하게 복용한다. 기(忌)하는 것은 물 마시는 것, 3일 내에 복용하면 곧 없어지고 곪은 것은 곧 문드러진다. 이 의방은 7푼이 양약(陽藥)이요, 음약(陰藥)이 3푼이니 십선산(十宣散)보다 낫다.(勝)

○일명 부전산(復煎散)이니 혹은 유향(乳香), 몰약 각 1전을 더하면 더욱 묘(妙)하다.(東垣)
○이 의방은 황연소독산(黃連消毒散)과 대략 같다.(東垣)

◆ 천금내소산(千金內消散)

○옹저(癰疽) 및 장옹(腸癰), 두옹(肚癰)을 치료한다. 변독(便毒)이 처음 일어나면 곧 없어지고 이미 종기〔腫〕가 난 것은 곧 문드러지고〔潰〕 혈(血)이 대변을 따라 나오는 것도 치료한다.

---

108) 소목(蘇木) : 약제로 쓰는 다목의 붉은 속살, 파혈(破血)하는 효험이 있어 통경제(通經劑) 및 외과약으로 쓰임.

【의방】 대황 3전, 금은화(金銀花) 2전, 당귀미(當歸尾) 술에 씻은 것 1전 반, 적작약, 백지, 목별자(木鼈子)109) 껍질 벗긴 것, 몰약, 유향, 조각자(皂角刺)110), 백강잠(白彊蠶), 과루인(瓜蔞仁), 천화분(天花粉) 각 1전, 감초절(甘草節) 5푼, 천산갑(穿山甲) 3 큰 조각, 합분(蛤粉) 복은 것.
　　이상의 것을 썰어서 1첩을 만들어 술과 물을 상반(上半)해서 달여 복용한다.(醫鑑)

o 이 의방과 선방활명음(仙方活命飮)은 대략 같다.(醫鑑)

◆ 탁리소독산(托裏消毒散)
o 모든 옹저(癰疽)에 이를 복용하면 덜 곪은 것은 곧 없어지고 곪은 것은 문드러져 기혈을 씩씩하게 하고〔壯氣血〕독기(毒氣)로 하여금 내공을 이루지 못하게 하여 기육(肌肉)이 쉽게 생기게 한다.

【의방】 금은화(金銀花), 진피 각 3전, 황기(黃芪) 염수에 볶은 것, 천화분 각 2전, 방풍, 당귀, 천궁, 백지, 길경, 후박, 천산갑 볶아 태운 것, 조각자(皂角刺) 볶은 것 각 1전.
　　이상의 것을 썰어서 2첩을 만들어 매 1첩을 술과 물을 상반(相半)해서 달여서 복용한다. 아래에 있으면 단지 물에 달여 쓴다.(醫鑑)

◆ 내탁천금산(內托千金散)
o 일체의 옹저(癰疽) 악창(惡瘡)을 치료함에 내탁(內托)할 수 있다.

【의방】 금은화(金銀花), 인삼, 황기, 작약, 당귀, 천궁, 과루근(瓜蔞根), 백지, 계피, 길경, 방풍, 감초 각 1전.
　　이상의 것을 썰어서 1첩을 만들어 물에 달여 찌꺼기를 제거하고 술 반잔을 넣어 타서 하루 3번 복용하는데 복용한 후에 부스럼 입구〔瘡口〕에 검은 피〔黑血〕가 나오거나 혹은 온몸에 땀이 나면 이는 약의 공효이다.(丹心)

◆ 선전화독탕(仙傳化毒湯)
o 옹저(癰疽)가 등에 발하는 것〔發背〕과 유옹(乳癰)을 치료하고 일체의 무명종독〔腫毒〕이 곪지 않은 것은 곧 없애고 이미 곪은 것은 곧 문드러지게 한다.

【의방】 금은화(金銀花), 천화분 각 1전 2푼, 방풍, 황금, 감초절(甘草節), 백작약, 적복령, 패모, 연교, 백지 각 1전, 반하 7푼, 유향, 몰약 각 5푼.

---

109) 목별자(木鼈子) : 박과(科)에 딸린 다년생 덩굴진 풀의 씨, 외과약(外科藥)으로 씀.
110) 조각자(皂角刺) : 조협자(皂莢刺) : 쥐엄나무 가시.

이상의 것을 썰어서 1첩을 만들어 술과 물을 상반(相半)하여 달여 복용한다.(回春)

◆ 탁리황기탕(托裏黃芪湯)

o 옹저(癰疽)가 문드러진 후 고름이 많이 나오고 속이 허한[內虛] 증세를 치료한다.

【의방】 인삼, 황기, 당귀, 계피, 백복령, 원지, 맥문동, 5미자 각 1전.
　　　　이상을 거친 분말을 만들어 물에 달여 복용한다.(精義)

◆ 탁리복령탕(托裏茯苓湯)

o 위와 같은 증세를 치료한다.

【의방】 백복령, 황기, 당귀 각 1전 2푼, 백작약, 방풍, 길경, 5미자, 천궁, 맥문동, 계피, 숙지황, 감초 각 7푼.
　　　　이상의 것을 썰어서 1첩을 만들어 물에 달여 복용한다.(精義)

◆ 천사갑산(穿山甲散)

o 옹저(癰疽)의 탁독(托毒)하고 고름을 빼내는 것[排膿] 및 5독(五毒)이 뼈에 붙어[附着] 장부(藏府)에 있는데 탁리(托裏)하여 독기(毒氣)를 버리고 아픔을 그치고[止痛] 안으로 없앤다.(內消)

【의방】 봉방(蜂房) 1냥, 사퇴(蛇退)[뱀허물], 천산갑(穿山甲), 유발회(油髮灰) 각 2전 반.
　　　　이상의 것을 분말을 만들어 매번 2전에 유향분말[乳香末] 반 전을 넣어 따스한 물에 타서 내린다.(直指)

◆ 비방탈명산(秘方奪命散)

o 일체의 옹저(癰疽)와 무명의 악창을 치료하여 내탁(內托)할 수 있으며 저절로 없애게 한다.

【의방】 천화분 2전, 천산갑, 합분 볶은 것, 적작약, 감초절(甘草節) 각 1전, 방풍, 백지, 조각자(皂角刺), 금은화(金銀花), 진피 각 7푼, 당귀미(當歸尾), 패모, 유향 각 5푼.
　　　　이상의 것을 썰어서 1첩을 만들어 호주(好酒) 한 큰 주발에 달여 복용한다.(丹心)

□ 음저의 일어나서 발하는 법[陰疽起發法]

o 무릇 들에 발하는 큰 부스럼[大瘡]이 오직 발(發)했는데 열이 나는 것은 등창[背]이라 하고 만약 열이 발(發)하지 않으면 다 부스럼[癤]이라 한다. 5장(五藏)에 음증(陰證)이 있어 안으로 발(發)하는 것은 또한 어둡게 잠기면[沈晦] 열이 없기 때문이다.(直指)

ㅇ '저(疽)는 피부색이 검고[夭] 단단하기가 소목(牛領)의 가죽[皮] 같습니다'(靈樞)111)

ㅇ 옹저(癰疽)의 음증(陰證)은 종기의 머리[頭]가 평평[平]하고 안으로 향해 검게 잠기면[沈黯] 아프지 않고 온몸[渾身] 및 아픈 자리가 열나지 않으니 마땅히 당귀주(當歸酒)를 복용하여 고름을 빼내고[排膿] 내보산(內補散)(곧 10선산(十宣散)이다), 가미불환금저기산(加味不換金正氣散)(의방은 아래를 보라)을 복용하여 돕는 약제[佐]로 하고 겸하여 돼지발굽[猪蹄]과 등골뼈 살[脊肉]에 쌀을 넣어 고아서[米脯] 보양[養]하고 냉이[薺]와 보리[麥]와 밀가루[麴]는 발하여 일어나게[發起]할 수 있으니 삶아서 먹으면 좋고 가령 다시 일어나 발하지 않게 하려면 천산갑(穿山甲) 머리를 조각 내어 잘라 초(醋)에 담가 그을러 볶은 것[焦炒]과 산사람의 이를 불에 데운 것[生人牙煅] 각 2전 반, 이상의 것을 분말을 만들어 두 첩으로 나누어 날계(辣桂), 당귀, 마황을 달인 술[煎酒]에 타서 복용하고 밖에는 생강즙을 취해서 밀가루에 섞어서 아픈 자리에 두텁게 바른다.(直指)

ㅇ 음저(陰疽)에는 마땅히 선방활명음(仙方活命飮), 비방탈명산(秘方奪命散), 선전화독탕(仙傳化毒湯)(세 의방은 위를 보라), 계혈산(鷄血散), 구보환(狗寶丸), 새명단(賽命丹)을 쓰고 밖에는 4호산(四虎散)을 붙인다.

◆ 당귀주(當歸酒)

ㅇ 음저(陰疽)를 치료한다.
ㅇ 날계(辣桂) 5전, 당귀 4전, 목향, 백지 각 2전.
이상의 것을 썰어서 2첩으로 나누어 매번 1첩을 취하여 술에 달여 찌꺼기를 제거하고 유향 분말 반 전(半錢)을 타서 복용한다.(直指)

◆ 계혈산(雞血散)

ㅇ 옹저(癰疽)의 음증(陰證)을 치료한다.

【의방】 붉은 수탉의 벼슬[冠]을 잘라내어 벼슬 끝을 조금 거꾸로 해서 부스럼[瘡] 위에 핏방울을 떨어뜨려 피가 다 되면 바꾸어 불과 5~6의 닭을 지나지 않아 아픔이 그치고 독(毒)이 없어지니 그 부스럼이 저절로 낫는다. 안으로는 인삼 6냥을 6첩에 나누어 하루 종일 달여서 복용한다.(入門)

◆ 구보환(狗寶丸)

ㅇ 옹저(癰疽)가 등에 발하여[發背] 뼈에 붙은 여러 악종(惡腫)이 장차 발하려 할 때 먼저 입안이 번갈(煩渴)하고 4지(四肢)가 무겁게 갈아 앉고 온몸이 장열(壯熱)112)하는 것을 느끼면 곧 그 징후[候]이니 이 약이 주치한다.

---

111) 최창록, 위의 책, 위의 곳, P.824.
112) 장열(壯熱) : 병으로 인한 매우 높은 신열(身熱).

【의방】 분상(粉霜)113), 황랍(黃蠟) 각 3냥, 망사(硇砂) 5전, 섬유(蟾酥), 경분(輕粉)114), 웅황, 구보(狗寶)(전구(癲狗)의 배 속(腹中)에서 얻는다), 유향(乳香), 오금석(烏金石)115)(곧 석탄(石炭)), 몰약 각 1전, 사향 1푼, 금두오송(金頭蜈蚣) 7가닥(條), 흑구 쓸개(黑狗膽), 납월(臘月)의 것 1개, 잉어(鯉魚) 쓸개, 납월(臘月)의 것 1개, 첫아들 낳은 어미의 젖 1홉.
　이상의 것을 분말을 만들어 먼저 유즙(乳汁)과 납(蠟)을 동이(罐) 안에 넣어 늘인 불(慢火)로 녹이고 다음에 각 약 분말을 섞어 녹두크기의 환(丸)을 지어 매 3~5환 백정향(白丁香) 7개를 문드러지게 간 것에 섞어 새로 기른 물(新汲水)로 넘겨 내리고 조금 뒤에 뜨거운 파밑등죽(葱白粥)을 투여하고 이불을 덮어쓰고 땀을 내면 효험이 있다. 만일 이 약제가 없으면 연연진인탈명단(淵然眞人奪命丹)(의방은 위를 보라)으로 대신한다.(丹心)

○일명(一名) 촌금단(寸金丹) 2명은 반혼단(返魂丹), 3명은 재생환(再生丸), 4명은 추명단(追命丹), 5명은 연수단(延壽丹), 6명은 내생환(來甦丸), 7명은 지명환(知命丸), 8명은 득도환(得道丸)이며, 만약 부스럼(瘡)이 있어 아직 문드러지지 않았으면 3환(丸)을 복용하면 곧 살아나며(活) 만약 입을 다물었으면 아관(牙關)을 열고 3환을 갈아서 내리면 곧 산다. 사람이 아닌 것에는 보이지 말아야 한다.(精義)

◆ 새명단(賽命丹)
○옹저(癰疽)가 등에 발한(發背) 것과 정창(疔瘡)(얼굴에 생긴 부스럼), 유옹(乳癰), 어구(魚口), 변독(便毒), 일체의 무명 종독(腫毒)을 치료한다.

【의방】 새비룡탈명단(賽飛龍奪命丹)(의방은 아래를 보라), 섬유(蟾酥), 주사(朱砂), 웅황, 담반(膽礬), 혈갈(血竭), 유향, 몰약 각 3전, 오송(蜈蚣), 사향 각 5푼, 세신, 전갈, 선퇴(蟬退), 천산갑(穿山甲), 백강잠, 저아(猪牙), 조각(皂角) 각 6전, 백반(白礬)을 신석(信石) 조금과 함께 말려서(同枯) 신석(信石)을 제거한 것, 편뇌(片腦) 각 5푼.
　이상의 것을 분말을 만들어 단오일(端午日)에 술풀과 섞어 녹두 크기의 환(丸)을 지어 매 3환을 파술(葱白) 1종지로 삼켜 내리고 이불을 덮고 땀을 내고 혹은 땀이 안 나면 다시 복용하고 흰죽(白粥)으로 조리(調理)한다.(入門)

◆ 4호산(四虎散)
○옹저(癰疽)에 종기(腫)가 딱딱해서 소목의 껍질(牛領皮)과 같아 누르면 아픈 것을 치료한다.

---

113) 분상(粉霜) : 수은(水銀)을 고아서 한 얀 결정(結晶)으로 만든 것.
114) 경분(輕粉) : 염화제일수은(塩化第一水銀).
115) 오금(烏金) : 적동(赤銅), 철(鐵)의 별칭. 여기서는 석탄.

【의방】 대남성(大南星), 초오(草烏), 반하(半夏) 생 것, 낭독(狼毒)을 각기 등분(等分)하여.
이상의 것을 분말을 만들어 초(醋)와 꿀에 타서 머리에 부쳐두면 독기(毒氣)가 나온다.(直指)

□ 옹저의 다섯 발하는 증세〔癰疽五發證〕

ㅇ발뇌(發腦), 발염(發鬢), 발미(發眉), 발이(發頤), 발배(發背)를 5발(五發)이라 하니 지극히 위험하다. 그 증세는 다 사람으로 하여금 두통, 오심(惡心), 한열(寒熱)하고 기가 급하고〔氣急〕손발이 굳어지게〔拘攣〕하는 데는 마땅히 5향산(五香散), 5향탕(五香湯)을 쓴다.(直指)

ㅇ바로 뇌 위〔腦上〕의 한 곳에 일어나는 것을 뇌옹(腦癰) 및 뇌저(腦疽), 뇌삭(腦鑠)이라 하는데 아울러 대추골(大顀骨) 위에 있으며 발제(髮際)에 들어가서 난다.

ㅇ뇌옹(腦癰)은 껍질〔皮〕이 일어나고 쉽게 파혈(破穴)되기 쉬우니 급히 깨뜨려 고름〔膿〕을 내면 해롭지 않다.

ㅇ뇌저(腦疽)는 껍질〔皮〕이 두터우므로 파혈(破穴)되기 어려우니 반드시 내독(內毒)을 발(發)하여 파혈(破穴)하는 방법이 옳다.

ㅇ뇌삭(腦鑠)은 처음 일어날 때 나무가 가로지른 것 같고 색깔이 푸르고 검어서 신발 가죽처럼 크게 딱딱하여 고름이 보이지 않으면 낫기 어렵다.

ㅇ좌우의 귀 앞의 털〔鬢〕에 난 창저(瘡疽)를 빈발(鬢發)이라 하니 위독(危篤)하다. 좌우의 이마 모서리〔額角〕및 태양혈(太陽穴)에 나는 것도 다 같다.

ㅇ좌우의 미릉(眉稜)에 발하는 것을 발미(發眉)라 하니 역시 중(重)하다.

ㅇ코 아래 인중(人中) 및 아래턱〔下頤〕에 발하는 것을 발이(發頤)라 하고 또한 발자(發髭)라 하는 것도 또한 사람을 해친다.

ㅇ등 뒤의 5장수분(五藏俞分)에 생기는 옹저(癰疽)는 발배(發背)가 되니 가장 중(重)하다. (涓子)

ㅇ병의 근원을 구해보면 풍(風)이 있고, 기(氣)가 있고, 식(食)이 있고, 약독(藥毒)이 있고 노손(勞損)(즉 방로(房勞))의 다섯이 있으니 풍(風)은 가려움이 많고〔多痒〕, 기(氣)는 아픔이 많고〔多痛〕, 식(食)은 한열을 발하고〔發寒熱〕, 약이 독하면〔藥毒〕단단하고 굳어지고〔堅硬〕노손(勞損)하면 여위고 약하니〔瘦弱〕, 풍기식(風氣食) 3종(三種)은 고치기 쉬우니〔易療〕마땅히 2향산(二香散)을 쓰고 약독(藥毒), 노손(勞損) 둘은 고치기가 어렵다.(直指)

ㅇ밖의 원인인〔外因〕4기(四氣)는 마땅히 황감산(黃甘散), 연교패독산(連翹敗毒散), 창출부전산(蒼朮復煎散)(의방은 풍문(風門)을 보라)을 쓰고, 안의 원인〔內因〕인 7정(七情)은 마땅히 원지주(遠志酒), 독승산(獨勝散)을 쓴다.

ㅇ내외원인〔內外因〕이 아닌 약독(藥毒) 방로(房勞)는 마땅히 국로고(國老膏), 괴화주(槐花酒)를 쓴다.

ㅇ금석약독(金石藥毒)이 발(發)하면 단단하고 굳세기〔堅硬〕가 돌 같고 아프지 않으니 마땅히 감

두탕(甘豆湯)(의방은 해독(解毒)을 보라), 납반원(蠟礬元)을 쓴다.

ㅇ허로수약(虛勞瘦弱)하여 영위(榮衛)가 결리고 막히면 아픈 자리가 무겁게 붙어서 돌을 짊어진 것 같은 것은 향기 나고 깨끗하고〔香澡〕뚫려 배설하는〔疎泄〕약제는 쓰지 않고 마땅히 신기환(腎氣丸)(의방은 허로(虛勞)를 보라), 탁리산(托裏散)(의방은 위를 보라)을 쓴다.(丹心)

ㅇ5발(五發)의 증세는 염증이 생겨 아프고〔焮腫〕통증이 있고〔作痛〕번열나고 갈증나며〔煩渴〕찬 것이 당기니 마땅히 황연소독산(黃連消毒散)(의방은 위를 보라), 당귀강활탕(當歸羌活湯), 청열소독음(淸熱消毒飮)(의방은 위를 보라)을 쓴다.

ㅇ만약 부스럼이 아프고〔腫痛〕입이 목마르고〔口渴〕뜨거운 탕〔熱湯〕을 잘 마시는 것은 신허(腎虛)하고 양화(陽火)가 치열〔熾〕하니 마땅히 탁리소독산(托裏消毒散)(의방은 위를 보라), 탁리익기탕(托裏益氣湯), 신기환(腎氣丸)을 쓴다.

ㅇ만약 색깔이 어둡고 문드러지지 않고 수렴하지 않은 것은 음정(陰精)이 없어지고 마른 것이니〔消涸〕뇌삭(腦爍)이라 하고 치료하지 못한다.

ㅇ발빈(發鬢)은 노화(奴火)로 인한 것이니 마땅히 시호청간탕(柴胡淸肝湯)을 쓰고 울노(鬱怒)로 인한 것은 16미유기음(十六味流氣飮)(의방은 아래를 보라)을 쓰고 심한 것은 선방활명음(仙方活命飮)(의방은 위를 보라)을 쓴다.(入門)

ㅇ발이(發頤)는 가장 위험하여 험하고 독한〔險毒〕기(氣)가 머리와 얼굴〔頭面〕에 흘러들면 크게 붓고 이빨〔齒牙〕이 또한 빠지니 마땅히 내소황연탕(內疎黃連湯), 천금누로탕(千金漏蘆散)(두 의방은 위를 보라)을 쓴다.(入門)

ㅇ통용하는 약은 현령산(玄靈散)이다.(活心)

◆ 5향산(五香散)

ㅇ음양(陰陽)의 기(氣)가 울결(鬱結)하여 없어지지 않고〔不消〕결핵(結核)으로 붓고 아프거나 혹은 부스럼〔癰癤〕과 같아서 사람으로 하여금 한열(寒熱)하고 머리가 아픈 것을 치료한다.

【의방】 목향(木香), 침향(沈香), 정향(丁香), 유향(乳香), 사향(麝香)을 각기 등분(等分)하여. 이상의 것을 거친 분말을 만들어 매 3전을 취해서 물에 달여 복용한다.

ㅇ한 의방은 사향(麝香)이 없고 곽향(藿香)이 있다.(局方)

◆ 5향탕(五香湯)

ㅇ무릇 옹저(癰疽)는 혈이 성기고〔血凝〕기가 체함〔氣滯〕으로 인해서 생기니 기혈(氣血)이 향을 맡으면〔聞香〕운행하는 고로 마땅히 이를 써서 경락(經絡) 통해 이르게〔透遠〕해야 한다.

【의방】 목향, 침향, 정향, 유향, 사향, 감초 각 5푼, 인삼, 황기, 서각설(犀角屑) 각 1전.

이상의 것을 썰어서 1첩을 만들어 물에 달여 복용하거나 혹은 분말을 만들어 복용한다.(點服)(綱目)

◆ 2향산(二香散)

○옹저(癰疽)가 풍기식(風氣食) 3증(三證)으로 인해 생기는 데에 치료하니 이를 쓰면 위기(胃氣)가 고르게 통한다.

【의방】 익지인(益智仁), 축사인(縮砂仁) 각 3전, 목향, 곽향, 백두구, 백복령, 반하국, 후박, 진피, 창출, 감초 각 1전 반, 정향 7푼 반.
　이상의 것을 거친 분말을 만들어 매번 3전을 생강 5쪽, 대추 2매와 함께 물에 달여 복용한다.(直指)

◆ 황감산(黃甘散)

○바깥의 4기(四氣)로 인하여 생긴 옹저(癰疽)를 치료한다.

【의방】 대황(大黃) 반은 생 것, 반은 익힌 것, 감초절(甘草節)을 각기 등분하여.
　이상의 것을 분말을 만들어 매 2전을 빈속에 술에 타서 복용해서 하리〔利〕하는 것을 도수〔度〕로 한다.(丹心)

◆ 연교패독산(連翹敗毒散)

○옹저(癰疽)가 처음 발할 때, 한기를 싫어하고〔憎寒〕 장열(壯熱)〔병으로 매우 높은 신열이 남〕이 심하여 머리가 아프고 구급(救急)한 증상이 상한(傷寒)과 같은 증상을 치료한다. 4~5일 전에 2~3번 복용하면 가벼운 것은 저절로 없어진다. 만약 없어지지 않으면 마땅히 선방활명음(仙方活命飮)을 쓴다.

【의방】 강활, 독활, 시호, 전호, 길경, 천궁, 적복령, 금은화(金銀花)[116], 지각, 연교, 방풍, 형개, 박하, 감초 각 7푼.
　이상의 것을 썰어서 1첩을 만들어 생강 3쪽을 넣고 물에 달여 복용한다.(醫鑑)

◆ 원지주(遠志酒)

○7정(七情)이 내울(內鬱)하여 옹저(癰疽)가 이루어진 것을 치료한다.

【의방】 원지(遠志)를 뜨물에 담가 심(心)을 제거하고 분말을 만들어 따스한 술 한 잔에 분말 3전을

---

[116] 금은화(金銀花) : 금은목(金銀木)의 꽃, 인동(忍冬) 덩굴의 꽃.

타서 증청(澄淸)[맑고 깨끗함]을 취하여 마시고 찌꺼기[滓]는 아픈 자리에 바른다.(傅)

o 사혈(死血)과 음독(陰毒) 안에 있으면 아프지 않은데 이를 바르면 곧 아프다.
o 7정내울(七情內鬱)이 있으면 아파서 견디지 못하니 이를 바르면 곧 아프지 않다.
o 혹은 열이 안에 쌓이면 손을 가까이 하지 못하는데 이를 바르면 반드시 시원해진다.(三因)

◆ 독승산(獨勝散)
o 옹저(癰疽)가 맺혀서 단단하고 독이 모여[聚毒] 아픈 것을 치료한다. 대체로 이 병은 흔히 노기(怒氣)로 인해서 얻는다. 마땅히 이 약을 복용한다.

【의방】 향부자를 찧어서 피모(皮毛)를 제거하고 깨끗한 생강즙에 담가서 하룻밤 지새고 햇볕에 말려 분말을 만들어 매 2전을 백탕(白湯)에 타서 내리거나 혹은 감초와 자소엽을 달인 탕에 타서 자주 복용하면 붓고 단단한 것[腫硬]이 저절로 없어지고 고름이 없는 것은 곧 나온다.(精要)

◆ 국로고(國老膏)
o 옹저(癰疽)를 치료하니 부은 것을 없애고[消腫] 독을 쫓아서[逐毒] 안으로 침공하지 못하게 할 수 있다.

【의방】 큰 감초 2근을 망치[鎚]로 부셔서 강물[河水]에 담가 하룻밤을 지새어 주물러서[揉] 미음즙[漿汁]이 진하게 다 되면 힘줄[筋]과 찌꺼기[滓]를 제거하고 명주[絹]로 여과(濾過)시켜서 은석기(銀石器)에 늦은 불[慢火]로 고(膏)를 만들어 6차례로 나누어 따스한 술 혹은 백탕(白湯)에 타서 내리면 악독(惡毒)을 소토하여 끌어낸다.(疏導).(綱目)

◆ 괴화주(槐花酒)
o 많은 종류[百種]의 창독(瘡毒)을 치료하는데 처음 다섯 가지 발하는 옹저(癰疽)를 느끼고 비록 큰 형세[大勢]가 있어도 이를 복용하면 곧 물러난다.

【의방】 괴화(槐花) 4냥을 볶은 향을 청주(淸酒) 2주발에 넣어 달여 몇 번 끓여[數沸] 찌꺼기를 제거하고 다 복용하면 곧 없어진다. 만약 없어지지 않으면 다시 한 번 복용한다.(入門)

◆ 납반환(蠟礬丸)
o 옹저(癰疽)가 등에 발하는 것[發背]과 나력(瘰癧), 누창(瘻瘡)[목 부분의 부스럼], 악창(惡瘡)을 치료하니 내막(內膜)을 호위하고 모든 독[諸毒]을 쫓아 풀어[驅解] 스스로 안으로 없어지게 하고 가령 악독(藥毒)으로 인해서 부스럼이 발하는[發疽] 데는 이것이 아니면 치료하지 못한다.

【의방】 황랍(黃蠟) 2냥에 명백반(明白礬) 분말 4냥을 넣어서 여러 손으로 고루 섞고 오동씨 크기의 환(丸)을 지어 매 30환을 따스한 술 혹은 뜨거운 물〔熱水〕로 하루 2번 복용한다. 내저(內疽)와 장옹(腸癰)에 더욱 묘하다. (入門)

◆ 당귀강활탕(當歸羌活湯)

○5발(五發)의 옹저(癰疽)와 맛있는 음식〔膏粱〕으로 열울(熱鬱)117)한 데 치료함에 가장 마땅하다.

【의방】 당귀, 황금과 황연을 날리니 술에 수제〔酒製〕한 것 각 1전 반, 주황백(酒黃栢), 연교, 방풍, 강활, 치자, 감초 각 7푼, 독활, 고본 각 5푼, 택사 3푼.
　이상의 것을 썰어서 1첩을 만들어 물에 한 나절을 담갔다가 술 한 숟가락을 넣어 달여서 뜨거운 것을 하루 2번 3일간 여섯 번 복용하고, 약의 맑은 즙〔淸汁〕으로 목향, 빈랑 분말 각 1전을 타서 내린다. (入門)

◆ 탁리익기탕(托裏益氣湯)

○옹저(癰疽)에 육색(肉色)이 변하지 않고 혹은 문드러지고도 수렴하지 못하는 일체의 허한 증세〔虛證〕를 치료한다.

【의방】 백출 2전, 인삼, 백복령, 패모, 진피, 향부자, 백작약, 숙지황, 당귀 각 1전, 길경, 감초 각 5푼.
　이상의 것을 썰어서 1첩을 만들어 물에 달여 복용한다. (入門)

◆ 시호청간탕(柴胡淸肝湯)

○빈저(鬢疽)와 간담(肝膽) 3초(三焦)의 풍열(風熱), 노화(怒火)로 인한 귀〔耳〕, 목〔項〕, 가슴〔胸〕, 갈비〔脇〕, 늑골〔肋〕이 부어서 아프고〔腫痛〕 한열(寒熱)에 이른 것을 치료한다.

【의방】 시호(柴胡) 2전, 치자 1전 반, 황금, 인삼, 천궁, 청피, 각 1전, 연교, 길경, 각 8푼, 감초 5푼.
　이상의 것을 썰어서 1첩을 만들어 물에 달여 복용한다. (入門)

◆ 현령산(玄靈散)

○5발(五發) 옹저(癰疽) 및 여러 부스럼〔疔腫〕, 어제정(魚臍疔)118), 악창(惡瘡), 종독(腫毒)을

---

117) 열울(熱鬱) : 열기(熱氣)가 몸 안에 뭉치어 구갈(口渴)이 나고 오줌 빛이 붉고 흐리게 되는 병.
118) 어제정(魚臍疔) : 종기의 한 가지, 가장 자리가 붓고 부리가 움쑥 들어가 터지면 누르스름한 물이 흐르

치료한다.

【의방】 희렴초〔薟草〕 1냥, 고치〔繭〕〔견〕 7개 태운 재〔燒灰〕, 유향(乳香) 2전.
　　　　이상의 것을 분말을 만들어 매 2전을 취해서 호열주(好熱酒)에 타서 연거푸 3첩을 복용하고 땀을 효험이 있다.(活人)

□ 옹저에 구멍을 만들고 고름을 내는 법〔癰疽作穴出膿法〕

○옹저(癰疽)가 이미 고름〔膿〕이 생겼으나 부리〔頭〕가 터지지 않고 고름이 나오지 않는 데는 마땅히 체침환(替鍼丸), 투농산(透膿散), 사향산(麝香散), 용천고(涌泉膏), 사농환(射膿丸), 타농산(打膿散), 격피취농법(隔皮取膿法)을 쓴다.

○침으로 터 주었으나 다시 구멍이 닫혀 창통(脹痛)한 데는 마땅히 추독병(追毒餠)을 쓴다.

○구멍이 터진 후〔破穴〕에 독물이 들어가 아픈 데는 마땅히 거수고(去水膏)를 쓴다.

○대개 옹저(癰疽)가 고름이 생기고 터지지 않은 것은 엷은 껍질〔薄皮〕을 벗기고 일어난 데에 머리를 터지게 하는〔破頭〕 대신 그 위에 침을 찔러〔鍼〕 고름이 나오게 한 후 고름을 찾아 독을 녹이는〔搜膿化毒〕 약을 쓰면 효험이 귀신같다.(精義)

◆ 채침환(替鍼丸)

○옹저(癰疽)의 고름이 생겨도 터지지 않고 혹은 고름이 나와도 유쾌하지 못한 것을 먼저 석회(石灰) 5되〔升〕, 화로재〔爐灰〕 3되에 물 5되를 뿌려서〔淋〕 즙을 취하여 노구솥〔鍋〕 안에 넣어 3~5되가 되게 볶아서 질그릇〔瓦器〕에 담아 저장해서 쓸 때에는 작은 잔(盞)에 반잔쯤의 진한 즙〔濃汁〕을 취하여 잔 속에 피지(皮紙)를 붙여서 바닥 위에 안정한 연후에 찹쌀 14알〔粒〕을 종이 위에 놓고 하룻밤을 지샌 후에 백정향(白丁香), 망사(硇砂), 몰약, 유향 각 1자(字)

이상의 것을 고운 분말을 만들어 찹쌀을 고루 갈아 보리알 크기의 환(丸)을 지어 매번 1알〔粒〕을 진액〔津〕으로 부스럼머리〔瘡頭〕에 붙이면 곧 터져서 고름이 나온다. 만약 고름이 체(滯)해서 유쾌하지 못하면 1알을 취하여 부스럼 부리〔瘡口〕에 넣어서 고름이 체하지 않게 하면 좋은 살〔好肉〕이 쉽게 나온다.(精要)

◆ 채침환(替鍼丸)

○위와 같은 증세를 치료한다.

【의방】 백정향 20알, 망사, 몰약, 진창미(陳倉米) 각 1자(字)
　　　　이상의 것을 고루 갈아 밥에 섞어 서숙알 만한 크기의 환(丸)을 지어 부스럼 위에 붙이면 곧

는 병.

문드러져 고름이 나온다.(正傳)

◈ 투농산(透膿散)

○모든 옹창(癰瘡) 및 부골저(附骨疽)가 문드러지지 않는 것은 침도(鍼刀)를 쓰지 않고 한 번 복용하면 터져서 고름이 나온다.

【의방】 고치 나방 껍질〔蛾繭殼〕을 소존성(燒存性)하여 호주(好酒)에 타서 내린다. 1시간 정도 되면 곧 부스럼 구멍〔瘡口〕으로 나오는데 1매(枚)를 복용하면 1입〔口〕이 나오고 2매(枚)를 복용하면 두 입〔二口〕을 내는 것이 신효(神效)하다.(入門)

◈ 사향산(麝香散)

○옹저(癰疽)가 이미 맺혀서 부스럼 머리〔頭〕가 터지지 않는 것을 치료한다.

【의방】 백정향(白丁香) 갈은 것 1전, 반묘(斑猫) 머리, 발 나래를 제거한 것 1전 반, 용뇌(龍腦), 사향 각각 조금.

　이상의 것을 만들어 초(醋)에 타서 조금을 부스럼 머리 위에 넣으면〔點〕 곧 터지니 급히 황연탕(黃連湯) 씻어 제거한다.(直指)

◈ 용천고(涌泉膏)

○옹저(癰疽)가 연(軟)한데 부스럼머리〔瘡頭〕가 터지지 않거나 혹은 이미 터져서 부스럼 머리〔瘡頭〕가 붓고 맺혀서〔腫結〕 고름이 나지 않는 것을 치료한다.

【의방】 반묘(斑猫)를 독을 제거하고〔去毒〕 불에 쬐어 말린 것.

　이상의 것을 분말을 만들어 갈아 마늘고〔蒜膏〕를 팥 크기만큼 섞어서 고약 속에 넣어 부스럼 구멍〔瘡口〕에 붙이고 조금 있다가 고름이 나오면 곧 약을 제거한다.(直指)

◈ 사농환(射膿丸)

【의방】 백반재(白礬灰) 1전, 황단(黃丹) 1자(字), 비상(砒霜) 5푼.

　이상의 것을 분말을 만들어 밀가루 풀에 섞어 비벼서〔撚〕 덩어리〔錠子〕를 만들어 부스럼 머리 위에 붙이면 고름이 저절로 문드러져 나온다.(入門)

◈ 타농산(打膿散)

○옹저(癰疽)를 고름을 나오게 하지 않고 치료한다.

【의방】 대황 5전, 망초(芒硝) 1냥반, 금은화, 황금, 황연, 황백, 당귀미 각 5푼, 감초절(甘草節), 천산갑 구운 것[焦]각 3푼 반, 목별자(木鼈子) 허(虛)한 것은 3개, 실(實)한 것은 5개.
　　이상의 것을 썰어서 1첩을 만들어 물에 달여 5경(五更)에 복용하면 대변에 농(膿)이 보이고 소변에 피[血]가 보이면 효험이 있는 것이다.(入門)

◆ 격피취농법(隔皮取膿法)

【의방】 당나귀 발굽 살[蘆蹄肉] 햇볕에 쬐어 말린 것, 메밀가루[蕎麥粉] 볶은 것 각 1냥, 백염(白鹽) 5전, 초오(草烏) 4전.
　　이상의 것을 분말을 만들어 물에 타서 떡을 만들어 늘인 불[慢火]에 미황색(微黃色)이 나게 구워서 화독(火毒)을 제거하고 분말을 만들어 초(醋)에 타서 고(膏)를 만들어 두꺼운 종이에 펴 발라서 아픈 자리에 붙이면 물이 모공(毛孔)으로부터 나오고 그 종기[腫]가 저절로 물러가고 모든 종독(腫毒)에 다 효험이 있다.(入門)

◆ 추독병(追毒餠)

○모든 악창(惡瘡)이 침을 찌른 후에 다시 아물어[閉合] 부어서 아파 견디지 못하는데 이것을 부스럼 안[瘡中]에 넣으면 길이 아물지 않고 고름물이 저절로 나온다.

【의방】 웅황, 자홍, 주사 각 1전, 비상(砒霜) 반 전(半錢) 경분(輕粉) 조금.
　　이상의 것을 고운 분말을 만들어 찹쌀 풀에 섞어 보리알 크기의 환(丸)을 지어 부스럼 구멍[瘡口]속에 넣으면[扱] 고름물이 저절로 나오고 부스럼이 저절로 말라 좋아진다.(得效)

◆ 거수고(去水膏)

○옹저(癰疽)가 구멍이 터진 후 잘못 독물[毒水]이 들어가서 곪아 쑤셔 아픈[痛][홍통] 데 이르는 것을 치료한다.

【의방】 사탕(砂糖), 찹쌀가루[糯米粉] 각 7전 반, 감초 생분말 2전 반.
　　이상의 것을 익힌 물[熟水]에 조금 넣어 고(膏)를 만들어 비단 위에 펴서[攤] 붙이면 독물[毒水]이 저절로 나온다. 당나귀 땀[驢馬汁] 및 오줌똥 일체가 독물[毒水]을 치료한다.(直指)

◆ 씻어내는 의방〔盪洗方〕

○위와 같은 증세를 치료한다.

【의방】 노봉방(露蜂房), 백지, 고삼, 천초.
　　이상의 것을 달인 탕으로 따스하게 씻고 가령 뜨거워 화끈거리면[熱焮] 형개수(荊芥穗)를 더

한다.(直指)

□ 옹저(癰疽)에 고름을 배출하고 기육을 살아나게 하는 법〔癰疽排膿生肌法〕

○옹저(癰疽)가 문드러진 후에 기혈(氣血)이 크게 허(虛)하면 오직 독(毒)이 함입〔陷〕하는 것을 우려하는데 탁리(托裏)하는 법을 하루도 빠뜨려서는 안 된다. 마땅히 십선산(十宣散), 탁리산(托裏散)(두 의방은 위를 보라), 탁리화중탕(托裏和中湯), 궁귀탁리산(芎歸托裏散), 탁리소독음(托裏消毒飮), 가미십전탕(加味十全湯), 신효탁리산(神效托裏散), 성유탕(聖愈湯)을 쓰는데 대체로 탁리(托裏)하면 기혈(氣血)이 씩씩〔壯〕하고 비위(脾胃)가 왕성하며 고름〔膿穢〕이 저절로 배출〔排〕되고 독기(毒氣)가 저절로 풀리고 죽은 살〔死肉〕이 저절로 제거되고 새살〔新肉〕이 스스로 생기고〔自生〕 부스럼 구멍〔瘡口〕이 스스로 수렴〔自斂〕되는 것이다.(入門)

○부스럼 살〔瘡肉〕이 수렴되지 않는 것은 기육(肌肉)이 생기지 않는 때문이요, 기육이 생기지 않는 것은 썩은 살이 제거되지 않기 때문이며, 썩은 살이 제거되지 않는 것은 비위(脾胃)가 건장하지 않기 때문이요, 기혈(氣血)이 왕성하지 않으면 반드시 보탁(補托)을 위주로 하고 행경활혈(行經活血)하는 약으로 도움약〔佐〕으로 하면, 새살이 저절로 생기고 죽은 살이 저절로 문드러지니〔自潰〕 어찌 잘라내기를〔點割〕 기다리겠는가?(入門)

○무릇 고름 피〔膿血〕가 나오는 것이 많고 음양(陰陽) 양쪽이 허하면〔兩虛〕 십전대보탕(十全大補湯)(의방은 허로(虛勞)를 보라)을 쓰면 기혈(氣血)을 보(補)하고 음식을 잘 먹게 하여 회생기사(回生起死)하는 공효〔功〕가 있는데 다만 경락(經絡)을 분별하지 못하고 시령(時令)을 기재하지 못하는〔府載〕 의원은 같은 유에 비추어서 자라는〔觸類而長之〕 것이 옳다. 혹은 종기〔腫〕가 평평해지고 아픔이 너그러워져〔痛寬〕 드디어 다 나은 것으로 알고 살필 줄 모르고 보양(補養)하고 조섭(調攝)하는 공(功)이 없으면 나은 후〔愈後〕에 허증(虛證)이 다시 나타남으로 인해서 전변〔轉〕하여 다른 병이 이루어지는 수가 많다.(丹溪)

◆ 탁리화중탕(托裏和中湯)

○옹저(癰疽)가 문드러진 후 기가 허하여〔氣虛〕 음식 생각이 적거나 혹은 구토 설사를 오래하여 수렴되지 않는 것을 치료한다.

【의방】 인삼, 백출 각 1전 반, 황기, 백복령, 건강(乾薑) 통째로 구운 것, 진피, 반하 각 1전, 목향, 감초 구운 것 각 5푼.
이상의 것을 썰어서 1첩을 만들어 생강 3쪽, 대추 2매를 넣어 물에 달여 복용한다.(入門)

◆ 궁귀탁리산(芎歸托裏散)

○탁리(托裏)하여 고름을 배출시키고 기육이 나게 한다.

【의방】 천궁, 당귀, 백작약 술에 볶은 것, 백복령, 목향, 백지 각 1전 2푼, 인삼, 날계(辣桂), 정향, 감초 생 것 각 7푼.
　　　이상의 것을 썰어서 1첩을 만들어 물에 달여 복용하거나 혹은 분말을 만들어 매 2전을 미음(米飮)에 타서 내린다.(直指)

◆ 가미십전탕(加味十全湯)
○옹저(癰疽)가 문드러진 후 기혈(氣血)을 보(補)하고 음식을 잘 먹게 하고 고름을 배출시키고 기육이 생기게 치료한다.

【의방】 황기 술에 찐 것, 숙지홍, 당귀, 천궁, 인삼, 백복령, 백작약 볶은 것, 백출, 진피, 오약, 오미자, 계심, 감초 각 8푼.
　　　이상의 것을 썰어서 1첩을 만들어 생강 3쪽, 대추 2매를 넣어 물에 달여 복용한다.(得效)

◆ 신효탁리산(神效托裏散)
○옹저(癰疽)의 종독(腫毒)을 치료함에 탁리(托裏)하여 고름을 배출시킬 수 있다.

【의방】 황기, 인동초 각 3전, 당귀 2전, 감초 1전, 이상의 것을 썰어서 1첩을 만들어 술과 물에 달여 복용한다.(正傳)

◆ 탁리소독음(托裏消毒飮)
○옹저(癰疽)가 문드러진 후 원기(元氣)가 허약하여 오랫동안 수렴되지 않는 것을 치료하니 곧 썩은 것을 제거하고 새살이 나게 하는 좋은 약제이다. 또 음저(陰疽)가 터지지 않는 것을 치료한다.

【의방】 인삼, 황기, 백작약, 당귀, 백출, 백복령, 진피, 연교, 금은화 각 1전, 백지, 감초 각 5푼.
　　　이상의 것을 썰어서 1첩을 만들어 물에 달여 복용한다.(入門)

□ 옹저의 부스럼 입〔瘡口〕을 깊고 크게 하는 의방〔癰疽瘡口深大方〕

【의방】 깊은 산 중의 황우분(黃牛糞)을 부스럼 안에 메우고 등나무 종이〔藤紙〕를 위에 붙이고 3~4일 지난 후에 떼며 가장 묘하다. 깊은 산중의 황소〔黃牛〕는 백 가지 풀을 먹으므로 약이 들어간다.

○또 백지(白芷), 대복피(大腹皮), 노봉방(露蜂房)을 달인 탕으로 깨끗이 씻어 말려서 황상엽

(黃桑葉)을 햇볕에 쬐어 고운 분말을 만들어 그 속에 섞어 훝고 배농내보산(排膿內補散)(곧 십선산(十宣散)이다)을 상복(常服)한다. 순주(醇酒)를 마시면 살을 찌게 하고 자연히 기육〔肌〕이 생겨 쉽게 아문다.(直指)

□ 옹저의 나쁜 살을 제거하는 의방〔癰疽去惡肉方〕

○ 옹저(癰疽)의 악창(惡瘡) 중에 악육(惡肉)이 있는 것을 제거하지 않으면 좋은 살〔好肉〕이 생기지 않고 부스럼 입〔瘡口〕이 아물지 않으니 마땅히 약을 써서 없앤다. 취하산(翠霞散)(의방은 제창(諸瘡)을 보라), 파두고(巴豆膏), 추독단(追毒丹), 거악산(去惡散), 소식산(消蝕散), 녹각산(鹿角散), 웅황산(雄黃散) 등이 모두 좋다.

○ 옹저(癰疽), 악창(惡瘡)에 죽은 살〔死肉〕이 있어 제거되지 않는 것은 백정향(白丁香), 상매(霜梅)119)를 분말을 만들어 깊으면 명주에 싸서 넣고〔紝〕 얕으면 마른 낱알〔乾糝〕을 넣으면 매우 묘하다.(精要)

◆ 파두고(巴豆膏)

【의방】 파두(巴豆)를 껍질을 벗겨 그을려 볶아〔炒焦〕 갈아서 고(膏)처럼 하고 가령 등에 발하면〔發背〕 죽은 살〔死肉〕의 가운데 바르면 썩고〔腐〕 죽지 않은 살에 바르면 기육이 생긴다.(生肌) 악창(惡瘡), 겸창(臁瘡)〔허구리 창〕이 오래되어 수렴되지 않고 안에 독근(毒根)이 있으면 종이를 비벼 꼬아〔撚〕 담근 약〔蘸藥〕을 넣으면 뿌리가 제거되고 수렴〔斂〕된다. 만일 원기(元氣)가 허약하고 독기(毒氣)가 어수선하게 흩어져 퍼져 있으면〔散慢〕 중앙의 살이 죽으니 급히 크게 보하는〔大補〕 약제를 복용하고 3~4치〔寸〕 정도를 5~6일간 안에 바르면〔塗〕 붉고 검은〔赤黯〕 경계가 저절로 갈라지니 무늬〔紋〕가 칼로 그은 형상 같으며 중앙이 점차 문드러지는데 만약 비위(脾胃)가 크게 허(虛)하면 살〔肉〕이 아픈 줄 모르니 급히 비위를 보(補)하면 살〔肉〕이 많이 다시 생긴다.(入門)

◆ 추독단(追毒丹)

○ 옹저(癰疽)가 검고 움푹한 것〔黑陷〕을 침으로 부스럼 입〔瘡口〕을 열고 이 단(丹)을 넣어서 문드러지게 한 후 망가진 살〔敗肉〕을 제거하고 고름을 배출시키고〔排膿〕 증세에 따라서 치료한다.

【의방】 파두(巴豆) 7개를 껍질과 심〔皮心〕을 제거하고 기름은 버리지 말고 곱게 갈아서 백정향, 경분(輕粉) 각 1전, 웅황, 황단 각 2전.
　　이상의 것을 분말을 만들어 흰 밀가루 3전에 섞어 물을 넣어 보리알 만한 환(丸)을 지어 침

---

119) 상매(霜梅) : 백매(白梅) : 매실(梅實)을 매우(梅雨)〔매실이 익을 무렵에 오는 장마〕 때에 소금에 절인 약, 설사, 중풍, 유종에 쓰는 약.

을 놓은 후에 그 속에 넣어 고약을 붙여 두면 농혈(膿血)과 독물(毒物)이 나오고 습창(濕瘡)에 4벽(四壁)의 죽은 기육[死肌]이 제거되지 않으면 치료되지 않는다. 또한 이 약으로 독을 쫓아내고[追毒] 죽은 살[死肌]을 제거하고 살을 길러서[養肉] 낫게 한다.(得效)

◆ 거악산(去惡散)
ㅇ옹저(癰疽) 및 모든 부스럼의 제거되지 않은 나쁜 살에 있는 것을 치료한다.

【의방】 웅황 1전, 파두(巴豆) 1개.
　　이상은 같이 갈아 진흙 같은 것에 유향, 몰약 분말을 각기 조금 또다시 고루 갈아 매양 조금 취해서 나쁜 살[惡肉] 위에 넣으면 곧 제거된다.(入門)
　　모든 부스럼에 나쁜 살[惡肉]이 있는 것은 고약 안에 파두, 웅황을 넣으면 좋은 살[良肉]은 상하지 않고 단지 나쁜 살이 제거되고 죽은 피[死血]가 제거되지 않는 것은 백정향(白丁香)을 넣는다.(東垣)

◆ 소식산(消蝕散)
ㅇ나쁜 살[惡肉]을 없애고[消蝕] 음충(淫虫)이 썩은 뼈[朽骨]을 침식하는데는 먼저 세창방(洗瘡方)을 쓴 연후에 이 약을 붙인다.

【의방】 백반고(白礬枯) 1냥, 녹반고(綠礬枯), 웅황, 유향, 연지(臙脂), 원지(遠志) 각 1전.
　　이상의 것을 분말을 만들어 꿀물에 갈은 고약을 나쁜 살[惡肉] 위에 붙인다. 마유(麻油)[삼씨로 짠 기름]에 타는 것도 좋다.(直指)

◆ 녹각산(鹿角散)
ㅇ옹저(癰疽), 창종(瘡腫)의 나쁜 살[惡肉]을 제거하고 좋은 기육[好肌]을 나게 주치한다.

【의방】 녹각(鹿角) 고운 분말을 초에 볶아서 풀을 만들어 부스럼 머리에 붙이면 구멍이 열리고[開孔] 거죽이 굳으면[被膠] 급히 고름을 집으면[急摧膿] 다 나오고 나쁜 살[惡肉] 또한 제거된다.(本草)

◆ 웅황산(雄黃散)
ㅇ모든 부스럼증의 나쁜 살[惡肉]을 제거한다.

【의방】 웅황 분말 1전, 파두 1개를 껍질을 벗기지 않고 갈아서 진흙 같은 것에 유황, 몰약을 각기 조금 넣어 다시 곱게 갈아서 위의 나쁜 살[惡肉]에 넣으면 저절로 제거된다.

o 무릇 고약 안에 웅황, 파두를 조금 넣으면 좋은 살[好肉]을 상하지 않고 나쁜 살[惡肉]만 제거한다. 모든 옹창(癰瘡)에 나쁜 살이 있는 것은 다 제거한다.(海藏)

□ 옹저의 탕세법[癰疽湯洗法]

o 부스럼 있는 사람[瘡家]은 장부(藏府)에 열이 생기고 열이 그 혈(血)을 쪄서[蒸] 혈이 망가지면[血敗] 살이 썩고[肉腐] 살이 썩으면 고름이 이루어지는데 고름 피[膿血]가 불김에 모일 때에[煨聚] 자뢰하는 바[所賴]를 아침, 저녁으로 부스럼을 씻어 밖으로 그 독기(毒氣)를 펴야 하는데 겨우 고름이 있는 것을 깨달으면 곧 따뜻한 초[煖醋]에 담가 다림질[熨]하여 터지게 해야[破] 한다. 겨우 터진 살[破肉]을 보면 곧 달인 약[煮藥]으로 뿌려 쏘아 씻어서 제거[射而去] 해야 한다. 조금[稍] 혹은 상고하여[稽] 늦추면[延] 불반장이(不返掌而) 근골(筋骨)에 침식(侵蝕)한다.(直指)

o 대체로 탕(湯)으로 씻는 법은 기육의 거죽[肌表]을 통하게 하여[宣通] 사시(邪氣)를 발산(發散)하여 부스럼으로 하여금 안으로 없어지게[內消] 한다. 대개 끓인 물[湯水]이란 씻어내는[盪滌] 공효가 있는 것이니 무릇 창종(瘡腫)이 처음 생긴 1~2일에 반드시 약탕(藥湯)으로 뿌려 쏘아야 하고[淋射] 4지(四肢)에 있는 것은 젖게 담가야 하고[漬漬] 허리와 배와 등에 있는 것은 뿌려서 쏘아야 하고[淋射] 하부(下部)의 따라 굽히는 데[委曲] 있는 것은 목욕하듯 담가야 한다.(浴漬)

o 가령 약(藥)이 2냥(二兩)이면 물 2되[升]를 달여 1되 반을 취해서 깨끗한 베[淨布] 혹은 새 솜을 약물에 담가서 조금 뜨거운 것을 아픈 자리에 젖게 담가서[濕漬] 조금 서늘하면 다시 데워서 쓰되 찬 것은 쓰지 말고 하루에 5~7차례 하면 종기[腫]가 없어지고 아픔이 그치면 효험이 있는 것이다.(精義)

o 처음 발할 때 마땅히 열을 선통[宣]하고 독을 뽑고[拔毒] 밖으로 씻어서 각(角)을 붙여서 그 훈한 것[暈]을 수렴하여 이미 문드러졌으면 고름이 빠지고[排膿] 아픔이 그치면 아침저녁으로 씻어서 독기(毒氣)를 펴서 고름이 다 나오면 기육이 생기고[生肌] 딱지[痂]가 붙으면 차례로 치료한다.(得效)

o 저제탕(猪蹄湯), 해독탕(解毒湯), 세독탕(洗毒湯), 건애탕(乾艾湯)을 가려서 쓴다.(入門)

◆ 저제탕(猪蹄湯)

o 모든 부스럼에는 입[口]이 있으니 이 탕을 써서 씻는다.

【의방】 불깐 돼지 양짝[兩焦]을 물 3되에 연하게 삶아 즙(汁)을 둘로 나눈 다음 위의 기름과 밑의 찌꺼기를 버리고 깨끗하게 한 것, 백지, 생감초, 강활, 노봉방, 황금, 작약, 당귀 각 1전.
　　　이상의 것을 곱게 썰어서 한 반[一半]을 즙(汁) 속에 투여하여 다시 달여 열 몇 번을 끓여 찌꺼기를 제거하고 묵은 비단을 약탕(藥湯)에 담가서 오물[惡物]을 따스하게 씻어서 깨끗하게 하고 풍랭(風冷) 및 예기(穢氣)에 무릅쓰고 감촉[觸]하는 것을 피한다.(精要)

○일명 육즙탕(肉汁湯)이다.(入門)

◆ 해독탕(解毒湯)

○옹저(癰疽)의 터지지 않은 것과 이미 터진 것을 다 씻어서 치료한다. 가령 고름이 생기고 문드러진 것을 깨끗하게 씻은 연후에 약을 섞어서 붙이는 것이 가장 중요하다.

【의방】 황백, 택란(澤蘭)120), 감초, 형개, 적작약, 대황, 백지, 당귀, 독활 각 2전.
이상의 것을 곱게 썰어서 파 밑동[葱白] 5줄기, 대추 5매, 물 3되를 함께 달여 찌꺼기 잎을 제거하고 따스하게 훈하여 씻는다. 가령 문드러진 것은 돼지발 1짝을 넣어 함께 달여 쓰면 마른 아픔[乾痛]을 면할 수 있다.

○일명 수사정명(水邪精明)이라 한다.(得效)

◆ 세독탕(洗毒湯)

○일체의 창종(瘡腫)을 탕으로 씻는다.

【의방】 고삼(苦參), 방풍(防風), 노봉방(露蜂房), 감초 각 2전 반.
이상의 것을 썰어서 1첩을 만들어 물에 달여 즙(汁)을 취해서 하루 2번 따스하게 씻는다.(精義)

◆ 건애탕(乾艾湯)

○옹저(癰疽)의 부스럼 입[瘡口]이 오래되어 아물지 않고 살이 희고[肉白] 농혈(膿血)이 적은 것은 곧 기혈(氣血)이 부스럼까지 흐르지 않고[不潮] 차갑게 체하여서[冷滯] 그러한 것이다.

【의방】 묵은 쑥잎[陳艾葉]을 진하게 달여 탕(湯)을 취하고 날마다[逐日] 따스하게 씻고 이어서 백교향(白膠香)을 태운 연기를 훈(熏)하고 신이고(新異膏)를 붙인다.(의방은 잡방(雜方)을 보라)(精要)

◆ 상회수(桑灰水)

○부스럼 안의 고름피[膿血]와 독수(毒水)를 제거한다.

---

120) 택란(澤蘭) : 쉽싸리, 쉽싸리의 잎, 조금 온한 성질이 있고 피를 다스리는 약이어서 외과(外科)의 산부인과에 많이 쓰임.

【의방】 뽕나무 재〔桑灰〕에 물뿌린 즙(汁)에 담가 씻는다.(俗方)

◆ 염탕(塩湯)
ㅇ옹저(癰疽)의 독종(毒腫)을 하루 2~3차례 따스하게 씻으면 가장 묘하다.(俗方)

옹저의 삼첩법(癰疽糝貼法)

ㅇ무릇 창종(瘡腫)이 처음 생기면 부스럼 머리 같은 것이 있으면 곧 따스하고 뜨거운 약〔溫藥〕을 붙여서 열독(熱毒)을 끌어내는 것은 화(火)가 메마름〔燥〕에 나아가게 하는 뜻이며, 네 둔덕〔四畔〕붉게 비치는 곳〔赤焮處〕에 생한(生寒)한 약을 붙여서 열세(熱勢)를 꺾어 굴복시키고〔折屈〕사악(邪惡)함을 쫓아내는 것은 곧 화를 박멸하는〔火撲〕뜻이다. 종기의 껍질〔腫皮〕이 두터운 것은 오래된 연한 명주〔故軟帛〕나 혹은 인조피〔紙花子〕에 약을 발라 붙이고, 종기 껍질이 얇은 것은 성근깁〔疎紗〕혹은 얇은 종이에 약을 발라 붙인다. 마르면 새 것으로 바꾼다. 마땅히 유향고(乳香膏), 위약(圍藥), 철정난(鐵井欄), 수증고(水澄膏), 침수고(沈水膏), 3신고(三神膏), 홍보고(洪寶膏), 묘승산(妙勝散)을 쓴다.(精要)

ㅇ고약을 붙이는 법은 부스럼 입〔瘡口〕에 농혈(膿血)이 있어서 깨끗하지 못하고 딱지 자욱〔痂瘢〕이 덮여 있는 것은 약수로 깨끗이 씻어서 물기가 마르기를 기다려 고약을 붙이고 붙인 뒤에 노란 물과 고름 피가 나와 흐르면 종이로 닦고〔揩〕옆으로부터 새나오는 것은 하루 한 번 바꾸고, 노란 물〔黃水〕과 고름 피〔膿血〕가 그치면 2~3일에 한 번씩 나을 때까지 붙이는데 마땅히 신이고(神異膏), 만응고(萬應膏), 영응고(靈應膏), 태을고(太乙膏), 운모고(雲母膏), 선응고(善應膏), 나미고(糯米膏), 염창산(斂瘡散), 도화산(桃花散), 홍옥산(紅玉散), 생기산(生肌散), 목향빈랑산(木香檳榔散), 죽통흡독방(竹筒吸毒方)을 쓴다.(得效)

ㅇ무릇 붙이는 약은 분말이 부드러울수록〔細末〕아프지 않다.(直指)

◆ 유향고(乳香膏)
ㅇ등창(背瘡)이 처음 발할 때에 붉은 종기〔赤腫〕가 부어오르는 것을 치료한다.

【의방】 유향(乳香) 1냥, 푸른 박하 잎〔青薄荷葉〕4냥.
　　　　이상을 고루 갈아 아픈 자리에 덮고〔罨〕푸른 명주〔青絹〕로 덮는다. 마르면 새물로 적시고 열독(熱毒)을 흩어 없애고 통증을 줄이고 당기는 것을 멸하게 한다.(子)

◆ 위약(圍藥)

【의방】 남성, 초오(草烏), 황백, 백급(白芨) 각 2냥, 5배자(五倍子) 1냥 볶은 것.

이상의 것을 분말을 만들어 물에 타서 풀〔糊〕처럼 네 둘레를 따라서 장벽(墻壁)처럼 두르면 위험한 곳을 위험하지 않는 곳으로 옮기는데 신과 같다.(如神)(綱目)

◆ 철정란(鐵井欄)

○일체의 옹저(癰疽), 종독(腫毒)을 치료한다. 이것으로 둘러 고정시켜〔圍定〕 다시 두둑〔畔〕이 열리지 않게 한다.

【의방】 부용잎〔芙蓉葉〕을 중양일(重陽日) 전에 딴 것, 창이엽(蒼耳葉) 단오 전에 딴 것을 소존성(燒存性)하여 분말을 만들어 꿀물에 타서 바른다.(敷)

◆ 수증고(水澄膏)

○옹창(癰瘡)의 열독(熱毒)과 종통(腫痛)을 치료한다.

【의방】 황연, 황백, 백급(白芨), 백렴(白蘞) 각 4전, 웅황 1전, 유향, 몰약 각 5푼.
　　　　이상의 것을 분말을 만들어 물에 타서 닭털〔雞羽〕로 위의 종기자리를 쓴다〔掃〕.(丹心)

◆ 침수고(沈水膏)

○옹저(癰疽)가 등에 발한〔發背〕 것을 치료하는데 고름을 빼내고〔排出〕 독을 수렴한다.

【의방】 대남성(大南星) 7전반, 백급, 백지, 붉은 팥〔赤小豆〕, 반하 생 것, 패모 각 5전, 목별자인(木鼈子仁), 유향, 몰약 각 2전 반, 웅황 1전.
　　　　이상의 것을 분말을 만들어 꿀물에 타서 깁〔紗〕에 발라 붙인다〔貼〕.(直指)

◆ 3신고(三神膏)

○옹저(癰疽)가 등에 발한 것〔發背〕을 치료한다.

【의방】 피마자(萞麻子) 껍질 벗긴 것 49매, 묵은 초〔陳醋〕 1주발 반, 소금 1줌.
　　　　이상의 것을 노구솥 안〔鍋中〕에 넣어 볶아서 괴나무 가지〔槐枝〕로 저어서 고(膏)를 만들고 먼저 쌀뜨물로 부스럼을 씻고

◆ 홍보고(洪寶膏)

○일체의 종독(腫毒)에 혈을 흩고〔散血〕 고름을 없애는〔消膿〕 치료를 한다.

【의방】 천화분 3냥, 백지, 적작약 각 2냥, 울금(鬱金) 1냥.
　　　　이상의 것을 분말을 만들어 차〔茶〕에 타서 아픈 자리〔患處〕에 바르고 마르면 새 것으로 바꾼

다.(回春)

◆ 묘승산(妙勝散)
o 종기〔腫〕를 없애고 독을 수렴〔斂毒〕하고 고름을 배출〔排膿〕시킨다.

【의방】 땅에 진 가지꽃〔茄花〕 흰 것을 내리고 노란 접시꽃〔蜀葵花〕의 심(心)과 꽃받침〔萼〕을 아울러 버리고 햇볕에 말린 것.
　이상의 것을 분말을 만들어 샘물에 묽게 타서〔稀調〕 닭날개〔雞羽〕로 쓸어 아픈 자리에 붙이고 마르면 다시 붙이면 혹은 독을 수렴하고〔收毒〕 편안히 흩으며〔平散〕 혹은 문드러지게 터주어〔破潰〕 고름을 내는데 신효(神效)하다. 만일 부스럼 입〔瘡口〕이 열린 데 분말을 치면〔摻〕 또한 독을 수렴하고〔斂毒〕 서둘지 않으면 막힌다.〔澁〕(直指)

◆ 신이고(神異膏)
o 등에 발하는〔發背〕 옹저(癰疽)와 여러 악독(惡毒)한 부스럼〔瘡癤〕에 붙이면 효험이 신(神)과 같다.
o 고약이 매우 많으나 효험이 나지 않는 데에 이것을 쓴다.(의방은 잡방(雜方)을 보라)

◆ 만응고(萬應膏)
o 일체의 옹저(癰疽)가 처음 발생하여 화끈거리고 붓거나〔焮腫〕 혹은 오래된 부스럼〔老瘡〕이 낫지 않는 것을 치료한다. 또한 수렴(收斂)하여 일찍 아물도록 붙이면 신효하다.(의방은 잡방(雜方)을 보라)

◆ 영응고(靈應膏)
o 5발옹저(五發癰疽)를 치료한다. 악창(惡瘡), 나력(瘰癧), 결핵(結核), 유옹(乳癰)에 붙이면 고름이 이루어지지 않는 것은 저절로 없어지고, 이미 고름이 이루어진 것은 곧 문드러져 나쁜 살〔惡肉〕은 쉽게 제거되고 새살〔新肉〕이 일찍 생기는 고로 신(神)과 같다.(의방은 잡방(雜方)을 보라)
o 일명 맥반석고(麥飯石膏)이다.(精要)

◆ 태을고(太乙膏)
o 5발옹저(五發癰疽)의 일체의 악창(惡瘡)과 사(蛇), 호(虎), 견(犬), 갈〔蝎〕과 아울러 탕화(湯火), 도부(刀斧), 타박(打撲), 손상(損傷)에 내복(內服)하고 바깥에 붙이면 좋다.
o 만약 환(丸)을 지어 복용하면 합분(蛤粉)으로 옷을 입힌다.
o 일명 신선태을고(神仙太乙膏)라 한다.(의방은 雜方을 보라)

◆ 운모고(雲母膏)

○ 일체의 옹저(癰疽), 악창(惡瘡), 종독(腫毒), 절상(折傷), 나력(瘰癧), 골저(骨疽), 내저(內疽), 유옹(乳癰), 폐옹(肺癰), 장옹(腸癰)에 밖에 붙이고 내복하면 아울러 좋다.(의방은 잡방(雜方)을 보라)

○ 무릇 5발(五發)과 발배(發背)의 바깥에 망가진 부들〔敗蒲〕을 달인 물로 부스럼을 씻고 붙이고 또 1냥을 취해서 오동씨 크기의 환(丸)을 지어 따스한 술에 30환을 삼켜 내린다. 나력(瘰癧)과 골저(骨疽)에도 또한 같이 한다. 장옹(腸癰)에는 환(丸)을 지어 감초탕(甘草湯)으로 삼켜 내리고 고름피〔膿血〕을 내리면 곧 낫고 일체의 옹저(癰疽) 밖에 붙이면 곧 나으며 기(忌)하는 음식은 양피〔羊血〕이다.(局方)

◆ 선응고(善應膏)

○ 제반(諸般) 종독(腫毒), 악창(惡瘡), 발배(發背), 뇌저(腦疽), 나력(瘰癧), 타박(打撲), 섬눌(閃肭), 금창(金瘡), 장창(杖瘡), 사충(蛇虫), 견마교(犬馬咬), 개선(疥癬) 등의 병에는 밖에 붙이고 안으로 복용하는 것을 아우른다.

○ 내저(內疽), 폐옹(肺癰), 장옹(杖疽)에 환(丸)을 지어 위와 같은 방법으로 복용한다.(의방은 잡방(雜方)을 보라)

◆ 나미고(糯米膏)

○ 찹쌀〔糯米〕 3되를 씻어서 사기동이〔磁盆〕 안에 넣고 단오 전 49일을 찬물에 담가 하루 2번 물을 바꿔주고 쌀알을 부서지지 않게 하여 단오날에 이르러 끄집어내어 비단 주머니〔絹袋〕에 담고 바람에 말렸다가 매번 쓸 때 조금씩 취하여 검게 볶아서 분말을 만들어 냉수에 타서 고(膏)를 이루어 부스럼이 크고 작은 것을 헤아려 붙이는데 명주에 싸서 바로 놓고 부스럼이 나은 것을 도수〔度〕로 한다. 마르면 바꿔서 항상 축축하게 해주면 묘하다.(入門)

◆ 염창산(斂瘡散)

【의방】 연활석(軟滑石) 불에 데운 것〔煅〕, 화예석(花蘂石) 불에 데운 것, 계내금(雞內金) 각 5전, 백급(白芨) 3전 반, 백렴 2전 반, 황단(黃丹), 유향 각 1전.
　이상의 것을 분말을 만들어 말려서 칠하면〔糝〕 신효하다.(直指)

◆ 도화산(桃花散)

○ 일체의 부스럼이 오래되어 아물지 못하는 것을 치료한다.

【의방】 백급(白芨), 백렴(白斂), 황백, 황연, 유향, 사향, 황단을 각기 등분(等分)하여.
　　　　이상의 것을 아주 고운 분말을 만들어 부스럼 위에 칠하면〔糝〕 2~3일에 기육이 생기고 편하고 그득해진다.(丹心)

◆ 홍옥산(紅玉散)

○ 모든 부스럼을 치료하여 기육이 생기게 한다.

【의방】 한수석(寒水石)을 다소를 불구하고 염니(塩泥)에 싸서 불에 데운 것.
　　　　이상의 것을 분말을 만들어 황단(黃丹)을 조금 넣고 부스럼 위에 칠한다.(丹心)

○ 모든 악창(惡瘡)에 피가 나와 그치지 않는 데에 한수석(寒水石)을 고운 분말을 만들어 칠하면 곧 그친다.(東垣)

◆ 생기산(生肌散)

【의방】 한수석(寒水石), 활석(滑石), 용골(龍骨)(없으면 개머리 뼈〔狗頭骨〕를 대신한다), 오징어 뼈〔烏賊魚骨〕 각 1냥, 정분(定粉), 밀타승(密陀僧), 백반회(白礬灰), 건연지(乾臙脂) 각 5전.
　　　　이상의 것을 지극히 고운 분말을 만들어 칠한다.(精要)

○ 한 의방〔一方〕은 늙은 개머리의 생뇌골(生腦骨)을 부수어 불에 사르어〔煅〕 상백피(桑白皮) 생것 1냥, 당귀 2전 반.
이상의 것을 지극히 고운 분말을 만들어 기름에 타서 붙이거나 혹은 마른 것을 칠한다.〔糝〕(直指)

◆ 목향빈랑산(木香檳榔散)

○ 옹저(癰疽)와 부스럼〔瘡癤〕이 문드러진 후 고름이 그치지 않고 기육(肌肉)이 생기지 않고 수렴되지 않는 것을 치료한다.

【의방】 목향, 빈랑, 황연을 각기 등분(等分)하여
　　　　이상의 것을 고운 분말을 만들어 새물에 타서 마르는데 습(濕)하면 말려서 칠하고〔乾糝〕 고량(膏梁)의 열창(熱瘡)에도 마땅히 쓴다.

○ 한 의방〔一方〕에는 황단(黃丹)을 더했다.(局方)

◆ **죽통흡독방**(竹筒吸毒方)
ㅇ옹저(癰疽), 정창(丁瘡), 종독(腫毒) 및 제반 악창(惡瘡)의 고름피〔膿血〕와 나쁜 물〔惡水〕을 뽑아 내는데 매우 좋다.

【의방】 고죽통(苦竹筒)121) 3개 혹은 5개, 길이 1~2치(寸) 정도 한 머리〔一頭〕는 마디를 그냥 두고 청피(靑皮)를 깎아내고 창출, 백렴, 백질려(白疾藜), 후박, 쑥잎〔艾葉〕, 백급(白芨), 다아(茶芽) 각 3전.
　이상의 것을 거친 분말을 만들어 죽통(竹筒)에 물 2되와 함께 삶아 열 몇 번을 끓이고 죽통의 열을 타고〔乘〕 손으로 부스럼 위를 눌러서〔按〕 고름피〔膿血〕와 물이 그득하기를 기다려 자연 탈락하게 하고 그렇게 되지 않으면 손으로 빼어버리고 다시 새통〔新筒〕과 바꾸는데 이와 같이 하기를 3~5차례 하면 그 독이 다 없어지니 곧 생기고(生肌膏)를 붙인다.(丹心)

□ 내외로 구분되는 옹저〔內外分癰疽〕

ㅇ내저(內疽)는 모두 음식(飮食)의 화(火)가 7정(七情)의 화(火)를 낌으로〔挾〕 인해서 서로 울결하여〔相鬱〕 발(發)하는데 음식(飮食)은 음(陰)이 받고 7정(七情)은 장부(藏府)가 받으니 마땅히 그 발(發)함은 강자(腔子)에 있으니 속으로 향하는 것이고 장위(腸胃), 황막(肓膜)을 범하는 것〔干〕이 아닌데 내저(內疽)라고 하는 것은 그 보아도 보이지 않는 고로 이름이 된 것이다.(綱目)
ㅇ안에서 발하는 것은 폐옹(肺癰), 심옹(心癰), 간옹(肝癰), 신옹(腎癰), 위완옹(胃脘癰), 장옹(腸癰), 복옹(腹癰)이라 한다.
ㅇ밖에서 발하는 것은 비옹(臂癰), 유옹(乳癰), 둔옹(臀癰), 현옹(懸癰), 변옹(便癰), 낭옹(囊癰), 부골저(附骨疽), 유주골저(流注骨疽), 정저(疔疽)라고 한다.
ㅇ내저(內疽)에는 점음교법(點陰膠法)을 시행〔施〕하고 다음에는 선방활명음(仙方活命飮)(의방은 위를 보라)과 내소옥설탕(內消沃雪湯)을 쓴다.(綱目)
ㅇ내저(內疽)에는 내탁(內托)의 약을 쓰고 밖으로는 침(鍼)으로 열어야 낫는데 먼저 4물탕(四物湯)(의방은 혈문(血門)을 보라), 길경(桔梗), 향부(香附), 생강(生薑)을 더해서 달여서 복용하고 문드러진 후에 역시 4물(四物)로써 조리(調理)하고 운모고(雲母膏), 태을고(太乙膏)를 환(丸)을 지어 겸해서 복용한다.(丹心)

□ 점음교법(點陰膠法)

ㅇ내저(內疽)의 있는 곳을 알려고 하면 음교(陰膠)를 조금을 입안에 넣으면 곧 장부(藏府)의

---
121) 고죽(苦竹) : 참대.

일어난 곳에 다 달아서 머무는 곳에 동통[痛]하는 것을 아는데 충분히 고칠 수 있는 것이다. 음교(陰膠)란 곧 이 오래 쓴 떡시루[甑] 속의 기구(氣垢)[증기(蒸氣)가 말라붙은 것]이다.

○뇌공(雷公)이 이르기를 부스럼이 있는 곳을 알려면 입안에 음교(陰膠)를 넣는다고 했다.(本草)

□ 폐옹(肺癰)

○중부(中府)가 은은히 아픈 것은 폐저(肺疽)이며, 상육(上肉)이 조금 일어나는 것은 폐옹(肺癰)이다.(靈樞)

○폐(肺)의 옹(癰)은 숨이 가쁘고[喘] 양갈비[兩胠]가 그득하고 찹쌀죽[糯米粥] 같은 고름[膿]을 토하고 목구멍이 메마르고[咽燥] 오한으로 부르르 떤다.(振寒)(內經)

○오한으로 떨고[振寒] 발열(發熱)하면 촌구맥(寸口脉)이 흐름이 순조롭고[滑] 잦으며[數] 기침과 침[咳唾], 농혈(膿血)이 나오고 음식과 기거(起居)가 여상(如故)하면 이는 옹종(癰腫)이 되는게 고름[膿]이 가슴속에 있으면 폐옹(肺癰)이 된다. 그 맥(脉)이 팽팽하고[緊] 잦으면[數] 고름이 이루어지지 않은 것이고[膿未成], 팽팽하지 않고[緊去] 다만 잦은 것[數]은 고름이 이미 이루어진 것[膿已成]이다.(景仲)

○폐옹(肺癰)이 고름을 토한 후에 그 맥(脉)이 짧으며[短] 막히는 것[澁]은 저절로 낫고[自痊] 뜨고[浮] 큰 것[大]은 치료하기 어렵다. 그 얼굴 색이 창백[白]한 것인데 도리어 붉은 것[赤]은 화(火)가 금(金)을 이기는 것이니 치료할 수 없다.(丹心)

○대체로 폐옹(肺癰)이 기침[咳]하고 숨이 가쁘며[喘] 기가 짧고[短氣] 가슴이 그득하며[胸滿] 때때로 고름 피를 뱉어내고 오래되어 찹쌀죽 같은 것은 치료하기 어렵고 고름을 토하고 스스로 그치는 것[自止]은 저절로 낫는다.(精義)

○처음 시작할 때는 구할 수 없고 고름이 이루어지면 흔히 죽는다.(仲景)

○폐옹(肺癰)은 곧 풍한(風寒)의 기(氣)가 폐(肺)에 머물러서[舍] 이루어지는 것이니 먼저 거죽을 발해야[發表] 하니 마땅히 삼소음(參蘇飮)(의방은 한문(寒門)을 보라)을 쓴다.

○폐옹(肺癰)에 기침하여 가슴이[胸膈] 은은히 아프고 때로는 탁한 침[濁唾]이 나오고 비린내가[腥臭] 실(實)한 것은 먼저 삼소음(參蘇飮) 4첩을 투여[投]하고 허(虛)한 사람은 먼저 소청룡탕(小靑龍湯)(의방은 한문(寒門)을 보라) 4첩을 투여[投]한다.(得效)

○폐옹(肺癰)에 입이 마르고 목구멍이 건조하고 가슴속이 은은하게 아프고 두 변[二便]이 붉고 막히고[赤澁] 기침하면 농혈(膿血)이 나오고 비린내가 나고 물 속에 두면 가라앉는 데는[沈] 마땅히 길경탕(桔梗湯), 소농음(消膿飮), 위엽탕(葦葉湯), 황혼탕(黃昏湯), 5향백출산(五香白朮散), 잔단피탕(牡丹皮湯), 삼기보폐탕(參芪補肺湯), 삼출보비탕(參朮補脾湯)을 쓴다.(入門)

○폐옹(肺癰)의 증세[證]는 남자는 기(氣)로써 위주(爲主)로 하니 10에 2~3을 구하고 부인(婦

人)은 혈(血)로써 위주(爲主)로 하니 10에 7~8은 구하는데 이는 여러 번의 시험[屢驗]을 거친 것이다.(得效)

 ㅇ 운모고(雲母膏)를 환(丸)을 지어 복용하고 태을고(太乙膏) 또한 좋다.(入門)

◆ 길경탕(桔梗湯)

ㅇ 폐옹(肺癰)을 치료한다.

【의방】 길경, 패모 각 1전 2푼, 당귀, 과루(瓜蔞), 의이인(薏苡仁)[율무쌀] 각 1전, 지각(枳殼), 상백피(桑白皮), 방풍, 황기 각 7푼, 행인, 백합, 감초절(甘草癤) 각 5푼.
 이상의 것을 썰어서 1첩을 만들어 생강 54쪽을 넣어 물에 달여 복용한다.(正傳)

◆ 소농음(消膿飮)

ㅇ 폐옹(肺癰)으로 고름을 구역질하는 것[嘔膿]을 치료한다.

【의방】 남성(南星) 통째로 구운 것 1전, 사간(射干), 길경, 천문동, 박하, 자소엽, 행인, 반하, 방풍 각 7푼 반, 지모, 패모, 아교, 천궁, 생건지황, 상백피, 백급, 백지, 감초 각 5푼.
 이상의 것을 썰어서 1첩을 만들어 생강 7조각, 오매(烏梅) 1개를 물에 달여 복용한다.(入門)

◆ 위엽탕(葦葉湯)

ㅇ 폐옹(肺癰)에 심흉(心胸)이 착란[錯]하고 기침하고 천식(咳喘) 번열(煩熱)나는 것을 치료한다.

【의방】 율무쌀[薏苡仁], 동과인(冬瓜仁), 도인(桃仁) 각 2전을 썰어서 먼저 갈대잎[葦葉] 1줌을 물 2잔에 달여 1잔을 취해서 찌꺼기를 제거하고 3약을 넣어 6푼이 되게 달여 찌꺼기를 제거하고 식후에 복용한다. 고름 피[膿血]를 토하는 것을 괴이하게 생각하지 말아야 한다.(得效)

◆ 황혼탕(黃昏湯)

ㅇ 위와 같은 치료를 한다.

【의방】 야합수(夜合樹) 껍질 손바닥만한 것을 물에 달여 복용하면 곧 합환피(合歡皮)이다.(本草)

◆ 5향백출산(五香白朮散)

ㅇ 폐옹(肺癰)을 치료한다. 폐금(肺金)을 낳고 비토(脾土)를 더하여 음식을 더 먹게 된다.

【의방】 인삼, 백출, 산약, 백복령, 의이인, 백편두(白扁豆), 길경, 축사, 연육, 백두구, 감초 각 2

전, 침향, 목향, 유향, 정향, 곽향 각 1전.
　이상의 것을 분말을 만들어 매 3전을 소염탕(蘇塩湯)에 타서 내린다. 대추탕 또한 가능하다.(得效)

◆ 목단피탕(牧丹皮湯)
o 폐옹(肺癰)으로 가슴과 젖 사이가 다 아프고 입으로 농혈(膿血)을 토하고 비린내〔腥臭〕가 나는 것을 치료한다.

【의방】 목단피, 승마, 길경, 의이인, 지유(地楡), 황금, 적작약, 감초 생 것 각 1전 3푼.
　이상의 것을 썰어서 1첩을 만들어 물에 달여 복용한다.(得效)

◆ 하나의 의방〔一方〕
o 한 젊은 부인〔少婦〕이 가슴 사이에〔膺間〕구멍이 나고 입으로 기침하는 농혈(膿血)과 구멍이 서로 응해서 나오는데는 마땅히 기혈(氣血)을 크게 보〔大補〕해야 하니 삼기(蔘芪), 당귀(當歸)에 퇴열(退熱) 배농(排膿)하는 약을 더해서 많이 먹고 겸해서 운모고(雲母膏)를 환(丸)을 만들어 감길탕(甘桔湯)으로 삼켜 내리면 낫는다.(丹心)

◆ 삼기보폐탕(參芪補肺湯)
o 폐옹(肺癰)에 기침하여 농혈(膿血)을 토하고 발열하고 목마른 증세를 치료한다.

【의방】 숙지황 1전 반, 목단피(牧丹皮) 1전, 인삼, 황기, 백출, 백복령, 진피, 산수유, 당귀, 산약, 5미자, 맥문동, 각 7푼, 감초 구운 것 5푼.
　이상의 것을 썰어서 1첩을 만들어 생강 3쪽과 물에 달여 복용한다.(入門)

◆ 삼출보비환(參朮補脾丸)
o 폐옹(肺癰)으로 농혈(膿血)을 토하고 오래되어도 낫지 않고 비장〔脾〕이 약해서 먹지 못하는데 이 약이 지방을 보하고〔補脾〕 폐(肺)를 살릴 수 있다.

【의방】 황기 2전, 인삼, 백출 각 1전 반, 진피, 당귀, 백복령 각 1전, 맥문동 7푼, 길경 6푼, 감초 5푼, 5미자 4푼, 승마 3푼.
　이상의 것을 썰어서 1첩을 만들어 생강 3쪽과 물에 달여 복용한다.(入門)

□ 심옹(心癰)
o 거궐(巨闕)(혈명(穴名))이 은은히 아픈 것은 심저(心疽)이며 위의 살〔上肉〕이 약간 일어서는

〔微〕것은 심옹(心癰)이다.(靈樞)

o 심옹(心癰)은 심경(心經)에 열이 있거나 혹은 술 마심〔飮酒〕을 좋아하거나 혹은 뜨거운 음식물〔熱物〕을 좋아해서〔嗜〕 적취(積聚)를 이루어 열이 엉기고 체해서〔凝滯〕 생기니 먼저 양혈음(凉血飮)을 쓰고 다음에 가미10기산(加味十奇散)(의방은 위를 보라)을 복용한다.(得效)

o 심옹(心癰)은 가슴〔胸〕과 젖 사이〔乳間〕에 벌집 부스럼〔蜂窠癰〕이 발하는 것이니 『영추경(靈樞經)』에 이른바 '일명 정저(井疽)라 합니다. 형상은 콩 만합니다. 처음 생긴 지 3~4일 안에 일찍 치료하지 않으면 배〔腹〕에 들어가서 7일이면 죽습니다'[122] 급히 심화(心火)를 소도(疎導)하는 약을 써야 하니 마땅히 청심환(淸心丸), 청심산(淸心散), 내고청심산(內固淸心散), 사심탕(瀉心湯)을 쓴다.(入門)

◆ 양혈음(凉血飮)

o 심옹(心癰)을 치료하는데 퇴조(退潮)〔썰물〕, 지갈(止渴), 해열(解熱)을 안에서 없앨 수〔內消〕 있다.

【의방】 목통, 구맥(瞿麥)[123], 형개, 박하, 백지, 천화분, 적작약, 맥문동, 생건지홍, 치자, 찬전자, 연교, 감초 각 8푼.
　　　 이상의 것을 썰어서 1첩을 만들어 등심(燈心)과 대나무 잎〔竹葉〕을 넣어 물에 달여 복용한다.

o 일명 인병선봉(引兵先鋒)이라 한다.(得效)

◆ 청심환(淸心丸)

o 모든 아프고 가려운 부스럼〔瘡瘍〕을 다 심화(心火)에 속하니 이 약이 주치한다.

【의방】 황연 1냥, 복신(茯神), 적복령 각 5전.
　　　 이상의 것을 분말을 만들어 꿀로 오동씨 크기의 환(丸)을 지어 미음(米飮)으로 100환을 내린다.(入門)

◆ 청심산(淸心散)

o 심옹(心癰) 및 옹저(癰疽)의 열증(熱證)을 치료한다.

【의방】 원지, 적복령, 적작약, 생건지황, 맥문동, 지모, 감초 생 것 각 1전.

---

122) 최창록, 『다시 읽는 황제영추경』(푸른사상, 2000), 81.옹저(癰疽), p.818.
123) 구맥(瞿麥) : 패랭이 꽃, 너도나무科)에 속하는 多年草.

이상의 것을 썰어서 1첩을 만들어 생강 3쪽, 대추 2매를 넣어 물에 달여 복용한다. 황연(黃連)을 더하면 더욱 좋다.(入門)

◆ 내고청심산(內固淸心散)

o 심옹(心癰) 및 옹저(癰疽), 악창(惡瘡)으로 번조(煩燥)한데 치료함에 이 약으로 해독(解毒)에 신효하다.

【의방】 진사(辰砂), 적복령, 인삼, 백두구, 웅황, 녹두, 박초, 감초, 조각(皁角) 각 1전, 용뇌, 사향 각 1자(字)
이상의 것을 분말을 만들어 매 1전을 꿀물에 타서 내린다.(入門)

◆ 사심탕(瀉心湯)

o 심옹(心癰) 및 옹저(癰疽)의 독(毒)이 왕성하여 조급하고 목마른 것〔躁渴〕을 치료한다.

【의방】 대황 1전 반, 황연, 황금, 산치자, 누로(漏蘆), 택난(澤蘭), 연교, 소목 각 7푼.
이상의 것을 1첩을 만들어 물에 달여 복용한다.(入門)

□ 간옹(肝癰)

o 기문(期門)(혈명(穴名)이 은은히 아픈 것은 간저(肝疽)요, 상육(上肉)이 약간 일어나는 것〔微起〕은 간옹(肝癰)이다)(靈樞)

o 겨드랑 아래〔腋下〕에서 발(發)하고 붉고 단단한 것을 미저(微疽)라 합니다. 돌침〔砭石〕으로 치료합니다. 단단해서 짓무르지 않는 것은 마도협영(馬刀挾癭)124)이 되니 급히 치료해야 한다.(靈樞)125)

o 협옹(脇癰)은 간(肝)의 심화(心火)가 왕성함으로 말미암은 것이니 마땅히 시호청간탕(柴胡淸肝湯)(의방은 위를 보라)을 쓰고 짓무른 뒤〔潰後〕에는 열을 맑게 하고〔淸熱〕 탁리(托裏)를 하여 열약(熱藥)을 기(忌)해야 한다.(入門)

o 간옹(肝癰)에 양갈비〔兩胠〕가 그득하고 누우면 소변을 보지 못한다.(內經)

o 소시호탕(小柴胡湯)을 증세에 따라서 가감해서 쓴다.(의방은 한문(寒門)을 보라)

---

124) 마도협영(馬刀挾癭) : 기병의 군도(軍刀)로 목 앞의 종기를 치료한다는 뜻.
125) 최창록, 위의 책, 위의 곳, pp817~818.

□ 신옹(腎癰)

o 경문(京門)(혈명(穴名)이다)이 은은히 아픈 것은 신저(腎疽)이고 위의 살[上肉]이 일어나는 것은 신옹(腎癰)이다.(靈樞)

o 신옹(腎癰)은 갈비 아래[胠下]에서 작은 배에 이르기까지 그득하다.(內經)

o 신옹(腎癰)은 곧 내신(內腎)과 더불어 서로 마주[相對]하니 다 신기(腎氣)가 쇠약해짐으로[衰敗] 말미암아 이루어지는 것이니 튀어나온[突起] 껍질[皮]이 붉은 것은 쉽게 낫고 움푹 들어가서[陷入] 껍질이 검은 것[皮黑]은 낫기가 어려우니 마땅히 가감8미원(加減八味元)(의방은 허문(虛門)을 보라), 가미10기산(加味十氣散)(의방은 위를 보라)을 쓴다.(得效)

o 5장옹저(五藏癰疽)에는 다 마땅히 16미유기음(十六味流氣飲) 혹은 탁리산(托裏散)(의방은 위를 보라)에 산치인(山梔仁), 황금, 행인, 연교를 더해서 쓰고 또 옹저통치법(癰疽通治法)과 더불어 서로 참고해서 쓸 일이다.(入門)

◆ 16미유기음(十六味流氣飲)

o 옹저(癰疽)와 무명(無名)의 악종(惡腫) 등의 병을 치료하니 곧 표리기혈(表裏氣血)의 약이다.

【의방】 인삼, 당귀, 황기, 길경, 방풍, 목향, 지각, 천궁, 육계, 백작약, 빈랑, 백지, 후박, 자소엽, 오약, 감초 각 6푼.
이상의 것을 썰어서 1첩을 만들어 물에 달여 복용한다.(入門)

□ 위완옹(胃脘癰)

o "황제[帝]가 말한다. '사람이 위완옹(胃脘癰)을 앓는 것은 진맥[診]을 어떻게 하는지요?' 기백(岐伯)이 답한다. '이를 진맥하는 것은 응당 위맥(胃脉)을 살피니 그 맥(脉)이 응당 잠기고[沈] 가늘어야[細] 합니다. 잠기고 가는 것[沈細]은 기가 거스르는 것[氣逆]이며 거스르는 것은 인영맥(人迎脉)이 매우 왕성하고 매우 왕성하면 열이 납니다. 인영맥(人迎脉)이란 위맥(胃脉)입니다. 거슬러 왕성하면 열이 위구(胃口)에 모여서 운행하지 못합니다. 그러므로 위완(胃脘)에 종기[癰]가 나는 것입니다.'"(內經)126)

o 중완(中脘)(혈명(穴名))은 위(胃)에 속하니 은은히 아픈 것은 위완옹(胃脘癰)이다.(靈樞)

o 맥(脉)이 넓고[洪] 잦은 것[數]은 고름이 이미 이루어진 것이요, 가령[設] 맥(脉)이 느리고[遲] 팽팽하면[緊] 비록 고름이 이루어지지 않아도 어혈(瘀血)이 있는 것이니 마땅히 급히 치료해야 한다.(精要)

o 흔히 음식(飲食) 및 7정(七情)이 화울(火鬱)로 인해서 다시 풍한(風寒)에 감촉되어 열을 탁하

---

126) 최창록, 『다시 읽는 황제 소문경』 46.병능론편(病能論篇), pp.241~242.

게 하여 기(氣)가 위완(胃脘)을 메우고 막아서〔塡塞〕 위 속〔胃中〕의 맑은 기〔淸氣〕가 아래로 빠지는〔下陷〕 고로 위맥(胃脉)이 잠기고〔沈〕 가늘어지고〔細〕 오직 한기(寒氣)가 막은〔隔〕 때문에 인영맥〔人迎〕이 팽팽하고〔緊〕 왕성하니 이 두 맥(脉)이 있으면 진위완옹(眞胃脘癰)이다.(入門)

○바깥 증세〔外證〕는 한열(寒熱)이 학질〔瘧〕과 같으니 위가 탁하면〔胃濁〕 폐금(肺金)이 조양〔養〕을 잃는 고로 몸의 거죽〔身表甲〕이 어수선하고〔錯〕 혹은 기침〔咳〕하고 혹은 구역질〔嘔〕하고 혹은 고름 피〔膿血〕를 뱉으면 사간탕(射干湯)으로 주치해야 한다. 천금내소산(千金內消散)(의방은 위를 보라), 내소옥설탕(內消沃雪湯), 동원탁리산(東垣托裏散)을 다 복용해도 되고 또한 운모고(雲母膏)를 환(丸)을 지어 길경감초탕(桔梗甘草湯)으로 삼켜 내리고 태을고(太乙膏) 또한 좋다.(入門)

◆ 사간탕(射干湯)
○위완옹(胃脘癰)을 치료한다.

【의방】 적작약 2전 반, 사간(射干), 치자, 적복령, 승마 각 1전 반, 백출 1전.
　　　이상의 것을 썰어서 1첩을 만들어 물에 달여 찌꺼기를 제거하고 생지황즙 1홉과 꿀 반 홉과 다시 달여 한 번 끓여 따스하게 복용한다.(河間)

◆ 내소옥설탕(內消沃雪湯)
○위완옹(胃脘癰)과 두옹(肚癰), 내저(內疽)의 치료에 신효하다.

【의방】 당귀산, 백작약, 감초절, 황기, 사간, 연교, 백지, 패모, 진피, 조각자(皂角子), 천화분, 천산갑, 금은화, 목향, 청피, 유향, 몰약 각 5푼, 대황주제(大黃酒製) 1전 반.
　　　이상의 것을 썰어서 1첩을 만들어 술과 물을 상반(相半)하여 달여서 복용한다.(醫鑑)

◆ 동원탁리산(東垣托裏散)
○위완옹(胃脘癰), 내저(內疽) 및 일체의 악창(惡瘡)을 치료하니 처음에 종통(腫痛)이 발하면 맥(脉)이 넓고〔洪〕, 잦고〔數〕 당겨서 급하고〔弦〕 실(實)하여 곪으려 하면 3번 복용하여 달여서 복용하면 다 없어진다.

【의방】 금은화, 당귀 각 2전, 대황, 모려(牡蠣), 과루근(瓜蔞根), 조각자(皂角刺), 연교, 박초 각 6푼, 적작약, 황금 각 4푼.
　　　이상의 것을 썰어서 1첩을 만들어 술과 물을 상반(相半)하여 달여서 복용한다.(精義)

잡병(雜病) 8

31. 옹저(癰疽)(下)

□ 장옹(腸癰) 복옹(腹癰)

○관원(關元)(혈명(穴名))은 소장(小腸)에 속하고 천추(天樞)(혈명(穴名))는 대장(大腸)에 속하고 단전(丹田)(혈명(穴名))은 3초(三焦)에 속하고 그 혈분(穴分)이 은은히 아픈 것은 저(疽)요, 위의 살〔上肉〕이 조금 부어오른 것〔微起〕은 옹(癰)이 된다.(靈樞)

○장옹(腸癰)의 병은 작은 배〔小腹〕가 부어서 뻣뻣하고〔强〕 누르면 아프고 소변이 잦아서 임질〔淋〕 같고 때때로 땀이 나고 발열(發熱)하면 다시 오한〔惡寒〕하고 몸의 거죽〔身皮甲〕이 어수선〔錯〕하고 뱃가죽〔腹皮〕이 급하여 종기〔腫〕 같고 심한 것은 배가 창만하고 커서〔脹大〕 옆으로 돌아 누우면 물소리가 있거나 혹은 배꼽〔臍〕에 부스럼〔瘡〕이 생기고 부스럼에서 고름〔膿〕이 나오거나 배꼽에서 나오기도 하는데 오직 대변으로 고름 피〔膿血〕가 나오는 것은 저절로 낫는다.(仲景)

○습열(濕熱)이 장내(腸內)에 울적(鬱積)하여 옹(癰)이 되니 맥(脉)이 늘이고〔遲〕 팽팽한 것〔緊〕은 마땅히 대황목단탕(大黃牧丹湯) 혹은 5향연교탕(五香連翹湯)(의방은 위를 보라)으로 내려야 하고 맥(脉)이 허하고〔芤〕 막히는 것〔澁〕은 4물탕(四物湯)(의방은 혈문(血門)을 보라)에 도인(桃仁), 홍화(紅花), 현호색, 목향을 더해 쓰고 맥(脉)이 넓고〔洪〕 잦은 것〔數〕은 3인탕(三仁湯)을 쓰고 작은 배〔小腹〕가 아프고 오줌이 막히는 것〔尿澁〕은 고름이 체한〔膿滯〕 것이니 마땅히 목단산(牧丹散)을 쓴다.(入門)

○뱃가죽〔腹皮〕이 급하여 누르면 몸이 젖고〔濡身〕 열이 없으면〔無熱〕 곧 음랭(陰冷)으로 이루어진 것이니 마땅히 목단산(牧丹散) 혹은 내탁10선산(內托十宣散)에 복령(茯苓)을 더해서 쓰고 심한 것은 패장산(敗醬散)을 쓴다. 작은 배〔小腹〕가 결리고〔痞〕 단단해서〔堅〕 누르면 아프고 몸에 열이 있는 것은 곧 열이 맺혀서〔結熱〕 이루어진 것이니 마땅히 대황목단탕(大黃牧丹湯) 혹은 도인승기탕(桃仁承氣湯)(의방은 한문(寒門)을 보라), 황흑산(黃黑散)을 쓴다.(入門)

○장옹(腸癰)의 냉열증(冷熱證)은 운모고(雲母膏)를 환(丸)을 지어 우슬탕(牛膝湯)으로 삼켜 내려 어혈〔瘀〕과 고름〔膿〕을 설사시켜 제거하면〔利去〕 곧 낫는다. 혹은 납반원(蠟礬元)도 또한 좋다.(의방은 위를 보라)

○복옹(腹癰)은 두복(肚腹)의 가죽 속〔皮裏〕과 막 밖〔膜外〕의 좌관(左關)에 생기니 맥(脉)이 넓고〔洪〕 잦으며〔數〕 배아픔이 심한 것이 이것이다. 치료법은 장옹(腸癰)과 같다.(入門)

맥법(脉法)

○장옹(腸癰)은 진단하기 어려운데 맥(脉)의 흐름이 순조로우면〔滑〕 미루어 알 수 있고〔可推〕 잦으면서〔數〕 열이 내리는 것〔下熱〕은 장옹(腸癰)이 틀림없다. 늘이고〔遲〕 팽팽한 것〔緊〕은 아직 고름이 이루어지지 않았으니〔未膿〕 내려서 편하게〔平〕하고 넓고〔洪〕, 잦은 것〔數〕은 고름이 이미 이루어진 것〔膿成〕이니 내리지 않는 것이 마땅하다.(脉訣)

○부양맥(趺陽脉)의 흐름이 순조롭고〔滑〕 잦으면〔數〕 응당 시농(屎膿)임을 알아야 한다.(仲景)

○장옹(腸癰)의 맥(脉)은 흐름이 순조롭고〔滑〕 잦으니〔數〕 흐름이 순조로우면〔滑〕 실(實)하고 잦으면〔數〕 열이 나는 것이다. 흐름이 순조로우면〔滑〕 영(榮)이 되고 잦으면〔數〕 위(衛)가 되니 위(衛)가 잦은 것〔數〕은 하강(下降)하고 영(榮)의 흐름이 순조로우면〔滑〕 상승(上升)하여 영위(榮衛)가 서로 간여〔相干〕하면 혈(血)이 망가지고 탁〔敗濁〕해 진다.(脉經)

◆ 대황목단탕(大黃牧丹湯)

○장옹(腸癰)으로 맥(脉)이 늘이고〔遲〕 팽팽〔緊〕한 것을 치료하니 고름이 이루어지지 않는 것〔膿未成〕이니 내리면 된다.

【의방】 대황, 망초 각 1전 반, 목단피(牧丹皮), 도인, 과루인 각 2전 반.
　　　　이상의 것을 썰어서 1첩을 만들어 복용한다. 고름이 있으면 곧 고름을 내리고〔下膿〕 고름이 없으면 곧 피를 내린다.(下血)

○일명 대황탕(大黃湯)이고, 한 의방에는 동과인(冬瓜仁)이 있고 과루인(瓜蔞仁)이 없는데 신효(神效)하다.(千金)

◆ 3인탕(三仁湯)

○장옹(腸癰)에 장안〔腸中〕이 병들어 아픈 것을 놓아두니 옹(癰)이 아닌 듯 의심하는 것을 치료하니 간편하게 복용할 수 있다.

【의방】 의이인(율무씨) 3전, 동과인(冬瓜仁) 2전 반, 도인, 목단피 각 2전.
　　　　이상의 것을 썰어서 1첩을 만들어 물에 달여 복용한다.(入門)

○일명 의이탕(薏苡湯)이다.(三因)

◆ 목단산(牧丹散)
ㅇ장옹(腸癰)의 냉증(冷證)에 배가 연(軟)하며 아프고 때로는 농혈(膿血)이 내리는 증세를 치료한다.

【의방】 목단피, 인삼, 천마(天麻), 백복령, 황기, 의이인(율무씨), 도인, 백지, 당귀, 천궁 각 1전, 관계(官桂), 감초 각 5푼, 목향 3푼.
　　　이상의 것을 썰어서 1첩을 만들어 물에 달여 복용한다.(入門)

◆ 패장산(敗醬散)
ㅇ장옹(腸癰)에 몸에 열이 없고 배가 젖어 냉한데〔濡冷〕 치료한다.

【의방】 의이인(율무씨) 2전 반, 패장(敗醬) 1전 반, 부자 통째로 구운 것 5푼.
　　　이상의 것을 썰어서 1첩을 만들어 물에 달여 복용하면 소변에 응당 농혈(膿血)이 내리면 낫는다.(入門)

ㅇ일명 의이부자패장산〔薏苡附子敗醬散〕이라 한다.(仲景)

◆ 황흑산(黃黑散)
ㅇ배 안에 옹종(癰腫)이 있는 것을 치료한다.

【의방】 대황 1냥을 취해서 분말 4전 반을 취하고 파고지 1냥에 분말 2전을 취하고 우방자(牛蒡子)〔우엉씨〕 1냥에 분말 1전을 취하고 흑견우자(黑牽牛子)〔까만 나팔꽃 씨〕 1냥에 분말 2전을 취하고.
　　　이상의 것을 고루 섞어 2첩으로 나누어 매 1첩을 취하여 꿀물에 타서 빈속에 복용하여 하리〔利〕하는 것을 도수〔度〕로 한다.(丹心)

◆ 치료의 징험〔腸癰治驗〕
ㅇ한 부인이 배가 아파서 백 가지 의방이 효험이 없었다. 손조(孫兆)가 진맥하여 이르기를 '배가 아프면 맥(脉)이 응당 잠기고〔沈〕 가는데〔細〕 도리어 흐름이 순조롭고〔滑〕 잦으면〔數〕 이는 장옹(腸癰)이다'하고 운모고(雲母膏)를 환(丸)을 지어 따스한 술로 삼켜 내리는데 1냥을 복용하니 고름 피〔膿血〕를 내리고 나았다.(綱目)

ㅇ장옹(腸癰)을 뜨는 법〔灸法〕은 양 팔꿈치〔兩肘〕를 굽히면 바로 팔꿈치머리〔肘頭〕의 예골(銳骨)이 이 혈(穴)이니 100장을 뜨고〔灸〕 고름 피〔膿血〕를 내리면 낫는다.(千金)

□ 비옹(臂癰)

○ 팔뚝 위(臂上)의 수양명경(手陽明經)의 분(分)에 옹(癰)이 생기는 것은 8풍(八風)의 변(變)에서 얻은 것이니 풍(風)에 상한 것은 위가 먼저 받드니 마땅히 백지승마탕(白芷升麻湯)을 복용한다.(入門)

◆ 백지승마탕(白芷升麻湯)
○ 비옹(臂癰)을 치료한다.

【의방】 황기(黃芪), 주황금(酒黃芩) 각 4전, 생황금(生黃芩) 3전, 백지(白芷) 1전 반, 승마, 길경, 연교 각 1전, 주홍화(酒紅花), 감초 각 5푼.
　　이상의 것을 썰어서 2첩으로 나누어 매 1첩을 취해서 술과 물 각기 반으로 하여 달여서 복용한다.(東垣)

□ 둔옹(臀癰)

○ 볼기(臀)는 작은 배(小腹)의 뒤에 있다. 또한 그 아래에 있으니 이는 음중(陰中)의 음(陰)이다. 그 길(道)이 멀고 그 자리가 후미지니(僻) 비록 혈(血)이 많다고 해도 기운(氣運)이 이르지 못하면 혈(血) 또한 드물게 오니(罕來) 중년후(中年後)에는 옹(癰)이 생겨서는 안되니 약간 종통(腫痛)이 있으면 맥의 증세(脈證)을 참작해서 단지 허약함(虛弱)이 보이면 곧 기혈(氣血)을 자보(滋補)하는 약을 투여(與)하면 도울 수 있고(可保) 마침내는 좋아진다. 만약 보통의 열을 쫓고(驅熱) 기를 펴는(舒氣) 약을 쓰면 허를 허하게(虛虛)하는 화(禍)가 모두 손바닥을 가리키는 것과 같이 명백하다.(丹心)

○ 둔옹(臀癰)이 처음 일어남에 고름이 생기지 않는 것(未成膿)은 격산구(隔蒜灸)를 쓰고 다시 총위법(葱熨法)을 쓰고 고름이 생길 우려가 있는 것은 내탁강활탕(內托羌活湯)을 쓰고 아픔이 심한 것은 선방활명음(仙方活命飮)(두 의방은 위를 보라)을 쓰고 종기가 단단한 것(腫硬)은 탁리소독음(托裏消毒飮)(의방은 위를 보라)을 쓰고 문드러진(潰) 후에는 마땅히 가미십전탕(加味十全湯)(의방은 위를 보라)을 쓴다. 꽁무니와 볼기(尻臀)에 옹(癰)이 생겨 단단하고 굳으며(堅硬) 종기가 아픈 것(腫痛)은 마땅히 내탁강활탕(內托羌活湯)(의방은 위를 보라)을 쓴다.

□ 현옹(懸癰)[127]

○ 곡도(穀道)의 앞뒤에 종기(癰)가 생기는 것을 현옹(懸癰)이라 하니 이는 곡도(穀道)와 외신

---

127) 현옹(懸癰) : 항문과 음부 사이에 나는 헌데.

(外腎)〔불알〕의 사이에 생긴다. 처음 생길 때에는 잣〔松子〕 크기 만하니 심히 가려우며 점차 커져서 연밥〔蓮子〕같고 수십일 후에는 비로소 붉게 부어서〔赤腫〕 복숭아〔桃子〕 같은 것을 느끼면 곧 망가지고〔破〕 만약 망가지면 대소변이 그 속으로부터 나오는 것은 치료하기 어려우니 마땅히 국로고(國老膏)를 복용한다.(精要)

○이 병은 처음부터 끝까지〔首尾〕 국로고(國老膏)를 상복(常服)해야 한다. 비록 아픈 증세가 가볍거나 문드러지거나 또한 앝아도 한량제(寒凉制)를 잘못 쓰면 구하지 못한다.

○처음 일어나 통증이 있고 오줌이 막히는 것은 선방활명음(仙方活命飮)(의방은 위를 보라)에서 대황(大黃)을 제거하고 복용하고 고름이 이미 이루어진 것은 급히 침을 놓아야 하고〔急鍼之〕 오래되어 새어나오는〔漏〕 것은 가미십전탕(加味十全湯)(의방은 위를 보라), 납반원(蠟礬元)(의방은 위를 보라)을 쓴다.

○곡도(穀道) 중에 종기〔癰〕가 난 것은 물 속에 노랑머리 연꽃 잎〔荇葉〕을 취해서 잘게 찧어 솜에 싸서 하부(下部)에 2~3번 넣으면 곧 낫는다.(入門)

◆ 국로고(國老膏)
○현옹(懸癰)을 치료한다.

【의방】 가로무늬〔橫紋〕의 대감초 마디를 띤 것 1냥 4치를 끊어서 산골물〔山澗〕의 장류수(長流水) 한 주발〔椀〕을 문무화(文武火)에 천천히 달인 데 담가서 뜸질하고 아침부터 낮에 이르러 마르면 앞의 물을 다시 넣어 다시 뜨고〔灸〕 바로 물이 다 되기를 기다려 감초의 중심이 부드럽게 통하는 것〔潤逐〕을 도수〔度〕로 하여 곱게 썰어서 호주(好酒) 2되를 달여 1되를 취하여 빈속에 양(量)을 따라 마시되 3일에 한 번 복용하여 2~3번 복용하면 곧 걱정이 없어진다. 이 약이 비록 즉시 없애지는 못해도 20일이 경과하면 반드시 없어지고 어떤 사람이 이 옹(癰)을 앓았는데 이미 뭉그러졌는데〔破〕도 2첩을 복용하니 헌 데가 아물고 매우 묘〔甚妙〕했다고 했다.(精要)

□ **변옹(便癰)**

○속명(俗名)이 변독(便毒)인데 실(實)은 혈산(血疝)이다. 일명 과마옹(跨馬癰)이니 이는 기경(奇經)의 충임(衝任)이 병이 된 것이다. 옹(癰)이 궐음경(厥陰經)의 분야(分野)에 나타나는 것이다. 그 경(經)이 혈이 많은〔多血〕고로 또한 혈산(血疝)이라고 한다. 혹은 먼저 감창(疳瘡)이 있어서 발(發)하거나 혹은 갑자기 핵(核)이 생겨서 동통(疼痛)하여 발(發)하니 모두가 열울(熱鬱)하고 혈취(血聚)하여 이루어진다. 처음 발병할 때에는 마땅히 소리(疎利)시키면 곧 흩어지고 고음으로 변한 후에는 일상처럼〔如常〕 탁리(托裏) 내보(內補)하는 약을 써야 한다.(正傳)

○변독(便毒)이 나는 자리는 이르는 배 아래도 아니고 아래로 신다리〔腿〕도 아니고 그 양자의

중간이다. (直指)

○변옹(便癰)은 신다리와 사타구니〔腿胯〕, 작은 배〔小腹〕의 사이에 생기고 혹은 한 변(邊)이 부어서 아프거나〔腫痛〕혹은 좌우 양변이 모두 발(發)한다. 먼저 5령산(五苓散)(의방은 한문(寒門)을 보라)에 대황(大黃)을 더한 것과 혹은 쌍해산(雙解散), 복원통기산(復元通氣散)(의방은 기문(氣門)을 보라)을 쓰고 아픔이 심한 것은 선방활명음(仙方活命飲)(의방은 위를 보라)을 쓰고 이어 방실(房室)의 행동(行動)을 경계해야 한다. (入門)

○변옹(便癰)은 마땅히 소방산(蘇方散), 모려대황탕(牡蠣大黃湯), 천금내소산(千金內消散), 황흑산(黃黑散), 5향연교탕(五香連翹湯)(세 의방은 위를 보라), 소독음(消毒飲), 옥촉산(玉燭散), 신기산(神奇散)을 쓴다.

○변독(便毒)에 큰 거미〔大蜘蛛〕1개를 취해서 곱게 갈아서 뜨거운 술에 타서 내린다. (山居)

○변독(便毒)이 처음 일어날 때에 사간(射干)128) 3치와 생강 손가락 크기 만한 것을 곱게 찧어 순류수(順流水)에 달여서 설사〔瀉〕하는 것을 도수〔度〕로 함으로 인해서 아교(阿膠)를 초(醋)에 삶아서 아픈 자리에 바른다. (丹心)

○생산약(生山藥)과 사탕(砂糖)을 함께 찧어 위에 바르면 곧 없어지고 또 생강 한 덩어리를 살초〔米醋〕에 담가 갈아서 천보봉(千步峰)의 진흙을 취해서 종기 자리〔腫處〕에 붙이면 곧 없어진다. 천보봉(千步峰)은 곧 인가(人家)의 걸어 다니는 땅 위의 높은 덩어리가 이것이다. (得效)

◆ 소방산(蘇方散)

○변옹(便癰)을 치료한다.

【의방】 목별자(木鼈子), 당귀미, 적작약, 백지, 천궁, 사간(射干), 대황, 금은화, 천산갑, 몰약, 소목(蘇木), 감초 각 8푼.
이상의 것을 썰어서 1첩을 만들어 술과 물을 각기 반으로 달여서 복용한다. (正傳)

◆ 모려대황탕(牡蠣大黃湯)

○위와 같은 것을 치료한다.

【의방】 대황, 모려(牡蠣) 불에 사른 것〔火煆〕 각 2전 반, 감초 1전, 황과루(黃瓜蔞) 1개.
이상의 것을 썰어서 1첩을 만들어 물에 달여 복용한다. (正傳)

◆ 소독산(消毒散)

○변독(便毒)을 치료하니 3~4일이면 없앨 수 있다.

---

128) 사간(射干) : 붓꽃과에 속하는 다년초. 뿌리는 하제(下劑)로 씀. 범부채.

【의방】 조각자(皁角刺), 금은화, 방풍, 당귀, 대황, 과루인(瓜蔞仁), 감초 각 1전 3푼.
　　　이상의 것을 썰어서 1첩을 만들어 물과 술을 각기 반으로 하여 달여서 복용하고 이어 정수리 안[頂中]의 털[髮]을 손으로 끌어당기면[提挈] 곧 효험이 있다.(丹心)

◆ 옥촉산(玉燭散)
○ 변독(便毒)으로 종기가 아픈 것[腫痛]을 치료한다.

【의방】 대황, 망초 각 2전, 천궁, 당귀, 적작약, 생지황, 감초 각 1전.
　　　이상의 것을 썰어서 1첩을 만들어 물에 달여 빈속에 복용한다.(正傳)

◆ 신기산(神奇散)
○ 변독(便毒)으로 어구창(魚口瘡)(변독(便毒)이 문드러진 것이 곧 어구창(魚口瘡)이다)이 된 것을 치료한다.

【의방】 모려(牡蠣), 대황 각 3전, 황연, 황금, 황백, 금은화, 연교 각 1전 반, 천산갑 3조각, 토사(土砂), 목별자 3개 껍질을 벗긴 것, 황납(黃蠟) 3냥.
　　　이상의 것을 썰어서 2첩으로 나누어 술과 물을 각 반으로 하여 달여서 복용한다.(回春)

◆ 쌍해산(雙解散)
○ 변독(便毒)을 치료한다.

【의방】 대황, 붉거나 푸른 나팔꽃 씨 분말[黑丑頭末] 볶은 것 각 1전 반, 관계(官桂), 백작약, 택사, 도인, 각 1전, 감초 7푼.
　　　이상의 것을 썰어서 1첩을 만들어 생강 5쪽과 물에 달여 빈속에 복용하여 먼저 소변이 쾌(快)하면 이는 열(熱)이 소변을 따라 나오는 것이니 뒤에 대변을 하리[利]하면 독이 다 나온다.(得效)

□ **낭옹(囊癰)**

○ 낭옹(囊癰)은 습열(濕熱)이 밑으로 흘러내리는 것[下注]이니 고름이 생기는 것은 이 탁기(濁氣)가 순하게 내려와서 삼도(滲道)에 흘러들기 때문에 음도(陰道)가 혹은 이지러지고[虧] 수도(水道)가 원활치 못하여[不利] 그러한데 고름[膿]이 다하면 저절로 낫는 것이니[自安] 약을 쓰지 않아도 되는 것이다. 혹은 배 종기[腹腫]가 점점 음낭(陰囊)으로 들어가서 종기가 심하면 음낭이 저절로 갈라져서[裂開] 고환(睾丸)이 달라붙어[懸掛] 물이 나온다. 밀기울 태운 분말[麩炭末]을 붙이고 밖으로는 자소엽(紫蘇葉)으로 감싸서 바로 누워 양생[養]한다.

ㅇ옹저(癰疽)가 음낭[囊]에 들어간 것은 일찍이 여러 사람이 치료했는데 다 습열(濕熱)이 간경(肝經)에 들어간 것이다. 치료함에 보음약(補陰藥)을 써서 돕는다[佐]. 가령 고름이 문드러지고[膿潰] 가죽[皮]이 벗겨지고 고환(睾丸)이 달라붙은 것은 다 죽지 않는다.

ㅇ자소엽(紫蘇葉)을 취해서 불에 쬐어 말려 분말을 만들어 붙이고 가령 메마르면[燥] 향유(香油)[참기름]로 부드럽게 하고 가죽이 벗겨진 것은 푸른 연꽃잎[靑荷葉]으로 싸 놓으면 그 가죽[皮]이 저절로 살아난다.(丹心)

□ 부골저(附骨疽)

ㅇ부골저(附骨疽)와 백호(白虎), 비시(飛尸)[요괴(妖怪)], 역절(歷節)[129]이 모두 비슷한 유[類]이다. 다만 역절(歷節)의 통증은 달려 흐름[走注]이 일정하지 않고 백호(白虎), 비시(飛尸)의 통증은 얕으니 만지면[按] 곧 그친다. 부저골(附疽骨)의 통증은 깊으니 만져도 소용이 없다.

ㅇ백호(白虎), 비시(飛尸) 또한 고름이 이루어지니 뼈에 붙어서 생기고, 그 썩고 문드러진 것은 뼈를 부숴서 나 내어야 나오니 다 같은 병으로서 다만 얕고 깊음[淺深]이 같지 않은 것일 따름이다.(三因)

ㅇ부골저(附骨疽)는 근골(筋骨)의 안이 송곳으로 찌르듯이 아프고 밖으로 전연 붉은 종기가 튀어나오지 않으니 처음에는 풍랭(風冷)에 노와(露臥)한 때문이거나 서늘함을 타고[乘凉] 목욕하여 한습(寒濕)의 침습[襲]이 깊어서 처음에 통증이 일어나면 몸을 움직이지 못하고 한열(寒熱)이 나며 땀이 나지 않고 오래되면 한기가 울하여[寒鬱] 열(熱)이 되고 변하여 고름[膿]이 되고 고름이 이루어지면 곧 화침(火鍼)을 써서 독(毒)이 안으로 들어가서 문드러지지 않게 해야 한다.(入門)

ㅇ처음 발생할 때는 마땅히 누로음자(漏蘆飮子), 5향연교탕(五香連翹湯)(의방은 위를 보라)으로 소통시켜 내려야 하고[疎下] 다음에는 내소승마탕(內消升麻湯)을 쓰고, 엉덩이[尻]와 둔부[臀]에 있으면 마땅히 내탁강활탕(內托羌活湯)(의방은 위를 보라)을 쓰고 신다리 안[腿]에 있으면 강활방기탕(羌活防己湯)을 쓰고 신다리 밖[腿外]에 있으면 탁리황기탕(托裏黃芪湯), 황연소독음(黃連消毒飮)(의방은 위를 보라)을 쓰고 문드러진 후에 오래 낫지 않으면 마땅히 섬여고(蟾蜍膏), 적출원(赤朮元), 평기산(平肌散)을 쓴다.(入門)

ㅇ처음에 일어나 크게 아프면서 육색이 변하지 않는 것을 부골옹(附骨癰)이라 하니 3생산(三生散), 가장 묘[最妙]하고 겸해서 청피(靑皮)와 감초절[甘草] 2미(二味)를 달여서 복용한다.(綱目)

ㅇ부골저(附骨疽)와 완저(緩疽), 석저(石疽), 적풍(賊風)은 비슷한 류[相類]이니 마땅히 구분해서 치료해야 한다.(入門)

---

129) 역절(歷節) : 역절풍(歷節風) : 뼈마디가 아프거나 붓거나 굴신하지 못하는 풍(風).

□ 완저석저적풍의 구분〔緩疽石疽賊風辨〕

○완저(緩疽)와 석저(石疽)는 다 한기(寒氣)가 골수(骨髓)의 사이에 잠복〔伏〕해 있으면 열(熱)이 완만(緩慢)하게 날로 쌓여서 오랫동안 터지지 않다가 곧 자흑(紫黑) 색으로 변하고 거죽과 살〔皮肉〕이 함께 문드러지는 고로 완저(緩疽)라고 한다.

○종기〔腫〕와 피육(皮肉)이 서로 비슷하면서 아프고 단단하고 굳어서〔堅硬〕 돌과 같으므로 석저(石疽)라고 한다. 생상륙〔商陸〕 뿌리를 문드러지게 찧어서 소금 조금과 섞어서 발라 붙이고 하루 한 번씩 바꾸면 곧 연(軟)해진다.

○적풍(賊風)은 풍사(風邪)가 골수(骨髓)에 부딪침으로〔搏〕 말미암기 때문에 그 아픔 또한 뼈에 사무치고 한기〔寒〕를 만나면 바깥 증세가 심하니 오한(惡寒)하고 땀이 나니 아픈 자리를 항상 뜨겁게 찜질하려고 하는데 치료 시기를 놓치면 변하여 오그라들어 굽고〔攣曲〕 반신불수〔偏枯〕가 된다.

○완저(緩疽)와 석저(石疽)는 마땅히 보허(補虛)하고 탁리(托裏)하여 온열(溫熱)하는 약제〔劑〕를 복용하고 적풍(賊風)에는 마땅히 월비탕(越婢湯)과 같은 소통을 이끌어내는〔疎導〕 약제〔劑〕를 써야 한다.(入門)

□ 처음 발할 때 예방하는 법〔始發預防法〕

○환도혈(環跳穴)이 아파서 그치지 않으면 부골저(附骨疽)가 생기는 것을 막아야 한다. 급히 청초창백탕(靑草蒼栢湯)을 급히 복용해야 하고 이를 복용하여 낫지 않으면 마황(麻黃) 1전을 더해서 2~3첩을 쓰고 또 효험이 없으면 저(疽)가 장차 생길 우려가 있으니 급히 땅에 굴〔地坑〕을 파고 불을 벌겋게 지펴서〔火燒紅沃〕 소변을 하고 환자를 옷을 벗고 그 위에 앉혀서 하체(下體)를 감싸게 하여 열기(熱氣)로 하여금 훈증(熏蒸)하여 기혈(氣血)이 유창〔暢〕하면 낫는다.(入門)

◆ 누로음자(漏蘆飮子)

○부골저(附骨疽)가 처음 일어날 때에 마땅히 복용하고 다른 악창(惡瘡)이 처음 일어날 때 또한 복용하면 된다.

【의방】 대황 1전 반, 누로(漏蘆), 백렴(白斂), 황금, 마황, 지실(枳實), 승마, 적작약, 박초, 감초 각 1전.
　　　이상의 것을 썰어서 1첩을 만들어 물에 달여 복용한다.(入門)

◆ 내소승마탕(內消升麻湯)

○부골저(附骨疽)를 소통해서 내린〔疎下〕 후에 이 약을 복용하여 치료한다.

【의방】 대황, 승마, 당귀, 황금, 적작약, 지실 각 1전 반, 감초 1전.
　　　이상의 것을 썰어서 1첩을 만들어 물에 달여 복용한다.

◆ 강황방기탕(羌活防己湯)

o 부골저(附骨疽)가 태양, 궐음, 태음분(太陽, 厥陰, 太陰分)에 발한 것을 치료한다.

【의방】 강활, 천궁, 창출 각 1전 2푼, 방기, 목향, 연교, 사간, 백작약, 목통, 당귀미(當歸尾), 소목(蘇木), 감초 각 7푼.
　　　이상의 것을 썰어서 1첩을 만들어 물과 술을 각반(各半)해서 달여서 복용한다.(正傳)

◆ 탁리황기탕(托裏黃芪湯)

o 부골저(附骨疽)가 족소양(足少陽), 양명분(陽明分)에 발하는 것을 치료한다.

【의방】 당귀미 1전 7푼, 시호 1전 반, 백지 1전 2푼, 연교, 서점자(鼠粘子), 육계, 황기 각 1전, 황백, 승마, 감초 각 5푼.
　　　이상의 것을 썰어서 1첩을 만들어 술과 물을 각기 반으로 해서 달여서 복용한다.(正傳)

◆ 섬여고(蟾蜍膏)

o 부골저(附骨疽)가 오래 낫지 않고 고름이 망가져서〔濃汁敗壞〕 혹은 뼈가 부스럼 입〔瘡口〕으로 나오는 증세를 치료한다.

【의방】 큰 두꺼비〔大蝦蟆〕 1매, 난발(亂髮) 계란 크기 만한 것, 돼지 발 4냥.
　　　이상의 돼지 발을 달이고 2물(二物)을 빽빽하게 하여 찌꺼기를 제거하고 고(膏)처럼 엉기게 하여 붙이고, 먼저 상백피(桑白皮), 오두(烏頭)를 달인 탕으로 부스럼 입〔瘡口〕을 뿌려서 씻고 말린 연후에 붙인다.

◆ 적출원(赤朮元)

o 부골저(附骨疽)가 오래 되어 낫지 않는 것을 치료한다.

【의방】 적출(赤朮) 1근 뜨물에 담가 기름을 빼고 천초(川椒)와 파 밑둥〔葱白〕을 검은 색이 나게 함께 달여 불에 쬐어 말린 것, 회향(茴香), 파고지, 천련자(川練子) 볶은 것, 적복령, 백지, 도인 각 1냥.
　　　이상의 것을 분말을 만들어 꿀로 오동씨 크기의 환(丸)을 지어 따스한 물로 100환을 내린다.(得效)

◆ 평기산(平肌散)
ㅇ부골저(附骨疽)가 새어서〔漏〕오래 아물지 않는 것을 치료한다.

【의방】 노구두골(老狗頭骨)을 불에 살은 것. 노봉방(露蜂房), 난발회(亂髮灰) 각 2전 반, 새 상백피 분말〔新桑白皮末〕1전 2푼 반.
　　이상의 것을 분말을 만들어 경분(輕粉), 사향(麝香)을 조금 넣어 습(濕)하면 마른 가루를 칠〔糝〕하고, 헌데가 마르면 기름에 타서 붙인다.(直指)

◆ 3생산(三生散)
ㅇ부골저(附骨疽) 및 오래된 부스럼 입〔瘡口〕이 아물지 않는데 치료하면 신이한 효험(神驗)이 있다.

【의방】 노봉방(露蜂房), 사퇴(蛇退), 난발(亂髮)을 각기 등분(等分)하여 소존성(燒存性)하여 분말을 만들어 매번 3전을 취하여 따스한 술에 타서 빈속에 내린다.(保命)

◆ 청초창백탕(靑草蒼栢湯)
ㅇ부골저(附骨疽)를 치료하는데 시작하는 것을 예방한다.

【의방】 청피 1전 반. 감초절 5푼. 창출, 황백 각 3전.
　　이상의 것을 썰어서 1첩을 만들어 물에 달여 강즙(薑汁) 3순갈을 빈속에 마신다. 겨울에는 계지(桂枝)를 더하고 여름에는 조금(條芩)을 더하고 몸이 허하면 우슬(牛膝)을 더한다.(入門)

□ 흘러 머무는 골저〔流注骨疽〕

ㅇ유(流)는 운행〔行〕이다. 주(注)는 머무름〔住〕이다. 혹은 덩어리가 맺히고〔結塊〕혹은 천천히 부으니〔慢腫〕다 본래 담화(痰火)가 있거나 혹은 풍한(風寒) 사기(邪氣)가 흘러 운행(流行)하여 그 담(痰)이 머물고 있는 곳에 이르러 발(發)하니 흔히 4지(四肢)에 생기거나 혹은 가슴, 배, 허리, 볼기, 관절〔胸腹腰臀關節〕의 곳에 생긴다. 처음 일어날 때는 마땅히 총위법(葱熨法)(의방은 아래를 보라)을 쓰고, 실한 것은 16미유기음(十六味流氣飮)(의방은 위를 보라)을 쓰고 겸해서 죽력다달담황〔竹瀝達痰丸〕(의방은 담문(痰門)을 보라)을 복용하고 영위반혼탕(榮衛返魂湯), 2진탕(二陳湯)을 합한 것을 통용(通用)하여 저절로 없어지고〔自消〕저절로 문드러지게〔自潰〕한다. 만약 문드러진 후에 오래 수렴되지 않으면〔不斂〕마땅히 탁리(托裏)를 위주(爲主)로 하고 다시 두시병(豆豉餠), 호박고(琥珀膏)(의방은 잡방(雜方)을 보라)로 돕는 약제〔佐〕로 하고 고름이 이루어지면〔膿成〕화침(火鍼)으로 쳐부수어 흩뜨린다〔破潰〕.(入門)

○ 흘러 머무는[流注] 증세는 상한(傷寒)에서 일어나고 상한(傷寒)의 거죽[表]이 다하지 않아서[未盡] 4지(四肢)의 경락(經絡)에 독이 남아서[遺毒] 막히고 체(滯)하여 뒤에 흘러 머물게 되는[流注] 것이다. 대체로 흘러 머무는 것[流注]은 상한(傷寒)의 여독(餘毒)이고 골저(骨疽)란 흘러 머무는 것[流注]의 썩은 증세[敗證]이다.(回春)

○ 담음(痰飮)이 가슴, 등, 머리, 목, 겨드랑이, 갈비, 허리, 신다리, 손, 발에 흘러 머물러[流注] 모여서 맺혀 부어서 딱딱하여[聚結腫硬] 혹은 아프고 혹은 아프지 않으니 누르면[按] 혈의 흐름[血潮]이 없고 혹 있어도 약간 붉거나[微紅] 또한 연하고 엷으니[淡薄] 뜨겁지 않고 단단하기가 돌과 같아서 부셔도 고름이 없거나 엷은 피가[薄血] 있거나 맑은 물[淸水]이 나오거나 붉은 즙[紫汁]이 나온다. 또 망가진 살[壞肉]이 썩은 솜 같고 혹은 나력(瘰癧)과 같은 증세와 거죽과 살 사이에 있고 혹은 계란 같은 것이 움직이고 연하게 살아서[軟活] 딱딱하지 않고 부셔도 또한 고름 피[膿血]가 없고 침구멍[鍼口]에 군살[努肉]이 튀어나와 오직 목구멍에 담이 막히는 것[痰塞]을 느끼며 한(寒)과 열(熱)이 나면 영위반혼탕(榮衛返魂湯)으로 주치해야 한다.(醫鑑)

○ 골저(骨疽)는 부스럼이 문드러짐으로[瘡潰] 말미암은 후에 기혈(氣血)이 영화롭지 못하여[不榮] 뼈가 저절로 빠져 고름물이 썩어서 터지고 뼈가 부서져 다 나와야 바야흐로 낫는다. 대개 사람이 몸은 정골(正骨)과 부골(附骨)이 합해서 형체[形]를 이루어 부골(附骨)이 나오면 나은 뒤에[愈後]에는 정상(正常)과 같고 정골(正骨)이 썩어서 나오면 종신[終身]토록 고칠 수 없는 병[廢疾]이 되는 것이다. 골수가 부어서[髓腫] 단단한 곳이 터진 후[潰後]에 오래 낫지 않는 것은 반드시 부서진 뼈[碎骨]가 나오니 밖으로 부자병(附子餠)을 붙여 뜨거나[灸] 혹은 총위법(葱熨法)으로 한사(寒邪)를 제거하고 영기(榮氣)를 보접(補接)하면 뼈가 저절로 빠지고[自脫] 부스럼이 저절로 수렴되는 것이다.(入門)

◆ 영위반혼탕(榮衛返魂湯)

○ 일체의 담음(痰飮)의 병을 주치한다. 담종(痰腫)을 오로지 치료[專治]하고 또한 옹저(癰疽)가 등에 발[發背]하고 종독(腫毒)이 흘러 머무는 것[流注]을 치료한다.

【의방】 적작약, 목통, 백지, 하수오(何首烏), 지각, 회향(茴香), 오약(烏藥), 당귀, 감초 각 1전. 이상의 것을 썰어서 1첩을 만들어 물과 술을 각반(各半)으로 하여 달여 복용한다.(醫林)

○ 일명 추풍통기산(追風通氣散)이고 일명 통순산(通順散)이고 또 하수오산(何首烏散)니 이 의방(方)은 마땅히 십선산(十宣散)과 더불어 서로 사이에 쓰고 아울러 인동등(忍冬藤)을 더해서 쓴다.(入門)

○ 무릇 기혈(氣血)이 살결[肉理]에 거슬러서[逆] 옹결(壅結)케 하면 옹저(癰疽)가 되니 이 약은 크게 기를 순행케 하고[順氣] 혈을 고르게 하여[勻血] 자연히 영위(榮衛)를 통하고 순행케 하여

〔通順〕 변증(變證)이 생기지 않으며 더욱 내저(內疽)에 합치〔合〕한다.(入門)

ㅇ허(虛)하면 통째로 구운 부자〔炮附子〕를 더하고 실(實)하면 대황(大黃)을 더하고 담(痰)이 왕성하면 남성(南星), 반하(半夏)를 더하고 종독(腫毒)이 단단하고 굳어서〔堅硬〕 뚫지 못하면 천궁(川芎), 마황(麻黃), 총백(葱白), 전갈(全蝎), 천산갑을 더하고 흘러 머무르면〔流注〕 독활(獨活)을 더한다. 흘러 머무는 것〔流注〕은 기혈이 엉겨 체〔凝滯〕하니 독활(獨活)을 더하면 일신(一身)의 혈맥(血脉)을 움직일 수 있으니 혈맥(血脉)이 이미 움직이는데 어찌 다시 흘러 머물음〔流注〕이 있겠는가?(入門)

ㅇ이 약은 흘러 머무는 옹저〔流注癰疽〕 등에 발하는 것〔發背〕을 치료하고 괴병(壞病)이 된 것을 구원〔救〕하고 죽은 기육(死肌)을 살리고 삯〔萌〕이 머물기 전에 병을 그치게 하고 이미 나은 후에도 뿌리를 뽑아서〔拔根〕 크게 기를 순행케〔順氣〕하고 혈을 고르게 한다〔勻血〕. 대체로 기(氣)는 양(陽)이고 혈(血)은 음(陰)이니 단지 양이 조화되고〔調〕 음(陰)이 조화되지 않으면〔不和〕 기가 소모되고〔氣耗〕 엉겨서〔凝〕 기육〔肌〕이 반드시 살아나지 못한다. 가령 5향연교(五香連翹)의 유(類)가 이것이요. 단지 음(陰)에 조화되고〔調〕 양(陽)에 조화되지 않는 것은 혈이 왕성〔血旺〕하고 기가 약하니〔氣弱〕 병이 반드시 재발한다. 가령 내보십선(內補十宣)의 유(類)가 이것인데 이 약은 두 병을 겸하는 참으로 신선(神仙)의 묘한 약제이다.(醫林)

□ 정저(疔疽)

ㅇ발등〔足〕의 상하에 나는 것은 4음(四淫)이라 합니다. 그 형상은 큰 종기〔大癰〕 같으니 빨리 치료하지 못하면 100일이면 죽습니다.

ㅇ발열에 나는 것을 여옹(厲癰)이라 합니다. 그 형상은 크지 않고 처음에는 새끼손가락〔小指〕 같으니 급히 치료하여 그 검은색을 없애야 합니다. 없애지 못하면 점차 커져서 치료하지 못하면 100일이면 죽습니다.

ㅇ발가락에 나는 것을 탈옹(脫癰)이라 하니 붉고 검은색이 나타나면 불치(不治)의 증세입니다. 붉고 검은 색이 아니면 죽지 않습니다. 치료해도 병세가 쇠퇴하지 않으면 급히 잘라야 합니다. 그렇지 않으면 죽습니다.(靈樞)130)

ㅇ고량(膏梁)의 변화〔變〕는 발에 큰 헌 데〔大疔〕가 생깁니다.(內經)131)

ㅇ정창(疔瘡)이 처음 생기면 못대가리〔釘〕처럼 튀어나오는 고로 정(疔)이라고 하는데 근래에는 흔히 저절로 죽은 소나 말의 금수(禽獸)의 고기를 먹고 발하거나 혹은 천지(天地)의 갑자기 해로운〔暴沴〕 기(氣)에 감습(感濕)하여 발하거나 멋대로 맵고 맛있는 음식〔辛辣厚味〕을 먹고 독이 쌓

---

130) 최창록, 『다시 읽는 황제영추경』(푸른사상, 2000), 81.옹저(癰疽), p.822, 동의보감에서는 정저(疔疽)라 했으나 영추경에서는 여저(厲疽)를 여옹(厲癰)으로 탈저(脫疽)를 탈옹(脫癰)이라 한다. 영추경을 따른다. 왜냐하면 그 문구 뒤에 옹(癰)과 저(疽)를 구분하는 설명이 나온다.
131) 최창록, 『다시 읽는 황제 소문경』(푸른사상, 2001), 3.생기통천론편(生氣通天論篇), p.58.

여[積毒] 발하는데 그 형상이 13종이 있다. 치료법은 모두가 같다. 처음에 일어날 때는 겨우 조그마한 부스럼[小瘡]인데 하루 이틀 안에 사람을 죽게 하니 옹저(癰疽)에 비하여 더욱 독하다. 또 홍사정(紅絲疔)이란 것이 있으니 그 독(毒)이 더욱 심하다.(入門)

○정창(疔瘡)이 발하는 것은 일정한 자리가 없으니 수족과 머리, 얼굴, 가슴, 등, 골절상에 있는 것이 가장 급하고 그 나머지 것은 느슨하다[緩].(正傳)

□ 정저의 형체와 증세[疔疽形證]

○정저(疔疽)는 노란 포창[疱] 중에 생기고 혹은 자흑색(紫黑色)이다. 처음 발할 때는 반드시 먼저 가렵고 뒤에는 아프고 먼저 차갑고 뒤에 열 나며, 4지(四肢)가 무겁게 가라앉고[沈] 머리가 아프고 심장이 놀라고 안화(眼花)가 일어나며 만약 크게 중하면[大重] 구역질 하니 치료하기 어렵다.(三因)

○부스럼머리[瘡頭]가 검고 딱딱하여 못[釘]과 같고 네 두둑[四畔]이 붉은 색을 띠어 불같고 반근(盤根)이 튀어나와 변함에 따라 검게 거슬리고[焦黑] 얼마 안 되어 크게 부어서 빛이 나고 전변[轉]해서 습하게 문드러지고[濕爛] 구멍이 깊어서 살을 통투(通透)하여 큰 침[大鍼]으로 뚫은 것 같다.(入門)

○바깥 증세는 심장이 놀라고[心驚] 머리가 아프고 구급(救急)하고 오한(惡寒)하고 4지(四肢)가 아프고 뻣뻣하며 혹은 한열(寒熱)이 번갈아 일어나고 뺨과 혀 사이에 붉고 검은 것이 점점이 구슬 같다.(直指)

○혹은 아프고 가렵지 않고 다만 근육이 굳어 감각이 없고[麻木] 한열(寒熱)하고 눈 속에 불이 흐르고 아관(牙關)이 긴급(緊急)하고 때때로 놀라고 심하면 구토(모든 증세 중 구토가 가장 위험하다)하고 침으로 부스럼[瘡]을 찔러도 아프지 않고 피가 나지 않는다. 이것이 그 징후이다. 또 못처럼 가운데가 움푹하니 대체로 흔들리는 뿌리가 있는 것이 이 정(疔)이다.(精義)

□ 정저의 치료법[疔疽治法]

○무릇 저창(疔瘡)132)의 독기(毒氣)는 심장을 공격하여 죽으려 하면 침(鍼)으로 부스럼 바닥[瘡心]을 찔러서 만약 통증을 느끼고 혈(血)이 있으면 정제[錠子]를 넣고 만약 자주 찔러서 심장 옆이 이르러도 아프지 않고 혈이 없는 것은 급히 백회혈(百會穴)을 찌르고 아프고 피가 있으면 정제[錠子]를 넣는다. 만약 피가 없으면 친입(親入)의 열혈(熱血)로 대신하면 오히려 3~4명은 산다. 마땅히 회창정자(廻瘡錠子), 벽하정자(碧霞錠子), 회창섬유정자(廻瘡蟾酥錠子)를 쓴다.(精義)

○또 한 법은 급히 쑥심지[艾炷]로써 뜨고[灸] 침(鍼)으로 부스럼의 4변(四邊)을 찌르고 다 피

---

132) 정창(疔瘡) : 얼굴 부위에 생기는 부스럼으로 동통(疼)이 심하고 위험하다.

가 나오게 한 뒤에 회창정자(廻瘡錠子)를 넣고 위에는 고약을 붙인다. 인(因)하여 5향연교탕(五香連翹湯), 천금누로탕(千金漏蘆湯)(두 의방은 위를 보라)을 복용하여 소통시켜 내릴 것[疎下]이요, 만약 침을 찔러도 아프지 않고 혈(血)이 없는 것은 맹화(猛火)에 쇠침[鐵鍼]을 벌겋게 통하게 달구어서 부스럼 위를 지져서[烙] 숯처럼 태워서 아픔을 취하면 효험이 있다. 또한 앞의 정제[錠子]를 넣어서 1~2일 경과하면 고름이 터져 뿌리가 나오는데 탁리탕(托裏湯)이나 산(散)을 복용해서 편함을 회복해야[平復] 한다.(精義)

○치료방법은 급히 비룡탈명단(飛龍奪命丹) 혹은 웅황환(雄黃丸)을 복용하여 그 독열(毒熱)을 제거하고 다음에는 화독환(火毒丸) 및 2활산(二活散)을 복용한다.(正傳)

○실(實)하면 먼저 새명단(賽命丹)(의방은 위를 보라), 3환(丸)을 복용하고 총주(葱酒)로써 거죽을 발한다[發表]. 허한 것[虛]은 보생정자(保生錠子)를 복용하여 독을 푼다.(入門)

○통용되는 치료약은 자금정(紫金錠), 반혼단(返魂丹), 일념금(一捻金), 신효탈명단(神效奪命丹), 섬여환(蟾蜍丸), 독섬환(獨蟾丸), 5성탕(五聖湯), 환혼산(還魂散), 천금소독산(千金消毒散)을 골라 쓴다.

□ 홍사정(紅絲疔)

○정창(疔瘡)에 혹은 한 가닥의 붉은 선[紅線] 같은 것이 바로 올라오는 것이 있으면 창졸간에[倉卒之際] 급히 침(鍼)으로 붉은 선[紅線]이 닿는 곳에 찔러서 독한 피[毒血]를 낸 연후에 섬유[蟾酥], 유향(乳香) 등의 고(膏)를 바로 부스럼[瘡] 안에 바르고 침(鍼) 놓을 때에 환자가 아픔을 알고 피를 내는 것이 좋고 그렇지 않으면 붉은 선[紅線]이 배에 들어가서 반드시 위태함에 이른다.(綱目)

○부스럼[疔]이 양 발[兩足]에 나서 홍사(紅絲)가 많아서 배꼽까지 이르는 것이 많고 부스럼이 양손에 나서 홍사(紅絲)가 심장에 이르는 것이 많이 있다. 부스럼이 얼굴 부위[面部]에 나서 홍사(紅絲)가 목구멍[喉]에 들어가는 것이 많은 것은 모두가 치료하기 어려우니 급히 그 홍사(紅絲)를 침 놓아 피를 내어서 그 독을 배설시켜야만 비로소 생명을 보전[保]한다.(入門)

□ 어제정(魚臍疔)

○일종의 부스럼 머리[瘡頭]가 검음이 깊고[黑深] 형체가 고기 배꼽 같고[魚臍] 터지면[破] 노란 물이 새나오고[滲出] 네 두둑[四畔]에 장(漿)이 뜨는 것을 어제정(魚臍錠)이라 한다. 그 독(毒)이 더욱 심하니 사과엽(絲瓜葉), 수염 달린 총백(葱白), 부추잎[韭葉]을 각기 등분(等分)하여 진흙처럼 갈아서 찧어 즙을 취하여 술에 섞어 복용한다. 그 찌꺼기는 겨드랑 밑에 붙이되 가령 병이 왼손에 있으면 왼쪽 겨드랑 밑에 붙이고, 오른손에 있으면 오른쪽 겨드랑 밑에 붙이고 왼쪽 다리에 있으면 왼쪽 사타구니[胯]에 붙이고, 오른쪽 다리에 있으면 오른쪽 사타구니[胯]에 붙이고 몸

의 가운데 있으면 심장[心]과 배꼽[臍]에 붙이고 아울러 비단으로 묶어[縛] 살 아래[肉下] 머무르게[住候]하면 홍사(紅絲)가 모두 희어지면 편안해진다. 혹은 뱀허물[蛇退] 태운 재를 계란 흰자위[雞子淸]에 타서 신선해독환(神仙解毒丸)을 내복(內服)한다.(丹心)

□ 탈저정(脫疽疔)

o『내경(內經)』에 이르기를 '고량(膏粱)의 변화[變]는 달에 큰 헌 데[大疔]가 생깁니다' 했다.(內經) 대체로 맛있는 음식과 주색(酒色)으로 인해서 악독(惡毒)이 쌓이거나 혹은 오랫동안 소갈병을 앓은 나머지 흔히 이 헌데[疔]가 있는데『영추경(靈樞經)』에 이른바 '발 옆에 나는 것을 여옹(厲癰)이라 합니다. 발가락[足指]에 나는 것을 탈옹(脫癰)이라 합니다. 그 형상이 붉고 검은 것은 죽어서 치료하지 못하고 치료해도 병세가 쇠퇴하지 않으면 급히 잘라야 합니다. 그렇지 않으면 죽습니다.(靈樞)' 했다. 바로 말하면 이를 탈옹(脫癰)133)이라 하니 그 손가락 마디가 문드러져 빠져버린 것이다.(入門)

o경(輕)한 것은 색깔이 붉고 저절로 터지니[自潰] 먼저 격산구법(隔蒜灸法)을 쓰고 선방활명음(仙方活命飮)(의방은 위를 보라), 환혼산(還魂散)을 쓴다. 중(重)한 것은 색깔이 어둡고[黯] 아프지 않으니 먼저 격산구법(隔蒜灸法)을 쓰고 다시 새명단(賽命丹)(의방은 위를 보라) 및 보약(補藥)을 먹으면 생명을 보전한다.(保生)

o심한 것은 붉은 것이 변하여 검게 되어 급하니 반드시 손가락에 있는 것은 잘라야[斬]하고 살에 있는 것은 갈라야[割]한다. 그렇지 않으면 검은 것이 발에 이어져서 반드시 죽는다. 외치(外治)에는 동유(桐油)134) 및 무명이(無名異)135)를 달여 한 번 끓여 천초(川椒) 1작(勺)을 넣어 부스럼[瘡]의 대소(大小)를 살펴서 여귀잎[蓼葉]을 잘라 함께 넣어 달여 7일 동안 담근 후 이 잎사귀만 부스럼 위에 붙이면 편안해 진다.(入門)

□ 하나의 의방[一方]

o정저(疔疽)가 위독한 것을 치료하니 2번 복용하면 곧 낫는다. 가벼운[輕] 것은 한 번 복용하면 효험이 있다. 토봉방(土蜂房) 1자리[窠] 뱀 허물[蛇蛻] 온전한 것 1가닥[條], 이상의 것을 그릇 속에 담아 진흙으로 단단히 고정하고 불로 사르어 소존성[存性]하여 고운 분말을 만들어 매 1전을 빈속에 호주(好酒)에 타서 복용하고 조금 후에 뱃속이 크게 아프고 아픔이 그치면 그 부스럼[瘡]이 낫고 변화해서 노란 물이 된다. 인(因)하여 5성탕(五聖湯)을 복용한다.(瑞竹)

---

133) 동의보감에는 탈저(脫疽)이 영추경에는 탈옹(脫癰)이다. 영추경을 따른다.
134) 동유(桐油) : 유동(油桐)의 씨에서 짜낸 건성(乾性)의 기름.
135) 무명이(無名異) : 무명석(無名石) : 바위에 붙어 있는 흑갈색의 윤이 나는 쌀알 만한 광물.

□ 정저의 사증〔疔疽死證〕

○정창(疔瘡)이 독기(毒氣)를 함축해서 한 치〔寸〕 가량 튀어 나와서 아픔과 가려움이 이상해서 1~2일 사이에 사람을 해침이 매우 빠르다. 이는 옹저(癰疽)보다 더 위에 있는 것이다.(直指)

○정독(疔毒)이 심장에 들어가면 입이 마르고 번민(煩悶)하고 취한 것처럼 정신이 멍하고〔恍惚〕구토하여 안정되지 못하는〔不定〕 위험한 증세이다. 만병해독단(萬病解毒丹)(곧 자금정(紫金錠)이다)을 황연, 당귀를 달인 탕으로 녹여 내리거나 혹은 새명단(賽命丹)이나 연연진인탈명단(淵然眞人奪命丹)을 복용하면 좋다.(入門)

○정독(疔毒)이 심장과 배〔心腹〕에 들어가서 번민(煩悶)하고 구역질하고 정신이 흐리멍덩하고〔恍惚〕 어리석게 잠자면〔癡眠〕 그 죽음은 서서 기다린다.(直指)

○정창(疔瘡)이 황이 달려 심장을 지나간〔走黃過心〕 것은 치료하기 어렵다. 만일 매우 심하면〔太重〕 구역질하고 구역질하면 치료하기 어렵다. 잠시는 유분탈리산(乳粉托裏散)을 써서 막으면 그친다.(三因)

○정저(疔疽)에 식은 땀〔冷汗〕이 나는 것은 죽는다.(三因)

○사람이 갑자기 죽는〔暴死〕 수가 흔히 있는데 이는 정독(疔毒)이니 급히 등(燈)으로 전신을 비춰보아서 만일 조그만 부스럼〔小瘡〕이라도 있으면 급히 뜸을 뜨고 아울러 새명단(賽命丹)을 복용하면 또한 다시 소생하는 것이다.(入門)

□ 정창을 뽑는 법〔拔疔瘡〕

○정창(疔瘡)에 독 뿌리〔毒根〕가 안에 있으면 반드시 뽑아 내야 구(救)할 수 있다. 검은 소〔黑牡〕를 바위 위로 끌어 당겨 올리면 반드시 똥을 싸니 그 똥 위에서 버섯〔菌〕이 나는 것을 기다려 취하여 불에 쬐어 말려 희렴초(豨簽草) 잎과 등분(等分)하여 분말을 만들어 죽통(竹筒)을 양 머리의 마디를 버리고 부스럼〔疔〕 위에 움푹 들어간 살 안을 덮고〔套〕 실로 단단히 매고 약 분말 1순갈을 물을 넣어 섞어서 통(筒) 안에 놓아두면 조금 있다가 약이 세차게 일어나면 부스럼〔疔〕이 저절로 일어난다. 효험이 없으면 점차 도수(度數)를 더해서 그 부스럼이 반드시 뽑히고 뽑힌 후에 금은백지산(金銀白芷散)으로 조치〔調〕한다.(正傳)

○마땅히 회창정자(廻瘡錠子) 혹은 보생정자(保生錠子), 4성선정산(四聖旋疔散)을 써서 뿌리를 뽑은 뒤에 조치(調治)한다.(精義)

○도꼬마리〔蒼耳〕의 줄기와 잎〔莖葉〕을 태운 재〔燒灰〕를 초(醋)에 타서 부스럼〔疔〕 위에 바르고 마르면 바꾸기를 불과 10번이면 곧 빠지니 웅황과 섞으면 더욱 묘하다.

○매미허물〔蟬蛻〕과 백강잠(白殭蠶)을 분말을 만들어 초(醋)에 타서 부스럼 입〔瘡口〕은 그대로 두고 네 둘레〔四圍〕를 바르고 부스럼의 뿌리가 나오기를 기다려 빼버린다.(綱目)

○쇠똥구리〔蜣蜋〕를 진한 쌀뜨물〔濃米泔〕에 담가 작은 잔 속에 넣어 불을 지피면〔火逼〕 벌레가

뜨거워서 뜨물을 먹고 곧 죽는다. 뇌 속〔腦中〕의 흰 살〔白肉〕을 취해서 새 기왓장 위에 불에 쬐어〔焙〕 분말을 만들어 뜨거운 술에 2전을 타서 복용하고 이내 조금을 부스럼 위에 바르면 뿌리가 저절로 나온다.(資生)

o 한 의방〔一方〕에는 쇠똥구리〔蜣螂〕의 심복(心腹) 아래 그 살을 취하면 조금 흰 데 부스럼 위에 붙이고 뿌리가 나오면 곧 낫는다고 했다.(本草)

o 반묘(斑猫) 1매를 비틀어 부셔서 부스럼 위에 침을 놓아 그 위에 봉(封)해 두면 뿌리가 곧 나온다.

o 검은 이〔黑虱〕〔머릿이〕 10매를 취해서 부스럼 위에 놓고 갈대발〔荻箔〕을 엮은 노끈〔繩〕으로 심지를 만들어〔炷〕 이 위에〔虱上〕 뜨면〔灸〕 곧 뿌리가 나온다.

o 흰 개의 똥〔白狗屎〕을 소존성(燒存性)하여 술에 섞어 복용하고 또 부스럼 위에 바르면 뿌리가 저절로 나온다.

o 씀바귀〔苦苣〕 줄기 속의 흰 즙〔白汁〕을 부스럼 위에 바르면 뿌리가 나온다.

o 쇠비름〔馬齒莧〕을 빗에 긴 때〔梳垢〕에 섞어 문드러지게 찧어서 부스럼 위에 봉(封)하면 뿌리가 나온다.(本草)

□ 역사한 소, 말과 짐승의 고기를 먹고 생긴 부스럼〔食疫死牛馬禽獸肉生疔〕

o 최근에 보면 부스럼〔疔〕 병을 앓는 사람이 다 저절로 죽은 소, 말, 금수〔牛馬禽獸〕의 고기를 먹고 생긴다. 이 병은 10번 앓으면 10번 죽으니 마땅히 급히 자금정(紫金錠)을 취해서 반정(半錠)은 연한 술〔淡酒〕에 녹여서 복용하고 중한〔重〕 것은 1정(錠)을 복용하고 밖으로는 시원한 물〔涼水〕에 갈아 부스럼 위에〔疔上〕 바르기를 낮과 밤에 각기 수 차례 하면 혹은 토하고 혹은 설사〔利〕하면 신효(神效)하다.

o 목이 흰 지렁이〔白頭蚯蚓〕 8~9가닥〔條〕을 문드러지게 갈아서〔搗爛〕 술에 섞어 여과시켜 찌꺼기를 제거하여 마시고, 그 찌꺼기의 머리는 남겨두고 네 둘레에 바르면 독기(毒氣)가 나온다.

o 큰 거미〔大蜘蛛〕 1개를 부스럼 위에 놓으면 스스로 독을 빨아내니〔唑〕 연이어 3~5개를 바꾸어 주면 그 독이 저절로 없어지고〔自敗〕 거미를 물에 넣으면 상하지 않고 겸해서 기침법(蜞鍼法)을 쓴다.(의방은 아래를 보라)(種杏)

◆ 자금정(紫金錠)

o 일명 만병해독단(萬病解毒丹)으로 등에 발한(發背) 악성 종기〔癰疽〕와 여러 종기〔腫〕, 여러 혹〔瘤〕, 정창(疔瘡), 악창(惡瘡), 일체의 종독(腫毒)(의방은 해독(解毒)을 보라)을 치료한다.

【의방】 매번 반 정(半錠)을 취해서 연한 술〔淡酒〕에 녹여 내리고 중(重)한 것은 1정을 취하고 밖에는 시원한 물〔涼水〕에 타서 아픈 자리에 하로 수 차례 바르면 곧 효험이 있다. 오직 이미 터져

서 고름 피가 나오는 것은 복용을 기(忌)한다.(入門)

◆ 반혼단(返魂丹)

○ 13종의 정창(疔瘡)이 위악(危惡)한 것을 치료한다.

【의방】 웅황, 백반고(白礬膏) 각 2전, 주사, 담반(膽礬) 각 1전 반, 섬수(蟾酥), 혈갈(血竭), 동록(銅綠) 각 1전, 경분, 몰약, 유향 각 5푼. 사향 1자(字), 달팽이〔蝸牛〕생 것 다소불구(多少不拘)
　이상의 것을 분말을 만들어 달팽이, 두꺼비 젖〔蟾酥〕을 문드러지게 갈아 섞어 가시연밥〔芡實〕 크기의 환(丸)을 지어 매 1환을 병인으로 하여금 먼저 파 밑동〔葱白〕 3치 정도를 씹어 손바닥 위에 놓고 약환을 파 안에 싸고 뜨거운 술 1잔으로 삼켜 내리고 따스한 곳에 누워 땀을 내면 효험이 있다.

○ 『내경(內經)』에 이르기를 '땀을 내면 부스럼이 낫는다'고 하는 것은 이 약이 독을 녹여서 땀이 되는 것이다.(瑞竹)

◆ 일념금(一捻金)

○ 정저(疔疽)를 치료한다.

【의방】 곧 새명단(賽命丹)(의방은 위를 보라)을 분말을 만들어 매번 2~3푼을 따스한 술에 타서 내린다. 가령 새명단(賽命丹)을 복용하고 난 후 독이 다 빠지지 않으면 다시 이 약을 써서 재촉하고 이 약을 쓴 후 몸이 사늘한 것은 곧 죽는다.(入門)

◆ 신효탈명단(神效奪命丹)

○ 정창(疔瘡), 악창(惡瘡) 및 파상풍(破傷風)으로 혼침(昏沈)하고 위급한 것을 치료한다.

【의방】 주사(朱砂) 3전 반(옷을 입힌다), 경분(輕粉), 혈갈(血竭) 각 2전, 고백반(枯白礬), 섬수(蟾酥) 각 1전, 동록(銅綠) 1자(字), 달팽이 20개.
　이상의 것을 분말을 만들어 첫 아들 낳은 유즙(乳汁)에 섞어 오동씨 크기의 환(丸)을 지어 주사(朱砂)로 옷을 입혀 환자에게 생파 밑동 몇 뿌리를 스스로 씹어서 토해내어 약 1환을 싸서 따스한 술에 삼켜 내린다. 가령 뜨거운 술을 거슬러도 토해내면 온몸을 내리누르는 땀이 나와서 독기(毒氣)가 저절로 없어진다.(丹心)

◆ 섬수환(蟾酥丸)

○ 정창(疔瘡), 악창(惡瘡)과 무명종독(無名腫毒)을 치료한다.

【의방】 주사, 웅황 각 3전, 사향 1자(字)
　　　　이상의 것을 단오날 취해서 두꺼비 젖에 섞어 기장쌀 크기〔黍米〕의 환(丸)을 지어 파술〔葱酒〕로 3환을 내린다.(醫鑑)

◆ 5성탕(五聖湯)
o 정저(疔疽)를 치료한다.

【의방】 조각자(皂角子) 1냥, 대황, 금은화, 감초 각 5전, 황과루(黃瓜蔞) 1개.
　　　　이상의 것을 썰어서 술 2되와 함께 8푼이 되게 달여 따스하게 복용한다.(入門)

◆ 환혼산(還魂散)
o 정창(疔瘡) 및 옹저(癰疽)를 치료하는데 안에서 없애고〔內消〕 독을 제거하여〔去毒〕 검은 물〔黑水〕로 변화시켜 소변을 따라 나오게 하는데 조금도 실수가 없다.

【의방】 지모, 패모, 백급(白芨), 반하, 천화분, 조각자, 유향, 금은화, 천산갑 각 1전.
　　　　이상의 것을 썰어서 1첩을 만들어 호주(好酒) 1주발과 함께 반 주발이 되게 달여 찌꺼기를 제거하고 따스할 때 다 복용하고 찌꺼기는 문드러지게 찧어서 부용엽(芙蓉葉) 1냥을 더해서 꿀물에 섞어 부스럼 위에 붙이되 가령 마르면 꿀물로 부드럽게 하여 하룻밤을 지새면 저절로 없어진다.(醫鑑)

◆ 천금소독산(千金消毒散)
o 정창(疔瘡)이 등에 발한 것〔發背〕 일체와 무명의 악창(惡瘡), 종독(腫毒)이 처음 발할 때에 맥(脉)이 넓고〔洪〕 잦으며〔數〕 당겨서 급하고〔弦〕 실(實)하여 곪으려〔膿〕하는 것을 치료한다.

【의방】 당귀, 금은화 각 2전, 대황, 망초, 연교, 황금, 적작약 각 1전, 조각자, 모려, 천화분 각 5푼.
　　　　이상의 것을 썰어서 1첩을 만들어 술과 물을 각기 반으로 하여 달여서 복용한다.(回春)

◆ 회창정자(廻瘡錠子)
o 정저(疔疽)를 치료한다.

【의방】 초오(草烏) 1냥, 파두육 1개, 섬수(蟾酥), 멥쌀 큰 것 7알, 사향 1자(字)
　　　　이상의 것을 분말을 만들어 밀가루 풀에 섞어 정제(錠子)를 만들어 먼저 부스럼머리〔瘡頭〕를 침으로 찔러 아프고 피가 나면 이 정재를 싸 넣고 고약을 붙이며 중(重)한 것은 부스럼 네 둘

레를 싸두면 2~3일이면 부스럼 뿌리[疔根]가 저절로 뽑혀 나온다.(精義)

ㅇ일명 회생정자(廻生錠子)이다.(丹心)

◆ 벽하정자(碧霞錠子)

ㅇ정창(疔瘡) 및 악창(惡瘡)에 아픔을 느끼지 못하는 것을 치료한다.

【의방】 동록(銅綠) 1냥, 망사(硇砂) 2전, 섬수(蟾酥) 1전.
이상의 것을 분말을 만들어 밥에 섞어 정제[錠子]를 만들어 먼저 침을 부스럼 바닥[疔心]에 찔러 피가 나오면 정제[錠子]를 싸서 고약으로 붙인다.(精義)

◆ 회창섬수정자(廻瘡蟾酥錠子)

ㅇ정창(疔瘡)을 치료한다.

【의방】 천남성(天南星), 관동화(款冬花), 파두육(巴豆肉), 황단(黃丹), 비상(砒霜) 각 1전, 독활 5푼, 반묘(斑猫) 7개.
이상의 것을 고운 분말을 만들어 새 두꺼비 젖[蟾酥]에 고루 섞어 기장 쌀[黍米] 크기의 정제[錠子]를 만들어 먼저 부스럼 머리를 침으로 찔러 피가 나오면 정자(錠子)를 넣고 고약으로 붙이고 고름이 나오면 저절로 낫는다.(精義)

◆ 비룡탈명단(飛龍奪命丹)

ㅇ정저(疔疽) 및 악창(惡瘡)을 치료한다.

【의방】 주사(朱砂) 3전, 비상 1전 반, 망사(硇砂), 붕사(鵬砂), 유향, 몰약, 황단, 혈갈 각 2전, 사향 1전 2푼 반, 남성, 반하 각 1전, 반묘 12개를 발과 날개를 제거한 것, 파두 12개 껍질과 기름을 뺀 것.
이상의 것을 분말을 만들어 두꺼비 젖[蟾酥]에 섞어 팥[紅豆]만 하게 환(丸)을 지어 5푼 가운데 1푼을 취하여 반묘(斑猫) 4개를 넣은 연후에 짜서[捻] 밀만한 정제[錠子]를 만들고 먼저 부스럼 바닥[疔心]을 찌르고 정제[錠子]를 넣어 밥을 종이에 붙여 입을 봉하고 앞의 4푼 가운데 1환(丸)을 혀 위[舌上]에 머금어[噙] 시원한 물로 내려보낸다.(丹心)

◆ 웅황환(雄黃丸)

ㅇ위와 같은 것을 치료한다.

【의방】 웅황, 울금, 조각(皂角), 전갈(全蝎) 각 1전, 파두육 14개, 사향 조금.

이상의 것을 분말을 만들어 물을 넣어 녹두 만한 환(丸)을 지어 다청(茶淸)에 20환을 내린다.(正傳)

◆ 화독환(化毒丸)
ㅇ 위와 같은 것을 치료한다.

【의방】 주사, 망사(硇砂), 웅황 각 1전, 용뇌, 사향 각 5푼, 경분(輕粉) 1자(字), 선세[蟬蛻] 20매.
　이상의 것을 분말을 만들어 두꺼비 젖[蟾酥]에 섞어 녹두 크기의 환(丸)을 지어 매번 1환(丸)을 혀 위에 놓고 침(涎)으로 취하면 낫는다.(正傳)

◆ 2활산(二活散)
ㅇ 정창(疔瘡)을 치료한다.

【의방】 강활, 독활, 당귀, 오약, 적작약, 금은화, 천화분, 연교, 백지, 감초절 각 2전, 홍화, 소목, 형개, 선세, 건갈 각 1전 반, 단향(檀香) 1전.
　이상의 것을 분말을 만들어 매 3전을 창이(蒼耳) 달인 탕에 타서 내린다.(正傳)

◆ 독섬환(獨蟾丸)
ㅇ 정창(疔瘡) 및 일체의 악창(惡瘡)을 치료한다.

【의방】 두꺼비 젖[蟾酥]를 취해서 녹두 크기의 환(丸)을 지어(1섬(蟾)을 혹 1환을 만들고, 많은 것은 2환을 만든다) 매번 1환을 취하여 혀 위에 놓고 누워서 잠시 쓴 물[苦水]을 입에 그득히 하고 곧 삼켜 내리거나 혹은 침을 찔러 부스럼 머리[疔頭]에 1환을 속에 넣어 종이를 붙여 막으면 신효하다.(正傳)

◆ 보생정자(保生錠子)
ㅇ 정창(疔瘡)을 치료한다.

【의방】 섬수(蟾酥) 3전, 웅황 2전을 분말을 만들어 푸른 상피[靑桑皮] 생 것 2냥을 함께 찧어 6푼 무게의 것을 진흙 같이 만들어 쥐틀어[捻] 정제[錠子]를 만들어 주사(朱砂)로 옷을 입히고 응달에 말려서 냉총탕(冷葱湯)을 갈아 8푼을 복용하고 이내 냉총탕(冷葱湯)을 삼켜 내리고 바깥에는 부스럼 머리[疔頭]를 침을 찔러 정제[錠子]를 안에 집어넣고 이불을 덮고 땀을 내면 이틀 안에 녹아 나오면[爛出] 곧 낫는다. 몸이 허하고 청귀(淸貴)한 사람과 부녀자의 임시 전후에 독이 남아 있는 데에 가장 마땅하다.(入門)

◆ 신선해독환(神仙解毒丸)
  ㅇ정창(疔瘡), 어제창(魚臍瘡), 여러 가지 악창(惡瘡)이 처음 발한 것을 치료한다.

【의방】 백반(白礬)을 다소 불구하고 녹여서 녹두 만한 환(丸)을 짓고 주사를 옷을 입혀서 10환을 총백(葱白) 달인 탕 내려보내면 한 번 복용으로 곧 없어진다. (醫鑑)

◆ 금은백지산(金銀白芷散)
  ㅇ정저(疔疽)를 치료한다.

【의방】 금은화 2전, 조각자(皂角子) 1전 반, 황기, 당귀, 백지, 감초 각 1전, 빈랑, 천궁, 방풍, 천화분 각 5푼.
   이상의 것을 분말을 만들어 3첩으로 나누어 매 1첩을 취해서 물과 술을 각반(各半)해서 찌꺼기 째로 복용한다. (正傳)

◆ 4성선정산(四聖旋疔散)
  ㅇ정창(疔瘡)을 치료한다. 4지(四肢)에서 난 것이 세(勢)가 경미한 것은 먼저 초(醋)에 타서 이 분말을 부스럼 위에 바르고 다음에 탁리(托裏)하는 약을 복용하면 그 부스럼이 저절로 나온다.

【의방】 파두육 5푼, 경분(輕粉), 망사(碙砂), 백강잠 각 2전 반.
   이상의 것을 고운 분말을 만들어 초(醋)에 타서 쓴다. (精義)

옹저의 잡증(癰疽雜證)

ㅇ옹저번갈(癰疽煩渴)이 있고 옹저구역(癰疽嘔逆)이 있고 옹저담성(癰疽痰盛)이 있고 옹저한열(癰疽寒熱)이 있고 옹저작통(癰疽作痛)이 있고 옹저설사(癰疽泄瀉)가 있다.

옹저번갈(癰疽煩渴)

ㅇ열독(熱毒)이 바야흐로 장성하면 혹은 큰 갈증〔大渴〕이 생기는데 이는 곧 독기(毒氣)가 심장〔心〕을 공격하여 혀를 마르게 하고 번갈(煩渴)케 하는데 다만 심기를 보하는〔補心氣〕 약을 내보(內補)하면 곧 그친다. (涓子)
  ㅇ옹저(癰疽)의 갈증의 발함〔發渴〕은 기와 혈〔氣血〕이 양허(兩虛)함이니 8물탕(八物湯)(의방은 허문(虛門)을 보라), 황기, 맥문동, 산수유, 5미자를 더해서 쓴다. (回春)
  ㅇ가감8미원(加減八味元)(의방은 허문(虛門)을 보라)을 옹저(癰疽)의 갈증(渴症)에 처음부터

끝까지〔首尾〕 통용하는 것이 가장 좋다. 노인에게는 더욱 마땅하다.(得效)

o 청단죽엽탕(淸膻竹葉湯), 죽엽황기탕(竹葉黃芪湯), 인삼황기탕(人參黃芪湯), 황기61탕(黃芪六一湯), 금은화산(金銀花散), 5미자탕(五味子湯), 인동환(忍冬丸), 인동탕(忍冬湯)(두 의방은 아래를 보라)을 골라서 쓴다.(諸方)

□ 옹저구역(癰疽嘔逆)

o 터지기 전의〔未潰〕 구역질〔嘔逆〕은 응당 독기(毒氣)가 위로 침공〔上攻〕한 것이니 치료해야 한다. 터진 뒤에는 응당 음허를 보해야 하고〔補陰虛〕 만일 연로한 사람〔年老人〕이 터진 후에 구역질하고 밥을 먹지 못하는데는 마땅히 삼령백출고(參苓白朮膏)(의방은 내상(內傷)을 보라)로써 보(補)해야 한다. 하간(河間)이 이르기를 '창양(瘡瘍)에 구역(嘔逆)하는 증세는 습기가 위(胃)에 침입한 것'이라 했다. 마땅히 백출(白朮)을 배〔倍〕로 해서 쓴다.(丹心)

o 옹저(癰疽) 및 정창(疔瘡), 악창(惡瘡), 독기(毒氣)가 심장을 침공하면 구역질이 많으니 마땅히 유분탁리산(乳粉托裏散), 생강감길탕(生薑柑桔湯)을 쓴다.

o 먹은 것을 내리지 못하고 약을 복용하여 구역질하는데는 6군자탕(六君子湯)(의방은 담문(痰門)을 보라)에 목향(木香), 축사(縮砂)를 더해서 쓴다.(回春)

o 혹은 독삼탕(獨參湯)을 쓰면 곧 낫는다.(丹心)

□ 옹저의 담성(癰疽痰盛)

o 옹저(癰疽)에 담(痰)이 생기는 것은 둘이 있으니 1은 위한(胃寒)이요, 2는 울열(鬱熱)이 함께 하는 것이니 마땅히 2진탕(二陳湯) 혹은 영위반혼탕(榮衛返魂湯)(의방은 위를 보라)에 남성, 반하를 더해서 쓴다.(入門)

o 담(痰)이 왕성하고 숨〔喘〕이 급하면 6군자탕(六君子湯)에 생강, 대추를 더해서 달여 복용하거나 보중익기탕(補中益氣湯)(의방은 내상(內傷)을 보라)에 맥문동, 5미자, 상백피를 더해서 달여 복용한다.(回春)

□ 옹저의 한열(癰疽寒熱)

o 옹저(癰疽)가 낫기 전에 먼저 담(痰)을 구역질하고 한열(寒熱)하고 땀이 나서 그치고 혹은 연일(連日) 혹은 하루건너〔間日〕 하는 것은 마땅히 가미불환금정기산(加味不換金正氣散)을 쓴다.(得效)

o 옹저(癰疽)의 허증(虛證)은 추워서 떠니〔寒戰〕 명유향(明乳香), 반양(半兩)을 곱게 갈아〔硏細〕 매 1전을 익힌 물〔熟水〕에 타서 내린다. 떨림〔戰〕은 간(肝)에서 발하는데 유향(乳香)을 간

(肝)에 붙어 따스하게 하면 추워 떠는 것[寒戰]이 저지[阻止]된다.(直指)

□ 옹저의 작통(癰疽作痛)

○옹저(癰疽)는 아프지 않을 수도 없고 또한 크게 아파서도 안 되는 것이다. 터지기 전에 아픈 것은 열독(熱毒)이니 변비(便秘)하는 것은 내소황연탕(內疎黃連湯)(의방은 위를 보라)을 쓰고 고름이 창만해서[膿脹] 아픈 것은 침을 놓아야 한다[鍼之]. 이미 터져서 고름이 나오는데 도리어 아픈 것은 허(虛)한 것이다.(入門)

○옹저(癰疽)의 한열(寒熱), 허실(虛實)은 다 아플 수 있는데 가령 열독(熱毒)의 아픔은 한량(寒凉)의 약제[劑]로써 그 열(熱)을 꺾고 가령 한사(寒邪)의 아픔은 온열(溫熱)의 약제[劑]로써 그 한(寒)을 다림질[熨]하고 허(虛)하고 아픈 것은 보(補)해야 하고, 실(實)하고 아픈 것은 사(瀉)시켜야 한다.(精義)

○고름이 터진[膿潰] 후 도로 아픈 것은 허(虛)한 것이다. 마땅히 보(補)해야 하고 예기(穢氣)에 감촉된 바[所觸]의 것은 마땅히 화해(和解)해야 하고 풍랭(風冷)에 핍박한 바[所逼] 된 것은 마땅히 흩어야 한다. 보(補)하는 것은 당귀, 황기의 유(類)이고, 화해하는 것[和解]은 유향, 작약의 유(類)이고 따스하게 흩는 것[溫散]은 방풍, 계지의 유(類)이다.(綱目)

○고름 피[膿血]가 이미 다 나왔는데 종통(腫痛)이 더욱 심한 것은 인삼황기탕(人蔘黃芪湯), 혹은 십전대보탕(十全大補湯)(의방은 허로(虛勞)를 보라)에 맥문동, 5미자를 더해서 쓴다.(回春)

○지통(止痛)에는 당귀탕(當歸湯), 2선산(二仙散), 향령산(香靈散)을 골라서 쓴다.

□ 옹저설사(癰疽泄瀉)

○옹저설사(癰疽泄瀉)에는 마땅히 유분탁리산(乳粉托裏散)을 목향(木香), 백복령(白茯苓)을 달인 탕에 타서 내리고, 가미불환금정기산(加味不換金正氣散)으로 돕는다.(佐)(直指)

○복통(腹痛), 설사(泄瀉), 해역(咳逆), 혼궤(昏憒)에는 급히 탁리온중탕(托裏溫中湯) 혹은 6군자탕(六君子湯)(의방은 담문(痰門)을 보라)에 통째로 구운 부자[炮附子]를 더해서 쓴다.(回春)

◆ 청단죽엽탕(淸膻竹葉湯)

○옹저(癰疽)의 번갈(煩渴)을 치료한다.

【의방】 죽엽, 승마, 황기 꿀에 구운 것, 과루근(瓜蔞根), 맥문동 각 1전. 생지황, 황금, 적작약, 인삼, 지모, 백복령, 감초 구운 것 각 7푼 반.
　　　이상의 것을 썰어서 1첩을 만들어 대추 2매를 넣어 물에 달여 복용한다.(精義)

◆ 죽엽황기탕(竹葉黃芪湯)

ㅇ옹저(癰疽), 악창(惡瘡)의 갈증을 발하는〔發渴〕것을 치료한다.

【의방】 죽엽, 생지황 각 1전 반, 황기, 맥문동, 당귀, 천궁, 황금, 적작약, 인삼, 반하, 석고, 감초 각 7푼 반.
　　　이상의 것을 썰어서 1첩을 만들어 생강 5쪽과 물에 달여 복용한다.(入門)

◆ 인삼황기탕(人參黃芪湯)

ㅇ옹저(癰疽)가 터진 후 음식을 적게 먹고 잠을 못 자고 번열나는 것을 치료한다.

【의방】 황기 꿀에 구운 것, 인삼, 백출 각 1전, 승마 6푼, 진피, 창출, 맥문동, 당귀, 신국, 감초 각 5푼, 황백 4푼.
　　　이상의 것을 썰어서 1첩을 만들어 물에 달여 복용한다.(入門)

◆ 황기61탕(黃芪六一湯)

ㅇ옹저(癰疽)의 번갈(煩渴)을 치료한다.

【의방】 황기 꿀에 구운 것 6냥, 감초 구운 것 1냥.
　　　이상의 것을 썰어서 매 3전을 생강 3쪽, 대추 2매를 넣어 달여 복용한다. 이 약은 갈증을 크게 치료하니 상복하면 옹저(癰疽)의 병을 면할 수 있다.(得效)

ㅇ한 의방〔一方〕은 황기 6냥을 반은 생것을 쓰고 반은 소금물에 적셔 3번 찌고, 분초(粉草) 1냥을 반은 생 것, 반은 구운 것, 이상의 것을 분말을 만들어 매 2전을 고루 끓여 부어 마신다.(點眼)(精要)

◆ 금은화산(金銀花散)

ㅇ위와 같은 증세를 치료한다.

【의방】 금은화 4냥, 감초 볶은 것 1냥.
　　　이상의 것을 거친 분말을 만들어 3첩으로 나누어 물과 술을 상반(相半)해서 달여 복용한다.(衛生)

◆ 5미자탕(五味子湯)

ㅇ옹저(癰疽)로 입이 메마르고〔口燥〕혀가 아픈 것은 이는 신수(腎水)가 마른 것이니 이 약으로

치료해야 한다.

【의방】 5미자, 황기, 생인삼, 맥문동, 감초 각 1전.
　　　이상의 것을 1첩을 만들어 물에 달여 하루 3~5차례 복용한다.(精要)

◆ 유분탁리산(乳粉托裏散)

○옹저(癰疽), 악창(惡瘡)의 독기(毒氣)가 심장을 침공하여 정신이 헷갈려 헤매고〔迷悶〕 구토하고 목구멍과 혀에 부스럼이 나는〔生瘡〕 것을 치료한다. 심기절(心氣絶)이라 하니 처음에 발생할 때 마땅히 이 약을 복용하면 독기(毒氣)를 쫓아내는 데 가장 효능 있고 안으로 함몰되지 않게 한다.

【의방】 녹두분(綠豆粉) 4전, 유향(乳香) 1전.
　　　이상의 것을 분말을 만들어 매 2전을 감초탕에 타서 때때로 마셔 버린다.〔呷下〕. 한 의방〔一方〕은 새 물에 타서 복용한다.(入門)

○일명 내탁산(內托散)이라 하고 일명 호심산(護心散)이라 하고 일명 내탁향분산(內托香粉散)이라 한다.(入門)
○한 의방〔一方〕은 옹저(癰疽), 정창(疔瘡), 악창(惡瘡)에 반드시 이 약을 복용하여 독기(毒氣)가 심장을 침공하는 것을 예방해야 하는데 녹두분 4냥, 유향 1냥, 주사 2전, 이상의 것을 분말을 만들어 매 2전을 감초탕에 타서 내리니 유향호심산(乳香護心散)이라 한다.(丹心)

◆ 생강감길탕(生薑甘桔湯)

○옹저(癰疽)의 독기(毒氣)가 위로 목구멍〔咽隔〕에 치받아 막히고〔窒塞〕 구토하여 낫지 않는 것을 치료한다.

【의방】 길경 1냥, 감초 생 것, 생강 각 5전.
　　　이상의 것을 썰어서 아울러 물에 달여 복용한다.(直指)

◆ 가미불환금정기산(加味不換金正氣散)

○옹저(癰疽)에 한열(寒熱)이 왕래하고 혹은 풍사(風邪)를 끼거나〔挾〕 혹은 내기(內氣)가 허(虛)해서 썩어 문드러진 것〔餒〕을 치료한다.

【의방】 창출(蒼朮), 귤홍(橘紅), 반하국(半夏麴), 곽향엽(藿香葉), 후박 각 1전 2푼 반, 감초 구운 것 1전, 백복령, 천궁 각 7푼 반, 목향 5푼.

이상의 것을 썰어서 1첩을 만들어 생강 5쪽, 대추 2매를 넣어 물에 달여 복용한다.(直指)

◆ 지통당귀탕(止痛當歸湯)

○ 옹저(癰疽)가 구멍이 뚫리고 터져서〔穿潰〕동통(疼痛)이 있는 것을 치료한다.

【의방】 인삼, 황기, 당귀, 백작약, 생지황, 관계(官桂), 감초 각 1전.
　　　　이상의 것을 거친 분말을 만들어 물에 달여 하루 2번 복용한다.(直指)

◆ 2선산(二仙散)

○ 옹저(癰疽)의 동통(疼痛)을 견딜 수 없는 것을 치료한다.

【의방】 백지(白芷)(터지지 않으면 1냥, 이미 터졌으면 5전), 패모(貝母)(터지지 않았으면 5전, 이미 터졌으면 1냥).
　　　　이상의 것을 썰어서 매 7전 반을 1첩을 만들어 술과 물을 상반(相半)해서 달여서 복용한다.(醫鑑)

◆ 향령산(香靈散)

○ 옹저(癰疽)의 복통(腹痛)을 치료한다.

【의방】 날계(辣桂) 2전 반, 목향, 백작약, 5령지 각 1전 2푼 반.
　　　　이상의 것을 거친 분말을 만들어 매 2전 생강, 대추를 넣어 달여서 복용한다.(直指)

◆ 탁리온중탕(托裏溫中湯)

○ 옹저(癰疽)에 양기(陽氣)가 내려가고〔下陷〕배 아프고, 설사하고, 해역(咳逆)[136]하고, 혼궤(昏潰)[137]함을 치료한다.

【의방】 부자 통째로 구운 것〔附子炮〕2전, 건강(乾薑), 강활(羌活) 각 1전 2푼 반, 감초 구운 것 1전, 익지(益智), 정향, 침향, 목향, 회향, 진피 각 5푼.
　　　　이상의 것을 썰어서 1첩을 만들어 생강 5쪽을 넣어 물에 달여 복용한다.(入門)

□ 옹저에 통용되는 치료약〔癰疽通治藥〕

○ 천금누로탕(千金漏蘆湯), 5향연교탕(五香連翹湯), 선방활명음(仙方活命飮), 승양익위산(升陽

---

136) 해역(咳逆): 목구멍이 막혀 숨을 들이쉬는 소리가 남.
137) 혼궤(昏潰): 어지럽고 심란(心亂)함.

益胃散), 천금내소산(千金內消散), 선전화독탕(仙傳化毒湯), 영위반혼탕(榮衛返昏湯), 자금정(紫金錠), 새명단(賽命丹), 연연진인탈명단(淵然眞人奪命丹), 비룡탈명단(飛龍奪命丹), 인동환(忍冬丸), 인동주(忍冬酒), 인동탕(忍冬湯)을 모두 가려 쓸 수 있다.(諸方)

◆ 천금누로탕(千金漏蘆湯)
  ○5발옹저(五發癰疽) 및 정창(疔瘡), 내저(內疽)의 일체 열독(熱毒)과 악종(惡腫)을 모두 치료한다.(의방은 위를 보라)

◆ 5향연교탕(五香連翹湯)
  ○옹저, 창절, 나력, 결핵, 유옹(乳癰), 내저의 일체 악창, 독종을 다 치료한다.(의방은 위를 보라)

◆ 선방활명음(仙方活命飮)
  ○일체의 옹저, 악창, 독저를 다 치료하고 내외 여러 증세를 아울러 치료하고 고름을 빼내고, 아픔을 그치게 하고 소독하는 성약이다.(의방은 위를 보라)

◆ 승양익위산(升陽益胃散)
  ○5발옹저(五發癰疽) 및 내외 일체의 악창, 독종을 다 치료한다.(의방은 위를 보라)

◆ 천금내소산(千金內消散)
  ○5발옹저(五發癰疽) 및 배옹(背癰) 내저(內疽)의 일체 악창, 독종, 유옹, 장옹, 변독(便毒)을 다 치료한다.(의방은 위를 보라)

◆ 선전화독탕(仙傳化毒湯)
  ○옹저, 발배(發背), 내저, 유옹의 일체의 무명종독(無名腫毒)을 다 치료한다.(의방은 위를 보라)

◆ 영위반혼탕(榮衛返昏湯)
  ○모든 기혈(氣血)이 살결〔肉理〕에 거슬러 막혀 맺혀서 옹저(癰疽), 독종(毒腫)이 된 것을 치료한다. 이 약은 크게 기를 순행케 하고〔順氣〕 피가 고르게 하고〔勻血〕 영위를 조화시키고 일체의 여러 옹〔諸癰〕을 치료한다.(의방은 위를 보라)

◆ 자금정(紫金錠)
  ○내외 옹저(癰疽), 악창(惡瘡), 정창(疔瘡), 무명의 독종(毒腫), 유옹(乳癰), 변독(便毒)을 치료한다.(의방은 위를 보라)

◆ 새명단(賽命丹)

ㅇ내외 옹저, 발배(發背), 정창, 유옹, 어구(魚口)138), 변독(便毒), 일체의 무명의 독종(毒腫), 악창을 치료한다.(의방은 위를 보라)

◆ 연연진인탈명단(淵然眞人奪命丹)

ㅇ5발옹저(癰疽), 발배(發背), 정창(疔瘡), 악창(惡瘡), 무명독종〔毒腫〕을 다 치료한다.(의방은 위를 보라)

◆ 비룡탈명단(飛龍奪命丹)

ㅇ5발옹저(五發癰疽), 발배(發背), 정창, 악창, 유옹(乳癰), 부골저(附骨疽) 일체의 무명종독〔腫毒〕을 치료한다.(의방은 위를 보라)

◆ 인동환(忍冬丸)

ㅇ일체의 옹저(癰疽), 모든 창(瘡), 소갈병 후의 발저(發疽)를 통치하는데 이를 복용한다.

【의방】 인동초(忍冬草)를 다소 불구하고, 뿌리와 줄기, 꽃, 잎 모두 쓸 수 있다.
　　　이상의 것을 병에 넣어 호주(好酒)에 담가서 겨불〔糠火〕에 묻어 구워〔煨〕 하루 밤을 지새고〔宿〕 끄집어내어 햇볕에 말려서 감초를 조금 넣어 찧어서 고운 분말을 만들어 담갔던 바의 술로써 밀가루 풀을 쑤어 오동씨 크기의 환(丸)을 지어 매번 100환을 술을 마시며 임의로 내린다.(精要)

◆ 인동주(忍冬酒)

ㅇ일체의 옹저(癰疽), 악창, 배옹(背癰), 유옹(乳癰)을 불문하고 어느 곳에 발하던 처음 발할 때 곧 이를 복용하면 응당 백발백중한다.

【의방】 인동등(忍冬藤) 생것을 한 움큼을 취해서 잎을 사기동이〔砂盆〕에 넣어 문드러지게 갈아 술을 조금 넣어 고루 섞어 가운데는 한 입은 두고 네 둘레에 발라 붙이고 또 5냥을 취해서 망치〔槌〕로 부수고 감초 생 것 1냥을 썰어 넣어 사가병〔砂瓶〕 안에 넣어 문 2주발과 같이 문무화(文武火)로 1주발이 되게 달여 호주(好酒) 한 큰 주발을 넣어 여러 번 달이고 3번 끓여서 3번에 나누어 복용하는데 전부(田父)와 야로(野老)에 이를 복용하면 가장 마땅하다.(丹心)

---

138) 어구(魚口) : 어구창(魚口瘡) : 횡현(橫痃) : 살의 임파선이 붓는 성병의 하나.

◆ 인동탕(忍冬湯)

o 일체의 옹저(癰疽)와 안에서 발하고 밖에서 발하는 유옹(乳癰), 장옹(腸癰)을 치료함에 상복(常服)한다.

【의방】 탁리(托裏)하고 소독(消毒)하거나 혹은 황기, 당귀 각 2냥을 더해서 쓰면 더욱 묘방(妙方)이니 위의 인동주(忍冬酒) 의방과 같다.(入門)

□ 옹저의 침법〔癰疽鍼法〕

o 피침(鈹鍼)은 끝이 칼끝〔劍鋒〕같으며 큰 고름〔大膿〕을 취한다.(靈樞)139)

o 대저 옹기(癰氣)의 군더더기 살〔息〕은 마땅히 침(鍼)으로 째고 제거해야 한다. 주석〔註〕에 이르기를 식(息)과 굳은 살〔瘜〕은 같으니 죽은 살〔死肉〕이라 했다.(內經)

o 옹저(癰疽)가 고름이 이루어지면 말재갈쇠〔馬銜鐵〕로 침(鍼)을 만들되 모양은 부추잎〔韭葉〕같이 양면(兩面)이 날카로워〔利〕 가로와 바로로〔橫直〕 열고 벌여서〔開裂〕 피고름〔膿血〕을 취할 수 있다.(精要)

o 옹저(癰疽)가 조리이씨〔椒目〕 같아서 수십 알〔粒〕이 되거나 혹은 벌집〔蜂窠〕과 연밥송이〔蓮房〕같아서 고름이 나오고〔膿出〕 아픔이 제거되지 않는 것은 마땅히 피침(鈹鍼)으로 가로와 바로〔橫直〕 벌이면〔裂〕 독혈(毒血)을 낀 고름이 나와서 낫는다.(綱目)

o 옹저(癰疽)에 고름이 있는데〔作膿〕 만약 침을 놓고 지지지〔鍼烙〕 않으면 독기(毒氣)를 따라서 풀 수 없고, 고름과 어혈(膿瘀)을 따라서 배설할 수 없고 때가 지나서 침을 놓고 지지지〔鍼烙〕 못하면 도로 안으로 침공해서 살기를 바란다는 것을 어찌 가능하겠는가. 부스럼의 껍질〔瘡皮〕이 얇으면 오직 침(鍼)으로 그 고름 피〔膿血〕를 터지게〔決〕 해야 하고 지져서는〔烙〕 안 되는 것이다.(精要)

o 무릇 힘줄〔筋〕, 맥(脉), 골절(骨節) 가까운 데에서는 침을 놓고 지지는 것〔鍼烙〕을 어지럽게 행하지 못하는 것이다.

o 옹저(癰疽)의 껍질〔皮〕이 두텁고 입이 적고〔口小〕 고름물〔膿水〕이 나오고 유쾌하지 못한 것〔不快〕은 마땅히 침을 놓고〔鍼〕 지진다.(烙)

o 대체로 침(鍼)을 쓰는 것은 고름을 끄집어내게 하려는 것이니 침을 찔러도 고름이 없는 것은 이 기(氣)가 잠복〔伏〕한 것이니 침과 지지는 것〔鍼烙〕을 써서는 안 된다.(涓子)

---

139) 최창록, 『다시 읽는 황제영추경』(푸른사상, 2000), 78.9침론(九針論), p.775.

□ 기침법(蜞鍼法)

ㅇ옹절(癰癤)이 처음 발해서 점점 커지면 습지(濕紙) 한 조각[片]을 부스럼 위에 덮어서[搭] 제일 먼저 마르는 한 점이 곧 꼭대기[頂]이니 먼저 사람의 껍질의 소금기[皮醎]를 물로 씻고 큰 붓대[筆管] 한 개를 바로 꼭대기[頂] 위에 놓고 큰 거머리[水蛭] 한 가닥[條]을 그 안에 넣고 자주 냉수(冷水)를 물대주면 거머리가 그 정혈(正穴)의 고름피[膿血]을 빨아[吮] 가죽이 주름잡히고[皮皺] 살이 흰 것은[肉白] 독이 흩어진[毒散] 것이니 낫지 않는 것이 없다. 만일 독이 많고 거머리가 작으면 반드시 3~4가닥[條]를 써야 비로소 효험을 본다. 가령 정혈(正穴)에 붙어서 빨면[吮] 반드시 죽으니 물로 살려주는 것이 좋으니 여러 번 시험하면 기이한 효험이 있다. 만일 피가 그치지 않으면 연뿌리 마디[藕節] 위의 흙으로 바른다.(得效)

ㅇ기침(蜞鍼) 한 법[一法]은 가볍고 적은 증후(證候)에 시술[施]하는 것이니 만약 옹저(癰疽)의 큰 독이 장부(藏府)에 쌓여 있으면 그 혈(血)을 밖에서 다 소모할 뿐 무익(無益)한 것이다.(丹心)

□ 옹저의 지지는 법[癰疽烙法]

ㅇ"혹자가 묻는다.(或問) '지지는 법[烙法]은 어떤 것인가요?' 답한다. '고름[膿]이 혹은 넓고 커서[汪洋] 내고자 하나 어찌할 것인가. 껍질이 두텁고[皮厚] 살이 깊어서[肉深] 구멍 내기가 어려운 것[難穴]은 낙법을 쓰지 않으면 구멍을 열어 고름을 어떻게 나오게 하겠는가?'"

ㅇ고름[膿]은 본래 살이 썩어서 이루어진 것이니 다 독열(毒熱)의 기(氣)를 낀다[挾]. 만일 살[肉]과 살결[腠] 사이에 오래 머물면 독기(毒氣)가 차츰차츰 배어 들어가[浸淫] 좋은 살[好肉] 또한 변화해서 고름으로 썩으니[膿腐] 이 때문에 지지는 법[烙法]이 헐어서 짓무른 헌데[潰瘍]보다 공효가 있다.(涓子)

ㅇ옹저(癰疽)가 고름이 되면[成膿] 마땅히 낙법(烙法)을 써야 한다. 은비녀[銀篦] 큰 것을 둘로 나누어 길이 6치[寸] 되는 것을 불 위 벌겋게 달구어서 급히 손으로 독 위에[毒上] 다리미질하여 지지면[熨烙] 고름이 나오고[得膿] 효험이 있다.(精要)

ㅇ근대의 양의(良醫)들이 단지 금은철(金銀鐵)의 동철[鋌]로써 그 모양이 침(鍼)과 같은 것을 숯불[木炭]로 벌겋게 달구어 기름에 담가 지지면[烙] 더욱 묘하다.[尤妙] 침놓고 지짐[鍼烙]에 따라서 고름이 나오는 것은 순(順)한 것이며 만일 고름이 나오지 않는데 실(實)한 것은 머리칼을 비벼서[撚髮] 베를 짜고[糸任] 허(虛)한 것은 베 짠 것 위에 종이로 베를 짜서 약을 담근 베를 침구멍[鍼孔]에 넣어 고름 독[膿毒]을 빼내는데 만일 고름이 나오지 않고 아픔이 제거되지 않으면 급히 배농(排膿) 탁리(托裏)하는 탕약(湯藥)으로써 그 세(勢)를 돕는다.

ㅇ고름 색깔이 노랗고 희면 좋고 만약 붉고 검은색이면 뒤에 선혈(鮮血)이 나오는 것을 막아야 한다.(精要)

□ 옹저의 구법(癰疽灸法)

○ 무릇 옹저(癰疽)의 발함은 혹은 안으로 쌓인 열(積熱)로 인한 것이 있고 혹은 바깥의 한울(寒鬱)이 안에서 열이 난(內熱) 때문이기도 하니 그 생기고 발하는 곳(生發處)에 쑥으로 떠서(艾灸) 그 독을 흩어서 빨리 치료하면 깊은 것은 얕게 변화시키고(變) 중(重)한 것은 경(輕)하게 고치니(改) 모든 항목(項)의 뜨는 법(灸法)은 다 좋으나 오직 기죽마구법(騎竹馬灸法)(의방은 침구(鍼灸)를 보라)이 가장 중요하다.(切要) 이는 병이 생기기 전의 풀 가시(莢)를 없애는 것이다.(丹心)

○ 옹저(癰疽)가 이미 약간 질펀하고(微漫) 종기가 단단하고(腫硬) 가죽(皮)의 색깔이 변치 않고 맥(脉)이 잠기고(沈) 아프지 않는 것을 느끼면 응당 밖으로 떠서(外灸) 사기(邪氣)를 이끌어내어야만 비로소 그친다. 경(經)에 이르기를 '움푹 내려간 것(陷下)은 떠야 한다(灸之)'고 했다. 만약 밖으로 약간 딱딱(木硬)하여 아프지 않는 것을 느끼는 것은 응당 급히 떠야 한다. 이는 사기(邪氣)가 깊이 함몰된 것(深陷)이다. 얕은 것(淺)은 떠서는 안되니 가령 고름물이(膿水) 있는 것은 또한 떠서는 안되고 응당 침을 놓아야 한다.(保命)

○ 옹저(癰疽)가 처음 부어서 아픈 것(腫痛)을 느끼면 먼저 습지(濕紙)를 그 위에 덮어서 자세히 살펴서 먼저 마르는 자리가 이 부스럼 머리(頭)인 것이다. 바늘을 자른 조각(切片)을 부스럼 위에 놓아서 큰 쑥 심지로 3장(三壯)을 뜨고 곧 한 번 바꾸는데 아픈 것은 아프지 않을 때까지 뜨고 아프지 않은 것은 아프도록 뜨면 곧 그친다. 대개 100장(壯)으로 기준으로 삼는 것이 가장 중요하고 일찍 깨닫고 일찍 뜨는 것이 상책이다. 가령 부스럼 머리가 있는 것은 종이로 덮을 필요가 없는 것이다.(三因)

○ 만약 10수 머리가 한 곳에 생긴 것은 마늘을 갈아서 고(膏)를 이루어 얇을 떡(薄餠)을 만들어 부스럼 머리 위에 펴고 쑥을 떡 위에 모아서 떠야 한다.(三因)

○ 처음 발한 작은 점(小點)은 1~2일 안에 급히 마늘 조각 그 중심에 붙여서 작은 쑥 심지 5장(壯)을 뜨면 그친다.(直指)

○ 처음 발하여 1~2일 안에 10번을 뜨면 10이 다 낫고 3~4일 안에 뜨면 6~7이 살고, 5~6일 안에 뜨면 3~4가 산다.(綱目)

○ 뜸뜨는 법(灸法)은 통달(暢達)해서 울독(鬱毒)을 뽑아 내기 때문에 이는 따라서 치료하는(從治) 뜻이니 비유컨대 가령 도둑이 들면 반드시 문을 열어 놓고 쫓아야지 만일 문을 열지 않고 따라서 나가지 못하면 반드시 주인을 해치고 마는 것과 같다.(綱目)

○ 부스럼 머리(頭)는 모든 양(陽)의 모임(會)이니 만약 발(發)함이 있으면 마땅히 떠야 하는데 쑥 심지(艾炷)는 마땅히 작게(小)하고 장수(壯數)는 마땅히 적게(少)해야 하니 3~5장(壯)이면 낫고 배와 등(腹背)은 많이 뜨는 것이 묘(妙)하다.(精要)

○ 많이 뜨면 유분탁리산(乳粉托裏散)을 안으로 복용하여 화기(火氣)가 심장에 들어가는 것을 예방한다.(丹心)

o옹저(癰疽)를 잘 치료하는 것은 다 부스럼 위를 2~300장(壯)을 뜨면 낫지 않는 것이 없다. 다만 쑥 심지를 작게 해서 뜨는 것이 좋으니 작은 것은 사람이 뜨는 것을 두려워하지 않고 뜨는 것이 많으면 반드시 효험이 있다.(資生)

o격산구법(隔蒜灸法), 두시병구법(豆豉餠灸法), 상기구법(桑枝灸法), 부자구법(附子灸法), 유황구법(硫黃灸法), 토병구법(土餠灸法)은 아울러 옹저(癰疽), 악창(惡瘡), 종독(腫毒)을 치료한다.(자세한 것은 침구(鍼灸)를 보라)

□ 쑥뜸의 치료의 징험〔艾灸治驗〕

o한 사람이 등에 발하여〔發背〕달이 지나도록〔愈月〕병세가 더욱 심하였는데 장생(張生)이란 사람이 있어서 그 위에 쑥으로 뜨라고 가르치니 150장(壯)을 뜨니 아픈 것이 그치는 것을 알았다. 이튿날 아침 검은 딱지〔黑痂〕를 떼어버리니 고름〔膿〕이 다 나오고 터진 살결〔潰肉理〕이 다 붉고 다시 아프지 않았다. 곧 고약(膏藥)을 붙여서 하루 한 번 바꾸고 바꿀 때 검게 문드러진 것〔黑爛〕을 잘라내니 한달 여에 곧 평상으로 회복됐다.(平復)(本事)

□ 석옹을 뜨는 법〔灸石癰法〕

o굳고 단단하여 터지지 않는 것을 석옹(石癰)이라 한다. 응당 위에 100장을 뜨면 석자(石子)가 응당 부셔져 나온다.(資生)

□ 턱에 발한 것을 뜨는 법〔灸發頤法〕

o이 부스럼이 가장 위험하니 머리와 얼굴〔頭面〕이 크게 붓고 이빨〔牙齒〕또한 빠지니 두발(頭髮)을 헤치고 정수리를 살펴〔尋頂〕나중(螺中)에 21장(壯)을 뜨고 가령 통달하지 못하면 49장(壯)을 뜨면 그친다.(直指)

□ 정저를 뜨는 법〔灸疔疽法〕

o마늘을 문드러지게 찧어 고(膏)를 만들어 부스럼 머리는 그대로 두고 부스럼의 네 둘레에 발라서 쑥 심지로 뜨는데 터지는 것〔爆〕을 도수〔度〕로 하고 낫기 어려운 것은 100장(壯)을 뜨면 낫지 않는 것이 없다.(正傳)

□ 변독을 뜨는 법〔灸便毒法〕

ㅇ고운 풀〔細草〕로써 환자에 따라서 좌우 손〔左右手〕의 가운데 손가락〔中指〕를 재어서 손바닥에 서부터 다 되는 곳의 가로무늬〔橫文〕까지를 재고 세 마디〔三節〕가 통하는데서 손가락이 가로무늬를 재어서 끌어당겨 풀을 팔을 향해 가운데 풀이 다하는 데가 곧 이 혈(穴)에 해당하니 보리알 크기의 쑥 심지〔艾炷〕 2~3장 뜨면 종기가 흩어지고 통증이 그치면 곧 편안해 진다.(得效)

□ 조리 및 금기법〔調理及禁忌法〕

ㅇ옹저(癰疽)를 앓을 때에 장차 조리하는 법은 ㅇ풍사(風邪)를 피하고 누워 잠자는 것을 적게 하고〔少睡臥〕 ㅇ놀라고 근심하지 말고〔勿驚憂〕 ㅇ행동을 느리게 하고〔徐行動〕 ㅇ언어를 덜고〔省言語〕 ㅇ규방을 경계하고〔戒閨房〕 ㅇ근심걱정〔思慮〕을 끊고 ㅇ더러움에 감촉하는 것을 예방하고〔防觸穢〕 ㅇ좋은 일만 듣고〔聽好事〕 ㅇ부스럼을 자주 씻고〔瘡頻洗〕 ㅇ약으로 항상 돕고〔藥常助〕 ㅇ낯을 씻고 양치질하고 좋은 향기를 맡고〔盥漱聞香〕 ㅇ두 변이 순서 있고〔二便順序〕 ㅇ음식을 가려 안을 채우고 고프고 불러서 도수를 잃지 말며 ㅇ약을 붙여 흔들고 굴신함에 부스럼 구멍〔瘡口〕을 항상 애호하고 ㅇ망녕되게 악초(惡草)를 쓰지 말 것이니 독(毒)을 더한다. ㅇ음식을 기(忌)하지 않으면 도리어 부스럼에 해롭다.(直指)

ㅇ나쁜 살〔惡肉〕이 다 없어지면 부스럼 구멍〔瘡口〕이 수렴되고 편안해지려 할 때는 오히려 기립(起立), 행보(行步), 읍대빈객(揖待賓客)하고 술과 고기〔酒肉〕로 연회(宴會)하고 성을 내고〔嗔怒〕 노동(勞動)하는 것을 절대로 기(忌)해야 하고, 바로 부스럼 딱지〔瘡痂〕가 떨어지고, 정신(精神)이 전과 같이 평상으로 회복되고 기력(氣力)이 완전하기를 기다려야만 비로소 기(忌)하는 것이 없어진다. 100일 내에는 삼가 감촉하고 범치 말아야 한다.〔愼勿觸犯〕(精義)

ㅇ옹저(癰疽)에는 가장 음식을 조절하고 삼가 해야 하니 그 열독(熱毒)이 바야흐로 왕성할 때에는 혹은 크게 갈증이 나서 냉수(冷水) 및 수장(水漿)의 유(類)를 많이 마신다. 이는 곧 독기(毒氣)가 심장을 침공해서 입이 마르게 하고 번갈(煩渴)케 한다. 다만 심기약(心氣藥)으로 장부(藏府)를 내보(內補)하면 곧 그치는 것이다.(丹心)

ㅇ무릇 옹저(癰疽)에는 양(羊), 닭〔雞〕, 소〔牛〕, 거위〔鵝〕, 물고기〔魚〕, 밀가루〔麵〕 달이고, 불에 말린 것〔煎熳〕, 굽고 볶은 것〔灸炒〕, 법주(法酒) 등의 맛〔味〕을 범(犯)하면 반드시 열이 난다〔發熱〕. 대개 맛있는 음식〔厚味〕은 숙화(宿火)의 열을 이끌어 올릴 수 있는 것이다. 이는 진실로 부귀(富貴)하고 입과 배〔口腹〕를 환양(豢養)140)하는 사람〔權法〕141)이 없으니 대개 자미(滋味)를 더해서 위기(胃氣)를 도우면 거의 수렴(收斂)할 수 있다.(丹心)

ㅇ고름이 터진〔膿潰〕 후 기혈(氣血)이 허약(虛弱)하면 양고기〔羊肉〕, 메추리〔鷃鶉〕〔암순〕, 순무

---
140) 환양(豢養) : 가축을 기름.
141) 권법(權法) : 임기응변하는 법

〔蔓菁〕, 무〔蘿葍〕, 강장(薑醬), 줄괴냉이〔苨薺〕의 묽은 죽〔稀粥〕, 연한 밥〔軟飯〕 등을 먹고 만약 기육(肌肉)이 점차 나고 자미(滋味)〔맛이 좋은 음식〕를 생각하면 마땅히 백숙(白熟), 수병(酥餠), 나물죽〔蔬粥〕, 국〔羹湯〕 익혀서 연하고 부드러운 것들이 마땅하고 너무 배부르게 먹지 말아야 한다.(精義)

○ 모든 아픔과 가려움〔痛痒〕, 종기와 부스럼〔瘡瘍〕은 다 심장〔心〕에 속한다. 가령 복령(茯苓), 복신(茯神), 원지(遠志), 익지(益智), 석창포(石菖蒲) 등이 반드시 그 사이를 도와서〔佐助〕 병인(病人)으로 하여금 근심과 두려움〔憂恐〕, 성냄〔嗔怒〕, 노정(勞精), 피신(疲神)케 하고 심장〔心〕에 감촉〔觸〕이 있으면 더욱 이해(利害)에 관련된다.(直指)

○ 배저(背疽)를 앓는 사람이 기대기 어려우면 무릇 녹두(菉豆) 10여말〔斗〕을 한 큰 푸대에 넣어 의지하고 엎드리면〔隱伏〕 자연 마음이 맑고 몸이 편안〔心凉身安〕해 진다.(精要)

○ 종기와 부스럼〔瘡瘍〕으로 얼굴이 붉고 비록 화열(火熱)이 잠복해 있어도 속으로 침공하지 않게 하는 데는 마땅히 겉으로 발해서〔發表〕 제거해야 한다.

○ 종기와 부스럼〔瘡瘍〕이 울함을 무릅쓰는 것〔鬱冒〕을 속칭 혼미(昏迷)라 하는데 내려서는 안 되고〔不可下〕 땀을 내면〔汗之〕 낫는다.(東垣)

□ 단일한 의방〔單方〕(모두 37종이니 도잠고(陶潛膏)도 있다.)

◆ 주사웅황(朱砂雄黃)

○ 예전의 양의(瘍醫)142)는 5독(五毒)으로써 머리 부스럼〔瘍〕의 속의 것〔中物〕을 쳤는데 무릇 창독(瘡毒)을 푸는데는 웅황(雄黃)과 주사(朱砂)가 없어서는 안 된다.(本草)

○ 주사(朱砂) 웅황(雄黃), 담반(膽礬), 백반(白礬), 자석(磁石)을 질그릇 합 속〔瓦盒中〕에 넣어 불에 3일 밤을 달구어〔火煅〕 그 연기〔烟〕가 뚜껑에 붙으니 닭 날개〔雞羽〕로써 쓸어서 취하여 악창(惡瘡)에 넣으면 나쁜 살〔惡肉〕이 뼈에 붙고 고름 피〔膿血〕가 곧 터져 나오면 낫는다. 이것을 5독(五毒)이라 한다.(入門)

◆ 복룡간(伏龍肝)

○ 모든 옹저(癰疽)의 발배(發背)와 일체의 종독(腫毒)에 계란 노른자〔雞子黃〕에 섞어 바른다. 혹은 초(醋)에 타서〔調〕 혹은 마늘과 함께 갈아붙이면 아울러 좋다.(本草)

◆ 연석(煉石)

○ 모든 악종(惡腫) 및 발배(發背)를 치료한다. 석자(石子)를 취해서 불에 붉게 달구어서〔火燒

---

142) 양의(瘍醫) : 머리 부스럼을 치료함, 외과의(外科醫).

赤〕초(醋)에 10여 번 담가 가루로 된 것을 취해서 초(醋)에 타서 바르면 곧 낫는다. 이는 맷돌〔磨磴〕을 만드는 보통돌〔尋常石〕이다.(本草)

◆ 감국(甘菊)

o 옹독(癰毒) 및 정종(疔腫)으로 죽게 된 데〔重死〕에 치료한다. 국화잎을 찧어서 즙을 내어 1되를 마시면 신이한 효험〔神驗〕이 있다. 또 줄기와 잎을 취해서 부스럼 위에 바르면 또한 효험이 있다. 이름을 도잠고(陶潛膏)라 한다.(醫鑑)

◆ 들국화〔野菊花〕

o 정창(疔瘡)을 치료한다. 들국화, 녹두를 분말을 만들어 술에 타서 마시고 취해서 한잠 자고 나면 아픔이 진정〔定〕되고 열이 제거된다.(入門)

◆ 생지황(生地黃)

o 일체의 옹종(癰腫)을 치료한다. 지황(地黃)을 찧어서 진흙처럼〔泥〕 만들어 베〔布〕 위에 펴서〔攤〕 목향분말〔木香末〕을 뿌리고〔糝〕 그 안에 다시 짓찧은 지황니(地黃泥)를 종기 위〔腫上〕에 붙이면 3번에 낫는다.(本草)

◆ 익모초 줄기와 잎〔芜蔚莖葉〕

o 정창(疔瘡), 유옹(乳癰) 및 모든 독종(毒腫)을 고친다. 찧어서 즙을 취하여 마시고 찌꺼기는 밖에 붙인다.(本草)

◆ 흰 봉선화〔白鳳仙花〕

o 옹저(癰疽)와 발배(發背)를 치료한다. 꽃과 뿌리 달린 잎을 문드러지게 찧어서 먼저 쌀초〔米醋〕로 아픈 자리를 씻고 난 뒤에 약을 붙이고 하루 한 번 갈아주면 신과 같다.(回春)

◆ 승검초〔薛荔〕〔폐려〕

o 등에 나는 부스럼〔背癰〕을 치료한다. 잎을 취하여 문드러지게 갈아서 즙을 취하여 꿀에 섞어 몇 되〔數升〕를 마시고 찌꺼기를 부스럼 위에 붙인다. 한 의방은 곱게 갈아 술에 섞어 쥐어짜서〔紋〕 즙을 취하여 달여서 여러 번 끓여서 복용한다.(本草)

◆ 황기(黃芪)

o 옹저(癰疽)와 구패창(久敗瘡)에 고름을 짜내고〔排膿〕 아픔을 그치게 한다. 진하게 달여서 복용하니 내탁(內托)의 음증(陰證)과 창양(瘡瘍)에 반드시 쓰는 약이다.(東垣)

◆ 인동등(忍冬藤)

o 일체의 옹저(癰疽)와 종독(腫毒)을 치료한다. 꽃줄기〔花莖〕와 잎을 생 걸로 찧어 따스한 술에 타서 복용한다.(直指)

◆ 도꼬마리〔蒼耳〕

o 정저(疔疽)를 주치한다. 줄기와 잎을 취해서 소존성(燒存性)하여 초(醋)에 타서 부스럼 위에 바르면 응당 뿌리가 나오는데 웅황(雄黃)을 더하면 더욱 묘하다.

o 또한 의방〔方〕은 도꼬마리〔蒼耳〕1줌〔握〕, 생강 4냥을 찧어 즙을 취해서 술을 넣어 섞어 복용하면 정독(疔毒)이 심장〔心〕에 들어가 구역질하는데 효험이 있다.(入門)

◆ 백지(白芷)

o 발배(發背)와 유옹(乳癰)을 치료한다. 통증을 그치게 하고 기육이 생기게〔生肌〕하고 고름을 먹게〔蝕膿〕한다. 썩은 고름〔敗膿〕이 제거되지 않으면 백지(白芷)를 더하면 곧 제거된다.(丹心)

◆ 모침(茅鍼)

o 옹독(癰毒), 악창(惡瘡)에 끝머리〔頭〕가 이루어지지 않는 데에 모침(茅鍼)을 술에 달여 즙을 취해서 복용한다. 1침(一鍼)에 한 구멍〔一孔〕, 2침(二鍼)에 2구멍〔二孔〕이 반드시 구멍이 뚫린다.

◆ 대황(大黃)

o 옹저(癰疽)의 열독(熱毒)을 치료한다. 대황(大黃)을 술에 씻어서 썬 것 2전, 감초 1전을 달여서 복용하는데 맥(脉)이 실(實)하고 고량(膏粱)의 사람이 마땅히 복용해야 한다.(綱目)

◆ 납가새와 줄풀〔茨菰〕

o 뿌리와 줄기를 찧어서 종독(腫毒)과 부스럼 위〔癰上〕에 붙이면 곧 없어진다. 물에 달여 복용하면 또한 효험이 있다.

◆ 괴나무꽃〔槐花〕

o 100종의 창독(瘡毒)을 치료한다. 괴화(槐花) 4냥을 볶은 향(香)을 술 2주발에 넣어 달여 2~3번 끓여 찌꺼기를 제거하고 다 복용하면 곧 없어진다.(入門)

◆ 황상엽(黃桑葉)

o 옹저(癰疽)의 부스럼 구멍〔瘡口〕 큰 굴〔大窟〕을 이루어 수렴되지 않는 것을 치료한다. 서리맞은 노란 뽕잎을 분말을 만들어 부스럼 안에 자주 뿌리거나〔糝〕 혹은 달인 탕으로 씻는다.(本草)

◆ 유향(乳香)

o 통증을 그치게 하고〔止痛〕살이 자라게 하며〔長肉〕모든 부스럼을 안에서 없앤다.

o 무릇 혈이 체하면〔血滯〕기가 막히고〔氣壅〕경락(經絡)이 그득하고 급해서 아픈 종기〔痛腫〕를 이루니 유향(乳香)은 묵은 혈〔宿血〕을 깨뜨리고 종기를 없애고〔消腫〕통증을 없애니 부스럼을 치료하는 기이한 약〔奇藥〕이다.(入門)

◆ 조각자(皂角子)

o 옹저(癰疽)를 치료하니 지극히 아픈 데까지 뚫어 이끌 수 있으면 또한 독을 펼 수〔宣毒〕있으니 소존성(燒存性)하여 분말을 만들어 박주(薄酒)에 타서 1전을 내린다.(綱目)

◆ 떡갈나무 껍질〔槲木皮〕

o 달인 탕〔煎湯〕으로 모든 터지고 문드러진 부스럼〔敗爛瘡〕및 유옹(乳癰), 모든 부스럼을 씻으면 매우 좋다.(本草)

◆ 산거북〔生龜〕

o 찔러서 피를 취하여 종기와 부스럼 독〔癰疽, 腫毒〕에 바르면 곧 없어지니 신험(神驗)이 있다.

◆ 거미〔蜘蛛〕

o 현옹(懸癰)을 치료한다. 큰 것 1개를 취해서 문드러지게 갈아서 타서 복용한다. 병에 따라서 좌우로 누우면 좋다.(醫林)

◆ 지마유(脂麻油)143)

o 옹저(癰疽), 발배(發背), 독창(毒瘡)이 처음 발할 때에 곧 복용하면 독기(毒氣)로 하여금 안으로 침공하지 못하게 한다. 참기름〔麻油〕을 10여 차례 달이고 끓여 식기를 기다려 1근(斤)을 호주(好酒) 2주발에 고루 섞어 5차례에 나누어 복용하되 하루 낮과 밤에 다 복용한다. 이는 신선재법〔神仙截法〕이라 한다.(直指)

◆ 웅작시(雄雀屎)〔숫참새 똥〕

o 일명 백정향(白丁香)이니 옹종(癰腫)이 이미 고름이 있으며 아직 터져 나오지 않는 것을 치료한다. 초(醋)에 탄 참새 똥을 팥 크기만큼 붙이면 곧 구멍으로 고름이 나온다.(本草)

---

143) 지마유(脂麻油) : 지마유(芝麻油) : 참기름.

◆ 첨과자(甛瓜子)〔참외씨〕

○뱃속의 결취(結聚)를 주치하고 고름 피〔膿血〕를 터져 문드러지게〔破潰〕하고 장위(腸胃)와 배〔腹〕 안의 옹(癰)에 가장 주요한 약이다. 가루를 만들어 술로 2~3전을 내린다.(本草)

◆ 촉규화(蜀葵花)〔접시꽃〕

○모든 옹창종(癰瘡腫)의 통증으로 견디지 못하는 증세에 접시꽃 뿌리를 문드러지게 찧어서 붙이면 곧 효험이 있다.

◆ 작은 마늘〔小葫〕

○작은 마늘〔小蒜〕이다. 모든 옹독(癰毒)과 창종(瘡腫)으로 부르짖고〔叫呼〕 눕지 못하는데 외톨마늘〔獨頭蒜〕을 곱게 찧어 삼씨로 짠 기름〔麻油 : 胡麻油〕에 타서 섞어 부스럼 위에 두텁게 발라 마르면 바꿔 붙이면 신효하다.(本草)

◆ 사람 입안의 침〔人口中唾〕

○무릇 옹절(癰癤)에 약간의 붉은 머리〔紅頭〕가 나타나고 은은히 아픈 것은 급히 말하지 않은 침〔津唾〕을 자주 자주 발라주면 저절로 없어지는데 술을 마셨으면 쓰지 못한다.(綱目)

◆ 돼지 현제〔豚懸蹄〕144)

○옹저(癰疽)가 문드러지게 터진 것을 치료한다. 돼지 발굽을 취해서 진하게 달여 맑은 것을 취하여 담가 씻으면 묘하다.(直指)

◆ 상륙(商陸)

○옹종(癰腫)을 다림질하여 제거하고 악창(惡瘡)에 붙인다.
○일체의 열독종(熱毒腫)에 상륙 뿌리〔商陸根〕에 소금을 조금 섞어 찧어서 붙이되 하루 한 번 바꿔주면 효험이 있다.(本草)

◆ 모시풀 뿌리〔苧根〕

○옹저(癰疽), 발배(發背)에 고름이 털 이루어진 것〔未成膿〕 모시풀 뿌리와 잎〔苧根葉〕 익혀 찧어서 위에 붙이고 하루에 자주 바꾸면 종기가 없어지면 곧 낫는다.(本草)

---

144) 현제(懸蹄) : 우제류(偶蹄類)〔포유동물 중의 발굽이 우수(偶數)인 소, 양, 돼지, 사슴〕의 네 발굽 중에서 땅에 닿지 않는 두쪽의 두 발굽.

◈ 초(醋)

o 옹저(癰疽)를 없앤다.

o 노래에 이르기를 '발배옹저 아는 이도 드무네.〔發背癰疽識者稀〕/ 초에다 경묵 갈아 네 둘레에 둘리고〔醋磨京墨遶四圍〕/ 생강과 쓸개를 함께 위에 바르면〔生薑猪膽同塗上〕/ 날이 밝음에 귀신이 옮긴 것 같네〔天明恰似鬼神移〕/' 했다.

◈ 붉은 팥〔赤小豆〕

o 열독(熱毒)과 옹종(癰腫)을 없앤다. 분말을 만들어 달걀 흰자 위에 타서 바르면 곧 낫는다. 또한 일체의 종독(腫毒)이 아픈 것을 치료한다.

◈ 부용(芙蓉)

o 발배(發背), 창절(瘡癤)과 제반 종독(腫毒)과 장창(杖瘡)을 치료한다.

o 부용화(芙蓉花)와 잎을 아울러 햇볕에 말려 분말을 만들어 초(醋)에 타서 장창(杖瘡)에 붙인다. 달걀 흰자 위에 탄 백련(白蓮)이 더욱 좋다.(丹心)

◈ 형개(荊芥)

o 문드러지게 찧어서 초에 섞어 정종(疔腫)에 붙이면 매우 효험이 있고 또한 물에 달여 진한 즙〔濃汁〕을 취해서 복용하면 또한 좋다.(本草)

◈ 인시(人屎)〔사람의 똥〕

o 옹저(癰疽)의 발배(發背)로 죽을 지경인 데에 야인(野人)의 마른 똥〔乾屎〕을 취해서 소존성(燒存性)하여 초(醋)에 섞어서 진흙같이 종기 위에 붙여 마르면 바꾸어 주면 매우 좋다. 또한 정종(疔腫)의 위에 하루를 봉(封)하면 뿌리가 문드러진다.(本草)

32. 여러 부스럼〔諸瘡〕

□ 대풍창(大風瘡)

○맥(脉)에 풍(風)이 들어 나병〔癩〕이 되는데 나병〔癩〕은 영위(榮衛)가 뜨겁고 썩어서〔熱腐〕 그 기(氣)가 맑지 못한 고로 콧기둥〔鼻柱〕이 썩게 하고 얼굴 색이 망가지고〔敗〕 피부(皮膚)의 헌 것이 터진다.(內經)

○대풍(大風)의 원인〔源〕에 3종(三種)이 있고 5사(五死)가 있다. 1종(一種)은 풍수(風水)요, 2종(二種)은 전변(傳變)이요, 3종(三種)은 스스로 조섭하지 못함〔自不調攝〕이다.

○5사(五死)는 1(一)은 피부가 죽어〔皮死〕 마목(麻木)145)하여 붙인〔不仁〕146)하는 것이요, 2(二)는 살이 죽어〔肉死〕 잘라내도〔割切〕 아프지 않는 것이요, 3은(三)은 혈이 죽어서〔血死〕 문드러져서〔潰爛〕 고름을 이루는 것〔成膿〕이요, 4(四)는 힘줄이 죽어서〔筋死〕 수족이 빠져 없어짐〔脫落〕이요, 5(五)는 뼈가 죽어서〔骨死〕 콧마루〔鼻梁〕가 무너져 둘러 빠지고〔崩塌〕〔붕탑〕 눈이 차단되고〔眼斷〕 입술이 뒤집어지고〔脣翻〕 목소리가 쉬는 것〔聲啞〕이라 했다.

○또 이르기를 1풍(一風)은 폐(肺)가 병(病)을 받아 먼저 눈썹〔眉毛〕이 빠지는 것이요, 2풍(二風)은 간(肝)이 병을 받아 얼굴에 붉은 마마〔紫疱〕가 일어나는 것이요, 3풍(三風)은 신장〔腎〕이 병을 받아 다리 밑이 먼저 뚫리는 것이요, 4풍(四風)은 비장〔脾〕이 병을 받아 온몸이 옴같은 것〔癬〕이요, 5풍(五風)은 심장〔心〕이 병을 받아 먼저 눈이 손상되는 것이다.

○혹은 분묘(墳墓)와 사는 터〔居地〕의 풍수(風水)가 불길(不吉)하거나 부모(父母), 부처(夫妻), 가인(家人)이 서로 병을 전염하거나 혹은 밖에 있어서 삼가지 않고 똥 구덩이〔糞坑〕, 방실(房室) 평상과 가게〔床〕, 의복과 금침〔衣被〕, 다리 위〔橋上〕 나무 아래〔樹下〕에 휴식하거나 가는 곳〔去處〕에 명문〔命〕이 죽음에 맡겨지거나〔委死〕 흉성(凶星)을 만나〔値〕 이 나쁜 병〔惡疾〕을 마주친 것이니 마땅히 소풍산(消風散), 추풍산(追風散), 마풍원(磨風元)을 복용하고 겸하여 씻는 약〔洗藥〕, 바르는 약〔敷藥〕을 쓴다.(脩然子)

---

145) 마목(麻木) : 문둥병 증세가 피부에 나타나기 시작할 때의 살갗이 허는 자리.
146) 불인(不仁) : 몸이 거북하여 움직이기 곤란함.

○ 대풍병(大風病)은 천지간(天地間)의 살물(殺物)의 풍(風)을 받는 것이니 고인(古人)이 이르기를 라풍[癩風]이라 하는 것은 그 혹열(酷熱), 폭한(暴悍)함이 두려우니 이 병에 걸리면 반드시 위에 있는 것과 아래에 있는 것을 구분해야 하니 대체로 위에 있는 것은 취선산(醉仙散)으로 냄새나는 침[臭涎]과 나쁜 피[惡血]가 치봉(齒縫)에서 나오는 것을 취하고 아래에 있는 것은 통천재조산(通天再造散)으로 곡도(穀道) 안에 쌓여 있는 오물(惡物)과 충적(蟲積)을 취한다. 나오는 바가 비록 상하의 다름[殊]이 있으나 모두가 양명(陽明) 1경(一經)에 불과하다. 대개 양명(陽明)은 위(胃)와 대장(大腸)에 받지 않는 것이 없으니 곧 비폐(脾肺) 2장(藏)의 부(府)이다. 비장[脾]은 기육(肌肉)을 주관하고 폐(肺)는 피모(皮毛)를 주관하니 곧 부(府) 및 장(藏)에서의 병이다.(丹心)

○ 복약(服藥)하여 충적(虫積)을 내린 후에 방풍통성산(防風通聖散)(의방은 풍문(風門)을 보라)으로 조섭[調]하고 중(重)한 것은 환기산(換肌散)을 투여[與]하고 또 상하(上下)가 함께 얻은 것은 매우 중[甚重]하니 의원의 신수(神手)와 병자의 철심(鐵心)이 아니면 이를 극복하기가 거의 어렵다.(罕能) 만약 이 병에 걸리면 절대로 소금[塩]과 일체의 구미(口味)와 공사(公私)의 세무(世務)를 다 마땅히 버려야 한다.(丹心)

○ 이 병이 비록 치료된 뒤라도 구미[味]를 끊고 기욕[慾]을 금하지 않으면 모두 재발을 면치 못하여 끝내 구해내지 못한다. 손진인(孫眞人)이 이르기를 '일찍이 4~5백인을 치료했으나 끝내 한 사람도 죽음을 면치 못했다'고 했다. 이는 진인(眞人)이 치료하지 못하는 것이 아니라 대개 금기(禁忌)를 지키지 못할 따름인 것이다.(丹心)

○ 처음 일어날 때 백설(白屑)147)과 자운(紫雲)이 어루러기[癜風]와 같이 일어나고 혹은 온몸에 흰 껍질[白皮]이 떨어지기를 뱀허물 모습 같다.(得效)

○ 백설(白屑)이 일어나는 것은 백화사환(白花蛇丸)을 쓰고 눈썹이 빠지는 것은 삼사단(三蛇丹)을 쓰고 코가 무너지는 것은 환기산(換肌散), 보기사영탕(補氣瀉榮湯)을 쓰고 통용되는 약으로는 능소화산(陵霄花散), 가미고삼환(加味苦參丸), 환골환(換骨丸), 대마풍환(大麻風丸), 자운풍환(紫雲風丸), 반혼추명재조산(返魂追命再造散), 오사고삼원(烏蛇苦蔘元)을 가려서 쓴다.(諸方)

○ 나병[癩]을 치료하는 데는 도꼬마리 잎[蒼耳葉]으로 임군약[君]으로 삼고 다시 술에 삶은[酒煮] 오려어(烏鱧魚)로 뱀[蛇]을 대신해서 보(補)하거나 혹은 분말을 만들어 풀[糊]로 오동씨 크기의 환(丸)을 지어 다청(茶淸)으로 70~80환을 복용하고 다시 붉은 개구리밥[紫萍]을 넣으면 더욱 빠르니 몇 달이면 편안해진다.(丹心)

○ 약을 복용하고 나은 후[瘥後]에는 종신(終身)토록 소[牛], 말[馬], 당나귀[驢], 노새[騾]의 고기를 먹어서는 안 되니 이를 범(犯)하면 다시 발병하여 반드시 죽는다.(得效)

◆ 소풍산(消風散)
○ 첫날[第一日]에 복용한다.

---

147) 백설(白屑) : 백설풍(白屑風) : 머리가 늘 가려우며 비듬이 일어나는 병.

【의방】 백지(白芷), 전갈, 인삼 각 1냥.
　　　이상의 것을 분말을 만들어 매 2전을 저녁을 먹지 말고 다음날 빈속에 따스한 술에 타서 내리면 몸이 약간 메말라지는 것〔燥〕이 효험이 된다.(類聚)

◆ 추풍산(追風散)
ㅇ둘째 날〔第二日〕에 복용하니 사혈(瀉血)시키고 충을 몰아낸다.(追蟲)

【의방】 비단무늬 대황〔綿紋大黃〕 6냥, 울금(鬱金)148), 매미 밥통 만한 것〔蟬肚〕 1냥 8전을 볶은 것, 조각자(皂角刺) 1냥 반.
　　　이상의 것을 분말을 만들어 처음에는 5전 혹은 6전을 복용하되 대풍유(大風油) 1전 반, 박초(朴硝) 조금을 따스한 호주(好酒) 1주발에 타서 녹여〔調化〕 5경(五更)에 빈속에 복용한다. 바로 진시(辰時)가 되기를 기다려 또한 전과 같이 한 주발〔椀〕에 약을 타고 익힌 꿀〔熱蜜〕을 조금 넣어 환자를 알지 못하게 먼저 물로 깨끗하게 양치 한 후에 약을 복용하면 반드시 꿀로써 입을 가신다. 절대로 누워서는 안되며 한 동안 지나면 아프고 설사하기를 수차례 하더라도 거리낄 것 없고〔不妨〕 묽은 죽〔薄粥〕으로 보(補)한다.

ㅇ이 약은 노약자(老弱者)를 치료하기는 어렵고 50 이하는 치료할 수 있고 정장(精壯)한 사람은 10일 내에 3번 복용한다고 하니 가령 정월초하루에 소풍산(消風散)을 복용하고 초이틀에 추풍산(追風散)을 복용하고 초사흘에 마풍환(磨風丸)을 복용하고 또한 이와 같이 한 바퀴 돌아〔周〕 다시 시작하는 것을 말한다. 야위고 약한 사람은 10일 내에 한 번 복용한다.(類聚)

◆ 마풍환(磨風丸)
ㅇ셋째 날〔第三日〕에 복용하는 약이니 하루 2차례 먹는다.

【의방】 당귀, 강활, 독활, 천궁, 천마, 세신, 방풍, 형개, 위령선, 마황, 하수오, 만형자(蔓荊子), 우방자(牛蒡子), 차전자, 추면초(皺面草)149)(곧 희렴(豨薟)150)이다), 창이초(蒼耳草) 각 1냥.
　　　이상의 것을 햇볕에 말려 분말을 만들어 술과 밀가루로 풀을 쑤어 섞어서 오동씨 크기의 환(丸)을 지어 따스한 술로 50~70환을 하루 2번 복용한다. 이어서 훈(薰)하는 약을 쓴 후에 씻고 바르는 약을 붙인다.(類聚)

◆ 씻는 약〔洗藥〕

---
148) 울금(鬱金) : 생강과에 속하는 다년초.
149) 추면초(皺面草) : 엉거시과에 속하는 다년초(多年草).
150) 희렴(豨薟) : 희첨(豨簽) : 진득찰, 외과(外科)와 부종(浮腫)에 약재로 씀.

32. 여러 부스럼〔諸瘡〕

◆ 씻는 약〔洗藥〕

ㅇ온몸에 부스럼이 문드러진 것을 치료한다.

【의방】 지골피, 형개, 고삼(苦參), 세신 각 2냥.
　　　이상의 것을 썰어서 강물에 달여 큰통〔大桶〕에 부어서 거기에 들어앉아 목욕하고 훈(薰)하고 씻어서 온몸을 통하고 피가 나오면 효험이 있다.(類聚)

◆ 붙이는 약〔敷藥〕

ㅇ문드러진 부스럼〔瘡爛〕이 온몸에 퍼진 것을 치료한다.

【의방】 흑구척(黑狗脊)(곧 관중(貫中)이다.)151) 한수석(寒水石), 유황, 박반고 각2냥, 사상자 1냥, 박초 5전.
　　　이상의 것을 분말을 만들어 섣달에 잡은 돼지기름에 타서 붙이면 묘하다(類聚)

◆ 목욕하는 법〔浴法〕

ㅇ온몸에 퍼진 나병 부스럼〔癩瘡〕을 치료한다.

【의방】 복숭아나무〔桃〕, 버드나무〔柳〕, 뽕나무〔桑〕, 괴나무〔槐〕, 닥나무〔楮〕의 다섯 가지 나무 가지를 많은 물에 진하게 달인 탕을 큰 통〔大桶〕에 담아 머리가 잠기게 앉아서 하루동안을 기다려서 탕(湯)이 기름같이 되면 편안해진다.(正傳)

◆ 취선산(醉仙散)

ㅇ대풍(大風), 나창(癩瘡)을 치료한다.

【의방】 호마(胡麻), 우방자(牛蒡子), 구기자, 만형자(蔓荊子) 각 1냥을 함께 볶은 것, 백질려(白蒺藜), 고삼(苦參), 과루근(瓜蔞根), 방풍 각 5전.
　　　이상의 것을 고운 분말을 만들어 매 15전의 분말에 경분(輕粉) 2전을 넣고 고루 섞어〔拌勻〕 매번 1전을 다청(茶淸)에 타서 새벽〔晨〕 낮〔午〕 저녁〔夕〕 각기 1번씩 복용한 후 5~7일이 지난 다음에 먼저 아봉(牙縫)에서 냄새가 나고 노란 침이 흐르며 온몸이 아프고 괴로워서 취한 것 같은 연후에 농혈(膿血)에 악취(惡臭)의 냄새가 나면 병의 뿌리가〔病根〕 곧 제거된다.(丹心)

ㅇ이 약을 복용할 때는 반드시 소금과 장초〔塩醬醋〕, 모든 고기〔魚肉〕, 불에 구운 것을 먹지 말

---
151) 흑구척(黑狗脊), 관중(貫中) : 꼬리 고사리과에 딸린 다년생의 양치식물(羊齒植物).

아야 하고, 멀건 죽(粥)과 삶아 익힌 나물을 먹고, 아울러 오사(烏蛇)와 백화사(白花蛇)를 연한 술〔淡酒〕에 삶아 익혀서 먹어서 약의 힘을 돕는다.(丹心)

◆ 통천재조산(通天再造散)
ㅇ위와 같은 것을 치료한다.

【의방】 조각자(皂角刺) 검고 큰 것 1냥 반, 대황(大黃) 구운 것 1냥, 흰 나풀꽃 분말〔白牽牛頭末〕 3전은 볶은 것, 3전은 생 것, 울금(鬱金) 5전.
　이상의 것을 분말을 만들어 매 2전 혹은 3전을 이른 새벽에 동쪽을 향하여 호주(好酒)에 타서 내리면 당일(當日)에 오물(惡物) 혹은 고름〔膿〕 충(虫)을 설사〔利〕하여 내린다.(入門)

ㅇ복약 후 설사하여 충(虫)이 나와서 그 색깔이 검은 것은 곧 오래된〔多年〕 것이고 붉은 색인 것은 근년(近年)의 것이다. 3~4일 후에 또 한 번 복용하고 충(虫)이 없어진 것을 기다려 곧 그친 후 방풍통성산(防風通聖散)(의방은 풍문(風門)을 보라)에 고삼(苦參), 천마(天麻), 선세(蟬蛻)를 더해서 달여서 복용하여 조리(調理)하고 아프면 자미(滋味)를 끊어야 한다.(丹心)

◆ 환기산(換肌散)
ㅇ대풍(大風)이 오래되어 털이 빠지고 코가 허물어져〔鼻塌〕 깊고 무거운 증세에 취하면 효험이 신과 같다.

【의방】 오사(烏蛇)〔먹구렁이〕, 백화사(白花蛇)152), 지룡(地龍) 각 1냥, 당귀, 세신, 백지(白芷), 천마, 만형자, 위령선, 형개수, 감국, 고삼153), 자삼(紫參)154), 사삼(沙參)〔더덕〕, 목적(木賊)〔속새〕, 불회목(不灰木)155), 감초 구운 것, 백질려(白蒺藜), 천문동, 적작약, 적전(赤箭), 하수오, 석창포, 호마자, 초오, 창출, 목별자, 천궁 각 3전 반.
　이상의 것을 분말을 만들어 매 5전을 따스한 술에 타서 내린다. 술이 많으면 묘(妙)하다. 그 중 자삼(紫參), 불회목(不灰木)은 비록 없어도 무방하다.(正傳)

◆ 보기사영탕(補氣瀉榮湯)
ㅇ나풍(癩風)을 치료하는데 먼저 돌침〔砭〕으로 부스럼 위를 찔러서 악기(惡氣)를 없앤 후 이 약을 복용한다.

---

152) 백화사(白花蛇) : 산무애뱀 : 뱀과에 속하는 무독의 뱀, 한방에서는 문둥병 치료약, 몸길이 1.4m.
153) 고삼(苦參) : 콩과에 속하는 다년생 풀, 뿌리는 한약재로 씀, 쓴 너삼.
154) 자삼(紫參) : 마디풀과에 속하는 다년초, 쪽.
155) 불회목(不灰木) : 잎이 부들 비슷하며 불에 잘 타지 않으므로 햇불에 쓰이는 나무.

【의방】 연교(連翹), 승마 각 6푼, 길경 5푼, 황금, 생지황 각 4푼, 황기, 소목, 황연, 지룡, 전갈, 당귀 각 3푼, 백두구, 인삼 각 2푼, 감초 1푼 반, 호동주(胡桐酒) 1푼, 사향 조금, 도인(桃仁) 3개를 진흙같이 만든 것, 망충(虻虫) 볶은 것, 거머리(水蛭) 볶은 것 각 3개를 분말을 만든 것.

　이상의 것을 썰어서 호동루(胡桐淚), 사향, 망충(虻虫), 거머리(水蛭)를 따로 갈아 제거하고 모두 1첩을 만들어 물 2잔, 술 한 잔에 1잔이 되게 달여 찌꺼기를 제거하고 고운 분말 약을 넣어 7푼이 되게 달여 이른 아침 밥 후와 점심 식사 후에 복용한다. (東垣)

◆ 능소화산(凌霄花散)
ㅇ 나풍(癩風)을 치료하는데 신효하다.

【의방】 매미허물(蟬殼), 지룡(地龍) 볶은 것, 백강잠, 전갈 볶은 것 각 7개, 능소화 5전.
　이상의 것을 분말을 만들어 매 2전을 뜨거운 술(熱酒)에 타서 내린다. (丹心)

◆ 가미고삼환(加味苦參丸)
ㅇ 대풍창(大風瘡)을 치료한다.

【의방】 쓴 너삼(苦參) 4냥, 방풍, 형개, 도꼬마리씨(蒼耳子), 호마자(胡麻子)(참깨), 구기자, 하수오, 우여량(禹餘粮)156), 사상자(蛇床子) 각 7전 반, 백지(白芷) 4전.
　이상의 것을 분말을 만들어 조각(皂角) 달인 고(膏)에 섞어 오동씨 크기의 환(丸)을 지어 다청(茶淸)으로 혹은 술로 50환을 내린다. (入門)

◆ 환골환(換骨丸)
ㅇ 나풍(癩風)을 치료한다.

【의방】 쓴 너삼(苦參), 부평(浮萍) 각 1냥 반, 대황(大黃), 괴화(槐花), 백지, 천궁 각 1냥 2전 반, 창출 1냥, 유향, 몰약, 침향, 목향 각 3전, 사향 5푼.
　이상의 것을 분말을 만들어 마황(麻黃) 5근을 달인 고(膏)에 섞어 탄알 크기의 환(丸)을 지어 매 1환(丸)을 따스한 술에 녹여 내린다. 기(忌)하는 것은 바람을 2~3일 쐬지 않는다. (入門)

◆ 대마풍환(大麻風丸)
ㅇ 대마풍(大麻風)이 처음 일어나 온몸에 5색 창점(瘡點)이 생기는 데도 아프고 가려운 것을 알

---

156) 우여량(禹餘粮) : 못이나 여울에서 나는 석종유(石鍾乳)의 한 가지, 단단한 황갈색의 껍질로 되었으며 거위 알과 비슷함. 속은 비었으며 적갈색의 가루가 있는데 지혈제(止血劑)로 씀.

지 못하는 마목증(麻木證)을 치료한다.

【의방】 쓴 너삼〔苦參〕 1근, 강활, 독활, 백지, 백렴〔白斂〕, 백질려(白蒺藜), 천화분, 하수오 각 1냥 3전, 조각자(皂角刺), 당귀 각 2냥 7전.
　　　　이상의 것을 분말을 만들고 따로 조각(皂角) 1근(斤)을 썰어서 물에 달여 5일 안에 찌꺼기를 제거하고 볶은〔熬〕 고(膏)에 섞어 환(丸)을 지어 따스한 술로 100환을 내린다.(入門)

◆ 자운풍환(紫雲風丸)
ㅇ나병〔癩〕이 처음 일어나서 자운전풍(紫雲癜風)과 같고 혹은 자혈포창(紫血疱瘡)을 발하는 것을 치료한다.

【의방】 하수오(何首烏) 4냥, 5가피(五加皮), 백강잠, 쓴 너삼〔苦參〕, 당귀 각 2냥, 전갈 1냥 반, 악실(惡實), 강활, 독활, 백지, 세신, 생지황, 방기, 황연, 적작약, 선퇴(蟬退), 방풍, 형개, 창출 각 1냥.
　　　　이상의 것을 분말을 만들어 술풀에 섞어 오동씨 크기의 환(丸)을 지어 따스한 술 혹은 미음(米飮)으로 70환을 내린다.(入門)

◆ 반혼추명재조산(返魂追命再造散)
ㅇ대풍라(大風癩)를 치료한다.

【의방】 조각자(皂角刺) 1냥 반, 대황 1냥.
　　　　이상의 것을 분말을 만들어 매 2전을 찬술에 타서 내리면 충(虫)을 사출(瀉出)한다.(直指)

　　ㅇ한 의방〔一方〕은 대풍(大風)의 형세가 무거워 구하지 못하는 것을 치료한다. 조각자(皂角刺) 1~2근(斤)을 9번 찌고〔蒸〕 9번 햇볕에 말려〔晒〕 갈아서 분말을 만들어 식전〔食上〕에 진하게 달인 대황탕(大黃湯)에 타서 1전을 내리면 열흘〔旬〕이면 수염과 머리칼〔鬚髮〕이 다시 자라고 기부(肌膚)가 기뻐하고 부드러워지고〔悅潤〕 눈이 평상시보다 배로 밝아지는데 그 효험이 신과 같다.(本草)

◆ 오사고삼원(烏蛇苦參元)
ㅇ나풍(癩風)과 악선(惡癬)을 치료한다.

【의방】 쓴 너삼〔苦參〕 1근 반, 오사육(烏蛇肉) 8냥, 석창포 4냥.
　　　　이상의 것을 분말을 만들어 꿀로 오동씨 크기의 환(丸)을 지어 다청(茶淸)으로 100환을 내린다.(集成)

32. 여러 부스럼〔諸瘡〕

◆ **유풍단(愈風丹)**

○나병〔癩疾〕이 깊고 중한 것을 치료한다. 일명 3사단(三蛇丹)이니 대풍(大風)으로 머리칼이 빠지고 눈썹이 빠지며 온몸이 마목(麻木)하고 부스럼이 문드러지는〔瘡爛〕 것을 치료한다.

【의방】 오사(烏蛇), 백화사(白花蛇), 토도사(土桃蛇) 각 1가닥〔條〕을 나란히 3일간 술에 담가 살을 취해서 분말을 만들어 고삼(苦參) 1근을 썰어서 짛어 두말(頭末) 4냥을 취하여 조각(皂角) 진하게 달인 즙을 볶은 고(膏)에 섞어 오동씨 크기의 환(丸)을 지어 방풍통성산(防風通聖散)을 달인 물로 50환을 하루 2번 삼켜 내린다.(入門)

□ **백라창(白癩瘡)**

○나풍(癩風)이 처음 일어나면 백설(白屑)이 벗겨져 떨어지고〔剝落〕 또 1종(一種)은 매일 아침 부스럼 위에 흰 껍질〔白皮〕 1되쯤이 뱀 허물〔蛇蛻〕처럼 떨어지니 마땅히 해독웅황원(解毒雄黃元)을 쓰고 겸하여 백화사환(白花蛇丸)을 쓴다.(得效)

◆ **백화사환(白花蛇丸)**

○나풍(癩風)에 부스럼이 가려워 백설(白屑)이 떨어지고 피부가 주름지고 메마른 것〔皺燥〕을 치료한다.

【의방】 백화사(白花蛇) 1가닥〔條〕, 당귀 2냥, 천궁, 백지, 생지황, 방풍, 형개, 주금(酒芩), 연교(連翹), 호마자(胡麻子), 하수오, 승마(升麻), 강활, 길경 각 1냥.
　이상의 것을 분말을 만들어 사주(蛇酒)에 담가서 물에 달인 밀가루 풀에 섞어 오동씨 크기의 환(丸)을 지어 다청(茶淸)으로 50~70환을 복용한다.(入門)

◆ **백화사주법(白花蛇酒法)**

○대풍라창(大風癩瘡)을 치료한다.

【의방】 백화사(白花蛇) 1가닥〔條〕 먼저 찹쌀〔糯米〕 2말을 쪄서 익히고 먼저 항아리 바닥〔缸底〕에 술 누룩〔酒麴〕을 깔고 다음에 백화사〔蛇〕를 비단 주머니〔絹袋〕에 넣어서 누룩 위〔麴上〕에 가지런히 한〔頓〕 연후에 찹쌀밥에 고루 섞어 백화사〔蛇〕 위에 가지런히 해서〔頓〕 종이로 항아리 입을 봉(封)하고 3~7일을 기다려 개봉하여 술을 취하고 백화사〔蛇〕의 피골(皮骨)을 제거하고 불에 쬐어 말려 분말을 만들어 매번 따스한 술 1잔에 사말(蛇末) 1숟갈을 타서 복용한다. 이어서 주각(酒脚)과 아울러 술지게미〔糟〕로 떡을 만들어〔做餠〕 먹는다.

o 오사양주법(烏蛇釀酒法) 또한 위와 같다. (本草)

◆ **침법(鍼法)**

o 나풍(癩風)은 원래 그 종기(腫) 위를 찔러야 하는데 먼저 날카로운 침(銳鍼)으로 찌르고 침 찌른 곳에서 악기(惡氣)가 나는 것을 살펴서(按) 다 나온 뒤에 그치고, 방식(方食)을 상식(常食) 하고, 다른 음식(他食)은 먹지 말아야(無食) 한다. (靈樞)

o 대풍(大風)을 앓으면, 골절(骨節)이 무겁고 수염과 눈썹이 빠지니 대풍(大風)이라 한다. 기육(肌肉)을 찔러서 100일간 땀을 내고 골수(骨髓)를 찔러서 100일간 땀을 내어 모두 200일이면 수염과 눈썹이 생기면 침을 그친다. (內經)

o 나풍(癩風)은 3릉침(三稜鍼)으로 살이 붉고 검은 곳(紫黑處) 및 위중(委中)(혈명(穴名))의 자맥(紫脈)을 살펴서 찔러 사혈(死血)을 낸다. 다만 지나치게 나오게 해서는 안되니 진기(眞氣)를 손상시킬 우려가 있다. (正傳)

□ **천포창(天疱瘡)**

o 일명 양매창(楊梅瘡)인데 나병(癩)과 크게 같다. 간(肝), 비(脾), 신(腎)의 풍(風), 습(濕), 열(熱)의 독(毒)으로 말미암아 발하고 남녀(男女)의 방실(房室)로 인해서 전염(傳染)한다. 형상이 양매(楊梅)같고 붉게 비치고(焮紅) 습하게 문드러지고(濕爛) 가렵고 아픈 것(痒痛)은 심장(心)에 속하니 젖과 갈비(乳脇)에 많이 생긴다.

o 형체가 북과 징(鼓鉦)이나 노란 콩(黃豆)같은 것은 비장(脾)에 속한다. 얼굴 가득(滿面) 많이 생긴다.

o 형체가 면화(棉花)같은 것은 폐(肺)에 속하니 모발(毛髮)에 생긴다.

o 형체가 붉은 포도(紫葡萄)같고 누르면 팽팽하고 아픈 것(緊痛)은 간(肝)과 신장(腎)에 속하니 엉덩이(尻)와 팔(臂), 양음(兩陰)의 근골(筋骨) 자리에 모여서 생긴다.

o 형체가 어포(魚疱)같고 안에 흰 물(白水)이 많고 누르면 팽팽하지 않은 것은 천포창(天疱瘡)이라 하니 곧 이 유(類)의 가벼운 것이다. (入門)

o 처음에 일어나면 곧 방풍통성산(防風通聖散) 1첩에서 마황(麻黃)을 제거하여 내독(內毒)을 제거하고 다시 한 첩을 초황(硝黃)을 제거하고 땀을 내어서 외독(外毒)을 제거하고 이 후에 가감통성산환(加減通聖散丸)을 많이 복용한다. 이 의방이 수미요약(首尾要藥)이 된다. 가벼운 것은 1제(劑), 중한 것은 10첩(貼)을 쓰고 다음은 마땅히 화독산(化毒散)을 3일간 복용하고 취약(吹藥)을 3일간 쓰면 부스럼이 떨어지려 하고 떨어지려 하면 다시 화독산(化毒散)을 쓰고 3일 후에 통성산(通聖散)의 양을 헤아려 가감(加減)한다. (入門)

o 치료 시기를 놓쳐서 오래되면 풍독(風毒)이 경락(經洛)에 흘러들어 완선(頑癬)157)을 이루고 혹은 기혈(氣血)이 허패(虛敗)하여 누(漏)가 이루어지고 혹은 수은(水銀)과 경분(經粉)을 잘못 복

용하여 풍퇴(風堆)와 종란(腫爛)을 이루어서 고름이 흘러 즙이 나오고 병이 이 지경에 이르면 치료하기 어렵고 또한 눈과 코를 먹어서 상하고[蝕傷] 옥경(玉莖)이 썩어 문드러지고[腐爛] 지체(肢體)가 권련(拳攣)하여 나병[癩]과 다름이 없다.(入門)

o 처음에 일어나면 마땅히 소풍패독산(消風敗毒散), 가감통성산(加減通聖散), 가감통성환(加減通聖丸)을 쓰고 밥통[肚]에서부터 껍질[皮]이 일어나는 것은 속열[裏熱]이 밖으로 발(發)하는 것이니 속히 방풍통성산(防風通聖散)을 복용한다.(의방은 담문(痰門)을 보라)

o 완선(頑癬)을 이룬 것은 마땅히 조근환(皂根丸)을 쓰고 종기 덩이[腫塊]를 이룬 것은 마땅히 선유량환(仙遺粮丸), 서성복전환(西聖復煎丸), 소종유량탕(消腫遺粮湯)을 쓴다.

o 근골(筋骨)이 아픈 데는 마땅히 향표탕(香鰾湯), 통선5보단(通仙五寶丹), 선유량탕(仙遺粮湯), 환골산(換骨散), 회생보명단(回生保命丹), 복령탕(茯苓湯)을 쓴다.

o 누(漏)를 이룬 데는 마땅히 상아환(象牙丸)을 쓴다.

o 통용되는 치료에는[通治] 마땅히 활혼단(活魂丹), 수말환(水丸), 육육환(六六丸), 천포환(天疱丸), 3황패독산(三黃敗毒散)을 쓰고 경분법(輕粉法)을 취한다.

o 바깥 치료[外治]는 마땅히 씻는 의방[洗方] 바르는 의방[搽方], 코에 훈하는 의방[熏鼻方], 약을 부는 의방[吹藥方], 약에 비추는 의방[照藥方], 멸반법(滅瘢法), 금기법(禁忌法), 아장선치방(鵝掌癬治方)을 쓴다.

◆ 가감통성산(加減通聖散)
o 양매창(楊梅瘡) 처음 일어난 것을 치료한다.

【의방】 우방자(牛蒡子) 1전 2푼, 방풍, 백선피(白鮮皮)158), 적작약, 연교, 황금 각 1전, 금은화(金銀花) 5푼, 치자인, 당귀미 각 7푼, 형개, 괴화(槐花) 각 6푼, 백강잠, 감초 각 4푼.
이상의 것을 썰어서 1첩을 만들어 물에 달여 복용한다.(入門)

◆ 가감통성환(加減通聖丸)
o 위와 같은 것을 치료한다.

【의방】 곧 위의 의방과 같이 반근(半斤)에다가 다시 고삼(苦參) 반 근을 더하고.
이상의 것을 분말을 만들어 술풀 혹은 꿀에 섞어 오동씨 크기의 환(丸)을 지어 술로 마시되 임의로 70환을 내린다.(入門)

---

157) 완선(頑癬) : 피부병의 한 가지, 헌데가 둥글고 불그스름하여 가려움.
158) 백선피(白鮮皮) : 검화 뿌리의 껍질, 황달과 피부병에 약으로 씀.

◆ 화독산(化毒散)
ㅇ양매창(楊梅瘡)을 치료한다.

【의방】 중(重)한 것은 생대황(生大黃) 1냥(열독(熱毒)을 푼다) 천산갑(穿山甲) 5전(독(毒)을 푼다), 백강잠 3전(풍을 제거한다(去風)), 지네(蜈蚣) 1가닥(條)(충을 제거한다(去虫)), 당귀미(當歸尾) 5전(혈을 깨뜨림(破血)).
　이상의 것을 분말을 만들어 매 2전을 따스한 술에 타서 하루 2번 복용한다.(入門)

◆ 소풍패독산(消風敗毒散)
ㅇ천포창(天疱瘡) 곧 양매창(楊梅瘡)이 처음 일어난 것을 치료한다.

【의방】 당귀피, 천궁, 적작약, 승마, 건강, 황금, 생지황 각 1전, 황연, 황백, 연교, 방풍 각 8푼, 강활, 금은화, 감초 각 5푼, 선각(蟬殼) 2개, 처음 복용할 때는 대황(大黃) 2전, 망초(芒硝) 1전 반(악물(惡物)을 설사해 내린 후에는 쓰지 말라).
　이상의 것을 썰어서 1첩을 만들어 물에 달여 복용한다.(入門)

◆ 조근환(皂根丸)
ㅇ양매창(楊梅瘡)이 완선(頑癬)이 된 것을 치료한다.

【의방】 당귀 2냥, 황귀 1냥 반, 인삼, 진애(陳艾) 각 1냥, 마황 5전, 조각수 뿌리 껍질(皂角樹根皮) 4냥.
　이상의 것을 분말을 만들어 꿀로 오동씨 크기의 환(丸)을 지어 토복령탕(土茯苓湯)으로 50환을 내린다.(入門)

◆ 선유량환(仙遺粮丸)
ㅇ양매창(楊梅瘡) 후에 종기 덩어리가 옹(癰)을 이루는 것을 치료한다.

【의방】 토복령(土茯苓) 1근(斤), 방풍, 목통, 율무쌀(薏苡仁), 방기(防己), 백복령, 금은화, 모과(木瓜), 백선피(白鮮皮), 조각자(皂角刺) 각 5전, 백개자(白芥子) 4전, 당귀신 7전.
　이상의 것을 분말을 만들어 꿀로 오동씨 크기의 환(丸)을 지어 술을 마시면서 50~70환을 임의로 내린다. 혹은 술에 담가 복용하고 생냉(生冷)과 닭, 돼지, 물고기를 달이고 볶은 것들을 기(忌)한다.(入門)

◆ 서성부전환(西聖復煎丸)

ㅇ 양매창(楊梅瘡) 뒤에 종기 덩어리[腫塊]가 여러 해가 지나 터져서 낫기 어려운데 백가지 의방의 효험이 없는데 치료하니 이 약을 쓰면 신과 같다.

【의방】 유향(乳香), 몰약, 해아다(孩兒茶)159), 정향(丁香) 각 1냥, 백화사(白花蛇), 아위(阿魏), 혈갈(血竭) 각 4전을 함께 분말을 만들고 흰 밀가루 볶은 것 1근, 봉밀(蜂蜜) 6냥을 달인 것[煉], 향유(香油) 4냥을 달여 익힌 것, 대추 20매를 껍질과 씨를 제거한 것.

이상의 것을 고루 섞어 공이에 천 번을 찧어 탄알 크기의 환(丸)을 지어 매 1환을 토복령(土茯苓) 2냥, 물 2주발을 1냥이 되게 달여 약환(藥丸)을 넣어 다시 달여 반이 되게 하여 찌꺼기를 제거하고 따스하게 복용한다.(回春)

◆ 소종유량탕(消腫遺糧湯)

ㅇ 양매창(楊梅瘡) 후의 종기 덩어리를 치료한다.

【의방】 토복령(土茯苓) 15냥, 목통(木通), 율무쌀[薏苡仁], 방풍, 방기, 적복령, 금은화, 모과, 백선피(白鮮皮), 조각자 각 5전, 백개자(白芥子) 볶아 간 것 4전, 당귀신 7전.

이상의 것을 썰어서 20첩을 만들어 매 1첩을 물에 달여 아침저녁 두 번 복용한다.(丹心)

◆ 향표탕(香鰾湯)

ㅇ 양매창독(楊梅瘡毒)으로 근골(筋骨)이 아픈 것을 치료한다.

【의방】 꼭두서니 뿌리[茜根], 마황(麻黃), 오약(烏藥), 세다(細茶), 괴화(槐花) 볶은 것, 천초(川椒) 각 5전, 어표(魚鰾)[부레] 3전을 지마(脂麻)와 함께 볶아서 주(珠)를 만든 것, 유향(乳香) 1전.

이상의 것을 썰어서 2첩을 만들어 매 1첩에 생강, 파 각 5쪽을 넣어 물에 달여 복용하니 2~3첩이면 낫는다.(回春)

◆ 통성5보단(通聖五寶丹)

ㅇ 양매(楊梅), 천포(天疱), 면화(綿花) 등의 부스럼[瘡]이 문드러져[潰爛] 뼈가 보이거나 혹은 근골(筋骨)이 아프거나 온몸[遍身]에 흘탑(疙瘩)160)이 돋거나 적백흉터(赤白瘢)나 아장선(鵝掌癬)161) 혹은 거죽[皮]이 망가지고[破] 살[肉]이 문드러지고[爛] 냄새[口臭]를 감당하지 못하는

---

159) 해아다(孩兒茶) : 약의 이름. 오다니(烏爹泥)의 다른 이름.
160) 흘탑(疙瘩) : 피부에 돋는 작은 종기.
161) 아장선(鵝掌癬) : 아장풍(鵝掌風) : 창병(瘡病)에 경분(輕粉)을 쓴 까닭에 손바닥이 헐어 부스럼이 나고 허물이 벗어지는 병.

일체의 완창(頑瘡), 악독(惡毒)을 아울러 다 치료한다.

【의방】 종유분(鍾乳粉) 3푼, 단사(丹砂) 2푼, 호박(琥珀), 편뇌(片腦) 각 5리(釐), 진주(眞珠) 2리(釐) 반.
　이상의 것을 고운 분말을 만들어 매번 5리(釐)를 복용하고 따로 비백산(飛白霜)162) 2푼 반을 넣어 볶아 여과한 것[炒過]을 합해서 1첩을 만들고 매일 토복령(土茯苓) 1근을 취해서 물에 달여 즙(汁) 10주발을 만들어서 끓인 1주발을 약 한 첩에 넣어 고루 섞어서 새벽에 복용하고 그 복령탕(茯苓湯)은 반드시 하루에 다 먹어야 하니 따로 탕수(湯水)는 쓰지 않는 게 좋다. 한재[一料]를 복용하면 곧 낫는 것이 신험(神驗)하다. 곧 양매(楊梅)를 치료하는데 천하 고금의 제일 선방(第一仙方)이다.(回春)

○비백상(飛白霜)은 경분(輕粉)이 아닌가 싶다.

◆ 선유량탕(仙遺粮湯)
○양매(楊梅)의 풍독(風毒) 혹은 경분(輕粉)을 잘못 복용하여 옹탄(癰癱)163)을 이루어 근골(筋骨)이 아프고 기육을 훼손[毁肌]하고 뼈를 상하는[傷骨] 것을 치료하니 이를 복용하면 영구히 후환이 없다.

【의방】 토복령(土茯苓) 7전,(습(濕)한 사람은 1냥), 방풍(防風), 모과[木瓜], 목통(木通), 율무쌀[薏苡仁], 백선피(白鮮皮), 금은화 각 5푼, 조각자(皂角刺) 4푼.
　이상의 것을 썰어서 1첩을 만들어 물에 달여 하루 3번 복용한다.(入門)

◆ 환골산(換骨散)
○천포창(天疱瘡)으로 근골(筋骨)이 아픈 증세를 달린다.

【의방】 토복령(土茯苓) 4냥, 조각자(皂角刺) 1냥반, 천화분(天花粉), 당귀, 형개, 마황, 치자, 연교 각 1냥, 유향, 몰약 각 1전 반.
　이상의 것을 썰어서 10첩으로 나누어 매번 1첩을 물 3주발이 1주발이 되게 달여 2차례 복용한다.(醫鑑)

◆ 회생보명단(回生保命丹)
○양매(楊梅), 천포(天疱), 완창(頑瘡) 및 경분의 독[輕粉毒]으로 근골(筋骨)의 종통(腫痛)에 신구(新久)를 불구하고 다 효험이 있다.

---
162) 비백상(飛白霜) : 비상산(飛霜散)(서열(暑熱)을 흩는 약)인 듯. 여기서는 경분(輕粉)이 아닌가 했다.
163) 옹탄(癰癱) : 중풍, 전신불수.

【의방】 괴화(槐花) 1냥, 경분(輕粉) 4전 2푼, 주사(朱砂) 4전, 천궁(川芎), 백지, 웅황 각 3전, 당귀 볶은 것 2전, 정향, 혈갈, 해아다(孩兒茶) 각 1전, 유향, 몰약 각 5푼, 우황 4푼.
　　이상의 것을 분말을 만들어 대추살〔棗肉〕에 쌀가루〔米粉〕를 넣어 풀을 쑤어 기장쌀〔黍米〕 크기의 환(丸)을 지어 토복령(土茯苓) 1냥, 아조(牙皂) 반 개를 넣어 함께 달인 탕으로 하루 3번 복용한다.(醫鑑)

◈ 복령탕(茯苓湯)

ㅇ멀고 가까운 양매(楊梅), 천포창(天疱瘡)의 독(毒)이 심하여 기육(肌肉)이 썩어 문드러지는데 이르러 고름즙〔膿汁〕이 흘러나와 냄새를 맡지 못할 지경이고 아픔을 견디지 못하는 것을 치료한다.

【의방】 율무쌀〔薏苡仁〕, 조각자(皂角刺), 모과, 백지(白芷), 당귀미, 황백, 생지황, 우슬, 백작약, 방풍 각 1냥, 조각(皂角), 천초(川椒), 홍화(紅花) 각 5전, 감초절(甘草節), 강활 각 7전, 금은화 2냥, 토복령 4냥.
　　이상의 것을 썰어서 15첩을 만들어 매 1첩을 물에 달여 하루 2차례 복용한다.(醫鑑)

◈ 상아환(象牙丸)

ㅇ양매창(楊梅瘡)이 누(漏)를 이루는 것을 치료한다.

【의방】 상아(象牙) 3전, 별갑(鱉甲), 고슴도치 껍질〔猬皮〕을 아울러 그을린 것〔燒〕 각 1개.
　　이상의 것을 분말을 만들어 대추살〔棗肉〕에 섞어 앵두(櫻桃) 크기 만한 환(丸)을 지어 매 1환을 빈속에 동뇨(童尿)에 녹여 내리고 다청(茶淸) 또한 좋다. 7일 후에 이상의 3미(三味) 분말을 돼지 담즙〔猪膽汁〕에 타서 부스럼 위에 붙인다.(入門)

◈ 활혼단(活魂丹)

ㅇ양매(楊梅), 천포창(天疱瘡)이 문드러져서 목구멍〔咽喉〕이 뚫리고 코가 무너지고〔鼻崩〕 고름피〔膿血〕가 뚝뚝 떨어지는데 치료한다.

【의방】 혈갈(血竭), 유향, 몰약, 동록(銅綠), 백반고, 황단, 천산갑 재 속에 묻어 검게 구운 것〔煨焦〕 각 1전, 경분(輕粉), 두꺼비 젖〔蟾酥〕 각 5푼, 사향 1자(字).
　　이상의 것을 고운 분말을 만들어 달팽이〔蝸牛〕를 진흙처럼 갈아 섞어서 녹두크기 만한 환(丸)을 지어 매 1환을(중(重)한 것은 2환) 곱게 씹어 파 밑동〔葱白〕에 약을 싸서 뜨거운 술로 빈속에 내려보낸다.(正傳)

◆ 수주환(水硃丸)

○ 오래된 양매(楊梅)의 완창(頑瘡)이 낫지 않는 것을 치료한다.

【의방】 수화주(水花硃)(곧 경분(輕粉)이다) 1전, 고백반(枯白礬), 주사(朱砂) 각 1전 반.
   이상의 것을 분말을 만들어 전갈(全蝎)을 술에 달인 고(膏)에 섞어 6환을 나누어 만들어 3일에 나누어 복용하여 양고기〔羊肉〕, 생선고기〔鮮魚〕 등의 탕으로 내려보내면 9일이면 완전히 낫는다.(入門)

◆ 66환(六六丸)

○ 천포(天疱), 양매창(楊梅瘡)을 치료한다.

【의방】 경분(輕粉) 1전 3푼, 황단(黃丹) 8푼, 주사, 웅황 각 5푼, 유향, 사향 각 3푼.
   이상의 것을 분말을 찹쌀 풀에 고루 섞어 6환을 만들어 매일 다청(茶淸)으로 1환을 내린다.(治疱方)

◆ 천포환(天疱丸)

○ 위와 같은 증세를 치료한다.

【의방】 경분 1전 반, 주사, 웅황, 진석회(陳石灰) 각 반 전.
   이상의 것을 분말을 만들어 진미반(陳米飯)에 섞어 녹두 크기 만한 환(丸)을 지어 매 3환을 다청(茶淸)으로 삼켜 내린다.(治疱方)

◆ 3황패독산(三黃敗毒散)

○ 천포(天疱), 양매(楊梅) 등의 창(瘡)을 치료한다.

【의방】 방풍, 형개, 연교, 백지, 당귀, 적작약, 황금, 황연, 치자, 지골피, 5가피, 백선피, 모과, 쓴너삼〔苦參〕, 매미허물〔蟬退〕, 금은화, 율무쌀〔薏苡仁〕, 백강잠, 조각자(皂角刺), 황백, 백질려(白蒺藜), 천궁(상부(上部)는 배로 쓴다〔倍用〕), 목통(木通)(하부(下部)는 배로 쓴다〔倍用〕), 감초 각 1냥, 토복령 1근 반.
   이상의 것을 썰어서 25첩을 만들어 매번 1첩을 취해서 물에 달여 하루 2번 복용한다.(醫鑑)

◆ 경분을 취하는 법〔取輕粉法〕

○ 내복(內服)한 경분(輕粉)의 독(毒)을 취해내어 후환(後患)을 없애는데 쓴다.

【의방】 입을 벌리고, 천초(川椒)를 매번 빈속에 토복령(土茯苓) 달인 탕으로 30알[粒]을 삼켜 내리면 곧 천초 안에 있는 경분(輕粉)이 대변(大便)을 따라 하리[利]하는데 씻고 일어나서 천초 안에 경분이 없을 때까지 천초를 복용하면 곧 그친다.(入門)

◆ 선유량(仙遺粮)

ㅇ오래된 천포(天疱)와 양매옹루(楊梅癰漏) 및 일찍이 잘못 복용한 경분(輕粉)으로 지체(肢體)가 망가지고 근골(筋骨)이 아픈 것을 잘 치료한다. 그 독(毒)을 수렴하고 그 풍(風)을 제거하고 그 허(虛)함을 보(補)한다.

【의방】 이상의 1미(一味)를 분말을 만들어 꿀로 오동씨 크기의 환(丸)을 지어 천초(川椒) 달인 탕으로 50환을 삼켜 내리고 코가 무너지고[鼻崩] 눈썹이 빠지고[眉落] 힘줄이 늘여지고[筋緩] 뼈가 굽으러지는 것[骨拳]에 다 효험이 있다. 다만 처음 일어날 때 폐열(肺熱)이 있고 변비(便秘)가 있는 것은 복용해서는 안 된다.(入門)

◆ 또 한 의방[一方]

ㅇ양매(楊梅)와 천포(天疱)의 여러 창(瘡)을 치료한다.

【의방】 향유(香油) 2근(斤)에 물 1잔(盞)을 넣어 흰 연기[白煙]가 일어나도록 달여 거두어 쌓아 놓고[收貯] 매번 황주(黃酒) 1종지[鍾]에 기름[油] 1잔(盞)을 넣어 따스하게 하루 3차례 복용하고 다 복용하면 완전히 낫는다.

ㅇ또 한 의방[方]은 오리[鴨] 1쌍(雙)을 이틀 간 굶겨서 단지 맹물[白水]만 먹이고 경분(輕粉) 1냥, 멥쌀밥[粳米飯] 4냥을 고루 버무려서[拌] 그슬려[煨] 오리[鴨]가 다 먹기를 기다려 갈대뿌리[葦根]를 망치로 두드려 부셔[槌碎] 흐르는 물[泡水]을 오리[鴨]에게 먹여 경분(輕粉)의 독을 제거하고 오리의 털이 다 빠지기를 기다려 삶아서 먹는다.(種杏)

◆ 약으로 씻는 의방[洗藥方]

ㅇ양매창(楊梅瘡)이 문드러진 것을 치료한다.

【의방】 방풍(防風), 창이자(蒼耳子), 지골피, 형개, 고삼, 세신 각 3냥을 썰어서 강물[河水]에 달여서 큰 통[大桶]에 넣어 담가서 목욕하고 온몸을 훈하여 씻어서[熏洗] 땀을 내고 피를 내면 효험이 있다.(醫鑑)

ㅇ또 한 의방은 고삼(苦參), 사상자(蛇床子), 백반, 형개를 진하게 달인 탕에 담가 씻는다.(得效)

ㅇ또 한 이방은 버드나무[柳], 뽕[桑], 괴나무[槐], 닥나무[楮]를 진하게 달인 탕에 담가서 목욕하는 것도 또한 좋다.(入門)

◆ 약을 바르는 의방[搽藥方]
ㅇ양매(楊梅), 천포(天疱)로 온몸의 부스럼이 문드러지는 것을 치료한다.

【의방】 행인(杏仁) 14매를 침(鍼)에 찍어서[挑] 불 위에 구워 반은 생 것, 반은 익히고, 경분(輕粉) 1전, 편뇌(片腦) 2리(釐)를 분말을 만들어 돼지 담즙[猪膽汁] 혹은 향유(香油)에 타서 바른다.(入門)

ㅇ또 들국화[野菊花], 대추나무 뿌리를 달인 탕에 씻은 후 방풍통성산(防風通聖散)과 지렁이 똥[蚯蚓糞]을 분말을 만들어 대략 볶아서 꿀에 타서 붙이면 지극히 묘하다.(入門)
ㅇ또한 천금산(千金散), 사향경분산(麝香輕粉散)을 쓴다.

◆ 천금산(千金散)
ㅇ양매창(楊梅瘡)이 문드러지는 것을 치료한다.

【의방】 유향, 몰약, 혈갈, 웅황, 행인 각 2전, 경분(輕粉), 해아다(孩兒茶), 백반고(白礬枯) 각 5푼, 담반(膽礬) 3푼, 사향(麝香) 2푼.
　　이상의 것을 분말을 만들어 먼저 돼지 담즙으로 씻고 부스럼 뒤에 뿌린다.(醫鑑)

◆ 사향경분산(麝香輕粉散)
ㅇ천포창(天疱瘡)이 문드러진 것 및 모든 악창(惡瘡)을 치료한다.

【의방】 백반, 유향 각 1냥, 경분(輕粉) 5전, 사향 반 전.
　　이상의 것을 분말을 만들어 매번 조금을 취해서 칠하여 붙인다.(治疱方)

◆ 훈비방(熏鼻方)
ㅇ양매(楊梅), 천포창(天疱瘡)에 코를 훈[熏鼻]하면 매우 기묘하다.

【의방】 흑연(黑鉛), 수은(水銀) 각 1전, 주사(朱砂), 유향, 몰약 각 5푼, 혈갈, 웅황, 침향 각 3푼.
　　이상의 것을 분말을 만들어 고루 섞어 종이를 말아 7가닥[條]을 비벼서[撚] 향유(香油)에 찍어 불을 붙여 평상 위에 놓고 병인으로 하여금 양 다리를 싸서 위에 서게 하고 홑이불[單被]로 온몸을 덮은 뒤에 입에는 시원한 물[凉水]을 머금고 자주 바꿔주면 입과 머리를 손상시키지 않는다. 첫날은 3가닥[條]을 쓰고 뒷날은 매번 한 가닥[一條]을 훈(熏)한다.(丹心)

ㅇ또 한 의방은 수은(水銀), 백석(白錫), 백초상(百草霜) 각 1전을 먼저 석(錫)을 녹여 2미(二味)를 넣고 고루 섞어 갈아 분말을 만들어 말아 만든 종이를 9가닥 비벼서 매일 아침, 점심, 저녁으로 각 1가닥씩 입에는 시원한 물(凉)을 머금고 따스하면 바꿔줘야 한다. 하루 3차례 3일에 9차례를 훈(熏)하면 온전히 낫는다.

◆ 약을 부는 의방〔吹藥方〕
ㅇ양매(楊梅), 천포창(天疱瘡)을 치료한다.

【의방】 흑연 8푼을 녹여서 수은(水銀) 1전을 넣어 함께 맺혀서 떡을 만들고〔成餠〕 은주(銀珠)(곧 경분(輕粉)이다) 1전 반을 볶고, 백반, 웅황 각 1전을 분말을 만들어 대추살〔棗肉〕을 고루 찧어 6환(丸)으로 나누어 매번 1환을 취해서 화롱(花籠) 안에 놓고 병인으로 하여금 수건으로 머리를 싸고〔包頭〕 입으로 불고 눈으로 약환(藥丸)의 연기가 다하는 것을 기다려 곧 그친다. 당일 이른 아침, 낮, 밤 각기 1환을 불고〔吹〕 다음날 아침 낮 2환을 불고 셋째 날은 단지 아침에 한 번 분 후 3~5일이면 혹은 입으로 침이 흐르면 황연, 녹두 달인 탕으로 푼다. 또 화독산(化毒散)(의방은 위를 보라)을 복용하고 3일 후에 가감통성산환(加減通聖散丸)(의방은 위를 보라)으로 조리(調理)하면 뿌리가 끊어진다.(入門)

◆ 조약하는 의방〔照藥方〕
ㅇ복령탕(茯苓湯)을 복용한 후에 조약(照藥)을 쓴다.

【의방】 수은(水銀), 황단(黃丹) 볶은 것, 백석(白錫) 각 1전, 혈갈(血竭) 분말 5전, 경향(京香) 2푼(사향(麝香)이 없으면)
　이상의 것을 분말을 만들어 익힌 쑥〔熟艾〕을 종이에 깔고〔鋪紙〕 약을 넣어 말아서 가닥〔條〕을 만들어 잔(盞) 안에 놓고 향유(香油) 1주발을 넣고 약가닥〔藥條〕을 등심(燈心)을 만들어 불을 붙여 목통(木桶) 안에 놓고 네 둘레를 홑이불로 싸서 기(氣)가 새지 않게 하고 눈으로 등(燈)을 보면서 입에는 시원한 물〔凉水〕을 머금고 뜨거우면 물을 바꾸고 약가닥〔藥條〕이 다 되는 것을 도수〔度〕로 한다.(醫鑑)

◆ 멸반법(滅瘢法)
ㅇ천포(天疱), 양매창(楊梅瘡)이 나은 후 헌데 자리〔瘢痕〕가 붉고 검은 것을 치료한다.

【의방】 대황, 백반(白礬)을 등분(等分)하여 함께 갈아 아픈 자리에 문지르면〔擦〕 그 흔적이 여상스럽게 없어진다.

◆ 금기법(禁忌法)

ㅇ천포(天疱), 양매창(楊梅瘡)에는 소[牛], 말[馬], 개[狗]고기와 닭[雞], 돼지[猪], 물고기[魚] 생것과 냉한 것[生冷] 및 술, 밀가루 다(茶), 유니(油膩)[기름기 많은 것], 맵고 뜨거운 것[辛熱] 등의 것을 기(忌)하고 술과 색과 소금[酒色塩]을 끊고 마땅히 볶아서 식사해야 한다.(回春)

◆ 아장선(鵝掌癬)

ㅇ무릇 천포(天疱), 양매창(楊梅瘡)에 경분(輕粉)을 복용하고 나은 후 손바닥 위에 옴[癬]이 발(發)하여 껍질이 한 꺼풀 벗겨지면 생기고 생겨서 그치지 않는 것을 아장선(鵝掌癬)이라 하고 또한 아장풍(鵝掌風)이라 한다. 마땅히 창이산(蒼耳散)을 복용하고 옥지고(玉脂膏)로 문지른다.

ㅇ한 의방[一方]은 돼지 앞발굽[猪前蹄爪]을 쪼개어 국화(菊花)와 창이(蒼耳) 분말을 넣어서 실로 묶어 문드러지게 삶아 먹는다. 다음날 백선피(白鮮皮), 조각(皂角), 웅황 각 5푼, 연(鉛)으로 볶은 수은(水銀) 3푼을 분말을 만들어 잘 임시에 거위기름[鵝脂]과 생강즙에 타서 문지르고[擦] 다음날 아침 일찍 자봉(磁鋒)으로 갈아 거친 껍질을 긁어내리고 창이산(蒼耳散)을 복용하고 옥지고(玉脂膏)로 문질러 다시 노궁(勞宮) 혹은 내관혈(內關穴)을 뜨면 뿌리를 끊는다.(入門)

ㅇ또 한 의방은 황단(黃丹), 경분(輕粉)을 등분(等分)하여 분말을 만들어 돼지기름에 타서 문지른다.

ㅇ천오(川烏), 초오(草烏), 하수오(何首烏), 천화분(天花粉), 적작약, 방풍, 형개, 창출, 지정(地丁)[164] 각 1냥, 쑥잎[艾葉] 4냥을 달인 물에 훈(薰)하고 씻으면 곧 효험이 있다.(回春)

◆ 창이산(蒼耳散)

ㅇ아장선(鵝掌癬)을 치료한다.

【의방】 저아(猪牙)[저아초(猪牙草)], 조각(皂角), 토복령(土茯苓), 감초 각 2전, 창이자(蒼耳子), 금은화(金銀花), 조각자(皂角刺), 방풍, 형개, 연교 각 1전, 천마, 전호(前胡), 사상자(蛇床子) 각 5푼.
　　이상의 것을 썰어서 1첩을 만들어 생강 1쪽, 천초(川椒) 한 줌을 함께 달여 복용한다.(醫鑑)

◆ 옥지고(玉脂膏)

ㅇ위와 같은 증세를 치료한다.

【의방】 우유(牛乳), 측백기름[柏油](없으면 거위기름[鵝脂]으로 대신한다), 향유(香油), 황납(黃蠟) 각 1냥을 녹여서[熔化], 호분(胡粉) 2전, 경분(輕粉) 1전 반, 사향(麝香) 5푼을 넣어.

---

164) 지정(地丁) : 민들레.

이상의 것을 분말을 만들어 안에 넣어 고루 섞어〔攪勻〕 부스럼 위에 바르고〔抹〕 불 위에 쬐어 말리고〔烘〕 문지르고〔擦〕 다시 불에 쬐어 말리고 다시 문지르면 신과 같다. (醫鑑)

□ 나력(瘰癧)

○ 나력(瘰癧)의 증세를 『내경(內經)』에 이르기를 '결핵(結核)이라 한 것이 이것이다. 머리 앞〔頭前〕과 목옆〔項側〕의 콩 만하고〔大豆〕 은행(銀杏)만한 것을 나력(瘰癧)이라 하고 가슴과 옆구리 겨드랑이 아래〔胸脇腋下〕에 돌처럼 딱딱하고 단단하여 말씹조개〔馬刀蛤〕 같은 것을 마도(馬刀)(馬蛤)라 한다. (入門)

○ 결핵(結核)이 이어진 것을 나력(瘰癧)이라 하니 형체의 길이가 대합조개〔蛤〕 같은 것이 마도(馬刀)이다. (綱目)

○ 목을 둘러싸서〔繞項〕 핵(核)이 일어나는 것을 반사력(蟠蛇癧)이라 하는데 흔히 어깨와 목〔肩項〕에 생기니 혹은 붉고 혹은 희고 혹은 잠기고〔沈〕 혹은 뜨므로〔浮〕 처음에는 콩 만하고〔豆〕 오래되면 핵〔核〕같으며 해와 달〔年月〕을 잠겨〔浸〕 오래 되면 그 크기가 매실〔梅〕만하고 혹은 계란(雞卵)만하게 줄을 지어〔排行〕 열(列)을 이루니 혹은 2~3, 혹은 6~7이 생기는 것이 이것이다. 성(性)을 쓰고 노력(努力)하고 근심걱정〔思慮〕이 지나치고 오래〔過久〕이면 더욱 아프고 붉은 종기〔赤腫〕가 나는데 일찍 치료하는 것이 상책〔上〕이다. (綱目)

○ 유주력(流注癧)[165]이란 부인(婦人)에게 많이 있는데 그 성질이 조급(急躁)하고 그 기(氣)가 답답하고〔怫鬱〕 그 마음이 열착(熱着)하므로 처음 생겨서는 목〔項〕에 있고 터진 후에는 4지(四肢)에 흘러 머물고〔流注〕 온몸을 지나 매실과 오얏〔梅李〕처럼 독을 맺어〔結毒〕 고칠 수 없고〔不療〕 저절로 터지고 구멍이 서로 뚫리고 한열(寒熱)하고 동통(疼痛)하고 혹은 고름〔膿汁〕이 흐르는 것이 이것이다. 또한 천세창(千歲瘡)이라 하는데 화기조경탕(化氣調經湯)으로 주치한다. (綱目)

○ 나력(瘰癧)은 처음에 소양(少陽)에서 일어나니 금기(禁忌)를 지키지 못하면 양명(陽明)에 이어져 미친다〔延及〕. 대체로 식미(食味)의 후(厚)함과 울기(鬱氣)의 쌓임〔積〕이 모두 이 2단(二端)의 변환(變換)을 불러 끌어들이니〔招引〕 그것이 담경(膽經)에 속해서 결단(決斷)을 주관하고 상화(相火)가 있고 기(氣)가 많고 혈(血)이 적으니 부인(婦人)에게 이것이 나타나면 가령 월경(月經)이 운행하고 한열(寒熱)이 일어나지 않으면 살 수 있고 조금 오래되어 조열(潮熱)로 전변〔轉〕하면 위태로운 것이니 스스로 기욕〔慾〕을 끊고 근심걱정을 하지 말고 담식(淡食)을 하지 않으면 비록 신성(神聖)이라도 치료할 수 없는 것이다. (丹心)

○ 쓸개〔膽〕와 간(肝)은 부합〔合〕하고 또 힘줄〔筋〕을 주관하니 병들면 힘줄이 얽히고 얽혀〔累累〕 구슬을 꿴 것 같으니〔貫珠〕 한열(寒熱)로 화끈거리고 아프다〔焮痛〕. 곧 간기(肝氣)가 움직여 병이 된 것이다. 응당 간화(肝火)를 맑게 하는 것을 위주(爲主)로 해야 하니 마땅히 청간익영탕(淸肝益

---

[165] 유주력(流注癧) : 목의 임파선에서 비롯하여 온몸이나 4지(四肢)의 임파선이 부어오르는 나력(瘰癧)의 한 가지.

榮湯)(의방은 입문(入門)을 보라), 시호청간탕(柴胡淸肝湯)(의방은 옹저(癰疽)를보라), 치자청간탕(梔子淸肝湯)을 쓴다.(入門)

o 간(肝)이 메마르고[燥] 화(火)가 동(動)해서 힘줄이 저리니[筋攣] 보중승독병(補中勝毒餠)이 위주(爲主)가 된다. 노화(怒火)가 많은 것은 마땅히 청간해울탕(淸澗解鬱湯)(의방은 유부(乳部)를 보라). 한열(寒熱)이 있는 것은 단하고초산(單夏枯草散)을 쓰고 묘두환(猫頭丸), 해조산견환(海藻散堅丸)을 통용(通用)한다.(入門)

o 치료법은 대체로 지담(地膽)과 반묘(斑猫)가 위주(爲主)이니 소변(小便)을 스며 나오게[滲泄] 해서 심화(心火)를 사(瀉)시키니 입응산(立應散)이 이것이다. 그러나 성질이 매우 준열[甚峻]한 것은 복용한 후에 몸을 헤아려서 조치(調治)해야 하고, 실(實)한 것은 선열단(宣熱丹)을 쓰고 허(虛)한 것은 탁리익기탕(托裏益氣湯)(의방은 옹저(癰疽)를 보라)을 쓴다.(入門)

o 나력(瘰癧)의 독(毒)은 반드시 뿌리가 있으니 지담(地膽)166)과 반묘(斑猫)제(製)를 법대로 받아서 그 뿌리로 하여금 소변(小便)을 따라서 나오는데 혹은 분편(粉片)같고 혹은 핏덩어리[塊血]같고 혹은 문드러진 살[爛肉] 같은 것이 다 그 징험[驗]이다. 다만 독뿌리[毒根]가 운행하면 소변이 반드시 막히니[澁] 응당 목통(木通), 활석(滑石) 등으로 이끌어 내야 하는데 이 독이 반드시 소변으로 따라 나오는 것은 어째서인가? 대체로 아프고 가려움[痛痒]과 부스럼[瘡瘍]은 다 심장[心]에 속하는 때문이다.(直指)

o 통용되는 치료에는 마땅히 화기조경탕(化氣調經湯), 묘두환(猫頭丸), 해조산견환(海藻散堅丸), 선열단(宣熱丹), 3성환(三聖丸), 소서각환(小犀角丸), 산종궤견탕(散腫潰堅湯), 내소환(內消丸), 호박산(琥珀散), 납반원(蠟礬元), 천화산(天花散), 하고초산(夏枯草散)

o 간담(肝膽)의 화(火)를 사(瀉)시키는 데는 마땅히 치자청간탕(梔子淸肝湯)을 쓴다.

o 독(毒)을 사(瀉)시키는데는 마땅히 입응산(立應散), 박하단(薄荷丹), 백사산(白蛇散), 4성산(四聖散)을 쓴다.

o 보허(補虛), 보중(補中)하는데는 승독병(勝毒餠), 익기양영탕(益氣養榮湯)을 쓴다.

o 마도창(馬刀瘡)에는 마땅히 연교산견탕(連翹散堅湯), 소종탕(消腫湯), 시호통경탕(柴胡通經湯)을 쓴다.(諸方)

◆ 화기조경탕(化氣調經湯)

o 유주나력(流注瘰癧)을 치료한다.

【의방】 귤피(橘皮) 2냥, 향부자 술에 담가 수제한 것[香附子酒浸製], 강활, 백지 각 1냥, 모려분(牡蠣粉), 천화분(天花粉), 조각자(皂角刺), 감초 각 5전.

---

166) 지담(地膽) : 가뢰, 가뢰과에 속하는 곤충, 먹가뢰, 왕가뢰, 목가람가뢰, 몸에 칸다리딘을 함유하여 유독(有毒)하므로 한방에서 건조하여 피부자극제, 발표제 등의 약제로 씀.

이상의 것을 분말을 만들어 매 2전을 청주(淸酒)에 타서 하루 3번 복용한다.(綱目)

◆ 치자청간탕(梔子淸肝湯)

o 간담(肝膽)의 화(火)가 왕성한 것과 귀 뒤[耳後]와 목[頸項][목의 앞이 '頸', 목의 뒤가 '項'이다], 가슴과 유방[胸乳] 등의 곳에 결핵(結核), 종통(腫痛)하고 한열(寒熱)하는 것을 치료한다.

【의방】 시호(柴胡) 2전, 치자(梔子) 술에 볶은 것, 목단피(牧丹皮) 각 1전 2푼, 적복령, 천궁, 적작약, 당귀, 우방자(牛蒡子) 각 1전, 청피(靑皮), 감초 구운 것 각 5푼.
이상의 것을 썰어서 1첩을 만들어 물에 달여 복용한다.(入門)

◆ 보중승독병(補中勝毒餠)

o 나력(瘰癧)과 마도창(馬刀瘡)을 치료한다.

【의방】 황기 1전 반, 연교 1전, 방풍, 승마, 시호, 감초 각 5푼, 당귀, 생지황, 숙지황, 백작약, 진피, 인삼 각 3푼.
이상의 것을 분말을 만들어 탕에 담가 찐 떡[湯浸蒸餠]을 고루 섞어[調和] 주위 모아 만든[捏作] 2병자(二餠子)167)를 햇볕에 말려 매 1개의 떡을 찧어 분말을 만들어 백탕(白湯)에 타서 내린다.(入門)

◆ 하고초산(夏枯草散)168)

o 나력(瘰癧)을 크게 치료하니 결기(結氣)를 흩고 궐음(厥陰)의 혈맥(血脉)을 보양(補養)하는 공효[功]가 있다.

【의방】 하고초말(夏枯草末) 6전, 감초말(甘草末) 1전.
이상의 것을 고루 섞어 매 2전을 다청(茶淸)에 타서 내린다.

o 또 1냥을 취해서 물에 달여 복용한다. 허(虛)한 사람은 많이 복용하면 더욱 좋고 겸하여 10전대보탕(十全大補湯)(의방은 허문[虛門]을 보라)에 향부(香附), 원지(遠志), 패모(貝母)를 더해서 쓰니 나력(瘰癧), 마도(馬刀)를 치료하고 한열(寒熱)을 물리치는 성약(聖藥)이다.(入門)

◆ 묘두환(猫頭丸)

o 나력(瘰癧)과 마도(馬刀)를 치료함에 터졌거나 안 터졌거나 다 효험이 있다.

---

167) 병자(餠子) : 밀가루로 만든 둥글납작한 떡.
168) 하고초(夏枯草) : 제비꿀, 제비꿀의 줄기와 잎, 좀 찬 성질에 쓴 맛이 나는데 나력, 자궁병에 쓰인다.

【의방】 묘두골(猫頭骨) 1개 구운 것, 박쥐〔蝙蝠〕 1개에 주사(朱砂) 3전을 뱃속에 메워 기왓장 위〔瓦上〕에 굽고 그슬리고〔炙焦〕 남성(南星), 백반(白礬) 각 1냥.
　　이상의 것을 분말을 만들어 황랍(黃蠟)을 녹여 섞어 녹두 크기의 환(丸)을 지어 잘 임시에 미음(米飮)으로 30환을 내린다.(入門)

◆ 해조산견환(海藻散堅丸)
o 나력(瘰癧)과 마도창이 단단하고 굳세고 형체가 야위고 조열(潮熱)하는 것을 치료하고 겸해서 목에 혹기운〔癭氣〕을 치료한다.

【의방】 신국(神麴) 4전, 해조(海藻), 곤포(昆布), 초룡담(草龍膽), 합분(蛤粉), 통초, 패모(貝母), 백반고(白礬枯), 진송라(眞松蘿) 각 3전, 반하(半夏) 2전.
　　이상의 것을 분말을 만들어 꿀로 녹두 크기의 환(丸)을 지어 총백탕(葱白湯)으로 30환을 내리거나 혹은 분말 2전을 취해서 따스한 술에 타서 복용한다.(入門)

◆ 선열단(宣熱丹)
o 나력(瘰癧) 때 풍열(風熱)의 독(毒)은 풀어서〔解〕 소변으로부터 나오게 한다.

【의방】 박하, 조각, 연교, 하수오, 만형자, 3릉(三稜), 형개 각 1냥.
　　이상의 것을 분말을 만들어 뜨거운 초〔熱醋〕에 담근 메주〔豆豉〕 2냥 반을 찧어서 고(膏)를 만들어 오동씨 크기의 환(丸)을 지어 익은 물〔熟水〕로 30환을 하루 한 번 복용한다.(入門)

◆ 3성환(三聖丸)
o 나력(瘰癧)을 통치한다.

【의방】 정향(丁香) 50알〔粒〕, 반묘 10개 독을 제거하고 볶은 것, 사향 1전.
　　이상의 것을 분말을 만들어 염시(塩豉) 50알을 탕에 담가 갈아서 진흙처럼 된 것에 섞어 녹두(菉豆) 크기의 환(丸)을 지어 매번 5~7환을 빈속에 따스한 술로 내려보내는데 하루에 3번 복용하여 5~7일에 바깥으로 소변이 뚝뚝 떨어지고〔淋瀝〕 혹은 청근막(靑筋膜)의 형상이 내려오는 것을 느끼는 이는 병의 뿌리이다.(綱目)

◆ 소서각환(小犀角丸)
o 모든 나력(瘰癧)을 치료함에 응하는 효험〔應效〕이 신과 같다. 상복(常服)하면 뿌리가 없어진다.

【의방】 흑축(黑丑) 반은 생 것, 반은 볶아서 두말(頭末)을 취하고 청피(靑皮), 진피(陳皮) 각 1냥,

연교(連翹) 5전.

이상의 것을 분말을 만들어 조각(皂角) 2가닥[條]를 껍질을 벗기고 현자탕(弦子湯)에 담가 쥐어짜서 즙(汁)을 1주발 취하고 새박하(新薄荷) 2근(斤)을 즙(汁)을 취해서 함께 볶아 고(膏)를 만들어 오동씨 크기의 환(丸)을 지어 연교박하탕(連翹薄荷湯)으로 식후에 30환을 삼켜 내린다.(綱目)

◆ 산종궤견탕(散腫潰堅湯)

o 나력(瘰癧) 및 마도창(馬刀瘡)이 단단하고 터지지 않고 혹은 터져서 고름이 나오는 것을 치료한다.

【의방】 황금(黃芩) 1전을 술에 씻어 반은 생 것, 반은 볶은 것, 초룡담(草龍膽) 술에 씻은 것 6푼, 과루근(瓜蔞根) 술에 씻은 것, 황백(黃栢) 술에 볶은 것, 지모(知母) 술에 볶은 것, 길경(桔梗), 곤포(昆布), 해조(海藻), 각 7푼, 시호(柴胡) 6푼, 구운 감초[灸甘草], 3릉(三稜) 술에 씻은 것, 봉출 술에 볶은 것, 연교 각 5푼, 간근, 백작약, 당귀소(當歸梢), 각 4푼, 황연 술에 씻은 것, 승마 각 3푼.

이상의 것을 썰어서 1첩을 만들어 술에 한나절[半日] 담가 달여서 식후에 복용하되 베개를 치우고 머리를 낮추고 누워서 한 입을 물고 10차례를 씹어 내리면서 천천히 복용한다. 같은 재료를 따로 찧어서 고운 분말을 만들어 꿀로 녹두크기 만한 환(丸)을 지어 매번 100환을 취해 달인 약탕으로 내려보낸다.(東垣)

◆ 내소환(內消丸)

o 나력(瘰癧)의 핵이 맺힘[結核]과 열독(熱毒)이 울체(鬱滯)된 데에 치료하니 복용해서 안에서 없앤다.

【의방】 흑축(黑丑) 8냥의 두말(頭末)을 취하고 청피, 진피 각 2냥.

이상의 것을 분말을 만들어 박하, 조각 각 3냥을 문드러지게 삶아서 즙(汁)을 취하여 볶아서 고(膏)를 만들어 섞어서 녹두(菉豆) 크기의 환(丸)을 지어 형개다청(荊芥茶淸)으로 30환을 식후에 삼켜 내린다.(精義)

◆ 호박산(琥珀散)

o 나력(瘰癧)의 핵이 맺힌 것[結核]을 치료함에 안에서 없애는데 신효하다.

【의방】 백축두말(白丑頭末), 활석(滑石), 백강잠, 황금 각 1냥, 목통, 연교 각 7전, 지각(枳殼), 적작약, 시호 각 5전, 반묘 3전, 날개 발을 제거하고 볶은 것, 감초 3전, 호박 2전.

이상의 것을 썰어서 6첩을 만들어 물에 달여 복용한다.(回春)

◆ 천화산(天花散)

ㅇ나력(瘰癧)이 터지고 아픈 것을 치료한다.

【의방】 금은화 2전, 적작약 1전 7푼, 천화분 1전 5푼, 천산갑 1전 2푼, 백지(白芷), 당귀 각 1전, 패모 7푼, 몰약 5푼, 유향 2푼.
　　이상의 것을 썰어서 1첩을 만들어 술과 물에 달여 복용한다.

◆ 입응산(立應散)

ㅇ나력(瘰癧)과 마도창(馬刀瘡)을 치료한다.

【의방】 연교, 적작약, 천궁, 당귀, 활석, 감초 각 5전, 황금 반묘(斑猫) 독을 제거하고 볶은 것 각 3전, 백축두말(白丑頭末) 생 것, 토봉방(土蜂房) 꿀물에 씻어 밥 위에 쪄서 햇볕에 말린 것 각 2전 반, 천오끝[川烏尖] 7개.
　　이상의 것을 분말을 만들어 매 1전을 진하게 달인 목통탕(木通湯)에 타서 잘 임시에 복용하면 독이 소변을 따라 분편(粉片)이나 핏덩어리[血塊]처럼 나오는 것이 이것이다. 효험이 없으면 다시 복용한다. 반묘(斑猫)가 성질이 독하니 오첨(烏尖)으로 구제[濟]하고 혹은 위로 치받아[上衝] 마비되고 괴로우면[麻悶] 파[葱]를 씹어[嚼] 다청(茶淸)으로 내려서 풀어야 한다. 만약 소변이 막히면[澁] 익원산(益元散) 혹은 5령산(五苓散)을 등심(燈心) 달인 탕에 타서 내려 독을 푼[宣毒] 뒤에 이어서 박하단(薄荷丹)을 복용하여 풍열(風熱)을 푼다.(入門)

◆ 박하단(薄荷丹)

ㅇ나력(瘰癧)의 독(毒)을 푸는데 약을 복용하여 소변을 따라 나온 후 이 약을 상복(常服)한다.

【의방】 박하, 조각, 연교, 하수오, 만형자, 3릉, 형개 각 1냥.
　　이상의 것을 분말을 만들어 메주[豉] 2냥 반을 뜨거운 초[熱醋]에 담가 메주가 연하게 하여 갈아서 풀[糊]을 만들어 섞어서 오동씨 크기의 환(丸)을 지어 익은 물[熟水]로 30환을 내린다.(直指)

◆ 백사산(白蛇散)

ㅇ나력(瘰癧)과 마도(馬刀)와 9루(瘻)의 한열(寒熱)하고 아픈 증세를 치료한다.

【의방】 백화사(白花蛇) 살[肉] 2냥, 청피(靑皮), 흑축두말(黑丑頭末) 반은 생 것, 반은 볶은 것 각 5전, 서각(犀角) 2전 반.
　　이상의 것을 분말을 만들어 매 1전에 경분(輕粉) 5푼을 넣어 고루 갈아 5경(五更)에 나미음

(糯米飮)에 타서 내리고 사시(巳時)에 오물(惡物)을 하리(下利)하니 곧 병의 뿌리이다. 210일 후에 다시 복용한 후 4성산(四聖散)으로 보(補)하면 뿌리를 영구히 끊는다.(入門)

◆ 4성산(四聖散)

ㅇ나력(瘰癧)을 치료하니 백사산(白蛇散)을 취한 뒤에 이 약으로 보(補)한다.

【의방】 해조(海藻), 석결명(石決明) 불에 데운 것〔煆〕, 강활(羌活), 구맥(瞿麥) 각 1냥.
　　　 이상의 것을 분말을 만들어 매 2전을 미음(米飮)에 타서 하루 3번 복용하고 청수(淸水)를 다 내리면 묘(妙)하다.(得效)

◆ 납반원(蠟礬元)

ㅇ나력(瘰癧)과 마도(馬刀)의 악창(惡瘡)을 치료하는데 내막(內膜)을 호위(衛護)하고 모든 독〔諸毒〕을 몰아내 푸니〔驅解〕 자연 안에서 없어지고 신묘하다.(의방은 옹저(癰疽)를 보라)

◆ 익기양영탕(益氣養榮湯)

ㅇ억울(抑鬱)함을 가슴에 품어서 나력(瘰癧)이 유주(流注)하여 해질녘〔日晡〕에 발열(發熱)하여 혹은 터져서〔潰〕 수렴하지 못하는〔不斂〕 증세를 치료한다.

【의방】 황기(黃芪) 1전 반, 인삼, 백출 각 1전, 당귀 술에 씻은 것, 천궁, 백작약 술에 볶은 것, 생지황, 진피, 향부자, 패모(貝母) 각 7푼, 시호, 길경, 지골피, 감초 구운 것 각 5푼.
　　　 이상의 것을 썰어서 1첩을 만들어 물에 달여 하루 2차례 복용한다.(醫鑑)

◆ 연교산견탕(連翹散堅湯)

ㅇ마도(馬刀)와 나력(瘰癧)이 유주(流注)하여 온몸에 핵(核)을 이루고 부스럼〔瘡〕을 이루는 것을 치료한다.

【의방】 시호(柴胡) 1전 반, 초룡담 술에 4차례 볶은 것, 쥐참외 뿌리〔土瓜根〕 술에 볶은 것 각 1전 2푼, 황금 술에 3차례 볶은 것 1전, 당귀소(當歸梢) 생 것, 황금, 봉출 술에 볶은 것, 3릉(三稜) 술에 볶은 것, 연교, 백작약 술에 볶은 것 각 7푼, 구운 감초 5푼, 황연 술에 볶은 것, 창출 각 4푼.
　　　 이상의 것을 썰어서 1첩을 만들어 물에 한 나절〔半日〕 담갔다가 곧 달여 베개를 치우고 바로 누워 한 입 머금어 10여 차례 씹고 한 입 입안에 머물렀다 내려보낸다.
　　　 환약(丸藥)을 따로 1제(劑) 취해서 고운 분말을 만들어 꿀로 녹두(菉豆) 크기의 환(丸)을 지어 매 100환을 달인 약물로 내려보내고 다시 용천산(龍泉散)을 바른다.(正傳)

◆ 소종탕(消腫湯)
○ 마도창(馬刀瘡)을 치료한다.

【의방】 연교 2전, 생황금, 시호 각 1전 2푼, 천화분, 황기 각 1전, 당귀소, 감초 각 7푼, 서점자(鼠粘子), 황연 각 5푼, 홍화(紅花) 2푼.
　　　이상의 것을 썰어서 1첩을 만들어 물에 달여 복용한다.(正傳)

◆ 시호통경탕(柴胡通經湯`)
○ 소양경분(少陽經分)의 목 옆〔項側〕에 핵(核)이 단단한 것이 있어서 터지지 않는 것을 마도창(馬刀瘡)이라 하니 이를 치료한다.

【의방】 길경 2전, 시호, 연교, 당귀미, 황금, 황연을 아울러 술에 볶은 것, 서점자, 3릉, 감초 생 것 각 1전, 홍화 1푼.
　　　이상의 것을 썰어서 1첩을 만들어 물에 달여 복용한다.(回春)

◆ 하나의 의방〔一方〕
○ 나력(瘰癧)을 치료한다.

【의방】 오계란(烏雞卵) 1매를 머리에 구멍을 뚫어〔穿頂〕 반묘(斑猫) 1개를 넣고 종이로 그 구멍을 봉(封)하고 쪄서 익혀 반묘〔猫〕를 제거하고 하루 한 번 복용하는데 달인 5적산(五積散)(의방은 한문(寒門)을 보라)으로 4~5매 내려보내면 곧 효험이 있다.(入門)

□ 바같을 치료하는 법〔外治法〕

○ 무릇 나력(瘰癧) 마도(馬刀)는 시일을 끌어〔荏苒〕169) 오래되면 안에 반드시 곪는데〔成膿〕 만약 종기〔腫〕가 솟아오르고〔高〕 살아져 연해지고〔消軟〕 그 사람의 얼굴 색이 누렇게 시들고〔萎黃〕 피부가 씩씩하고 뜨겁고〔壯熱〕 위로 찌면〔上蒸〕 고름〔膿〕이 이미 이루어진 것이다. 침(鍼)으로 핵 속〔核〕을 째고〔決〕 추독식육(追毒蝕肉)하는 정제〔錠子〕를 써서 짜야 하니〔紝〕 고약을 써서 붙인다.(精義)

○ 치료법은 화침(火鍼)으로 핵 속〔核中〕을 찔러 속에 섬수고(蟾酥膏)를 넣고 밖으로는 녹운고(綠雲膏)를 붙이고 3일 후에는 핵중(核中)의 빽빽한 고름을 빨아내고〔取去〕 고름이 다 나오면 핵 밖〔核外〕의 얇은 막(膜)을 제거하고 처음 일어난 핵(核) 1매(枚)를 먼저 터뜨려서 그 근원을 끊고

---

169) 임염(荏苒) : 세월을 천연함, 시일을 자꾸 끎.

복약하면 뒤에 나오는 것은 다 낫는다. 혹 수렴되지 않아서 은행(銀杏)같은 것은 다 째고 약을 취하는데 그 저절로 터진 것은 모과[木瓜]의 익어 썩은 살과[腐熟肉] 같으니 비록 터졌으나 핵(核)이 오히려 있는 고로 고름이 뚝뚝 떨어져서[淋瀝] 오래 낫지 않는다. 치료법은 쇠불침[鐵烙]을 벌겋게 달구어서 그 터진 핵[破核]이 아직 암은 것을 제거하고 아울러 살이 터진 곳을 제거하고 다음에 금보고(金寶膏)를 써서 해롭고 나쁜[蠹惡] 뿌리를 뒤따라가 제거하고 마침내 살이 자랄 수 있어서 낫는다.(正傳)

◆ 섬수고(蟾酥膏)170)

ㅇ섬수(蟾酥)가 콩 만한 것으로 치료한다.

【의방】 백정향(白丁香) 15매, 파두육(巴豆肉) 5알[粒], 한수석(寒水石), 한식면(寒食麪)171) 각기 조금.

　　이상의 것을 각기 따로 갈아 합해 섞어서 다시 갈아 꿀로 녹두크기[菉豆] 만한 환(丸)을 지어 매 1환 혹은 2환, 3환을 침구멍 속에 넣는데 가령 고름이 덜 된 것은 다시 몇 환을 넣고 고름이 다 되는 것을 도수[度]로 한다.(正傳)

◆ 녹운고(綠雲膏)

【의방】 황연, 대황, 황금, 현삼(玄蔘)172), 황백, 목별자살[木鱉子肉] 각 1전.

　　이상의 것을 썰어서 향유(香油) 1냥과 같이 달여 그을린 색깔[焦色]이 되면 찌꺼기를 제거하고 송지(松脂) 5냥을 넣어 다시 달여 고(膏)를 만들어 여과[濾] 해서 물 속에 넣어 찢어 뽑으면[扯拔] 금색(金色)같이 되니 다시 볶아서 따스한 데 두고 돼지 쓸개[猪膽] 3개의 즙(汁)을 동록초(銅綠醋)에 담가 하룻밤을 지새고 찌꺼기를 제거한 것 3전을 고루 섞어서 보통 때처럼[如常] 펴서 붙이는데[攤貼] 가령 부스럼 구멍[瘡口] 마르지 않았으면 유향(乳香), 몰약(沒藥), 경분(輕粉)을 더해서 쓰면 더욱 묘하다.(正傳)

◆ 금보고(金寶膏)

ㅇ썩은 살[腐肉]과 나쁜 살[惡肉]을 제거하고 좋은 살[良肉]을 상하지 않게 한다.

【의방】 상시회(桑柴灰) 5주발을 끓인 탕[沸湯] 10주발로써 물이 흐르게 여과시켜[淋濾] 즙(汁)을 취하고 천산갑(穿山甲) 배부른 것 구워서[煨胖] 2냥, 신비(信砒) 1전, 행인(杏仁) 7매, 3미(三味)를 함께 곱게 간 것, 생지황 2냥, 주사(朱砂) 1전, 경분(輕粉), 사향 각 반 전.

---

170) 섬수(蟾酥) : 두꺼비의 피부에서 분비되는 흰 색의 액체, 독을 제거하는 효험이 있다.
171) 한식면(寒食麪) : 한식 날에 먹는 국수.
172) 현삼(玄蔘) : 현삼과에 딸린 다년생 풀, 산과 들에 저절로 나거나 재배를 하는데 잎은 톱니가 있는 달걀모양이고 담황색임, 뿌리는 성질이 차서 열을 내리게 하므로 폐결핵의 약으로 씀. 원삼(元蔘).

이상의 회즙(灰汁)을 냄비[鍋]에 부어 진하게 달여 천산갑 분말[甲末] 등 및 지황즙(地黃汁)을 넣고 타서 마르기를[焦乾] 기다려 사향(麝香)을 넣고 다음에는 경분(輕粉)을 넣고 다음에는 주사(朱砂)를 넣고 고(膏)가 이루어지기를 기다려 볶은 석회분말(炒石灰末) 1냥을 넣어 덩어리[塊子]가 지면 단지 안에 거두어들여 바람을 쏘이지 말고 매번 취하여 핵(核) 위에 다시 붙이고 전약과 딱지[靨]를 아울러 제거하면 곧 효험이 있다.(正傳)

□ 금기법(禁忌法)

○사람이 이 질환[患]이 있으면 분한 생각을 징계하고 욕심을 막을 뿐 아니라[懲念窒慾] 마시고 먹는데도[飮食] 백미(百味) 일체를 경계[戒]해야만 한다.(直指)

○독약(毒藥)의 점식(點蝕)을 절대로 기해야[切忌] 하고 침과 칼[鍼刀]의 자르고 터뜨림[割破]의 망녕된 사용[妄用]은 반드시 죽으니[必死] 경계[戒]해야 한다.(資生)

□ 칠하고 붙이는 약[糝貼藥]

○무릇 나력(瘰癧)과 마도(馬刀), 악창(惡瘡)은 마땅히 잠견산(蠶繭散), 묘복산(猫蝠散), 대구산(代灸散), 용천산(龍泉散), 와우산(蝸牛散), 소회산(燒灰散), 생권산(生權散)에서 골라 쓴다.

○처음 발생하여 터지지 않은 것은[初起未破], 10향고(十香膏), 호박고(琥珀膏)(두 의방은 잡방(雜方)을 보라)을 상시로 붙이면 저절로 없어진다.(精義)

○나력(瘰癧)을 치료하는 신효(神效)한 의방[方]은 백교향(白膠香), 해표초[海螵蛸](오징어의 뼈), 강진향(降眞香)을 등분(等分)하여 분말을 만들어 아픈 자리[患處]에 바르고 밖에는 물 추긴 종이로 덮어두면 하루 저녁이면 없어진다.

○또 한 의방[方]은 터지지 않은 것[未破]은 꿀벌[蜜蜂] 21개, 뱀허물[蛇蛻] 7푼 반, 지네[蜈蚣] 2가닥[條]을 단오(端午) 전에 거둔 것.

이상의 것을 향유(香油) 4냥과 함께 볶아서 광분(光粉)[백분(白粉)] 2냥을 넣어 뽕나무 가지[桑枝] 7가닥[條]으로 급히 저어[急攪] 식기를 기다려[候冷] 화기(火氣)를 나가게 하고 7일 만에 거두어 두고, 매양 쓸 때에 종이에 발라서 아픈 자리에 붙인다.

○이 두 의방[二方]은 반드시 약을 먹지 않고 단지 5~7일간 약을 붙이면 곧 없어진다.(綱目)

◆ 잠견산(蠶繭散)

○나력(瘰癧)을 치료한다.

【의방】 누에고치[蠶繭] 3개, 백출, 비상(砒霜) 각 1전.
이상의 것을 아울러 불에 구워서[火煆] 분말을 만들어 터진 살[爛肉] 위에 바르면 3일이면 그 핵(核)이 곧 녹아 내린다.(入門)

32. 여러 부스럼〔諸瘡〕

◆ **묘복산(猫蝠散)**
ㅇ나력(瘰癧)이 여러 해 되어도 낫지 않는 데에 신효하다.

【의방】 묘두골(猫頭骨) 1개, 박쥐(蝙蝠) 1개.
　　　이상의 2미(二味)를 함께 검은 콩〔黑豆〕 위에 놓고〔撒〕 같이 소존성(燒存性)하여 갈아서 분말을 만들어 말려서 바른다.(入門)

◆ **대구산(代灸散)**
ㅇ나력(瘰癧)이 문드러져 냄새가 나서 맡지 못하는 것을 치료한다.

【의방】 연분(鉛粉), 웅황 각 1전, 경분(輕粉) 5푼, 사향 2푼.
　　　이상의 것을 분말을 만들어 괴피(槐皮) 한 조각〔片〕을 침(鍼)으로 매우 조밀하게〔密密〕 구멍을 뚫어 부스럼 위에 놓고 위에다 약 한 줌을 발라서 숯불〔炭火〕로 뜨겁게 뜨면〔灸〕 그 약 기운이 자연히 부스럼 안에 뚫고 들어가〔透入〕 아프고 열남〔痛熱〕이 그치니 2~3차례 하면 완전히 낫는다.(醫鑑)

◆ **용천산(龍泉散)**
ㅇ나력(瘰癧)을 치료한다.

【의방】 연분(鉛粉), 용천분(龍泉粉) 볶은 것(곧 칼을 간 숫돌 위의 분(粉)이다), 곤포(昆布), 봉출(蓬朮), 3릉(三稜) 각 5전의 3미(三味)를 술에 담가 볶아서 말린 것.
　　　이상의 것을 지극히 고운 분말을 만들어 뜨거운 물에 타서 부스럼 위에 바르면 즉효(卽效)이다.

ㅇ나력(瘰癧)이 먼저 1개가 나면 4능철환(四楞鐵環)으로 일정하게 머물게〔定住〕해서 옮기지 못하게 하여 터뜨려 부스럼 구멍을 만들어〔作口〕 유지(油紙)를 비비꼬아 심지를 만들어〔撚紙〕꽂아 합치지 않게 하고 그 부스럼의 근원을 끊으면〔絕其源〕 그 효험이 지극히 빨라 만약 부스럼이 터지지 않거나 병인이 터지기를 원치 않으면 용천산(龍泉散)을 바르는데 3일에 한 번 바꾼다.(綱目)

◆ **와우산(蝸牛散)**
ㅇ나력(瘰癧)이 터진 것과 안 터진 것을 다 치료한다.

【의방】 달팽이〔蝸牛〕를 다소 불구하고 대조각〔竹籤〕으로 꿰어〔貫穿〕 기왓장 위에서 햇볕에 말려 소존성(燒存性)하여 분말을 만들어 경분(輕粉)을 조금 넣어 돼지 골수〔猪骨髓〕에 고루 타서 종

이에 펼쳐서 부스럼 위에 붙인다.(三因)

o 한 의방〔一方〕은 달팽이 살〔蝸牛肉〕 7개, 정향(丁香) 7알〔粒〕로 위와 같은 방법으로 쓴다.(得效)

◆ 소회산(燒灰散)

o 위와 같은 것을 치료한다.

【의방】 큰 우렁이〔大田螺〕를 껍질과 살〔殼肉〕을 아울러 소존성(燒存性)하여 분말을 만들어 터진 것은 마른 것을 바르고, 터지지 않은 것은 기름에 타서 붙인다.(得效)

◆ 생환산(生獾散)〔산오소리〕

o 위와 같은 증세를 치료한다.

【의방】 산오소리〔生獾〕 1개의 네발〔四足〕, 배꼽〔臍〕 꼬리〔尾〕, 부리〔觜〕와 아울러 양귀〔兩耳〕, 이상의 것을 소존성(燒存性)하여 분말을 만들어 기름에 타서 먼저 부스럼을 씻고 뒤에 바르면 곧 효험이 있다.(類聚)

◆ 씻고 바르는 의방〔洗傅方〕

o 나력(瘰癧)을 치료한다.

【의방】 백지(白芷), 형개 달인 탕에 따스하게 씻어 닦고〔洗拭〕 말려서 고약을 붙이고 고름즙〔膿汁〕이 다 나온 뒤에는 반하(半夏), 남성(南星), 혈갈(血竭) 각 1전, 경분(輕粉) 조금을 분말을 만들어 침〔唾〕에 타서 바른다.(得效)

□ 치료하기 어렵고 치료할 수 있는 증세〔難治可治證〕

o "황제〔帝〕가 기백에게 묻는다. '한열(寒熱)하는 나력(瘰癧)이 목과 겨드랑이〔頸腋〕에 나는 것은 어떤 기(氣)가 그렇게 하는지요?' 기백(岐伯)이 답한다. '이는 다 서루병(鼠瘻病)이니 한열(寒熱)의 독기(毒氣)가 맥(脉)에 머물러서 없어지지 않는 것입니다.' 황제〔帝〕가 말한다.'환자의 생사의 예단을 어떻게 하는지요?' 기백(岐伯)이 답한다. '그 눈을 뒤집어 보아서 그 속에 붉은 맥〔赤脉〕이 있어서 상하로 눈동자를 꿰뚫어 1맥이 나타나면 1년만에 죽고 1맥 반이 나타나면 1년 반만에 죽고 2맥이 나타나면 2년만에 죽고 2맥 반이 나타나면 2년 반만에 죽고 3맥이 나타나면 3년만에 죽습니다. 붉은 맥이 눈동자를 꿰뚫어 내려가지 않으면 치료할 수 있습니다.'(靈樞)173)

○ 부인(婦人)이 나력(瘰癧)을 앓으면 경이 고르거나[經調] 경이 닫혀도[經閉] 조열(潮熱)이 없는 것은 치료할 수 있고 경이 닫히고[經閉] 조열(潮熱)이 있거나 기침[咳]하는 것은 죽는다. 옥촉산(玉燭散)(의방은 포문(胞門)을 보라)은 나력(瘰癧)을 치료하고 경수를 통[通經]하게 하니 하루 1첩을 복용하면 7~8일면 저절로 없어진다.

○ 남자(男子)가 나력(瘰癧)에 걸려서 조열(潮熱)이 있고 기침을 하면 곧 나력(瘰癧)의 상한증세[傷證]의 표시[標]이다. 그러므로 노체(勞瘵) 류(類)에 뱃속에 덩어리[塊]가 있고 목 위[頸上]에 핵(核)이 있으니 가장 치료하기 어렵다. (入門)

○ 나력이 가슴 속[胸中], 중부(中部), 운문(雲門), 폐경 부위[肺經部]에까지 이어져 미치면 죽는다. (得效)

□ 뜸뜨는 법[灸法]

○ 나력(瘰癧)을 치료할 때는 손을 어깨 위에 쳐다보고 놓고 약간 들고 팔꿈치[肘]를 취하면 팔꿈치 뼈 끝 위가 이 혈(穴)이니 아픈 주변을 따라 7장(壯)을 뜨거나 27장(壯)을 뜨면 신효하다. (得效)

○ 또 한 법은 손바닥 뒤에 손목[手腕]이 끝나는 곳에 가로 무늬[橫紋]에서 헤아려[量] 팔[臂] 중심으로 바로 올라가서 3치 반이 이 혈(穴)이니 3장(壯)을 뜨면 즉효(卽效)이다. (丹心)

○ 비법(秘法)은 어깨 끝[肩尖]과 팔꿈치[肘尖] 두 혈[二穴] 즉 견우(肩髃)와 주료(肘髎) 2혈(二穴)을 마땅히 뜨니[灸] 이 혈(穴)은 경락(經絡)을 소통(疏通)시킨다. (良方)

○ 나력(瘰癧)의 핵 위를[癧核] 매번 7장(壯)을 뜨고 마늘 조각[蒜片]을 중간에 놓고 뜨면 더욱 묘하다. (資生)

□ 핵의 맺힘[結核]

○ 홀로 형[獨形]으로 핵이 작은 것[小核]이 핵의 맺힘[結核]이 된다. (綱目)

○ 핵의 맺힘[結核]은 화기(火氣)의 열(熱)이 심하면 울결(鬱結)하여 굳고 단단하기[堅硬]가 과실 속의 씨[核] 같으니 이는 반드시 터뜨리지[潰破] 않아도 다만 열기(熱氣)만 흩으면[散] 저절로 없어진다. (河間)

○ 맺힌 핵[結核]이 한몸[一身]에 있어서 종기의 독기[腫毒]와 같은 것은 피부 속 막 밖[皮裏膜外]에 많으니 이는 습담(濕痰)이 흘러 머물러서[流注] 핵(核)을 이루어 흩어지지 않은 것이다. 환자가 평일에 무엇을 잘 먹는가를 물어서 토해 내린[吐下] 후에 핵(核)을 흩는 약을 쓴다. (丹心)

○ 담력(痰癧)은 밀어 움직이면[推動] 연하게 미끄러진다[滑軟]. (入門)

---

173) 최창록, 『다시 읽는 황제영추경』(푸른사상, 2000), 70.한열(寒熱), pp.661~663.

o 핵의 맺힘[結核]이 목[頸項]에 있으면 2진탕(二陳湯)(의방은 담문(痰門)을 보라)에 술에 볶은 대황(大黃), 길경, 시호, 연교를 더해서 달여서 복용한다.

o 핵의 맺힘[結核]이 팔[臂]에 있으면 2진탕(二陳湯)에 연교, 방풍, 천궁, 주금(酒芩), 창출, 조각자(皂角刺), 백강잠을 더해서 달인 물에 사향(麝香)을 조금 넣어 복용하여 태음(太陰), 궐음(厥陰)의 적담(積痰)을 운행시키면 저절로 없어진다.(丹心)

o 온몸에 핵(核)이 많이 있으면 이는 담(痰)의 유주(流注)이니 마땅히 가미소위단(加味小胃丹), 죽력달담환(竹瀝達痰丸)(두 의방은 담문(痰門)을 보라)을 쓰고, 해대환(海帶丸), 함화단(含化丹)이 통용(通用)된다.(入門)

o 핵의 맺힘[結核]에는 마땅히 소풍화담탕(消風化痰湯), 개기소담탕(開氣消痰湯), 내탁백렴산(內托白斂散), 소해산(消解散), 소핵환(消核丸)을 쓴다.

◆ 해대환(海帶丸)

o 담핵(痰核), 영기(癭氣)가 오래되어 없어지지 않는 것을 치료한다.

【의방】 해대(海帶), 청피(靑皮), 패모, 진피를 각기 등분(等分)하여.
　　　이상의 것을 분말을 만들어 꿀로 탄알 크기의 환(丸)을 지어 식후에 1환을 머금어서 녹인다.(綱目)

◆ 함화단(含化丹)

o 귀와 목[耳項]에 핵이 맺힌 것[結核]을 치료한다.

【의방】 술에 찐 대황(大黃), 백강잠, 청대(靑黛), 소 쓸개[牛膽], 남성(南星)을 각기 등분(等分)하여.
　　　이상의 것을 분말을 만들어 꿀로 탄알 크기의 환(丸)을 지어 식후에 1환을 머금어 녹인다.(入門)

◆ 소풍화담탕(消風化痰湯)

o 핵의 맺힘[結核]이 풍담(風痰)으로 인하여 울결(鬱結)하는 것을 치료한다.

【의방】 백부자(白附子), 목통 각 1전, 남성, 반하, 적작약, 연교, 천마, 백강잠, 창이자, 금은화, 천문동, 길경 각 7푼, 백지, 방풍, 강활, 조각(皂角) 각 5푼, 전갈, 진피 각 4푼, 감초 2푼.
　　　이상의 것을 썰어서 1첩을 만들어 생강 5쪽과 물에 달여 복용한다.(回春)

32. 여러 부스럼[諸瘡]

◈ 개기소담탕(開氣消痰湯)

○ 가슴 속[胸中]과 밥통[胃脘]으로부터 인문(咽門)까지 선(線)과 같이 협착하고 아프고 수족(手足)에 모두 호도(胡桃)같은 핵(核)이 있는 것을 치료한다.

【의방】 길경, 변향부(便香附), 백강잠 각 1전, 진피, 편금(片芩), 지각(枳殼) 각 7푼, 빈랑, 전호, 반하, 지실(枳實), 강활, 형개, 사간(射干), 위령선(威靈仙) 각 5푼, 감초 4푼, 목향 3푼.
　　이상의 것을 썰어서 1첩을 만들어 생강 3쪽을 넣어 물에 달여 복용한다.(醫鑑)

◈ 내탁백렴산(內托白斂散)

○ 겨드랑 밑의 담핵(痰核)이 술과 노기(怒氣)로 인하여 종통(腫痛)이 발하고 고름이 터져 오래되어도 낫지 않는 것을 치료한다.

【의방】 적작약, 당귀, 연교 각 1전, 백지, 백렴(白斂), 편금(片芩) 술에 볶은 것, 과루인 각 8푼, 천궁, 천화분, 유향 각 7푼, 방풍, 길경, 시호 각 5푼, 백질려, 생감초 각 4푼.
　　이상의 것을 썰어서 1첩을 만들어 물에 달여 복용한다.(回春)

◈ 소해산(消解散)

○ 목구멍[咽喉]에 핵이 맺혀[結核] 종통(腫痛)하고 목[頸項]을 돌리지 못하고 양 겨드랑 아래 혹은 덩어리가 있고 혹은 돌 같이 단단한 것이 있는 것을 치료한다.

【의방】 남성, 반하 각 1전, 진피, 지실, 길경, 시호, 전호, 황연, 연교, 적작약, 방풍, 독활, 백부자, 소자(蘇子), 봉출, 만형자, 목통, 감초 각 5푼.
　　이상의 것을 썰어서 1첩을 만들어 생강 3쪽, 등심(燈心) 1단(團)과 함께 달여 복용한다.(回春)

◈ 소핵환(消核丸)

○ 머리, 목, 귀[頭頸耳] 뒤에 핵이 맺혀[結核] 3~5년 안에 떼[簇]를 이루고 붉지도 않고 붓지도 않고 곪지도 않는 것을 치료한다.

【의방】 귤홍(橘紅)을 소금물에 버무려[拌] 불에 쬐어 말린 것, 적복령, 대황 술에 구운 것, 연교 각 1냥, 편금(片芩) 술에 볶은 것, 치자 볶은 것 각 8전, 반하국, 현삼 술에 버무린 것, 모려(牡蠣) 불에 데운 것[煆]을 동변(童便)에 담가[淬] 따로 간 것, 천화분, 과루인, 길경 각 7전, 백강잠 볶은 것 6전, 생감초 마디[生甘草節] 4전.
　　이상의 것을 분말을 만들어 탕에 담가 찐 떡에 섞어 녹두 크기의 환(丸)을 지어 백탕으로 8

0~90환을 내린다.(回春)

◆ 또 하나의 의방〔又方〕

ㅇ목 뒤 소양경(少陽經) 중의 쥐부스럼〔疙瘩, 흘탑〕 결핵(結核) 혹은 붉고 굳은〔赤硬〕 종통(腫痛)이 생긴 것을 치료한다.

【의방】 산약 1덩이를 껍질을 벗긴 것, 비마자(草麻子) 3개 껍질을 벗긴 것.
　　　 이상의 것을 고루 갈아 펼쳐 붙이면〔攤貼〕 신과 같다.(海藏)

ㅇ목 위에 덩어리가 움직이는 것을 치료한다. 하고초(夏枯草) 분말 6전, 감초 분말 1전.
이상의 것을 고루 섞어 매번 1~2전을 다청(茶淸)에 타서 내린다.(丹心)
ㅇ또 한 의방〔又方〕은 담핵(痰核)과 흘탑(疙瘩)〔쥐부스럼〕을 치료하니 상륙 뿌리〔商陸根〕와 생남성(生南星)을 합해서 문드러지게 찧어 바르면 곧 없어진다.(種杏)
ㅇ또 한 의방〔又方〕은 남성, 초오를 등분(等分)하여 분말을 만들어 강즙(薑汁)에 타서 바르면 곧 없어진다.(回春)
ㅇ또 큰 거미〔大蜘蛛〕를 문드러지게 갈아 호주(好酒)에 담가 찌꺼기를 제거하고 잘 임시에 따스하게 복용하면 매우 효험이 있다.(綱目)

혹〔癭瘤〕〔영류〕

ㅇ사람의 몸에는 기혈(氣血)이 응체(凝滯)하여 맺혀서 혹〔癭瘤〕이 된다. 영(癭)은 근심하고 성냄〔憂怒〕에서 생기는 바가 많으니 어깨와 목〔肩項〕에 붙으며, 류(瘤)는 기(氣)를 따라서 엉겨 맺히니〔凝結〕 이들은 다 연수가 오래되면 점점 커지고 자라서 딱딱해지고 옮겨지지 않는 것을 석영(石癭)이라 하고 살색〔肉色〕이 변치 않는 것을 육영(肉癭)이라 하고 근맥(筋脉)이 드러나서 맺히는 것을 근영(筋癭)이라 하고 적맥(赤脉)이 교결(交結)한 것을 혈영(血癭)이라 하고 우수(憂愁)에 따라서 없어지고 자라는 것〔消長〕을 기영(氣癭)이라 한다. 5영(五癭)을 다 터뜨려서는〔決破〕 안 되니 터뜨리면〔決破〕 고름 피〔膿血〕가 무너져 내리니〔崩潰〕 흔히 일찍 죽는데 이른다.(三因)
ㅇ류(瘤) 또한 기혈(氣血)이 엉기고 체해서〔凝滯〕 맺혀 모여〔結聚〕 이루어지니 처음 발생할 때 매실과 오얏〔梅李〕의 껍질을 같아서 곱고〔嫩〕〔눈〕 빛이 나며 점차 술잔〔盃〕이나 계란〔卵〕같아 지는 것이다. 류(瘤)에는 여섯 가지가 있으니 골류(骨瘤), 육류(肉瘤), 농류(膿瘤), 혈류(血瘤), 석류(石瘤), 지류(脂瘤)이다. 또한 터뜨려서는〔破潰〕 안 되니 육류(肉瘤)는 더욱 터뜨려서는 안 된다. 터뜨리면 사람을 죽이니 오직 지류(脂瘤)는 그 기름〔脂〕을 제거하면 낫는다.(三因)
ㅇ영류(癭瘤)는 모두가〔總〕 다 기혈(氣血)이 엉기고 체하여〔凝滯〕 맺힘이 이루어져 오직 근심하고 성냄〔憂恚〕이 심폐(心肺)를 소모시키고 상케〔耗傷〕하는 고로 혹〔癭〕이 목〔頸項〕 및 어깨에 많

32. 여러 부스럼〔諸瘡〕

이 붙는다. 노욕(勞慾)과 사기(邪氣)가 경(經)의 허(虛)함을 타서〔乘〕 머무는〔住〕 고로 혹〔瘤〕이 곳을 따라서 있는 것이다.(入門)

○영류(癭瘤)를 통치(通治)하는 데는 납반원(蠟礬元)을 오래 복용하면 자연히 없어지고 줄어지는데 가장 묘하다.(의방은 옹저(癰疽)를 보라)(直指)

○5영(五癭) 6류(六瘤)는 혹은 연(軟)하고 혹은 단단하고〔硬〕 아프지 않고 가렵지 않은 데는 마땅히 파결산(破結散), 인삼화영단(人蔘化癭丹), 해대환(海帶丸)(의방은 위를 보라), 지장산(舐掌散), 신효개결산(神效開結散)을 쓰고 지류(脂瘤)와 고류(枯瘤)를 치료하는 의방〔方〕은 화류고(化瘤膏), 남성고(南星膏)를 쓴다.(諸方)

○영류(癭瘤)를 치료하는 약을 복용하기에 앞서 먼저 반드시 후미(厚味)를 끊어야 한다.(丹心)

○모든 영류(癭瘤)〔혹〕와 우췌(疣贅)〔혹〕 등은 나이 들어 쇠약해지면〔至年衰〕 안으로 터지는데〔內潰〕 나이 젊을 때〔年壯〕에 다스리면 뒷날의 근심이 없는 것이다.(精義)

○영류(癭瘤)가 처음 일어날 때 16미유기음(十六味流氣飮)(의방은 옹저(癰疽)를 보라), 단지주방(單蜘蛛方)을 통용하고 납반원(蠟礬元)을 오래 복용하고 밖으로 남성고(南星膏)를 붙인다.(入門)

◆ 파결산(破結散)

○5령(五癭) 및 류(瘤)를 치료한다. 곧 위의 해조산견환(海藻散堅丸)이다.(濟生)

○어떤 사람이 가지〔茄子〕만한 혹〔癭〕이 나고 조열(潮熱)이 있고 형체가 야위어 백가지 치료가 효험이 없어 이 의방을 얻어 소나무 겨우살이〔松羅〕를 빼고 진상기생(眞桑寄生)을 배(倍)로 대신하여 복용하니 5~6일 후에 그 혹〔癭〕이 저절로 없어지고 흩어져서 나았다.(正傳)

◆ 인삼화영단(人蔘化癭丹)

○영류(癭瘤)를 치료한다.

【의방】 해대(海帶)[174], 해조(海藻)[175], 합분(蛤粉), 곤포(昆布) 위의 4미(四味)를 다 불에 쬐어 말린 것〔焙〕, 택사 볶은 것, 연교 각 1냥, 저엽(猪靨), 양엽(羊靨)(곧 돼지와 양의 외신(外腎) 곧 불알〔囊〕 속의 알〔卵〕이다) 각 10매를 조각으로 잘라 불에 쬐어 말린 것〔焙乾〕.
　이상의 것을 분말을 만들어 꿀로 검실(芡實)〔가시연밥〕 크기의 환(丸)을 지어 식후에 1환을 하루 3번 머금어서 녹인다.(綱目)

○영류(癭瘤)에는 곤포(昆布), 미역〔海藻〕, 다시마〔海帶〕를 많이 쓰니 짠 것〔鹹〕은 단단한 것

---

174) 해대(海帶) : 다시마.
175) 해조(海藻) : 미역.

〔堅〕을 연(軟)하게 할 수 있는 약으로 치료한다.(醫鑑)

◆ 지장산(舐掌散)

○목에 혹〔癭〕을 치료한다.

【의방】 미역〔海藻〕, 황연 각 1냥.

이상의 것을 분말을 만들어 조금 취해서 손바닥 안에 놓고 때때로 핥는데〔舐〕, 진액(津液)을 삼켜 내려 가령 3분의 2쯤 사라지면 약을 그친다.(正傳)

◆ 신효개결산(神效開結散)

○영류(癭瘤) 치료에 다 효험이 있다.

【의방】 침향(沈香) 2전, 목향 3전, 진피 4전, 진주 49알〔粒〕을 불에 사르고〔火煅〕 저엽자(猪靨子) (생 돼지의 목 밑의 목구멍〔喉嚨〕에 이어지는 대추크기 만한 색이 붉은 것이다) 49개를 기와 위에 불에 쬐어 말린 것.

이상의 것을 분말을 만들어 매 2전을 잘 임시에 차가운 술에 타서 섞어 서서히 삼켜 내리니 가벼운 것은 3~5번 복용하면 효험이 있고 중한 것은 한재〔一料〕로 완전히 낫는다.(入門)

◆ 지류를 치료하는 의방〔治脂瘤方〕

○일종의 지류(脂瘤)가 분홍색(粉紅色)이 나타나는 것은 온전히 이 담(痰)이 맺힌 것이니 침(鍼)으로 지분(脂粉)을 제거하면 낫고 혹은 가지〔茄子〕와 같이 아래로 늘어지니〔下垂〕 그 뿌리가 매우 작은 것은 약을 그 꼭지에 넣고 기다리면 가지가 떨어지니 곧 생기고(生肌膏)를 붙여 그 출혈을 막아야 한다.(入門)

◆ 혹을 말리는 의방〔枯瘤方〕

【의방】 비상(砒霜), 망사(碙砂), 황단(黃丹), 웅황, 경분 각 1전, 반묘 살아 있는 것 30개, 주사(朱砂), 유향, 몰약 각 1전.

이상의 것을 분말을 만들어 찹쌀죽에 섞어 바둑알 모양의 환(丸)을 지어 말려 먼저 혹머리〔瘤頂〕에 3장(壯)을 뜨고 약떡〔藥餠〕을 그 위에 덮어 황백(黃栢) 분말을 물에 타서 붙인다. 몇 달이면 저절로 말라 떨어진다.(綱目)

◆ 혹을 녹이는 고약〔化瘤膏〕

○살 속에 종기〔腫〕가 일어나서 혹(瘤)이 생겨 점차 커지는 것을 치료한다.

【의방】 백렴(白斂) 1냥, 대황(大黃), 천궁(川芎), 적작약, 황금, 황연, 당귀, 백반 각 5전, 오수유 2전 반.
　　　　이상의 것을 분말을 만들어 계란 노린자[雞子黃]에 고루 타서 비단[帛]에 펴서[攤] 붙인다. (類聚)

◆ 남성고(南星膏)
○영류(癭瘤)를 치료한다.

【의방】 생천남성(生天南星) 큰 것 1개를 곱게 갈아 초(醋)를 3~5방울을 넣어 고(膏)를 만들어 먼저 침(鍼)으로 혹 위[瘤上]을 찌르고 나서 약을 종이 위에 펴서 붙이는데 자주 붙이면 효험이 있으니 만약 생것이 없으면 마른 것을 분말을 만들어 초(醋)에 타서 쓴다.(得效)

○또 한 의방[又方]은 남성(南星), 초오(草烏)를 분말을 만들어 강즙(薑汁)에 타서 붙이면 또한 좋다.(醫鑑)

◆ 또 한 의방[又方]
○기역(氣癭)을 치료한다.

【의방】 침사(鍼砂)를 물 항아리[水缸] 속에 담가 평일(平日)의 음식(飮食)에 다 이 물로 쓰고 10일에 한 번 침사(鍼砂)를 바꾸어 반년을 복용하면 저절로 없어진다.(直指)

○모든 바다 속의 채류[菜]가 다 영류(癭瘤)의 결기(結氣)를 고친다.

【의방】 미역[海藻] 1근 짠것을 제거한 것 술 3되에 담가 수일을 지난 뒤에 조금씩 조금씩 마신다.

○해조(海藻), 곤포(昆布)를 등분(等分)해서 분말을 만들어 꿀로 환(丸)을 지어 항상 머금어 녹여 즙(汁)을 삼킨다.(本草)
○하고초(夏枯草)가 영(癭)의 결기(結氣)를 흩으니 물에 달여 자주 복용하면 곧 낫는다.(本草)
○소나무 겨우살이[松蘿]가 영류(癭瘤)를 치료하니 물에 삶아서 복용한다.(本草)
○영류(癭瘤)를 치료함에 큰 거미[蜘蛛] 1개를 술에 갈아서[擂] 한꺼번에 복용[頓服]한다.(入門)
○양의 외신(外腎)과 사슴의 외신(外腎)[羊靨, 鹿靨]을 술에 담가 구워서[灸] 즙을 머금어 즙을 삼키면 7일이면 낫는다.(本草)

□ 뜨는 법〔灸法〕

○영(癭)을 치료하는데는 천돌(天突)을 37장(壯) 뜨고, 또 견우(肩髃)를 뜨는데 남자는 왼쪽에 18장, 오른쪽에 17장, 여자는 오른쪽에 18장, 왼쪽에 17장을 뜨면 묘하다.

□ 감루(疳瘻)176)

○누(漏)란 여러 누(瘻)의 터져 새는 것〔潰漏〕이다. 낭루(狼瘻)〔감루(疳瘻)〕, 서루(鼠瘻)177), 누고루(螻蛄瘻)178), 봉루(蜂瘻), 비부루(蚍蜉瘻)179), 제조루(蠐螬瘻)180), 부저루(浮疽瘻)181), 나력루(瘰癧瘻)182), 전근루(轉筋瘻) 이것이 구루(九瘻)이고 그 증세는 구멍이 하나가 깊이 뚫리고 고름(膿汁)이 다하지 않고 풍랭(風冷)이 아울러 들어가니 조금씩 조금씩〔涓涓〕 누(漏)를 이루는 것이다.(直指)

○누(漏)는 목〔項〕과 겨드랑〔腋〕 및 음벽(陰僻)한 항문(肛門)의 사이에 잘 발생하고 치료하는 시기를 놓치면 곧 한열(寒熱)이 생긴다. 무릇 옹저(癰疽)의 여러 발(發)함은 진실로 묵은 고름〔宿膿〕과 썩은 뼈〔骨〕가 그 사이에 머물러 쌓여서 다 누(漏)가 된 것이다.(直指)

○『내경(內經)』에 이르기를 '움푹한 맥〔陷脉〕이 누(瘻)가 된다'고 했으니 살과 주리〔肉腠〕에 이어져 머무는 것이 이것이니 부자구법(附子灸法), 산병구법(蒜餠灸法)(두 의방은 침구(鍼灸)를 보라)으로 뜨고〔灸〕 부스럼 구멍〔瘡口〕에 취하산(翠霞散) 혹은 취하정자(翠霞錠子)로 심지를 박고〔紝〕 밖에 고약(膏藥)을 붙인다.(精義)

○치료법은 풍랭(風冷)을 따스하게 흩는 것이 급하니 마땅히 온해산(溫解散), 내새산(內塞散)을 쓴다.

○물을 거두는 것〔收水〕이 다음이니 마땅히 견우주(牽牛酒)를 쓴다.

○기육이 생기는 것〔生肌〕이 또 다음이니 마땅히 용골(龍骨), 모려(牡蠣), 인치(人齒), 견아(犬牙)에 혈갈(血竭), 유사(乳麝), 발회(髮灰)를 더해서 안팎으로〔內外〕 서로 이으면〔相維〕 반드시 살이 생기는〔生肌〕 것이니 혹은 평기산(平肌散)(의방은 옹저(癰疽)를 보라), 인아산(人牙散), 봉방산(蜂房散)을 골라서 쓴다.

○통용되는 치료는 마땅히 절감산(截疳散), 웅황고(雄黃膏), 흑령산(黑靈散)을 쓴다.

---

176) 감루(疳瘻) : 잔 구멍이 생기고 고름이 나는 부스럼.
177) 서루(鼠瘻) : 나력(瘰癧)을 말함.
178) 누고(螻蛄) : 땅강아지.
179) 비부(蚍蜉) : 왕개미.
180) 제조(蠐螬) : 굼벵이.
181) 부저루(浮疽瘻) : 부스럼 구멍 언저리가 부어서 허는 병.
182) 나력루(瘰癧瘻) : 목의 임파선에 결핵성 염이 생겨 피 뚫린 구멍에서 항상 고름이 남.

○ 훈방(熏方), 셋방[洗方]은 출구루중휴골방(出久漏中朽骨方), 치심루방(治心漏方), 취누충법(取漏虫法), 금기법(禁忌法)을 쓴다.

◆ 온해산(溫解散)
○ 누창(漏瘡)을 치료하고 풍랭(風冷)을 흩는다.

【의방】 창출, 후박, 진피, 곽향, 반하국, 천궁, 백지, 세신 각 1전, 관계(官桂), 백강, 감초 구운 것 각 7푼.
　　　　이상의 것을 썰어서 1첩을 만들어 생강 3쪽, 대추 2매를 넣어 물에 달여 복용한다.(得效)

◆ 내색산(內塞散)
○ 감루창(疳瘻瘡)이 오래되어 낫지 않는 것을 치료한다.

【의방】 인삼, 황기, 당귀, 백복령, 방풍, 백지, 길경, 천궁, 원지, 후박, 관계, 팥[小豆], 감초 구운 것 각 5전, 부자 통째로 구운 것 1개.
　　　　이상의 것을 분말을 만들어 매번 2전을 취해서 따스한 술에 타서 내린다.(精義)

◆ 견우주(牽牛酒)
○ 누창(漏瘡) 중의 나쁜 물[惡水]을 대장(大腸)에서부터 이끌어 낸다.

【의방】 검은 나팔꽃씨 분말[黑牽牛頭末] 2전을 돼지 신장[猪腰子] 안에 넣어 줄로 묶고 습지(濕紙)로 싸서 늘인 불[慢火]에 뜨겁게 고아서[煨熱] 빈속에 곱게 씹어 따스한 술에 내려보낸다.(入門)

○ 일명 저신주(猪腎酒)이니 대체로 물은 신(腎)에 속한다. 신이 허하여 물이 넘치면[腎虛水溢] 누창(漏瘡)에 새어서 스미는 것이다. 신장[腎]의 물을 운행하는데는 흑견우자(黑牽牛子)만한 것이 없는데 고운 분말[細末]을 돼지 신장(猪腎)에 넣어 복용하면 신(腎)을 빌려 신(腎)에 들어가 둘이 그 편함[便]을 얻어 나쁜 물[惡水]이 배설되면 다시 뚝뚝 떨어지지[淋漓] 않는다.(直指)

◆ 인아산(人牙散)
○ 누창(漏瘡), 악창(惡瘡)을 치료하고 기육이 생기게[生肌] 한다.

【의방】 사람의 어금니[人牙]를 불에 사른 것[煅], 유발회(油髮灰), 웅계내금(雄雞內金)을 각기 등분하여.
　　　　이상의 것을 분말을 만들어 사향, 경분을 각기 조금 넣어 고루 섞어 습(濕)하면 말려서 바르

고〔楛〕 마르면 기름에 타서 붙인다.(直指)

o 일명 치발산(齒髮散)이다.

◆ 봉방산(蜂房散)
o 오래된 누창(漏瘡)을 치료한다.

【의방】 노봉방(露蜂房) 노랗게 구운 것 7전 반, 천산갑(穿山甲) 태운 것〔焦〕, 용골(龍骨) 각 2전 반, 사향 조금
　　　이상의 것을 분말을 만들어 납저지(臘猪脂)에 타서 붙인다.(入門)

◆ 가미납반환(加味蠟礬丸)
o 오래되고 새로운 여러 누창(漏瘡)을 치료한다.

【의방】 상아(象牙) 5전, 노봉방(露蜂房), 백강잠, 뱀허물 태운 것〔蛇退燒〕, 혈갈, 목향 각 3전, 유향 2전, 백반 2냥.
　　　이상의 것을 분말을 만들어 황랍 4냥을 녹여 고루 섞어 여러 손으로 오동씨 크기의 환(丸)을 지어 따스한 술로 20~30환을 내린다.(入門)

◆ 내생기환(內生肌丸)
o 누창(漏瘡)을 치료한다.

【의방】 고백반, 녹각설(鹿角屑), 지마(脂麻) 각 1냥.
　　　이상의 것을 분말을 만들어 꿀로 오동씨 크기의 환(丸)을 지어 따스한 술로 30환을 내리고 구멍이 막힌 뒤에는 녹각(鹿角)을 제거하고 상아(象牙) 1냥을 더해서 황랍(黃蠟)에 섞어 환(丸)을 지어 상복(常服)하면 뿌리를 끊는다.(入門)

◆ 유향운모고(乳麝雲母膏)
o 누창(漏瘡)을 치료한다.

【의방】 천산갑(穿山甲) 100조각을 방분(蚌粉)과 함께 볶아서 타서〔焦〕 거품이 일어나는 것〔起泡〕을 기다려 방분〔粉〕을 제거하고 천산갑(穿山甲)을 취해서 분말을 만든 4냥에 유향말(乳香末) 1전, 사향말(麝香末) 반전(半錢), 협화운모고(夾和雲母膏) 15첩을 섞어 오동씨 크기의 환(丸)을 지어 따스한 술로 30환을 내린다.(直指)

32. 여러 부스럼〔諸瘡〕

◆ 온경환(溫經丸)

○ 움푹 패인 맥〔陷脉〕으로 오래된 부스럼〔瘻〕를 치료한다.

【의방】 부자(附子) 2냥을 초(醋)에 담가 통째로 7차례 구워 껍질과 배꼽〔皮臍〕을 제거한 것, 후박, 관계(官桂), 백출, 건강(乾薑), 목향, 감초 구운 것 각 1냥.
　　이상의 것을 분말을 만들어 꿀로 오동씨 크기의 환(丸)을 지어 미음(米飮)으로 30~50환을 내린다.(精義)

◆ 절감산(截疳散)

○ 해묵은 감루창(疳瘻瘡)을 치료한다.

【의방】 백렴(白斂), 백급(白芨), 황단(黃丹), 밀타승 각 2전, 황연 1전, 용뇌, 사향, 경분 각 2푼.
　　이상의 것을 분말을 만들어 말려서 칠하거나〔糝〕 혹은 집어넣는다〔紝〕.(東垣)

◆ 웅황고(雄黃膏)

○ 오래된 냉루(冷瘻)를 치료한다.

【의방】 유발회(油髮灰), 황랍(黃蠟) 각 5전, 웅황 분말, 유황말(硫黃末) 각 2전 반, 향유 2냥.
　　이상의 것을 고루 섞어 녹여서 고(膏)가 이루어지기를 기다려 붙인다.(直指)

◆ 흑령산(黑靈散)

○ 누루(漏瘻)를 치료한다.

【의방】 노봉방(露蜂房) 5전, 모려분(牡蠣粉), 황단(黃丹), 유황(硫黃) 간 것 각 2전 반.
　　이상의 것을 함께 볶아서 연기가 다하면〔烟盡〕 분말을 만들어 유발회(油髮灰)를 2전 반, 사향을 조금 넣어 이상을 고루 섞어 칠하고 붙인다.(糝付)

◆ 취하산(翠霞散)

○ 루창(漏瘡), 악창(惡瘡)을 치료하고 독을 없애고 기육이 생기게〔生肌〕 한다.

【의방】 활석(滑石) 5전, 동록(銅綠) 2전 반, 경분 1전, 용뇌, 사향, 분상(粉霜) 각 2푼 반.
　　이상의 것을 분말을 만들어 부스럼 구멍〔瘡口〕 위에 심지에 묻혀 집어넣고 고약을 붙인다.(精義)

◆ 취하정자(翠霞錠子)
o 오래된 냉누창(冷瘻瘡) 안에 죽은 살(死肉)이 있는 것을 치료한다.

【의방】 동록(銅綠), 한수석(寒水石) 불에 사른 것(煆), 활석(滑石) 각 3전, 백반, 경분, 비상(砒霜), 운모석(雲母石) 각 1전 2푼 반.
　　이상의 것을 아주 고운 분말을 만들어 풀에 합해서 정제(錠子)를 만들어 마황(麻黃)을 거칠게 간 것 같은 미세한 양(細量)을 부스럼의 깊고 얕은데(深淺) 심지를 집어넣고(紝) 위에 고약을 붙인다.(精義)

◆ 누창을 훈하는 의방(熏漏瘡方)

【의방】 쑥잎(艾葉), 5배자(五倍子), 백교향(白膠香), 고련근(苦楝根).

　　이상의 것을 등분(等分)하여 썰어서 향을 사르는 법(燒香法)과 같이 긴 통(長桶)을 놓고 그 안에 피우고 그 위에 앉아서 훈(熏)한다.(入門)

◆ 누창을 씻는 의방(洗漏瘡方)
o 무릇 누창(漏瘡)의 구멍 속에 더럽고 나쁜 것(穢惡)이 많이 있으면 항상 바람을 피하고(避風) 깨끗이 씻어야 한다.

【의방】 백지(白芷), 노봉방(露蜂房) 혹은 대복피(大腹皮), 고삼(苦參)을 달인 탕으로 훈(熏)하여 씻고 닦아 말려서 동쪽으로 향한 석류(石榴)의 뿌리 껍질(根皮)을 분말을 만들어 말려서 칠하되(乾糝) 음충(淫虫)을 죽인다.(入門)

o 무릇 모든 부스럼(諸瘡)은 생수(生水)로 씻는 것을 기(忌)한다.

◆ 오래된 누창 속의 썩은 뼈를 취하는 의방(取久漏中朽骨方)
o 오래된 옹저(疽) 및 치루(痔漏) 속에 썩은 뼈(朽骨)가 있으면 마땅히 취하여 제거해야 한다.

【의방】 오골계(烏骨鷄) 정강이 뼈(脛骨)에 비상(砒霜)을 채워서 염니(塩泥)를 단단하게 하고(固濟) 벌겋게 통하게(通紅) 불에 달구고(火煆) 끄집어내어 진흙을 제거하고 분말을 만들어 밥으로 밤톨(栗米) 크기의 환(丸)을 지어 종이에 말아(紙撚) 구멍 안에 넣고 밖으로는 고약으로 봉(封)하면 뼈가 저절로 나온다.(丹心)

◆ 심루를 치료하는 의방〔治心漏方〕

ㅇ위(胃) 앞에 구멍이 있고 상시〔常〕로 핏물〔血水〕이 나오는 것을 심루(心漏)라 한다. 이 병은 의서(醫書)에 기록된 것이 드무니 사람들이 잘 알지 못한다.

【의방】 녹용(鹿茸)을 연유에 구운 것〔酥灸〕, 부자(附子) 통째로 구운 것, 염화(塩花)를 각기 등분(等分)하여.
　　　이상의 것을 분말을 만들어 대추살〔棗肉〕에 섞어 오동씨 크기의 환(丸)을 지어 빈속에 따스한 술로 30환을 내린다.(丹心)

◆ 누충을 취하는 법〔取漏蟲法〕

ㅇ살아 있는 선어(鱔魚) 몇 가닥〔數條〕을 취하여 꼬불꼬불하게〔盤屈〕하여 대 꼬챙이〔竹簽〕로 꿰어서〔串定〕 향유(香油)를 아래위로 발라 부스럼〔瘡〕 위에 덮고 붕대〔布中〕로 싸매어 두면 한참 후에 가렵고 아파서 견디지 못하니 선어(鱔魚)를 물 속에 집어넣으면 실〔綿〕과 같은 충(虫)이 나오는데 다 나오지 않으면 다시 덮어서 충(虫)이 다 나온 뒤에 쑥잎〔艾葉〕에 백반(白礬)을 넣고 깨끗이 씻은 후에 황연, 빈랑 분말을 발라 붙이면〔糝付〕 겸창(臁瘡)의 치료에도 묘하다.(入門)

◆ 금기법(禁忌法)

ㅇ모든 누창〔漏〕은 절대로 7정(七情)과 방로(房勞)를 기(忌)해야 하고 노기(怒氣)를 더욱 경계〔戒〕해야 한다. 그렇지 않으면 핵(核)이 크게 누설〔漏〕하여 물이 많이 나온다.(直指)

□ **단일한 의방〔單方〕(8종이 있다)**

◆ 상두자(橡斗子)〔도토리〕

ㅇ누창(漏瘡), 감루창(疳瘻瘡)을 치료한다.

【의방】 상두자(橡斗子)〔도토리〕 12개, 한 열매 〔一實〕에는 황단(黃丹)을 넣고 한 열매〔一實〕에는 백반(白礬)을 넣어서 두 약〔兩藥〕을 서로 합해서 삼 껍질〔麻皮〕로 싸서 소존성(燒存性)하여 곱게 갈아서 사향(麝香)을 조금 넣고 깨끗이 씻어서 바른다. 오금산(烏金散)이라 한다.(濟生)

◆ 굼벵이〔蠐螬〕

ㅇ치료는 위와 같다.

【의방】 굼벵이[蠐螬]를 취해서 두 머리[兩頭]를 제거하고 부스럼 구멍[瘡口]에 놓고 쑥 심지[艾炷]로 7장(壯)을 뜨고[灸] 한 번씩 바꾼다. 7매면 효험이 없는 것이 없다.(東垣)

◆ 두더지[鼴鼠]
ㅇ치료는 위와 같다.

【의방】 두더지[鼴鼠][언서]를 취하여 태워서 고(膏)를 취하여 바르면 가장 묘하다.(本草)

◆ 뱀장어[鰻鱺][만리]
ㅇ치료는 위와 같다.

【의방】 뱀장어[鰻鱺]의 기름[膏]을 취해서 바르고 아울러 그 고기를 먹으면 매우 효험이 있다.

◆ 잉어장[鯉魚腸]
ㅇ치료는 위와 같다.

【의방】 잉어의 장[鯉魚腸]을 불에 구워서 부스럼 구멍[瘡口]을 한 나절[半日] 가량 봉(封)해두어서 가려움을 깨달아 열어 보니 충(虫)이 나오고 나았다.(本草)

◆ 연송지(煉松脂)
ㅇ치료는 위와 같다.

【의방】 송지(松脂)를 달여서[煉] 부스럼 구멍[瘡口]을 꽉 차도록 메워서 하루 3번 바꿔주면 곧 효험이 있다.(本草)

◆ 살무사 쓸개[蝮蛇膽]
ㅇ치료는 위와 같다.

【의방】 살무사 쓸개[蝮蛇膽]의 즙(汁)을 취해서 바른다.(本草)

◆ 삶은 개고기[熟犬肉]
ㅇ항문이 새어서[肛漏] 구멍이 많은 것을 치료한다.

【의방】 삶은 개고기[熟犬肉]를 남즙(藍汁)에 담가 먹으면 7일이면 낫는다.(得效)

32. 여러 부스럼[諸瘡]

□ 뜸뜨는 법[灸法]

○오래된 누창(漏瘡)은 발 안쪽 복사뼈[踝]의 1치[寸]에 3장(壯)을 뜨고[灸] 위[上]에 있으면 견정(肩井)과 구미혈[鳩尾]을 뜬다.(灸)

○냉루(冷漏)는 많이 신다리[腿]와 발[足] 사이에 나는데 비록 먼저 열이 쌓여서[積熱] 모이는 바[所注]가 오래이면 한기[寒]가 되니 마땅히 부자구법(附子灸法), 유황구법(硫黃灸法)(두 법(二法)은 나란히 침구(鍼灸)를 보라)을 쓰고, 오래된 부스럼[瘡]이 새는 고름[漏膿水]이 되어 끊이지 않는 것은 또한 마땅히 뜬다.[灸](丹心)

□ 옴[疥癬]

○개창(疥瘡)에는 다섯이 있으니 1은 건개(乾疥)이니 거죽[皮]이 마르고[乾] 가루[屑]가 일어나니 마땅히 오수유산(吳茱萸散)을 쓴다. ○2는 습개(濕疥)이니 화끈거리고 붓고[焮腫] 통증이 나고[作痛] 즙이 흘러[流汁] 뚝뚝 떨어지니[淋漓] 마땅히 일상산(一上散)을 쓴다. ○3은 사개[砂疥]이니 모래[砂子]와 같으며 혹은 아프고 혹은 가려우니 마땅히 전초산(剪草散)을 쓴다. ○4는 충개(虫疥)이니 가려우며[痒] 아픈 줄을 모르니 전염하기 쉬우니 마땅히 유황병(硫黃餠)을 쓴다. ○5는 농개(膿疥)니 장을 품고[含漿] 빽빽한 고름 색깔[稠膿色]이 두텁고 화끈거리며[厚焮] 아프니[痛] 마땅히 3황산(三黃散)을 쓴다.

○선창(癬瘡)에도 또한 다섯이 있으니 1은 습선(濕癬)이고 형상[狀]이 벌레 기는 것[虫行] 같고 긁으면[搔] 즙(汁)이 나온다. ○2는 완선(頑癬)이니 아프고 가려움을 전연 느끼지 못한다. ○3은 풍선(風癬)이니 또 건선(乾癬)이라고도 하는데 긁으면 백설(白屑)이 일어난다. ○4는 마선(馬癬)이니 약간 가려우며 흰 점[白點]이 서로 이었고[相連] ○5는 우선(牛癬)이니 소목[牛領]처럼 두텁고 또 단단[堅]하다.

○옴[疥癬]은 다 혈분(血分)이 뜨겁고 메말라[熱燥] 이루어진 것이다. 풍독(風毒)이 피부(皮膚)를 이겨서 뜨고 얕은 것[浮淺]은 개(疥) 잠긴 것[沈]은 선(癬)이 된다. 개(疥)는 열을 낀 것[挾熱]이 많고 선(癬)은 습을 낀 것[挾濕]이 많으며 개(疥)는 형상이 껍데기[介甲]를 쓴 것 같고 선(癬)은 형상이 달리는 이끼[走苔蘚]같으니 대체로 서로 같다.(入門)

○개(疥)를 치료하는 데는 마땅히 승마화기음(升麻和氣飮), 일소산(一掃散), 신이고(神異膏), 여성산(如聖散), 유조입효산(油調立效散)을 쓴다.

○개선(疥癬)을 통치(通治)하는 데는 마땅히 일상산(一上散), 비전1찰광(秘傳一擦光), 당귀음자(當歸飮子), 하수오산(何首烏散), 무이산(蕪荑散), 부평산(浮萍散)을 쓴다.(諸方)

○개통(疥痛)이 심하면 한수석(寒水石)을 더하고 가려우면 흑구척(黑狗脊)을 더하고 약간 가려우면 사상자(蛇床子)를 더하고 충(虫)이 있으면 웅황(雄黃)을 더하고 온열(溫熱)을 좋아하면 유황

(硫黃)을 더한다.(丹心)

◆ 오수유산(吳茱萸散)
o 건개(乾疥) 및 불에 발하는 것을 이 약으로 울(鬱)함을 연다.

【의방】 사상자(蛇床子) 3전, 한수석 2전 반, 백반, 오수유 각 2전, 황백, 대황, 유황, 경분 각 1전, 장뇌(樟腦) 반 전, 빈랑 1개.
　　이상의 것을 분말을 만들어 향유(香油)에 타서 붙인다.(入門)

◆ 일상산(一上散)
o 개선(疥癬)의 통증과 가려움증을 치료한다.

【의방】 사상자 볶은 것, 흑구척(黑狗脊)(곧 관중(貫衆)이다.), 백교향(白膠香), 한수석 각 1냥, 고백반, 황연 각 5전, 웅황 3전 반, 유황, 오수유 각 3전, 반묘 14개 나래와 발을 제거한 것.
　　이상의 것을 분말을 만들어 납저지(臘猪脂) 혹은 향유(香油)에 타서 먼저 창이(蒼耳)를 달인 탕으로 딱지〔痂〕를 제거한 후 손바닥 안에 열이 나도록 문질러 코 안에 냄새를 2~3차례 맡고 부스럼 위에 바르면 곧 낫는다.(丹心)

◆ 전초산(剪草散)
o 사개(砂疥)를 치료한다.

【의방】 사상자 3전, 한수석, 무이(蕪荑) 각 2전, 전도초(剪刀草), 고백반, 오수유, 황백 각 1전, 창출, 후박, 웅황 각 5푼, 경분 1전.
　　이상의 것을 분말을 만들어 향유(香油)에 타서 붙인다.

◆ 유황병(硫黃餠)
o 충개(虫疥)를 치료하고 탕화(湯火)를 뜨고 다리미질〔灸熨〕 잘 하는데 신효하다.

【의방】 반제유황(礬製硫黃) 1냥을 분말을 만든 것을 물에 타서 떡을 만들어 사기주발〔磁椀〕의 바닥에 붙이고 익은 쑥〔熟艾〕 1냥과 천초 3전을 분말을 만들어 불에 태워 훈(熏)하고 건유황(乾硫黃)을 쓸 임시에는 먼저 약탕수(藥湯水)로 깨끗이 씻은 후 마유(麻油)에 타서 유황말(硫黃末)을 문지른다.(入門)

◆ 3황산(三黃散)
o 농포개창(膿疱疥瘡)을 치료하고 열을 다스린다.

【의방】 황금, 황연, 대황 각 3전을 분말을 만들고 사상자, 한수석 각 2전, 백반 1전, 황단 5푼, 경분, 무명이(無名異), 백지, 목향 각 3푼.
　　　이상의 것을 분말을 만들어 향유에 타서 붙인다.

◆ 승마화기음(升麻和氣飮)
ㅇ개창(疥瘡)의 통양(痛痒)을 치료한다.

【의방】 건갈 2전, 진피, 감초 각 1전 반, 승마, 창출, 길경 각 1전, 적작약 7푼 반, 대황 5푼, 반하, 당귀, 복령, 백지 각 3푼, 건강, 지각 각 2푼.
　　　이상의 것을 썰어서 1첩을 만들어 생강 5쪽, 등심(燈心) 15줄기를 넣어 물에 달여 복용한다.(入門)

◆ 일소산(一掃散)
ㅇ일체의 창개(瘡疥)를 치료한다.

【의방】 여로피(藜蘆皮) 3전, 방분(蚌粉), 연분(鉛粉) 각 1전 반, 웅황 7푼, 경분 1전.
　　　이상의 것을 분말을 만들어 따로 큰 붕어〔大鯽魚〕 1개에 향유(香油)를 넣어 달여서 익기를 기다려 고기는 제거하고 차가워지면 약을 타서 부스럼에 문지른다.

◆ 신이고(神異膏)
ㅇ위와 같은 것을 치료한다.

【의방】 전갈 7개, 조각 2전, 파두 껍질을 벗긴 것 7개, 사상자 분말 3전, 웅황 따로 간 것 3전, 경분 1자(字), 청유(淸油)[183] 1냥, 황랍(黃蠟) 반 냥.
　　　이상의 것을 먼저 전갈, 조각, 파두를 기름에 넣어 달여 색이 변하면 3미(三味)를 제거하고 납(蠟)을 넣어 녹여서 식혀서 웅황, 사상(蛇床), 경분을 고루 섞어 고(膏)를 만들고 먼저 약수(藥水)로 부스럼을 씻고 닦아 말린 후에 곧 위의 약을 문지르면 신효하다.(得效)

◆ 여성산(如聖散)
ㅇ폐장(肺藏)의 풍(風)이 변하여 창개(瘡疥)가 나서 젖는 것을 치료한다.

【의방】 호분(胡粉) 1냥, 황연 7전 반, 사상자 5전, 수은(水銀) 2전 반.
　　　이상의 것을 분말을 만들어 생마유(生麻油)[184]에 타서 바른다.(局方)

---

[183] 청유(淸油) : 식물성 식용유의 총칭.

◆ 유조입효산(油調立效散)
o 습개(濕疥)가 침음(浸淫)하여 오래 낫지 않는 것을 치료한다.

【의방】 경분, 녹반, 황백, 유황을 각기 등분하여.
    이상의 것을 분말을 만들어 생마유(生麻油)에 타서 부스럼을 씻은 후에 발라 문지른다.(局方)

◆ 마두고(麻豆膏)
o 여러 선[諸癬]을 통치(通治)한다.

【의방】 마유(麻油) 2냥에 파두육(巴豆肉), 비마자육(萆麻子肉) 각 14알[粒], 반묘 7알을 고흑색(枯黑色)이 되게 볶아서 달여 찌꺼기를 제거하고 백랍(白蠟) 5전, 노회(蘆薈) 분말 3전을 고루 휘저어[攪勻] 고(膏)를 만들어 발라 문지른다.(入門)

o 온몸에 선(癬)이 난데 독경양제근(獨莖羊蹄根)을 따로 찧고 백반분말을 쌀초[米醋]에 타서 고(膏)를 만들어 발라 문지르고 경분(輕粉)과 황단(黃丹)을 더하면 더욱 묘하다.(丹心)

◆ 갈묘고(蝎猫膏)
o 우피선(牛皮癬)을 치료한다.

【의방】 전갈, 반묘 각 10매, 파두육 20매, 향유 1냥.
    이상의 것을 함께 볶아 색깔이 타서 검은 것[焦]을 기다려 먼저 버리고 차례 3미(三味)를 다 버리고 황랍(黃蠟) 1전을 넣어 녹기를 기다려 거두어 놓았다가 아침에 문지르면 저녁에 나으며 피육(皮肉)을 손상시키지 않는다.(綱目)

o 또 한 의방[一方] 온몸의 우피선(牛皮癬)을 치료하는데 천오(川烏), 초오, 하수오, 백지, 소목(蘇木)을 각기 등분(等分)하여 이상의 것을 거칠게 썰어서 납저지(蠟猪脂)를 넣어 함께 볶아서 백지(白芷)가 타서 검게 되도록 하여 찌꺼기를 제거하고 차갑기를 기다려 소금을 조금 넣어 항상 빈속에 한 숟가락씩을 술에 타서 내린다.(得效)

◆ 호분산(胡粉散)
o 선(癬)을 치료하는데 신효하다.

---
184) 생마유(生麻油) : 생삼씨 기름.

【의방】 호분, 유황, 웅황 각 2전 반, 비상(砒霜) 1전 2푼 반, 큰 초오 생 것(大草烏生) 1개, 반묘 1개, 갈소(蝎梢) 7매, 사향 조금.
　　이상의 것을 분말을 만들어 먼저 양제근(羊蹄根)을 초에 담가 아픈 자리에 문질러 움직이게 하고 다음에는 약을 조금 써서 문지른다.(得效)

◆ 연분산(連粉散)

ㅇ풍선(風癬), 습창(濕瘡)을 치료한다.

【의방】 황연, 호분, 황백, 황단, 고백분 각 5전, 경분, 용골, 노감석(爐甘石) 각 5푼.
　　이상의 것을 분말을 만들어 말려서 칠하거나[糝] 혹은 기름에 타서 바른다.(丹心)

◆ 비전1찰광(秘傳一擦光)

ㅇ개선(疥癬) 및 제반 악창(惡瘡)을 치료하는데 신효하다.

【의방】 백반고 6전, 사상자, 고삼, 무이(蕪荑) 각 5전, 웅황, 유황, 천초, 대충자육(大風子肉)185) 각 2전 반, 경분, 장뇌(樟腦)186) 각 1전.
　　이상의 것을 분말을 만들어 생돼지 기름[生猪脂]에 타서 붙인다.(正傳)

◆ 당귀음자(當歸飮子)

ㅇ온몸에 개선(疥癬)이 나서 부어서 가렵고[腫痒] 고름이 흐르는 것을 치료한다.

【의방】 당귀, 적작약, 천궁, 생지황, 방풍, 형개, 백질려 각 1전 2푼, 하수오, 황기, 감초 각 7푼.
　　이상의 것을 썰어서 1첩을 만들어 생강 3쪽을 넣어 물에 달여 복용한다.(入門)

◆ 하수오산(何首烏散)

ㅇ온몸에 개선(疥癬)이 나서 가려운 것을 치료한다.

【의방】 형개수, 위령선, 만형자, 가피(蚵蚾)(곧 희렴(豨薟)이다), 하수오, 방풍, 감초를 각기 등분(等分)하여.
　　이상의 것을 분말을 만들어 매번 2전을 취해서 술에 타서 내린다.(丹心)

---

185) 대풍자육(大風子肉) : 대풍수(大風樹)의 열매, 대풍수는 산유자과(山柚子科)에 딸린 낙엽관목, 동인도가 원산인데 그 열매 장과(漿果)로써 씨를 대풍자(大風子)라 하며 문둥병, 매독에 씀.
186) 장뇌(樟腦) : 장목(樟木)을 증류하여 얻는 방향이 있는 백색 결정, 향료 또 방충제, 방취제로 씀.

◆ 무이산(蕪荑散)
○개(疥)의 신구(新舊)를 묻지 않고 치료하고 또한 선(癬)을 치료한다.

【의방】 흰비름〔白蕪荑〕 1냥, 빈랑, 오수유 각 5전, 유황 2전.
　　　　이상의 것을 분말을 만들어 돼지기름〔猪脂〕 혹은 향유에 타서 문지른다.

◆ 부평산(浮萍散)
○여러 개선(疥癬) 및 나창(癩瘡)을 치료한다.

【의방】 부평(浮萍) 4냥, 당귀, 천궁, 적작약, 형개수(荊芥穗), 마황(麻黃), 감초 각 2전.
　　　　이상의 것을 썰어서 2첩을 만들어 총백(葱白) 3줄기를 두시(豆豉) 60개를 넣어 함께 달여 복용하고 땀을 낸다.(醫鑑)

◆ 씻는 약〔洗藥〕
○개선(疥癬)과 옴〔瘙痒〕과 부스럼이 생긴 것을 치료한다.

【의방】 세신, 형개, 백지, 천궁, 황금, 방풍, 지골피, 감초를 각기 등분(等分)하여.
　　　　이상의 것을 거친 분말을 만들어 매번 2냥을 취해서 물 두 큰 주발에 달여서 10여 번 끓여서 따스한 때를 타서 급한 곳에 탕으로 축이는데〔淋湯〕 이름을 8선산(八仙散)이라 한다.(精義)

○하수오(何首烏), 진애(陳艾)를 등분(等分)하여 진하게 달여서 온몸을 담가 씻어서 개선(疥癬)을 치료한다.(本草)
○동과등(冬瓜藤)을 달인 탕에 담가 씻으면 또한 좋다.(本草)
○온천욕(溫泉浴)이 가장 묘하다.(本草)

□ **단일한 의방**〔單方〕(12종)

◆ 유황(硫黃)
○생것을 써서 개선(疥癬) 및 악창(惡瘡)을 치료하고 개창(疥瘡)에 냄새가 나는 것을 냄새가 안 나게 고칠 수 있다.(本草)

◆ 웅황(雄黃)
○개선(疥癬)을 살충(殺虫)하여 치료하니 분말을 만들어 붙인다.(本草)

32. 여러 부스럼〔諸瘡〕

◈ 수은찌꺼기〔水銀滓〕
ㅇ수은찌꺼기를 갈아 납저지(蠟猪脂)에 비벼서 개(疥)를 살충하면 곧 효험이 있다.(得效)

◈ 명아주와 갈대〔藜蘆〕
ㅇ개선(疥癬)을 치료하니 가루를 만들어 생마유(生麻油)에 타서 바른다.(本草)

◈ 양제근(羊蹄根)187)
ㅇ개선(疥癬)을 치료하니 문드러지게 찧어서 초(醋)에 섞어 붙이면 묘하다.(本草)

◈ 근수피(槿樹皮)
ㅇ완선(頑癬)을 치료한다. 근수피(槿樹皮), 파두(巴豆), 반묘(斑猫)를 더해서 비상〔砒〕을 조금 더해서 분말을 만들어 물에 타서 붙인다.(丹心)

◈ 지마(脂麻)
ㅇ생것을 취하여 기름을 개선(疥癬) 및 악창(惡瘡)에 붙이면 신묘하다.(本草)

◈ 가죽신 밑바닥〔皮鞋底〕
ㅇ우피선(牛皮癬)이 오래 된 것을 치료한다. 가죽신 밑바닥〔皮鞋底〕 태운 재에 경분(輕粉)을 조금 넣어 기름에 타서 붙인다.(入門)

◈ 우렁이〔田螺〕
ㅇ창개(瘡疥)를 치료한다. 우렁이를 삶아 익혀서 살〔肉〕을 취하여 주효(酒酵)에 볶아 익혀서 먹으면 일생의 창개(瘡疥)를 제거한다.(回春)

◈ 납저지(蠟猪脂)
ㅇ개선(疥癬)을 치료한다. 생반(生礬), 행인(杏仁)에 경분(輕粉) 조금을 더해서 찧어서 비벼서 개선을 치료하면 묘하다.(綱目)

◈ 집비둘기〔鵓鴿〕〔발합〕
ㅇ오래된 창개(瘡疥)를 치료하니 먹으면 매우 좋다.(本草)

---

187) 양제근(羊蹄根) : 소루쟁이 뿌리, 옴, 탈모제에 씀.

◆ 사상자(蛇床子)

ㅇ온몸의 개선(疥癬)을 치료하는데 사상자(蛇床子), 유황(硫黃), 백반(白礬) 각 2전, 수은 찌꺼기〔水銀滓〕3전, 이상의 것을 분말을 만들어 강즙(薑汁)에 타서 비비면 곧 효험이 있다.(回春)

침구법(鍼灸法)

ㅇ창개(瘡疥), 완선(頑癬)을 치료하는데는 절골(絶骨), 3리(三里), 간사(間使), 해계(解谿), 위중혈〔委中〕을 혹은 침(鍼)을 놓고 혹은 뜸을 뜬다.(灸)(綱目)

ㅇ손의 개(疥)는 노궁(勞宮)을 취하고 대릉혈〔大陵〕을 뜬다.(綱目)

ㅇ온몸(渾身)의 창개(瘡疥)는 곡지(曲池), 합곡(合曲), 3리(三里), 행간(行間), 위중혈〔委中〕을 취한다.(綱目)

ㅇ선(癬)을 치료하는데 8월 8일 해가 뜰 때에 환자로 하여금 동쪽으로 향하여 꿇어앉아서 지게문(戶) 양 옆을 손으로 잡고 어깨와 머리〔肩頭〕를 조금 숙이고 제골(際骨), 해완(解宛), 완중(宛中)의 양화(兩火)를 함께 내려 7장(壯)을 뜨면〔灸〕 7일이면 낫는다.(資生)

ㅇ한 여자가 양 사타구니 사이에 습선(濕癬)이 나서 밑으로 무릎에까지 이르러 가렵고 아프고 노란 물이 흘러 내려 백약이 무효였다. 대인(戴人)이 침(鍼)으로 가려운 때를 당하여 100군데를 찔러서 피를 내고 난 다음에 달인 탕으로 4차례를 씻으니 바야흐로 제거되었다. 대체로 습(濕)이 혈(血)에 넘치면 침을 놓지 않을 수 없는 것이다.(和子)

나두창(癩頭瘡)

ㅇ머리 위에 나병〔癩〕같은 부스럼〔瘡〕이 나는 데는 방풍통성산(防風通聖散)(의방은 풍문(風門)을 보라)을 분말을 만들어 술에 담가 불에 3차례 쬐어 식후에 백탕에 타서 하루 3번 복용한다.(丹心)

ㅇ염탕 따스한 것으로 씻고 일상산(一上散)(의방은 위를 보라) 붙이면 오래지 않아 낫는 것이 신효하다.(丹心)

ㅇ두창(頭瘡)에는 마땅히 주귀음(酒歸飮)을 복용하고 외용(外用)으로 웅황(雄黃), 수은(水銀)을 등분(等分)하여 분말을 만들어 납저지(蠟猪脂)[188]를 반은 생 것, 반은 익혀서 타서 붙인다. 습난(濕爛)한 것은 제비집 흙〔燕窠土〕과 황백(黃栢)을 분말을 만들어 마른 것을 바른다.(入門)

ㅇ백독두창(白禿頭瘡)에는 마땅히 신응고(神應膏)를 쓴다.(醫鑑)

ㅇ두면창(頭面瘡)은 밀타승(蜜陀僧), 유황 각 2전, 경분(輕粉) 조금. 이상이 것을 분말을 만들

---

188) 납저지(蠟猪脂) : 소금에 절인 돼지 기름.

어 돼지기름(猪脂)에 타서 붙인다.(丹心)

o 또 한 의방(又方)은 납월(臘月)의 마지유(馬脂油)를 발라 문지르면 지극히 묘하다.(丹心)

o 또 한 의방(又方)은 송피회(松皮灰) 5전, 황단(黃丹), 백교향(白膠香) 각 2전 반, 고백반(枯白礬), 대황(大黃), 황백(黃栢) 각 1전 2푼, 이상의 것을 분말을 만들어 뜨거운 기름에 타서 붙인다.(丹心)

o 소아나두탕(小兒癩頭瘡)은 송지(松脂) 1냥, 현룡미(懸龍尾), 황연(黃連) 각 3전, 백지(白芷) 5전, 송수피(松樹皮), 수은(水銀), 웅황, 백반 각 2전, 이상의 것을 분말을 만들어 따로 향유(香油)에 난발(亂髮)을 넣어 문드러지게 달인 데에 고루 타서 붙인다.(丹心)

o 또 한 의방(又方) 문드러진(爛) 목이(木耳)를 분말을 만들어 꿀에 타서 붙인다.

o 또 숯을 벌겋게 태워 장류수(長流水)에 담가 뜨겁게 씻는다.

o 또 호유자(胡荽子)189), 복룡간(伏龍肝), 현룡미(懸龍尾), 황연, 백반을 분말을 만들어 기름에 타서 붙이고 연상산(連床散), 여성흑고(如聖黑膏) 또한 좋다.(丹心)

o 또 토사자(兎絲子) 혹은 질려자(蒺藜子) 달인 탕에 씻는다.(本草)

◆ 주귀음(酒歸飮)

o 두창(頭瘡)을 치료한다.

【의방】 주당귀(酒當歸), 백출 각 1전 반, 주금(酒芩), 주작약(酒芍藥), 천궁, 진피 각 1전, 주천마(酒天麻), 창출, 창이 각 7푼 반, 주황백(酒黃栢), 주감초(酒甘草) 각 4푼, 방풍 3푼.
이상의 것을 썰어서 1첩을 만들어 물에 달여 하루 3번 복용한다. 복용 후 잠시 동안 편히 잔다.(穩睡)(入門)

◆ 신응고(神應膏)

o 백독두창(白禿頭瘡)을 치료한다.

【의방】 양분(羊糞)을 소존성(燒存性)하여 분말을 만들어 안유(雁油)에 타서 바르면 1~2차례에 곧 낫는다.(醫鑑)

◆ 연상산(連床散)

o 소아(小兒)의 나두창(癩頭瘡) 및 몸 위의 여러 창(諸瘡)을 치료한다.

【의방】 황연 5전, 사상자(蛇床子), 5배자(五倍子) 각 2전 반, 경분(輕粉) 조금.
이상의 것을 분말을 만들어 형개탕(荊芥湯)으로 씻은 후 기름에 타서 붙인다.(丹心)

---

189) 호유자(胡荽子) : 고수풀 씨. 미나리 과에 속하는 일년초. 열매는 향미료로 씀.

◆ 여성흑고(如聖黑膏)

o 소아의 백독두창(白禿頭瘡)을 치료한다.

【의방】 메주〔豆豉〕 반 되〔升〕, 초룡담, 무이(蕪荑) 각 2전 반.
이상의 것을 소존성(燒存性)하여 분말을 만들어 향유(香油) 반근(半斤)을 4냥이 되게 볶아서 약에 넣고 고루 타서 붙이면 신효하다.(得效)

□ 사람 얼굴의 부스럼〔人面瘡〕

o 무릎 위〔膝上〕에 많이 나고 또한 팔 위〔臂上〕에 나는 것은 고서(古書)에 이르기를 '원업(寃業)190)으로 생긴 바〔所生〕는 반드시 마음을 깨끗이 하고〔淸心〕 허물을 뉘우쳐야〔悔過〕 하니 안으로는 16미유기음(十六味流氣飮)(의방은 옹저(癰疽)를 보라)을 복용하고 오래된 것은 대고삼환(大苦蔘丸), 신기환(腎氣丸)(의방은 허로(虛勞)를 보라)을 복용하고 밖으로는 패모(貝母)를 분말을 만들어 붙이면 딱지〔痂〕가 앉고 낫는다'고 했다.(入門)

o 사람 몸〔人身〕에 부스럼〔瘡〕이 나서 사람의 얼굴〔人面〕과 같은데 면목(面目)과 구비(口鼻)를 다 갖추어 나타나는 것이다. 옛날에 한 사람이 왼쪽 어깨 위〔膊上〕에 부스럼〔瘡〕이 나니 음식물을 주면 다 먹고 술도 마시면 얼굴 또한 붉어지니 의원〔醫者〕이 모든 약을 시험해 보니 여러 약이 다 괴롭지 않은데 패모(貝母)에 이르러서는 그 부스럼〔瘡〕이 눈썹을 찡그리고〔聚眉〕 입을 다무니〔閉口〕 그 의원이 기뻐서 치료할 수 있다고 말하고 곧 패모(貝母) 분말을 물에 타서 부스럼 구멍 안에 넣으니 며칠만에 딱지〔痂〕가 이루어지고 나았다.(本草)

◆ 대고삼환(大苦參丸)

o 사람 얼굴의 부스럼〔瘡〕 및 허구리창〔臁瘡〕을 치료한다.

【의방】 고삼(苦參) 2냥, 방풍, 형개, 백지, 천오, 생적작약, 하수오, 천궁, 독활(獨活), 치자, 조각, 만형자, 적복령, 산약, 백질려, 황기, 강활, 백부자 각 5전, 초오(草烏) 통째로 구운 것 1전 반.
이상의 것을 분말을 만들어 물에 달여 밀가루 풀에 섞어 오동씨 크기의 환(丸)을 지어 50~70환을 빈속에 술로 내리고 술을 못 마시면 차(茶)로 대신한다.(入門)

---

190) 원업(寃業) : 과거 또는 전세(前世)에서 뿌렸던 악(惡)의 씨.

□ 음식창(陰蝕瘡)

o 대체로 음식(陰蝕)은 대개 3등(三等)이 있으니 1은 습음창(濕陰瘡)이라 하고, 2는 투정창(妬精瘡)이라 하고 3은 음식창(陰蝕瘡)이라 하고 또한 하감창(下疳瘡)이라 한다.

o 습음창(濕陰瘡)은 신허(腎虛)로 말미암아 풍습(風濕)의 사기(邪氣)를 타서[乘] 몸이 가려워[瘙痒] 부스럼[瘡]을 이루고 젖어들어[浸淫] 즙(汁)이 나와 형상이 개선(疥癬) 같다.

o 투정창(妬精瘡)은 장년(壯年)이 오랫동안 방사(房事)를 헛되어 보냈기[曠] 때문에 색(色)을 생각하고 욕정(欲情)이 동(動)해서 패정(敗精)이 음경[莖] 안에 흘러들어서 음(陰) 위에 부스럼[瘡]이 나서 붉게 붓고[赤腫] 흰색[白]으로 문드러져서[潰爛] 아프고 가려워서[痛痒] 방민(妨悶)한다.

o 음식창(陰蝕瘡)은 열(熱)이 하초(下焦)에 맺힘으로 말미암아 경락(經絡)이 막혀 체하거나[澁滯] 혹은 부인의 자궁(子宮)에 패정(敗精)이 머물거나 혹은 월수(月水)가 끊어지지 않았는데 더불어 교합(交合)하여 방사로 피로(房勞)한 후에 씻고 목욕하지 않아서 사예(邪穢)가 머물러 체하여[留滯] 드디어 음경(陰莖)과 이어서 고환(睾丸)이 붓고 아프고[腫痛] 소변이 임질[淋]과 같아서 오래되면 문드러지고 기육(肌肉)을 침식하여 고름피[膿血]가 그치지 않고 마침내 하감창(下疳瘡)을 이룬다. 오래되어 낫지 않으면 반드시 양매창(楊梅瘡)을 이루면 마땅히 선유량탕(仙遺糧湯)(의방은 위를 보라)을 복용하여 예방하고 한열(寒熱)하여 오줌이 막히는데는 마땅히 8정산(八正散)(의방은 소변(小便)을 보라)을 쓰고 습열(濕熱)이 심하면 부어서 아프고[腫痛] 오줌이 막히고 음경 속이 아프고 가려우며 혹은 흰 진액(津液)이 나오는데는 마땅히 용뇌사간탕(龍腦瀉肝湯)(의방은 전음(前陰)을 보라)을 쓰고 종기가 문드러진 후에는 8물탕(八物湯)(의방은 허로(虛勞)를 보라)에 시호(柴胡), 치자(梔子), 지모(知母)를 더해서 오래 복용한다.(入門)

o 하감창(下疳瘡)이 오래 되어도 낫지 않거나 혹은 변독(便毒)을 이루고 혹은 양물(陽物)이 손상되고 문드러져서 위독한 데 이르면 속(俗)에 이르기를 감창(疳瘡)이니 낫지 않은 변독(便毒)이 다시 생긴다고 했다.(醫鑑)

o 음두(陰頭)가 부어서 아프고 부스럼이 나는 것을 하감창(下疳瘡)이라 한다. 곧 독(督), 임(任), 충(衝) 3맥에 모이는 것이다. 그 부스럼이 한 번 나면 변독(便毒)과 여풍창(癘風瘡)이 차례로 발하니 먼저 마땅히 승마갈근탕(升麻葛根湯)(의방은 한문(寒門)을 보라)을 쓰고 계속해서 발하면 양혈해독환(凉血解毒丸)을 복용하면 곧 낫는다. 반드시 경분(輕粉) 같은 독약을 복용할 필요는 없다.(醫鑑)

o 투정창(妬精瘡)이 처음 발생하면 음두(陰頭)에 좁쌀 같은 것이 나는데 떨치면[拂] 곧 아픔이 심하고 맑은 고름[淸膿]이 나오고 절구구멍[臼孔]이 생겨 살을 먹어 들어 크게 아프다. 부인의 옥문 안[玉門]에 생기면 바로 감식창(疳蝕瘡)과 같으나 다만 아프지 않은 것이 다르다.(醫鑑)

o 치료 방법은 대두감초탕(大豆甘草湯)으로 문드러지게 하여 세독산(洗毒散) 달인 탕으로 목욕

하고 마풍고(磨風膏)로 따스하고 부드럽게 한다. (精義)
○ 통용되는 약은 소감패독산(消疳敗毒散), 양혈해독환(凉血解毒丸)을 쓴다. (回春)

◆ 양혈해독환(凉血解毒丸)
○ 하감창(下疳瘡)을 치료한다.

【의방】 고삼(苦參) 4냥, 황연 2냥, 연교 1냥 반, 대황 1냥 2전 반, 악실(惡實), 생건지황, 백지 각 1냥, 방풍, 석고 각 5전.
　　　이상의 것을 분말을 만들어 형개 달인 탕으로 풀을 쑤어 오동씨 크기의 환(丸)을 지어 빈속에 따스한 물로 100환을 내린다. (回春)

◆ 소감산패독산(消疳散敗毒散)
○ 하감창(下疳瘡)을 온전히 치료한다.

【의방】 황백, 적작약, 적복령, 목통, 초룡담 각 9푼, 연교, 형개, 황연, 창출, 지모(知母) 각 7푼, 방풍, 독활 각 6푼, 감초 3푼.
　　　이상의 것을 썰어서 1첩을 만들어 등심(燈心) 1단(團)과 물에 달여 복용한다. (回春)

□ 부스럼을 씻는 약 〔洗瘡藥〕

○ 모든 하부(下部)의 여러 창(瘡)은 항상 약탕(藥湯)으로 뿌려서 씻어 농즙(膿汁)과 악수(惡水)를 제거해야 하니 마땅히 세감탕(洗疳湯), 대두감초탕(大豆甘草湯), 세독산(洗毒散), 세하감창방(洗下疳瘡方)을 쓴다. (諸方)

◆ 세감탕(洗疳湯)
○ 하감창(下疳瘡)을 치료한다.

【의방】 천련자(川練子), 황연, 와송(瓦松)191), 천초, 총근(葱根)〔파뿌리〕, 쑥잎〔艾葉〕.
　　　이상의 것을 등분(等分)하여 달인 물에 청포(青布)를 담가 씻으면 곧 효험이 있다. (醫鑑)

◆ 대두감초탕(大豆甘草湯)
○ 음식하감창(陰蝕下疳瘡)을 치료한다.

---

191) 와송(瓦松) : 지부지기 : 돌나무과에 속하는 다년초, 바위 솔과 비슷하나 잎이 가늘고 잎끝이 바늘 처럼 뾰족함. 기와 지붕 등에 남.

【의방】 감초 1냥, 붉은 껍질의 파〔赤皮葱〕 3줄기, 검은 콩〔黑豆〕 1홉, 홰나무가지〔槐條〕 한 줌을 진하게 달여 맑은 것을 취하여 따스하기를 기다려 몸을 담가 가로 2번 복용한다.(精義)

◆ 세독산(洗毒散)
ㅇ 음식창(陰蝕瘡) 및 여러 악창(惡瘡)을 치료한다.

【의방】 사상자(蛇床子), 지골피, 큰 삽주〔大薊〕〔대계〕, 마황, 형개, 방풍, 고백반(枯白礬) 각 3전, 총백(葱白) 3줄기를 달인 탕에 따스하게 씻는다.(丹心)

◆ 하감창을 씻는 의방〔洗下疳瘡法〕

【의방】 황백, 황연, 당귀, 백지, 독활, 방풍, 박초, 형개 각 3전에 동전(銅錢) 50문(文), 오매(烏梅) 5개, 소금 한 숟갈을 넣어 함께 달여 탕을 취해서 하루 4~5차례 씻고 곧 낱알 약〔糝藥〕을 붙인다.

□ 낱알을 붙이는 약〔糝付藥〕

ㅇ 약물로 뿌려서 씻은 후에 곧 낱알을 붙이는 약은 마땅히 백합산(栢蛤散), 진조산(津調散), 봉의산(鳳衣散), 한루산(旱螺散), 절감산(截疳散)(의방은 위를 보라), 진주산(珍珠散), 마풍고(磨風膏)를 혹은 칠하고 혹은 붙인다.(諸方)

◆ 백합산(栢蛤散)
ㅇ 하감습창(下疳濕瘡)을 치료한다.

【의방】 황백(黃栢)을 자봉(磁鋒)으로 긁어서 분말을 취하고 합분(蛤粉).
이상의 것을 분말을 만들어 등분(等分)하여 위에 칠하면〔糝〕 곧 낫는다. 대개 황백(黃栢)은 열을 제거하고 합분(蛤粉)은 습한 것을 메마르게〔燥〕 한다.(入門)

◆ 진조산(津調散)
ㅇ 투정창(妬精瘡)을 치료한다.

【의방】 황연, 관동화(款冬花)를 등분해서.
이상의 것을 분말을 만들어 먼저 지골피(地骨皮) 사상자(蛇床子)를 달인 물에 씻어서 닦아 말려서 곧 진조산(津調散)을 붙인다.(入門)

◆ 봉의산(鳳衣散)

o 하감창(下疳瘡)을 치료한다.

【의방】 봉황의(鳳凰衣)(곧 닭이 품은 알의 껍질) 불에 데운 것〔煆〕, 황단(黃丹) 각 1전, 경분(輕粉), 편뇌(片腦) 각기 조금.
　　이상의 것을 분말을 만들어 말려서 칠하거나〔糝〕 혹은 오리알〔鴨子〕 흰자위〔淸〕에 타서 붙인다.(入門)

◆ 한루산〔旱螺散〕

o 위와 같은 증세를 치료한다.

【의방】 흰 우렁이 껍질〔白田螺殼〕을 불에 데우고〔煆〕, 뇌(腦), 사(麝), 경분(輕粉)을 각기 조금.
　　이상의 것을 분말을 만들어 향유(香油)에 타서 바른다.(搽)

o 투정창(妬精瘡)을 치료하는 데는 계항(溪港) 중의 묵고 오래된 껍질이 묘하다.

◆ 진주산(珍珠散)

o 하감창(下疳瘡)을 치료한다.

【의방】 황연, 황백, 유향, 몰약, 해아다(孩兒茶), 경분(輕粉), 연분(鉛粉), 5배자(五倍子) 볶은 것, 진주(眞珠), 상아(象牙)를 각기 등분하여 분말을 만들어 쌀뜨물에 씻은 후에 그 위에 칠한다.(醫鑑)

◆ 마풍고(磨風膏)

o 음식창(陰蝕瘡)을 치료한다..

【의방】 사상자(蛇床子) 5전, 대풍자(大風子) 14개, 행인(杏仁) 20개, 고백반, 장뇌(樟腦) 각 2전, 천초(川椒), 경분(輕粉), 수은(水銀) 각 3전, 웅황 1전 반, 은주(銀珠) 1전.
　　이상의 것을 분말을 만들어 생마유(生麻油)에 섞어서 탄알 크기의 환(丸)을 지어 매번 조금씩 침에 개어서 문지른다.

◆ 하나의 의방〔一方〕

o 하감창(下疳瘡)을 치료하고 아울러 옥경(玉莖)을 다 먹어드는데 이 약을 쓰면 길레 나와 처음과 같아지고 다만 음두〔元首〕가 작을 따름이다.

32. 여러 부스럼〔諸瘡〕

【의방】 흑연(黑鉛) 5전을 녹여 열고〔化開〕 수은〔汞〕을 2전 반을 넣어 갈아서 별을 보이지 않고 한수석(寒水石) 3전 반, 경분(輕粉) 2전 반, 붕사(鵬砂) 1전.

이상의 것을 아주 고운 분말을 만들어 먼저 파〔葱〕, 쑥〔艾〕, 산초〔椒〕를 달인 물에 아픈 자리를 씻어서 말려 칠한다.〔糝〕 또한 혀를 물려서 잘린 데 치료하는 데도 신효하다.(回春)

◆ 또 하나의 의방〔又方〕

ㅇ연소(年少)한 사람이 양도(陽道)가 흥강(興强)하여 응당 배설〔泄〕할 때에 배설〔泄〕하지 못하고 배설하지 못할 때에 억지로 배설〔泄〕하여 연약한 껍질〔嫩皮〕이 부풀어 잘려서〔脹斷〕 처음에는 침안(鍼眼)[192] 같아서 두렵고 아파 감히 배설하고 비비지 못하는데〔泄刮〕 오래 되면 음경을 이어서〔連莖〕 문드러져서 아픔〔痛楚〕이 날로 심한데 쓴다.

【의방】 형개, 황백, 감초, 생파〔生葱〕, 지골피 달인 물에 음경(陰莖)의 고름자국〔膿靨〕을 씻어내고 가리륵열매〔訶子〕 태운 재〔燒灰〕에 사향을 조금 넣고 말려서 아픈 자리에 칠하고 이어서 방사(房事)를 끊고 잘 임시에 냉수(冷水)를 마시고 양도(陽道)가 일어나지 않게 하면 부풀어 터진〔腫斷〕 부스럼 자국이 단단해지면 저절로 낫는다.(得效)

◆ 또 하나의 의방〔又方〕

ㅇ음경(陰莖) 머리 3~5 구멍의 소루창(小漏瘡)이 생겨 피가 나오고 약간의 고름〔膿〕이 나오는 것을 치료한다.

【의방】 유발회(油髮灰)를 침〔津唾〕에 타서 붙이고 이어서 미음(米飮)에 타서 1전(錢)을 복용하면 매우 묘하다.(直指)

ㅇ외신(外腎)의 감창(疳瘡)에 계란 껍질, 황연, 경분을 분말을 만들어 향유(香油)에 타서 바른다.(得效)

ㅇ투정창(妬精瘡), 음식창(陰蝕瘡)에 유발(油髮), 청대(靑黛), 사향 조금.

이상의 것을 분말을 만들거나 가루〔糝〕 혹은 침〔津唾〕에 타서 붙인다.(精義)

ㅇ음경(陰莖) 위에 부스럼이 생긴 데 월경포(月經布)를 태운 재를 꿀에 타서 바르면 곧 낫는다.(入門)

ㅇ하감창(下疳瘡)에는 달팽이〔蝸牛〕를 불에 쬐어 말린 것, 고백반을 분말을 만들어 습하면 말려서 칠하고 혹은 기름에 타서 붙인다.(回春)

---

192) 침안(鍼眼) : 침맞은 자리.

◆ 치료되지 않는 증세〔不治證〕

o 하감창(下疳瘡)이 중(重)한 것은 심중(心中)이 교통(㽲痛)193)하고 민절(悶絕)194)하여 허번(虛煩)195)이 심한 것은 치료하지 못한다.(入門)

□ 겸창(臁瘡)〔허구리 부스럼〕

o 양다리〔兩脚〕에 종기〔腫〕가 나서 문드러지고 냄새가 나고 거름 걷기가 어려운 것인데 이 부스럼〔瘡〕이 허구리 뼈〔臁骨〕에 나는 것이 중(重)한 것이니 그 뼈 위의 살〔肉〕이 적고 피부〔皮〕가 엷은 고로 낫기 어렵다. 치료법은 응당 먼저 충(虫)을 취한 연후에 밖으로는 고약(膏藥)을 붙이고 난 연후에 안으로는 납반환(蠟礬丸)(의방은 옹저(癰疽)를 보라)의 유(類)를 복용하고 반드시 발을 포개고〔翹足〕 단정히 앉아 걸음을 많이 걷지 않으면 완전히 나을 수 있다.(醫鑑)

o 겸창(臁瘡)이 양 허구리〔兩臁〕 위에 처음 생겨서 화끈거리고 붓고〔焮腫〕 아픈 것은 3음(三陰)이 허(虛)한 것이니 마땅히 8물탕(八物湯)(의방은 허로(虛勞)를 보라)을 쓰고 만약 아픈 자리가 검고 어두우면〔黑黯〕 오한(惡寒)하고 음식을 잘 먹지 못하는 것은 간신(肝腎)히 허(虛)한데 속하니 마땅히 8미환(八味丸)(의방은 허로(虛勞)를 보라)을 쓰고 오래 낫지 않는 것은 대고삼환(大苦參丸)(의방은 위를 보라)을 쓴다.(入門)

o 외겸창(外臁瘡)은 먼저 총탕(葱湯)으로 씻고 다음에는 용골고(龍骨膏) 혹은 마치고(馬齒膏)를 붙이고 습열(濕熱)한 것은 요토고(窯土膏)를 쓴다.

o 내겸창(內臁瘡)은 먼저 염탕(塩湯)으로 씻고 다음으로 납반지(蠟礬紙)를 붙인다.

o 내외에 통용되는 것은 노회고(爐灰膏)(의방은 잡방(雜方)을 보라)를 쓰고 어육(瘀肉)에 넣어 제거한〔點去〕 뒤에 황납고(黃蠟膏)를 붙인다.(入門)

o 겸창(臁瘡) 및 다리 무릎〔脚膝〕에 부스럼이 생긴 것은 국방(局方) 허손문(虛損門)의 황기환(黃芪丸)(의방은 허로(虛勞)를 보라)을 복용하면 곧 낫는다.(海藏)

o 내외겸창(內外臁瘡)은 마땅히 분사산(粉䤵散), 신첩고(神捷膏), 마치고(馬齒膏), 취옥고(翠玉膏), 백교향산(白膠香散), 붙이는 약〔貼藥〕, 3의방〔三方〕, 침법(鍼法), 세법(洗法), 취충법(取虫法)을 쓴다.(諸方)

◆ 용골고(龍骨膏)

o 외겸창(外臁瘡)을 치료한다.

---

193) 교통(㽲痛) : 뱃속이 결리고 아픔.
194) 민절(悶絕) : 지나치게 고민하여 기절함.
195) 허번(虛煩) : 기력이 쇠약해져 양기가 부족하고 신경이 날카로워져서 가슴이 뛰는 병.

32. 여러 부스럼〔諸瘡〕

【의방】 용골(龍骨), 유향(乳香), 몰약(沒藥), 밀타승(密陀僧) 각 2전, 해표초〔海螵蛸〕〔오징어 뼈〕 1전 반, 조각자(皂角子) 5개를 소존성(燒存性)하여.
　　이상의 것을 분말을 만들어 솜〔綿〕과 종이〔紙〕를 2중〔兩重〕으로 해서 침(鍼)을 구멍〔孔〕에 어지럽게 꽂고〔挿〕 향유(香油)에 타서 약을 끼고〔夾〕 안으로 묶어〔縛〕 부스럼 위에 붙이고 격일(隔日)로 뒤집어서 붙인다.(入門)

◈ 마치고(馬齒膏)
○겸창(膁瘡)을 치료한다.

【의방】 쇠비름〔馬齒莧〕을 달여 즙(汁)을 1솥〔釜〕 취해서 황랍(黃蠟) 5냥을 넣어 다시 볶아 고(膏)를 만들어 바른다.(入門)

◈ 요토고(窯土膏)
○외겸창(外膁瘡)을 치료한다.

【의방】 오래된 요조토(窯竈土) 혹은 부엌바닥〔竈心〕의 황토(黃土), 황백(黃栢), 적석지(赤石脂), 황단(黃丹) 각 5전, 경분, 유향, 몰약 각 1전.
　　이상의 것을 분말을 만들어 향유(香油)에 타서 고(膏)를 만들어 먼저 다청(茶淸)으로 씻은 후 유지(油脂)에 약을 펴서〔攤〕 붙이고 붕대로 싸매 두면 가려워서〔縱痒〕 참지 못하면 바로 딱지가 맺히기를〔結痂〕 기다려 붕대를 제거하고 덜 나으면 다시 붙인다.(入門)

○부엌바닥 흙〔竈心土〕은 습(濕)을 메마르게〔燥〕하고 열(熱)을 맑게〔淸〕 하고 황백(黃栢)의 매운 것〔辛〕으로써 화사(火邪)를 흩고〔散〕 유향(乳香), 몰약(沒藥)으로써 어혈(瘀血)을 흩으니 완전한〔十全〕 약이라 할 수 있다.(丹心)

◈ 납반지(蠟礬脂)
○내겸창(內膁瘡)을 치료함에 신효하다.

【의방】 솜종이〔綿紙〕 12겹을 부스럼의 크고 작음을 살펴서 네모난 조각으로 끊어서 종이를 비벼서〔紙撚〕 못으로 고정시켜 두고〔釘住〕.

○마유(麻油) 2냥에 천초(川椒) 49알〔粒〕을 넣어 늘인 불〔慢火〕에 볶아서 검어지면 찌꺼기를 제거하고 황랍(黃蠟) 1냥, 고반(枯礬) 1전, 경분(輕粉) 2푼(分)을 넣어 녹기〔熔化〕를 기다려 앞의 종이를 넣어서 기름이 스며들게 하여 노랗게 타지 않게 하여 취하여 일어나서 붙일 때〔貼時〕에 약물로 씻어서 닦고 종이가 끊은 것을 건져〔濟沓〕 부스럼 위에 붙여서 붕대로 단단히 감고 한 시간에

한 번[周時] 부스럼 가까이의 한 겹을 떼 내는데 종이를 다 떼기를 기다리면 부스럼이 온전히 낫는다.(入門)

◆ 황랍고(黃蠟膏)
ㅇ 내외겸창(內外臁瘡)을 치료한다.

【의방】 향유(香油) 1냥에 유발(油髮), 매실(梅實) 크기만큼 넣어 볶아서 소화(消化)시키고 백교향(白膠香) 3전, 황랍 1냥을 넣어 녹이고 용골(龍骨), 적석지(赤石脂), 혈갈(血竭) 분말 각 3전을 넣어 고루 섞어[攪勻] 식기를 기다려 사기 그릇[磁器]에 넣어 매번 얇은 조각[薄片]으로 만들어 부스럼 위에 붙이고 붕대로 싸매어 두고 3일 후에 뒤집어 붙인다.(入門)

◆ 분사산(粉麝散)
ㅇ 외겸창(外臁瘡)의 냄새나고 문드러져 수십 년이 되어도 낫지 않는 것을 치료한다.

【의방】 살아 있는 거북 껍질[龜殼] 1개를 초(醋) 1주발을 발라서 굽는다. 초(醋)가 다 되는 것을 도수[度]로 하여 불에 달구고 씻게 놓아두고
이상의 것을 분말을 만들어 경분과 사향 각 1전을 넣어 고루 섞어 먼저 총탕(葱湯)으로 씻고 난 후에 위에 바른다.(得效)

◆ 신첩고(神捷膏)
ㅇ 내외겸창(內外臁瘡)이 오래되어 낫지 않는 것을 치료한다.

【의방】 청유(淸油) 반 근(斤)을 먼저 달여서 황랍(黃蠟) 1냥, 송지(松脂) 5전을 넣어 구슬[珠]이 이루어질 때까지 볶아서 식기를 기다려 유향, 몰약, 경분, 혈갈, 해아다(孩兒茶), 고백반, 용골(龍骨) 불에 데운 것 각 3전, 천초 4전.
이상의 것을 분말을 만들어 고루 섞어 거두어 저장해[收貯] 두고 먼저 약물[藥水]로 유지(油紙)를 깨끗이 씻고 침으로 구멍을 찔러 약을 펴서[攤] 겸창[瘡] 위에 붙이고 이틀은 3차례 바꾸고 이틀 후에는 하루 1차례 바꾸고 매번 약을 바꿀 때는 반드시 깨끗이 씻고 그 위에 붙인다.(醫鑑)

◆ 취옥고(翠玉膏)
ㅇ 겸창(臁瘡)을 치료한다.

【의방】 역청(瀝靑)[196] 4냥, 황랍(黃蠟), 동록(銅綠) 각 5전, 몰약 3전.

---

196) 역청(瀝靑) : 송지(松脂)에 기름을 섞어 짠 도료(塗料).

이상의 것을 향유(香油) 반 근(斤)과 황랍, 역청과 함께 불 위에서 녹이고 다음에 동록(銅綠), 몰약 분말을 함께 빙빙 돌려서〔旋旋〕고루 흔들어 섞어서 빽빽하게〔稠〕만들어 약을 기울여 찬 물 속에 넣고 겸창〔瘡〕의 크고 적음을 살펴서 짜서〔捻〕둥글 납작한 떡〔餠子〕을 만들어 붙이고, 붕대로 싸매어 3일에 한 번 바꾼다.

◆ 백교향산(白膠香散)

ㅇ 내외겸창(內外臁瘡)을 치료한다.

【의방】 백교향(白膠香), 적석지, 고백반 각 5전, 황단, 유향, 몰약, 경분 각 2전.
이상의 것을 분말을 만들어 말려서 칠하거나〔糝〕혹은 기름에 타서 붙인다.(入門)

□ 단일한 의방〔單方〕

ㅇ 겸창(臁瘡)을 치료하는데 황랍(黃蠟) 1냥, 돼지 쓸개〔猪膽〕1개, 경분 2전.
이상의 것을 녹여서 고루 섞어 유지(油紙) 위에 펴서 붙인다.(丹心)

ㅇ 또 한 의방〔又方〕은 백교향(白膠香), 황백(黃栢), 연석고(軟石膏) 각 1냥, 청대(靑黛) 5전, 용골(龍骨) 1전. 이상의 것을 분말을 만들어 향유(香油)에 타서 붙인다.

ㅇ 또 하나의 의방〔又方〕은 불친 양의 똥〔羯羊屎〕을 소존성(燒存性)하여 5전, 석고(石膏) 2전 반, 적석지 1전 2푼. 이상의 것을 분말을 만들어 향유(香油)에 타서 붙이고 붕대로 싸매 두면 뿌리를 제거한다.(丹心)

ㅇ 냉겸창(冷臁瘡)은 녹각회(鹿角灰), 유발회(油髮灰), 유향(乳香)을 분말을 만들어 청유(淸油)에 타서 붙인다.(得效)

ㅇ 겸창(臁瘡)이 절구〔臼〕를 이루어 오랫동안 마르지 않는데 좋은 사탕설(砂糖屑)을 진액〔津〕에 타서 하루 2번씩 3일간 바르면 낫는다.(得效)

ㅇ 홍견(紅絹)을 누에 빈 고치〔蠶空〕와 아울러 태운 재〔幷燒灰〕, 호분(胡粉) 각 3푼, 진주(眞珠) 불에 그슬린 것〔煆〕2푼, 고반(枯礬), 발회(髮灰), 백면(白麪) 각 1푼.
이상의 것을 분말을 만들어 황랍(黃蠟) 2냥을 녹여 고루 타서 붙이면 신효하다.(回春)

□ 침법(鍼法)

ㅇ 겸창(臁瘡)이 색깔이 검은 것은 먼저 3릉침(三稜鍼)을 찔러 나쁜 피〔惡血〕를 제거하고 냉수로 깨끗이 씻고 고약(膏藥)을 붙이는데 기(忌)할 것은 햇빛〔日光〕, 화기(火氣), 양기(陽氣)이고 만약 검은 종기〔黑腫〕가 제거되지 않으면 다시 피를 내서〔出血〕붉고 검은 피〔紫黑血〕가 다 되는 것을 도수〔度〕로 한다.(綱目)

◆ 훈하고 씻는 의방〔熏洗方〕

o 겸창(臁瘡)이 냄새 나고 문드러진 것을 치료한다.

【의방】 먼저 해동피(海桐皮)〔엄나무껍질〕, 석류껍질〔石榴皮〕을 달인 탕에 씻은 후 우방자(牛蒡子) 반 냥을 갈아서 분말을 만들어 태워서 훈〔燒熏〕한다. 해동피(海桐皮)가 없으면 지골피(地骨皮)를 대신한다.(得效)

□ 충을 취하는 의방〔取蟲方〕

o 오래된 겸창(臁瘡)은 마땅히 충(虫)을 취해야 하는데 살아있는 선어(鱔魚)〔두렁허리〕 몇 가닥〔數條〕의 배 아래에 청유(淸油)를 발라 겸창〔瘡〕 위 반굴(盤屈)〔꼬불꼬불한 데〕에 두고 붕대를 감아두고 조금 있으면 가려워서 견디지 못한다. 그런 후에 선어〔魚〕의 배 아래를 보면 작은 구멍이 있으니 곧 충(虫)이다. 다 없어지지 않으면 다시 붙인다. 또 죽은 사람의 다리 정강이 뼈〔脚脛骨〕를 태운 재〔燒灰〕 기름에 타서 붙인다.(得效)

o 오래된 겸창(臁瘡)에 가물치〔蠡魚〕 내장〔腸〕을 5미(五味)로 불에 구워서 붙이면 충(虫)이 나와서 제거된다.(本草)

□ 신장풍창(腎腸風瘡)

o 처음 일어날 때 양 다리가 때로는 열이 나고 발뒤꿈치〔脚跟〕가 아프고 안쪽 정강이〔內脛〕나 혹은 허구리 위〔臁上〕에 버짐〔癬〕 같은 부스럼〔瘡〕이 나서 점차 커지는데 치료 시기를 놓치면 정강이나 넓적다리〔脛股〕와 온몸에 번지는 것이 있으니 신기환(腎氣丸)(의방은 허로(虛勞)를 보라)으로써 주치약으로 하고 4생산(四生散)(의방은 전음(前陰)을 보라), 황기환(黃芪丸)(의방은 허로(虛勞)를 보라)으로 돕는 약〔佐〕으로 하고 밖으로는 백교향산(白膠香散)(의방은 위를 보라)을 붙인다.

o 4생산분말(四生散末)을 매번 2전을 취해서 돼지 신장〔猪腎〕 안에 넣어 재 속에 묻어 구워 익혀서〔煨熟〕 빈속에 염탕(塩湯)으로 씹어 내리면 더욱 묘하다.(入門)

o 혈풍창(血風瘡)과 신장풍창(腎藏風瘡)은 서로 비슷하니 곧 3음경(三陰經)의 풍열(風熱)과 울화(鬱火)로 인하여 혈(血)이 메마른〔燥〕 소치(所致)이니 몸이 가려운 것〔瘙痒〕이 때가 없고〔不常〕 고름이 뚝뚝 떨어져 조열(潮熱)하고 도한(盜汗)하니 마땅히 4물탕(四物湯)(의방은 혈문(血門)을 보라)에 부평(浮萍), 황금(黃芩)을 더해 쓰거나 당귀염통탕(當歸拈痛湯)(의방은 족부(足部)를 보라)을 쓰고 바깥치료로서는 마풍고(磨風膏)(의방은 위를 보라), 대마치고(大馬齒膏)를 바른다.(入門)

ㅇ하주창(下疰瘡) 또한 신장풍창(腎藏風瘡)과 서로 비슷하니 다리 정강이〔脚脛〕에 나거나 타박(打撲)으로 인해 이루어지니 그 부스럼 구멍〔瘡口〕이 좁고〔狹〕 거죽 속〔皮內〕이 지극히 넓고〔闊〕 껍질이 엷어〔皮薄〕 죽막(竹膜)같고 지극히 가렵고 아파〔痒痛〕 노란물〔黃水〕이 뚝뚝 떨어지고 해가 쌓이면 낫지 않으며 또 다른 사람에게 전염되기 쉬우며 환자는 반드시 방실(房室)을 기(忌)해야 하며 부추나물〔韭菜〕과 지렁이 똥〔地龍糞〕을 취해서 분말을 만들어 경분(輕粉)을 넣어 청유(淸油)에 타서 붙이거나 혹은 백견혈(白犬血)을 바른다. 또한 빈랑산(檳榔散)을 붙인다. (入門)

ㅇ신장풍(腎藏風)은 마땅히 활혈구풍산(活血驅忠散)을 복용하고 밖으로는 계심산(雞心散)을 바른다. (得效)

◈ 대마치고(大馬齒膏)

ㅇ두 다리〔兩足〕의 혈풍창(血風瘡)을 치료한다.

【의방】 쇠비름〔馬齒莧〕 불에 쬐어 말린 것 5전, 황단(黃丹), 황백, 고반(枯礬), 해아다 각 3전, 경분 1전.
　이상의 것을 분말을 만들어 동유(桐油) 혹은 마유(麻油)에 타서 유지(油紙) 위에 펴서〔攤〕 먼저 약물〔藥水〕로 뿌려서 씻고〔淋洗〕 길어서〔挹〕 말려〔乾〕 곧 붙인다. (入門)

◈ 빈랑산(檳榔散)

ㅇ다리 위에〔足上〕 부스럼이 나서 문드러지고〔潰爛〕 구리고 더러운〔臭穢〕 것을 치료한다.

【의방】 전갈 7개, 반묘 14개, 파두육 14알, 빈랑 1개, 향유 1냥 반.
　이상의 것을 늘인 불〔慢火〕에 달여서 전갈〔蝎〕을 넣고 다음에 반묘〔猫〕를 넣고 다음에 파두육〔豆〕 다음에 빈랑〔檳〕을 넣어서 파두〔豆〕가 검은 색을 나타내면 납(蠟) 1냥을 넣어 녹기를 기다려 찌꺼기를 제거하고 다만 납(蠟)과 향유〔油〕를 취하고 황백 구운 것, 사상자 각 2전, 웅황, 유황, 황단, 오징어 뼈〔海螵蛸〕 각 1전, 백교향(白膠香), 황연, 행인, 경분 각 반 전.
　이상의 것을 분말을 만들어 납유(蠟油) 속에 넣어 고루 타서 약물로 부스럼을 씻고 붙이면 곧 효험이 있다. (得效)

◈ 활혈구풍산(活血驅風散)

ㅇ신장풍창(腎藏風瘡)의 가렵고 아파서〔痒痛〕 이로 말미암아 간신(肝腎)이 허(虛)하여 풍습(風濕)의 침입한 바가 된 것을 치료한다.

【의방】 창출 볶은 것, 두충(杜冲) 강즙에 볶은 것, 육계, 천마, 율무쌀〔薏苡仁〕, 귤홍, 빈랑, 후박, 지각 각 6푼, 당귀, 천궁, 백지, 세신, 백질려 볶은 것, 도인, 백작약, 반하, 5령지, 감초 각 8푼.

이상의 것을 썰어 1첩을 만들어 생강 5조각, 대추 2매와 함께 달여 유향 분말을 조금 넣어 빈속에 복용한다.(得效)

◈ 계심산(雞心散)197)

ㅇ신장풍(腎藏風)으로 창개(瘡疥)가 발한 것을 치료한다.

【의방】 계심(雞心), 빈랑 2개를 쪼개어[破開], 황단(黃丹) 3전을 그 속에 넣고 습지(濕紙)에 싸서 불에 묻어 구운 것[煨], 전갈[全蝎] 6개, 유황 4전에 경분(輕粉)과 청대(靑黛)를 각기 반 전(半錢), 사향 조금을 넣고.
　이상의 것을 고루 섞어 자기(磁器) 안에 거두어 저장하고 매번 조금을 청유(淸油)에 타서 양손바닥[兩掌]에 발라[抹] 남자는 불알[外腎]을 가리고 여자 양젖[兩乳]을 가리고 깰 때까지 잠을 자고 이튿날 또 그렇게 하면 효험이 있다.(得效)

◈ 단일한 의방[單方]

ㅇ다리와 밥통[脚肚] 위에 부스럼이 나서[生瘡] 점점 커지고 가려운 것을 긁어서[爬搔] 견디지 못하는 것을 치료한다. 석류 뿌리[石榴根]의 껍질을 삶아서 진한 즙[濃汁]을 취해서 조금 차게 부스럼 위를 씻어서 빙설같이 차게 하면 곧 딱지[痂]가 앉는다.(得效)

□ 침음창(浸淫瘡)

ㅇ처음 날 때는 매우 작은데 먼저 가렵고[痒] 뒤에 아프고[痛] 즙(汁)이 나고 차츰 배에 들어서[浸淫] 습란(濕爛)198)하여 기육(肌肉)이 온몸[遍身]에 번지는 것이다. 고련근(苦練根)을 소존성(燒存性)하여 분말을 만들어 돼지기름[猪脂]에 타서 붙인다. 습(濕)하면 마른 것을 칠하는데[乾糝] 먼저 고삼(苦參), 대복피(大腹皮) 달인 탕으로 먼저 씻는다.(入門)
ㅇ침음창(浸淫瘡)에는 입에서부터 4지(四肢)로 향해 흐르는 것을 치료할 수 있고 4지(四肢)로부터 흘러와 입에 들어가는 것은 치료하지 못한다.(仲景)
ㅇ소아(小兒)의 침음창(浸淫瘡)에는 마땅히 고호산(苦瓠散)을 쓴다.(綱目)

◈ 고호산(苦瓠散)

【의방】 고호(苦瓠) 2냥, 뱀허물 태운 재[蛇蛻燒灰], 봉방(蜂房)을 조금 볶은 것각 5전, 들보위[梁上]의 먼지 1홉.

---

197) 계심(雞心) : 닭의 염통.
198) 습란(濕爛) : 피부의 질환. 피부가 서로 마찰하거나 땀의 침윤(浸潤) 따위에 자극되어 피부가 붉게 부풀음, 여름에 아이들이나 살찐 사람의 목, 겨드랑이, 사타구니 따위에 발생함.

32. 여러 부스럼[諸瘡]

이상의 것을 분말을 만들어 기름에 타서 비단에 펴서[攤] 붙인다.

□ 단일한 의방[單方]

o 갑자기 침음창(浸淫瘡)을 얻어 일찍 치료하지 못해 온몸에 번지면[周身] 사람을 죽게[殺人]하니 호마(胡麻)를 문드러지게 씹어서 붙인다.(本草)
o 소계(小薊)199)를 문드러지게 찧어서 새물[新水]에 타서 붙이고 마르면 바꿔준다.(本草)
o 차좁쌀[秫米]을 노랗게 볶아 절구[杵]에 찧어 분말을 만들어 물에 타서 붙인다.(本草)
o 닭 벼슬[鷄冠]의 뜨거운 피[熱血]를 붙인다.(本草)
o 호연(胡燕)200)의 집안의 흙을 물에 섞어 붙인다.(本草)

□ 동창(凍瘡)

o 겨울에 얼어서 상하여[凍傷] 물이 흐르는 것을 속칭 동상(凍傷)이라 하니 마땅히 생부산(生附散), 백염산(白斂散), 여신산(如神散), 납향고(蠟享膏)를 쓴다.(諸方)
o 동이창(凍耳瘡)이 문드러진 데[爛]는 패모분말[貝母末] 마른 것을 칠한다.(乾糝)
o 발이 얼어서 문드러지고 부스럼이 난 것은 황단(黃丹)을 돼지기름[猪脂]에 타서 붙인다.(得效)
o 발뒤꿈치[足跟]가 동창(凍瘡)으로 문드러지고 터진 데는 천초(川椒) 달인 탕으로 씻고 썩은 살[腐肉]을 깎아내고[去刮] 침을 찔러[鍼刺] 피를 내고 말똥가루[馬勃末]를 소골수[牛骨髓]에 타서 붙인다.(綱目)
o 동창(凍瘡)에 수꿩[雄雉]과 수탉의[雄鷄] 뇌(腦) 1매를 황랍(黃蠟)에 넣어서 등분(等分)하고 청유(淸油)를 반으로 줄게 볶은 고(膏)를 바른다.(入門)
o 5배자(五倍子) 달인 탕으로 씻은 후 토끼 뇌수[兎腦髓]와 참새 뇌수[雀腦髓]를 취해서 붙인다.(本草)

◆ 생부산(生附散)

o 동창(凍瘡)이 문드러져 아픈 것을 치료한다.

【의방】 생부자(生附子)를 분말을 만들어 밀가루[麪]와 물에 타서 붙인다.(綱目)

---

199) 소계(小薊) : 조방가새 또 그 뿌리, 뿌리는 지혈제(止血劑), 해독제로 씀.
200) 호연(胡燕) : 제비의 일종. 제비는 월연(越燕)과 호연(胡燕)이 있는데 가슴에 까만 반점이 있고 소리가 큰 제비인 호연(胡燕)이 약용으로 쓰인다. 월연(越燕)은 가슴이 붉고 작다.

◆ 백염산(白斂散)
○귀가 얼어〔凍耳〕부스럼을 이룬 것〔成瘡〕을 치료한다.

【의방】 황백(黃栢), 백렴(白斂) 각 5전.
　　　이상의 것을 분말을 만들어 염탕(塩湯)에 씻은 후 기름에 타서 붙인다.(得效)

◆ 여신산(如神散)
○동창(凍瘡)으로 거죽〔皮〕이 문드러져 견디지 못하는 증세를 치료한다.

【의방】 대황(大黃) 고운 분말〔細末〕을 새물〔新水〕에 타서 부스럼 위에 바르고 통증이 그치면 곧 효험이 있다.(綱目)

◆ 납향고(臘享膏)
○동창(凍瘡)을 치료한다.

【의방】 돼지기름〔猪脂〕과 오소리 기름〔獾脂〕각 2냥 반, 향유(香油) 2홉〔合〕반, 해송자 기름〔海松子油〕1홉, 송지(松脂), 황랍(黃臘)201) 각 3냥 7전 반.
　　　이상의 것을 각기 달구어〔煉〕찌꺼기를 제거하고 한 데 섞어 고(膏)를 만들어 먼저 약수(藥水)로 씻고 난 후에 바른다.(俗方)

□ 탕화창(湯火瘡)

○모든 탕화(湯火)에 타서 상했을 때〔燒傷〕처음에 억지로 통증을 참고 급히 불을 향해 뜨면〔灸〕한 때는 곧 아프지 않다. 삼가서 차가운 것〔冷物〕으로 덮지〔搨〕말아야 하니 열독(熱毒)이 나오지 못해서 근골(筋骨)에 들어가 문드러짐을 면하게 한다.

【의방】 한수석(寒水石) 3냥 반, 황백, 황연, 황금, 치자, 대황, 적석지 각 5전, 편뇌(片腦) 조금.
　　　이상의 것을 분말을 만들어 오리알 흰자 위〔鴨子淸〕에 타서 붙인다. 술에 타서 붙여도 된다.(入門)

○탕화창(湯火瘡)에는 마땅히 적석지산(赤石脂散), 보생구고산(保生救苦散), 황백산(黃栢散), 빙상산(氷霜散), 4황산(四黃散)을 쓴다.(諸方)

---

201) 황랍(黃臘) : 밀랍(蜜臘).

○ 불에 탄 데〔火燒〕는 호주(好酒)로 씻고 소금을 위에 붙인다.
○ 거죽이 벗겨진 것〔皮脫〕은 술에 끓인 소가죽 아교〔牛皮膠〕를 붙인다.
○ 탕에 상한 데〔湯傷〕는 물 뿌린〔淋過〕제 2차 재 찌꺼기〔灰滓〕를 붙인다.
○ 뜨거운 술〔熱酒〕에 상한 데는 찹쌀가루를 검게 볶은 가루를 술에 타서 붙인다.(丹心)
○ 탕화(湯火)에 탄 부스럼〔燒瘡〕은 대황(大黃), 당귀(當歸) 기름에 타서 붙인다.(丹心)

◆ 적석지산(赤石脂散)
○ 탕화(湯火)로 인한 상창(傷瘡)을 치료한다.

【의방】 적석지(赤石脂), 한수석(寒水石), 대황(大黃)을 각기 등분하여.
       이상의 것을 분말을 만들어 새물〔新水〕에 타서 바른다.(丹心)

◆ 보생구고산(保生救苦散)
○ 탕화(湯火)와 뜨거운 기름〔熱油〕에 상하여 문드러져서 아픈 것을 치료한다.

【의방】 한수석(寒水石), 대황(大黃), 황백을 각기 등분하여
       이상의 것을 분말을 만들어 생마유(生麻油)에 타서 바르거나 혹은 마른 것을 칠한다.(東垣)

◆ 황백산(黃栢散)
○ 위와 같은 것을 치료한다.

【의방】 달걀 껍질, 황백, 박초, 대황 한수석을 각기 등분(等分)하여.
       이상의 것을 분말을 만들어 새물〔新水〕에 타서 바른다.(得效)

◆ 빙상산(氷霜散)
○ 탕화(湯火)와 뜨거운 기름〔熱油〕에 상하여 거죽이 문드러지고 살이 아픈 것을 치료한다.

【의방】 한수석, 박초, 청대, 모려 불에 그을린 것〔煆〕 각 5전, 경분 반 전.
       이상의 것을 분말을 만들어 새물〔新水〕혹은 기름에 타서 바른다.(丹心)

◆ 4황산(四黃散)
○ 위와 같은 것을 치료한다.

【의방】 대황, 황금, 황연, 황백, 백급(白芨)을 각기 등분(等分)하여.

이상의 것을 분말을 만들어 새물〔新水〕에 타서 바른다.(丹心)

□ 단일한 의방〔單方〕

o 탕화창(湯火瘡)을 치료하니 황촉규화(黃蜀葵花)를 분말을 만들어 기름에 타서 붙이면 묘하다. 혹은 물을 뜯겨서〔滴水〕문드러지게 갈아서 붙이면 또한 좋다.(正傳)

o 서리맞은〔經霜〕 뽕잎〔桑葉〕을 불에 쬐어 말려〔焙〕 향유(香油)에 타서 붙인다.(正傳)

o 측백나무 잎〔側栢葉〕 문드러지게 진흙처럼 찧어서 냉수(冷水)에 타서 바르고 붕대로 싸매 두면 2~3일이면 낫는다.(本草)

o 생배〔生梨〕를 자른 조각을 붙이면 문드러지지 않고 통증이 그친다.(本草)

o 생호마(生胡麻)를 문드러지게 진흙처럼 찧어서 붙인다.(本草)

o 생백반(生白礬)을 분말을 만들어 향유(香油)에 타서 바른다.(醫鑑)

o 탕화상(湯火傷) 및 뜨거운 기름〔熱油〕에 상한 것은 백밀(白蜜)을 바르고 대나무 속의 흰막〔白膜〕을 붙이면 3일이면 아픈 것이 곧 그치고 곧 낫는다.(本草)

o 초니(醋泥)를 붙이면 흔적이 없고 콩장즙〔豆醬汁〕을 붙이면 묘(妙)하다.(本草)

□ 번화창(飜花瘡)

o 뒤집혀 나온 살〔肉〕이 버섯〔菌〕처럼 튀어나오거나 혹은 뱀 형상과 같아서 길이가 수치〔數寸〕되는 것을 치료하는데 웅황(雄黃) 분말을 붙이고 십전대보탕(十全大補湯) 혹은 8물탕(八物湯)(두 의방은 아울러 허로(虛勞)를 보라)에 삼(蔘), 기(芪), 귀(歸), 출(朮)을 배(倍)로 해서 내복(內服)하고 밖으로는 여로(藜蘆)를 분말을 만들어 돼지기름〔猪脂〕에 타서 바르고 하루 한 번 바꿔주고 원기(元氣)가 점차 회복되고 종독(腫毒)이 장차 없어질 때를 기다려 바르면 군살〔努肉〕이 저절로 들어가는데 이 약을 쓰지 않으면 비록 한때는 들어갔다 가도 다시 나오고 만약 침과 칼〔鍼刀〕로 갉아먹게 하고〔蝕〕 뜸을 뜨면〔灸〕 반드시 위험하니 삼가야 한다.(入門)

o 중품정자(中品錠子)는 온전히 번화창(飜花瘡)을 치료한다.(入門)

o 일명 면화창(棉花瘡)이요, 일명 광동창(廣東瘡)이니 천궁, 천화분 각 5전, 경분 2전 반, 주사, 웅황 각 1전 2푼 반, 사향 5푼.

이상의 것을 분말을 만들어 찐 떡에 섞어 녹두〔菉豆〕 크기의 환(丸)을 지어 매번 7환, 9환을 따스한 술로 내린다.(正傳)

◆ 중품정자(中品錠子)

o 번화창(飜花瘡) 및 영류(癭瘤)를 오로지 치료한다.

【의방】 백반 3냥 8전 반, 유향, 몰약 각 5전 반, 주사 3전, 우황 7푼 반, 망사(硇砂) 5푼은 익힌 것, 5푼은 생 것, 비상(砒霜) 1냥 반을 불에 데워서 검은 연기가 그치고 맑고 푸른[淡靑] 연기가 나는 것.
　이상의 것을 분말을 만들어 밀가루 풀에 고루 섞어 찍어서[捻] 정자(錠子)를 만들어 부스럼[瘡]을 헤아려 집어넣는다.(入門)

□ 단일한 의방[單方]

o 번화창(飜花瘡)을 치료하는데 쇠비름[馬齒莧]을 태운 재를 돼지기름[猪脂]에 타서 붙인다.(本草)
o 버드나무 가지의 잎[柳枝葉]을 진하게 달여 고약[膏]을 만들어 바른다.(本草)

□ 칠창(漆瘡)

o 사람이 옻[漆]을 싫어하는 사람은 옻을 보기만 해도 중독(中毒)되어 부스럼[瘡]이 나서 얼굴이 가렵고 부어서[痒腫] 온몸이 화끈거리고 아프니[燉痛] 살아있는 게[生蟹]의 황(黃)을 취하여 바른다.(得效)
o 돌게[石蟹]의 즙(汁)을 취해서 자주 바른다.(本草)
o 납차(臘茶)의 분말을 기름[油]에 타서 바르고 버드나무가지 잎[柳枝葉]을 달인 탕에 씻는다.(入門)
o 망초탕(芒硝湯)에 담가 차갑게 하여 씻는다.(千金)
o 철장(鐵漿)202)에 자주 씻으면 곧 낫는다.(本草)
o 우물 속의 이끼[苔]를 찧어서 붙인다.(本草)
o 천초(川椒) 달인 탕에 씻으면 곧 낫는다.(本草)
o 생강(生薑) 진즙(眞汁)을 붙이면 또한 좋다..(丹心)
o 달걀 노른자[雞子黃]를 바른다.(本草)
o 부추나물[韭葉]을 갈아서 붙인다.(本草)
o 자소엽(紫蘇葉)을 문드러지게 찧어서 문지른다.(綱目)

□ 연절(軟癤)[연한 부스럼]

o 좌(痤)는 작은 부스럼[小癤]이다. 세칭 열절(熱癤)이라는 것인데 산조(酸棗)203)같고 콩 잎[豆] 같고 색깔은 붉으며 안에는 고름 피[膿血]가 있다.(綱目)

---

202) 철장(鐵漿) : 무쇠를 오랫동안 물에 담가 산화(酸化)시켜 만든 검은 염료.
203) 산조(酸棗) : 멧대추.

o 마땅히 저두산(猪頭散), 3물산(三物散), 대황고(大黃膏)를 쓴다.
o 닭이 품은 계란 껍질[雞抱卵殼] 태운 재에 경분(輕粉)을 조금 넣어 기름에 타서 붙인다.(得效)
o 큰 지각(枳殼) 1매를 속을 제거하고[去瓤] 갈아서 부스럼 구멍[口]을 편하게 하고 빽빽한 밀가루 풀[稠麪糊]로 네 입술[四脣]을 덮고[覆] 부스럼 위에 붙이면 저절로 터져서 고름이 나오면 매우 묘하다.(得效)

◆ 저두산(猪頭散)
o 연절(軟癤)이 나왔다가 다시 발하는 것을 치료한다.

【의방】 야봉방(野蜂房) 2~3개를 태운 재를 분말을 만들고 따로 파두육(巴豆肉) 37알(粒)을 청유(淸油)에 달여서 3번 끓여 콩[豆]은 제거하고 기름을 취해서 봉방분말[蜂房]을 타서 붙이면 곧 효험이 있다.

o 또한 고백반분말[枯白礬末]을 기름에 타서 붙이면 또한 효험이 있다. 이 의방[方]으로 병을 고친 사람이 효험이 있어서 돼지머리[猪頭]로 사례[謝]했기 때문에 이름이 됐다.(得效)

◆ 3물산(三物散)
o 구레나룻 가에[鬢邊] 난 연절(軟癤)을 발빈(發鬢)이라 하는데 수년간 낫지 않은데 이 약을 쓰면 지극히 묘하다.

【의방】 돼지머리의 갈기 털[上毛]과 고양이 목의 갈기 털[上毛]을 각기 소존성(燒存性)한 것 한 줌[一撮]과 쥐 똥[鼠屎] 1매.
　　　　이상의 것을 분말을 만들어 경분(輕粉) 조금을 넣어 청유(淸油)에 타서 붙인다.(得效)

◆ 대황고(大黃膏)
o 연절(軟癤)을 치료한다.

【의방】 대황, 황백, 당귀를 각기 등분(等分)하여.
　　　　이상의 것을 분말을 만들어 생지황 즙에 타서 바른다.(俗方)

□ 유명 무명의 여러 악창[有名無名諸惡瘡]
o 포도창(葡萄瘡), 천행반창(天行斑瘡), 월식창(月蝕瘡), 내감창(內疳瘡), 고창(痼瘡), 주피치

창(走皮치瘡), 백사전창(白蛇纏瘡), 어목창(魚目瘡), 열독창(熱毒瘡), 화반창(火斑瘡) 이것이 다 이름있는 창[有名瘡]이다.

○이 밖에는 다 이름 없는 여러 악창(惡瘡)이다.

○또한 세창법(洗瘡法), 살충법(殺虫法), 생기법(生肌法)이 있고 여러 창중풍수작통법(諸瘡中風水作痛法)이 있다.

◈ 포도창(葡萄瘡)

○창두(瘡頭)가 포도색(葡萄色)같고 네 둘레[四圍]에 종기가 일어나면[腫起] 먼저 고름[膿]을 다 밀어낸 뒤에 빙매(氷梅)를 덮으면[罨] 신과 같이 낫는다.(綱目)

◈ 천행반창(天行斑瘡)

○사람의 몸에 천행반창(天行斑瘡)이 발하면 온몸의 둘레를 돌아[周] 화창(火瘡)과 같은데 다 백장(白漿)을 이고 있으니 치료하지 않으면 수일만에 반드시 죽고 나은 뒤에 부스럼 자국[瘡瘢]이 검은 것[黯]이 1년이 가니 이는 악독(惡毒)의 기(氣)가 한 일[所爲]이다.

【의방】 좋은 꿀에 승마(升麻)를 달여서 자주자주 씻어서 닦아 바른다.(本草)

○또한 삶은 아욱나물[葵菜葉]로 마늘양념[蒜虀]을 해서 먹으면 며칠이면 그친다.(綱目)

◈ 월식창(月蝕瘡)

○어린이에게 많이 있으니 귀 뒤에 나서 달을 따라서 성쇠(盛衰)한다.

【의방】 호분(胡粉) 노랗게 볶은 것, 고백반, 황단, 황연, 경분 각 2전, 건연지(乾臙脂) 1전, 사향 조금
　　　이상의 것을 분말을 만들어 향유(香油)에 타서 바른다.(入門)

○또한 황연, 고반말(枯礬末)을 붙이면 묘하다.(本草)

◈ 내감창(內疳瘡)

○입의 윗잇몸에 나니 처음 발하면 연꽃 같고 뿌리와 꼭지[根蔕]가 적고 아래로 처진다.(下垂)

【의방】 큰 치료법은 구도(鉤刀)204)로 그 뿌리를 끊고[決] 쇠로 단근질[鐵烙]해서 혈(血)을 그치게 하고 다음에는 웅황, 경분, 분상(粉霜)205), 백지(白芷), 백렴(白斂)을 분말을 만들어 붙여서

---

204) 구도(鉤刀) : 긴 자루에 갈고리가 달린 무기(武器).

홰나무 가지〔槐枝〕로 베개〔枕〕를 만들어 치아〔牙〕와 뺨〔頰〕 사이를 지탱하여 입을 다물지 않게 하면 1~2시간이 지나면 부스럼 흉처〔瘡瘢〕가 그치고〔定〕 입을 다무는 것〔合口〕이 저절로 편해지고 다음날 고름이 나오면〔膿出〕 생기산(生肌散)을 붙인다.(入門)

◆ 와창(蝸瘡)

o 수족 사이에 마주 대하여〔相對〕 신수유(新茱萸) 같은데 가렵고 아프고〔痒痛〕 터져서〔折裂〕 달팽이〔蝸〕같은 구멍이 있고 오래 낫지 않는다.

【의방】 행인(杏仁), 유향(乳香) 각 3전, 유황(硫黃), 경분(輕粉) 각 1전 반.
　　　　이상의 것을 분말을 만들어 마유(麻油) 3전에 황랍(黃蠟) 5전을 넣어 녹여서 앞의 약 분말에 넣어 고루 섞어서 달여 고약을 만들어 바른다.(入門)

◆ 주피추창(走皮瘡瘡)

o 뺨과 목〔頰項〕에 가득 나서 콩과 매실〔梅〕같이 양귀〔兩耳〕에 만연(蔓衍)하여 즙(汁)이 흘러 온난(溫爛)한 증세이다.

【의방】 먼저 상기생(桑寄生)〔뽕나무겨우살이〕이 없으면 상이(桑耳)〔뽕나무버섯〕로 대신한다. 상근피(桑根皮) 각 1줌, 백지, 황연을 각기 조금씩 달인 탕(湯)으로 씻고 혈(血)이 나오기를 기다려 다음에는 쥐엄나무〔皂莢〕와 죽순껍질〔竹筍皮〕을 소존성(燒存性)하고, 황백, 백지, 남엽(藍葉)을 등분(等分)하여 분말을 만들어 청유(淸油)에 타서 바르면 신효하다.(入門)

o 수추창〔手瘃瘡〕은 조각(皂角), 고반(枯礬), 경분, 황백, 황연을 분말을 만들어 흩는다.(敷)
o 어린이의 태치(胎瘛)는 머리에 붉은 떡 같은 부스럼〔紅餠瘡〕이 난다. 먼저 쑥잎〔艾葉〕, 백지(白芷), 대복피(大腹皮), 총백(葱白)을 달인 탕으로 씻은 후 생남엽(生藍葉), 생쑥잎〔生艾葉〕에 꿀을 넣어 찧어서 붙인다.(入門)

◆ 사전창(蛇纏瘡)

o 몸 위에 부스럼이 나서 머리와 꼬리〔頭尾〕가 있으니 뱀 모습과 엄연히 닮았다.

【의방】 처음 날 때는 마땅히 부스럼 머리 위에 마늘 조각〔瓣蒜〕을 덮어 뜸질〔灸〕하고 웅황(雄黃)을 분말을 만들어 초(醋)에 타서 붙인다. 또 술에 타서 복용한다.(入門)

---

205) 분상(粉霜) : 수은(水銀)을 고아서 하얀 결정(結晶)으로 만든 것.

32. 여러 부스럼[諸瘡]

◆ 어목창(魚目瘡)

o 온몸에 부스럼이 나서 고기 눈[魚目]같고 고름이 없는 것을 정로창(征盧瘡)이라 한다.

【의방】 승마(升麻)를 썰어서 물에 진하게 달여 꿀 2~3순갈을 넣어 거위 털[鵝翎]을 담가 부스럼을 씻고 낚는다.(得效)

◆ 열독창(熱毒瘡)

o 온몸에 열독창(熱毒瘡)이 나서 아프기만 하고 가렵지 않으며 옷이나 이불[被]에 붙어서 잠자지 못한다.

【의방】 창포(菖蒲)를 분말을 만들어서 두꺼운 베[厚布] 위에 마음대로 누웠으면 그 사이 불과 5~7일이면 손에 응하지 않은 듯이 신이한 효험[神驗]이 있다.(本草)

◆ 화반창(火斑瘡)

o 사람이 항상 불을 가까이 하면 화반창(火斑瘡)이 생겨서 즙(汁)이 흐르고 아프고 가렵다.

【의방】 황백, 박하엽을 분말을 만들어 칠하면[糝] 곧 편안해지거나 혹은 달인 탕으로 씻으면 또한 좋다.(得效)

□ 여러 악창[諸般惡瘡]

o 제반의 온몸의 부스럼[遍身瘡] 및 악창(惡瘡)으로 고름 피[膿血]가 나오고 아프고 가려운 데는 마땅히 양혈음(凉血飮)과 평혈음(平血飮)에 인삼패독산을 합한 것과(의방은 한문(寒門)을 보라), 연교음(連翹飮), 소풍해독산(疎風解毒散), 합장산(合掌散), 송지첨산(松枝貼散), 2황고(二黃膏), 패모고(貝母膏), 금화산(金華散), 노회고(爐灰膏), 청금정자(靑金錠子), 일소광(一掃光), 생기산(生肌散), 황랍고(黃臘膏), 세약방(洗藥方), 살충방(殺虫方), 생기방(生肌方), 제창중풍수방(諸瘡中風水方), 단방(單方) 등을 쓴다.(諸方)

◆ 평혈음(平血飮)

o 여러 부스럼[諸瘡]이 온몸[遍身]에 나고 고름[膿]이 나고 아프고 가려운 것을 치료한다.

【의방】 승마갈근탕(升麻葛根湯)(의방은 한문(寒門)을 보라)에 천마(天麻), 선각(蟬殼)을 더한 것이다.
　　이상의 것을 썰어서 인삼패독산(人參敗毒散)과 함께 섞어서 생강, 박하, 생지황, 맥문동을

더해서 달여 복용한다.(得效)

◆ 양혈음(凉血飮)
o 혈열(血熱)로 부스럼이 나는 것[生瘡]을 치료한다.

【의방】 적작약, 황금, 천궁, 형개, 생지황[生苄(호)], 맥문동, 천화분, 감초 각 1전.
　　　이상의 것을 썰어서 1첩을 만들어 등심(燈心) 10줄기[莖], 죽엽 10조각을 넣어 달여서 복용한다.(得效)

◆ 연교음(連翹飮)
o 악창(惡瘡)이 온몸에 나서 아프고 가렵고 혈풍창(血風瘡)이 나는 것을 치료한다.

【의방】 연교, 적작약, 당귀, 형개, 방풍, 악실, 천궁, 치자, 황금, 구맥, 목통, 생건지황, 과루근, 맥문동, 감초 각 7푼.
　　　이상의 것을 썰어서 1첩을 만들어 등심 1덩어리를 넣어 물에 달여 복용한다.(得效)

◆ 소풍해독산(疎風解毒散)
o 온몸에 부스럼이 나서 가렵고 아픈 것을 치료한다.

【의방】 백지, 세신, 질려자(蒺藜子) 볶은 것, 마황, 빈랑, 당귀, 염생건지황(鹽生乾地黃), 천궁, 적작약, 독활, 백견우(白牽牛) 살짝 볶은 것, 상백피 살짝 볶은 것, 창출 볶은 것, 지각, 감초 구운 것 각 7푼.
　　　이상의 것을 썰어서 1첩을 만들어 검은 콩 70알[粒], 자소(紫蘇) 5잎, 생강 5쪽과 함께 달여 복용한다.(直指)

◆ 자초고(紫草膏)
o 열독창(熱毒瘡)을 치료한다.

【의방】 자초용(紫草茸), 황연, 황백, 누로(漏蘆) 각 5전, 붉은 팥[赤小豆] 분말, 녹두가루[菉豆粉] 각 1홉(合).
　　　이상의 것을 분말을 만들어 돼지기름[猪脂] 혹은 청유(淸油)에 타서 하루 3번 붙인다.(直指)

◆ 규화산(葵花散)
o 일체의 열창(熱瘡)을 치료한다.

【의방】 울금, 황연, 황백, 치자, 규화(葵花)〔해바라기 꽃〕를 각기 등분(等分)하여
이상의 것을 분말을 만들어 냉수에 타서 고(膏)를 만들어 붙이면 신효하다.(得效)

◆ 합장산(合掌散)
o 온몸에 부스럼이 나서 백약이 효험이 없는 것을 치료한다.

【의방】 빈랑 5개를 분말을 만든 것, 유황(硫黃) 생 을 간 것 5전, 경분 반 전.
이상의 것을 분말을 만들어 매 1전을 손바닥 안에 놓고 기름에 타서 밤에 잘 때 외신(外腎)에 바르고 손을 씻지 말고 다만 손을 비벼서 마르게 하면 1~2일이면 곧 낫는다.(得效)

◆ 송지첨산(松脂貼散)
o 일체의 악창(惡瘡) 및 무명창(無名瘡)을 치료한다.

【의방】 황백, 황연, 송지(밝은 것), 이분(膩粉), 토봉과(土蜂窠)〔진흙으로 지은 것〕, 감초 각 1전.
이상의 것을 분말을 만들어 따로 수은(水銀) 1전을 취해서 손바닥(掌心)에 놓고 침으로 문질러 진흙처럼 만들어 자기(磁器) 속에 넣고 약 분말과 청유(淸油)에 섞어 묽은 것〔稀錫〕처럼 만들어 먼저 약수(藥水)로 부스럼을 씻고 닦아 말려 바르면 곧 낫는다. 개(疥)를 치료하면 더욱 묘(妙)하다.(得效)

◆ 2황고(二黃膏)
o 일체의 악창(惡瘡)을 치료한다.

【의방】 청유 3냥으로 파두육(巴豆肉) 20알〔粒〕을 달여서 약간 검은 색이 되면 파두〔豆〕를 제거하고 황랍(黃臘) 1냥을 넣어 녹이고 또 유황, 웅황 분말 각 1전을 넣어 고루 섞어 고(膏)를 만들어 약수로 부스럼을 씻은 후 문질러서 2~3차례 붙이면 신효하다.(得效)

◆ 패모고(貝母膏)
o 여러 악창(惡瘡)을 치료한다.

【의방】 패모(貝母) 3전 반, 반하(생것을 쓴다), 남성(생것을 쓴다), 5배자(五倍子), 백지, 황백, 고삼(苦參) 각 2전 반, 황단 1전 반, 웅황 1전.
이상의 것을 분말을 만들어 꿀물에 타서 붙이거나 혹은 마른 것을 칠한다.(乾糝)(直指)

◆ 금화산(金華散)

○일체의 습열악창(濕熱惡瘡)을 치료하고 또한 어린이의 부스럼을 치료한다.

【의방】 황단 1냥, 황백, 황연 각 5전, 경분 1전.
　　　　이상의 것을 분말을 만들어 약수로 씻은 뒤에 칠하고 붙인다.(丹心)

◆ 노회고(爐灰膏)

○일체의 악창(惡瘡)을 치료하고 어육(瘀肉)을 제거하는데 가장 묘하다.(의방은 잡방(雜方)을 보라)

◆ 청금정자(靑金錠子)

○여러 악창〔諸惡瘡〕에 고름이 나오고〔膿出〕 불쾌하며 다년간의 감루창(疳瘻瘡)을 치료한다.

【의방】 백정향, 동록, 망사, 분상(粉霜), 경분 각 5푼, 사향, 용뇌(龍腦) 각 1자.
　　　　이상의 것을 분말을 만들어 밀가루 풀에 섞어 비벼서 정자(錠子)를 만들어 부스럼 입〔瘡口〕에 심지〔紝〕를 넣거나 혹은 칠하여 붙이는 것〔糝付〕도 좋다.(精義)

◆ 일소광(一掃光)

○어린이의 두창(頭瘡) 및 다년간 이〔虱子〕의 소양(瘙痒)으로 부스럼이 이루어져〔成瘡〕 고름〔濃水〕이 그치지 않는 것을 치료한다.

【의방】 세다(細茶), 수은(水銀) 각 1전을 함께 간 것, 세아조(細牙皂), 천초 각 2전.
　　　　이상의 것을 분말을 만들어 기름에 타서 부스럼 위에 문지른다.(回春)

◆ 생기산(生肌散)

○일체의 부스럼〔瘡〕에 입을 수렴〔斂口〕하는데 큰 효험이 있다.

【의방】 한수석 불에 데운 것〔煆〕, 활석 각 1냥, 오징어 뼈〔烏賊魚骨〕 각 5전, 밀타승, 고백반, 건연지(乾臙脂), 정분(定粉) 각 2전 반.
　　　　이상의 것을 분말을 만들어 마른 것을 부스럼 속에 칠하면 묘하다.(精義)

◆ 황랍고(黃蠟膏)

○여러 창〔諸瘡〕을 치료하여 기육이 생기게〔生肌〕 한다.

【의방】 향유(香油), 황랍(黃蠟), 송지(松脂)를 각기 등분(等分)하여
    이상의 것을 녹여서 엉기기를 기다려 붙인다. 유발회(油髮灰)를 더하면 더욱 묘하다.(俗方)

◆ 약으로 씻는 의방〔洗藥方〕
ㅇ모든 악창〔諸般惡瘡〕을 치료한다.

【의방】 황백, 인진, 형개, 총백, 곽향을 달인 물을 뚝뚝 뜯겨서 씻으면〔淋洗〕 묘하다.(得效)

ㅇ모든 악창의 독을 씻는 데는 쑥잎〔艾葉〕, 세다(細茶), 총백(葱白), 복숭아나무 가지〔桃枝〕, 버드나무 가지〔柳枝〕 천초를 진하게 달인 탕에 소금을 넣어 자주 씻는다.(回春)

◆ 충을 죽이는 의방〔殺蟲方〕
ㅇ악창에 충이 있는 것을 치료한다.

【의방】 담반(膽礬), 경분, 유향 각 1전, 망사, 웅황, 토봉방 각 2전, 용골, 호골, 백반, 노봉방 각 2전 반, 사향 5푼, 편뇌 1자(字)
    이상의 것을 분말을 만들어 약수로 씻은 후에 붙이면 신효하다.(海藏)

ㅇ여러 창(瘡)의 살충(殺蟲)에 빈랑 5전, 황연 2전 반, 천산갑 5조각 태운 재, 사향 1자(字)
이상의 것을 분말을 만들어 다청(茶淸)에 타서 바른다.(得效)
ㅇ여러 악창에 충이 있는데는 반드시 반묘(斑猫), 여로(藜蘆)를 쓴다.(入門)

◆ 생기방(生肌方)
ㅇ무릇 악창(惡瘡)의 치료는 기육을 나게 해야〔生肌〕하니 마땅히 생기산(生肌散), 취하산(翠霞散), 황랍고(黃蠟膏)를 쓴다.(세 의방은 위를 보라)
ㅇ무릇 부스럼 안의 살을 살펴서 검은 색이면 생기산(生肌散)을 쓰지 말아야 하니 마땅히 없애고 먹어 버리는〔消蝕〕 약을 써서 바로 검은 살이 다 제거되는 것을 기다려서 생기산(生肌散)을 쓰면 된다.(入門)
ㅇ가령 부스럼 입〔瘡口〕을 키우려면〔開〕 생비(生砒)[206]를 써서 죽은 살〔死肉〕을 제거하고 불에 데운 비소〔煅砒〕를 써서 좋은 살〔好肉〕이 나게 하는데 고백반(枯白礬)을 더한다.(入門)

---

206) 생비(生砒) : 비소(砒素) : 비금속 원소의 하나. 회백색(灰白色)의 금속성의 광택이 있는 무른 결정성(結晶性)의 고체인데 열을 가(加)하면 특유한 냄새를 내며 기화(氣化)함.

□ 여러 창이 풍수에 적중하여 붓고 아픈 증세〔諸瘡中風水發腫痛〕

○대체로 창양(瘡瘍)이 아물지 않았는데〔未合〕풍(風)이 들어가면 파상풍(破傷風)이 되고 습(濕)이 들어가면 파상습(破傷濕)이 되니 둘〔兩者〕은 사람을 해(害)함이 가장 급하니 마땅히 삼가야 한다.(三因)

○여러 창〔諸瘡〕에 조각수(皂角水) 및 악수(惡水)를 넣으면 열이 나고 아픈 것이〔熱痛〕그치지 않는 것은 조각자(皂角子)를 소존성(燒存性)하여 간 것 2전 반, 사탕분말 5전을 고루 섞어서 고약처럼〔如膏〕해서 부스럼 위에 붙인다.(本草)

○여러 창〔諸瘡〕에 풍(風)과 수(水)가 적중〔中〕하면 동통(疼痛)하니 잉어눈〔鯉魚目〕을 태운 재〔燒灰〕를 붙이면 즙(汁)이 나오고 곧 낫는다. 여러 고기눈〔諸魚目〕이 아울러 좋다.(本草)

○또 한 의방〔一方〕천초(川椒) 1되를 밀가루에 섞어서 떡을 만들어 잿불〔灰火〕에 구워 익혀서〔煨熟〕벌린 입을 짤라 부스럼 위를 봉합(封合)하여 식으면 바꿔주고 물이 나오면 곧 낫는다.(本草)

○또 한 의방〔又方〕은 총백(葱白) 수염이 달린 것을 삶은 탕으로 씻는다. 혹은 줄기와 앞이 이어진 것을 구워서 갈아 덮어서〔罯〕붙인다.(本草)

○또 한 의방〔又方〕염교〔薤白〕을 문드러지게 찧어 불에 구워 익혀서 부스럼 위에 붙이고 붕대로 싸매고 차가우면 바꿔주면 물이 나오면 곧 낫는다.(本草)

□ 단일한 의방〔單方〕

○악창(惡瘡) 및 여러 부스럼을 치료하는데는 생호마유(生胡麻油)를 바른다. 생마유(生麻油) 또한 가능하다.(本草)

○쇠비름〔馬齒莧〕을 문드러지게 찧어서 위에 붙이면 곧 낫는다.(本草)

○웅담즙(熊膽汁)을 바르면 묘하다. 개 쓸개〔犬膽〕또한 가능하다.(本草)

○두꺼비〔蟾蜍〕태운 재를 기름에 타서 여러 악창(惡瘡)에 붙이면 매우 묘하다.(本草)

○오래된 악창(惡瘡)이 낫지 않는데는 뱀허물 껍질〔蛇蛻皮〕을 태운 재를 돼지비게 기름〔猪脂油〕에 타서 붙인다.(本草)

○아침에 나서 저녁에 지는 꽃〔朝生暮落花〕은 일명 귀개(鬼盖)인데 곧 조균(朝菌)인데 분예(糞穢)가 있는데 나서 버섯 같은 것인데 분말을 만들어 기름에 섞어서 바르면 매우 좋다. 소똥〔牛糞〕위의 검은 버섯〔黑菌〕은 더욱 좋다.(本草)

○일체의 악창(惡瘡)에 쇠똥구리〔蜣蜋〕10매를 단오날〔端午日〕거두어 말려 분말을 만들어 기름에 타서 붙인다.(本草)

○납저지(臘猪脂)로 악창(惡瘡)을 치료하는데 웅황과 경분에 섞어서 붙이면 묘하다.(正傳)

○언서고(鼴鼠膏)〔언서는 두더지〕는 악창을 주치하니 바르면 묘하다.(本草)

○ 서리맞은 파초 잎〔經霜芭蕉葉〕을 분말을 만들어 향유(香油)에 타서 붙인다.(丹心)
○ 석회(石灰)를 물 뿌려〔淋〕 즙(汁)을 취하여 따스하게 씻으면 묘하다.(本草)
○ 웅황, 유황이 악창(惡瘡)을 치료하는데 제일이다.(本草)
○ 한 부인이 두음(二陰)에 이어서 악창(惡瘡)을 앓아 열이 나고 가렵고 아파서 대소변이 막히고 노란 즙이 나와서 온갖 치료가 차도가 없었다. 어떤 사람이 가르쳐 주어서 부스럼 위에 붙이고 마르면 새 것으로 바꿔주고 이어 8정산(八正散)(의방은 소변을 보라)을 복용하니 완전히 나았다.(本草)
○ 여러 악창(惡瘡)에 패모분말〔貝母末〕에 웅황을 조금 넣어 칠한다.(本草)

잡병(雜病) 9

33. 여러 상함〔諸傷〕

□ 금인상(金刃傷)〔칼날 쇠붙이에 상함〕

o 금창(金瘡)으로 창자가 끊어진 것〔腸斷〕은 병의 심천(深淺)에 따라서 각기 생사(生死)가 있으니 장(腸)의 한쪽 머리〔一頭〕만 보이는 것은 잇기가 어려운 것이다. 만약 배가 아프고 기가 짧아〔短氣〕마시고 먹지〔飮食〕못하는 것은 대장(大腸)이 끊어진 것은 하루 밤만에 죽고, 소장(小腸)이 끊어진 것은 3일 만에 죽는다. 장(腸)의 양머리〔兩頭〕가 보이는 것은 빨리 침(鍼)과 실〔縷〕로 법대로 연결시키고, 장(腸)이 끊어진 것은 곧 계관혈(鷄冠血)을 발라서 그 사이〔際〕에 기가 새지〔氣泄〕못하게 곧 밀어 넣어야〔推納〕하고, 다만 끊어지지 않고 나온 것은 보리죽〔大麥粥〕을 쑤어 즙(汁)을 취하여 장(腸)을 씻고 담가 넣어야〔漬納〕한다. 또 죽을 쑤어 맑은 즙〔淸〕을 조금씩 마시고 20여 일이면 싸라기 죽〔糜粥〕을 먹고 100일 후에는 밥을 먹어도 된다.(病源)

o 금창(金瘡)으로 피를 많이 흘리면〔失血〕응당 고갈(苦渴)이 생기는 것이니 참아야 한다. 항상 건식(乾食)을 하고 살찐 기름〔肥脂〕의 음식물을 투여해서 그 고갈〔渴〕을 멎게 해야 한다. 그리고 죽을 많이 먹지 말아야 하니 죽을 많이 먹으면 혈(血)이 넘쳐 나와 사람을 죽게 한다. 또 성내거나〔嗔怒〕크게 말하고 웃고〔下言笑〕움직이고〔動作〕힘쓰고〔勞力〕짜고 매운 것, 뜨거운 술〔熱酒〕과 뜨거운 국〔熱羹〕등을 기(忌)해야 한다. 금창〔瘡〕의 통증으로 충발(衝發)케 함이 심하면 곧 죽는다.(聖惠)

o 모든 금창(金瘡)과 뼈가 부러져 다친 데〔折傷〕는 냉수(冷水)를 마시면 안된다. 혈(血)이 한기〔寒〕를 보면 엉기고〔凝〕심장에 들어가면 곧 죽는다.(丹心)

□ 치료하기 어려운 증세〔不治證〕

o 열 가지 치료하기 어려운 증세가 있다.

o 모든 금창의 상함을 입어〔被傷〕폐(肺)에 들어간 것을 놓아주지 못하면〔縱末〕곧 죽으니 14일을 넘기기 어렵다.

○ 왼쪽 옆구리 아래가 상하여 속으로 뚫고 들어간〔透內〕 것은 치료하기 어렵다.

○ 창자가 상하여〔腸傷〕 한반〔一半〕이 끊어진 것은 치료할 수 있으나 완전히 끊어진 것은 치료하지 못한다.

○ 작은 배〔小腹〕 아래가 속으로 상한 것은 치료하지 못한다.

○ 증후(證候)가 번거롭고 많은 것은 치료하지 못한다. ○ 맥(脉)이 부실함이 중(重)한 것은 치료하지 못한다. ○ 노인(老人)의 왼쪽 넙적다리〔左股〕가 눌려서 부서진 것〔壓碎〕은 치료하지 못한다. ○ 상해서 음자(陰子)가 부서진 것은 치료하지 못한다.

○ 혈(血)이 다 나온 사람은 치료하지 못한다. ○ 어깨 안〔肩內〕 귀 뒤〔耳後〕가 상(傷)하여 속으로 꿰뚫은 것〔透於內〕은 다 반드시 약을 쓰지 못한다.(得效)

○ 대체로 금창(金瘡)이 천창(天窓)(혈명(穴名)), 눈썹 모서리〔眉角〕, 뇌뒤〔腦後〕, 팔 속〔臂裏〕의 뛰는 맥〔跳脉〕, 넙적다리 속〔脾內〕의 음고(陰股), 양젖 아래위의 심장의 구미〔心鳩尾〕, 소장(小腸) 및 5장 6부의 수혈〔兪〕은 다 죽는 곳이다. 또 뇌(腦)가 부셔져 골수가 나오고〔出髓〕 말하지 못하여 눈을 치켜 뜨고 똑바로 보고 목구멍 안에 끓는 소리〔沸聲〕가 나고 입이 급하여〔口急〕 침이 나오고 양 손을 망녕되게 드는 것은 다 치료하지 못한다(聖惠)

□ 금창의 맥의 징후〔金瘡脉候〕

○ 금창(金瘡)으로 출혈이 너무 많고 그 맥(脉)이 허하고 가는 것〔虛細〕 살고 잦고 실한 것〔數實〕은 죽는다.

○ 금창(金瘡)으로 출혈하고 맥(脉)이 잠기고 적은 것〔沈小〕은 살고 뜨고 큰 것〔浮大〕은 죽는다. 찍고 찔려서〔斫刺〕 출혈하여 그치지 않고 맥(脉)이 오는 것이 큰 것〔大〕은 7일이면 죽고 왕래가 빠르고 가는 것〔滑細〕는 산다.(脉經)

○ 금창(金瘡)으로 출혈하여 허하고 가는 것〔虛細〕은 괜찮고〔宜〕 실하고 큰 것〔實大〕은 위태롭다〔傾〕.(得效)

○ 상(傷)함이 비록 얕아도 명맥(命脉)이 허하고 짧으면〔虛促〕 걱정함이 옳고〔可慮〕 상(傷)함이 매우 중〔至重〕해도 명맥(命脉)이 부드럽고 늘이고 길면〔和緩永〕 걱정이 없다.

○ 혈이 나옴〔血出〕이 심한 데 맥(脉)이 넓고 큰 것〔洪大〕은 좋지 않고 평정(平正)하고 중실(重實)해야 한다.(得效)

□ 창자와 배가 상한 데 치료하는 법〔腸肚傷治法〕

○ 배가 터져서〔肚破〕 창자〔脹〕가 밖에 나왔는데 만약 창자가 완전히 끊어진 것은 치료하기 어렵고 끊어지지 않은 것은 치료할 수 있다.

○ 창자와 뱃가죽〔腸肚皮〕이 터진 것은 삼실〔麻縷〕을 실〔線〕로 하거나 상백피(桑白皮) 끝의 버섯

[尖茸]을 실[線]로 해서 화예석산(花蘂石散)을 실 위[線上]에 발라서[付] 속에서부터 창자(腸子)를 꿰매고[縫] 참기름[淸油]을 배 안에 문질러 넣어서 뱃가죽[肚皮]을 꿰매고 바깥의 겹가죽[重皮]은 꿰매지 말고 남겨둔 가죽[留皮]을 열고 약을 칠하여[糝] 살이 나기를 기다린다.(得效)

○뱃가죽[肚皮]이 상하고 터져서[傷破] 창자[腸]와 지고(脂膏)가 함께 나오면 탕약(湯藥)을 써야 한다. 가령 활혈산(活血散), 불수산(佛手散)[곧 궁귀탕(芎歸湯)이다]을 복용케 하고 손으로 기름을 잘라내도[擘去] 방해되지 않으니 이는 쓸데없는 살[閑肉]이다. 마음놓고 제거한 연후에 창자를 안에 밀어 넣은 후 실로 꿰매고 이어서 잘 통하게[通利] 하는 약을 복용하여 두 변[二便]이 비삽(秘澁)하지 않게 해야 한다.(得效)

□ 금창에는 먼저 조혈해야 한다[金瘡先宜調血]

○대체로 금창(金瘡)과 뼈가 부러져 다침[折傷] 및 높은 데서 떨어져[墜墮] 속이 손상된 것[內損]은 반드시 어혈(瘀血)이 머물고 젖어[停漬] 있으니 먼저 어혈(瘀血)을 제거시켜야 한다. 만일 망혈(亡血)이 과다(過多)하면 기혈(氣血)을 조양(調養)하는 것이 주치[主]가 된다.(正傳)
○화예석산(花蘂石散), 탈명산(奪命散), 계명산(雞命散), 도체산(導滯散), 파혈소통탕(破血消痛湯), 복원활혈탕(復元活血湯)을 다 가려서 쓴다.(諸方)

□ 지혈하고 살이 나고 부스럼이 아물게 하는 약[止血生肌合瘡藥]

○상(傷)함이 지중(至重)한 것은 해미(海味) 중의 짜고 흰[醎白] 부레[鰾]를 조각[片]으로 만들어 상처에 덮어 붙여서 붕대를 감아두면 혈(血)이 곧 그친다.(得效)
○지혈(止血)하고 부스럼 입구[口]를 수렴하는 의방은 백교향(白膠香), 노송피(老松皮), 백지, 혈갈(血竭)을 분말을 만들어 붙인다. 단일한 혈갈분말[血竭末]을 붙여도 더욱 묘하다.
○황단(黃丹), 활석말(滑石末)을 붙인다. 여름[夏月]에는 박하 잎[薄荷葉]을 붙이는데 하루 한 차례 약수(藥水)로 씻는다.(得效)
○금상산(金傷散)을 칠하여 붙이면 신효하다.(集要)
○금창(金瘡)으로 혈(血)이 그치지 않는 데는 황단(黃丹), 백반(白礬)을 분말을 만들어 칠한다. 또 알을 낳은[下子]207) 누에나방[蠶蛾]을 태운 재를 붙인다.(聖惠)
○낳은 잠실[下蠶室]을 불을 간 자리가 아물지 않는데[不合] 취하여 불에 구워[火燒] 분말을 만들어 술에 타서 복용한다. 옛날에는 어느 사람이 스스로 거세한 불알[自割其勢]을 부스럼이 오래 아물지 않았는데 이 의방을 써서 수일이 못 되어 나았다고 했다.(入門)

---

207) 하자(下子) : 알을 낳음. 새끼 치다.

□ 화살촉 및 날이 선 쇠붙이가 뼈나 혈맥에 적중하여 나오지 않음〔箭鏃及金刀中骨脉不出〕

○백렴(白斂)과 반하(半夏)를 등분(等分)해서 분말을 만들어 매번 1전을 취해서 연한 생강탕〔淡薑湯〕에 타서 하루 3번씩 20일을 복용하면 저절로 나온다.(入門)

○화살촉 및 침(鍼)이 살〔肉〕에 들어가서 나오지 않는 데에 상아설(象牙屑)을 물에 섞어서 그 위에 바르고 또 땅강아지〔螻蛄〕의 즙을 취해서 자주 바르고 또 쥐의 뇌〔鼠腦〕를 바른다. 또 좋은 자석〔好磁石〕을 그 위에 붙이면 저절로 나온다.(聖惠)

◆ 구급방(救急方)

○금창(金瘡) 및 여러 상함〔諸傷〕이 중(重)하여 아프고 괴로워 죽으려 하면 소 한 마리를 취해서 배를 갈라〔刮腹〕 그 속에 아픈 사람을 집어넣어 뜨거운 피 속에 담그면 소생할 수 있다〔甦〕. 가령 배가 상했으면〔傷腹〕 혈갈분말〔血竭末〕을 초탕(醋湯)에 타서 마시면 피가 나오고 낫는다. 혹은 전쟁〔戰陳〕에 나가서 포(砲)와 화살〔矢〕에 상하여 피가 흘러 몸에 그득하고〔滿體〕 기(氣)가 가슴〔胸膈〕을 꿰뚫어 고민 끝에 기절〔悶絶〕하는 것은 또한 소생〔甦〕한다. 동뇨(童尿)가 더욱 좋다.(丹心)

◆ 활혈산(活血散)

○칼과 창〔刀鎗〕에 상해서 배가 터져서 창자가 나오는 것을 치료한다.

【의방】 황기, 당귀, 천궁, 백지, 속단, 적작약, 녹용, 황금, 세신, 건강, 부자 통째로 구운 것.
　　　이상을 각기 등분(等分)하여 분말을 만들어 매번 3전을 따스한 술에 타서 하루 3번 복용하면 곧 효험이 있다.(入門)

◆ 화예석산(花蕊石散)

○일체의 칼날 있는 쇠붙이에 상하고〔金刀〕 찍어 상하고〔斫傷〕 또 부딪치거나 맞아서 상함〔打撲損傷〕과 소나 말에 물리고〔牛馬咬〕 미끄러져서〔踢〕 죽음에 이르게 된 것을 치료한다. 급히 상처에 이 약을 칠하면 그 혈(血)이 녹아서 어혈(瘀血)이 있어서 안으로 손상되어 답답하여 괴로워하고 〔煩悶〕 죽을 지경인데 이 약을 복용하면 녹아서 노란 물〔黃水〕이 되어 토해 내거나 혹은 설사하여 나온다.

【의방】 화예석(花蕊石)208) 4냥, 유황 1냥을 분말을 만들어 질그릇 물동이〔瓦罐〕 안에 넣어 소금 진흙〔塩泥〕으로 단단히 안정시켜〔固濟〕 햇볕에 말려〔晒乾〕 네모 모서리에 벽돌〔塼〕로 안정시

---

208) 화예석(花蕊石)·노란색 바탕에 흰 점이 있는 돌. 花乳石, 성질이 차서 지혈제로 씀.

켜 숯불에 사시(巳時)에서 오시(午時)까지 불에 구워 밤을 세워서[經宿] 식기를 기다려 끄집어내어 곱게 갈아서 매번 한 큰 숟갈을 취해서 동뇨(童尿)를 넣어 술에 달여 뜨거운데 타서 복용한다. (入門)

◆ 탈명산(奪命散)

o 쇠 칼날[金刃]에 상한 데와 타박상(打撲傷) 및 높은 데서 떨어져 나무와 돌에 의해 눌려 상하여 어혈(瘀血)이 심복(心腹)에 쌓여 통하지 않는 것을 치료한다.

【의방】 거머리[水蛭]를 석회(石灰)에 버무려서[拌] 검게 볶은 것[炒焦] 5전, 대황, 흑견우 두말 각 2냥.
　　이상의 것을 분말을 만들어 매 2전을 취해서 뜨거운 술에 타서 내리고 수 시간이 지나도 효험이 없으면 다시 한 번 복용하여 나쁜 피가 내리는 것을 도수[度]로 한다. (得效)

◆ 계명산(雞鳴散)

o 금인상(金刃傷), 타박상, 어혈이 엉겨 쌓여 번민(煩悶)하여 죽으려 하는 것을 치료한다.

【의방】 대황 술에 찐 것 5전, 당귀미 3전, 도인 27알을 간 것.
　　이상의 것을 썰어서 1첩을 만들어 술에 달여 닭이 울 때 복용하고 다음날 어혈(瘀血)이 내리면 곧 낫는다. 절상(折傷)의 치료 또한 묘하다. (三因)

◆ 도체산(導滯散)

o 상손(傷損)으로 속에 어혈(瘀血)이 있고 대변이 불통하고 옹울(癰鬱)하여 죽을 지경인 증세를 치료한다.

【의방】 대황 1냥, 당귀 2전 반, 사향 조금.
　　이상의 것을 분말을 만들어 매 3전을 뜨거운 술에 타서 내린다. (聖惠)

◆ 파혈소통탕(破血消痛湯)

o 추락(墜落)으로 상손(傷損)하여 나쁜 피[惡血]가 옆구리 아래로 흘러 아파서 돌아눕지[轉側] 못하는 것을 치료한다.

【의방】 거머리[水蛭]를 볶아서 연기가 다 하면 따로 간 것 3전, 시호, 연교, 당귀소 각 2전, 소목(蘇木) 1전 반, 강활, 방풍, 계피 각 1전, 사향 조금.
　　이상의 것을 거머리와 사향을 제외하고 나머지 약을 썰어서 1첩을 만들어 술과 물을 상반(相半)하여 찌꺼기를 제거하고 거머리와 사향을 넣어 타서 빈속에 복용한다. 2첩이면 곧 낫는

다.(東垣)

◆ 복원활혈탕(復元活血湯)
o 위와 같은 증세를 치료한다.

【의방】 대황 2전 반, 당귀 1전 7푼, 시호 1전 반, 천산갑 볶아서 가른 것, 과루근, 감초 각 1전, 도인 10개를 진흙처럼 만들고, 홍화 5푼.
　　　　이상의 것을 썰어서 1첩을 만들어 술과 물을 상반(相半)하여 달여서 복용한다.(醫鑑)

◆ 금상산(金傷散)
o 일체의 금창(金瘡)을 치료한다.

【의방】 5월 5일 이른 아침 4사람으로 하여금 각기 4방으로 나가 초목(草木)의 줄기와 잎을 각 반 움큼(半把)씩을 채취해서 오시(午時)에 석회(石灰) 1근(斤)을 넣어 함께 찧어 지극히 문드러지게 하고 큰 뽕나무 두세 주(兩三株)에 구멍을 뚫어 약을 차곡차곡 쌓아서 뽕나무 껍질로 덮고 기름에 탄 석회(石灰)로 긴밀하게 발라(密塗) 기가 새지(氣泄) 않게 하고 다시 뽕나무 껍질로 단단히 채워서 9월 9일 오시(午時)에 끄집어내어 응달에 100일 동안 말려 찧어서 분말을 만들고 가령 상함을 입었을 때 칠하면 신효하다.(鄕藥)

□ 단일한 의방〔單方〕(모두 24종)

◆ 새로 기른 물〔新汲水〕
o 사람이 금창(金瘡)을 입고 손상되어 창자가 나온 데 새로 기른 샘물을 뿜어서 몸이 오무리게〔噤〕하면 창자가 저절로 돌아간다.(本草)

◆ 석회(石灰)
o 금창(金瘡)을 고치는데 매우 좋으니 사람이 금인(金刃)에 손상 받으면 석회분발〔石灰末〕로 싸매면 통증이 가라앉고〔定痛〕 지혈(止血)하는데 신효하다.
o 또한 석회와 계란 흰자위〔雞子白〕를 섞어 불에 구워〔火煨〕 분말을 만들어 금창〔瘡〕에 붙이면 곧 낫는다.(本草)

◆ 갈근(葛根)〔칡뿌리〕
o 금창(金瘡)을 고치고 통증을 멎게 한다. 분말을 만들어 붙인다. 또한 진하게 달여 즙(汁)을 취하여 복용한다.(本草)

33. 여러 상함[諸傷]

◆ 상백피(桑白皮)[뽕나무뿌리 껍질]

ㅇ금창(金瘡)을 싸맬 수 있으니 생 껍질[生皮]을 취해서 실[線]을 만들어 배가 터져 창자가 나온 것을 꿰맨다.[縫] 당(唐)나라 안금장(安金藏)이 배를 가르고[腹剖] 이 법을 쓰고 곧 나았다고 한다.

ㅇ신선(神仙)의 도전약(刀箭藥)은 묘(妙)해 말로 할 수가 없다. 뽕나무 잎을 분말을 만들어 마른 것을 칠한다.

ㅇ금창(金瘡)의 지통(止痛)에 상시회(桑柴灰)를 붙이면 좋다.(本草)

◆ 땅강아지[螻蛄]

ㅇ화살촉[箭鏃]이 목구멍[咽喉]과 가슴[胸膈]에 있어서 나오지 않는 데에 땅강아지를 찧어서 즙(汁)을 취하여 그 위에 3~5번 떨어뜨리면[滴] 저절로 나온다.

ㅇ침(鍼)이 살[肉]에 들어가 나오지 않는데 땅강아지의 뇌(腦)와 유황(硫黃)을 함께 갈아 붙여서 가려움을 느끼면 침(鍼)이 저절로 나온다.(本草)

◆ 쇠똥구리[蜣蜋]

ㅇ화살촉[箭鏃]이 뼈에 박혀 빠지지 않는 것을 약간 볶아서[微熬] 파두(巴豆)와 쇠똥구리[蜣蜋]를 함께 고루 갈아 바른다.

ㅇ화살촉[箭鏃]을 나오게 하는 의방[方]은 쇠똥구리[蜣蜋] 완전한 것과 사향 조금을 함께 분말을 만들어 화살머리[箭頭]를 휘어 움직여[撥動] 창 안[瘡內] 약을 칠하면 저절로 나온다.(本草)

◆ 넝쿨풀 뿌리[旋菖根]

ㅇ곧 넝쿨풀 뿌리[旋花根]이다. 금창(金瘡)을 아물게 하고 끊어진 힘줄[斷筋]을 잇는데 뿌리를 찧어 즙(汁)을 취하여 부스럼 안에 떨어뜨리고[滴] 찌꺼기로 부스럼 위를 싸매면[封] 묘하다.

◆ 상아(象牙)

ㅇ화살촉[箭鏃] 및 침(鍼)이 살[肉]에 들어가 나오지 않는데 주치[主]한다. 분말을 만들어 물에 섞어서 부스럼 위[瘡上]에 붙이면 곧 나온다. 오래된 상아의 빗[舊牙梳]은 더욱 좋다.(本草)

◆ 박쥐[蝙蝠]

ㅇ금창(金瘡)으로 출혈(出血)하여 안으로 새는 데[內漏]에 2매를 취해서 태워서 분말을 만들어 매번 1전을 복용하되 하루 동안에 다 복용케 하고 응당 물처럼 내리면 곧 혈(血)이 없어진다.(本草)

◈ 흑슬(黑虱)〔검은 이〕

o 화살머리〔箭頭〕가 살〔肉〕에 들어가서 나오지 않는데 머리 위의 검은 이〔黑虱〕와 사람의 이빨〔牙齒〕를 함께 갈아서 바르면 곧 나온다.(本草)

◈ 파〔葱〕

o 금창(金瘡)으로 놀람〔驚〕으로 인해서 출혈(出血)이 그치지 않는 데에 파〔葱〕를 구워서 뜨거운 것을 비벼서〔按〕 즙(汁)을 취해서 붙이면 혈(血)이 곧 그친다.

o 금창(金瘡)으로 풍수(風水)에 적중〔中〕하여 부어서 아픈 데 파줄기와 잎을 구워서 갈아 덮어서〔罯〕 붙이면 곧 낫는다.(本草)

◈ 밀〔小麥〕

o 창자가 나와서 들어가지 않는 것을 주치한다. 밀 5되〔升〕를 물 9되〔升〕에 삶아서 4되〔升〕를 취하여 찌꺼기를 제거하고 매우 차갑게 하여 사람이 머금어 부스럼 위에 품고 그 등〔背〕에도 뿜으면〔噀〕 창자가 점차 저절로 들어간다. 여러 사람에게 보이지 말아야 한다.(本草)

◈ 석류화(石榴花)

o 금창(金瘡)으로 혈이 나와 그치지 않는 것을 치료한다.

【의방】 석류화와 석회를 섞어 찧어서 분말을 만들어 칠하면 혈변(血便)이 그친다.

◈ 납거미〔壁錢〕

o 금창(金瘡)으로 혈이 그치지 않는데 즙(汁)을 취해서 부스럼〔瘡〕 위에 넣으면 좋다.(本草)

◈ 쥐의 뇌와 간〔鼠腦肝〕

o 화살촉〔箭鏃〕과 침과 칼〔鍼刀〕이 목구멍〔咽喉〕이나 가슴〔胸膈〕의 여러 깊은 곳〔隱處〕에 있어서 나오지 않는 것을 치료한다.

◈ 자단향(紫檀香)

o 금창(金瘡)에 급히 깎아서 치료한다. 자단분말〔紫檀末〕을 붙이면 지혈(止血)과 지통(止痛)에 지극히 묘하다.(本草)

33. 여러 상함[諸傷]

◆ 혈갈(血竭)

o 금창(金瘡)을 고치는데 지혈(止血) 지통(止痛)하고 새살이 나는데 지극히 묘하니 깎은 가루〔刮屑〕를 붙인다. 다만 성질이 급하니 많이 쓰면 안 된다.

◆ 호박(琥珀)

o 지혈(止血)하고 기육을 나게 하고〔生肌〕 금창(金瘡)을 아물게 하는데 분말을 만들어 붙인다.

o 쇠뇌의 화살〔弩箭〕이 적중〔中〕하여 고민 끝에 기절(悶絶)한데 호박(琥珀) 분말 1전을 동뇨(童尿)에 타서 복용하면 묘하다.(本草)

◆ 사함초(蛇含草)209)

o 금창(金瘡)을 주치하는 데 찧어서 붙이면 좋다. 또한 사함고(蛇含膏)는 이미 끊어진 손가락〔指〕을 잇는다.

◆ 청호(靑蒿)〔다북쑥〕

o 생것을 부벼서〔挼〕 금창(金瘡)에 붙이면 지혈(止血), 지통(止痛), 기육이 생기는 데〔生肌〕 가장 묘하다.(本草)

◆ 익힌 쑥〔熟艾〕

o 금창(金瘡)에 발라서〔搟〕 지혈(止血), 지통(止痛)하고 쉽게 아물게 한다. 혹은 달인 탕을 바르거나 연기로 훈〔熏烟〕하는 것 또한 좋다.(俗方)

◆ 소계(小薊)210)

o 금창(金瘡)의 혈이 그치지 않는데 잎을 부벼서〔挼〕 덮는다.〔封〕(本草)

◆ 남엽즙(藍葉汁)

o 금창(金瘡)의 혈이 나와서 고민스러운데〔血悶〕 남즙(藍汁)을 마신다.(本草)

◆ 수레바퀴기름〔車脂〕

o 침이 살〔肉〕에 들어가서 나오지 않는데 수레바퀴의 기름을 종이 위에 펴서〔攤〕 덮는다〔罨〕. 2일에 한 번 바꿔주되 3~5차례면 저절로 나온다.(本草)

---

209) 사함초(蛇含草) : 뱀혀, 장미과에 속하는 다년초.
210) 소계(小薊) : 조방가새의 뿌리, 지혈제, 해독제로 씀.

□ 두들겨 맞거나 눌려서 상함〔損撲墮落壓倒傷〕

o 대개 떨어져 눌려 기절한 것〔墮壓死〕은 급히 조용한 곳에 편히 눕히고 소매로 입과 코 위를 덮고 한식경(一食頃)을 눈뜨기를 기다려 먼저 뜨거운 소변(小便)을 마시게 하고 만약 처음 깨어났다가 기절(氣絶)하면 급히 입을 벌려 뜨거운 소변을 흘려 넣어 어혈(瘀血)이 흘러내리게 한다.(得效)

o 갑자기 떨어져 눌려 죽을 경우 심장과 머리가 따스하면 다 구할 수 있으니 환자를 중이 목탁 치듯 앉히고 머리칼을 움켜쥐어 잡아 당겨 낮추고 반하분말〔半夏末〕이나 조각 분말〔皂角末〕을 코 안에 불어넣어 살아나면 강즙(薑汁)과 향유(香油)를 고루 처서〔打勻〕 흘려 넣는다.(綱目)

o 만약 약을 취하기에 미치지 못하면 급히 입을 열고 뜨거운 소변을 많이 흘려 넣는다.(入門)

o 사람이 칼과 도끼에 상하거나 험한 곳〔險地〕에 떨어지거나 혹은 타박으로 신체에 손상을 입어 근골(筋骨)과 피육(皮肉)이 다 출혈(出血)하여 그치지 않거나 혹은 어혈(瘀血)이 머물러 쌓였는데 만일 일찍 제거하지 않으면 배에 들어가서 심장을 침범할 우려가 있다.(醫鑑)

o 넘어지거나 찔려서〔跌撲〕 상손(傷損)하면 반드시 소목(蘇木)으로 혈을 살리고〔活血〕 황연(黃連)으로 화를 내리고〔降火〕 백출(白朮)로 속을 부드럽게〔和中〕 하고 동변(童便)을 달여서 복용하는 것이 묘(妙)하고 상함이 위에 있으면 부추즙〔韭汁〕을 마신다.(丹心)

o 무릇 두들겨 맞거나〔攢打〕 눌려서 상하거나〔壓傷〕 혹은 높은데서 떨어진 것은 다 팔다리〔四肢〕와 5장(五藏)을 놀라 움직이게〔驚動〕 하여 반드시 악혈(惡血)이 속에 있어서 오로지 오심(惡心)함을 두려워한다. 먼저 2변(二便)을 통하게 하는 약을 쓰니 동변(童便)에 섞어서 복용하면 곧 효험이 있고 대소장(大小腸)을 모두 잘 통하게〔通利〕 하면 심장을 침공하는 번민(煩悶)이 없어진다.(得效)

o 무릇 상손(傷損)에는 오로지 혈론(血論)을 주치〔主〕해야 하는데 간(肝)은 혈(血)을 주관하므로 어느 경맥〔經〕이 상손(傷損)한 지를 불문하고 나쁜 피〔惡血〕는 반드시 간(肝)으로 돌아와 옆구리〔脇〕로 흐르고 배〔腹〕에 맺혀서〔鬱〕 창통(脹痛)하니 실(實)한 것은 내려야 하는데 마땅히 통도산(通導散), 도인승기탕(桃仁承氣湯)(의방은 한문(寒門)을 보라), 탈명산(奪命散)(의방은 위를 보라)을 쓴다. 허(虛)한 사람은 복원활혈탕(復元活血湯)(의방은 위를 보라), 당귀염산(當歸鬚散)으로 조리〔調〕한다.(入門)

o 출혈(出血)이 이미 많은데 또 피를 토하여 그치지 않는 것은 치료하기 어려우니 마땅히 소목(蘇木) 달인 탕에 방상산(蚌霜散)을 타서 복용한다.(入門)

o 여러 상함〔諸傷〕의 동통(疼痛)에는 마땅히 유향정통산(乳香定痛散), 유향산(乳香散), 쌍오산(雙烏散), 심통원(尋痛元), 진왕단(陣王丹), 보손당귀산(補損當歸散)을 쓴다.(諸方)

o 소합향원(蘇合香元)은 타박(打撲), 타락(墮落)으로 놀람〔驚悸〕을 끼고 기혈(氣血)이 착란(錯亂)하고 혼미(昏迷)하고 인사불성한 데에 급히 3~5환을 취해서 따스한 술과 동변(童便)에 타서

흘러 넣으면 곧 소생[甦]한다.(의방은 기문(氣門)을 보라)(得效)

ㅇ머리가 터졌거나 혹은 맞아서 찢어졌거나[打破] 날이 선 쇠붙이[金刃]에 상하면 약풀과 뿔[藥糊]을 바르고 싸매어서[縛] 풍(風)에 상하지 않게 삼가야 한다.(得效)

◆ 통도산(通導散)

ㅇ상손(傷損)이 지극히 중(重)하고 대소변이 불통하고 심복(心腹)이 창민(脹悶)한 데에 이 약을 써서 어혈을 내려서 치료한다.

【의방】 대황, 망초 각 2전, 당귀, 소목(蘇木), 홍화(紅花), 도인(桃仁) 각 1전, 후박, 진피, 목통, 지각, 감초 각 5푼.
　　　　이상의 것을 썰어서 1첩을 만들어 물에 달여 빈속에 복용한다.(醫鑑)

ㅇ일명 대성탕(大成湯)이라 한다.(醫林)

◆ 당귀염산[當歸鬚散]

ㅇ타박 손상으로 기가 엉기고[氣凝] 혈이 맺히고[血結] 가슴과 배 옆구리[胸腹脇]가 아픈 것을 치료한다.

【의방】 당귀미 1전 반, 적작약, 오약(烏藥), 향부자, 소목 각 1전, 홍화 8푼, 도인 7푼, 계피 6푼, 감초 5푼.
　　　　이상의 것을 썰어서 1첩을 만들어 술과 물을 상반(相半)하여 달여서 복용한다.(入門)

◆ 방상산(蚌霜散)

ㅇ상손(傷損)으로 크게 혈을 토하는 것을 치료한다.

【의방】 방분(蚌粉), 백초상(百草霜)을 각기 등분(等分)하여.
　　　　이상의 것을 분말을 만들어 매 2전을 찹쌀 미음에 타서 복용한다.(入門)

◆ 유향정통산(乳香定痛散)

ㅇ여러 상손(傷損)의 동통(疼痛)을 치료한다.

【의방】 백지, 당귀, 생지황[生芐], 목단피(牧丹皮), 적작약, 천궁, 유향, 몰약, 백출, 감초를 각기 등분(等分)하여.
　　　　이상의 것을 분말을 만들어 매 2전을 따스한 술과 동변(童便)에 각기 반을 고르게 타서 복용한다.(入門)

ㅇ일명 활혈지통산(活血止痛散)이다.(醫鑑)

◆ 유향산(乳香散)
ㅇ타박상(打撲傷)으로 손통(損痛)하여 참기 힘든 것을 치료한다.

【의방】 백출 볶은 것, 당귀 볶은 것, 백지, 계피, 유향, 몰약, 감초를 각기 등분(等分)하여.
　　　　이상의 것을 분말을 만들어 매 2전을 따스한 술에 타서 내린다.(得效)

◆ 쌍오산(雙烏散)
ㅇ여러 상손(傷損)이 오래되어 때때로 아픈 것을 치료한다. 새로 상함을 입어 아픈 것 또한 치료한다.

【의방】 천오(川烏), 초오(草烏), 대강 통째로 구운 것 각 3전, 당귀, 백작약, 소목(蘇木), 대황, 생건지황, 홍국(紅麴) 볶은 것,각 5전, 사향 조금.
　　　　이상의 것을 분말을 만들어 질그릇 병[瓦甁]에 넣어 술에 달여서 식혀서 복용하고 마비(痲痺)된 듯함을 깨달아도 해롭지 않은데 다만 초오(草烏)를 생으로 쓰면 매우 맹렬하므로 대강 통째로 굽는다.

◆ 심통원(尋痛元)
ㅇ여러 상함[諸傷]을 지통(止痛)시키고 마음을 맑게 하고[淸心] 기를 운행시키고[行氣] 혈을 살림[活血]이 신과 같이 치료한다.

【의방】 초오를 생[草烏生]으로 쓰고 유향(乳香)을 불에 찜질한 것, 몰약을 불에 찜질 한 것, 5령지 각 3전, 생사향 조금.
　　　　이상의 것을 분말을 만들어 술풀로 손가락 머리만큼의 크기로 환(丸)을 지어 주사(朱砂)로 옷을 입혀 매 1환을 박하탕과 강즙에 갈아 녹여 복용한다.(得效)

◆ 진왕단(陳王丹)
ㅇ여러 가지로 뼈가 부러진 데 지혈시키고 아픈 것을 진정시켜서 치료한다.

【의방】 대황 1냥, 석회 6냥.
　　　　이상의 것을 함께 자주색으로 볶는 것을 도수[度]로 하여 화독(火毒)을 제거하고 찧어서 채[篩]에 쳐서 분말을 상처에 바르면 묘하다.(入門)

◆ 보손당귀산(補損當歸散)

o 타박상〔打撲〕과 뼈가 부러져 다침〔折傷〕으로 동통(疼痛)하여 부르짖는데 이 약을 복용하여 치료하면 다시 큰 통증이 없고 3일이면 힘줄과 뼈〔筋骨〕가 서로 이어진다.

【의방】 천궁 1냥 반, 계심(桂心), 천초(川椒), 당귀, 감초 각 7전 반, 부자 통째로 구운 것, 택난(澤蘭)211) 각 2전 반.
　　　이상의 것을 분말을 만들어 매 2전을 따스한 술에 타서 복용하면 효험이 신과 같다.(局方)

□ 타박상에 종기를 없애고 헌데 자국을 없앰〔打撲傷消腫滅瘢〕

o 대체로 구타〔鬪敺〕로 맞아서 파상풍(破傷風)이 되어 머리와 얼굴이 붓고 열이 나는데 9미강활탕(九味羌活湯)(의방은 한문(寒門)을 보라)을 뜨겁게 복용하고 땀을 내고 외용(外用)으로 행인(杏仁)을 문드러지게 찧어서 메밀가루〔白麪〕를 조금 넣어 새로 기른 물〔新汲水〕에 타서 부스럼 위의 종기가 곧 없어진다.(回春)

o 상손(傷損)으로 붓고 아프고〔腫痛〕 어혈(瘀血)이 흘러 들어가서 자흑색(紫黑色)이 되거나 혹은 눈 위가 상해 푸르고 검은색이 흩어지지 않는 것을 치료한다. 대황(大黃)을 분말을 만들어 생강즙에 타서 아픈 자리에 붙이면 곧 없어지니 장군고(將軍膏)라 한다.(醫鑑)

o 구타당한 흉터〔瘢痕〕를 흘고 또한 엎어져 다친 것을 치료하는데는 마유(麻油)와 청주(淸酒) 각 1주발을 같이 달여 여러 번 끓여 복용한다. 복용한 뒤에 불로 달군 뜨거운 땅 위에 하루 자고 나면 통증이 그치고〔止痛〕 부기가 삭아지고〔腫消〕 흉터가 없어진다.〔無痕〕 상함을 입은 사람이 구가(仇家)〔원수〕가 있으면 몰래 술사(術士)로 하여금 이 법으로 다스리고 다음날 징험을 살피면〔驗審〕 일호(一毫)의 상흔(傷痕)도 없어질 것이다.(回春)

o 타박상(打撲傷)으로 기부(肌膚)가 푸르고 부은 데〔靑腫〕는 가지씨〔茄子種〕가 노랗게 통하고 지극히 큰 것을 잘라 조각 내서 기왓장 위에 불을 쬐어 말려서 분말을 만들어 잘 임시에 술에 타서 2전을 복용하면 하룻밤 사이에 다 없어지고 흉터도 없다.(聖惠)

□ 맥의 징후 및 치료할 수 없는 증세〔脉候及不治證〕

o 대체로 타박 손상에 안으로 어혈(瘀血)이 있으면 그 맥(脉)이 단단하고〔堅〕 강(强)한 것은 살고, 작고〔小〕 약한〔弱〕 것은 죽는다.(脉經)

o 타박상손(打撲傷損)에 혈(血)이 지나치게 많이 나오면 맥(脉)은 응당 허(虛)하고 가늘며〔細〕

---
211) 택난(澤蘭) : 쉽싸리, 쉽싸리의 잎, 조금 온(溫)한 성질이 있고 피를 다스리는 약이어서 외과와 산부인과에 많이 씀.

만약 급하고[急] 빠르고[疾] 크고[大] 잦은 것[數]은 죽는다.(死)(醫鑑)

ㅇ대체로 뼈가 부러져 다쳐[折傷] 힘줄과 뼈[筋骨]가 밖으로 손상된 것을 치료할 수 있고 장부(藏府)의 속막(裏膜)과 음자(陰子)와 귀 뒤[耳後]가 파열된 것은 아울러 치료하지 못한다.(위의 열 가지 불치증은 참고할 것)(入門)

ㅇ가령 장부(藏府)의 치명(致命)의 곳이 상하면 한 번 보아 그 맥이 허(虛)하고 혹 급(急)하면 위험하다.(得效)

□ 단일한 의방[單方](모두 7종이다)

◆ 포황(蒲黃)
ㅇ타박[撲]의 손상[損]으로 어혈(瘀血)이 안에 있어 번민하는 것을 치료한다. 포황분말[蒲黃末] 3전을 뜨거운 술에 타서 내린다.(得效)

◆ 백양나무 껍질[白楊樹皮]
ㅇ타박의 손상(撲損)으로 어혈(瘀血)이 아파서 참기 어려운 것을 치료한다. 나무 껍질을 취하여 술에 담가서 복용한다.(本草)

◆ 살아있는 거북[生龜]
ㅇ타박의 손상(撲損)으로 넘어져 부러진 것을 치료한다. 거북의 혈(血)을 취해서 술에 섞어서 마시고 살[肉]은 생것을 갈아 상처에 두텁게 바르면 곧 효험이 있다.(本草)

◆ 굼벵이[蠐螬]
ㅇ타박(打撲)으로 팔목[腕]이 부러지고 어혈[血]이 옆구리 아래 있어서 단단하고 그득하며 아픈 것을 치료한다. 즙(汁)을 취해서 술에 섞어서 복용하고 또 갈아서 아픈 자리에 붙인다.(本草)

◆ 쥐똥[鼠屎]
ㅇ낙상(落傷)으로 근골(筋骨)이 아파서 견딜 수 없는데 쥐똥[屎]를 취해서 태워서 분말을 만들어 돼지기름[猪脂]에 타서 급히 싸매 두면 한 나절[半日]이 안 돼서 낫는다.(本草)

◆ 연잎[荷葉]
ㅇ타박(打撲)과 낙상(落傷)으로 나쁜 피[惡血]가 심장을 공격해서 번민하고 어지러운 것[悶亂]을 치료한다. 마른 잎을 태워서 분말을 만들어 뜨거운 동뇨(童尿)에 타서 2전을 하루 3번 내린다.

ㅇ펴지지 않은 연잎을 분말을 만들어 동변(童便)에 타서 복용하여 오물(惡物)을 설사[利下]시킨

다.(綱目)

◆ 호도(胡桃)

○ 눌리거나〔壓〕 타박〔撲〕으로 상손(傷損)되는데 호도살〔胡桃肉〕을 문드러지게 찧어서 따스한 술에 섞어 한꺼번에 복용하면 곧 낫는다.(本草)

◆ 삼뿌리〔麻根〕

○ 타박(打撲)과 낙상(落傷)으로 팔목〔腕〕이 부러져서 어혈통(瘀血痛)이 있어서 견딜 수 없는 것을 주치한다. 뿌리와 잎을 찧어서 즙(汁)을 취하여 마시거나 삶아 복용한다. 삼이 자라는 시기가 아니면〔非時〕 마른 삼〔乾麻〕을 취해서 삶은 즙을 마신다.(本草)

◆ 볏짚 재〔稻稈灰〕

○ 추락(墜落)하여 타박손상〔撲損〕을 입어 아파 괴로운 것을 치료한다. 볏짚 태운 재를 술 찌꺼기〔糟酒〕에 섞어 축인 재〔淋灰〕에서 즙(汁)을 취하여 따스한 것을 아픈 자리에 물 뿌려 씻으면 곧 낫는다.(本草)

◆ 겨자씨〔芥子〕

○ 타박의 상손(撲損)으로 어혈(瘀血)이 작통(作痛)하는 데에 겨자씨〔芥子〕를 생강(生薑)에 섞어서 갈아 약간 따스한 것을 아픈 자리에 바르고 붙이면 곧 효험이 있다.(本草)

◆ 총백(葱白)

○ 타박상(打撲傷)으로 손상되어 아파서 견디지 못하는 것을 치료한다. 총백(葱白)을 잿불〔煻火〕에 구워서 뜨거울 때 쪼개면〔擘〕 그 속에는 눈물〔涕〕이 있으니 곧 상손〔損〕된 곳에 덮고〔罨〕 식으면 뜨거운 것으로 바꾸면 조금 지난 후에 아픔이 진정된다.(本草)

○ 또 총백(葱白)과 사탕(砂糖)을 등분(等分)하여 문드러지게 갈아서 붙이면 아픈 것이 곧 그치고 또 흉터〔瘢痕〕가 없다.(丹心)

◆ 사람 오줌〔人尿〕

○ 박손(撲損)과 낙상(落傷)의 어혈(瘀血)이 심장을 침공하여 어지러워 기절하는 데〔渾絶〕에 주치한다. 뜨거운 오줌〔熱尿〕 1~2되를 한꺼번에 마시면〔頓服〕 곧 소생(甦生)하니 동자뇨(童子尿)가 더욱 좋다.(本草)

◆ 오계(烏雞)

○ 압착(壓搾)을 입고 배에서 떨어지고〔墮舟船〕 차에 치이고〔車轢〕 말에 차이고〔馬踢〕 소에 부딪

쳐서〔牛觸〕 가슴과 배〔胸腹〕가 부서져 내리고〔破陷〕 팔다리〔四肢〕가 꺾이고 부러지고〔摧折〕 기가 답답하여〔氣悶〕 죽고 싶은데 오계(烏雞) 1짝〔雙〕을 털 째로〔合毛〕 절구에 천 번을 찧어서 고주(苦酒) 1되〔升〕에 섞어서 새 천〔新布〕으로 아픈 자리에 덮고〔搨〕 약을 취하여 베에 발라 위에 덮어서 안정시켜 마르면 바꿔주고 한기 드는 것을 느끼고 토하려 해도 약을 제거하지 말고 다시 1짝〔雙〕을 더 쓰면 신효하다.(本草)

◆ 갈가마귀 깃〔烏鴉羽〕

ㅇ타락손상(墮落損傷)으로 어혈(瘀血)이 심장에 창만하고 얼굴이 푸르고 기가 짧은 증세를 치료한다. 위의 날개 깃〔翅羽〕 7매를 취하여 태운 재를 술에 섞어서 복용하면 응당 피를 토하면 곧 낫는다.(本草)

◆ 개쓸개〔犬膽〕

ㅇ타박으로 상손〔撲損〕하고 칼과 화살촉〔刀箭〕으로 속이 상해서 어혈(瘀血)이 있는 데에 쓸개〔膽〕을 취해서 뜨거운 술에 타서 2~3전을 내리면 또한 기이한 효험이 있다.(俗方)

◆ 술지게미〔酒糟〕

ㅇ타박(打撲)과 타락(墮落)의 손상(損傷)으로 어혈(瘀血)이 붓고 아픈데 주치한다. 술지게미〔酒糟〕와 초 찌꺼기〔醋滓〕를 섞어 쪄서〔蒸〕 따스하게 찜질하면 묘하다..(俗方)

◆ 거머리〔水蛭〕

ㅇ타박(打撲)과 낙상(落傷)으로 뼈가 부러지고 안으로 어혈(瘀血)이 있는데 주치한다. 거머리를 타도록 볶아서 분말을 만들어 사향(麝香) 조금을 넣어 매 1전을 뜨거운 술에 타서 복용하면 응당 어혈(瘀血)이 내린다.(本草)

□ 뼈가 부러지고 힘줄이 끊어지는 손상〔骨折筋斷傷〕

ㅇ대체로 다리〔脚〕와 손〔手〕에는 각기 여섯 뼈마디 어긋남〔出臼〕과 4뼈 부러짐〔折骨〕이 있다. 매 손에 3곳의 뼈마디 어긋남〔出臼〕이 있고 다리에 또한 3곳의 뼈마디 어긋남〔出臼〕이 있다. 손바닥의 뿌리〔手掌根〕에도 뼈마디 벗어남〔出臼〕이 있으니 그 뼈가 서로 연쇄〔鎖〕되어 있거나 혹은 뼈마디 벗어남〔出臼〕이 되면 이는 쇄골(鎖骨)의 밖으로 꺾여 나오니〔挫出〕 반드시 이는 쇄골(鎖骨) 아래에 뼈를 눌러〔搦骨〕 절구통으로 돌아가게〔歸窠〕해야 한다. 만약 밖으로 나오면 반드시 안으로 눌러 넣고〔搦入內〕 만약 안으로 나오면 반드시 밖으로 눌러야 바야흐로 절구통〔窠臼〕212)에 들어

---

212) 과구(窠臼) : 새집은 절구통 모양으로 들어가 있으므로 과구(窠臼)라 한다.

가니 단지 손을 써서 당기면(拽) 끊어져서[斷] 절구통[窠]에 넣기 어려우니 10에 8~9는 고질(痼疾)을 이루게 된다.(得效)

  ㅇ 골절(骨節)이 상손[損]하여 팔꿈치와 팔[肘臂] 허리와 무릎[腰膝]이 부러져서 절구통을 나오거나[出臼] 차질(蹉跌)된 것은 반드시 법(法)에 의해서 정돈(整頓)하여 귀원(歸元)시켜야 하는데 먼저 마약(麻藥)을 복용시켜 아픔을 모르게 하고 난 연후에 비로소 손으로 하는 법[手法]을 쓴다.(得效)

  ㅇ 뼈를 눌러[搦骨] 절구통에 돌아오게[歸窠] 하는데 대나무 1조각[竹一片](생 버드나무 판[生柳木板]이 더욱 좋다)을 한쪽 가에 협으로 고정시켜[夾定] 움직이지 않게 하고 한쪽 가는 협(夾)을 쓰지 않고 반드시 굴신[屈直]이 있는 곳에 때때로 당겨서 굽히고[屈] 당겨서 뻗치고[直] 해야 한다. 그렇지 않으면 나은 후에 굽히고 뻗치기를 한 번 얻는다.(得效)

  ㅇ 대체로 뼈가 부서진 것은[骨碎] 반드시 마약(麻藥)을 써야 하니(곧 초오산(草烏散)이다) 복용케 하여 혹은 칼로 가르고[割開] 심한 것은 가위[剪]를 쓰니 가위로 골봉(骨鋒)을 끊어내어 찢어진 살[破肉]에 부딪치지 않게 하고 혹은 부스러져 가루가 된 것[粉碎]은 세골(細骨)과 더불어 제거해야 고름 피[膿血]의 화(禍)를 면하고 또 약수(藥水)로써 하루 한 번 씻어서 더러운 냄새가 나지 않게 해야 한다.(得效)

  ㅇ 대체로 뼈가 부수어진 것은 접골약(接骨藥)을 불 위에 녹여서 뼈 위에 풀을 바르고 난 연후에 협정(夾定)하고 밖으로 협골법(夾骨法)을 사용하고 활혈산(活血散), 접골단(接骨丹), 2생고(二生膏), 나미고(糯米膏)를 쓰고 맥두산(麥斗散), 몰약강성단(沒藥降聖丹), 접골산(接骨散), 자연동산(自然銅散), 접골자금단(接骨紫金丹)을 내복(內服)한다.

  ㅇ 물 뿌려 씻는[淋洗] 데는 만형산(蔓荊散)을 쓴다.(諸方)

◆ 초오산(草烏散)

  ㅇ 곧 마약(麻藥)이다. 모든 골절(骨折)의 출구(出臼)에 이 마약[麻]을 쓴 연후에 손으로 정돈(整頓)하는 것이다.

【의방】 조각(皂角), 목별자(木鼈子), 자금피(紫金皮), 백지(白芷), 반하(半夏), 오약(烏藥), 당귀, 천궁, 천오 각 1냥 2전 반, 초오(草烏), 회향(茴香), 좌노초(坐拏草)213) 각 2전 반, 목향 1전을 아울러 불에 데우지 않고 수제한 것[無煆製].

이상의 것을 분말을 만들어 여러 모양의 골절이 절구통에서 벗어나는[出臼窠] 데에 매번 2전을 좋은 홍주(紅酒)에 타서 내리면 마비[麻]되어 넘어져 아픈 자리를 알지 못한다. 그런 후에 혹은 칼을 써서 갈라 열고 혹은 골봉(骨鋒)을 잘라내어 손으로 정돈(整頓)하여 원래자리에 돌아오게 하고 동여매어 고정시킨 연후에 치료하는 것이다. 가령 화살촉이 뼈에 들어가서 나오

---

213) 좌노초(坐拏草) : 약초의 이름, 근골(筋骨)을 튼튼하게 하고 타박상을 치료한다. 붉은 꽃이 피고 열매를 맺음.

지 않으면 또한 이 약을 써서 마비시킨 후에 혹은 억눌러 나오게〔鉗出〕하고 혹은 파 넓혀서〔鑿開〕끄집어 낸 연후에 염탕(塩湯) 혹은 염수(塩水)를 복용하면 곧 깨어난다.(得效)

◆ 협골법(夾骨法)

【의방】 작은 두꺼비〔小蝦蟆〕 4~5개, 피초(皮硝) 3푼(分), 생강 1냥, 주정(酒精) 1주발 부은 것〔腫〕은 홍내소(紅內消)(곧 홍하수오(紅何首烏)이다)를 더해서 같이 찧어서 뼈가 부러진 자리에 편다.(敷)(入門)

◆ 활혈산(活血散)

○뼈가 부러진 것을 치료한다.

【의방】 녹두호(菉豆糊) 붉은 색〔紫色〕으로 볶은 것을 새로 기른 물〔新汲水〕에 타서 고(膏)를 만들어 부러진 자리에 두텁게 붙여 뽕나무 껍질〔桑皮〕을 좌우에서 덮으면〔夾定〕 그 효험이 신(神)과 같은데 또 한 의방〔一方〕은 뜨거운 술에 초(醋)를 타서 붙인다.(得效)

◆ 접골단(接骨丹)

【의방】 당귀 7전 반, 천궁, 몰약, 골쇄보 각 5전, 천오 구운 것 4전, 고문전(古文錢) 3개를 불에 사르어서 초(醋)에 7차례 담근 것, 유향 2전 반, 목향 1전, 황향(黃香)(송지(松脂)이다) 6냥, 향유(香油) 1냥 반.
　이상의 것을 분말을 만들어 기름〔油〕에 섞어 고(膏)를 만들어 유지(油紙)에 펴서〔攤〕 아픈 자리에 붙이는데 만약 뼈가 부셔지고 힘줄이 끊어지면 이를 다시 이으면 처음과 같이 된다.(回春)

◆ 2생고(二生膏)

○수족(手足)이 부러진 것을 치료한다.

【의방】 생지황 1근, 생강 4냥.
　이상의 것을 문드러지게 찧어서 술지게미〔酒糟〕 1근을 뜨겁게 볶아서 베〔布〕에 싸서 아픈 자리에 덮어서 다림질하면〔熨〕 상한 힘줄〔傷筋〕과 손상된 뼈〔損〕가 아파서 견딜 수 없는데 신효하다.(醫鑑)

○상손(傷損)하여 팔의 절구〔臂臼〕가 빠져 나오고〔脫出〕 부어서 아픈 데는 생지황을 문드러지게 찧어서 기름종이〔油紙〕 위에 펴고〔攤〕 다음에는 목향말(木香末)을 1층 칠하고〔糝〕 또 지황(地黃)을 아픈 자리에 펴서 붙이면 다음날 아픈 것이 곧 그친다.(得效)

ㅇ뼈가 부러지고〔折傷〕힘줄이 끊어지고〔斷筋〕뼈가 손상(損骨)된 데는 생지황을 문드러지게 찧어서 즙(汁)을 취하여 좋은 술에 섞어 하루 2~3차례 복용하면 가장 묘하다. 또한 문드러지게 찧어서 뜨겁게 찧어서 아픈 자리에 봉(封)해두면 한 달이면 근골(筋骨)이 이어지니 대개 지황(地黃)은 뼈에 속한다.(種杏)

◆ 나미고(糯米膏)

ㅇ타박상(打撲傷)으로 힘줄이 끊어지고 뼈가 부러진 데 치료한다.

【의방】 찹쌀〔糯米〕 1되, 조각(皂角) 끊어 부순 것 반 되〔半升〕, 동전(銅錢) 100개를 볶아서 검게 타면 동전(銅錢)은 버리고.
　　이상의 것을 분말을 만들어 술에 타서 고(膏)를 만들어 아픈 자리에 붙이면 신효하다.(綱目)

◆ 맥두산(麥斗散)

ㅇ골절(骨節)이 넘어져 상한 것〔跌傷〕을 치료한다.

【의방】 토오(土鰲)214) 1개를 기왓장 위에 불에 쬐어 말리고〔焙〕파두(巴豆) 1개 껍질 벗긴 것, 반하(半夏) 1개 생 것, 유향, 몰약 각 반 푼, 자연동(自然銅) 불에 구워 초(醋)에 7차례 담근 것 조금을 쓰고.
　　이상의 것을 고운 분말을 만들어 따스한 청주(淸酒)에 타서 1리(釐)를 복용하고 가령 무거운 수레가 10리쯤 운행하는 시간이면 그 뼈가 이어져서 소리가 나고 처음 넘어졌을 때에 반드시 이렇게 하여 정리하면 전과 같아지고〔如舊〕솜옷을 덮고 바야흐로 복약할 때 굴러 움직이지〔轉動〕않게 해야 한다. 단오날 수제〔製〕한 것이 더욱 묘하다.(回春)

◆ 몰약강성단(沒藥降聖丹)

ㅇ타박(打撲)이나 접질리어〔閃䐃〕힘줄이 끊어지고〔筋斷〕뼈가 부러지는 아픔으로 참지 못하는 것을 치료한다.

【의방】 생건지황, 천궁 각 1전 반, 자연동(自然銅) 불에 구워 초에 담그기를 12차례 한 것을 따로 간 것, 천오(川烏) 생 것, 골쇄보(骨碎補), 백작약, 당귀, 유향, 몰약 각 1전.
　　이상의 것을 분말을 만들어 강즙(薑汁)과 꿀을 등분(等分)하여 고루 섞어 매 1냥을 4환(丸)을 만들어 매번 1환(丸)을 물과 술 각 반 잔(盞)에 소목(蘇木) 1전(錢)을 함께 달여 소목(蘇木)을 제거하고 약에 타서 빈속에 뜨거운 것을 복용한다.(丹心)

---

214) 토오(土鰲) : 거북의 1종.

◆ 접골산(接骨散)

○뼈가 부러진 것을 치료한다.

【의방】 유향, 몰약 각 2전 반, 자연동(自然銅)을 불에 구워 담귀 따로 가른 것 5전, 활석(滑石) 1냥, 용골(龍骨), 적석지(赤石脂) 각 1전 반, 사향(麝香) 조금.
　　이상의 것을 분말을 만들어 좋은 초[好醋]에 담가 부드럽게 삶아서 말려 메마르게 볶아서 분말을 만들어 잘 임시에 복용할 때 사향(麝香)을 넣어 고루 섞어 따스한 술에 타서 1전을 내린다. 만일 뼈가 이미 이어졌으면 용골(龍骨)과 적석지(赤石脂)를 제거하고 복용하면 지극히 효험이 있다. (丹心)

○한 의방[一方]은 약에서 사향(麝香)을 제거하고 술에 담가 삶아서 말려 분말을 만들어 황랍(黃蠟) 5전을 녹여서 곧 사향(麝香)을 넣고 고루 섞어 탄알 크기의 환(丸)을 지어 매 1환을 술에 달여 동남(東南)으로 뻗은 가지[枝]로 저어 빈속에 뜨거운 것을 복용한다. 접골단(接骨丹)이라고 한다. (入門)

◆ 자연동산(自然銅散)

○타박(打撲)으로 힘줄과 뼈가 부러지고 상한 데 치료한다.

【의방】 유향, 몰약, 소목, 강진향(降眞香)(없으면 자단(紫丹)으로 대신한다), 천오(川烏), 송명절(松明節)215), 자연동(自然銅)을 불에 구워 초에 담그기를 7차례 한 것 각 5전, 지룡(地龍) 기름에 볶은 것, 용골(龍骨) 생 것, 거머리[水蛭] 기름에 타도록 볶은 것 각 2전 반, 혈갈(血竭) 1전 반, 토구(土狗) 5개 기름에 담가 불에 쬐어 말린 것.
　　이상의 것을 분말을 만들어 매 5전을 좋은 술에 타서 내리면 이마 가운데로부터[自頂心] 병을 찾아 양 손 양 발에 이르기까지 내려가 온 몸을 돌아서 병인이 스스로 약의 힘이 부드럽게[習習] 왕래하여 병을 만나는 자리를 느끼면 삽삽(颯颯) 소리가 난다. (得效)

◆ 접골자금단(接骨紫金丹)

○넘어지고 맞아서 뼈가 부러져 어혈(瘀血)이 심장을 치고 열이 나고 어지러운 것을 치료한다.

【의방】 토오(土鰲)(한 의방은 토구(土狗)를 쓴다), 자연동(自然銅) 불에 구워 초에 담그기를 7차례 하고 따로 간 것, 골쇄보(骨碎補), 대황, 혈갈, 당귀미, 유향, 몰약, 붕사(鵬砂) 각 1전.
　　이상의 것을 분말을 만들어 매 8리(釐)를 취해서 뜨거운 술에 타서 복용하면 그 뼈가 저절로 이어진다. (入門)

---

215) 송명절(松明節) : 관솔불(松明) 마디.

◆ 만형산(蔓荊散)

○타락(打落)하여 근골(筋骨)이 부러지고 어혈(瘀血)이 박혀 아픈 것을 치료한다.

【의방】 완형엽(頑荊葉)216)(없으면 형개(荊芥)를 대신한다), 만형자(蔓荊子), 백지, 세신, 방풍, 천궁, 계피, 정향피, 강활 각 1냥.

　이상의 것을 거친 분말을 만들어 매 1냥에 소금 1숟갈을 넣어 수염 달린 총백(葱白) 5줄기, 장물[漿水] 5되를 달여 7번 끓여 아픈 자리에 뿌려서 씻고 식어지면 바꾼다.(丹心)

□ 단일한 의방[單方](모두 14종)

◆ 적동설(赤銅屑)

○타박(打撲)과 타락(墮落)으로 뼈가 부러져 상한 데 치료한다.

적동(赤銅)을 취해서 불에 구워 초(醋)에 7차례 혹은 9차례 담근 것을 곱게 갈아 따스한 술에 타서 1자(字) 혹은 반 전(半錢)을 복용하면 바로 뼈가 손상된 곳이 켕기는 데[錔]에 들어간다.

○어떤 사람이 말에서 떨어져 다리가 부러졌는데 동말(銅末)을 취해서 술에 섞어 복용하니 드디어 나았다. 죽은 후 10여 년이 되어 개장(改葬)하면서 보니 정강이 뼈[脛骨]가 부러진 곳에 구리 묶음[銅束]이 있더라고 했다.(本草)

◆ 자연동(自然銅)

○상손(傷損)으로 뼈가 부러진 것을 고친다. 불에 구워 7차례 초에 담가 곱게 갈아 수비(水飛)해서 당귀, 몰약을 각기 반 전(半錢)을 따스한 술에 타서 복용하고 이어 손으로 아픈 자리를 문지른다.(本草)

○이 약은 새 불에 구운 것은 독이 있으니 만약 뼈가 부러지지 않고 뼈가 부셔지지 않는 것은 자연동(自然銅)을 쓰지 않는 것이 좋다.(丹心)

◆ 합환피(合歡皮)217)

○뼈가 부러진 것[骨折]을 주치하니 오로지 뼈를 잇게 할 수 있다. 합환피[皮] 검은 색으로 볶은 것 4냥, 개자(芥子) 볶은 것 1냥, 이상의 것을 분말을 만들어 술에 타서 2전을 복용하고 찌꺼기를 상처에 덮는다.(丹心)

---

216) 완형엽(頑荊葉) : 관고한 형엽(荊葉) : 굴싸리 잎.
217) 합환피(合歡皮) : 합환목의 껍질 : 자귀나무, 밤이면 잎이 마주하므로 합환(合歡)이라 한다.

◆ 생지황(生地黃)

○ 주로 뼈에 속하니 가령 상손(傷損)하여 뼈가 부셔진 것을 치료한다. 생지황을 문드러지게 찧어서 뜨겁게 쩌서 상처에 싼다. 하루 두 번 바꿔 준다.(本草)

◆ 속단(續斷)

○ 타박상〔撲損〕으로 어혈(瘀血)이 된 것을 근골(筋骨)을 잇게 할 수 있다. 삶은 즙을 내복(內服)하고 밖으로는 찧어서 붙인다.(本草)

◆ 선복근(旋蔔根)

○ 곧 선화근(旋花根)이다. 찧어 힘줄이 끊긴데〔斫筋斷〕 뿌리는 찧은 즙(汁)을 부스럼 안〔瘡中〕에 쏟아 넣고〔瀝〕 찌꺼기를 부스럼 위에 봉(封)하여 하루 2~3번 바꿔주면 힘줄이 곧 이어진다. (本草)

◆ 백랍(白蠟)

○ 금(金)에 속하니 수렴(收斂)하는 성질이 있고 단단히 엉기는 기(氣)이다. 외과(外科)의 주요한 약으로 기육이 생기게 하고〔生肌〕 지혈(止血)하고 아픈 것을 진정시키고〔定痛〕 뼈를 잇고〔接骨〕 힘줄을 이으며〔續筋〕 허함을 보〔補虛〕하는데 합환피(合歡皮)를 함께 쓰면 지극히 신효하다. (丹心)

◆ 게(蟹)

○ 다리 속의 골수〔髓〕와 뇌(腦)를 아울러 껍질 속의 황(黃)과 아울러 근골(筋骨)이 끊어지고 부러진 것〔斷折〕을 이을 수 있다. 취하여 부셔서〔碎〕 약간 볶아서 부스럼 안〔瘡中〕에 넣으면 곧 이어진다.

○ 근골(筋骨)이 부러져 상한 데〔折傷〕 생으로 찧어서 볶아 덮으면 좋다.(本草)

◆ 나무굼벵이〔蠐螬〕

○ 넘어져서 뼈가 부러지고 깨어져서 피가 맺힌 것을 고친다. 즙(汁)을 취해서 술에 섞어서 복용한다. 또한 찧어서 상처에 붙인다.(本草)

◆ 인중백(人中白)218)

○ 삔 것〔挫閃〕219)의 거꾸러진 타박(打撲)으로 뼈가 상하여 극히 중〔極重〕한 데 인중백(人中白)

---

218) 인중백(人中白) : 오줌을 담아 논 그릇에 허옇게 엉겨붙은 찌꺼기, 강화(降火), 청혈(淸血)에 씀.
219) 좌섬(挫閃) : 뼈 마디가 타격에 의하여 물러 앉아 그 주위의 막이 상하여 국부가 붓고 아픈 병.

을 불에 데워 분말을 만들어 따스한 술에 타서 5푼[分]을 복용한다.(入門)

◆ 소서[牡鼠][숫쥐]

o 힘줄과 뼈가 부러져 상한 것을 고친다. 생것을 찧어서 상처에 붙인다. 3일에 한 번 새 것으로 바꾸면 근골(筋骨)을 이을 수 있다.

◆ 생밤[生栗]

o 근골(筋骨)이 부러지고 부서져서 피가 뭉치고[血瘀] 부어서 아픈 것을 주치한다. 곱게 씹은 생밤을 발라 붙인다. 밤을 치는데[搜] 더욱 좋은 것은 3개가 한 송이[窠] 안에 있는 것이다.(本草)

◆ 상치씨[萵苣子][와거자]

o 타락(打落)으로 부러져 상한 데 씨를 취하여 살짝 볶아서 분말을 만들어 2~3전을 술로 복용하면 근골(筋骨)을 이을 수 있으니 접골산(接骨散)이라고 한다.(回春)

◆ 오웅계(烏雄雞)

o 넘어져 부러지고 뼈가 상하고 아픈 것을 치료한다. 혈(血)을 취하여 술에 섞어 복용하고 오계의 수탉의 피를 받아 술에 섞어 복용하고 곧 배를 갈라 상처에 덮으면 묘하다.(本草)

o 또 뼈 분말[骨末] 1냥을 취해서 자연동 분말[自然銅末] 4전을 고루 섞어 따스한 술에 타서 빈 속에 2전을 복용한다.(綱目)

□ 귀, 코, 혀가 상해서 끊어진 것을 고치는 의방[療傷斷耳鼻舌方]

o 귀[耳]나 코[鼻]가 찰과상으로 떨어진 데는[擦落] 유발회분말[油髮灰末]에 떨어진 귀와 코를 급히 담가서[醮] 이어 붙이고[綴定] 연한 깁(붕대)으로 싸매 둔다. 어떤 사람이 당나귀[驢]에게 코를 물려 떨어졌는데 한 스님이 이 법으로 폐매니 신효했다.(綱目)

o 스스로 엎어져 혓바닥을 깨물어 끊어져서 피가 나와 그치지 않음에 닭 깃[雞翎]으로 쌀초[米醋]를 찍어서 끊어진 자리를 씻으니[刷] 곧 피가 그치고 이어서 포황(蒲黃), 행인(杏仁), 붕사(鵬砂) 조금을 분말을 만들어 꿀에 타서 머금어 녹이니 나았다.(綱目)

o 손가락을 잇는 의방[接指方]은 소목(蘇木)을 분말을 만들어 끊어진 자리에 바르고[敷] 이어서 명주실로 단단하게 싸매어 두면 수일 후에 전과 같이 된다.(入門)

o 어느 한 사람이 말에서 떨어져 차고 있던 자물쇠[鎖匙]에 음낭(陰囊)이 깨어져 상하여 두 고환이[二丸] 떨어져 매달려 끊어지지 않고 있어서 괴로워하는데 아무 약도 효험이 없었다. 내가 사람을 시켜 천천히 거두어 넣고 많은 거미[壁錢]를 취해서 상처에 덮어 붙이니 날로 편안해지고 음낭이 전과 같았다.(醫鑑)

□ 곤장에 상함〔杖傷〕

○ 무릇 곤장〔杖〕에 맞았을 경우에는 동변(童便)을 호주(好酒) 1종지에 함해서 따스하게 복용하여 혈(血)이 심장을 치는 것을 면하는데 매우 묘하다. 병증이 실(實)한 것은 계명산(雞鳴散)(의방은 위를 보라)으로 내리고 허(虛)한 것은 당귀염산(當歸鬚散)(의방은 위를 보라)에 시호(柴胡), 강활(羌活)을 더해서 달여서 복용하고 이어서 총백(葱白)을 문드러지게 찧어서 볶아 뜨거운 것을 매맞은 자리에 걸쳐두고〔搭〕 식으면 바꿔주면 통증이 그치고 어혈(瘀)이 흩어지니 신효하다.(種杏)

○ 또한 조각 두부〔片豆腐〕를 소금물에 삶아서 뜨거운 것을 매 맞은 자리에 펴면〔鋪〕 그 기(氣)가 찌는 것〔蒸〕같고 두부〔腐〕가 붉어지면 다시 갈아 붙여 두부가 담색(淡色)이 되는 것을 도수〔度〕로 하니 이미 문드러진 것도 또한 좋다.(種杏)

○ 통증이 심한 것은 유향정통산(乳香定痛散)(의방은 위를 보라)을 내복(內服)하고 따라서 뜨거운 술을 약간 마신 후에 밖으로 황랍고(黃蠟膏)(의방은 제창(諸瘡)을 보라)를 붙이는데 피가 엉겨〔血瘀〕 막혀서 부었으면 먼저 찔러서 나쁜 피를 내고 난 연후에 곧 고약을 붙인다.(入門)

○ 장창(杖瘡)은 단지 이 혈(血)이 뜨거워서 통증이 있는 것이니 시원하게 하는 약〔凉藥〕을 써서 어혈(瘀血)을 제거하고 먼저 계명산(雞鳴散)의 유(類)를 복용하고 5황산(五黃散) 혹은 대황, 황백을 분말을 만들어 생지황 즙에 타서 붙인다.

○ 또한 야저근(野苧根)〔들모시 뿌리〕의 새순〔嫩〕을 깨끗이 씻어서 소금과 함께 찧어서 붙이면 신묘하다.(丹心)

○ 또한 봉선화과(鳳仙花科)의 연근엽(連根葉)을 문드러지게 찧어서 급한 자리에 붙이고 마르면 바꿔주면 하룻밤이면 혈(血)이 흩어지고 곧 낫는다.(醫鑑)

○ 또한 녹두분(菉豆粉)을 살짝 볶아서 달걀 흰자위〔雞子淸〕에 타서 붙인다.(醫鑑)

○ 장창(杖瘡)은 마땅히 유향산(乳香散), 화어산(化瘀散), 보기생혈탕(補氣生血湯), 오룡해독산(烏龍解毒散)을 쓴다.(諸方)

○ 대체로 체한 혈〔滯血〕을 통하게 하는데는 다 술로 녹여 복용하는데 혈이 체하면〔血滯〕 기가 막히고 앙금이 생기고〔氣壅淤〕 기가 막히고 앙금이 생기면〔氣壅淤〕 경락(經絡)이 그득하고 급하고〔滿急〕 경락이 그득하고 급한 고로 붓고〔腫〕 아픈 것〔痛〕이니 모든 타박(打撲)이 기육(肌肉)에 붙으면 반드시 붓고 아픈 것은 경락(經絡)이 상해서 기혈(氣血)이 운행하지 않는 고로 이와 같은 것이다.(本草)

○ 장창(杖瘡)이 갑자기 마르고 독기(毒氣)로 검게 함몰하고〔黑陷〕 독기(毒氣)가 심장을 침공하여 정신이 멍하고〔恍惚〕 번민(煩悶)하고 구토하는 것은 죽는다.(入門)

33. 여러 상함[諸傷]

◆ 5황산(五黃散)
ㅇ장창(杖瘡)을 치료하고 통증을 그치게 한다.

【의방】 황단, 황연, 황금, 황백, 대황, 유황을 각기 등분(等分)하여.
　　　　이상의 것을 분말을 만들어 새물에 타서 고(膏)를 만들어 비단명주[緋絹]를 상처에 펴서 붙이고[攤貼] 하루 3번 바꿔준다.(精要)

◆ 유향산(乳香散)
ㅇ장창(杖瘡)이 부어서 아픈 것을 치료한다.

【의방】 자연동(自然銅)을 불에 사르어[火煅] 7차례 초(醋)에 담근 것, 당귀 각 5전, 회향(茴香) 4전, 유향, 몰약 각 3전.
　　　　이상의 것을 분말을 만들어 매 3전을 따스한 술에 타서 내린다.(精要)

◆ 화어산(化瘀散)
ㅇ장타(杖打)가 심하여 혈(血)이 올라가 심장을 치고 번민(煩悶)하는 것을 치료한다.

【의방】 소목(蘇木), 당귀미(當歸尾) 각 3전, 대황, 홍화 각 2전.
　　　　이상의 것을 분말을 만들어 매 3전을 따스한 술과 동변[童便]에 타서 섞어 복용한다.(醫鑑)

◆ 보기생혈탕(補氣生血湯)
ㅇ장창(杖瘡)이 문드러져서 오랫동안 낫지 않는 것을 치료한다.

【의방】 인삼, 백출, 백복령, 백작약, 당귀, 진피, 향부자, 패모(貝母), 길경(桔梗), 숙지황, 감초 각 1전.
　　　　이상의 것을 썰어서 1첩을 만들어 술과 물을 상반(相半)하여 달여서 복용한다.(醫鑑)

◆ 오룡해독산(烏龍解毒散)
ㅇ사람이 곤장[杖]을 맞고 문드러진 뒤에 딱지[疒甲]와 문드러진 살[爛肉]이 아파서 견디기 어려워 기동(起動)하기 어려운데 치료한다. 이를 복용하면 통증이 그치고 곧 움직이고 걸을 수 있으니 그 효험이 신과 같다.

【의방】 목이(木耳)(목이버섯) 4냥을 사기노구[砂鍋]에 넣어 타도록 볶아서 존성(存性)하여 분말을 만들고.

이상의 것을 매번 5전을 뜨거운 술에 1주발에 타서 복용하고 복용한 후에 조금 있으면 그 약의 힘이 장창(杖瘡) 위에 이르러 살 속〔肉裏〕으로부터 뚫고 들어가니 마치 침을 찌르는 것 같고 가려움이 심하여 불시(不時)에 피와 물이 흐르니 곧 약수(藥水)로 깨끗이 씻고 고약을 붙인다.(回春)

○딱지〔疒甲〕를 떼고 계란 흰자위를 취하여 사향(麝香) 조금을 넣고 은비녀〔銀簪〕로 저어서 묽은 물〔稀水〕을 만들고 비녀 끝으로 조금씩 찍어 딱지 위에 바르면 얼마 안 돼서 그 딱지가 문드러져서 녹아 떼어버리고 하루 한 번씩 바꿔서 고약을 붙이면 죽은 살〔死肉〕이 다 녹으면 수일만에 이전처럼 된다.(回春)

□ 맞아도 아프지 않는 의방〔打着不痛方〕

○매맞기 전에 먼저 백랍(白蠟) 1냥을 잘게 썰어서〔細切〕 주발〔碗〕 안에 넣어 끓인 술거품〔滾酒泡〕을 복용하면 비록 맞아도 아프지 않으니 기장산(寄杖散)이라 한다.(醫鑑)

□ 단일한 의방〔單方〕(모두 5종)

◆ 나복근(蘿葍根)〔무뿌리〕

○장창(杖瘡)으로 거죽은 찢어지지 않고 안으로 손상된 것은 무뿌리〔蘿葍根〕를 문드러지게 짓찧어서 아픈 자리에 덮으면 좋다.(種杏)

◆ 마분(馬糞)

○장창(杖瘡)으로 바람이 들어가서 아픈 것을 치료한다. 말〔馬〕이나 혹은 노새〔驢〕의 묽은 똥〔濕糞〕을 갈아 들여〔換〕 다리미질〔熨〕하는 것을 50번을 하면 지극히 효험이 있다.(本草)

◆ 몰약(沒藥)

○장창(杖瘡)으로 붓고 아파서 견딜 수 없는 것을 주치한다. 곱게 잘라서 1전을 취하여 뜨거운 술에 타서 복용하면 묘하다.(本草)

◆ 쥐〔鼠〕

○타박상으로 부스럼이 생긴 것을 치료한다. 산 쥐 1매를 창자와 밥통을 섞어 썰어서 기름 반근(斤)과 검게 타게 달여서 닭 깃〔雞羽〕으로 담가서 부스럼 위에 붙이면 묘(妙)하다.(本草)

◆ 엿〔飴糖〕

○ 타손(打損)의 어혈(瘀血)을 치료한다. 엿을 볶아서 술에 섞어 복용하면 나쁜 피〔惡血〕를 내릴 수 있다.(本草)

□ 사람이 물어서 상한데

○ 사람이 물어서 상하여 부스럼이 생기면 거북 배 껍데기〔龜板〕 혹은 자라 껍데기〔鱉甲〕 태운 재를 기름에 타서 붙인다.(綱目)

□ 여러 짐승에 물림〔諸獸傷〕

□ 범에게 물린데〔虎傷〕

○ 사람이 범에게 물리면 먼저 청유(淸油)〔식물성 식용유〕 1주발〔椀〕을 마신다. 또 백반(白礬)을 분말을 만들어 상처에 넣고 또 사탕물에 타서 1~2주발을 마시고 아울러 상처에 바른다.(入門)

○ 범에게 물린 자리〔瘡〕에 청포(靑布)를 취해서 팽팽하게 말아서〔緊捲〕 한 머리를 태워서 죽통(竹筒) 안에 넣어서 물린 구멍〔瘡口〕를 향해서 연기를 훈(熏)하게 하면 좋다.

○ 범에게 물리면 늘 술을 마셔서 크게 취하고 응당 털을 토해내면〔吐毛〕 좋다.(本草)

○ 범과 개에게 물리면 염교즙〔薤汁〕을 취해서 1되〔升〕를 하루 3번 마시고 찌꺼기를 상처에 붙인다.(本草)

○ 범과 이리가 사람을 문 데는 생 닭고기를 먹고 또 생칡즙을 마신다. 또 물린 자리를 씻고 또 부인의 월경대〔月經赤衣〕를 태워서 그 재를 술에 섞어 복용한다.(本草)

○ 건강(乾薑) 분말을 물린데〔瘡〕에 넣으면 묘하다.(本草)

□ 곰에 물린데〔熊傷〕

○ 곰이 사람을 물면 청포(靑布)를 태워서 연기를 취하여 물린 데의 구멍〔瘡口〕을 훈(熏)해서 독이 나가게〔毒出〕해야 한다.(本草)

○ 또 삶은 칡뿌리의 진한 즙〔濃汁〕을 취해서 부스럼 자리를 10번 씻고 아울러 칡뿌리를 찧어서 분말을 만들어 칡 즙에 타서 하루 5번 복용한다.(本草)

○ 곰이 사람을 문 데에 삭조(蒴藋)220)를 썰어서 물에 담가 즙(汁)을 취해서 마시고 찌꺼기를

---

220) 삭조(蒴藋) : 말오줌 나무.

부스럼 위에 붙인다.

o 곰과 범에 상하면 삶은 생철〔煮生鐵〕 진하게 하여 씻는다.

o 곰과 범에 상한 데는 씹은 생밤〔生栗〕을 붙인다.(本草)

□ 말, 나귀, 노새에 물리거나 채인데〔馬驢騾咬踢傷〕

o 말에 물리고 차여서〔咬踢〕 상한 데는 익모초(益母草)를 문드러지게 찧어서 초(醋)에 섞어 볶아서 붙인다.(本草)

o 또 말채찍대〔鞭梢〕를 태운 재를 바른다.

o 외톨이밤〔獨顆栗子〕 태운 재를 붙이면 또한 묘하다.(得效)

o 또 쥐똥〔鼠屎〕 27매 헌 말채찍대〔故馬鞭梢〕 5치〔寸〕를 같이 태운 재를 돼지기름〔猪脂〕에 타서 붙인다.(本草)

o 또 쑥 뜸〔艾灸〕의 상처에 사람의 똥 혹은 말똥 태운 재를 분말을 만들어 붙인다.(本草)

o 생밤을 씹어서 붙인다.(綱目)

o 또 닭 벼슬의 뜨거운 피를 부스럼 안에 바르거나 담근다.(本草)

o 나귀〔驢〕 혹은 말이 물어서 혹은 뼈가 찔려 상한 데는 그 똥〔屎〕를 취해서 물린 데〔瘡〕를 씻어서 분(糞)을 바른다. 또 분즙(糞汁)을 마셔도 좋다.(本草)

□ 소에게 상하는데〔牛傷〕

o 소에 부딪쳐서 창자가 나와서 상하지 않은 것은 급히 상백피끝〔桑白皮尖〕 혹은 생백마(生白麻)를 실〔絲〕로 해서 밥통 거죽〔肚皮〕을 꿰매고 그 위에 혈갈분말〔血竭末〕 혹은 백초상분말〔百草霜末〕을 칠하면〔糝〕 혈이 그치고〔止血〕 곧 산다. 봉하고 덮지〔封黿〕 말 것이니 안으로 곪을 우려가 있다.

o 옆구리가 터져서〔脇破〕 창자가 나와서 냄새가 나면 급히 참기름〔香油〕으로 창자를 더듬어〔摸〕 손으로 집어넣고 달인 인삼지골피탕(人參地骨皮湯)으로 축이면〔淋〕 껍질〔皮〕이 저절로 아물고〔自合〕 양고기국을 10일간 먹으면 낫는다.(入門)

□ 개에게 물린데〔犬傷〕

o 대체로 봄, 여름이 처음 바뀌는 계절에 개가 많이 발광(發狂)하는데 다만 보면 그 꼬리가 바로 내리고 말리지 않고 입안에 침이 흐르고 혀가 검은 것이 이 미친개〔狂犬〕이다. 만약 물리면 9사1생(九死一生)의 병환〔患〕이니 급히 침(鍼)을 찔러 피를 빼고 사람 오줌〔人小便〕으로 깨끗이 씻은 후에 호도껍질〔胡桃殼〕 반쪽에다 인분(人糞)을 채워서 물린데〔瘡〕의 위에 붙이고 쑥 뜸〔艾灸〕을

뜨고 껍질이 타고 똥이 마르면 바꿔주고 뜨기를 100장(壯)에 이르면 다음날 또 100장을 뜨고 300~500장(壯)에 이르면 좋아진다.(千金)

ㅇ풍구(風狗)(미친개)에 물린 데는 곧 먼저 입에 장물〔漿水〕을 머금어 깨끗이 씻거나 혹은 뜨거운 사람 오줌을 물린 자리에 뿌려 씻고〔淋〕 씹은 생강으로 문지른다〔擦〕. 또 파 밑동〔葱白〕을 문드러지게 씹어서 부친다. 또 행인(杏仁)을 문드러지게 씹어서 붙이고 명주〔帛〕로 싸매어 두거나 혹은 꽃창포뿌리(馬藺根)〔마린근〕와 함께 곱게 갈아 총탕(葱湯)에 씻은 후에 바르면 더욱 묘(妙)하다.(綱目)

ㅇ환자의 정수리 가운데〔頂心中〕 한 개의 붉은 머리카락이 있으면 당장 빼버리고 난 후에 약을 복용하면 빠른 효험〔快效〕이 있다.(十三方)

ㅇ한 의방〔一方〕은 반묘(斑猫) 21개를 머리, 날개, 발을 떼고 찹쌀 1작(勺)에 먼저 반묘〔猫〕 7개를 넣어 함께 볶되 찹쌀이 붉기 전에 반묘를 제거하고 다시 7개를 넣어 함께 볶아 반묘의 색깔이 변하면 제거하고 또 7개를 넣어 함께 볶아 찹쌀에서 푸른 연기〔靑烟〕가 나면 반묘를 제거하고 찹쌀을 취하여 갈아서 분말을 만들어 냉수(冷水)를 넣고 청유(淸油)를 조금 넣어 빈속에 복용한다.(1작(勺)을 3번에 나누어 복용한다) 조금 있다가 또 한 번 복용하여 소변(小便)이 잘 나오고 오물(惡物)이 내리는 것을 도수〔度〕로 하는데 소변이 나오지 않고 오물이 내리지 않으면 다시 한 번 복용하여 소변이 나온 후에 배가 아파서 급하면 냉수(冷水)에 푸른 청대〔靑〕를 타서 복용하거나 혹은 황연탕(黃連湯)을 복용해서 그 독을 푼다〔解毒〕 그렇게 하지 않으면 상함이 있어서 곧 뜨거운 음식물을 먹지 못한다.(綱目)

□ 개한테 물린 독의 재발을 방지함〔犬咬毒防再發〕

ㅇ풍구(風狗)(미친개)에 물린 데는 급히 반묘(斑猫) 7개를 머리와 날개와 발〔頭翅足〕을 제거하고 분말을 만들어 따스한 술에 타서 복용하면 그 독(毒)이 반드시 소변 중(小便中)에 따라서 나오는데 요강〔尿缸〕에 맑은 물〔淸水〕을 담아서 환자를 거기에 소변하게 하여 한나절〔半日〕을 머물게 하고 보면 탁기(濁氣)가 엉겨 맺혀서 개의 형상(狗形)이 나타나면 독(毒)이 이미 나온 것이고 만약 개의 형상(狗形)이 나타나지 않으면 반드시 7차례 복용해야 바야흐로 예방〔防〕이 된다. 그렇게 하면 구형(狗形)이 없어도 재발하지 않는 지극한 징험(極驗)이다. 만약 소변이 막히면〔澁〕 익원산(益元散)(의방은 서문(暑門)을 보라)을 물에 타서 복용하면 가장 묘하다.(十三方)

ㅇ광견(狂犬)에 물리면 먼저 입에 장수(漿水)를 머금어 깨끗하게 씻고 옥진산(玉眞散)(의방은 풍문(風門)을 보라)을 마른 것을 붙이면〔乾貼〕 다시 재발하지 않는데 신효하다.(丹心)

ㅇ또한 문 개를 잡아서 뇌(腦)를 취하여 상처에 붙이면 다시 재발하지 않는다.(本草)

ㅇ미친 개〔揦犬〕에 물려서 혹은 오랜 뒤에 다시 발병하여 약이 없는데는 웅황 밝은 것〔雄黃明〕 5전, 사향 5푼. 이상의 것을 분말을 만들어 술에 타서 2전을 복용하고 복용한 후에 반드시 잠을

자게 하고 절대 깨우지 말아야 하니 스스로 깨도록 맡겨두고 오물(惡物)을 하리(下利)하면 곧 효험이 있다.(綱目)

◆ 미친개에 물린 데 독을 나오게 하는 법〔狂犬傷出毒法〕
o 마땅히 부위산(扶危散)을 쓴다.

【의방】 방풍(防風) 5전, 대황, 흑축두말 각 3전, 반묘 1전, 사향 3푼, 웅황 2전 반.
　　　　이상의 것을 분말을 만들어 매 2전을 흐르는 물〔滾水〕에 타서 복용하면 오물(惡物)이 소변을 따라서 나온다.(入門)

o 미친개에 물린 데는 지렁이 똥〔蚯蚓糞〕을 봉(封)하면 개털〔犬毛〕이 나오면 신효하다.(本草)
o 또 생마유(生麻油)〔생삼씨로 짠 기름〕에 메주를 넣어 갈아서 고(膏)를 만들어 탄알 크기의 환(丸)을 만들어 물린 데를 항상 닦아서〔揩拭〕 꺼내어〔搯〕 쪼개어 보면〔開看〕 메주와 환(丸) 속에 개털 같은 것이 우거져 있으니〔茸茸〕 이것이 독기(毒氣)가 이미 나온 것이다. 우거진 털〔茸毛〕이 없도록 닦는 의방이 곧 병을 낫게 한다.(十三方)

◆ 부위산(扶危散)
o 풍구(風狗)〔광견〕에 물린 것을 치료한다.

【의방】 반묘(斑猫)를 7일 이내에는 7개를 쓰고 7일이 넘으면 매일 1개를 더하고 10일에는 10개, 100일에는 100개를 쓰되 나래〔翅〕와 발〔足〕을 떼고 찹쌀과 함께 볶아 활석(滑石) 1냥, 웅황 1전, 사향 1자(字)
　　　　이상의 것을 분말을 만들어 따스한 술에 타서 복용한다. 술을 못 마시는 사람은 미음(米飮)으로 내린다. 독(毒)이 대소변을 따라 나오면 곧 낫는다.(醫鑑)

◆ 광견의 독이 심장에 들어감〔狂犬毒入心〕
o 광견에 물려서 여러 치료가 차도가 없고 독(毒)이 심장을 침공해서 번란(煩亂)하여 큰 소리로 불러 이미 개소리가 나는 데는,

【의방】 천령개(天靈盖)〔두정골(頭頂骨)〕를 태운 재를 분말을 만들어 술로 1전을 복용하면 살아나고 그친다.(本草)

o 개한테 물려 오래 낫지 않는데는 입으로 흰 거품〔白沫〕을 토하는 것은 개의 독〔犬毒〕이 심장에 들어가서 개소리 같은 것을 큰 소리 지르니〔叫喚〕 천령개(天靈盖) 태운 재를 동쪽으로 흐르는

물[東流水]에 타서 1전을 복용한다.(本草)

○ 미친 개[狂犬]가 사람을 물어 개처럼 발광하는데는 두꺼비[蝦蟆]를 회(膾)로 먹고 호두골(虎頭骨), 호아(虎牙), 호경골(虎脛骨)을 분말을 만들어 술에 타서 2전을 복용한다.(本草)

◆ 금기법(禁忌法)

○ 미친개[狂犬]한테 물린 사람은 종신토록 개고기와 누에 번데기[蠶蛹]를 먹지 말아야 한다. 이는 독이 재발하면 구원하지 못하기 때문이다. 또한 3년 내에는 일체의 독한 음식물[毒物]을 먹지 말고 방사(房事)를 금해야 하고 행인(杏仁)을 상식(常食)해서 그 독(毒)을 막아야 한다.(十三方)
○ 개한테 물린 데는 음주를 피해야 한다.(丹心)

□ **단일한 의방[單方](모두 6종이다)**

◆ 백반(白礬)

○ 미친개[猘犬]에 물린데 백반가루[白礬末]를 물린 자리 안[瘡中]에 넣으면 지통(止痛)케 하여 빨리 낫는다.(本草)

◆ 갈근(葛根)

○ 광견(狂犬)이 문 데에 칡뿌리[葛根]를 찧어서 즙(汁)을 취하여 복용하고 씻어서 찌꺼기를 상처에 붙인다.(本草)

◆ 행인(杏仁)

○ 구독(狗毒)을 죽이는데 죽을 쑤어 상식(常食)한다. 또 문드러지게 찧어서 상처에 붙이면 매우 좋다.(本草)

◆ 들국화[野菊]

○ 풍구(風狗)[미친개]에 물린데 주치한다. 곱게 갈아서 술에 타서 복용하되 크게 취하면 그치는 효험이 있다.

◆ 비마자(萆麻子)

○ 개가 물어 상한 데에 50알[粒]을 취해서 껍질을 벗기고 갈아서 고(膏)를 만들어 붙인다.(綱目)

◆ 두꺼비〔蟾蜍〕

o 곧 두꺼비〔蝦蟆〕이다. 광견(狂犬)이 물어 발광(發狂)하여 죽으려는데 회(膾)를 만들어 먹는다. 환자에게는 알지 못하게 하고 취한 후에 양 신다리〔兩腿〕를 문드러지게 찧어서 술에 타서 복용하면 또한 좋다.(本草)

침구법(鍼灸法)

o 광견(狂犬)에 물린 사람〔咬人〕은 응당 먼저 침을 찔러서〔鍼刺〕나쁜 피〔惡血〕를 빼버린 다음 이어서 침놓은 자리 안〔瘡中〕에 10장(壯)을 뜨고〔灸〕이후로부터 1장(壯)씩 100일을 뜨면 곧 그친다. 기(忌)하는 것은 술 마시는 것이다.(資生)

o 광견(狂犬)에 물린 사람은 뜸〔灸〕보다 나은 것이 없다. 다만 개의 어금니 자국이 있는데 위에 떠야 하니 하루 3장(壯)씩 120일을 뜨면 곧 그치니 부추나물〔韭菜〕을 상식(常食)하면 길이 재발(再發)하지 않는다.(千金)

o 항상 부추나물〔韭菜〕의 자연즙(自然汁)을 마시고 찌꺼기를 뜯든 자리에 봉(封)하면 영구히 재발하지 않는다.(資生)

o 미친개〔狂犬〕의 독(毒)이 나오지 않고 한열(寒熱)이 발하는데는 급히 쑥으로 외구혈(外丘穴)을 3장(壯) 뜨고 또 물린 자리를 7장(壯) 뜨면 곧 낫는다.(銅人)

고양이에 물린데〔猫傷〕

o 사람이 고양이에 물리면 박하 잎을 곱게 씹어서 붙인다.
o 또 호골(虎骨), 호모(虎毛)를 태워서 분말을 만들어 바른다.(雜方)

쥐에 물려 상한 데〔鼠咬傷〕

o 고양이 털 태운 재에 사향을 조금 넣어 침〔津唾〕에 타서 붙인다. o 또 사향(麝香)을 바르면 낫는다.(本草)

여러 벌레에 물림〔諸蟲傷〕

뱀에 물린 데〔蛇咬傷〕

o 뱀에 물려〔蛇咬〕중독(中毒)되어 혼곤(昏困)221) 한 데에는 5령지(五靈脂) 5전, 웅황 2전 반

을 분말을 만들어 술에 타서 2전을 흘러 넣고 찌꺼기는 아픈 자리에 붙이면 소생[甦]한다.(綱目)

o 또 5령지(五靈脂) 웅황(雄黃), 패모(貝母), 백지(白芷)를 등분(等分)하여 분말을 만들어 뜨거운 술에 타서 2전을 복용하면 또한 좋다.(丹心)

o 뱀독(蛇毒)을 치료하는 데는 웅황(雄黃)만한 것이 없으니 가령 여러 뱀에 물린 데는 웅황을 취해서 고운 분말을 만들어 물린 자리[瘡口]에 붙이면 곧 효험이 있다.(綱目)

o 또 상추[萵苣][와거]의 즙(汁)을 취해서 웅황(雄黃)에 섞어 작은 떡[餠子]을 만들어 마르기를 기다려 분말을 만들어 물린 자리[瘡口]에 붙이면 독물[毒水]이 흘러내리고 부어서 아픈 것이 곧 없어진다.(綱目)

o 갑자기 뱀에 물린 데는 백반(白礬)을 불 위에 녹인 즙(汁)을 물린 자리에 떨어뜨리면[滴] 곧 낫는다. 백반(白礬)이 없으면 속히 쑥 심지를 만들어 5장(壯)을 뜨면 좋다.(綱目)

o 독사(毒蛇)에 물려서[螫] 죽게 된 데는 웅황, 건강을 등분(等分)하여 분말을 만들어 상처에 붙인다.(本草)

o 뱀독[蛇毒]에 적중[中]하여 눈이 검고 입 다물고 죽게 된 데는 창이(蒼耳) 새 순잎[嫩葉] 1줌을 찧어서 즙(汁)을 취하여 따스한 술에 섞어서 흘러 넣고 찌꺼기를 물린 자리 위에 붙인다.(本草)

o 또 백지분말[白芷末]을 맥문동탕(麥門冬湯)에 타서 복용하고 찌꺼기는 상처에 붙인다.(綱目)

o 또 세신(細辛), 백지(白芷) 각 5전, 웅황 2전, 사향 조금을 분말을 만들어 매 2전을 따스한 술에 타서 복용한다.(綱目)

o 또 패모(貝母)를 분말을 만들어 술에 타서 병인이 다 마시게 하면 조금 있으면 술로 아픈 자리로부터 물이 흘러나오고 찌꺼기를 아픈 자리에 붙이면 소생[甦]한다.(綱目)

o 또 백반(白礬) 감초를 등분(等分)하여 분말을 만들어 매 2전을 냉수(冷水)에 타서 내린다.(綱目)

o 독사(毒蛇)에 물린데 급히 뜨거운 사람오줌[人尿]으로 씻고 피를 내고[出血] 다음에 입안의 침을 바르고 또 어금니의 치석[牙垽]을 상처에 봉(封)하고 그 위에다 인분[人尿]을 두껍게 천에 싸서[布裹] 붙이면 곧 없어진다.(丹心)

o 급히 좋은 초[好醋] 2주발을 마셔서 독기(毒氣)가 혈(血)을 따라 달리지 못하게 하고 혹은 청유(淸油)도 가(可)하다.(入門)

o 모든 사독(蛇毒)에 외톨이 마늘[獨頭蒜] 혹은 작은 마늘[小蒜] 혹은 쓴 상추[苦苣] 혹은 수료(水蓼)222) 혹은 콩잎[豆葉] 혹은 들깨잎[荏葉]을 다 즙(汁)을 내어 마시고 찌꺼기를 상처에 붙인다.(本草)

o 또 수세미 뿌리[絲瓜根]을 깨끗이 씻어 찧어서 갈아 생것을 술에 타서 취하도록 마시면 곧 낫

---

221) 혼곤(昏困) : 정신이 흐릿하고 기운이 까무러져서 고달픔.
222) 수료(水蓼) : 여뀌의 일종.

는다.(海上)

○또 두루미의 부리〔觜〕및 다리뼈〔脚骨〕를 태운 재 복용하고 찌꺼기를 붙인다.(本草)

○또 지렁이〔蚯蚓〕혹은 두꺼비〔蝦蟆〕를 찧어서 붙인다.(本草)

○소 귀 안의 때〔牛耳中垢〕와 돼지 귀 안의 때〔猪耳中垢〕를 취해서 붙이고 돼지 이빨을 태운 재를 붙인다.(本草)

○뱀에 물린 사람은 신 음식물언 매실(梅實)을 먹는 것을 기(忌)하니 이를 어기면 반드시 크게 아프다.(綱目)

○지네〔蜈蚣〕가 사독(蛇毒)을 억제하니 분말을 만들어 붙인다.(本草)

○뱀을 물리치는 법〔辟蛇法〕은 암양의 뿔〔羖羊角〕〔고양각〕을 태우면 뱀이 물러가 멀리 간다. 또 작은 주머니〔小袋〕에 웅황(雄黃)을 하고 있으면 뱀이 멀리 피하고 또 거위를 기르면〔養鵝〕뱀이 피한다.(本草)

□ 전갈에 쏘인데〔蝎螫傷〕〔갈석상〕

○전갈에는 암수(雌雄)가 있으니 수놈 이 쏘는〔雄螫〕통증은 한 곳에만 있으니 우물의 진흙〔井泥〕을 붙인다. 암놈은 통증이 여러 곳이 당기니〔牽〕기와집의 홈통 아래〔溝下〕의 진흙을 붙인다. 비가 오지 않을 때는 새물을 옥상(屋上)에서 물방울을 떨어뜨려〔淋下〕진흙을 취해 쓴다.(本草)

○전갈에 쏘인 통증〔蝎螫痛〕이 견디기 어려운 데는 냉수(冷水)에 담그면〔漬〕곧 아프지 않으니 물이 미지근하여〔微溫〕다시 아프면 곧 새물로 바꿔준다.(本草)

○전갈에 쏘인 통증에〔蝎螫痛〕에 반하(半夏) 생 것 1자(字), 웅황(雄黃) 1자(字), 파두(巴豆) 1개. 이상의 것을 함께 갈아붙인다.(綱目)

○또 백반(白礬), 반하(半夏)를 분말을 만들어 초(醋)에 타서 붙이면 통증이 그치고 독(毒)이 나온다.(得效)

○또 당나귀의 때〔驢耳垢〕혹은 고양이 똥〔猫屎〕을 붙이고 거미〔蜘蛛〕의 즙(汁)을 취해서 붙인다. 또 땅 위에 생강을 갈아서 바르고 또 박하(薄荷)를 곱게 씹어 붙인다. 또 백반(白礬)을 녹인 즙(汁)을 상처에 떨어뜨린다.(本草)

□ 지네에 물린 데〔蜈蚣咬傷〕

○지네에 물려서 아픈 데는 거미〔蜘蛛〕를 취해서 물린 자리〔咬處〕에 자리 잡으면〔安〕응당 스스로 독(毒)을 죽은 듯이 빨아들이는데〔吸〕통증이 그치지 않으면 산 것으로 바꾸는데 죽은 듯한 거미〔蜘蛛〕는 곧 물 속에 던지면 구하여 살린다.(綱目)

○사함초(蛇舍草)〔뱀혀〕를 비벼서〔挼〕붙이고 또 달팽이〔蝸牛〕의 즙(汁)을 취해서 물린 자리에 떨어뜨려 넣고 또 오계(烏雞)의 피(血)과 똥〔屎〕를 바른다.

○상백피(桑白皮)의 즙(汁) 혹은 외톨이 마늘[獨頭蒜]을 갈아서 바르고 또 사람 머리의 때[人頭垢]를 바르면 아프지 않고 가렵지 않다.

○청유(淸油)로 등불을 켜서 연기[烟]를 취해서 훈(薰)하고 또 염탕(塩湯)에 담그고 또 황랍[火蠟]을 불 위에 녹인 즙(汁)을 아픈 자리에 떨어뜨린다.(本草)

□ 거미에 물린 데[蜘蛛咬傷]

○거미에 물린 사람은 배가 임신한 듯이 부르고 온몸에 실같은 것이 나오니 양유(羊油)를 마시면 며칠이면 편안해진다.(本草)

○거미가 물어서 온몸에 부스럼이 이루어진 데는 좋은 술[好酒]를 마셔 크게 취하게 하면 살 속[肉中]에서 작은 쌀알 같은 것이 저절로 나온다.(本草)

○또한 푸른 파잎[靑葱葉]의 끝을 잘라 버리고 지렁이[蚯蚓] 1가닥[條]을 넣어 기가 통하지 않게[勿通氣] 머리를 팽팽하게 짜서[捻] 지렁이 녹기를 기다려 물린 자리에[咬處] 넣으면 곧 낫는다.(本草)

○거미에 물린 자리 안에[瘡中] 실이 여럿[屢] 있으면 죽은 것이 있으니 오직 양유(羊乳)를 마셔야 그 독을 억제[制]할 수 있다.(本草)

○또한 남즙(藍汁) 한 주발에 웅황과 사향 분말을 각기 1전을 넣고 섞어서 조금씩 마시고 그 즙(汁)을 아울러 물린 자리[咬處]에 넣는다. 어떤 사람이 반지주(斑蜘蛛)에 물려서 붓고 아파 죽을 지경이 되었는데 이 의방[方]을 얻어서 나았다. 단지 남즙(藍汁)을 단복(單服)해도 또한 좋다.(本草)

○거미에 물린 데[蜘蛛傷] 토봉(土蜂) 태운 분말을 기름에 섞어 붙인다. 또 토봉집[土蜂窠]의 흙을 초(醋)에 타서 바른다. 혈토(穴土)에 있는 붉고 검은 색이 토봉(土蜂)이다.(本草)

○또 인시(人屎)를 많이 취해서 항아리 속[瓮]에 붓고 거기에 앉아 몸을 담그면 주독(蛛毒)이 몸에 들어가는 것을 막는다.(本草)

○또 오계(烏雞)의 똥을 술에 담가 복용하고 또 벼슬의 피를 취해서 바른다.(本草)

○염교 밑동[薤白]이나 부추 밑동[韭白]을 찧어서 붙이고 또 웅황말(雄黃末)을 붙인다. 또 상백피(桑白皮)의 즙(汁)을 붙이고 또 만청자(蔓菁子)[순무씨]로 갈아 기름에 타서 붙인다. 또 조방가새[小薊] 즙(汁)을 마신다.(本草)

□ 지렁이에 물린 데[蚯蚓傷]

○어떤 사람이 이 독(毒)으로 배가 부르고 밤이면 지렁이 우는 소리가 몸 속에서 나는데 어떤 사람이 가르쳐 주어 소금물에 몸을 담그니 나았다.

○어떤 사람이 맨발[跣]로 습지(濕地)에 서 있다가 지렁이 독에 적중되었는데 먼저 염탕(塩湯)

1잔을 마시고 다음에 염탕에 발을 담그니 곧 나았다.(本草)

○지렁이〔蚯蚓〕에 물리면 그 형체〔形〕가 대풍(大風) 같으니 눈썹과 수염이 다 떨어지니 석회수(石灰水)에 몸을 담그면 낫는다.(本草)

○지렁이에 물린 데는 물린 자리에 닭똥을 붙인다.

○지렁이〔蛐蟮〕에 물린 데는 오리똥〔鴨屎〕을 붙인다. 또 노차엽(老茶葉) 고운 분말〔細末〕을 기름에 타서 붙인다. 곡선(蛐蟮)은 지렁이〔蚯蚓〕이다.(綱目)

□ 집게벌레에 물린데〔蠼螋傷〕

○벌레〔虫〕는 또 팔각충(八角虫)이라 하는데 벽 사이에 숨어 있다가 오줌을 사람에게 쏘면 온몸에 물린 자리〔瘡〕가 나니 탕화(湯火)에 상한 것 같으니 오계날개〔烏雞翅〕 태운 재를 계란 흰자위에 타서 바른다.(綱目)

○집게벌레의 요창〔蠼螋尿瘡〕은 뜨거운 땀띠〔熱痱〕 같으니 크게 허리둘레〔腰西〕를 둘렀으니〔繞〕 고치기가 어렵다. 충(虫)이 작은 지네〔小蜈蚣〕같이 색깔이 푸르고 검고 발이 긴 것은 편두엽(扁豆葉)을 비벼서 붙이면 곧 낫는다.(本草)

○또 염탕(塩湯)으로 물린 자리 위〔瘡上〕에 뿌려서 담그면 며칠이면 낫는다. 또 무소뿔〔角〕을 물에 갈아서 바른다. 또 닭똥을 바르고 또 호연집〔胡燕窠〕의 흙을 돼지기름〔猪脂〕과 고주(苦酒)에 섞어서 바른다. 또 계장초(雞腸草)를 비벼서 붙이고, 또 호분(胡粉)을 초(醋)에 섞어 붙이고, 또 씹은 배즙〔李汁〕을 붙인다.(本草)

□ 벌에 물린 데〔蜂叮傷〕

○벌에 사람이 쏘인 데는 푸른 쑥〔靑蒿〕을 씹어서 붙인다. 또 박하(薄荷)를 비벼서 붙이고 벌집〔蜂房〕을 만들어 돼지기름에 섞어서 붙인다. 부빈 토란 줄기〔芋莖〕를 문지르면 곧 낫는다. 웅황(雄黃)을 초(醋)에 갈아 바르고 또 청유(淸油)를 문지른다.

○사람 머리의 때〔人頭垢〕와 소금을 문지르고 또 장(醬)을 바르고 또 동과잎〔冬瓜葉〕을 비벼서 붙인다.(本草)

□ 누에에 물린데〔蚕咬傷〕

○옥상(屋上)의 썩은 띠〔爛茅〕를 장물〔醬汁〕에 섞어 갈아서 붙인다.

○사향(麝香)을 꿀에 타서 바른다.

○모시풀 즙〔苧汁〕을 마시고 또 바른다. 모시풀〔苧〕 가까이에 잠종(蠶種)이 있으면 누에가 자라지 못한다.(本草)

33. 여러 상함〔諸傷〕

□ 달팽이에 물린 데〔蝸牛傷〕

○사람이 달팽이에 물려서 독(毒)이 온몸에 퍼진 데는 여뀌씨 즙〔蓼子汁〕에 담그면 곧 낫는다. (本草)

□ 땅강아지에 물린데〔螻蛄傷〕

○땅강아지에 사람이 물린 데는 석회(石灰)를 초(醋)에 섞어 바른다.
○떡갈나무 잎〔槲葉〕을 태운 재를 뜨물 물〔泔水〕에 섞어 담가서 씻고〔浸洗〕 찌꺼기를 붙인다. (本草)

□ 납거미에 물린데〔壁鏡傷〕

○납거미에 물린 독은 사람이 반드시 죽는다. 뽕나무 재〔桑灰〕에 물을 뿌린 진한 즙〔濃汁〕에 백반분말(白礬末)을 타서 바른다.
○또 초(醋)에 간 웅황(雄黃)을 바른다. (得效)

□ 여름철 여러 창상의 파리 구더기 물리치는 법〔夏月諸瘡傷辟蠅蛆法〕

○여름철의 제반 상손(傷損)으로 문드러진 데〔潰爛〕 구더기〔蛆〕가 득실거리고 냄새가 나서 가까이 할 수 없는데 뱀허물〔蛇退〕을 소존성(燒存性)하여 1냥, 매미허물〔蟬殼〕, 청대(靑黛) 각 54전, 세신(細辛) 2전 반. 이상의 것을 분말을 만들어 매 3전을 황주(黃酒)에 타서 하루 2번 내린다. 세화산〔蟬花散〕이라 부른다. 또 한수석(寒水石)이 여름철의 여러 부스럼의 냄새 나고 문드러진 것을 다스린다.
○어느 사람이 여름철에 보리를 거두다가〔收麥〕 나귀〔驟〕에게 허벅지〔跑〕를 차여서 넘어지고 2~3군데 물려 5~7일에 고름이 문드러지고〔膿〕 냄새가 풍겨 구더기와 파리로 득실거리고 약으로 구하지 못하니 한 도인(道人)이 보고 이 의방을 전하니 바야흐로 수제(修)하여 합해서 복용하니 구더기〔蛆〕가 녹아서 물이 되어 나오고 파리〔蠅〕 또한 가까이 하지 못하니 열흘 후에 잘 나았다. (回春)

□ 잡색충에 물린데〔雜色蟲傷〕

○여름철에 잡색(雜色)의 모충(毛虫)이 있으니 그 독(毒)이 지극해서 사람이 닿으면 부스럼〔瘡〕

이 생기고 가렵고 아프며〔痒痛〕뼈와 살〔骨肉〕이 다 문드러진다.

o 메주〔豉〕 1주발, 청유(淸油) 반 잔(半盞)을 함께 찧어 상처에 두텁게 붙여서 하룻밤을 지나서 취하여 보면 메주 속〔豉中〕에 충모(虫毛)가 있으니 흙 속에 묻어서 버리고 백지탕(白芷湯)에 씻은 후 오징어 뼈 분말〔烏賊魚骨末〕을 붙이면 곧 낫는다.(綱目)

o 또 복룡간(伏龍肝)을 초(醋)에 섞어서 단자(團子)를 만들어 상처(傷處)를 문지르면〔搓轉〕 그 털이 다 나와서 흙 위에 있으면 아픔이 곧 그치고 신효하다.(綱目)

o 또 포공영(浦公英)의 뿌리와 줄기의 흰 즙〔白汁〕을 붙인다.(綱目)

o 독사(毒蛇)가 오줌을 초목에 싸서 사람이 찔린 듯 하면 곧 부어서 아프며 살이 문드러지며 만약 수족(手足)에 대이면〔着〕 손가락 마디〔指節〕가 떨어지는데 비상(砒霜)을 갈아서 교청(膠淸)에 섞어서 바른다.(本草)

o 사골(蛇骨)이 사람을 찔러서 그 독(毒)으로 부어서 아픈 데는 죽은 쥐를 태워서 분말을 만들어 붙인다.(本草)

o 여러 충독(虫毒)에 상한 데는 청대(靑黛), 웅황(雄黃)을 등분(等分)하여 분말을 만들어 새로 기른 물〔新汲水〕에 타서 2전을 내리고 또 밖으로 바른다.(本草)

o 사람이 천사독(天蛇毒)223)을 입으면 나병〔癩〕같으나 나병이 아니다. 천사(天蛇)는 곧 풀 사이의 황화지주(黃花蜘蛛)이다. 사람이 거기에 쏘여서 이슬에 젖어서 이 병이 생기는데 삶은 진피즙〔秦皮汁〕 1되〔升〕를 마시면 낫는다.(本草)

o 여러 독충(毒虫)에 물린 데는 큰 종이를 말아서 향유(香油)에 담가 불태워 입으로 불어 끄고 연기〔烟〕로 훈(熏)하면 곧 낫는다.(綱目)

o 5독충(五毒虫)224)의 모석상(毛螫傷)에는 붉고 아픈 것이 그치지 않는데는 쇠비름〔馬齒莧〕을 비벼서 붙인다.(本草)

o 사갈(蛇蝎)〔뱀과 전갈〕, 거미〔蜘蛛〕가 문 데는 생계란 가볍게 두드려 구멍을 내어 물린 자리에 합해 두면 곧 낫는다.(本草)

o 여러 충〔諸虫〕에 물린 데는 사향(麝香)을 바른다. 또 조방가새〔小薊〕 혹은 남채(藍菜)를 찧은 즙(汁)을 마시고 또 붙인다.(本草)

□ 대나무 가시에 찔린 데〔簽刺傷〕

o 대나무가시가 살〔肉〕에 들어가서 안 나오는데는 패랭이꽃〔瞿麥〕 진하게 달인 즙(汁)을 취해 하루 3번 마신다.(本草)

o 또 녹각(鹿角)을 태워 분말을 만들어 물에 섞어 바르면 곧 나온다.(本草)

---

223) 천사(天蛇) : ① 하늘의 뱀, ② 풀 사이의 습지(濕地)에 서식하는 연형동물(蠕形動物)(지렁이, 거머리 같은 것)
224) 5독충(五毒虫) : 다섯가지 동물의 독(전갈, 뱀, 지네, 두꺼비, 도마뱀).

○또 마른 양똥[羊屎]을 태운 재 돼지기름에 섞어 바르면 저절로 나오는 것을 깨닫지 못한다. (本草)

○또 사람 머리의 때[人頭垢]를 바르면 곧 나오고 또 수컷 오계[烏雄雞]를 산 것을 찧어서 덮으면 또한 나온다.(本草)

○또 백매육(白梅肉)을 씹어서 봉(封)하면 가시[刺]가 곧 나온다. 또 율설(栗楔)225) 생것을 씹어서 덮으면[罨] 또한 나온다. 또 땅강아지[螻蛄]를 갈아서 붙이면 묘하다.

○또 굼벵이[蠐螬]를 부셔서 붙이면 가시[刺]가 곧 나오고 또 쇠무릎지기[牛膝] 뿌리를 문드러지게 찧어서 바르면 또한 나오고 또 부레[魚鰾]를 취해서 가시든 곳[瘡] 위에 붙이고 네 둘레의 살을 부드럽게 하면 가시가[刺] 곧 나온다.(本草)

○고기 뼈[魚骨]가 살 속[肉中]에 있어서 나오지 않은 것은 오수유(吳茱萸)를 씹어서 봉(封)하면 뼈가 응당 문드러져서 나오고 또 해다리 껍질[海獺皮]을 삶은 즙(汁)을 복용하고 또 쇠새[魚狗鳥]를 태워서 분말을 만들어 물에 타서 한꺼번에 마시고 상아분말[象牙末]을 두텁게 바르면 저절로 연해져서 나온다.(本草)

○쇠 가시(鐵棘)[철극], 대나무 가시[竹束刺]가 살에 들어가 나오지 않는 데는 쥐의 뇌[鼠腦]를 두텁게 바르면 곧 나온다.(本草)

□뜨는 법[灸法]

○모든 뱀과 살무사[蛇虺][사훼], 지네[蜈蚣], 독충(毒虫)에 물린 데는 상처에 5장(壯) 혹은 7장(壯)을 뜨면 곧 낫는다.(丹心)

○악사(惡蛇)에 물린 데는 곧 물린 자리[蟄處]에 뱀 껍질[蛇皮]를 붙이고 그 위에 불로 뜨면 독기(毒氣)를 이끌어내고 곧 그친다.(本草)

---

225) 율설(栗楔) : 밤의 알(實)이 없고 껍질 뿐인 것, 한 송이 3알(一三顆) 중에 가운데 납작한(扁) 것.

34. 해독(解毒)

□ 고독을 기르는 집〔蠱毒畜養家〕

○무릇 고(蠱)가 있는 고을〔鄕〕을 보면 인가(人家)의 문지방〔門限〕과 지붕마루〔屋梁〕에 회(灰)와 먼지〔塵〕가 없고 깨끗한 것은 반드시 고(蠱)를 기르는 것이니 응당 마음을 써서 막아야 한다.(易簡)

○고(蠱)란 사람이 취하는 3충(三虫)의 류(類)이니(두꺼비〔蝦蟆〕, 지네〔蜈蚣〕, 뱀과 독사〔蛇虺〕이다), 기명(器皿)에 담아두면(고자〔蠱字〕는 3가지 벌레〔蟲〕와 그릇〔皿〕이다) 그들이 스스로 서로를 잡아먹어서 남은 1마리가 고(蠱)가 되니 고(蠱)는 변화할 수가 있다. 사람이 공경하고 섬기는 일〔敬事〕을 만들어 술과 고기로 제사〔祭〕를 지낼 때 음식 중에 독을 내놓는다〔放毒〕. 사람이 그 독에 적중되면〔中毒〕 마음이 번열나고〔心悶〕 배가 아프고〔腹痛〕 얼굴〔面目〕이 푸르고 누르며〔靑黃〕 혹은 침이나 붉은 피〔鮮血〕를 토하고 혹은 고름 피를 내 놓는다. 병자〔病人〕가 먹은 음식물이 다 변화해서 충(虫)이 되고 장부(藏府)를 먹어 들어가서〔侵蝕〕 다 먹어치우면 죽는데 급한 것〔急〕은 10수일이면 곧 죽고 늘인 것〔緩〕은 세월(歲月)을 끌다가〔延引〕 죽은 후에 병기(病氣)가 흘러들어 옆 사람에게 전염되는〔染着〕 고로 고주(蠱疰)라고 한다.(千金)

○고독에 중독된 사람〔中蠱〕이 얼굴 색이 푸르고 누런 것〔靑黃〕은 사고(蛇蠱)이고 얼굴 색이 붉고 노란 것〔赤黃〕은 석척고(蜥蜴蠱)〔도마뱀고〕이고 얼굴 색이 푸르고 희고〔靑白〕 속이 창만(脹滿)하고 올챙이〔科斗, 蝌蚪〕같은 것을 토해내는 것은 두꺼비고〔蝦蟆蠱〕이고 얼굴 색이 많이 푸르거나 혹은 말똥구리〔蜣蜋〕같은 것을 내놓는 것은 말똥구리고〔蜣蜋蠱〕이다.(病源)

□ 고독을 물리치는 법〔辟蠱毒法〕

○가령 고(蠱)가 있는 마을〔鄕〕에 가서 음식을 먹을 때에는 처음 젓가락을〔筋〕 대기 전에 가만히 한 덩이를 거두어 손에 쥐고 그냥 음식을 다 먹은 후에 손에 든 음식을 사람들이 통행하는 십자로(十字路)에 묻어두면 곧 그의 집에 있는 고(蠱)가 분란〔鬧〕을 일으킨다. 고주(蠱主)는 반드시

도로 나와서 구원[救]을 요청[求]한다. 혹은 식사할 때에 주인[主家]부터 먼저 젓가락[筋]을 들게 사양하거나 혹은 분명히 주인에게 이 집에 고(蠱)가 없느냐 하고 젓가락[筋]으로 식탁[卓]을 두드린[築] 후에 먹으면 고(蠱)가 감히 해치지 못하는 것이다.(易簡)

□ 고독을 징험하는 법[驗蠱毒法]

o 병자로 하여금 아침 일찍 일어나 정화수(井華水)를 떠다가 물 속에 침을 뱉어보게 하여 가령 침이 기둥[柱脚]처럼 바로 내려가 잠기는 것은 고(蠱)이고 뜨는 것은 고(蠱)가 아니다.(三因)

o 생 검은콩[生黑豆]을 씹어서 비린내[腥]가 나지 않거나 백반(白礬)을 씹어서 맛이 달면 다 고(蠱)에 적중[中]했음에 의심할 바가 없다.(三因)

o 고가 있는 마을[蠱鄕]에 들어가서 음식을 대할 때에[遇飮食] 무소뿔[犀角]로 저어서[攪] 흰 거품[白沫]이 우뚝[竦] 일어나는 것은 고(蠱)이고 그렇지 않으면 고(蠱)가 아니다.(綱目)

o 또 계란을 삶아서 껍질을 벗기고 낮밤[日夕]으로 입에 머금어[含中] 깨뜨리지 않게 하고 있다가 밤에 토해내어 서리와 이슬을 맞혔다가 아침에 보아서 색깔이 크게 푸른 것은 이 고(蠱)이다.(得效)

o 고에 적중한 사람[中蠱者]은 대변이 옻[漆]처럼 검고 혹은 단단하고[堅] 혹은 얇으며[薄] 혹은 약간 붉은 것은 이 고(蠱)이다.(千金)

□ 고독에 중독된 맥의 징후[蠱毒中毒脉候]

o 모든 고독(蠱毒)에 적중된[中] 맥은 빈번하여[頻] 넓적다리 모양의 비녀같다.(直指)

o 사람이 백약(百藥)에 중상(中傷)한 바 되어 맥(脉)이 뜨고 넓으며[浮洪] 빠른 것[疾]은 살고 미약하고 가는 것[微細]은 죽는다.

o 또 맥(脉)이 넓고 크고[洪大] 늘인 것[遲]은 살고 미약하고 가늘고[微細] 잦은 것[數]은 죽는다.(脉經)

□ 고를 보내는 법[送蠱法]

o 사람이 고독에 적중되면[中蠱毒] 응당 약을 복용해야 되니 가령 고주(蠱主)의 성명을 알면 곧 불러서 취하여 보내야 한다.(本草)

o 고주(蠱主)의 성명을 알고자 하면 헤어진 북가죽[破鼓皮]을 태워서 분말을 만들어 음료에 타서[飮調] 1전을 복용한다. 병자가 잠깐 사이에 스스로 고주(蠱主)의 성명을 불러서 고를 가져가게 하면[取蠱法] 곧 낫는다.(本草)

o 고독에 적중하여[中蠱毒] 돼지간[猪肝] 같은 하혈(下血)을 하고 장부(藏府)가 망가지면[敗壞]

오직 죽음을 기다리는데 꽃술이 늘어진 연꽃 잎〔簑荷葉〕을 몰래 병자의 누운 자리〔臥席〕 아래에 넣어두고 병자가 모르게 하고 스스로 고주(蠱主)의 성명을 불러 고를 가져가게 하는 법을〔蠱去〕 취하면 곧 낫는다.(本草)

o 장사선(蔣士先)이 고독(蠱毒)에 걸려 하혈(下血)하고 고독(蠱毒)에 적중〔中〕됐음을 말하는 중에 가인(家人)이 몰래 꽃술이 늘어진 연꽃〔簑荷〕을 잠자리〔臥席〕 아래에 두었더니 갑자기 크게 웃으면서 '나를 고(蠱)에 걸리게 한 자는 장소(張小)이다'고 하고 곧 조금씩을 거두어〔收小小〕 달아나더니〔走〕 곧 나았다.(本草)

□ 고독을 치료하는 법〔蠱毒治法〕

o 사람이 고독에 적중되면〔中蠱毒〕 심장과 배〔心腹〕가 끊는 듯이 아프다.〔切痛〕 무엇이 깨무는 것 같고 얼굴 색이 푸르고 누르며〔靑黃〕 혹은 피를 토하고〔吐血〕 혹은 하혈(下血)하는데 곧 치료하지 않으면 5장(五藏)을 다 갉아먹어서 죽는다. 마땅히 태을자금단(太乙紫金丹), 옥추단(玉樞丹), 만병해독원(萬病解毒元), 웅반환(雄礬丸), 웅사산(雄麝散), 진사환(辰砂丸), 보령단(保靈丹), 독승산(獨勝散), 국로음(國老飮)을 쓰고 혹은 토하고 혹은 설사하면 낫는다.(入門)

◆ 태을자금단(太乙紫金丹)

o 일명 자금정(紫金錠) 일명 만병해독단(萬病解毒丹)이다. 도생독(桃生毒), 호리(狐狸)〔여우와 살쾡이〕, 서망(鼠莽)226), 악균(惡菌), 하돈(河豚)〔복어〕, 죽은 소, 말고기의 독(死牛馬肉毒), 산람장기독(山嵐瘴氣毒), 여러 약〔諸藥〕, 금석(金石), 초목(草木), 조수(百獸), 백충(百虫) 등 일체의 여러 독(諸毒)을 치료한다.

【의방】 민합(蚊蛤, 충(虫)과 토(土)를 버린 것) 3냥, 산자고(山茨菰)227)(껍질 벗기고 불 위에 쬐어 말린 것〔焙〕) 2냥, 홍아대극(紅芽大戟)을 씻어 불에 쬐어 말린 것 1냥 반, 속수자(續隨子) 껍질과 기름을 제거한 것 1냥, 사향(麝香) 3전.
　　이상의 것을 분말을 만들어 찹쌀 죽에 고루 섞어 천여 번 절구에 찧어 매 1재거리분〔一料分〕으로 40정(錠)을 만들어 매번 반 정(半錠)을 복용하고 중(重)한 것은 1정(錠)에 아울러 박하탕(薄荷湯)으로 녹여 내린다.

o 수제하여 합하는〔修合〕 시기는 마땅히 단오(端午), 칠석(七夕), 중양일(重陽日) 혹은 천덕일(天德日)과 월덕일(月德日)을 만나 조용한 방에서 분향재계(焚香齋戒)하고 부인과 상제〔服人〕와 닭, 개가 보지 못하게 해야 한다.

---

226) 서망(鼠莽) : 풀이름, 망초(莽草)의 이명(異名0, 망초(芒\草), 엉거시 科에 속하는 越年草.
227) 산자고(山茨菰) : 백합과에 속하는 숙근초(宿根草), 까치무릇.

○ 스스로 목을 매거나〔自縊〕 물에 빠진〔落水〕 귀신〔鬼〕에 미혹〔迷〕하여 죽은 자로서 심장과 머리〔心頭〕가 따스한 것은 아울러 냉수(冷水)에 갈아서 흘러 넣으면 깨어나고, 뱀이나 개〔蛇犬〕의 여러 악충(惡虫)에 물린 데는 술에 녹여서 복용하고 물에 갈아서 상처에 바른다.(入門)

◆ 옥추단(玉樞丹)
○ 일명 추독단(追毒丹)이니 병을 치료하고 복용하는 법은 위와 같다.

【의방】 곧 위의 태을자금단(太乙紫金丹)에 웅황 1냥, 주사(朱砂) 5전(錢)을 넣은 것이니 수제법〔製法〕은 위와 같다.

○ 고(蠱)가 있는 마을에 들어가 기분이 좋지 않음을 겨우 깨달으면 곧 1정(錠)을 복용하면 혹은 토(吐)하거나 혹은 설사〔利〕하면 나으니 진실로 제세위생(濟世衛生)의 보배(寶)이다.(入門)

◆ 만병해독원(萬病解毒元)
○ 고독(蠱毒), 도생독(桃生毒), 약독(藥毒), 초독(草毒), 축수독(畜獸毒)을 치료한다.

【의방】 문합(蚊蛤) 1냥 반, 산자고(山茨菰) 1냥, 대극(大戟) 7전 반, 산두근(山豆根), 속수자(續隨子) 껍질과 기름을 제거한 것 각 5전, 주사(朱砂), 웅황 각 2전, 사향 1전, 전갈 5매
이상의 것을 분말을 만들어 찹쌀 풀로 환(丸)을 35환(丸)을 만들어 매번 1환을 강즙과 꿀물에 갈아서 내리고 샘물〔井水〕에 갈아서 상처에 붙인다.(得效)

◆ 웅반환(雄礬丸)
○ 고독(蠱毒) 및 충사독(虫蛇毒)을 치료한다.

【의방】 곧 납반환(蠟礬丸)(의방은 옹저(癰疽)를 보라)에 웅황(雄黃)을 더해서 등분(等分)하여 오동씨 크기의 환(丸)을 지어 매 7환(丸)을 익힌 물(熟水)로 삼켜 내린다.(丹心)

◆ 웅사산(雄麝散)
○ 5종충독(五種蠱毒)을 치료한다.

【의방】 웅황, 사향을 등분(等分)하여 분말을 만들어 살아있는 양폐(羊肺) 손가락 크기만 한 것을 취하여 칼로 쪼개어 약을 싸서 삼킨다.(丹心)

◆ 진사환(辰砂丸)
○ 고독(蠱毒)이 술과 음식 중에 따라 들어간 것을 치료한다.

【의방】 진사, 웅황 붉은 다리의 지네〔赤足蜈蚣〕, 속수자(續隨子) 각 1냥, 사향 2전 반.
　　　이상의 것을 분말을 만들어 찰밥〔糯米飯〕에 섞어 가시연밥〔芡實〕 크기의 환(丸)을 지어 매 1환을 술에 녹여서 복용한다. 단오일에 수제하여 합한다.

ㅇ일명 단사원(丹砂元)이라 한다.(三因)

◆ 보령단(保靈丹)
ㅇ고독(蠱毒)의 여러 독과 일체의 약독(藥毒) 치료에 신효하다.

【의방】 주사 1냥, 산두근(山豆根) 5전, 웅황, 황단, 사향, 황약자(黃藥子)228), 속수자(續隨子)를 껍질을 벗겨 따로 간 것, 파두(巴豆) 껍질 벗기고 기름은 제거하지 않은 것, 반묘(斑猫) 머리, 다리, 날개 제거한 것 각 2전 반, 붉은 다리의 지네〔赤足蜈蚣〕 2가닥, (하나는 생 것, 하나는 구운 것), 찹쌀 반은 생 것, 반은 볶은 것, 분말을 만들어 풀을 쑨 것.
　　　이상의 것을 단오(端午)일, 중양(重陽), 납일(臘日)에 수제하여 합하여〔修合〕 분말을 만들어 개, 닭, 부인에게는 보이지 말고 찹쌀 묽은 풀에 섞어 가시연밥 크기의 환(丸)을 지어 응달에 말려 사기합〔磁盒〕에 거두어 담아 매번 1환을 다청(茶淸)으로 씹지 말고 그대로 삼켜 내린다. 잠시 후에 독물(毒物)을 혹은 토(吐)하고 혹은 설사〔利〕하여 약환을 엉긴 피와 아울러 내려서 약환을 물로 깨끗이 씻어서 거두어 두는데, 1환(丸)이 3사람을 구할 수 있다. 만약 급하면 길일(吉日)을 택해서 정결(精潔)하게 수합(修合)한다.(得效)

◆ 독승산(獨勝散)
ㅇ고독(蠱毒) 및 약독(藥毒), 충사(虫蛇)의 여러 독을 다스린다.

【의방】 대감초절(大甘草節)을 마유(麻油)에 담그는데 오래될수록 더욱 좋다.
　　　이상의 것을 취하여 감초를 씹어서 내리던지 혹은 물에 달여서 복용하면 신효하다.(得效)

◆ 국로음(國老飮)
ㅇ고독(蠱毒)을 치료한다.

【의방】 백반(白礬), 감초를 등분(等分)하여 분말을 만들어 맑은 물〔淸水〕에 타서 내리면 혹은 검은 침을 토하거나 혹은 싸서 내리면〔瀉下〕 곧 편안해진다.(得效)

---

228) 황약자(黃藥子) : 만초(蔓草)의 이름, 등(藤)나무와 비슷하다.

□ 금잠고독(金蠶蠱毒)

○ 남방지방에 금잠(金蠶)을 기르는데 그 누에가 금색(金色)으로 촉금(蜀錦)229)을 먹이는데 그 남긴 똥(遺糞)을 음식중(飮食中)에 두면 사람에게 독(毒)을 끼쳐서 사람이 죽으면 누에[蠶]가 기뻐하여 남의 재물을 이루게 할 수 있으니 사람으로 하여금 갑자기 부자[暴富]가 되게 하여 그 누에를 다른 데로 보내기[遺]가 지극히 어려워 수화(水火)도 무기[兵刃]도 해칠 수가 없다. 반드시 많은 금은(金銀)을 금잠(金蠶) 속에 두어서 여러 길모퉁이에 던져 놓으면 바람들이 혹은 거두어 가면 누에가 따라가니 가금잠(嫁金蠶)이라 한다.(瑣言)

○ 사람이 금잠고독(金蠶蠱毒)에 적중[中]되면 먼저 백반(白礬)을 씹어서 맛이 달면 막히지 않고[不澁] 다음 검은 생콩을 씹어서 비린내가 나지 않는 것은 이것이다.

석류뿌리의 껍질을 진하게 달인 즙(汁)을 마시면 산 것 충을 토해내면 곧 낫는다.(得效)

□ 도생독(挑生毒)

○ 영남(嶺南)에 도생독(挑生毒)이 있으니 곧 음식 가운데 독을 넣어 사람을 해(害)치는 것이다. 그 증후[候]가 처음에는 흉복(胸腹)이 아프고 다음에는 찌르듯이 아프다가 10일이 되면 무엇이 움직이게 되는 데 위에 있으면 흉통(胸痛)이고 아래 있으면 복통(腹痛)인데 위에 있는 것은 담반분말[膽礬末] 5푼을 뜨거운 차[熱茶]에 넣어 녹여서 복용하여 탐토(探吐)하고 아래에 있는 것은 울금분말[鬱金末] 2전을 미음(米飮)에 타서 복용하고 오물(惡物)을 설사하여 내린[瀉下] 후에 4군자탕(四君子湯)에서 감초(甘草)를 빼고 달여서 조리(調理)한다.(得效)

○ 어떤 사람이 갑자기 늑골 아래[肋下]가 부어 올라[腫起] 잠시 동안[頃刻間]에 크기가 주발[椀]만 하니 이는 도생독(挑生毒)에 적중[中]된 것이다. 5경(五更)을 기다려 녹두(菉豆)를 곱게 씹어 보아서 만일 향긋하고 달면 이것이다. 승마(升麻)를 고운 분말을 만들어 냉숙수(冷熟水)에 2전을 넉넉히 타서 연거푸 복용하여 동설(洞泄)시키고 파 두어 뿌리를 수염이 달린 채로 복용하니 부은 것이 빠져 없어지고 이어 평위산(平胃散)을 복용하여 조복(調服)했다고 한다.(得效)

□ 금기법(禁忌法)

○ 대체로 고(蠱)에 중독된 사람은 약(藥)을 써서 나은 뒤에 마시고 먹음[飮食]에 영구히 찬 것을 먹어서는 안 된다. 만약에 음식을 찬 것을 먹으면 귀기(鬼氣)가 타고 독충(毒虫)이 다시 살아나 마침내 구원[救]할 수 없게 된다.

---

229) 촉금(蜀錦) : 촉(蜀)의 금강(錦江)에서 실을 빨아 짠 비단.

□ 뜸뜨는 법(灸法)

○고독(蠱毒)을 뜸뜨는 법은 새끼발가락 끝〔足小指尖〕위에다 3장(壯)을 뜨면 곧 무엇이 나오는 것이 있다. 술과 밥〔酒飯〕에서 얻었으면 술과 밥〔酒飯〕이 따라 나오고, 고기와 채소〔肉菜〕로 얻었으면 고기와 채소가 따라나오면서 신효(神效)하게 남는데, 다 뜸뜬 자리 위에서 나온다.(千金)

□ 고독을 토하는 약〔吐蠱毒〕

○대체로 고에 적중된〔中蠱〕것은 삶은 감초탕(甘草湯)을 복용하면 응당 토해낸다.(本草)

○또 승마(升麻) 1냥을 물에 삶아 진한 즙〔濃汁〕을 취하여 복용하는데 입에 들어가면 곧 고(蠱)를 토해낸다.(本草)

○고독〔蠱〕에 적중〔中〕되어 닭간〔雞肝〕같은 것을 하혈(下血)하면 4장(四臟)이 다 문너드러진〔壞〕것인데 오직 심장만이 무너지지〔毀〕않은 것이니 다만 죽기만 기다리는데, 마린근(馬藺根)을 분말을 만들어 물에 섞어 1~2전을 복용하면 곧 토해내니 지극히 신묘하다.(本草)

○또 쥐참외〔王瓜〕의 뿌리와 잎을 취하여 찧은 즙〔擣汁〕을 복용하면 응당 토하고 내린다.(吐下)(本草)

○또 5종의 고독(蠱毒)을 치료하는데는 쥐방울〔馬兜鈴〕뿌리를 분말을 만들어 1냥을 물에 달여 한꺼번에 복용하면〔頓服〕응당 고를 토해 내고〔吐蠱出〕쾌(快)하지 못하면 다시 복용한다.(本草)

○또 떡갈나무〔槲木〕〔곡목〕북쪽 응달〔北陰〕의 흰 껍질〔白皮〕을 진하게 달여 1되를 취하여 빈속에 복용하면 곧 고(蠱)를 토해낸다.(本草)

○또 고슴도치 껍질〔蝟皮〕을 태운 분말을 물에 섞어 1전을 복용하면 응당 고를 토한다.(吐蠱)(本草)

○또 쓴 박〔苦瓠〕1매(枚)를 물에 삶아 즙(汁)을 취해서 즉시 토하면 곧 낫는다.(本草)

○또 사람의 머리 때〔人頭垢〕를 미음(米飮) 혹은 술에 녹여 복용하면 곧 고(蠱)를 토한다.(本草)

○또 오소리 태반〔猯胞〕〔단포〕을 탕(湯)에 계란만큼 갈아서 복용하면 곧 고(蠱)를 토한다.(本草)

□ 고를 설사하는 약〔下蠱藥〕

○대개 고독에 적중〔中蠱毒〕되면 상륙분말〔商陸末〕을 물에 섞어 복용하면 곧 고(蠱)를 설사한다.(本草)

○또 속수자(續隨子)를 껍질을 벗기고 갈아서 분말을 만들어 물에 섞어 1전을 복용하면 곧 고충(蠱虫)을 설사〔下利〕한다.(本草)

○견우자(牽牛子)〔나팔꽃씨〕의 두말〔頭〕 2전을 물에 섞어 복용하면 독충(毒虫)을 설사〔瀉出〕한다.(本草)

○반묘(斑猫) 1매(枚)를 머리, 다리, 날개를 떼고 갈아서 분말을 만들어 음복(飮服)하면 응당 고(蠱)를 설사한다.(本草)

○또 반묘(斑猫)의 다리와 날개〔足翅〕를 떼고 볶은 것과 대극(大戟), 도백피(桃白皮) 동쪽으로 당긴 것〔東引〕 세 것〔三物〕을 등분(等分)하여 분말을 만들어 냉수(冷水)에 타서 반전(半錢)을 복용하면 그 독(毒)이 곧 설사한다. 만약 덜 나오면〔未出〕 다시 복용하면 기효(奇效)하다. 단지 한번 복용에는 대극(大戟)도 또한 좋다.(本草)

○또 제비 똥〔燕屎〕 3홉〔合〕을 볶아서 외톨이 마늘〔獨頭蒜〕 10매를 섞어 찧어 오동씨 크기의 환(丸)을 지어 3환을 복용하면 고(蠱)는 응당 설사〔利〕를 따라 내려와 나온다.(本草)

□ 통용치료 하는 단일한 의방〔通治單方〕

○고독(蠱毒)에 적중되면 잠퇴지(蠶退紙)를 다소(多少) 불구하고 마유(麻油)를 종이에 부벼〔紙撚〕 소존성(燒存性)하여 분말을 만들어 새로 기른 물〔新汲水〕에 타서 1전을 한꺼번에 복용〔頓服〕하면 비록 얼굴이 푸르고〔面靑〕 맥(脈)이 끊겨 마음이 미혹하고 흐리멍덩하고〔昏迷〕 입다물고〔口噤〕 피를 토하는〔吐血〕 것도 복용하면 곧 회생〔甦〕된다.(得效)

○대체로 고독(蠱毒)에 적중〔中〕하면 남엽즙(藍葉汁)을 마시면 좋다.(本草)

○또 꼭두서니 뿌리〔茜根〕를 진하게 달여 복용하고 또 양하(蘘荷)와 함께 달여 몇 되를 마시면 낫는다.(本草)

○또 모싯대〔薺苨〕〔내니〕를 찧어서 즙(汁)을 취해서 마시고 분말로 복용하거나 달여 복용해도 아울러 좋다.(本草)

○또 길경(桔梗)〔도라지〕을 찧어서 즙(汁)을 마시면 위중(危重)한 사람 또한 소생〔甦〕한다.(本草)

○또 상어〔鮫魚〕 껍질을 태워서 분말을 만들어 물에 섞어 복용하면 고에 적중〔中蠱〕하여 토혈(吐血)하는 것을 치료한다.(本草)

○고에 적중하여〔中蠱〕 문드러진 간〔爛肝〕 같은 것을 토혈(吐血)하고 하혈(下血)하는데 지렁이〔蚯蚓〕 14매(枚)를 초(醋) 1되〔升〕에 담가서〔漬〕 지렁이가 죽어도 다만 그 즙(汁)만 마시면 죽은 사람도 다 살아난다.(本草)

○또 지네〔蜈蚣〕를 구워서 분말을 만들어 물에 타서 마시면 또한 좋다.(本草)

○또 고독(蠱毒)의 치료에 호유근(胡荽根)〔고수풀 뿌리〕230)을 찧은 즙(汁) 반되를 술에 섞어 복용하면 고(蠱)가 곧 내려가고 또 호유〔胡荽〕씨를 갈아서 삶아 즙(汁)을 취해서 차가운 것을 하

---

230) 호유(胡荽) : 고수풀, 미나리과에 속하는 일년초.

루 2번 복용한다. (本草)

○또 마늘〔大蒜〕과 혹은 작은 마늘〔小蒜〕을 아울러 상식(常食)하면 고독(蠱毒)을 치료한다. (本草)

○또 여우〔狐〕의 5장과 창자를 일상의 먹는 법과 같이 5미(五味)에 섞어 삶아서 국을 끓여서 먹으면 고독(蠱毒)을 제거하고 구워서 먹으면 또한 좋다. 어떤 사람이 고(蠱) 병이 들어 꿈에 도인(道人)이 노래하기를〔頌〕, '개 같으면서 개가 아니오〔似犬非犬〕/ 고양이 같으면서 고양이가 아닌 것〔似猫非猫〕을 삶아서 먹으면 병이 저절로 없어지니라' 했다. 잠을 깨니 마침 여우〔狐〕가 그 방으로 들어오기에 잡아서 삶아 먹으니 곧 나았다. 백씨6첩(白氏六貼)에 이르기를 '청구호(靑丘狐)를 먹으면 충병(蠱病)에 걸리지 않게 한다' 했다. (夷堅)

○또 수달간〔獺肝〕이 고독(蠱毒)을 주치하니 태워서 복용한다. (本草)

○고(蠱)에 적중한 사람〔中人〕이 소주(燒酒)와 마늘〔大蒜〕과 같이 먹으면 가장 묘하다. (俗方)

□ 여러 중독을 구원하는 의방〔救諸中毒方〕

○대체로 중독(中毒)의 증세에는 그 스스로의 상함〔自戕〕과 피해(被害)가 어떠한 음식에 있는가를 분별해야 한다. 원근(遠近)을 살펴 오래되면 구원〔救〕하지 못하고 또 수족(手足)과 얼굴〔面〕이 푸르러 때를 넘기면〔過時〕 또한 구원〔救〕하지 못한다.

치료하는 법〔治法〕은 위초〔上〕에 있으면 마땅히 토(吐)해야 하니 급히 향유(香油)(어떤 데는 동유(桐油)라 했다)를 많이 흘러 넣어〔多灌〕 거위의 깃〔鵝翎〕으로 토하게〔探吐〕한다. 하초〔下〕에 있으면 해독환(解毒丸)과 정장(錠漿)으로 설사〔利〕시켜야 하는데 긴급(緊急)하면 단지 망초(芒硝)에 달인 것과 감초탕(甘草湯)으로 조복(調服)하여 설사〔利〕하면 또한 된다. (入門)

사람이 일의 급함을 만나면 지혜〔智〕가 다하고 방술〔術〕이 궁(窮)하여 혹은 사람이 함정에 빠져〔爲人所陷〕 비로소 독을 스스로 복용〔始自服毒〕하게 된다. 마땅히 급히 구원(急救)해야 한다. 대법(大法)은 감초(甘草), 녹두(菉豆)가 백독(百毒)을 풀 수 있으며 또 무슨 독인지 물을 것 없이 향유(香油)를 많이 흘러 넣고 토(吐)하고 설사〔利〕하면 곧 편안해진다. (醫鑑)

◆ 해독환(解毒丸)

○음식 중독(飮食中毒)과 아울러 백가지 중독을 다스리니 반드시 죽게 된 것을 구원한다.

【의방】 판람 뿌리〔板藍根〕231) 4냥, 관중(貫衆) 털을 없앤 것, 청대(靑黛), 감초 각 1냥,
　　　　이상의 것을 분말을 만들어 꿀로 오동씨 크기의 환(丸)을 지어 청대(靑黛)는 따로 옷을 입혀 정신이 황홀한 것을 느끼면 이는 여러 독〔諸毒〕에 중독〔中〕된 것이니 급히 15환(丸)을 취하여 문드러지게 씹어서 내려보내면 곧 풀린다. (三因)

---

231) 판람(板藍) : 마람(馬藍) : 풀이름, 뿌리는 패혈증(敗血)을 치료한다.

34. 해독(解毒)

◆ 비상독(砒霜毒)

o 사람이 비상독(砒霜毒)에 적중[中]되면 그 증세가 신열이 높아 심신이 불안하여 미친 듯 하고〔煩燥〕심복(心腹)이 어지럽고 아프고 머리가 어지러워〔頭旋〕토하려 하고 얼굴과 입이〔面口〕푸르고 검으며 팔다리〔四肢〕가 거슬러 냉하므로〔逆冷〕수유(須臾)에 구원하지 않으면 죽는다.

【의방】 이 독(毒)은 고기〔肉〕와 밥〔飯〕에서 얻은 것은 치료하기 쉽고 술에서 얻은 것은 그 독(毒)이 흩어져서 백맥(百脉)으로 돌아오는 고로 치료하기 어렵다. 명치 위〔膈上〕에 있는 것은 과체산(瓜蔕散)(의방은 토문(吐門)을 보라)으로 토(吐)하고 뱃속〔腹中〕에 있는 것은 만병해독단(萬病解毒丹)으로 내린다.(入門)

o 급히 흑연(黑鉛) 4냥을 취해서 물에 갈아 1주발을 마시면〔灌服〕곧 풀린다.
o 만약 흑연(黑鉛)이 없으면 급히 청람즙(靑藍汁) 1주발을 마시거나〔灌服〕혹은 향유(香油) 1~2되를 복용하거나 또 지장(地漿)〔土漿〕3주발에 연분(鉛粉)을 섞어 자주 마시고 돼지〔猪〕, 개〔狗〕, 양(羊), 닭〔鷄〕, 오리〔鴨〕를 돌아가며 침을 놓아 뜨거운 피〔熱血〕를 마신다. 또 인분(人糞)의 즙(汁)을 흘러 넣는다.(諸方)
o 백편두(白扁豆), 청대(靑黛), 감초 각 1전, 파두(巴豆) 껍질 벗긴 것 1개(혹은 반 개)를 분말을 만들어 사탕 크기의 한 덩어리를 물에 타서 녹인 1잔을 마시면 독(毒)이 설사〔利〕를 따라 내린다.(得效)
o 또 납월(臘月)의 돼지 쓸개〔猪膽〕를 물에 섞어 복용하면 곧 풀린다.(種杏)
o 볏짚 재〔稻稈灰〕에 물을 뿌려서 즙(汁)을 취하여 차게 한 주발을 복용하면 독(毒)이 하리〔利〕를 따라서 내린다.(醫鑑)
o 또 냉수(冷水)에 녹두(菉豆)를 갈아 즙(汁)을 취해서 마시면 풀린다.(本草)
o 또 남(藍)의 뿌리와 사탕(砂糖)을 문드러지게 갈아〔擣爛〕물에 섞어 복용한다.(綱目)

◆ 균심독(菌蕈毒)〔버섯독〕

o 산중(山中)에 있는 독버섯〔毒菌〕을 사람이 삶아 먹으면 죽지 않는 사람이 없다. 땅에서 나는 것을 균(菌)이라 하고 나무에서 나는 것을 버섯〔菌木茸〕이라 하고 강동(江東)에서는 심(蕈)〔버섯〕이라 한다.
o 밤중에 빛이 나는〔光〕것과 삶아서 익지 못하는 것〔煮不熟〕, 삶아서 사람을 비춰도 그림자가 없는 것과〔無影〕문드러져도 충(虫)이 없는 것은 다 독이 있으니 먹지 못한다.
o 겨울과 봄〔冬春〕에는 독이 없고 가을과 여름에는 독이 있는 것은 사충(蛇虫)의 독기(毒氣)가 훈증(熏蒸)하는 소치(所致)이다.
o 사람이 그 독(毒)에 적중[中]되면 지장(地漿)을 마신다. 또 인분(人糞) 즙(汁)을 마시고 또

마린[馬藺]의 뿌리와 잎[根葉]을 찧어서 즙(汁)을 취하여 복용한다. 또 사람 머리의 때[人頭垢]를 물에 섞어 복용하여 토(吐)하는 것을 도수[度]로 하고 또 6축(六畜) 및 거위와 오리[鵝鴨]의 무리[屬]를 침을 놓아[刺] 뜨거운 피[熱血]를 마신다. 또 기름에 달인 감초를 차게 마시거나 단지 참기름[香油]을 많이 마셔도 또한 좋다.(本草)

ㅇ심독(蕈毒)[버섯독]에 적중[中]되어 토하고 하리[利]를 그치지 않으면 고운 차순[細茶牙](곧 작설차(雀舌茶)을 분말을 만들어 새로 기른 물[新汲水]에 타서 복용하면 신효하다. 또한 연잎[荷葉]을 문드러지게 찧어서 물에 타서 복용한다.(綱目)

ㅇ건어머리[鯗頭]를 삶은 즙(汁)을 마시면 곧 낫는다.(綱目)

ㅇ단풍나무 버섯[楓樹菌]을 먹으면 사람이 웃음을 그치지 못하고 죽는데 지장(地漿)을 마시는 것이 가장 묘(妙)하고 인분(人糞)의 즙(汁)이 다음이고 나머지 약은 구원하지 못한다.(本草)

◆ 복어독[河狐毒][하돈독]

ㅇ여러 물고기 중[魚中] 복어[河狐]가 가장 독이 많다. 그 알은 더욱 독하니 사람이 그 독(毒)에 적중[中]되면 반드시 죽는다.

【의방】 급히 노위근(蘆葦根)을 찧어 즙(汁)을 취해서 마신다.

혹은 인분(人糞)의 즙(汁) 혹은 참기름을 많이 마시고 토해내면 곧 낫는다. 또 백반(白礬) 분말을 백탕(白湯)에 타서 내린다. 또 백편두(白扁豆) 분말을 물에 섞어 복용하거나 또 소루쟁이 잎[羊蹄葉]을 찧어서 즙(汁)을 취하여 마신다.(本草)

◆ 천초독(川椒毒)

ㅇ사람이 천초가시[椒戟]를 잘못 먹어서 목구멍에 숨이 막혀서 죽으려 하는데는 대추 3매(枚)를 먹으면 뚫린다.

ㅇ천초(川椒)가 입을 다문 것[口噤]은 독(毒)이 있으니 사람이 잘못 삼키면 곧 끊기려 하거나 혹은 흰 거품[白沫]을 내려서 전신이 차갑게 결리니[冷痺] 마땅히 급히 치료해야 하니 우물물[井水]을 1~2되 마시면 곧 낫는다.

ㅇ또 계피(桂皮) 달인 탕을 마시고 또 지장(地漿)을 마시고 또 진하게 달인 검은 콩 즙[黑豆汁]을 마시고 또 인뇨(人尿)를 마신다.(本草)

◆ 행인독(杏仁毒)

ㅇ살구씨[杏子]의 쌍 알맹이[雙仁]는 독(毒)이 있으니 잘못 먹으면 반드시 죽는다. 만약 그 독(毒)에 적중[中]하면 남엽즙(藍葉汁)을 마신다. 또 남실(藍實)을 물에 갈아 즙(汁)을 취해 마신다. 또 지장(地漿)을 2~3주발을 마시고 또 참기름을 마시면 묘(妙)하다.(本草)

34. 해독(解毒)

◆ 고련독(苦練毒)
○ 고련(苦練) 뿌리를 먹어서 설사가 그치지 않는 것은 차가운 죽[冷粥]을 마시면 그친다. (本草)

◆ 여로독(藜蘆毒)
○ 사람이 이 독(毒)에 적중[中]하면 토역(吐逆)이 그치지 않으니 총백(葱白)달인 탕을 마신다. 또 웅황분말[雄黃末]을 물에 섞어 복용하고 또 참기름[香油]을 마시고[灌] 또 따스한 탕[溫湯]을 마신다. (本草)

◆ 파두독(巴豆毒)
○ 사람이 중독(中毒)되면 크게 설사하게 한다. 토(吐)하고 번갈(煩渴)하고 발열(發熱)하면 급히 황연(黃連), 황백(黃柏) 달인 탕을 차게 하여 복용한다.
○ 또 검은콩을 삶아 즙(汁)을 취하여 마신다. 또한 한수석(寒水石) 가른 물을 복용하고 또 창포(菖蒲) 혹은 갈근(葛根)을 찧어서 즙(汁)을 취하여 마신다. 다시 냉수(冷水)에 수족(手足)을 담그며 뜨거운 음식물을 기(忌)한다. (本草)
○ 또 남근(藍根)과 사탕(砂糖)을 문드러지게 갈아서[擂爛] 물에 섞어 복용한다. (綱目)

◆ 초오 천오 천웅 부자독(草烏川烏天雄附子毒)
○ 사람이 천오(川烏), 천웅(天雄), 부자독(附子毒)에 적중[中]되면 심장이 번거롭고 괴로움이 심하면 머리가 아프고[岑岑然] 온몸이 다 검어져서 죽는다. 달인 녹두(菉豆), 검은 콩 즙[黑豆汁]을 차게 마신다.
○ 또 감초, 검은콩을 진하게 달여 즙을 마시고 또 방풍, 감초 달인 탕을 마신다. 또 감초, 검은콩을 진하게 달여 복용하면 입에 들어가서 곧 안정된다. 또 대추살[棗肉]과 엿[飴糖]을 복용하면 아울러 풀리고, 또 건강(乾薑) 삶은 즙을 차게 마신다. 또 우물물을 많이 마시고 크게 토사(吐瀉)하면 낫는다.
○ 초오독(草烏毒)에 적중[中]하면 사람을 마비(痲痺)시키고 어지럽고 답답하게 하는데 감두탕(甘豆湯)을 마신다. 생강즙(生薑汁)을 마시고 또 동뇨(童尿)를 마시고 또 황연탕(黃連湯)을 마신다. (本草)

◆ 반석독(礬石毒)
○ 검은콩 달인 즙(汁)을 마신다. (本草)

◆ 금은동석철독(金銀銅錫鐵毒)

o 사람이 금은(金銀)을 복용하여 중독(中毒)되면 수은(水銀)을 복용하면 곧 나온다. 수은(水銀)은 금은동석(金銀銅錫)의 독(毒)을 풀 수 있다.

o 오리[鴨]를 취하여 피를 마신다. 또한 흰 오리똥[白鴨屎]을 물을 뿌려[淋] 즙(汁)을 취해서 마신다. 또 생 계란을 삼킨다. 또 검은 콩 즙 혹은 남엽즙(藍葉汁)과 물나리즙[水芹汁]을 마신다.

o 인삼 삶은 즙[人參煮汁]을 복용한다.

o 철독(鐵毒)은 자석(磁石)을 삶아서 마신다. 주석[錫]과 호분독(胡粉毒)은 행인(杏仁)을 간 즙(汁)을 복용한다.

o 금석약독(金石藥毒)은 흑연(黑鉛) 1근(斤)을 취해서 냄비[鍋] 안에 녹인 즙(汁)을 술 1되[升]에 넣어서 달이는데 이와 같이 10번을 달여 반되가 되면 흑연[鉛]을 제거하고 한꺼번에 복용[頓服]한다. (本草)

◆ 반묘원청독(斑猫芫靑毒)

o 이 독(.毒)에 적중[中]되면 사람을 토역(吐逆)하여 그치지 않으니 급히 녹두(菉豆) 혹은 검은콩[黑豆], 혹은 찹쌀[糯米]에 섞어서 물에 갈아 즙(汁)을 취해서 복용한다.

o 또 남즙(藍汁)을 마신다. 또 돼지비계[猪肪]를 먹는다. 또 택난잎[澤蘭葉]을 비벼서 즙(汁)을 취하여 마신다. (本草)

◆ 망사독(硇砂毒)

o 생녹두(生菉豆)를 물에 갈아 즙(汁)을 1~2되 마신다. (本草)

◆ 유황독(硫黃毒)

o 사람의 심장을 답답하게 하는데 돼지와 양의 뜨거운 피를 마신다. 또 하룻밤 차게 재운[宿冷] 돼지고기[猪肉] 및 오리고기 국을 차게 마신다. 또 검은 주석[黑錫]을 달여 즙(汁)을 취하여 마신다. 또 생양의 피[生羊血]를 마신다. (本草)

◆ 웅황독(雄黃毒)

o 방기(防己)를 달여서 즙(汁)을 마신다. (本草)

◆ 수은독(水銀毒)

o 살찐 돼지고기[肥猪肉]를 삶아서 식은 것을 먹거나 돼지기름[猪脂]을 먹는다. (本草)

◆ 대극독(大戟毒)232)

o 이 독(毒)에 적중[中]되면 사람을 냉설(冷泄)케 하여 그치지 않게 한다. 달인 모싯대[薺苨] 즙(汁)을 마신다. 또 창포(菖蒲)를 찧어 즙(汁)을 취하여 마신다.(本草)

◆ 낭독독(狼毒毒)

o 행인(杏仁)을 갈아서 물에 섞어 즙(汁)을 취하여 마신다. 또 남잎[藍葉] 즙(汁)을 마신다. 또 백렴(白斂)을 분말을 만들어 물에 섞어 복용한다. 또 점사(占斯)의 즙(汁)을 취하여 마신다.(本草)

◆ 척촉독(躑躅毒)

o 치자(梔子)를 달여 즙(汁)을 취하여 마신다. 또 감두탕(甘豆湯) 달인 탕을 복용한다.(本草)

◆ 감수독(甘遂毒)

o 검은 콩[黑豆] 달인 즙(汁)을 마신다.(本草)

◆ 반하독(半夏毒)

o 생강즙(生薑汁)을 마신다. 또 건강(乾薑) 삶은 즙(汁)을 마신다.

◆ 완화독(莞花毒)

o 계피(桂皮) 삶은 즙(汁)을 마신다. 또 감초(甘草) 혹은 방풍(防風) 달인 즙(汁)을 복용한다.(本草)

◆ 낭탕독(莨菪毒)233)

o 사람이 이 독(毒)에 적중[中]되면 심장을 치받고[衝心] 크게 답답하여 괴로우며[大煩悶] 눈에 별의 빛[星光]이 나고 미쳐서 달리고 귀신이 보인다.(見鬼)

【의방】 침을 집어[拾鍼] 물에 갈아 녹두즙(菉豆汁)과 감초(甘草)와 모싯대[薺苨] 달인 즙(汁)을 마신다. 서각(犀角) 간 물을 복용한다. 또 게의 즙[蟹汁]을 복용한다. 또 감두탕(甘豆湯)을 진하게 달여 복용한다.(本草)

◆ 고과독[苦瓠毒]234)

o 고과(苦瓠)를 먹고 토리(吐利)가 그치지 않는데는 기정대[黍穰]를 태운 재의 즙[灰汁]을 마셔

---

232) 대극(大戟) : 다년생 풀의 하나, 버들 옷.
233) 낭탕(莨菪) : 가지과(科)에 속하는 일년 또는 2년초, 잎과 씨는 맹독(猛毒)이 있어 마취약으로 씀.
234) 고과(苦瓠) : 채소의 이름, 호리병 박나무(苦兒蘆).

푼다.(本草)

◆ 석약독(石藥毒)235)

o 사람이 여러 석약(石藥)을 복용하고 독(毒)에 적중〔中〕되면 인삼 삶은 즙(汁)을 복용하고 또 기러기 비계〔雁肪〕를 복용한다. 또 흰 오리 똥〔白鴨屎〕을 분말을 만들어 물에 섞어 복용한다.

◆ 애독(艾毒)〔쑥독〕

o 쑥잎〔艾葉〕을 오래 복용하면 또한 독(毒)이 있으니 독이 발생하면 열기(熱氣)가 치받아 올라서 미쳐서 날뜀〔狂躁〕을 금하지 못하고 눈에 침입하여 부스럼〔瘡〕이 있고 피가 나오는 것은 감두탕(甘豆湯)을 차게 복용하고 남엽즙(藍葉汁), 녹두즙을 마신다.(本草)

◆ 해채독(海菜毒)〔미역독〕

o 모든 바다 속의 나물〔菜〕을 많이 먹으면 사람을 손상〔損〕 시키니 배가 아프게 하고〔腹痛〕 기를 발하여〔發氣〕 흰 거품〔白沫〕을 토하는데 뜨거운 초〔熱醋〕를 마시면 곧 편안해 진다. 모든 바다 나물〔海菜〕의 상(傷)함은 다 이 법(法)과 같다.(本草)

□ 마독(馬毒)

o 죽은 소나 말을 열어 찢다가 중독(中毒)되면 온몸〔遍身〕이 붉은 부풀음〔紫疱〕이 생기고 모두가 터지면〔潰〕 아파서 소리 지르면〔叫痛〕 급히 자금정(紫金錠)을 복용시켜 토하고 설사〔吐瀉〕하면 곧 낫는다.(入門)

o 대체로 사람 몸에 부스럼〔瘡〕이 있으면 말의 땀〔馬汗〕 말의 기〔馬氣〕 말의 털〔馬毛〕은 아울러 해(害)를 끼칠 수 있다.

o 말의 땀〔馬汗〕이 사람의 부스럼〔瘡〕에 들어가면 독기(毒氣)가 침공〔攻〕해서 심장이 답답하게〔心悶〕되어 숨이 끊어지려 하니〔欲絶〕 조짚〔粟稭〕을 태운 재에 진하게 물을 뿌려 즙(汁)을 만들어 뜨겁게 달여 그 재즙〔灰汁〕 가운데에 부스럼을 담그면〔蘸瘡〕 잠깐 뒤에 흰 거품이 다 나오면 곧 낫는다. 흰 거품〔白沫〕이 이 독기(毒氣)이다.

o 대체로 살아있는 말의 피〔生馬血〕가 사람 살 속〔人肉中〕에 들어가면 2~3일이면 곧 붓고 심장에 이어지면〔連心〕 죽는다. 어떤 사람이 말을 가르다가〔馬剖〕 뼈에 상(傷)함을 입어 손가락에 피가 살 속으로 들어갔는데 그날 밤에 곧 죽었다.(本草)

o 말의 땀〔馬汗〕이 살에 들어가면 독기(毒氣)를 끌어들이는 것〔引入〕은 붉은 실〔紅線〕과 같으니 먼저 부스럼 입〔瘡口〕을 침으로 찔러〔鍼刺〕 피를 내고 오매(烏梅)를 씨〔核〕와 같이 문드러지게 갈

---

235) 석약(石藥) : 광물을 원료로 한 약.

아 초(醋)에 타서 바른다.(綱目)

o 또 쇠비름[馬齒莧]을 취하여 즙(汁)을 내어 마신다.(本草)

o 말의 땀[馬汗] 및 말털[毛]이 부스럼에 들어가면[入瘡] 부어서 아프니[腫痛] 냉수(冷水)에 부스럼을 담가서 물을 자주 바꾸고 호주(好酒)를 마시면 곧 낫는다.(本草)

o 나귀의 침[驢涎]이나 말의 땀[馬汗]이 부스럼[瘡]에 들어가면 부어서 아프니[腫痛] 생오두(生烏頭)236) 분말을 부스럼 위[瘡上]에 붙이고 한참 있으면 노란 물이 나오면 곧 편안해진다. 또 백반고(白礬枯)와 황단(黃丹) 볶은 것을 등분(等分)하여 타서 부스럼 위에 붙인다.(本草)

o 마독창(馬毒瘡)에 부인(婦人)의 월경혈(月經血)을 바른다. 또 생조(生粟)와 쇠비름[馬齒莧]을 찧어서 붙인다.(本草)

□ 여러 짐승 살의 독[諸獸肉毒]

o 6축(六畜)의 육독(肉毒)을 푸는데 서각(犀角)을 진하게 간 즙(汁) 1주발을 복용한다.(本草)

o 마수(馬獸)와 6축(六畜)의 살[肉]에 중독(中毒)되면 물에 담근 메주[豆豉]를 짜낸 즙[絞汁]을 몇 되[數升]를 마신다.(綱目)

o 스스로 죽은 6축[自死六畜]의 살[肉]을 먹고 중독(中毒)된 데는 황백(黃栢) 분말 2~3전을 물에 타서 복용한다. 풀리지 않으면 다시 복용한다.(入門)

o 스스로 죽은 짐승[鳥獸]의 간[肝]에 중독(中毒)된 데는 사람 머리 때[人頭垢] 1전(錢)을 뜨거운 탕[熱湯]에 녹여 복용한다.(本草)

o 여러 가지 고기[肉]에 중독(中毒)되어 혹은 토(吐)하고 하혈(下血)하는데는 호유자(胡荽子)[고수풀씨] 1되[升]를 삶아 즙(汁)을 취하여 식혀서 반 되[半升]를 복용한다. 또한 호총(胡葱) 1되[升]를 삶아 즙(汁)을 취하여 식혀서 반되[半升]를 복용하고 또 생부추즙[生韭汁]을 마신다. 또 불에 태운 돼지 뼈 가루[燒猪骨末]를 물에 타서 복용한다. 또 개똥 태운 재[犬屎燒灰]를 술에 섞어 복용한다.(本草)

o 모든 고기[凡肉]를 밀기(密器)에 담아서 덮어 밤을 지샌 것을 울육(鬱肉)이라 한다. 또 초가집[茅屋]의 누수(漏水)에 젖은[沾濕] 포[脯]를 누포(漏脯)라 하는데 다 독이 있고 사람을 해(害)친다. 검은 콩[黑豆]을 진하게 달인 즙(汁)을 몇 되[數升] 마신다. 또 불에 태운 개똥분말[燒犬屎末]을 술에 타서 복용한다. 또 부추[韭]를 찧은 즙(汁)을 취하여 1~2되[升]를 복용한다. 또 사람의 젖[人乳汁]을 많이 마신다. 또 불에 태운 사람의 똥[燒人屎]을 술에 섞어 복용한다.(本草)

o 소와 말고기[牛馬肉] 및 간(肝)에 중독(中毒)되면 먼저 머리칼[頭髮]을 한 치[寸] 길이로 잘라 호토(好土)에 버무려서[拌] 당니(溏泥)[진흙 같은 것]를 만들어 2되[升]를 물에 섞어 마시면

---

236) 오두(烏頭) : 성탄꽃과에 속하는 숙근초(宿根草) 바곳, 바곳의 뿌리, 독이 있어서 마취제로 쓴다. 부자(附子).

잠시 뒤에 머리칼[髮]이 다 먹은 간(肝)을 꿰어서 나오고 곧 낫는다. 또 사람의 젖[人乳汁]을 1~2되[升] 마시면 또한 곧 낫는다.

○ 말고기[馬肉]를 먹고 중독(中毒)되어 죽으려 하면 향주[香豉] 2냥, 행인(杏仁) 3냥을 섞어 밥 하는 시간쯤[一炊] 쪄서[蒸] 익혀서 뒤섞어[拌] 하루 2번 복용한다. 또 갈대뿌리[蘆根]를 삶아 즙(汁)을 취하여 1~2되 마시고 또 청주(淸酒)를 많이 마시면 풀리고 탁주(濁酒)는 더한다. (本草)

○ 말의 간[馬肝]을 먹고 중독(中毒)된 데는 사람 머리 때를 물에 섞어 복용한다. 또 숫쥐똥[雄鼠屎] 37매(枚)를 갈아 물에 섞어 복용한다. (本草)

○ 개고기[狗肉]를 먹고 소화되지 않고 심장 아래가 단단하고 창만[脹]하고 입이 마르고 열이 나고[發熱] 망녕된 말을 하는데는 갈대뿌리[蘆根]를 삶아서 즙(汁)을 취하여 마신다. 또 행인(杏仁) 1되[升]를 껍질을 벗기고 물 3되[升]에 갈아 찌꺼기를 제거하고 3번 복용하면 하리[利]하여 피조각[血片]이 내리면 효험이 있다. (本草)

○ 소와 양고기[牛羊肉]에 중독(中毒)된 데는 삶은 감초즙(甘草汁)을 1~2되 복용한다. (本草)

○ 생고기[生肉]를 먹고 중독(中毒)되면 지장(地漿)을 마신다. (本草)

◆ 서각(犀角)

○ 많이 먹으면 사람을 번거롭게 하니 사향(麝香) 1자(字)를 물에 타서 마신다. (入門)

□ 여러 날짐승 고기의 독[諸禽肉毒]

○ 거위와 오리[鵝鴨] 고기를 먹고 중독(中毒)된 데는 찹쌀뜨물[糯米泔] 혹은 따스한 술[溫酒]을 마신다. 또 차좁쌀[秫米]을 물에 달여 즙(汁)을 취해 1잔(盞)을 마신다. (本草)

○ 꿩고기[稚肉]를 먹고 중독(中毒)되어 토하고 설사하는 데[吐下]는 서각말(犀角末)을 물에 타서 1전(錢)을 복용하고 혹은 물에 진하게 갈아 즙(汁)을 취하여 마신다.

○ 화살에 맞은 조수(鳥獸)의 고기 및 들새고기[野鳥肉]에 중독(中毒)되면 삵괭이 뼈[狸骨] 태운 재[燒灰]를 물에 섞어 복용하고 또 검은 콩[黑豆汁]과 남즙(藍汁)을 마신다. (本草)

□ 여러 어독 및 게독[諸魚毒及蟹毒]

○ 고기를 먹어 중독(中毒)되면 동와즙(冬瓜汁)이 가장 효험이 있다. 또 해다리 껍질[海獺皮] 삶은 즙(汁)을 마신다. 또 상어 껍질[鮫魚皮] 태운 재를 물에 섞어 복용한다. (本草)

○ 게(蟹)를 먹고 중독(中毒)된 데는 생 연뿌리 즙[生藕汁], 동와즙(冬瓜汁), 삶은 마늘 즙[煮蒜汁]을 마시면 아울러 좋다. 또 자소엽(紫蘇葉) 달인 즙(汁)을 마신다. 자소엽 씨즙[紫蘇葉子汁]을 마시는 것도 또한 좋다. 또 검은 콩즙[黑豆汁], 메주 즙[豉汁]도 아울러 푼다. (本草)

○ 농어(鱸魚), 복어와 메기[鯨鯢魚]의 중독에는 갈대뿌리[蘆根] 삶은 즙을 1~2되 마신다. 생즙

(生汁) 또한 좋다.

○두렁허리〔鱔〕를 먹고 중독(中毒)된 데는 게〔蟹〕를 먹고 푼다〔解〕. 두렁허리와 자라〔鱔鱉〕를 먹고 중독(中毒)되면 메주 1홉〔合〕을 새로 기른 물〔新汲水〕 반 주발〔半椀〕에 투여〔投〕한 진한 즙〔濃汁〕을 한꺼번에 복용하면〔頓服〕 곧 낫는다.

○생회(生膾)를 많이 먹고 소화 안되어 흉격(胸膈)이 불쾌한 데는 과체산(瓜蔕散)(의방은 토문(吐門)을 보라)을 써서 토(吐)한다. 만약 시일이 오래되어 적병〔癥〕이 이루어진 데는 대황(大黃), 박초(朴硝), 진피(陳皮) 각 3전을 물에 삶아 한꺼번에 복용하여〔頓服〕 내린다.(綱目)

○또 한 의방〔方〕은 물 속의 돌맹이〔石子〕 수십 매를 불에 달궈서 5되〔升〕의 물 속에 7차례를 넣어서 곧 뜨거운 것을 3~5번을 마시면 응당 하리〔利〕하여 기생충〔瘕〕이 나온다.

○대체로 어육(魚肉)을 과도하게 먹고 다시 육즙(肉汁)을 마시면 곧 소화되고 뇌(腦)를 먹으면 곧 소화된다. 만물(萬物)의 뇌(腦)는 몸을 소화시킬 수〔消息〕 있기 때문에 회(膾)를 먹을 때는 고기 머리 국〔魚頭羹〕을 먹는 것이다.(本草)

○회(膾)를 먹고 소화 안 되는 데는 강즙(薑汁)을 마시면 곧 소화된다.(本草)

○어육(魚肉)을 먹고 소화되지 않으면 적취〔癥〕를 이루어 맺히니 개똥〔狗糞〕을 소존성(燒存性)하여 분말을 만들어 술에 섞어 2전씩 하루 3번 복용하면 적취가 맺힌 것〔癥結〕이 곧 나온다.(本草)

□ 고과독(苽果毒)

○과실〔果〕을 먹고 중독(中毒)된 데는 돼지 뼈〔猪骨〕 태운 재〔燒灰〕를 물에 타서 복용한다. 또 계피(桂皮)를 진하게 달여서 즙(汁)을 취하여 마신다. 또 과체산(瓜蔕散)을 복용하여 토(吐)하면 곧 낫는다.

○잡고(雜苽)와 과자(果子)를 과다하게 먹고 배가 창만〔脹〕하여 기기 급한〔氣急〕 데는 계심(桂心)을 분말을 만들어 밥〔飯〕으로 녹두(菉豆)크기 만한 환(丸)을 지어 10환(丸)을 물로 삼켜 내린다. 덜 나오면 다시 복용한다.(本草)

○또 계심(桂心) 분말 5전, 사향(麝香) 1전을 밥으로 녹두(菉豆)크기 만한 환(丸)을 지어 백탕(白湯)으로 15환(丸)을 복용하면 곧 효험이 있다. 계향환(桂香丸)이라 한다.(入門)

○은행(銀杏)을 먹고 중독(中毒)된 데는 참기름〔香油〕를 많이 마시고 토(吐)한다. 또 지장(地漿), 남즙(藍汁), 감초즙(甘草汁)을 마신다.

○고독(苽毒)을 치료하는 데는 석수어(石首魚)〔조기〕를 구워서 먹고 혹은 삶은 즙〔煮汁〕을 복용하면 저절로 없어진다.(本草)

○복숭아〔桃〕를 먹고 병을 얻으면 도효(桃梟)[237]를 태워 분말을 만들어 물에 섞어 복용하면 곧

---

237) 도효(桃梟) : 나무에 달린 채 저절로 마른 千葉桃의 열매, 정신병에 씀.

낫는다.(本草)

□ 채소독(菜蔬毒)

o 여러 채소〔菜〕를 먹고 중독(中毒)되어 발광(發狂)하고 마음이 번거롭고 답답하여〔煩悶〕 혹은 토〔吐〕하고 내리면〔下〕 칡뿌리〔葛根〕를 진하게 달인 즙(汁)을 복용한다. 생즙(生汁)은 더욱 좋다. 또 오계똥〔烏雞屎〕을 태워서 분말을 만들어 물에 섞어 복용한다. 또 참기름〔香油〕을 많이 마신다. 또 감초탕(甘草湯)을 마신다. 또 인유즙(人乳汁) 혹은 어린이 오줌〔小兒尿〕을 2되〔二升〕 복용하면 곧 낫는다.(本草)

o 채소(菜蔬)와 어육(魚肉)의 독(毒)은 고삼(苦參)을 썬 것 3냥, 고주(苦酒) 1되〔升〕를 달여서 복용하여 토해내면〔吐出〕 곧 낫는다.(本草)

□ 소주독(燒酒毒)

o 소주(燒酒)를 과음(過飮)하여 중독(中毒)되면 얼굴이 푸르고 입을 다물고〔口噤〕 마음이 미혹하고 흐리멍덩하고 인사불성〔不省〕하고 심하면 창자가 썩고 옆구리가 뚫리고 온몸〔遍身〕이 푸르고 검으며 혹은 토〔吐〕하고 하혈(下血)하여 죽음이 잠깐〔須臾〕에 있음을 처음 깨달으면〔初覺〕 곧 옷을 벗기고 몸을 밀어〔推身〕 계속 흔들고 무수히 토〔吐〕하게 하면 곧 소생〔甦〕한다.

o 또 온탕(溫湯)에 벗은 몸을 담가 항상 따뜻하게 해주고 만약 찬물을 흘러 넣으면 죽는다. 또 생고(生苽) 및 덩굴〔蔓〕을 찧어서 즙(汁)을 취하여 입을 벌려 흘러 넣고 머물지 않으면 얼음을 부셔서 자주 입안과 항문(肛門)에 넣는다. 또 칡뿌리〔葛根〕를 찧어 즙(汁)을 취하여 입안에 넣고 점차 깨면 낫는다.(俗方)

□ 두부독(豆腐毒)

o 두부(豆腐)를 과식하여 배가 창만(脹滿)하고 기가 막혀〔氣塞〕 죽으려 하는데는 새로 기른 물을 많이 마시면 곧 편안해〔安〕진다. 만약 음주(飮酒)했으면 곧 죽는다.(俗方)

o 두부독(豆腐毒)에 적중되면 사람으로 하여금 부스럼이 나게 하고〔生瘡〕 기를 트림〔噫氣〕하고 백탁(白濁)을 유정(遺精)하는데는 무〔蘿蔔〕 달인 탕을 마신다. 또 행인(杏仁)을 물에 달여 즙(汁)을 취해 마신다.(入門)

□ 면독(麵毒)

o 뜨거운 밀가루〔熱麵〕를 먹으면 흔히 중독(中毒)되는 데는 무〔蘿蔔〕를 찧어 즙(汁)을 취해서

마신다. 생것이 없으면 씨[子]를 취해서 물에 갈아 즙(汁)을 내어 마신다.

또 지골피(地骨皮)를 삶아 즙(汁)을 내어 마신다. 또 붉은 팥 분말을 물에 섞어 복용하면 곧 낫는다.(本草)

□ 지나친 약제의 복약으로 중독되어 죽으려 하는데[服藥過劑或中毒煩悶欲死]

ㅇ서각(犀角)을 물에 진하게 갈아 복용한다. 또 갈근(葛根)을 찧어서 즙(汁)을 내어 마시거나 혹은 물에 달여서 즙(汁)을 내어 복용한다. 또 청람즙(靑藍汁)을 마신다. 또 생계란(生雞卵)의 노린자[黃]를 취해서 삼킨다. 또 지장(地漿)을 마신다. 또 호분(胡粉)을 물에 섞어 복용한다. 또 멥쌀가루[粳米末]를 물에 섞어 복용하고 메주 즙[豉汁]을 마신다.(本草)

□ 백물독에 통용되는 치료약[通治百物毒]

ㅇ사람이 여러 음식물에 중독(中毒)된 데는 만엽해독단(萬病解毒丹)이 가장 묘하다.

ㅇ또 세다(細茶), 백반말(白礬末)을 매번 3전을 취해서 새물[新水]에 타서 복용하면 꼭 효험이 있다. 반다산(礬茶散)이라고 한다.(丹心)

ㅇ또 5배자(五倍子)를 분말을 만들어 호주(好酒)에 타서 3전을 내리는데 상초[上]에 있으면 곧 토(吐)하고 하초[下]에 있으면 사(瀉)시킨다.(丹心)

ㅇ또 대감초(大甘草)를 지극히 고운 분말을 만들어 약간 볶아서 병자의 주량(酒量)의 다소(多少)를 헤아려 호주(好酒)에 타서 복용하면 잠시 뒤에 크게 토사(吐瀉)한다. 비록 갈증[渴]이 나도 물을 마셔서는 안 되니 물을 마시면 구원하기 어렵다.(丹心)

ㅇ납설수(臘雪水)가 일체의 독을 푸니 취하여 마신다.(本草)

ㅇ감초와 모싯대[薺苨] 달인 탕을 복용하면 입에 들어가자 곧 살아난다.(本草)

ㅇ여러 약독[諸藥毒]을 풀고 여러 충독[諸虫毒]을 죽이는 데는 청대(靑黛), 웅황(雄黃)을 등분(等分)하여 분말을 만들어 새로운 물[新水]에 타서 2전을 내린다.(得效)

ㅇ잠퇴지(蠶退紙) 태운 재를 새물에 타서 1전을 내리면 신효(神效)하다.(直指)

ㅇ백편두(白扁豆) 분말을 만들어 새물에 타서 2~3전을 내려 하리[利]하면 곧 편안해진다.(得效)

ㅇ서각(犀角)을 물에 진하게 갈아 즙(汁)을 취해 복용하면 백독(百毒)을 풀 수 있다.(本草)

ㅇ또 갈근즙(葛根汁), 남엽즙(藍葉汁), 인분즙(人糞汁), 지장즙(地漿汁)을 마신다.(本草)

ㅇ또 참기름[香油]을 많이 마시고, 혹은 토하고 혹은 하리[下]하면 신효(神效)하다.(本哨)

ㅇ또 검은 콩즙[黑豆汁]을 마신다. 또 흰 개똥[白狗屎]을 쥐어 짠 즙을 복용하거나 불에 태워

물에 섞어 복용한다.(本草)

○감두탕(甘豆湯)은 해독(解毒)하는데 제일이다.(本草)

□ 감두탕(甘豆湯)

○감초(甘草)와 검은콩[黑豆]은 다 백약(百藥), 백물(百物)의 독(毒)을 푼다. 각기 5전을 취하여 1첩을 만들어 물에 달여 즙(汁)을 취해서 따뜻하거나 차거나 임의로 복용하면 신효하다. 혹은 죽엽(竹葉)을 더하고 혹은 모싯대[薺苨]를 더하면 더욱 효험이 있다.(本草)

□ 수독(水毒)

○강남(江南) 지방의 시냇물[溪澗] 중에 충(虫)있으니 이름을 단고(短狐)라 한다. 또한 사공(射工)이라 하고 일명 혹[蜮][물여우]이라 한다. 그 충(虫)은 눈이 없고[無目] 귀가 밝아[利耳] 들을 수 있는데 물 속에서 사람의 소리를 들으면 문득 입 속의 독(毒)을 사람에게 쏘는 고로 사공(射工)이라 한다. 또 모래를 품고[含沙] 사람의 그림자에 쏘는 고로 사공(射工)이라 한다. 사람이 그 독(毒)에 적중[中]되면 한열[寒]이 나고 번민하여 어지럽고[悶亂] 머리와 눈이 다 아프고 시테독에 적중된 것[中尸]처럼 갑자기 말을 못한다.
○또 수독충(水毒虫)이 있으니 일명 계온(溪溫)이라 한다. 그 병은 사공(射工)과 서로 비슷하다. 다만 부스럼이 있으면 사공(射工)이고 부스럼이 없으면 계온(溪溫)이다.
○또 사슬(沙虱)이 있으니 곧 독사(毒蛇)의 비늘 속의 충(虫)이다. 여름철에 독사[蛇]가 이(虱)로 괴로워하여 강과 개울에 몸을 뒤척여 이를 씻어내는데[刷] 이(虱)가 모래 속에 들어가 행인(行人)이 그 독에 중독(中毒)되니 부스럼[瘡]이 침구멍 같고 좁쌀 같은 것이 4면에 나서 5색 무늬가 있다. 반드시 작은 살[小肉]을 긁어내 버리면 곧 낫는다. 그렇지 않으면 2~3일에 죽는다.
○사공(射工)과 계온(溪溫)은 다 사람을 죽일 수 있다. 치료법은 몇 곡[數斛]의 탕(湯)을 취해서 마늘 5되[升]를 탕 속에 넣어서 따스하게 목욕하여 신체에 붉은 반점[赤瘢]이 있는 것은 수독(水毒)이다. 또 소수독음자(消水毒飮子)가 아울러 주치한다.(入門)

◆ 소수독음자(消水毒飮子)

【의방】 오수유(吳茱萸) 반 근, 생강, 서각(犀角), 승마(升麻), 진피 각 1냥, 오매(烏梅) 7개.
　　　　이상의 것을 썰어서 물 7주발에 달여 2주발이 되게 하여 2번에 복용한다.(入門)

35. 구급(救急)

□ 열 가지 위급한 병〔十件危病〕

○화타(華佗)가 이르기를 '사람에게 급병(急病)이 있으니 빠르기가 풍우(風雨)같고 목숨〔命〕에 의약〔醫〕이 미치지 못하면 잠깐 사이〔須臾〕에 구원〔救〕하지 못한다. 그 횡사와 요사〔橫夭〕를 보는 것은 실로 슬픈 일이라 하겠다〔可哀〕. 내가 가련해서〔恰〕 미리 10건의 위급한 병을 가려 30묘방(三十妙方)으로써 구원하고자 하니 반드시 알아야 한다.'고 했다.

○또 이르기를 '사람에게 급병(急病)이 있으니 빠르기가 풍우(風雨)같다. 잠깐 사이〔須臾〕에 구원하지 않으면〔不救〕 목숨〔命〕이 경각(頃刻)에 있다. 세상 사람들이 일시의 기절(氣絶)을 겨우 보고 곧 죽은 것으로 여기고 다시 구원할 수 있는 이치와 구원할 수 있는 의방〔方〕을 알지 못하므로 내가 경험한 바의 몇 가지 의방〔數方〕을 실마리〔綏鋒〕로 해서 그 전함을 넓히는 바〔廣其傳〕이다. 곧 증세에 대한〔對證〕 의방을 찾고〔尋方〕 약을 복용시켜〔服藥〕 급히 구원하면〔急救〕 창졸간에 요사횡사(夭死橫死)하는 질환이 거의 없어질 것이다.'

○1은 곽란토사(霍亂吐瀉)(자세한 것은 곽란문(霍亂門)을 보라)요, 2는 전후풍(纏喉風)238)으로 막힌 한기(閉寒)(의방은 인후문(咽喉門)을 보라)요, 3은 토혈하혈(吐血下血)(의방은 혈문(血門)을 보라)이요, 4는 비상독(砒霜毒)에 적중〔中〕함(의방은 해독문(解毒門)을 보라)이요, 5는 시궐(尸厥)이요, 6은 중악(中惡), 객오(客忤)요, 7은 탈양(脫陽)이요, 8은 귀염(鬼魘), 귀타(鬼打)〔잠꼬대〕, 9는 잉부(孕婦)의 횡역산(橫逆産)(의방은 부인문(婦人門)을 보라), 10은 태의불하(胎衣不下)(의방은 부인문(婦人門)을 보라)이다.

□ 중악(中惡)239)

○대체로 중악(中惡), 객오(客忤)240)는 귀기(鬼氣)의 증세〔證〕이다. 대개 사람이 어두운 밤에

---

238) 전후풍(纏喉風) : 목젖이 붓는 급성 염증.
239) 중악(中惡) : 갑자기 흥분하여 까무러치는 병.
240) 객오(客忤) : 갑자기 나는 어린이의 뱃병.

혹은 측간[厠]에 오르거나, 교외[郊]의 들[野]에 나가거나, 혹은 텅 빈 차가운 집 방에서 놀거나 혹은 사람이 잘 알지 못하는 곳에 가서 문득 눈에 귀물(鬼物)이 보이고 입과 코로 악귀(惡鬼)의 기(氣)를 빨아들여서 갑자기 땅에 넘어지고 팔다리가 궐랭(厥冷)하여 두 손을 거머쥐고 입과 코로 맑은 피[淸血]가 나오면, 성명(性命)이 뒷걸음 쳐서[逡巡] 잠깐 사이[須臾]에 구원하지 못하니 이 증세는 시궐(尸厥)과 같다. 다만 배 우글거리지 않고 심장과 배[心腹]가 모두 따뜻한 기(氣)가 있으면 절대로 이동하지 말고 그 시체[屍]를 곧 친척(親戚)과 여러 사람[家人]으로 하여금 둘러싸서 북을 치고 불을 피우며 혹은 사향(麝香)과 안식향(案息香)을 태워서 환자가 깨어난 뒤에 옮겨서 돌아오는 것이 옳다.(華佗)

○먼저 소합향원(蘇合香元)(의방은 기문(氣門)을 보라), 강탕(薑湯) 혹은 따스한 술에 녹여 3환을 내리고 소생[蘇]하는 것을 살핀 후에 다른 약을 쓴다.

○태을신정단(太乙神精丹)이 더욱 좋다.(의방은 사수(邪祟)를 보라) 또 주서산(朱犀散), 비급환(備急丸)(의방은 구급(救急)을 보라)을 쓴다.

○급히 반하분말[半夏末]을 취하거나 혹은 조각말(皂角末)을 취해서 양 코 안에 불어넣으면 곧 소생[活]하고 심장과 머리[心頭]가 따스한 것은 하루면 또한 살 수 있다.(得效)

○땀이 오래된 옷을 취하되 반드시 속옷 오래된 것이 땀이 밴 것이 좋은데 남자는 여자 옷을 쓰고 여자는 남자 옷을 태운 재를 분말을 만들어 매 2전을 백비탕(百沸湯)에 타서 내린다.(得效)

○또 사향(麝香) 1전을 갈아서 초(醋) 2홉[合]에 섞어 복용하면 곧 낫는다. 또 파[葱]의 노란 심[黃心]을 취하여 코 속[鼻中]을 길이 4~5치[寸]를 찔러 눈 속에 피가 나오면[出血] 곧 살아난다[活]. 또 생강즙(生薑汁)과 순주(醇酒)를 각기 반 잔(半盞)을 함께 달여 백비탕(百沸湯)으로 부어 넣는다[灌服]. 또 흰 개[白犬]의 머리를 잘라서 뜨거운 피[熱血] 1되[升]를 흘러 넣는다. 또 부추즙[韭汁]을 입과 코[口鼻]에 흘러 넣는다. 또 창포(菖蒲)를 찧어서 즙(汁)을 취하여 흘러 넣는다. 또 도효(桃梟)를 갈아서 복용한다. 또 황단(黃丹) 1전을 꿀 3홉[合]에 섞어 복용하는데 입 다문 데[口噤]는 이빨을 젖히고[折齒] 부어넣는다.(本草)

□귀격, 귀타, 귀배(鬼擊, 鬼打, 鬼排)

○이들 병은 다 갑자기 사람에게 붙어서 칼로 찌르듯이 가슴과 배가 아프고 손을 대지 못하고 혹은 코피가 나오고[吐衄] 하혈(下血)한다. 치료법은 중악(中惡)과 같다.(本草)

◆ 주서산(朱犀散)

【의방】 서각(犀角) 5전, 주사(朱砂), 사향(麝香) 각 2전 반.
이상의 것을 분말을 만들어 매 2전을 새로 기른 물에 타서 부어 넣는다.(入門)

□ 맥의 징후(脉候)

○중악(中惡)의 맥(脉)이 팽팽[緊]하고 가늘면[細] 치료하기 쉽고[易治], 뜨고[浮] 큰 것[大]은 고치기가 어렵다[難痊].(得效)

○맥(脉)이 이르는 것[至]이 기침[喘]과 같은 것을 폭궐(暴厥)이라 합니다 폭궐이란 사람과 더불어 말을 못하는 것입니다.(內經)241)

○촌구맥(寸口脉)이 잠기고[沈] 커서[大] 왕래가 순조롭고[滑] 잠기면 실(實)이 되고 왕래가 순조로우면[滑] 기(氣)가 되니 실(實)과 기(氣)가 서로 부딪쳐서[相搏] 혈기(血氣)가 장(藏)에 들어가면 곧 죽고[死] 부(府)에 들어가면 곧 낫는다[愈]. 이를 졸궐(卒厥)이라 하는데 사람들이 모르는 것은 어째서인가? 사(師)가 이르기를 '입술이 푸르고 몸이 차가우면 장(藏)에 들어가서 곧 죽는다. 몸이 따스하고 부드러워[溫和] 땀이 저절로 나오면 부(府)에 들어가서 곧 낫는다[愈]'고 했다.(仲景)

○궐역(厥逆)이 장(藏)에 이어지면 죽고[死] 경맥[經]에 이어지면 산다. 주석[註]에 이르기를 장(藏)에 이어져 죽는 것은 신(神)이 가버린 때문인 것이라 했다.(內經)

○시궐(尸厥)은 불러도 응(應)하지 않으니 맥(脉)이 잠복하면[伏] 죽고 맥(脉)이 큰데 도리여[反] 적은 것은 죽는다.(死)

○갑자기 중악(中惡)으로 배가 커지고 팔다리[四肢]가 그득하고[滿] 맥(脉)이 크고 늘인 것[緩]은 살고[生], 팽팽하고[緊] 크고 뜨는 것[浮]은 죽고[死], 팽팽하고 가늘고[細] 미약한 것[微]은 또한 산다[生].

□ 시궐(尸厥)

○시궐(尸厥)242)은 맥(脉)이 움직여도[動] 기가 없으며[無氣] 기가 닫혀[氣閉] 통하지 않는 고로 조용하여 죽은 것 같은 것이다. 환혼탕(還魂湯)이 주치한다.(仲景)

○졸지에[卒然] 불성인사(不省人事)하는 것은 완전히 죽은 시체[死尸]같다. 다만 기(氣)가 끊어지지 않고 맥(脉)의 움직임이 여상[如故]하던지 혹은 맥(脉)이 질서[倫序]가 없거나 혹은 잠깐 크다가[乍大] 잠깐 작으며[乍小] 혹은 미약하고 가늘어서[微細] 나타나지 않으며[不見] 심흉(心胸)이 따뜻[煖]한 것이 이것이다.(仲景)

○시궐(尸厥)은 곧 중악(中惡)의 유(類)이다. 대개 죽음을 조상[弔死]하고 병을 문병[問疾]하거나 묘에 들어가고[入墓] 무덤에 올라가[登塚] 졸지에 사악(邪惡)에 적중[中]하여 장기(藏氣)와 더불어 서로 거슬러[相忤] 홀연 수족(手足)이 역랭(逆冷)하고 머리와 얼굴[頭面]이 푸르고 검고[靑黑], 아관(牙關)243)이 긴급(緊急)하고 머리가 어지러워[旋暈] 넘어져서 사람을 알아보지 못하거

---

241) 최창록, 『다시읽는 황제소문경』(中), 48.대기론편(大奇論篇), p.280
242) 시궐(尸厥) : 정신이 아찔하여 갑자기 엎드러져서 까무러치는 병.

나 그릇된 말을 하고〔錯言〕 망녕된 말〔妄語〕을 하게 된다. 급히 소합향환(小合香丸) 3환을 취해서 따스한 술〔溫酒〕 혹은 강탕(薑湯)으로 흘려 내린다〔灌下〕. 또 달인 환혼탕(還魂湯)을 부어 내린다. 또 땀에 젖은 옷을 태운 재 분말 2전을 백비탕(百沸湯)에 타서 부어 넣는다. 또 창포즙(菖蒲汁)을 입안에 부어 넣는다.(丹心)

○혈(血)이 기(氣)와 더불어 위로 아울러 달리면 큰 궐역〔大厥〕이 되니 궐역〔厥〕하면 갑자기 죽고〔暴死〕 기(氣)가 다시 돌아오면 살고 돌아오지 않으면 죽는다.

○사기〔邪〕가 수족(手足)의 소음(少陰), 태음(太陰)과 족양명(足陽明)의 낙맥〔絡〕에 머물면 이 5락(五絡)은 모두 귀속의 상락〔耳中上絡〕 왼쪽 모퉁이〔左角〕에 모이고 5락(五絡)이 모두 다하면〔俱竭〕 사람 몸의 맥〔人身脉〕이 다 움직여도 형체〔形〕를 알 수 없는 것이다. 그 형상〔狀〕은 마치 시체〔尸〕 같으니 이름이 시궐〔尸厥〕이다. 대나무 대롱〔竹管〕으로 양귀속〔兩耳中〕을 불면 곧 소생〔甦〕한다.(內經)

○시궐(尸厥)의 증세는 졸지에 죽고〔卒死〕, 맥(脉)은 오히려 움직이며〔猶動〕 팔다리〔四肢〕가 역랭(逆冷)하고 뱃속의 기〔腹中氣〕가 달리는 것이 우레 소리 같고〔雷鳴〕 귀에 들리는 것이 속삭이는 소리〔微語聲〕 같은 것이 이것이다. 급히 유황산(硫黃散), 주서산(朱犀散)(의방은 위를 보라)을 쓰고 또 부자(附子) 통째로 구운 것〔炮〕 1매〔枚〕를 분말을 만들어 둘로 나누어 복용하되 술로 달여서 흘러 넣고, 만일 위의 약제가 없으면 강즙(薑汁) 반 잔, 술 1잔을 달여 부어 넣는다.(入門)

◆ 환혼탕(還魂湯)

○일명 추혼탕(追魂湯)이니 중악(中惡)과 시궐(尸厥), 폭사(暴死), 객오(客忤), 귀격(鬼擊), 비시(飛尸)244)로 인해 입을 다물고 기가 끊어지는 것〔氣絶〕을 치료한다.

【의방】 마황 3전, 행인 25알〔粒〕, 계심, 감초 각 1전.
이상의 것을 썰어서 1첩을 만들어 물에 달여 관복(灌服)한다. 입 다문 것은 입을 벌여 흘러 넣고 약이 입에 들어가면 곧 소생〔甦〕한다.(仲景)

○대체로 시궐(尸厥), 울모(鬱冒)245), 졸삼〔卒死〕, 졸중(卒中)의 유(類)는 다 응당 거죽으로 발해야〔發表〕하는데 중경(仲景)이 이르기를 '울모(鬱冒)를 풀고자 하면 반드시 크게 땀내야 한다'는 것이 이것이다.(綱目)

◆ 유황산(硫黃散)

○시궐(尸厥)로 갑작스레〔奄然〕 죽은 듯이 인사가 불성〔不省人事〕하여 목숨이 경각(頃刻)에 있

---
243) 아관(牙關) : 입속의 잇몸과 잇몸 아래 잇몸이 서로 접하여 있는 곳.
244) 비시(飛尸) : 요괴(妖怪).
245) 울모(鬱冒) : 별안간 현기증이 났다가 그쳤다가 하는 병.

는 것을 치료한다.

【의방】 유황산 1냥, 염초(焰硝) 반 냥.
이상의 것을 밀가루처럼 곱게 갈아 3번에 나누어 복용하되 매번 호주(好酒) 1잔과 같이 달여 잔 속에 불꽃이 일어나서 대개 약잔이 따뜻하기를 기다려 관복(灌服)한다. 가령 5리를 가는 시간에 또 한 번 복용하고 불과 3번을 복용하면 곧 소생[甦]한다.(得效)

□ 귀염(鬼魘)〔가위눌림〕

○사람이 잠을 자면〔眠睡〕혼백(魂魄)이 밖으로 놀러나가 귀사(鬼邪)에 가위눌린 바〔所魘〕되면 그 정신(精神)이 약한 사람은 오래도록 깨어나지 못하고 기절(氣絶)하는데 이르니 반드시 옆 사람이 도와서 부르고〔助喚〕아울러 방술(方術)로써 다스려야 한다.(千金)

○귀염(鬼魘), 귀타(鬼打)의 증세는 사람이 객사(客舍)나 관역(館驛) 및 오래 사람이 거처하지 않은 냉방(冷房)에 잠자는 중에 귀물(鬼物)에게 가위눌린 바〔所魘〕되어 다만 그 사람이 흑흑〔吃吃〕하는 소리만 내면 곧 그 사람을 불러야 하고, 그래도 깨지 않으면 곧 가위눌린 것〔鬼魘〕이다. 급히 구원하지 못하면 죽으니 마땅히 웅주산(雄朱散)을 쓴다.(丹心)

○사람이 가위눌림〔鬼魘〕으로 갑자기 죽으면〔卒死〕불을 켜서 크게 비추지 말고 또한 가까이 가서 급히 부르지도 말 것이니 죽이는 수가 많다. 다만 그 발꿈치〔足跟〕와 엄지발가락 발톱〔大拇指甲〕옆을 아프게 물고〔痛咬〕얼굴에 침을 많이 뱉으면 곧 살아난다. 가령 깨어나지 않으면 조금 이동시켜 천천히 부른다. 만약 원래 불이 켜져 있으면 그대로 두고 불어서 끄지 말 것이며 가령 등이 없었으면 절대로 등을 켜서 비추지 말고, 이어서 붓대롱〔筆管〕으로 양귀〔兩耳〕를 불고 또 반하말(半夏末) 혹은 조각말(皂角末)을 양 코 속에 불어넣는다.(得效)

○귀염(鬼魘)의 졸사(卒死) 및 졸중(卒中)246), 귀격(鬼擊), 혈루(血漏)와 뱃속이 번열나고 그득하여〔煩滿〕죽을 지경인 데는 웅황말(雄黃末)을 코 속에 불어넣는다. 또 술에 1전을 타서 하루 3번 복용하면 혈(血)을 녹여 물이 되게 할 수 있다.(本草)

○또 생부추즙〔生韭汁〕을 입 안 및 귀와 코 안에 흘러 넣는다. 염교 흰 즙〔薤白汁〕도 또한 된다. 또 동향(東向)의 복숭아와 버드나무 가지〔桃柳枝〕각 7치〔寸〕를 달인 탕〔煎湯〕을 흘러내린다〔灌下〕. 또 복룡간(伏龍肝) 분말 2전을 우물물〔井水〕에 타서 관복(灌服)하고 다시 코 속에 불어넣는다. 또 양분(羊糞)을 태운 연기〔煙〕로 코 안〔鼻中〕을 훈(熏)하면 곧 소생[甦]한다.(諸方)

○꿈속에서 칼에 찔려 죽거나 혹은 타상을 입는〔破打〕제반 불상사〔不祥〕로 홀연 코피가 나고〔吐衄〕하혈(下血)이 심하여 9규(九竅)에 다 피가 나오는데는 마땅히 승마(升麻), 독활(獨活), 속단(續斷), 지황(地黃) 각기 5전, 계피 1전, 이상의 것을 분말을 만들어 매 2전을 백탕(白湯)에 타

---

246) 졸중(卒中) : 졸중풍(卒中風) : 뇌일혈 등으로 별안간 의식을 잃고 졸도하는 병.

서 하루 3번 복용한다.(入門)

◆ 웅주산(雄朱散)

o 귀염(鬼魘)을 치료한다.

【의방】 우황(牛黃), 웅황(雄黃) 각 1전, 주사(朱砂) 5푼.
　　　이상의 것을 분말을 만들어 매 1전을 끌어내어[挑] 평상 아래[床下]에서 태운[燒] 다음 1전(錢)을 끌어내어[挑] 술에 타서 부어 넣는다.(入門)

□ 울모(鬱冒)

o 사람이 평소에 병 없이 살다가 홀연 죽은 사람같이 몸을 움직이지 못하고 묵묵히 사람을 알아보지 못하고 눈이 감기고 입을 열지 못하며, 혹은 약간 사람을 알아보아도 사람의 음성을 듣기를 싫어한다. 다만 아찔하고 어두운 것 같이[眩冒] 한참만에[移時]야 바야흐로 깨어나는 것[方寤]은 이는 땀을 과다하게 흘려 혈(血)이 적어지고 기(氣)가 혈(血)에 아울러[幷于血] 양(陽)이 홀로 올라가서 내리지 못하고 기(氣)가 막혀서 운행하지 못하는 고로 몸이 죽은 것 같고 기가 통과하고[氣過] 혈이 돌아오니[血還] 음양(陰陽)이 다시 통하는 고로 한참만에[移時] 바야흐로 깨어난다. 이름하여 울모(鬱冒)이고 또한 혈궐(血厥)이라 한다. 부인(婦人)에게 흔한 병이니 마땅히 백미탕(白薇湯), 창공산(倉公散)을 쓰면 곧 소생[甦]한다.(本草)

◆ 백미탕(白薇湯)

【의방】 백미(白薇), 당귀 각 1냥, 인삼 반 냥, 감초 2전 반.
　　　이상의 것을 거친 분말을 만들어 매 5전을 물에 달여 따스하게 복용한다.(本草)

◆ 창공산(倉公散)

【의방】 여로(藜蘆), 과체(瓜蔕), 웅황, 백반을 각기 등분(等分)하여.
　　　이상의 것을 분말을 만들어 조금을 취해서 코 안에 불어넣는다.(本草)

□ 객오, 졸궐의 여러 증세[客忤卒厥諸證]

o 객오(客忤)는 중악(中惡)의 유(類)이다. 흔히 길 사이[道間]나 문밖[門外]에서 얻는다. 사람으로 하여금 심복(心腹)을 죄이게 아프게[絞痛]하고 창만(脹滿)하여 기(氣)가 심흉(心胸)을 치받는 것인데 즉시 치료하지 않으면 또한 사람을 죽인다. 백초상(百草霜) 5전, 소금 1전을 섞어 갈아

따스한 물에 타서 내린다.(本草)

ㅇ또 소금을 계란 크기의 청포(靑布)에 싸서 붉게 태우고 갈아 술에 넣어 한꺼번에 복용〔頓服〕하면 응당 오물〔惡物〕을 토(吐)한다. 또 세신(細辛), 계심(桂心)을 고운 분말〔細末〕을 만들어 입 안에 넣는다. 또 구리그릇〔銅器〕 혹은 토제(土製) 그릇〔瓦器〕에 뜨거운 탕〔熱湯〕을 담아 배 위〔腹上〕에 두터운 옷〔厚衣〕을 안에 대고〔襯〕 옷 위에 다리미질〔熨〕한다. 차가우면 바꿔주면 곧 낫는다〔便愈〕. 또 지보단(至寶丹)(의방은 풍문(風門)을 보라), 소합향원(蘇合香元)을 강즙(薑汁) 혹은 따스한 술〔溫酒〕 혹은 동뇨(童尿)에 타서 부어 넣는다.(諸方)

ㅇ또 익힌 쑥〔熟艾〕 1냥을 물에 달여 즙(汁)을 취해서 한꺼번에 마시면〔頓服〕 곧 낫는다.(本草)

ㅇ"황제(黃帝)가 말한다. '궐역〔厥〕이 사람으로 하여금 배가 그득하게〔腹滿〕 하거나 혹은 사람으로 하여금 갑자기 사람을 알아보지 못하게 하거나〔不知人〕 혹은 반나절에 이르도록〔至半日〕 멀리는 하루에 이르러서야〔至一日〕 곧 사람을 알아보는 것은 어째서인지요?' 기백(岐伯)이 답한다. '음기(陰氣)가 상초〔上〕에 왕성〔盛〕하면 하초〔下〕가 허(虛)하니 배가 창만(脹滿)합니다. 양기(陽氣)가 상초에 왕성〔盛〕하면 하초의 기(氣)가 상초에서 겹쳐서〔重〕 사기(邪氣)가 거스르고〔逆〕 거스르면〔逆〕 양기(陽氣)가 어지럽고〔亂〕 양기가 어지러우면 사람을 알지 못하는 것입니다."(內經)247)

ㅇ대개 졸급(卒急)한 증세에는 기궐(氣厥), 혈궐(血厥), 담궐(痰厥), 식궐(食厥), 중풍(中風), 중한(中寒), 중서(中暑), 중습(中濕)의 유(類)가 있으니 다 각문(各門)을 자세히 보고 증세에 따라 치료해야 한다.(回春)

ㅇ지성내복단(至聖來復丹)(의방은 한문(寒門)을 보라)은 여러 궐역〔厥〕의 위급한 병〔疾〕을 통용하여 치료(通治)한다.(得效)

□ 졸지의 죽음〔卒死〕

ㅇ"황제〔帝〕가 말한다. '그 사람이 갑자기 죽고 갑자기 병이 생기는 것은 어째서인지요?' 소사(少師)가 답한다. '3허(三虛)는 갑자기 죽는 병입니다. 3실(三實)을 만나면 사기〔邪〕가 사람을 상케 하지 못합니다.' 황제〔帝〕가 말한다. '3허(三虛)에 대해서 듣고 싶구려!' 소사(少師)가 답한다. '이른바 3허(三虛)란 당년(當年)의 세기(歲氣)가 미치지 못함을 만나고〔乘年之衰〕 달의 빛이 없는 어두운 밤을 만나고〔逢月之空〕, 시령(時令)이 일상과 반대되는 기후를 만나면〔失時之和〕 적풍(賊風)에 상하는 바 원인이 됩니다. 이를 3허(三虛)라고 합니다. 그러므로 3허(三虛)를 논할 줄 모르면 서투른 의원이 됩니다.'248) 황제(黃帝)가 말한다. '3실(三實)에 대해서도 듣고 싶구려!' 소사(少師)가 답한다. '세기(歲氣)가 왕성한 해를 바로 만나고 또 달의 가득하고 둥근 시절을 만나고, 시령의 조화〔和〕로운 시절을 만나면 비록 적풍사기(賊風邪氣)가 있어도 인체에 위해〔危〕하지 못하는

---

247) 최창록, 위의 책, 45. 궐론편(厥論篇), pp.230~231.
248) 이 부분은 영추경에는 있으나〔故論不知三虛, 工反爲粗〕, 동의보감에는 없다. 영추경의 원문을 따른다.

것을 3실(三實)이라 합니다.'"(靈樞)249)

○ 3허(三虛)가 서로 부딪치면 갑자기 병들고 돌연 죽는다.〔暴病卒死〕

○ "뇌공(雷公)이 말한다. '사람이 병이 없이 갑자기 죽는 것〔卒死〕은 어떻게 알 수 있는지요?' 황제(帝)가 답한다. '큰 사기〔大氣〕250)가 장부(藏府)에 침입하면 병 없이 갑자기 죽는〔卒死〕 것이다.' 뇌공(雷公)이 말한다. '병이 조금 낫다가 갑자기 죽는 것〔卒死〕은 어떻게 그 이치를 아는지요?' 황제(帝)가 답한다. '양 광대뼈〔兩顴〕에 붉은 색이 나타나는데 크기가 엄지손가락만 하면 병이 비록 나아도 반드시 갑자기 죽는다〔卒死〕. 검은 색이 천장〔天庭〕의 부위에 나타나 크기가 엄지손가락만 하면 반드시 병 없이 갑자기 죽는다.〔卒死〕"(靈樞)251)

○ 대체로 갑자기 죽는 것〔卒死〕은 입을 벌리고 눈을 뜨고 손을 거두지 못하고〔手散〕 오줌을 싸는 것〔遺尿〕은 허(虛)한 것이다. 마땅히 기를 보해야〔補氣〕 하고 눈을 감고(目閉) 입을 다물고〔口噤〕 손을 불끈 쥐게 하면 실(實)한 것이니 마땅히 겉을 발해야〔發表〕 하는 것이다.(綱目)

○ 사람이 5색의 비상한 귀신〔鬼〕을 보고 드디어 갑자기 폭망(暴亡)하는 것은 다 자기정신(自己精神)을 지키지 못하는 것이고 신광(神光)이 모이지 않는 때문이다. 귀〔耳〕가 밖으로부터 업신여김〔侮〕을 받은 바가 아니고 곧 원기(元氣)가 지극히 허(虛)한 징후〔候〕이다.(正傳)

○ 대개 폭망(暴亡)은 일시(一時)에 나오지 않으니 구원〔救〕할 수 있다. 비록 기가 막혀 끊어지고〔氣閉絶〕 팔다리〔四肢〕가 차가우나 만약 심복(心腹)이 따스하고 코가 약간 따스하고 눈 속에 신채(神彩)가 구르지 않고 입안에 침〔涎〕이 없으며 혀와 음낭〔陰卵〕이 오그라들지 않는 것은 다 산다〔活〕.(遺篇)

○ 졸사(卒死)를 구원〔救〕하거나 혹은 상시에 거처하는 침대에 누워서 갑자기 기절〔絶〕한 것은 수탉 벼슬〔雄雞冠〕을 갈라 피를 취해서 그 얼굴에 자주 바르고 마르면 다시 바른다. 아울러 재〔灰〕로써 죽은 사람을 다스려 한 바퀴 돌린다.(本草)

○ 여우쓸개〔狐膽〕는 폭망(暴亡)을 주치〔主〕하니 납월(臘月)에 취한 것이 더욱 좋다. 만약 갑자기 죽은 사람〔卒死〕이 있어 얼마 되지 않은 것〔未移時〕은 따스한 물〔溫水〕에 갈아서 입안에 부어 넣으면 곧 산다〔活〕.(本草)

○ 청심원(淸心元), 지보단(至寶丹)(의방은 풍문(風門)을 보라), 소합향원(小合香元)(의방은 기문(氣門)을 보라), 지성래복단(至聖來復丹)(의방은 한문(寒門)을 보라), 비급환(備急丸)은 다 갑작스런 죽음(卒死)을 주치(主)한다. 강즙(薑汁) 혹은 따스한 술(溫酒) 혹은 동뇨(童尿)에 타서 섞어 부어 넣어 복용(灌服)한다.(諸方)

○ 갑작스런 죽음〔卒死〕을 구원하는데는 급히 반하분말〔半夏末〕 혹은 조각말(皂角末)을 귀속에 불어넣는다. 또 수탉 벼슬의 피를 코 속에 뚝뚝 흘려 넣는다〔滴入〕. 또 우황(牛黃) 혹은 사향(麝香) 1전을 따스한 술에 타서 부어 넣으면 곧 소생〔甦〕한다.(諸方)

---

249) 최창록, 『다시 읽는 황제영추경』(푸른사상, 2000) 79.세로론(世露論). P.796.
250) 동의보감에는 화기(火氣)라 했으나 영추경의 원문은 대기(大氣)라 했다. 영추경을 따른다.
251) 최창록, 위의 책, 49.오색(五色), P.519.

o 놀라고 두려워서〔驚怖〕 갑자기 죽은 사람은 따스한 술을 부어 넣으면 곧 산다.(綱目)

◆ 비급환(備急丸)

o 여러 졸사(卒死)와 폭질(暴疾)의 백병(百病) 및 중악(中惡), 객오(客忤), 귀격(鬼擊), 귀타(鬼打)로 얼굴이 푸르고 입을 다물고 문득 기절(氣絶)하는 것을 주치(主)한다.

【의방】 대황(大黃), 건강(乾薑), 파두상(巴豆霜) 각 1냥.
　　이상의 것을 분말을 만들어 꿀에 섞어 절구에 찧어 팥 만한 환(丸)을 지어 졸사(卒死)한 사람은 3환을 취해 뜨거운 술로 삼킨다. 입 다문 사람은 술에 녹여 밀어 넣으면 목구멍에 내려가면 살고 혹은 따스한 물로 내려도 또한 된다.(仲景)

o 장역로(張易老)도 또한 독행환(獨行丸)이라 했으니 곧 급제(急劑)이다.(丹心)

□ **탈양증**(脫陽證)

o 대체로 크게 토(吐)하고 크게 설사〔大瀉〕한 뒤에 원기(元氣)가 이어지지 않고〔不接〕 팔다리〔四肢〕가 역랭(逆冷)하고 얼굴이 검고 기(氣)가 헐떡거리고〔喘〕 식은 땀〔冷汗〕이 저절로 나오고 불알〔外腎〕이 오그라들고 불성인사(不省人事)하는 데에 수유(須臾)에 구원하지 않으면〔不救〕 상한(傷寒)의 음양역증〔陰陽易〕과 같은 증세이니 마땅히 급히 대고양탕(大固陽湯)을 복용해야 한다.

o 또 계지(桂枝) 2냥을 썰어서 호주(好酒)에 달여 즙(汁)을 취하여 복용하고 또 수염 달린 총백〔連鬚葱白〕 37줄기〔莖〕를 술에 진하게 달여 복용하면 양기(陽氣)가 곧 회복된다. 또 생강 1냥을 갈아 술에 달여 복용하면 또한 효험이 있다. 또 파와 소금을 문드러지게 찧어서 볶아 배꼽 아래 기해(氣海)를 다리미질〔熨〕하면 곧 낫는다.(得效)

◆ 대고양탕(大固陽湯)

【의방】 대부자(大附子) 1매를 통째로 구워〔炮〕 8조각으로 잘라 백출(白朮), 건강(乾薑) 통째로 구운 것〔炮〕 각 5전, 목향 2전 반.
　　이상의 것을 썰어서 1첩을 만들어 물에 달여 찌꺼기를 제거하고 식혀서 부어 넣고 잠시 뒤에 또 한 번 복용하면 신효(神效)하다.(得效)

□ **스스로 목매 죽음을 구원하는 법**〔救自縊死〕

o 스스로 목매죽은 것〔自縊死〕은 아침으로부터 저녁에 이른 것은 비록 이미 몸이 차가워도 반드시 살 수가 있다. 저녁에서 다음날 아침에 이르면 치료하기 어렵다. 심장 아래가 만약 약간 따스하

면〔微溫〕하루 이상이라도 살릴 수 있다. 응당 서서히 안아 내려 풀어야 되고 새끼줄을 잘라서는 안 된다. 편안히 눕혀서 이불을 씌우고 급히 심장을 어루만져 안정시켜 목구멍을 바로 하여 한 사람으로 하여금 손바닥〔手撐〕으로 입과 코를 가리고〔掩〕기(氣)가 통투〔透〕하지 않게 해야 한다. 기(氣)가 급하면 곧 살아난다. 또 한 사람으로 하여금 다리로 양어깨를 밟게 하고 손으로 머리칼〔髮〕을 잡아 당겨 항상 당겨서〔弦急〕해야 하고 늘어지지〔縱緩〕 않게 해야 한다. 한 사람은 손으로 가슴 위〔胸上〕를 쓰다듬고 자주 안마〔摩〕하여 움직이게 하고 한 사람은 팔과 정강이〔臂脛〕를 안마하여 굴신(屈伸)한다. 만약 이미 뻣뻣하면〔强直〕 점점 강하게 굽혀야〔屈〕한다. 이와 같이 한 차례 밥짓는 시간쯤 지나 비록 기(氣)가 입으로부터 나오고 호흡(呼吸)하여 눈을 뜨게 되어도 이어서 안마〔摩〕를 그치지 말아야 한다.(仲景)

○또 한 법은 손에 두터운 옷가지〔衣物〕로 싸서 항문〔穀道〕을 팽팽하게 막고〔緊塡〕 안아 일으켜〔抱起〕 노끈을 풀어 내리고 목의 졸린 자리〔項痕〕를 문질러 주고〔操〕 이어서 끌어당기는 약〔搐藥〕을 코에 넣고 대나무살대〔竹管〕로 양귀〔兩耳〕를 불어〔吹〕 그 기(氣)가 돌아오면〔回〕 바야흐로 손을 놓아도 되며 만약 항문〔便後〕으로 기(氣)를 분설(分泄)하면 구원하지 못한다.(出居)

○급히 닭 벼슬을 찔러 피를 입안에 떨어뜨리면 곧 산다. 남자는 암놈, 여자는 수컷을 쓴다. 또 닭똥 흰 것〔雞屎白〕을 대추만큼 술에 섞어서 코 안에 부어 넣으면 더욱 묘하다.(本草)

○또 강즙(薑汁)을 밀어 넣는다〔灌〕. 또 대들보 위〔梁上〕의 먼지를 콩만큼〔大豆〕 대나무살대〔竹管〕에 넣어 4사람이 각기 하나의 살대〔一管〕를 동시에 힘껏 양귀〔兩耳〕와 코 속에 불어넣으면 곧 산다.

○또 반하분말〔半夏末〕 혹은 조각분말〔皂角末〕 혹은 세신분말〔細辛末〕을 코 안에 불어넣어 재채기를 하면 곧 소생〔甦〕한다. 조금 후에 따뜻한 죽물〔溫粥淸〕을 조금 주어 목구멍을 부드럽게 하고 점차 삼켜 내리면〔嚥下〕 곧 그친다.(本草)

○5절(五絶)이란 1은 스스로 목매죽음〔自縊〕이요, 2는 장벽에 눌림〔牆壁壓〕, 3은 물에 빠짐〔溺水〕, 4는 잠꼬대〔鬼魘〕, 5는 아이를 낳다가 기절함〔産乳〕이다. 다 반하분말〔半夏末〕을 취해서 코 안에 불어넣으면 심장과 머리〔心頭〕가 따뜻한 사람은 비록 하루가 지나도 다 살릴 수 있다.(本草)

□ 물에 빠져 죽음을 구원함〔救溺水死〕

○대체로 물에 빠져 죽은 사람은 하루가 지나도 오히려 구원〔救〕할 수 있으니 급급하게 구원해 내어〔拯出〕〔증출〕 먼저 칼로 쳐서〔刀抗〕 입을 열고 젓가락〔筋〕 1매(枚)를 물려서 물이 나오게 한 연후에 옷을 벗기고 배꼽 안을 2~300장(壯)을 떠서 두 사람으로 하여금 붓대롱〔筆管〕으로 양귀〔兩耳〕에 불어넣는다. 또 조각분말〔皂角末〕을 솜에 싸서 하부(下部)에 넣으면 잠시 뒤에 물이 나오면 곧 산다. 또 오리피〔鴨血〕를 입안에 부어 넣는다. 또 초(醋) 반 잔(半盞)을 코 안에 부어 넣는다. 또 소합향원(蘇合香元) 3환(丸)을 강탕(薑湯)에 타서 부어 넣는다. 또 만병해독단(萬病解毒

丹) 1정(錠)을 냉수(冷水)에 갈아 녹여 부어 넣으면 곧 소생[甦]하니 익사(溺死)와 액사(縊死)에 다 효험이 있다.(入門)

○또 한 법은 부엌 안[竈中]의 뜨거운 재[熱灰](뜨거운 모래[熱沙]도 또한 좋다) 1~2석(石)에 다 몸을 묻고 다만 머리와 얼굴[頭面]만 내 놓고 7구멍[七孔]에서 나오면 곧 산다[活].(仲景)

○또 한 법은 소 한 마리에 죽은 사람의 배[腹]를 가로 엎어[橫覆] 소의 등 위[背上]에 있게 하여 양옆에서 사람이 부축[扶]하여 천천히 걸으면 물이 저절로 내리면 곧 산다.(得效)

○또 한 법은 산 사람이 죽은 사람을 엎어서 실어[倒馱] 지고 달려서[負持走] 물을 토하면 곧 산다.

○또 한 법은 술병[酒壜] 1개에 지전(紙錢) 한 웅큼[一把]을 술병 안에서 태워 급히 술병 주둥이[壜口]를 죽은 사람의 얼굴[面] 위나 배꼽 위[臍上]에 엎어서[覆] 차가워지면 다시 바꿔서 물이 나오면 곧 산다[活].(入門)

□ 얼어죽음을 구원함[救凍死]

○사람이 추위[寒]를 만나 얼어죽으면[凍死] 팔다리[四肢]가 뻣뻣[强直]하고 입을 다물고 다만 미약한 기[微氣]만 있는 사람은 큰 가마[大釜]에 재를 볶아서[灰炒] 따뜻하게 하여 주머니에 담아[囊盛] 심장 위[心上]를 다리미질[熨]하여 식으면 바꿔준다. 입을 벌리고 기(氣)가 나온 연후에 따뜻한 죽국물[溫粥淸]을 조금씩 부어 넣거나[灌] 혹은 따스한 술[溫酒] 혹은 강탕(薑湯)을 부어 넣으면 곧 소생[甦]한다. 만약 먼저 그 심장을 따뜻하게 하지 않고 곧 불로 뜨면[火灸] 냉기(冷氣)와 화기[火]가 다투어[爭] 반드시 죽는 것이다.(綱目)

○또 한 법은 모전(毛氈)[담요] 혹은 쑥[蒿]을 깔아[藉] 죽은 사람을 싸서 새기로 동여매어[索繫] 평온한 곳에 안정시켜 두고[定放] 두 사람으로 하여금 마주 보고[對面] 가벼이[轉轉] 연이어 굴려[裒轉] 한전법(捍氈法)과 같이 왕래(往來)하여 팔다리[四肢]가 온화해지면 곧 산다.(得效)

□ 굶어죽음을 구원함[救餓死]

○흉년이 든 해[凶荒之歲]에는 사람들이 많이 굶어 죽는데[餓死] 여러 날을 먹지 못하고 배고프고 피곤하여[飢困] 죽으려 하는데는 밥[飯]이나 고기[肉物]를 한꺼번에 배불리 먹으면[頓服] 반드시 죽으니 마땅히 먼저 묽은 죽 국물[稀粥淸]을 조금씩 조금씩[梢梢] 삼켜 내려서[嚥下] 목구멍[咽]과 창자[腸]를 촉촉이 젖게 하고[滋潤], 하루가 지나서는 점차 멀건 죽[稀粥]을 자주 먹인다[頻啜]. 며칠 지난 뒤에 곧 빽빽한 죽[稠粥]과 연한 밥[軟飯]을 먹이면 자연히 살아나게 된다[生活].(類聚)

□ 교장사(攪腸沙)

○이 증세는 심복(心腹)이 쥐어짜듯 아프고〔絞痛〕식은땀이 나오고〔冷汗出〕배가 창만하고 괴로워서〔脹悶〕죽으려 하니〔欲絶〕속칭 교장사(攪腸沙)라 하니 건곽란(乾霍亂)과 같다. 산람(山嵐)〔산아지랑이〕과 장기(瘴氣)252)로 인하거나 배고프고 배부름〔飢飽〕이 때를 잃어〔失時〕음양(陰陽)이 매우 어지러워〔暴亂〕이루어지는 증세인 것이다.

○감촉된 바가〔所感〕상한(傷寒)과도 같아서 머리가 아프고〔頭痛〕구역질하고〔嘔惡〕온몸〔渾身〕이 매우 높은 열〔壯熱〕이 나서 손가락과 발가락 끝〔手足指末〕이 약간 궐역(微厥)하거나 혹은 배가 아프고〔腹痛〕고민으로 마음이 어지러워서〔悶亂〕잠깐 사이〔須臾〕에 사람을 죽일 수 있으니 먼저 진하게 달인 쑥탕〔艾湯〕으로 시험해 보아서 가령 토(吐)하면 이것이다.(得效)

○치료법은 잠퇴지(蠶退紙)를 태워 분말을 만들어 뜨거운 술에 타서 복용하면 곧 효험이 있다. 또 염탕(鹽湯)을 많이 마시고 토하면 또한 낫는다.(得效)

○음양(陰陽) 두 증세가 있는데 음사(陰沙)는 배가 아프면서 수족(手足)이 냉(冷)하고 그 몸 위〔身上〕를 살펴보면 작은 붉은 점〔小紅點〕이 있으니 향유등(香油燈)에 점화(點火)해서 붉은 점〔紅點〕에 태워서 뜨거워 터지게〔煖爆〕하거나 혹은 총시탕(葱豉湯)을 복용하여 땀을 내면 곧 낫는다. 양사(陽沙)는 배가 아프고 수족(手足)이 따뜻하여 10지(十指)의 등 가까이 손톱〔爪甲〕에 반 푼〔半分〕정도를 찔러 피를 내면 곧 편안해지며 먼저 양팔〔兩臂〕을 안마(按摩)해서 나쁜 피〔惡血〕를 내려 손가락 머리〔指頭〕에 모이게〔聚〕하여 피를 내면 좋아진다.(入門)

○또 한 법은 손을 따스한 물에 담가 병자(病者)의 무릎 굽이 안〔膝灣內〕을 두드려서〔打拍〕붉고 검은 점〔紫黑點〕이 있는 곳에 침을 찔러 나쁜 피를 빼내면 곧 낫는다.(丹心)

○아픈 사람의 양팔〔兩臂〕과 팔뚝〔腕〕안에 있는 힘줄〔筋〕이 반드시 검은 색이 이루어지니 사침(砂鍼)으로 치고 찔러〔擊刺〕붉고 검은 피〔紫黑血〕를 내면 아픔이 곧 그치고 신효(神效)하다.(十三方)

□ 우물이나 무덤에 들어가 갑자기 죽음〔入井塚卒死〕

○대개 우물〔井〕이나 무덤〔塚〕에 들어가면 먼저 닭이나 오리 털을 던져서 바로 내려가면 독이 없고 만약 배회하고〔徘徊〕내려가지 않으면 독이 있다. 응당 먼저 술 몇 되〔數升〕를 그 속에 뿌리고〔灑〕한참 멈췄다가 곧 들어가야 한다.(本草)

○여름철에 우물을 칠 때〔淘井〕에 사람을 죽이는 수가 많으니 5~6월이 더욱 심하다. 오래된 무덤 속〔古塚中〕및 깊은 우물 속〔深井中〕은 다 잠복한 기〔伏氣〕가 있는데 만약 들어가면 사람으로 하여금 답답함을 무릅쓰게〔冒悶〕하여 갑자기 죽는다. 곧 우물물〔井水〕을 취하여 얼굴에 뿜고〔噀〕

---

252) 장기(瘴氣) : 열대지방의 개펄에서 일어나는 독있는 기운.

아울러 냉수(冷水)에 웅황말(雄黃末) 1~2전을 타서 복용케 한다.

○전근(轉筋)253)이 배에 들어가서 아파서 죽으려는 데는 네 사람[四人]이 수족(手足)을 잡고 머물게 하여[捉住] 배꼽 왼쪽 2치[寸]에 14장(壯)을 뜬다. 또 생강(生薑) 1냥을 썰어서 술 5잔을 진하게 달여서 한꺼번에 마신다[頓服]. 또 초(醋)에 옷 솜[衣絮]을 달여 뜨거움[熱]이 습기를 통철케 하여 전근(轉筋)하는 자리를 싸맨다. 또 진하게 달인 염탕(塩湯)에 수족(手足)을 담그고 가슴과 옆구리 사이를 씻으면 곧 소생[甦]한다.(入門)

○신성현(新城縣)의 인가(人家)에 마른 우물[枯井] 1구(口)가 있었는데 두 객인(客人)이 있었는데 5월경에 지폐 주머니[鈔袋]를 잃어버려서 우물 속에 빠뜨린 것으로 의심하여 한 사람이 먼저 우물 속에 내려가더니 조용하여 아무 소리가 없었다. 또 한 사람이 계속해서 내려가니 역시 오랫동안 나오지 않았다. 옆 사람이 괴이히 여겨 집주인과 주치[主]를 의논해서 승조(繩弔)254)를 사용하여 목판(木板)에 매어 달아 사람을 올라타고 내려가서 보게 하니 그 사람 또한 소리가 없어서 끌어올려보니 그 사람이 혼미(昏迷)하여 인사불성 해서 냉수(冷水)로 구원[救]하여 소생[甦]시키고 다시 닭과 개를 노끈으로 묶어 내려 시험하니 또한 다 죽었다. 드디어 우물을 허물고[毀井] 두둑에 두 사람의 시체를 승조(繩弔)를 사용하여 묶어서 끄집어 올려보니 시체가 푸르고 검으며 상처의 흔적은 없으니 이는 중독(中毒)으로 죽은 것이었다. 치료법은 위와 같다.(類聚)

□ 뱀이 7규로 들어간데[蛇入七竅]

○여름철에 더위[熱]로 인해 서늘한데 잠을 자다가 뱀이 사람의 코 입 속으로 들어가 잡아 당겨도[挽] 나오지 않으면 급히 칼로 뱀 꼬리를 자르고 천초(川椒)(혹은 호초(胡椒)라고 했다) 2~3알[粒]을 싸서 붙여두면[裹着] 곧 나온다. 또 쑥으로 뱀 꼬리를 뜨면 곧 나온다. 또 어미돼지[母猪]의 꼬리와 머리[尾頭]의 피를 뿌려[瀝血] 입 속[口中] 및 구멍 속[孔中]에 넣으면 또한 나오게 된다. 뒤에 웅황말(雄黃末)을 취해서 인삼탕(人參湯)에 타서 복용하면 뱀독[蛇毒]을 제어[制]한다.(丹心)

○사람이 갑자기 뱀에 감겨서[繞] 풀리지 않는데는 열탕(熱湯)을 뿌려 준다[淋]. 열탕이 없으면 사람이 오줌을 누면 곧 풀린다.(綱目)

□ 침구법(鍼灸法)

○사기[邪]가 수족(手足)의 소음(少陰), 태음(太陰)과 족양명(足陽明)의 낙맥[絡]에 머무르면 이는 5락(五絡)이 모두 다한[俱竭] 것이니 몸의 맥(脉)을 다 움직여도[皆動] 형체[形]에 지각이 없으니[無知] 그 형상[狀]은 시체[尸]와 같아서 시궐(尸厥)이라 한다. 먼저 은백(隱白)을 찌른 후

---

253) 전근(轉筋) : 장단지 근육이 경련을 일으켜 오그라져서 뒤틀림.
254) 승조(繩弔) : 조승(弔繩) : 천장에 한끝을 매어 드리워 놓고 손으로 오르내리는 기구의 줄.

에 용천(湧泉)을 찌르고 후에 여태(厲兌)를 찌르고 후에 소상(少商)을 찌르고 후에 신문혈(神門)을 찌른다.(內經)

○시궐(尸厥)은 응당 기문(期門), 거궐(巨厥), 중극(中極), 복참(僕參), 은백(隱白), 대돈(大敦), 금문혈(金門)을 찌른다.

○졸궐(卒厥), 시궐(尸厥)은 백회(百會)를 49장(壯) 뜨고 기해(氣海), 단전(丹田)을 300장(壯) 뜨고 신체가 온난(溫煖)함을 느끼면 곧 그친다.

○중악(中惡), 객오(客忤), 졸사(卒死)에는 제중(臍中)을 100장(壯) 뜬다.

○중악(中惡)은 인중(人中), 중완(中脘), 기해(氣海)를 뜬다.

○졸사(卒死)에는 심장 아래〔心下〕1치〔寸〕배꼽 위〔臍上〕3치〔寸〕배꼽 아래〔臍下〕를 각기 3장(壯) 뜨면 곧 낫는다. 또 수족(手足) 양톱〔兩爪〕뒤를 27장(壯) 뜬다.

○여러 졸사(卒死) 및 염사(魘死)에 급히 인중(人中) 및 양발〔兩脚〕의 엄지〔大拇指〕안쪽, 발톱〔內離瓜〕에서 부추 한 잎〔一韭葉〕너비만큼 각 7장(壯)을 뜨면 곧 산다.(綱目)

○갑자기 귀격(鬼擊)을 입어 마치 화살에 적중〔中箭〕한 것 같은 데는 복숭아 껍질〔桃皮〕1조각〔片〕을 아픈 자리 위에 놓고 숟갈 머리〔匙頭〕를 복숭아 껍질〔桃皮〕위에 놓고 쑥〔艾〕을 호도크기〔胡桃大〕만큼 숟갈머리〔匙頭〕에 놓고 뜨면 곧 낫는다.(入門)

36. 괴질(怪疾)(26가닥[條]이 있다)

□ 괴질이상(怪疾異常)

o 괴상한 증세[怪證]는 평상시에 앓는 병과 다르다. 그러므로 괴질(怪疾)이라고 한다.

□ 육징(肉癥)

o 육징(肉癥)이란 고기생각[思肉]이 그치지 않으니 다 먹고 나면 다시 생각나는 증세이다.

【의방】 흰말오줌[白馬尿] 3되를 빈속에 마시면 응당 고기를 토(吐)한다. 토하지 않으면 죽는다.(本草)

□ 주징(酒癥)

o 한 사람이 병으로 심장이 아팠다[心痛]. 이 사람은 술을 좋아하여[好酒] 처음 2~3잔(盞)을 하면 반드시 30~50차례 바삐 달리는데[奔走] 그 술 힘이 조금 흩어지면[稍散] 바야흐로 다시 전에 마신 양만큼 마시고 다음날 아침에 이르면 푸르고 노란 물[靑黃水]을 몇 입[數口] 구토[嘔]하고 밤에는 고기 비린내[魚腥]로 변하는데 6~7일이 되어야 비로소 편안해진다. 대인(戴人)[장자화(張子和)이다]이 약으로 토(吐)하게 하니 곧 충(虫) 1가닥[條]을 토(吐)했다. 청황색(靑黃色)으로 길이 6~7치[寸]이고 입과 눈코가 다 갖추어져 완전한 뱀의 형체였다. 절여서 말려[醃乾] 사람이 보니[視人] 곧 주징(酒癥)이었다.(綱目)

o 한 남자(男子)가 어려서부터 술 마시기를 좋아하여 매일 1~2말[斗]을 마시고 술이 없으면 큰 소리로 불러 끊이지 않으며 전혀 밥을 먹지 못하니 날로 여위고 약해졌다.

【의방】 집안에서 책략[策]을 써서 사람이 수건으로 손발을 묶고 생주(生酒) 1병을 입가에 놓아두고 열어 놓으니 그 술기(酒氣)가 입안에 부딪쳐 들어가니[衝入] 병자(病者)가 반드시 마시려 하

나 끝내 주지 않았다. 잠시 후에 입안에서 갑자기 뭉치 하나를 토하여 바로 술병 속에 넣으니 물건으로 덮고 맹화(猛火)로 끓여서 대강 한 반으로 졸여서 열어보니 그 물건은 돼지간〔猪肝〕 같은 형상이고 대략 무게가 3냥(三兩)이 되는데 바늘귀〔針眼〕와 같은 작은 구멍〔小孔〕이 헤아릴 수 없었다. 이후에는 비록 한 방울의 술도 마시지 못하는 것이었다.(得效)

□ 발하(髮瘕)

○ 한 사람이 기름〔油〕 5되(五升)를 마신 뒤에 바야흐로 기분이 좋아지기 시작했다. 항상 먹으면〔常喫〕 편안하고 마시지 않으면 병이 나니 이는 머리칼〔髮〕이 위(胃)에 들어가서 변화〔化〕하여 충(虫)이 된 것이다.

【의방】 웅황(雄黃) 반 냥(半兩)을 분말을 만들어 물에 타서 복용하니 충(虫)이 저절로 나오니 끓는 기름 안에 넣어서 강물 속에 던지니 병이 곧 나았다.(得效)

○ 한 도인(道人)이 심복(心腹)이 번열나고 그득해서〔煩滿〕 2년이 걸렸는데 견립언(甄立言)이 진맥해서 이르기를 '배에 충(虫)이 있으니 머리칼을 잘못 먹어서 그러한 것'이라 하고 웅황(雄黃) 1제(劑)를 먹이니 잠시 후에 한 마리 뱀을 토하니 눈이 없었다. 불에 태우니〔燒〕 머리칼 냄새〔髮氣〕가 나고 곧 나았다.(入門)

○ 한 사람이 허리통증〔腰痛〕을 앓아 심장이 당기고〔牽引〕 매양 발작하면 문득〔輒〕 기가 끊어지려 했다〔氣欲絶〕. 여러 의원들〔衆醫〕은 육징(肉癥)이라 했다. 서문백(徐文伯)이 보고 이르기를 '이는 발하(髮瘕)이다'하고 기름을 투여〔投〕하니 곧 머리칼 같은 것을 토(吐)하고 조금 당기니〔稍引〕 길이가 3자〔三尺〕이고 머리가 이미 생긴 뱀으로 움직일 수 있었다. 문 위에 걸어두니〔掛門〕 물방울이 다 떨어지고 오직 머리칼 하나가 있을 뿐이었다.(入門)

○ 한 부인이 병들어 흉격(胸膈)이 편치 않고〔不利〕 입에 침과 거품이 흐르고 스스로 말하기를 '목구멍 아래〔咽下〕 위 속〔胃中〕에 항상 번개소리〔雷聲〕가 나고 심장과 가슴〔心胸〕이 조금 아프고 때로는 다시 발맥하여 혼미〔昏〕해진다'고 했다. 침과 뜸〔鍼灸〕, 약과 음식〔藥餌〕을 3년을 썼으나 1 가닥의 길이가 5~6치이고 입과 코와 아치(牙齒) 있으며 침 속으로 달리니 병자가 미워하여 끊어 버렸더니 안에 백발(白髮) 1줄기〔莖〕가 있었다. 이것이 발하(髮瘕)이다.(子和)

□ 계하(雞瘕)

○ 저증(猪澄)이 오군태수(吳郡太守)가 되었는데 이도념(李道念)이 군(郡)에 이르렀다. 증(澄)이 보고 이르는 말이 '그대가 중병(重病)이 있는가?' 했다. 답하기를 '옛적에 냉병(冷病)이 있은 지 이제 5년입니다.'했다. 증(澄)이 진맥하고 이르기를〔診曰〕 '그대의 병은 냉도 아니요 열도 아니니〔非

冷非熱〕응당 백약계자(白瀹雞子)〔백숙병아리〕를 과다하게 먹은 소치(所致)'라 하고 마늘 1되〔升〕를 삶아서 복용시키니 곧 한 물건을 토(吐)했다. 되〔升〕크기 만한 것이 침에 싸여 있어서 열어 보니 병아리〔雞雛〕인데 날개〔翅〕, 깃〔羽〕, 발톱〔爪〕, 뒷발톱이〔距〕다 갖추어져 걸어 달릴 수가 있었다. 증(澄)이 이르기를 '아직 다 나오지 않았다'하고 다시 복약시키니 앞서와 같은 것을 13마리〔頭〕토하니 편안해졌다.(醫說)

□ 교룡하(蛟龍瘕)

o 봄 가을 두 계절에 교룡(蛟龍)이 정을 띠고〔帶精〕미나리〔芹菜〕속에 들어가 사람이 우연히 먹어서 병을 얻어 발하면 간질〔癎〕과 같아서 얼굴 색이 푸르고 노랗고〔靑黃〕배가 그득하고 아프며 견딜 수가 없으니 교룡병(蛟龍病)이라 한다.

【의방】 엿〔飴糖〕2~3되〔升〕를 취하여 하루 2번 복용하면 도마뱀〔蜥蜴〕〔석척〕같은 것을 토해내니 곧 나았다.

o 교룡의 새끼〔蛟龍子〕가 미나리 속에 살아 있는 것을 먹으면 배에 들어가서 교룡자(蛟龍子)가 되는데

【의방】 엿〔餳糖〕, 멥쌀〔粳米〕, 행인(杏仁), 유병(乳餠)으로 삶은 죽 3되〔升〕를 하루 3번 복용하면 머리가 둘인 교룡자(蛟龍子)를 토해내는 효험이 있다.(仲景)

□ 사하(蛇瘕)

o 화타(華佗)가 길을 가다가 수레에 실린 한 사람의 병자를 보았는데 목이 막히고〔噎塞〕음식이 내려가지 않아 신음하고 있었다. 화타〔佗〕가 이르기를 '떡집〔餠店〕에 가서 마늘〔蒜〕과 양념한 초장〔天酢〕3되를 마시면 저절로 나을 것'이라 했다. 말대로 복용했더니 과연 큰 뱀〔大蛇〕같은 것을 한 마리를 토하고 나왔다.(本草)

o 한 사람이 늘 배고팠다가 밥을 삼키니 가슴에 이르면 곧 토하는 것이었다. 의원이 열격〔噎膈〕이라 하여 치료하나 효험이 없었다. 임도(任度)가 이르기를 '이는 뱀고기〔蛇肉〕를 먹어서 소화되지 않아서 이 병이 이루어진 것이다. 배(心腹) 위를 만져보면〔揣〕뱀의 형체〔蛇形〕가 있을 것이다'했다. 만져보니 과연 있었다. 망초와 대황(硝黃)을 섞어서 복용하니 약간 설사〔微利〕하고 곧 나았다.(入門)

□ 별하(鱉瘕)

ㅇ사람이 자라고기[鱉肉]를 먹고 소화되지 않아 적병[瘕]이 되어 심장 아래[心下]에 잠복해있으니 만져 보면 머리와 발[頭足]이 때때로 굴러 움직여[轉動] 아픈 데에

【의방】 흰말오줌[白馬尿]을 마시면 곧 소화된다.

ㅇ옛날에 어느 사람이 종[奴]과 함께 이 병에 걸려서 종이 먼저 죽었다. 그 배를 해부[剖]해 보니 자라[鱉]가 나왔다. 뜰 안에 두고 있으니 흰말을 타고 온 손님이 있어서 그 말이 자라 위에 오줌을 누니 곧 녹아 없어졌다[消化]. 그 주인[主]이 그 기이한 효험[奇效]을 알고 말오줌을 취하여 마시니 곧 나았다.

ㅇ흰 암탉 1짝[雙]을 먹이를 주지 말고[勿與食] 배고픈 것을 하룻밤 지새어 이튿날 아침 돼지기름[猪脂]에 달여 밥을 먹인다. 그 똥[屎]을 취해서 볶아 말려 분말을 만들어 백탕(白湯)에 타서 1전을 하루 3번 복용하여 곧 소화가 다 되면 곧 그치고 닭을 잡아서 먹는다.(種杏)

□ 합정질(蛤精疾)

ㅇ한 사람이 발뒤꿈치[脚跟]를 앓아 붓고 아프니[腫痛] 여러 의원들이 알지 못했다. 서지재(徐之才)가 이르기를 '합정질(蛤精疾)이라 하니 배를 타고 바다에 들어가서 다리를 물 속에 드리웠다가 얻은 병'이라 했다. 해부[剖]하여 두 합(蛤)을 꺼내니 나았다.(入門)

□ 눈에 5색의 물건이 보임[眼見五色物]

ㅇ한 사람이 주색(酒色)이 과도하여 눈에 보이기를 공중에 5가지색의 물건이 점점 가까이 와서 변하여 한 아름다운 부인이 우뚝[亭亭] 서 있었다. 서지재(徐之才)가 이르기를 '이는 색욕(色慾)이 많아서 크게 허한 소치(所致)이다.'하고 보약 몇 제를 복용하니 나았다(入門)

□ 보이는 물건이 거꾸로 세워짐[視物倒枝]

ㅇ한 사람이 크게 취(醉)함으로 인해서 크게 토하고 깊숙이 자니 이튿날 아침까지 잤다. 눈 안에 보이는 물건이 모두 거꾸로 세워지니 의원이 그 맥(脉)을 짚어보니 좌관(左關)이 뜨고[浮] 촉급[促]했다.

【의방】 드디어 과체(瓜蔕)와 여로(藜蘆)를 써서 새벽[平旦]에 토하여 보니 여상(如常)했다. 대체로

술에 상(傷)하여 토할 때에 상초(上焦)가 반복해서 담부(膽府)가 전도(顚倒)되는데 이르므로 보이는 물건이 거꾸로 되는 것이다. 치료법은 응당 다시 토해서 그 쓸개를[膽] 바로 하면 저절로 낫는다.(入門)

□ 팔다리가 돌처럼 단단함[四肢堅如石]

o 한열(寒熱)이 그치지 않고 며칠 지난 뒤에 팔다리[四肢]가 단단해서 돌 같으며 물건으로 치면[物擊] 종경(鐘磬)소리 같고 날로 점점 야위는데는

【의방】 오수유(吳茱萸), 목향(木香)을 등분(等分)해서 썰어서 달인 탕을 마시면 저절로 낫는다.(得效)

□ 새우가 녹아서 나옴[化生鰕魚]

o 입과 코[口鼻]에 비린내[腥臭] 나는 물이 흐르고 주발[椀]에 담으면 철색(鐵色)이 되고 새우[鰕魚]가 멥쌀 크기[粳米下]만한 것이 날뛰어 머무르지 않는데 손으로 잡으면 곧 녹아서 물이 되니 이를 육회(肉懷)라 한다.

【의방】 닭고기를[雞肉] 마음껏[任意] 먹으면 저절로 낫는다.(得效)

□ 배가 쇠나 돌과 같음[腹如鐵石]

o 뱃속이 쇠와 돌[鐵石] 같고 배꼽 안에 물이 나와 돌아서 변하여[旋變] 벌레가 기는 형상[虫行之狀]을 짓고 온몸을 둘러[遶身] 잡탁(唼啄)²⁵⁵⁾하고 가렵고 아파서 견디기 어려워 긁어 쓸어내도[撥掃] 다하지 못하는데

【의방】 진하게 달인 창출탕(蒼朮湯)에 목욕하고 창출말(蒼朮末)에 사향(麝香) 조금을 넣어 물에 타서 복용하면 낫는다[痊].(得效)

□ 온몸에 물결 소리가 남[遍身波浪聲]

o 온몸의 가죽 밑이 혼혼(渾渾)²⁵⁶⁾하여 물결치는 소리 같아 가려워서 참지 못하여 긁으면 피가 나오는 것을 기분(氣奔)이라 하는데

---

255) 잡탁(唼啄) : 빨아 먹음.
256) 혼혼(渾渾) : 물이 한창 흐르는 모양, 물이 탁해져 흐르는 모양.

【의방】 인삼, 고장(苦杖)[감제풀], 청염(靑塩), 세신(細辛) 각 1냥을 썰어서 4첩을 만들어 매 1첩을 물에 달여 복용하면 곧 낫는다.(得效)

□ 몸에서 반모가 나옴[身出斑毛]

o 눈이 붉고[眼赤] 코가 벌름거리고[鼻張] 크게 헐떡이며[大喘] 온몸[渾身]에서 반모(斑毛)가 나와 동철(銅鐵)같으니 곧 눈 안의 뜨거운 독기[熱毒氣]가 하초(下焦)에서 맺힌 것이니

【의방】 백반(白礬), 활석(滑石) 각 1냥을 분말을 만들어 물에 달여 복용하면 머무르지 않고 곧 편안해진다.

□ 열 손가락이 끊어져 망가짐[十指斷壞]

o 열 손가락의 마디가 끊어져 망가지되 오직 힘줄[筋]이 이어져 있고 마디의 살이 없고 등심(燈心)같은 충(虫)이 나와 길이가 몇 자[數尺]가 넘어 온몸[遍身]이 푸른색이면 혈여(血餘)라 한다.

【의방】 적복령(赤茯苓), 호황연(胡黃連)을 달인 탕을 마시면 저절로 낫는다.(得效)

□ 게 같은 충이 있음[有蟲如蟹]

o 게 같은 충(虫)이 있어 가죽 밑으로 달려 어린아이 울음 같은 소리가 나는 것은 근육의 변화이니,

【의방】 뇌환(雷丸)257), 웅황 각 1냥을 분말을 만들어 돼지고기 조각에 발라 불붙여 구워 먹으면 저절로 편안해진다.(得效)

□ 살이 송곳처럼 나옴[肉出如錐]

o 온몸에 갑자기 살[肉]이 송곳처럼 나와 이미 가려운데[痒] 또 아프고[痛] 음식을 먹지 못하는 것을 혈옹(血壅)이라 한다. 만약 빨리 치료하지 않으면 문드러져 고름이 나온다.

【의방】 붉은 껍질의 파[赤皮葱]를 태운 재[灰]를 물에 섞어 뿌려서 씻고 메주탕[豉湯]을 먹으면 저절로 편안해진다.(得效)

---

257) 뇌환(雷丸) : 대뿌리에 기생하는 균류(菌類)의하나, 죽령(竹苓).

□ 털구멍에서 피가 나옴〔毛竅血出〕

○ 온몸〔遍身〕의 털구멍〔毛竅〕의 절차(節次)에 피가 나는데 만약 피가 나지 않으면 피부〔皮〕가 팽창하여 북〔鼓〕과 같이 되고 조금 있으면 눈 코 입이 기(氣)의 팽창〔脹〕을 입어 합해지니 이것을 맥일(脉溢)이라 한다.

【의방】 생강즙(生薑汁) 1잔을 마시면 곧 편안해진다.

□ 몸에 묘안창이 생김〔身生猫眼瘡〕

○ 얼굴 위〔面上〕와 온몸〔遍身〕에 고양이 새끼 눈〔猫兒眼〕같은 부스럼〔瘡〕이 생기고 광채(光彩)가 나고 고름이 없다. 단지 가렵고 아픈 것이 항상 있지 않으며〔不常〕 오래되면 정강이에 침투〔透脛〕하니 한창(寒瘡)이라 한다.

【의방】 물고기〔魚〕 닭〔雞〕, 부추〔韭〕, 파〔葱〕들을 많이 먹으면 절로 낫는다.(得效)

□ 입과 코에서 기가 나와 흩어지지 않음〔口鼻氣出不散〕

○ 입과 코 안에서 기(氣)가 나와 반선(盤旋)258)하여 흩어지지 않고 엉겨서〔凝〕 흑개색(黑盖色)같고 열흘이 지나면 점차 어깨와 가슴〔肩胸〕에 이르러 살〔肉〕과 서로 이어지면 단단하기〔堅〕가 금철(金鐵)을 이기니〔勝〕 흔히 학질〔瘧〕 후에 얻어지는 것이다.

【의방】 달인 택사탕(澤瀉湯)을 하루 3잔 마시면 5일이면 곧 낫는다.(得效)

□ 온몸에 불에 데인 마마가 생김〔渾身生燎疱〕

○ 온몸〔渾身〕에 팥배〔甘棠梨〕같은 불데인 마마〔燎疱〕가 생기며 매개(每箇)마다 터지면 물이 나고 안에 손톱크기 만한 돌 한 조각〔石一片〕이 같은 것 나오며 터뜨린 곳에 다시 포(疱)가 나면 기부육(肌膚肉)을 다 없애고 치료하기 어려우니

【의방】 3릉(三稜), 봉출(蓬朮) 각 5냥을 분말을 만들어 3첩으로 나누어 술에 타서 복용하면 저절로 낫는다.(得效)

---

258) 반선(盤旋) : 놀러 돌아다님.

□ 사람 몸이 둘이 됨〔人身作兩〕

○사람이 스스로 형체가 둘이 되는 것을 느끼고 나란히 누우면 진가(眞假)를 구분하지 못하고 말하지 못하고 물어도 대답하지 않으니 이는 잡괴(雜塊)라는 것이니

【의방】 진사(辰砂), 빈삼, 백복령을 진하게 달인 탕을 복용하면 진짜는 기(氣)가 상쾌하고 가(假)짜는 녹는다.(得效)

□ 부스럼이 앵두와 같이 남〔生瘡如櫻桃〕

○목 위에 부스럼이 앵두크기 만한 것이 나고 5색인데 부스럼이 터지면 목의 껍질이 끊어지니

【의방】 다만 날마다〔逐日〕 우유를 마시면 저절로 없어진다.(得效)

□ 4지의 마디가 빠짐〔四肢節脫〕

○팔다리〔四肢〕의 마디가 빠지고〔節脫〕 다만 가죽이 이어져〔皮連〕 있는데 거동(擧動)하지 못하는 것을 근해(筋解)라고 하니

【의방】 술에 담근 황기(黃芪) 3냥을 하룻밤 재워 불에 쬐어 말려 분말을 만들어 매 3전을 술에 타서 내리면 낫는다.(得效)

□ 몸의 종기가 뱀형상과 같음〔身腫如蛇狀〕

○몸 위〔身上〕와 머리와 얼굴〔頭面〕의 살 위〔肉上〕가 뜨고 부어서〔浮腫〕 뱀의 형상 같은데.

【의방】 비를 맞는〔雨滴〕 계단벽돌〔階塼〕 위의 이끼자취〔苔痕〕 1전을 물에 녹여 뱀 형체〔蛇形〕의 머리에 바르면 곧 살아진다.(得效)

□ 몸에 광색이 있음〔身有光色〕

○머리와 얼굴〔頭面〕에 발열(發熱)하고 광색(光色)이 있어 다른 사람〔他人〕의 손을 가까이 하면 불이 타는 것 같은데

【의방】 마늘 즙〔蒜汁〕 반냥을 술에 타서 복용하면 뱀 형상〔蛇狀〕처럼 곧 편안해진다.(得效)

37. 잡방(雜方)

□ **구황**259) **벽곡방**〔救荒辟穀方〕

○입식(粒食)260)하는 것은 사람이 사는데 양식〔資〕이 되는 것이니 며칠만 끊어지면 곧 생명을 잃는데 이른다〔致命〕. 본초(本草)에는 배고프지 않는 방문〔不飢之文〕이 있는데 의방(醫方)에는 이러한 방술(方術)을 말하지 않는 것은 그 섭렵(涉獵)이 선기(仙奇)에 있음이요, 용속(庸俗)〔평범한 사람〕이 행할 수 있는〔能遵〕 것이 아닌 때문인 것이다. 나아가〔遂〕 흉년으로 기근(饑饉)하는 해〔歲〕에 굶어 죽은 사람〔餓死者〕이 길바닥에 가로누운 것〔橫路〕은 참으로 애석한 일이다. 이제 그 쉽다고 말하는 것〔易爲者〕을 간단히 실어〔畧載〕 만약 바삐 숨어〔奔竄〕 사람이 살지 않는 고을〔無人之鄉〕에 있거나 계곡(溪谷)과 빈 우물〔空井〕 깊은 굴〔深坑〕 속에 떨어져서 4방을 돌아보아도 멀고 끊겨서〔迴絶〕 자구〔藉口〕261)할 것이 없으면 모름지기 물을 마시고〔飮水〕 복기(服氣)해야 한다. 그 법은 다음과 같다.(千金)

□ **연진복수법**(嚥津服水法)

○굶주려〔飢餓〕 죽게 된 데는 곧 입을 닫고〔閉口〕 혀로써 상하의 이빨을 휘저어〔攪〕 진액(津液)을 취하여 삼킨다. 하루 360번을 삼키면 곧 좋고 점차 익혀 천 번까지 삼키는데 이르면 자연히 배고프지 않고〔不飢〕 3~5일은 조금 피로〔疲〕하나 이 고비를 넘기면〔極過此〕 곧 점차 가볍고 강해지고〔輕強〕 만약 물이 있는 곳〔水有處〕에서 갑자기 그릇이 없으면 곧 왼손으로써 물을 움켜 떠서〔掬水〕 빌기〔呪〕를 '승연리의 사하심〔承椽吏之賜〕/ 양식〔粮〕이 바로 적황이요〔眞之粮正赤黃〕/ 성 아래 지나가는 사람이 없으니〔行無過城下〕/ 모든 의원은 스스로 예방하소서〔諸醫以自防〕/, 하고 빌기를 마치고 3번 이 부딪기〔叩齒〕를 하고, 오른 손가락을 3번 두드리고 왼손가락도 이와 같이 3번 두드려서 곧 마신다. 잔과 그릇이 있으면 물을 담아 그렇게 하면 더욱 좋

---

259) 구황(救荒) : 흉년에 사람들의 굶주림을 도와줌.
260) 입식(粒食) : 곡식을 먹음, 쌀을 먹음.
261) 자구(藉口) ; 핑계될만한 구실.

고 이와 같은 방법으로 하루 3되[升]를 복용하면 곧 배가 고프지 않다.(千金)

□ 6천기를 복용하는 법[服六天氣法]

○ 6천기(六天氣)를 복용하면 사람을 배고프지 않게 한다. 사람에게는 급난(急難)하고 조절(阻絶)262)하는 곳이 있으니 가령 거북[龜]이나 뱀[蛇]은 복기(服氣)하면 죽지 않는다. 능양자(陵陽子)의 『명경(明經)』에 이르기를 '봄[春]에는 해가 뜨려는 무렵의 아침 안개[朝霞]를 먹으니 동기(東氣)이다. 여름[夏]에는 정양(正陽)을 먹으니 남방(南方)의 일중기(日中氣)이다. 가을[秋]에는 비천(飛泉)을 먹으니 해가 지는 무렵에 서쪽으로 향하는 기[向西氣]요, 겨울에는 항해(沆瀣)263)를 먹으니 북방(北方)의 야반기(夜半氣)이다. 아울러 천현지황(天玄地黃)의 기(氣)가 이 6기(六氣)이니 다 사람을 배고프지 않고 오래 살고 병이 없게[不飢延年無疾]한다.'고 했다.

○ 한 곳에는 이르기를 평명(平明)이 조하(朝霞)가 되고 일중(日中)의 정양(正陽)이 되고 일입(日入)이 비천(飛泉)이 되고 야반(夜半)이 항해(沆瀣)가 되고 아울러 천현지황(天玄地黃)이 6기(六氣)라고 했다.

○ 옛적에 어느 사람이 굴 속[穴中]에 떨어졌는데 그 속에 뱀[蛇]이 있어 매일 이 기를 복용(服氣)하기에 그 사람이 뱀을 따라[依蛇] 시절(時節)이 배고플 때 곧 나날이 이와 같이 복기[服]하여 오래되니 점차 효험이 있어서 가볍게 오를 수 있어서[輕摩] 경칩[啓蟄] 이후에 사람과 뱀이 일시에 뛰어나갔다고 한다.(千金)

□ 곡기를 끊고 배고프지 않은 약[斷穀不飢藥]

□ 소나무와 잣나무 잎을 먹는 법[餌松柏葉法]

○ 산과 늪 사이[山澤間]를 돌아다니다가 소나무와 잣나무 잎[松柏葉]을 취하여 곱게 잘라[細切] 물에 섞어 2홉[合]을 하루 2~3되[升]를 복용하면 가장 좋다.

○ 종남산(終南山)에 한 사람이 있었는데 의복(衣服)도 없고 몸에는 다 검은 털[黑毛]이 나고 구덩이를 뛰어넘고[跳坑] 산골물을 건너는 것이[越澗] 나는 것 같은데 곧 합해서 포위하여 잡아보니 한 부인(婦人)이었다. 부인은 말하기를 '나는 진(秦)나라 궁인(宮人)인데 관동(關東)의 도적이 이르러 진나라 왕[秦王]이 나가서 항복하니 놀라서 산으로 입산했는데 배가 고파 먹을 것이 없는데 한 노공(老公)이 있어서 나에게 소나무와 잣나무 잎[松柏葉] 먹는 것을 가르쳐 주었는데 처음에는 쓰고 떫었으나[苦澁] 뒤에는 조금 편하게 먹게 됐다. 드디어 다시 배고프지 않고 겨울에 춥지 않고

---

262) 조절(阻絶) : 막히고 끊어짐.
263) 항해(沆瀣) : 깊은 밤중에 내리는 이슬의 기운.

여름에 덥지 않으니 진나라 때부터 한(漢)나라 성제(成帝)시까지 이미 300년'이라 했다.(千金)

◆ 황정(黃精)

○오래 복용하면 곡기를 끊어도[斷穀] 배고프지 않고 맛이 달아서[甘美] 먹기 쉬우며[易食] 뿌리와 잎[根葉], 꽃과 열매[花實]를 다 먹을 수 있다. 혹은 쪄서 익히고[蒸熟] 혹은 햇볕에 말리고[晒乾] 환(丸)과 산(散)을 마땅함에 따라 복용하고 흉년의 시기에 양식을 끊을 수[休粮] 있다.(本草)

◆ 천문동(天門冬)

○뿌리를 취해 쪄서 익혀 껍질을 벗기고 먹으면 매우 맛이 있고[香美] 흉년에[荒年] 취하여 먹으면 곡식을 끊고 배고픔을 그치는데 충분하다.(本草)

◆ 삽주[朮]

○삽주[朮]를 취하여 환(丸)이나 산(散)을 만들어 오래도록 복용하면 양식을 대신할 수 있다.
○어떤 사람이 산중(山中)에 피난하여 배고프고 피곤하여 죽을 지경인데 어떤 사람이 삽주[朮] 먹는 것을 가르쳐 주어서 수십 년을 배고프지 않고 고향으로 돌아오니 안색이 전과 같았다.(本草)

◆ 마[薯蕷][서여]

○뿌리를 취해서 쪄서 익혀 먹는다. 혹은 찧어서 가루를 내어[揭粉] 국수[麵]을 만들어 먹으면 흉년[荒年]에 양식을 충당하고[充粮] 배고프지 않는데 매우 좋다.(本草)

◆ 선복근(旋䔟根)264)

○쪄서 익혀 먹는다. 곡식을 끊고 배고프지 않게 하니 곳곳에 있으며 먹을 수 있다.

◆ 갈근(葛根)[칡뿌리]

○채취하여 가루[粉]를 만들어 먹는다. 곡식을 끊고 배고프지 않게 할 수 있다.(本草)

◆ 하수오(何首烏)

○뿌리를 채취하여 쪄서 햇볕에 쪄서[蒸曝] 환(丸)이나 산(散)으로 임의로 하고 생것을 먹어도 식량을 대신[休粮]할 수 있다.(本草)

◆ 백합(百合)

○뿌리를 채취하여 찌고 삶아서 먹으면 사람에게 유익하고 식량을 대신할 수 있다[可休粮].(本

---

264) 선복(旋䔟) : 메꽃, 선복근은 메꽃 뿌리.

草)

◆ 솔잎〔松葉〕

o 속을 지켜서〔守中〕 배고프지 않게 곡식을 끊는데〔斷穀〕 마땅하다. 취하여 좁쌀〔粟〕처럼 잘게 썰어서〔細切〕 물에 섞거나 혹은 미음(米飮)으로 복용하거나 콩가루〔大豆末〕에 섞어 먹으면 피난지에서의 방술〔術〕을 만들고 또 응달에 말려 찧어서 분말을 만들어 물에 섞어 복용하면 또한 좋다.

o 송백피(松白皮)를 쪄서 익혀 먹으면 벽곡(辟穀)하고 배고프지 않다.

o 송지(松脂) 1근, 백복령 4냥을 분말을 만들어 매일 새벽 물에 섞어 복용하거나 꿀 환(丸)을 지어 복용하면 벽곡(辟穀)하여 장생(長生)하고 죽을 때까지 먹지 않아도 된다. (本草)

◆ 잣나무 잎〔柏葉〕

o 복용하는 법은 송지(松脂)와 같다. 오래 복용하면 곡식을 끊어도 배가 고프지 않다. (本草)

◆ 느릅나무 흰 껍질〔楡白皮〕

o 흉년〔荒歲〕에 사람이 먹으면 식량을 충당〔當糧〕하니 찧은 분말을 물에 섞어 복용한다. (本草)

◆ 백복령(白茯苓)

o 곡식을 끊고 배고프지 않을 수 있다.

o 보리 가루〔大麥麪〕(밀가루〔小麥麪〕도 가함) 1근, 복령 가루〔茯苓末〕 4냥을 생우유(生牛乳)에 섞어 4방 1자〔方寸〕만한 떡을 만들어 삶아 익혀 배부르게 먹으면 백일간을 배고프지 않다.

o 또 백복령 분말 4냥, 흰 밀가루〔白麪〕 2냥, 이상의 것을 물에 섞어 황랍(黃蠟)을 기름〔油〕을 대신하여 전병(煎餠)을 만들어 포식(飽食)하고 절실(絶食)한 3일 후에 지마탕(脂麻湯)을 조금 마시면 장위(腸胃)를 부드럽게 한다. (本草)

◆ 상수리〔橡實〕

o 껍질을 벗기고 삶아서 먹으면 가장 사람에게 유익하고 속을 실하게〔實中〕 하여 배고프지 않게 하고 많이 취하여 흉년〔歉歲〕을 대비하면 좋다. (本草)

◆ 꿀 찌꺼기〔蠟〕

o 선경(仙經)에 이르기를 곡식을 끊는데〔斷穀〕 가장 중요하다고 했다. 오늘날 사람은 조금〔方寸〕만 씹어 먹어도 종일 배고프지 않다.

o 황랍(黃蠟)으로 찹쌀을 볶아 씹어 먹으면 배고픔을 채우고 벽곡(辟穀)하여 먹지 않을 수 있다. 호도육(胡桃肉)을 먹으면 풀린다.

o 흰 밀가루〔白麪〕 1근(斤)에 황랍(黃蠟)을 기름으로 하여 전병(煎餠)을 만들어 포식(飽食)하

면 100일간 배고프지 않다.

○송지(松脂), 행인(杏仁), 대추살, 복령(茯苓)을 합해서 등분(等分)하여 분말을 만들어 환(丸)을 지어 50환(丸)을 복용하면 배고프지 않다.

○옛사람은 흉년〔荒歲〕에 꿀찌꺼기〔蠟〕를 먹고 배고픔을 충당〔當〕했는데 대추를 합해서 씹으면 쉽게 문드러진다.(本草)

◆ 밤〔栗〕
○구워서 익혀 먹는다. 사람을 배고픔에서 견디게 한다.(本草)

◆ 연뿌리〔藕〕
○쪄서 먹으면 곡식을 대신하여 먹는데 가장 좋다. 연밥〔蓮子〕을 껍질을 벗기고 심(心)을 쪄서 익혀 분말을 만들어 납밀(蠟蜜)로 환(丸)을 지어 하루 30환을 복용하면 사람을 배고프지 않게 한다.(本草)

◆ 잣〔海松子〕
○먹으면 배고프지 않다.

◆ 대추〔大棗〕
○오래 복용하면 배고프지 않다.

◆ 능검(菱芡)〔마름과 가시연밥〕
○가시연밥 알맹이〔芡仁〕 혹은 마름 알맹이〔菱仁〕이니 다 곡식을 대신할 수 있다.
○오늘날은 쪄서〔蒸〕 햇볕에 말려〔曝〕 알맹이〔仁〕를 취해서 가루〔粉〕를 만들어 꿀에 섞어 먹으면 양식을 대신하고〔代粮〕 배고프지 않고 곡식을 끊고 오래 산다.(長生)(本草)

◆ 토란〔芋〕
○삶아 익혀서 먹는다. 곡식에 충당〔當粮〕하고 흉년〔飢年〕에 배고픈 사람을 제도〔度〕한다.

◆ 올방개의 뿌리〔烏芋〕
○가루〔粉〕를 만들어 먹는다. 혹은 삶아 익혀〔煮熟〕 먹으면 사람을 배고프지 않게 하고 흉년에 곡식에 충당한다.(充粮)(本草)

◆ 복숭아나무진〔桃膠〕
○속을 보하고〔補中〕 배고프지 않으니 뽕나무 재〔桑灰〕에 담가서 먹으면 몸이 가벼워지고 백병

이 나오며 몇 달만에 곡식을 끊는다.(本草)

◆ 참깨〔胡麻〕

○9번 찌고 9번 햇볕에 말려〔九蒸九曝〕 볶아서 찧어 먹으면 곡식을 끊고〔斷穀〕 배고프지 않고〔休飢〕 오래 산다.(長生)

○또 흰콩〔白大豆〕과 대추〔棗〕를 함께 쪄서 햇볕에 말려 단자〔團〕를 만들어 먹으면 배고프지 않고 곡식을 끊는다. 참깨는 곡식을 대신하니 사람들이 중히 여긴다.(本草)

◆ 백지마(白脂麻)〔흰깨〕

○선방(仙方)에서 찌고 햇볕에 말려〔蒸曝〕 복용하여 벽곡(辟穀)한다.(本草)

◆ 개암〔榛子〕

○오래 먹으면 사람이 배고프지 않다.(本草)

◆ 삼씨 알맹이〔大麻子〕

○사람을 배고프지 않게 한다.

○삼씨〔麻子〕 2되〔升〕, 콩〔大豆〕 1되를 볶아서 향기 날 때 찧어서 분말을 만들어 꿀로 환(丸)을 지어 2번 복용하여 배고프지 않게 한다.

○또 삼씨〔麻子〕 1되〔升〕와 백양지(白羊脂) 7냥, 납(蠟) 5냥에 흰 꿀〔白蜜〕 1홉을 섞어서 찧어 쪄서 먹으면 배고프지 않다.(本草)

◆ 검은 콩〔黑豆〕

○볶아서 익혀서 대추살과 함께 찧어 가루를 만들어 양식에 대신한다.(代粮)

○좌원방(左元放)의 흉년 구원하는 법〔救荒年法〕은 굵은 검은 콩〔雄黑豆〕 37알〔粒〕을 골라서 생것을 익혀 비벼서〔按〕 따스한 기〔煖氣〕가 콩 속〔豆心〕에 통하도록〔徹〕하여 먼저 하루동안 먹지 않고 다음날 일찍 냉수(冷水)로 삼켜 내리고 어육(魚肉)과 채과(菜果)를 다시 입을 거치게 하지 말고 목마르면 냉수(冷水)를 마시며 처음에는 비록 조금 피곤하나 10수일 후에는 체력이 건강해지고 다시 음식 생각이 나지 않는다.(本草)

○선방(仙方)에 콩 노란 분말〔大豆黃末〕을 수제(修製)하여 복용하면 벽곡(辟穀)할 수 있고 흉년〔飢歲〕을 제도〔度〕할 수 있다고 했다.(本草)

◆ 멥쌀〔粳米〕

○흉년(荒年)에 곡식이 귀하고 곡식을 충당(充粮)할 수 없을 때, 멥쌀〔粳米〕 1되〔升〕를 술 3되〔升〕에 담가〔漬〕 내어서 햇볕에 말려〔曝乾〕 또 담그고 또 햇볕에 말려 술이 다 되면 그치고 조금

씩 조금씩 먹는다. 목마르면 냉수(冷水)를 마시고 30일을 벽곡(辟穀)하고 1곡(斛) 2되[升]이면 1년을 벽곡(辟穀)한다.

○또 큰쌀[大米] 3홉[合]을 볶아서 황랍(黃蠟) 2냥에 여과[過]시켜 냄비 안[鍋內]에 녹여 쌀을 넣어 볶아서 말려 임의로 먹으면 며칠을 배고프지 않고 뒤에 호도(胡桃) 2개를 먹으면 곧 음식 생각을 한다.(本草)

◆ 찹쌀[糯米]

○만약 흉년(凶年)을 만나 곡식이 귀하면 찹쌀 1말[斗]을 일어서 씻어[淘洗] 100번 찌고 100번 햇볕에 말려[百蒸百曝] 찧어 분말을 만들어 하루 1번씩 냉수(冷水)로 먹되 30일에 다 먹으면 종신토록 먹지 않아도 배고프지 않다.(本草)

◆ 생동쌀[靑粱米]

○생동쌀[靑粱米] 1말[斗]을 고주(苦酒) 1말[斗]에 담가 3일만에 내어서 백번 찌고 백 번 햇볕에 말려[百蒸百曝] 잘 싸서 간직해 두고 멀리 갈 때 한 번 먹으면 10일을 배고프지 않고 거듭 먹으면 90일을 배고프지 않다.

○생동쌀[靑粱米]을 초(醋)에 버무려[拌] 백 번 찌고 백 번 햇볕에 말려서 미싯가루[糗糧][구량]를 만들어 벽곡(辟穀)한다.(本草)

◆ 순무씨[蔓菁子]

○씨를 취해서[取子] 물에 3번 달여 쓴 맛[苦味]을 없애고 바싹 말려 찧어 분말을 만들어 물로 2전(錢)을 하루 3번 복용한다. 오래일수록 점차 더하여 복용하면 벽곡(辟穀)할 수 있다.

○순무(蔓菁)의 어린잎과 줄기와 뿌리[苗葉莖根]를 취하여 4시(四時)로 장복(長服)하면 흉년(饑歲)를 대비할 수 있다.(本草)

◆ 들깨[荏子]

○복용하면[服食] 곡식을 끊을 수[斷穀] 있다.

○쪄서 익혀서 뜨거운 날에 햇볕에 말려서 입을 벌리면 두들겨 알[粒]을 취해서 먹으면 또한 식량을 대신(休糧)한다.(本草)

◆ 벽곡하여 음식을 끊는 의방[辟穀絶食方]

○흉년에 곡식이 귀하거나 혹은 먼 데 가서 수화(水火)가 불편하거나 혹은 수행하는 사람[修行人]이 식량을 대신[休糧]하려는 데는 마땅히 이 의방을 복용한다.

【의방】 검은 콩 5되를 일어서 씻어[淘洗] 3번을 쪄서 볕에 쬐어[曬乾] 3번 쪄서 입을 벌리게 하여

껍질을 벗기고 분말을 만들어 찹쌀죽〔糯米粥〕에 합해서 섞어 고루 찧어서〔勻〕 주먹 크기 만한 단자〔團〕를 만들어 다시 시루〔甑〕에 넣어 쪄서 밤의 자시(子時)로부터 인시(寅時)에 이르기까지 불을 머무르게 하고〔住火〕 꺼내어 사기그릇〔磁器〕에 담아 대체로 바람에 마르지 않게 하여 매번 1~2 덩어리를 복용하여 배가 부른 것을 도수〔度〕로 하고 일체의 음식물을 먹지 않는다. 첫째 돈복(頓服)에는 7일간을 먹지 않고, 두 번째 돈복(頓服)에는 7-7(49일)을 먹지 않고, 세 번째 돈복(頓服)에는 100일을 먹지 않고, 네 번째 돈복(頓服)에는 영원히 배가 고프지 않으며 용모가 아름답고 다시는 야위지 않는다. 가령 갈증나면 대마즙(大麻汁)을 마셔 장부(藏府)를 자윤(滋潤)케 하고 만약 음식물이 필요가 있으면 규채탕(葵菜湯)〔아욱나물탕〕을 복용하여 풀거나 해바라기 씨〔葵子〕 3홉〔合〕을 절구에 부셔 달인 탕을 차게 복용하면 좋다.

ㅇ한 의방〔一方〕에는 백복령(白茯苓) 5냥이 있다.(類聚)

◆ 천금초(千金麨)

【의방】 꿀 2근(斤), 흰 밀가루〔白麪〕 6근, 백복령 4냥, 감초 2냥, 생강 껍질 벗긴 것 4냥, 건강(乾薑) 통째로 구운 것〔炮〕 2냥.
  이상의 것을 분말을 만들어 고루 섞어 찧어서 덩어리를 만들어 시루에 쪄 익혀서 응달에 말려 분말을 만들어서 매번 1큰 술을 취해서 냉수에 타서 내리면 100일을 지나도 배고프지 않다. 그 천금초(千金麨) 가루를 비단 주머니에 담아 두기를 10년이 지나도 괜찮다.(類聚)

◆ 벽곡하여 배고프지 않는 의방〔辟穀不飢方〕

【의방】 감국화(甘菊花), 백복령, 황랍(黃蠟), 송지(松脂), 봉밀(蜂蜜)을 등분(等分)하여 분말을 만들어 먼저 꿀을 달이고〔煉蜜〕 다음에 약을 고루 섞어 탄알〔彈子〕 크기의 환(丸)을 지어 매 1환(丸)을 백탕으로 씹어 내린다.(類聚)

◆ 피란대도환(避亂大道丸)

【의방】 검은 콩 1되 껍질을 벗긴 것, 관중(貫衆), 감초 각 1냥, 복령, 창출, 사인(砂仁) 각 5전을 썰어서 부셔서 물 5잔과 콩을 함께 늘인 불〔慢火〕로 볶고 달여 바로 물이 다 됨에 이르면 약은 가려내고 콩〔豆〕을 취해 찧어서 진흙처럼 만들어 연밥 크기로 환(丸)을 지어 사기 그릇〔磁器〕에 밀봉(密封)하고 매번 1환(丸)을 씹으면〔嚼〕 어린 잎〔苗葉〕을 마음대로 먹으며 종일토록 배부를 수 있고 비록 평소에 알지 못하는 이상한 풀 특이한 나무〔異草殊末〕 또한 독이 없고 맛이 있어서 밥을 먹는 것이나 다름없다.

ㅇ한 의방〔一方〕은 검은 콩〔黑豆〕 1되〔升〕, 관중(貫衆) 1근(斤)을 곱게 썰어서 콩과 같이 달여

향기 있게 익혀 되풀이해서 약즙(藥汁)이 다 되면 관중(貫衆)을 제거하고 다만 검은 콩〔黑豆〕을 취해서 빈속에 하루 5~7알〔粒〕을 먹으면 임의로 초목(草木)을 먹어도 무방하고 기(忌)하는 것은 어육(魚肉), 채과(菜果) 및 열탕(熱湯)이고 수일 후에는 다시 음식 생각이 나지 않는다.(入門)

38. 여러 법〔諸法〕

□ 수화를 취하는 법〔取水火法〕

○ 양수(陽燧)265)가 해를 향하면 타서 불이 된다. 허신(許愼)이 이르기를 '양수(陽燧)는 금(金)이다. 금배(金盃)를 취해서 인연이 없는 것〔無緣〕을 뜨겁게 마찰하여〔熱摩〕 한낮에〔日中時〕 해를 향해〔向日〕 쑥으로 이어주면〔艾承〕 불을 얻는다〔得火〕'고 했다.

○ 해〔日〕란 태양(太陽)의 진화(眞火)이니 수정주(水精珠) 혹은 심(心)이 오목〔凹〕한 동경(銅鏡)을 해를 향해 쏘게 하여〔射〕 쑥으로 이어 접하면〔承接〕 그 빛이 모인 자리에 불이 난다. 그러므로 아는 것이다.

○ 방제(方諸)266)는 큰 조가비〔大蚌〕이다. 달을 향해 승접〔承〕하여 물 2~3홉을 취하면 아침 이슬〔朝露〕같으니 눈을 밝게 하는〔明目〕 주치약〔主〕이다. (本草)

□ 자석은 남쪽을 가리킨다〔磁石指南〕

○ 자석(磁石)으로 바늘 끝〔鍼鋒〕을 갈면 남쪽을 가리킬 수〔指南〕 있다. 그 법(法)은 새솜 중〔新纊中〕의 외올〔獨縷〕을 취해서 개자(芥子) 반 알만큼을 납(蠟)으로 침 허리〔鍼腰〕에 연결〔綴〕하여 바람 없는 곳〔無風處〕에 드리우면〔垂〕 침(鍼)이 항상 남쪽을 가리킨다〔指南〕. 또 침(鍼)에다 가로 꿰어〔橫貫〕 물 위에 띄우면 또한 남쪽을 가리킨다〔指南〕. 그런데 항상 병방(丙方)으로 치우쳐 향하고〔偏向〕 정남 쪽으로〔正南〕 향하지 않는다. 이는 대체로 병(丙)이 대화(大火)가 되고 경신(庚申)의 금(金)이 제어〔制〕를 받으므로 이와 같이 물의 이치〔物理〕를 서로 느끼는 것이다. (本草)

---

265) 양수(陽燧) : 햇볕에 비춰서 불을 이르키는 거울(火鏡), 볼록렌즈도 됨.
266) 방제(方諸) ; 달에서 물을 취하는 거울, 제(諸)는 구슬(珠) 방(方)은 돌이다. 방제수(方諸水)는 밝은 달을 향하여 조가비로 뜬 물.

□ 추위를 두려워하지 않게 하는 법〔不畏寒〕

○추위를 두려워하지 않으려면〔不畏寒〕

【의방】 천문동, 백복령을 등분(等分)하여 분말을 만들어 술로 2전을 하루 2번 복용하면 대한(大寒) 때에도 홑옷〔單衣〕을 입고 땀을 낸다〔汗出〕.(本草)

□ 몸을 향기 있게 하는 법〔香身法〕

○모향(茅香)의 묘법(苗法)으로 삶은 탕에 목욕하면 사람 몸을 향기 있게 하고 악기(惡氣)를 제거하고 또한 달여 복용해도〔煮服之〕 또한 된다. 영릉향(零陵香)267) 역시 몸을 향기 있게 하니 마시고 목욕하는 것이 다 좋다.(本草)

□ 사람을 용기 있게 하는 법〔令人勇〕

○천웅(天雄)〔오두(烏頭)의 홑뿌리〕을 복용하면 사람을 무용(武勇)케 한다.

【의방】 천웅 3매(枚)를 웅계(雄雞)의 창자 안에 넣어 문드러지게 찧어 생식(生食)하면 사람을 용기 있게 한다.(淮南子)

□ 귀신을 쫓고 신에 통하는 법〔去鬼通神〕

○안식향(安息香)268)을 태워서 귀신을 쫓고 신을 오게 여러 악한 것〔衆惡〕을 물리친다.(本草)

□ 귀신을 보는 의방〔見鬼方〕

○귀신을 보는 데 주요한 것은

【의방】 생삼씨〔生麻子〕, 석창포(石菖蒲), 귀구(鬼臼)269)를 등분(等分)하여 분말을 만들어 꿀로 탄알(彈子) 크기의 환(丸)을 지어 매일 아침해를 향하여〔向日〕 1환(丸)을 복용하면 만(滿) 100

---

267) 영릉향(零陵香) : 콩과(科)에 딸린 풀, 유럽이 원산으로 여름 엽액(葉腋)에서 꽃꼭지가 나와 나비 모양의 꽃이 핌, 蕙草.
268) 안식향(安息香) : 때죽나무과에 딸린 낙엽 교목, 안식향산 : 안식향을 승화시켜 만든 백색 결정체, 방부제나 담을 없애는 약으로 씀.
269) 귀구(鬼臼) : 매자나무과(科)에 딸린 풀, 열매는 소독약으로 씀.

일에 곧 귀신을 본다.(本草)

□ 형체를 숨기는 법〔隱形法〕

○흰 개의 쓸개〔白犬膽〕를 통초〔通草〕〔목통(木通), 계심(桂心)에 섞어 분말을 만들어 꿀에 섞어 환(丸)을 지어 복용하면 사람의 형체를 숨길 수 있다. 푸른 개〔靑犬〕는 더욱 묘하다.(本草)

□ 부부를 서로 사랑하게 하는 법〔令夫婦相愛〕

○부부(夫婦)가 불화(不和)한 데는 원앙(鴛鴦)의 고기로 국〔羹〕이나 곰국〔臛〕을 끓여 본인들이 서로 모르게 먹으면 곧 서로 사랑〔憐愛〕한다.

○5월 5일에 뻐꾸기〔布穀鳥〕를 잡아서 다리〔脚〕와 뇌(腦)와 뼈〔骨〕를 휴대〔帶〕하면 또한 부처(夫妻)가 서로 사랑하게 된다.(本草)

□ 투기를 없애는 의방〔去妬方〕

【의방】 율무쌀〔薏苡仁〕, 천문동, 붉은 기장쌀〔赤黍米〕을 등분(等分)해서 꿀로 환(丸)을 지어 남부(男婦)가 복용하면 다 투기(妬忌)하지 않는다.

○또 꾀꼬리〔鶬鶊〕 고기를 먹으면 또한 투기하지 않는다.(入門)

□ 옷의 기름과 때를 없애는 법〔去衣油及衣垢〕

○동벽토(東壁土)가 옷의 기름때를 제거하는데 석회(石灰), 활석(滑石)보다 낫다.

○합환목의 껍질〔合歡皮〕270)과 잎은 옷의 때〔衣垢〕를 씻고 매엽(梅葉)을 찧어 부순 탕(湯)으로 옷의 때를 씻으면 쉽게 빠진다. 또 토란 삶은 즙〔芋煮汁〕으로 옷의 때를 씻으면 옥(玉)과 같이 희고 또 붉은 팥가루〔赤小頭粉〕를 풀어 기름 옷〔油衣〕을 풀칠하여 매면〔粘綴〕 매우 묘하다.

○또 조각탕(皂角湯)이 때를 없애는데 매우 묘하다.(本草)

□ 옥을 연하게 하는 법〔軟玉法〕

○두꺼비〔蟾蜍〕, 비계〔肪〕를 옥(玉)에 바르면 납(蠟)과 같이 물러지는데 다만 많이 얻어서는 안 된다. 살찐 것을 취해서 썰어서 달여 고(膏)를 만들어 옥(玉)에 바르면 또한 연하고 미끄러워〔軟

---

270) 합환목(合歡木) : 자귀나무.

滑〕 끊기〔截〕가 쉽다. 예전의 옥기〔古玉器〕에 기묘한 조각이 많은 것은 다 인공(人功)이 아니고 곤오도(昆吾刀)〔곤오(昆吾)에서 만든 칼〕와 두꺼비 비게〔蟾蜍肪〕로 새겨진 바인 것이다.(本草)

□ 돌을 문드러지게 하는 법〔爛石法〕

○오이풀 뿌리〔地楡根〕 태운 재가 돌을 문드러지게 한다. 두꺼비 오줌〔蟾蜍尿〕을 취해서 돌에 바르면 또한 돌을 문드러지게 할 수 있다.(本草)

향보(香譜)

통(通) \ 방(旁)	문원(文苑)	신료(新料)	소란(笑蘭)	청원(淸遠)	금낭(錦囊)	성심(醒心)	응화(應和)
4화(四和)	침향 2냥		백단 3전		뇌자 1전		사향 1전
응향(凝香)	백단 5전	강진 5전	침향 5전	모향 5전	영릉 5전	곽향 1푼	정향 5전
백화(百花)	침향 1푼		침향 1푼		사향 1전		백단 1냥
쇄경(碎瓊)	감송 1푼	백단 5전	강진 5전	침향 3푼	목향 5전	사향 1전	갑향 1전
운영(雲英)	현삼 2냥	감송 5전	사향 1전	침향 1푼	백단 5전	뇌자 1전	침향 1전
보전(寶篆)	정향 1푼	백지 5전	뇌자 1전	사향 1전	곽향 1푼	침향 1냥	감송 1푼
청향(淸香)	사향 1푼	모향 4냥	갑향 5전	백단 5전	정향 반전	침향 5전	뇌자 1전

이상의 것을 분말을 만들어 꿀을 조금 써서 고루 반죽하여(拌勻) 일상의 방법으로 문방(文房)에 태우면 좋다(必用)

◆ 서운향구(瑞雲香毬)

【의방】 산조인(酸棗仁) 1되〔升〕를 물에 섞어 갈은 즙(汁) 1주발〔椀〕을 달여 고(膏)를 만들어 향부자(香附子), 백지(白芷) 각 3냥, 백단(白檀), 모향(茅香), 애납향(艾蒳香)(곧 소나무 위의 푸른 이끼옷(靑苔衣)이다) 초두구(草豆寇), 정향(丁香) 각 1냥, 목향(木香) 5전, 용뇌 1전.
　　이상의 것을 분말을 만들어 산조인고(酸棗仁膏)로 어지럽게 섞어〔搜和〕 익힌 꿀〔熟蜜〕을 넣어 절구〔杵〕에 고루 섞어 손에 붙지 않게 하여 연밥 크기〔蓮子大〕만한 환(丸)을 만들어 매 1환(丸)을 태워서 푸른 연기〔靑煙〕가 3자〔三尺〕쯤 바로 올라와서 공중(空中)에서 공〔毬子〕의 모양으로 맺혀서 옮길 때까지 흩어지지 않는다.(必用)

◆ 부용향(芙蓉香)

【의방】 침속향(沈束香), 백단(白檀) 각 2냥, 영릉향(零陵香), 감송향(甘松香), 모향(茅香) 각 1냥, 정향(丁香), 3내자(三乃子), 8각(八角)271) 각 7전, 소뇌(小腦) 5전, 백급(白芨) 4냥(혹 5냥)

이상의 것을 갈아서 분말을 만들어 물에 반죽하여 비벼서〔捻〕 젓가락 크기〔筋子大〕의 가닥〔條〕을 만들어 응달에 말려서 불에 태운다. 이것이 부용소주법(芙蓉小炷法)이다.(俗方)

◆ 취선향(醉仙香)

【의방】 침속향(沈束香) 2냥, 백단향(白檀香) 1냥, 정향(丁香), 3내자(三乃子), 낭태(狼苔)(곧 애납향(艾蒳香)이다), 황연향(黃烟香), 흑향(黑香), 남유(攬油), 소합유(蘇合油), 안식향(安息香), 봉밀(蜂蜜), 함초(陷硝) 각 5전, 용뇌(龍腦), 사향 각 1전, 백급(白芨) 3냥.

이상의 7료(七料) 분말을 만들어 두 봉지〔包〕로 나누어 불 위의 냄비에 남유(攬油) 소합(蘇合), 안식(安息), 봉밀(蜂蜜)을 넣어 녹여 놓아두고 약간 따스하게 하여 1포(包)의 향말(香末) 및 뇌사, 염초(腦麝焰硝)를 휘저어〔攪〕 충분하게 고루 섞고 또 한포〔一包〕의 마른 분말〔乾末〕을 가루〔粉〕를 만들어 섞어서〔糝〕 손에 발라 대나무 바닥〔竹心〕 위에 비벼서 응달에 말려서 태운다.

○ 일명 청원탕(淸遠湯)이라 한다.(中朝傳習)

□ 과실을 오래 간직하는 법〔淹藏果實法〕

○ 납설수(臘雪水)로 일체의 과실을 간진하는 것이 좋다.
○ 술을 짜는 통〔酒槽〕에 음식물을 간직하면 썩지 않으니 고과(苽果)를 오래 간직하면 된다.

◆ 향비조(香肥皂)

【의방】 침향(沈香), 백단(白檀), 정향(丁香), 영릉향(零陵香), 3내자(三乃子) 각 1냥, 소뇌(小腦) 3전, 사향(麝香) 1전.

이상의 것을 분말을 만들어 조각 분말〔皂角末〕 5냥을 넣어 검은 설탕〔黑糖〕 2냥 혹은 3냥을 불 위에 녹여서 향말(香末)에 섞어 탄알〔彈子〕 크기의 환(丸)을 지어 손과 발을 씻을 때〔盥洗〕〔관세〕 이를 써서 비벼서 손과 얼굴을 씻어서 때를 빼니 속명으로 향비로(香飛露)라고 한다.(唐方)

□ 벼룩과 이를 물리치는 법〔辟蚤虱〕〔벽조슬〕

○ 창포(菖蒲)가 충(虫)을 죽이니 벼룩〔蚤〕과 이(虱)를 물리쳐 죽일 수 있다.
○ 백부근(百部根)[272]은 이(虱)를 죽인다. 삶은 탕〔煮湯〕으로 씻으면 소와 개의 이(虱)도 없앤

---

271) 8각(八角) : 붓순.
272) 백부근(百部根) : 파부초(婆婦草)의 뿌리, 해소, 골증(骨蒸), 살충제에 많이 씀.

다.
　ㅇ푸른 쑥〔靑蒿〕은 이(虱)를 죽인다. 달인 탕으로 씻는다.
　ㅇ수은(水銀)은 피부 속의 이(虱)를 죽인다. 침에 갈아서 바르면 이를 쏠어 죽이게 한다. 경분(輕粉) 또한 같다.(本草)
　ㅇ대체로 사람이 의복(衣服)을 세탁할 때에 가루와 풀〔粉糊〕에 수은(水銀)을 조금 넣어 고루 갈아서 씻으면 영원히 이(虱)가 생기지 않는다.(醫林)
　ㅇ비상(砒霜)을 차면〔帶〕 벼룩〔蚤〕이(虱)을 물리친다.(本草)
　ㅇ벽슬(壁虱)273)과 지네〔蜈蚣〕을 물리치는데는 개구리밥〔萍〕을 태운 연기〔燒烟〕로 훈(薰)하면 곧 제거된다. 또 청염수(靑塩水)로 상석(床席) 위를 두루 씻으면〔遍灑〕 곧 근절〔絶〕된다.

□ 모기와 파리를 물리침〔辟蚊蠅〕

　ㅇ5월에 부평(浮萍)을 취해서 응달에 말려서 태운 연기로 모기〔蚊子〕가 없어진다.
　ㅇ백부근(白部根)은 파리와 하루살이〔蠅蠓〕를 죽인다.
　ㅇ남칠(藍漆)은 파리를 죽이니 분말을 만들어 밥 안에 섞어 파리를 먹이면 다 죽는다.
　ㅇ뱀장어〔鰻鱺魚〕 말린 것을 방안에서 태우면 모기〔蚊〕가 녹아 물이 된다.
　ㅇ5월 5일에 박쥐〔蝙蝠〕를 취해서 햇볕에 말려 계피(桂皮)와 유향(乳香)에 섞어서 분말을 만들어 태우면 모기〔蚊〕를 없앤다.
　ㅇ목별자(木鼈子), 천궁, 웅황을 분말을 만들어 태우면 모기〔蚊〕가 멀리 가 버린다.(必用)

□ 좀을 물리치는 법〔辟蠹〕

　ㅇ뱀장어〔鰻鱺魚〕를 태워 모전 속〔氈中〕에 훈(薰)하면 나무좀〔蛀虫〕을 끊고〔斷〕 뼈대상자〔骨箱〕 속에 놓아두면 반대 좀〔白魚〕을 끊고 여러 충〔諸虫〕이 무는 것〔咬〕을 면(免)하게 하고 의복(衣服)을 태워 여러 죽목(竹木)을 훈(薰)하면 나무좀〔蛀虫〕을 물리친다.
　ㅇ평지(蕓薹)〔운대〕는 좀을 물리치니〔辟〕 책 속에 놓아두면 좀 걱정이 없다.
　ㅇ냉이꽃〔薺菜花〕은 자리 밑의 좀을 없앤다.(本草)
　ㅇ명사나무〔榠樝〕는 옷상자 안에 두면 하등동물〔虫魚〕을 죽인다.(本草)
　ㅇ오징어 뼈〔烏賊骨〕를 우물 속에 던지면 충(虫)이 다 죽는다.(本草)

□ 금수와 적서를 죽이는 법〔殺禽獸賊鼠〕

　ㅇ낭독(狼毒)274)은 나르는 새와 달리는 짐승을 죽이고 또한 쥐를 죽인다.

---
273) 벽슬(壁虱) : 개, 말, 소같은 것에 기생하는 벌레, 진드기.

ㅇ마도(馬刀)〔말씹조개〕, 마합(馬蛤)은 금수(禽獸)와 적서(賊鼠)를 죽인다.(本草)

□ 고기를 죽임〔殺魚〕

ㅇ파두(巴豆)가 충어(虫魚)를 죽인다.
ㅇ천초(川椒)가 일체의 고기〔魚〕를 죽이니 껍질을 취해서 물 속에 비비면〔挼〕 고기를 취할 수 있다.
ㅇ개오동나무 껍질〔楸木皮〕의 즙(汁)을 여러 고기〔諸魚〕를 죽이니 물 속에 두면 고기가 다 죽는다.(俗方)

□ 쥐를 모음〔集鼠〕

ㅇ게〔蟹〕를 태우면 쥐를 부른다.
ㅇ해황(蟹黃)275)을 아울러 볶아 태운 연기는 뜰에 쥐를 모운다.
ㅇ게〔蟹〕에 검은 개피〔黑犬血〕을 부어 넣어서 3일을 태우면 모든 쥐가 다 모인다.(本草)

□ 와석을 붙이는 법〔粘瓦石〕

ㅇ느릅나무 흰 껍질〔楡白皮〕을 축축하게 풀처럼 찧어 와석(瓦石)을 붙이는데 쓰면 매우 힘이 있다.
ㅇ계란 흰자위를 백반말(白礬末)에 섞어 사기그릇〔磁器〕을 붙이면 매우 단단하다.(本草)

□ 짐승들이 먹으면 취하게 하는 법〔獸食物卽醉〕

ㅇ호랑이〔虎〕가 개〔狗〕를 먹으면 취한다. 고양이〔猫〕가 박하(薄荷)를 먹으면 취한다.(瑣言)

□ 울기를 푸는 법〔解鬱氣〕

ㅇ대체로 오래 닫힌 빈방에 함부로 들어가는 것은 마땅치 않으니 먼저 향물(香物)과 창출(蒼朮), 조협(皂莢)의 유(類)를 태워서 울기(鬱氣)로 하여금 흩어져 없앤 후에 들어가는 것이 좋으며 그렇지 않으면 감촉〔感〕되어 병이 된다.(種杏)

---

274) 낭독(狼毒) : 오독도기, 오독도기의 부리, 외과(外科)나 적취(積聚)에 쓰이는 극렬한 약.
275) 해황(蟹黃) : 게의 뱃속에 있는 누런 장게장.

□ 연훈의 독을 푸는 법〔解烟熏〕

ㅇ거주하는 주변이 석실(石室) 속에 도피하여 도적들의 연기의 화훈(火熏)을 입어서 죽을 지경이 되어 헤매고 괴로워〔迷悶〕 하다가 한 묶음의 무〔蘿蔔〕를 찾아서 즙(汁)을 씹어 목구멍으로 내리니 소생〔甦〕했다.

ㅇ숯불연기〔炭烟〕에 태워지면〔熏〕 사람이 머리가 아프고 구토하여 왕왕 죽음에 이르는데 생무우〔生蘿蔔〕를 찧어 즙(汁)을 취하여 마시면 풀린다. 생것이 없으면 무씨〔蘿蔔子〕를 갈아서 즙(汁)을 취하여 복용하면 또한 풀린다.(綱目)

◈ 구기자 술〔枸杞子酒〕
ㅇ보익(補益)할 수 있다.

【의방】 구기자 5되〔升〕를 청주(淸酒) 2말〔斗〕에 갈아 눌러〔硏搦〕 담가서 7일만에 끄집어내어 찌꺼기를 제거하고 마시는데 처음에는 3홉(合)으로 시작하고 뒤에는 임의로 마신다.(本草)

◈ 지황주〔地黃酒〕

【의방】 찹쌀 1말(斗), 생지황 3근을 잘게 잘라서〔細切〕 함께 쪄서 문드러지게 익혀〔爛熟〕 흰 누룩〔白麴〕을 일상법과 같이 고루 섞어〔拌〕 빚어서〔釀〕 익기를 기다려〔候熟〕 임의로 마시면 크게 화혈(和血)하여 얼굴빛이 좋게〔駐顏〕한다.

◈ 천문동주(天門冬酒)
ㅇ보익(補益)케 한다.

【의방】 천문동을 껍질과 심(心)을 벗기고 찧어서 즙(汁)을 2말〔斗〕 취해서 누룩〔麴〕 2되〔升〕에 담가〔漬〕 누룩〔麴〕이 발효〔發〕하면 찹쌀〔糯米〕 2말〔斗〕을 넣어 가양법(家釀法)에 준(准)해서 술을 빚어〔造酒〕 4.7일(21일)을 봉(封)해두었다가 꺼내어 증청(澄淸)〔맑고 깨끗함〕을 마시고 만약 천문동이 있으면 분말을 만들어 섞어서 복용하면 더욱 좋다.(得效)

◈ 무술주(戊戌酒)

【의방】 찹쌀〔糯米〕 3말〔斗〕을 쪄서 익히고〔蒸熟〕 노란 수캐〔黃雄犬〕 1짝〔隻〕을 껍질과 창자〔皮腸〕를 버리고 삶아서 1복시(一伏時)에 지극히 문드러지기를〔極爛〕 기다려 진흙같이 만들어 연즙(連汁)과 밥과 함께 고루 버물어〔拌勻〕 흰 누룩〔白麴〕 3냥을 고루 섞어 빚어 2.7일(14일)만에 익으면 빈속에 1잔(盞) 마시면 원기(元氣)를 보양(補陽)하는데 지극히 좋으며 노인(老人)

에게 더욱 좋다.(活心)

◆ 신선고본주(神仙固本酒)

ㅇ 백발(白髮) 노인을 도로 아이로 돌아가게[還童] 변화시킬 수 있다.

【의방】 우슬(牛膝) 8냥, 하수오(何首烏) 거친 분말 6냥, 구기자 찧어 부순 것 4냥, 천문동, 맥문동, 생지황, 숙지황, 당귀, 인삼 각 2냥, 육계(肉桂) 1냥, 찹쌀[糯米] 2말[斗] 흰 누룩 2되[升]에 찹쌀을 익혀 약가루를 섞어 일상법과 같이 술을 빚어 먹는다.(仙方)

◆ 포도주(葡萄酒)

【의방】 포도 익은 것을 눌러 주물러[按] 즙(汁)을 취하여 찹쌀밥[糯米飯]과 흰 누룩[白麴]을 섞어 빚어 자연스럽게 숙성시키면 술이 되고 맛 또한 좋다. 산포도 또한 좋다.(本草)

◆ 꿀술[蜜酒]

【의방】 좋은 꿀 2근(斤), 물 한 주발[椀], 흰 누룩 1되[升] 반, 좋은 마른 효모[乾酵] 3냥. 이상을 먼저 꿀물[蜜水]을 볶아서[熬] 거품[沫]은 버리고 지극히 식혀서 누룩[麴]과 효모[酵]를 매일 3번 흔들어[攪] 3일이면 뜨거움[熱]이 심하면 좋다.(元戌)

◆ 계명주(雞鳴酒)

【의방】 먼저 찹쌀[粘米] 3되[升]를 깨끗이 일어서[淨淘] 물 6되[升]와 같이 솥[鍋]에 앉혀 삶아 죽[粥]을 쑤어 여름[夏]에는 차갑게[冷], 봄 가을[春秋]에는 따뜻하게[溫] 겨울[冬]에는 약간 뜨겁게[微熱]하여 누룩[麴], 효모[酵]와 맥아(麥芽)를 다 고운 분말[細末]로 찧어 물엿[餳稀]과 같이 죽[粥]에 넣어 고루 흔들어[掉勻] 빚으면[釀] 겨울에는 5일, 춘추와 여름에는 각 2일이면 잘 빚어진다.(美醞)

ㅇ 노래에 이르기를 '단샘물 6주발 쌀 3되에[甘泉六椀米三升]/ 죽을 부드럽게 누룩은 반 근이라[做粥溫和麴半斤]/ 3냥의 물엿 2냥의 효모를[三兩餳篩二兩酵]/ 한 번 거른 맥아 고루 섞어야 하고[一抄麥芽要調勻]/ 황혼녘에 어떻게 늘어서 기다리랴[黃昏時候安排了]/ 내일 아침은 곧 마시니 항아리 머리가 봄이로다[來朝便飮瓮頭春]/' 했다.

◆ 백화춘(白花春)

【의방】 찹쌀 1말(斗)을 100번 깨끗이 씻어 동이(盆) 물 속에 담가 3일을 지나서 쪄서 익혀(蒸熟) 담갔던 물을 뿌려주어(澆) 흰 누룩(白麴)을 넣어 일상법과 같이 빚어서 3일이 지나며 맛이 있게 빚어지니 흰 개미(白蟻)가 위에 뜨면 가장 좋다.(俗方)

◆ 삶은 술(煮酒)

【의방】 좋은 청주(淸酒) 1병에 황랍(黃臘) 2전(錢)을 넣고 호초(胡椒) 갈은 것 1전(錢)을 넣어 팽팽하게 입구를 봉하여(緊封口) 한 줌 습미(濕米)를 그 위에 얹고 중탕(重湯)하여 삶으면 그 쌀이 밥이 되면 곧 이루어지니 꺼내어 식게 두었다가 마신다.(俗方)

□ 주본을 만드는 법(作酒本)

【의방】 백미(白米) 1되(升)를 깨끗이 씻어 물 속에 담가 겨울은 10일, 춘추는 5일, 여름에는 3일 만에 쌀이 속이 투명(透心)하게 물에 젖기(潤濕)를 기다려 나무를 취하여 쪄서 문드러지게 익혀(蒸爛熟) 누룩(麴)을 조금 넣어 손으로 눌러 충분히 고루 섞어 항아리(缸)에 넣고 입구를 봉하여 겨울에는 따뜻한 데 두고 여름에는 시원한 데 두어 술에 되기를 기다려 그 맛이 조금 시고(酸) 떫고(澁) 미끄러우면(滑) 좋다.(俗方)

□ 신국 만드는 법(造神麴法)

○ 6월 6일 여러 신이 새벽에 모인다고 하니 이날 만든 것을 신국(神麴)이라 한다. 이 날을 지나서 만든 것은 신국(神麴)이 아닌 것이다. 혹은 이르기를 이날 약재료(藥料)를 갖추어(辦) 상인일(上寅日)[276]에 이르러 누룩을 디디면(踏麴) 역시 이 신국(神麴)이라고 한다.

【의방】 백호(白虎)(곧 밀기울(麩)을 띤 흰 누룩) 25근(斤), 구진(句陳)(곧 창이(蒼耳) 자연즙(自然汁)) 1되(升), 슬사(膝蛇)(곧 야료(野蓼)〔들여뀌〕 자연즙(自然汁) 1되 3홉(合), 청룡(靑龍)(곧 푸른쑥(靑蒿) 자연즙(自然汁) 1되(升), 현무(玄武)(곧 행인(杏仁) 껍질과 끝(皮尖)을 제거한 것과 쌍인(雙仁)을 갈아서 진흙처럼 된 것 1되(升) 3홉(合), 주작(朱雀)(곧 붉은 팥(赤小豆) 삶아 익혀서 찧어 진흙처럼 된 것 1되(升).
　이상의 것을 함께 수합(修合)해서 3복(三伏) 안에 상인일(上寅日)을 날 잡아서 누룩을 디뎌서(踏) 매위 실(實)한 것을 도수(度)로 한다.

---

276) 상인일(上寅日) : 그 달의 처음 인일(寅日).

o 또 이르기를 '혹은 갑인(甲寅), 무인(戊寅), 경인(庚寅)일은 곧 3기(三奇)이다.' 했다.
o 신국(神麴)은 '6신(六神)의 누룩(麴)이니 반드시 6물(六物)을 갖추어야 신(神)이라고 한다'(丹心)

□ 백약을 달이는 법〔百藥煎法〕

【의방】 5배자(五倍子) 2근(斤) 반, 오매육(烏梅肉), 백반 각 4냥, 술 흰누룩〔酒白麴〕4냥.
　　이상의 것을 물홍삼(水紅蔘) 12냥을 물에 달여 찌꺼기를 제거하고 오매육(烏梅肉)을 넣어 달이되 물이 너무 많으면 안 되니 그 자리에서 물리치고 5배자 거친 분말〔五倍子末〕과 백반〔礬〕과 술 흰 누룩〔麴〕을 고루 섞어 술 담그는 누룩 모양〔作酒麴樣〕으로 사기그릇〔磁器〕 안에 넣어 바람이 들지 않게 해서 흰 것이 나는 것을 기다려 끄집어내고 햇볕에 말려들어서 쓰는데〔聰用〕 수염을 물들이는 것은 녹반(綠礬) 4냥을 더해서 쓴다.(入門)

□ 메주를 만드는 법〔造豉法〕

【의방】 콩을 노랗게 쪄서(곧 말장(末醬)이다) 매 1말〔斗〕에 소금 4되〔升〕, 천초(川椒) 4냥을 같이 담가〔淹〕 봄 가을은 3일, 여름은 2일, 겨울은 5일이면 반숙(半熟)이 이루어지니 생강 잘게 자른 것〔細切〕 5냥을 고루 반죽하여 그릇 안에 넣어 입구를 봉〔封口〕하고 쑥〔蓬艾〕이나 쌓아놓은 풀속〔積草中〕에서 두껍게 덮어둔다. 혹은 말똥〔馬糞〕 속에 두어 7일 혹은 2.7일(14일)을 경과하면 곧 취하여 이미 깨끗하고 또 정결〔精〕하다.(本草)

□ 엿을 만드는 법〔造飴糖法〕

o 찹쌀〔糯米〕을 삶아 죽을 쑤어 곧 식혀서 맥아분말〔麥芽末〕을 넣어 뜨겁기를 기다려〔候熱〕 맑은 것을 취하고〔取淸〕 다시 끓여서〔熬〕 호박색(琥珀色)같이 된 것이 굳은 엿〔膠飴〕이니 약(藥)에 넣을 수 있다. 그 당기면 희고〔牽白〕 단단한 것〔堅强〕은 엿〔飴糖〕이라 하니 약에 넣지는 못하고 다만 먹을 수 있을 따름이다.(入門)

□ 반하국을 만드는 법〔造半夏麴法〕

o 반하(半夏)를 다소 불구하고 분말을 만들어 생강즙(生薑汁), 백반탕(白礬湯)을 등분(等分)하여 고루 섞어 누룩〔麴〕을 만들고 닥나무 잎〔楮葉〕으로 싸서 바람에 말린〔風乾〕 연후에 곧 약(藥)

에 넣는다.

○풍담(風痰)에는 조각(皂角)을 삶은 즙(汁)을 찌꺼기를 제거[去渣]하고 고를 달여[煉膏] 섞어서[和] 쓴다.

○화담(火痰)과 노담(老痰)에는 죽력(竹瀝)에 생강즙을 섞어서 쓴다.

○습담(濕痰)과 한담(寒痰)에는 생강 진하게 달인 탕[生薑煎湯]에 고백반(枯白礬)을 3분의 1을 섞어[和](가령 반하(半夏) 3냥은 고백반(枯白礬) 1냥이다), 누룩[麴]을 만드는데 만드는 법은 앞의 법과 같다.

○또 하천고(霞天膏)(의방은 토문(吐門)을 보라)에 백개자(白芥子) 3분의 2를 더해서 강즙(薑汁)과 반탕(礬湯), 죽력(竹瀝)으로 누룩을 만들어 담적(痰積)과 침아(沈痾)[277]가 대소변을 따라 나온다.(丹心)

□ 해분을 만드는 법[造海粉法][278]

○붉은 바다조가비[紫海蛤] 1근(斤)을 불에 붉게 사르어[火煅] 동변(童便)에 담그어[淬] 3차례 여과[過]시켜 분말을 만들어 노랗게 익힌[黃熟] 과루(瓜蔞)와 같이 문드러지게 절구[杵] 천백 번 찧어서 떡[餠子]을 만들어 노끈[麻繩]으로 꿰어 바람맞는 곳[當風處]에 달아 바람 부는데 말려 분말을 만들어 말한 것을 들어 채택하여 쓴다[聰用].(醫鑑)

□ 경분을 만드는 법[造輕粉法]

○식염과 녹반(綠礬)을 각기 등분(等分)하여 함께 냄비[鍋] 안에 넣어 노란색이 나게 볶아서[煮] 꺼내어 분말을 만든 것을 황국(黃麴)이라 한다. 이 황국[麴] 1냥에 수은(水銀) 2냥을 넣어 고루 섞어[拌匀] 함께 질그릇 동이[瓦罐]에 넣어 위에는 철등잔(鐵燈盞)으로 덮어 안정[定]시키고 밖으로는 노란 진흙[黃泥]으로 법과 같이 단단히 고정시키고 기(氣)가 새지 않게 하여 마르기를 기다려[候乾] 숯불[炭火]을 써서 빙빙 타오르게 하고 자주 물을 철등잔(鐵燈盞)에 물방울을 떨어뜨려[水滴] 질그릇 동이[罐]가 벌겋게 통하기를 기다리면 안에 약이 동이입구[罐口]에 올라가니 식기를 기다려[候冷] 개봉[拆開]하면 경분(輕粉)이 이루어진다. 약을 넣을 때 말한 것을 들어 채택하여 쓴다[聰用].(入門)

□ 숙지황을 만드는 법[作熟地黃法]

○생지황(生地黃)을 다소 불구하고 캐어서[採] 물에 담가[浸] 가라앉는 것은 지황(地黃)이라 하

---

277) 침아(沈痾) : 침고(沈痼) : 오래된 고질병.
278) 해분(海粉) : 해합분(海蛤粉) : 바다 조가비의 가루, 담(膽)과 대하증(帶下證)에 약으로 씀.

고 반은 뜨고 반은 가라앉는 것을 인황(人黃)이라 하고 물위에 있는 것을 천황(天黃)이라 한다. 인황(人黃), 천황(天黃) 및 잔뿌리〔細根〕를 찧어서 즙을 취하여〔擣取汁〕지황(地黃)을 담그고 버드나무 시루〔柳木甑〕나 혹은 질그릇 시루〔瓦甑〕에 담아 지황(地黃)을 쪄 익혀〔蒸熟〕꺼내어 햇볕에 쪼여 말리고〔曬乾〕또 즙 속〔汁中〕에 담가 하룻밤을 지새우고〔一宿〕또 쪄서 내어 햇볕에 말리기를 이와 같이 9번 찌고 9번 햇볕에 쪼여 말리고〔九蒸九曬〕찔 때는 매양 찹쌀청주〔糯米淸酒〕를 뿌려 충분히〔十分〕무르익어서〔爛熟〕색깔이 오금색(烏金色)279)같으면 다 이루어진 것이니 곧 햇볕에 쪼여 말려서 거두어 약에 넣어 말한 것을 들어 채택하여 쓴다〔聰用〕. (俗方)

□ 녹각교 상을 달이는 법〔煮鹿角膠霜法〕

○녹각(鹿角)을 취해서 1치〔寸〕길이로 톱으로 잘라서 길에 흐르는 물〔長流水〕에 3일을 담가 때〔垢膩〕를 씻어내고 사기 냄비〔砂鍋〕안에 넣어 맑은 물〔淸水〕(강물이 더욱 좋다)에 담가서 수면에 드러나지 않게 하여 뽕나무 잎〔桑葉〕으로 입구를 막고 상시화(桑柴火)로써 삶아〔煮〕이따금 뜨거운 물을 더하고 불을 쉬지 않고 지펴 이와 같이 3일을 계속하여 녹각이 문드러져 연유(軟酥)같이 되는 것을 기다려 곧 그치고 녹각〔角〕을 취해서 햇볕에 말린 것을 녹각상(鹿角霜)이라 한다. 그 즙(汁)을 맑게 여과〔澄濾〕하여 맑게 쏠어져 엉긴 것을〔淸偃凝〕을 취하여 조각을 내어 바람에 말린 것을 녹각교(鹿角膠)라고 한다. 교(膠)와 상(霜)을 거두어 취하여 약을 넣을 때 말을 들어 채택하여 쓴다. (聰用)

○저절로 뿔이 빠진 것〔自落角〕과 연뇌각(連腦角) 곧 산 놈을 죽여 뿔을 취한 것은 쓰지 않는다. (入門)

□ 두꺼비 젖을 취하는 법〔取蟾酥法〕

○5월 5일 살아있는 두꺼비를 잡아 머무르게 한 후 침(鍼)으로 눈썹 사이〔眉間〕를 찔러서 그 등을 가볍게 두드리면 흰 즙〔白汁〕이 저절로 나오니 대나무 칼〔竹簽〕로 긁어내려 기름 종이〔油紙〕위에 발라 응달에서 말려 쓴다. (綱目)

□ 사람 젖을 햇볕에 쪼여 말리는 법〔曬乾人乳法〕

○사람 젖 몇 주발〔數椀〕을 질그릇 동이〔瓦盆〕안에 넣어 흔들지 말고 네 둘레를 햇볕에 말려서 긁어 취한다〔刮取〕. 또 햇볕에 말리고 또 긁어서 바로 젖이 다 되면 강즙(薑汁)에 반죽하여 햇볕에 말려서 쓴다. (醫鑑)

---

279) 오금(烏金) : 철(鐵)의 별칭, 적동(赤銅)의 별칭,

38. 여러 법(諸法)

□ 납을 술에 끓이는 법〔酒煮蠟法〕

o 황랍(黃蠟) 10냥을 은석기(銀石器) 안에서 녹여 즙(汁)을 내어 겹으로 된 솜〔重綿〕으로 여과〔濾〕시켜 찌꺼기를 제거하고 청주 1되에 달인 납〔煮蠟〕을 넣어 식기를 기다리면 그 납(蠟)이 저절로 물위에 뜬다. 술을 제거하고 취하여 쓴다.(得效)

□ 우담 남성을 만드는 법〔牛膽南星法〕

o 남성(南星)을 분말을 만들어 납월(臘月)〔12월〕에 황우담즙(黃牛膽汁)을 취해서 고루 섞어 쓸개〔膽〕안에 넣어 입구를 봉하여〔封口〕바람 부는데〔當風處〕에 걸어 응달에 말려〔陰乾〕말한 것을 들어 채택하여 쓴다〔聰用〕.(丹心)

□ 추석을 음련하는 법〔陰鍊秋石法〕280)

o 사람 오줌을 큰 동이〔大盆〕속에 많이 모아 두고 새물〔新水〕과 섞어 100번〔百匝〕을 저어 증청(澄淸)하게 놓아두었다가 맑은 물〔淸水〕은 제거하고 탁한 찌꺼기〔濁脚〕만 남기고〔留〕또 새물〔新水〕을 부어 함께 흔들어 물이 많으면 정미〔妙〕하게 하고 또 기울어서 맑은 물을 제거한다. 이와 같이 10여 차례 하여 냄새가 안 나기를 향기 있는 냄새가 나는 것을 기다려 그치고 체〔篩〕에 두꺼운 종이〔厚紙〕를 깔고 그 위에다 종이 위에 찌꺼기〔瀝〕의 맑은 물〔淸水〕를 제거하고 햇볕에 말려서 분말을 만들어 첫 사내아이를 낳은 젖〔初男乳汁〕을 고루 섞어 고(膏)같은 것을 뜨거운 햇볕 속〔烈日中〕에 바싹 말린다. 이와 같이 9번을 하여 색깔이 분백(粉白)과 같으면 대체로 태양기(太陽氣)를 빌린 것이니 음련추석(陰鍊秋石)이라 하고 음이 막히고 화를 내리게〔澁陰降火〕할 수 있다.(入門)

□ 추석을 양련하는 법〔陽煉秋石法〕

o 사람 오줌〔人尿〕을 많이 모아 동이〔盆〕속에 두고 조각즙(皂角汁)을 조금 넣어 더러운 냄새〔穢氣〕를 없애고 100여 번 흔들어 바로 소변이 맑아지기를〔澄淸〕기다리면 백탁(白濁)281)이다. 가라앉으면〔碇〕맑은 물〔淸水〕을 제거〔辟去〕하고 단지 탁한 찌개〔濁脚〕을 취하여 또 물을 부어 100여 번 흔들어 다시 맑고 깨끗한〔澄淸〕물을 버리고 탁한 것〔濁〕을 취하여 다시 베에 여과〔布濾〕하고 찌꺼기를 제거하여 진한 즙〔濃汁〕을 취하여 깨끗한 냄비〔鍋〕안에 넣어 볶아 말려〔熬乾〕긁어내려〔刮下〕체〔篩〕에 쳐서 다시 냄비〔鍋〕안에 넣어서 맑은 물〔淸水〕에 달여서〔煮〕녹이고

---

280) 추석(秋石) : 동변(童便)을 고아서 정제(精製)한 결정물(結晶物), 유뇨(遺尿), 유정(遺精) 등의 치료약.
281) 백탁(白濁) : 오줌 빛이 백색(白色)으로 흐리고 걸쭉한 것을 이름.

〔化〕 키〔箕〕나 대그릇〔筲〕 안에 두꺼운 종이〔厚紙〕를 양겹〔兩重〕으로 깔고〔布〕 즙(汁)을 기울여 그 위에 물을 뿌려 여과시키고〔淋過〕 물을 제거하고 다시 냄비〔鍋〕에 넣어 볶아서 말리고〔熬乾〕 또 탕에 삶아서〔湯煮〕 녹여 종이에 펴서〔布〕 즙(汁)에 물을 뿌려 색깔이 결백(潔白)하지 않으면 다시 평평하게〔准〕 물을 뿌려〔下淋〕 색깔이 상설(霜雪)같기를 기다려 곧 그친다. 사기그릇〔砂盆〕 안에 넣어 단단히 고정했기 때문에 헐구(歇口)하여 불에 그슬어〔火煆〕 즙(汁)을 이루어 기울어서 맑은 백옥색〔瑩白玉色〕이 나오기를 기다려 곧 그친다. 곱게 갈아〔細研〕 사기그릇〔砂盆〕 안에 넣어 단단히 고정하여〔固濟〕 정화(頂火) 4냥(四兩)으로 7주야(七晝夜)를 양화(養火)하다. 오랜 양화(養火)가 더욱 좋으니 양련추석(陽煉秋石)이라 한다. 여러 가지 냉질(冷疾)을 치료하고 오래된 허손(虛損)에 복용하면 다 낫는다.

ㅇ추석(秋石)을 단련〔煉〕하는 것을 용호수(龍虎水)를 취하는 법이라 하는데 용(龍)은 목(木)에 속하고 호(虎)는 금(金)에 속하니 곧 동남동녀(童男童女)를 일컫는 것이다. 나이가 바야흐로 13, 14세와 15, 16세의 병이 없고 음양(陰陽)이 훼손〔破〕되지 않는 사람을 가려서 각기 깨끗한 방〔淨室〕에 두고 정결(精潔)한 음식을 먹고 사기 항아리〔磁缸〕에 소변을 받아 1~2섬〔石〕을 모아 단련〔煉〕하여 쓴다. 단 공력(功力)이 매우 크므로 다만 병이 없는 사람의 소변을 많이 모아 또한 단련해서 써도 된다.(入門)

□ 복령으로 떡을 빚는다〔茯苓造化糕〕

【의방】 복령, 연밥의 살〔蓮肉〕, 산약, 검인(芡仁)〔가시연밥〕 각 4냥을 고운 분말을 만든 것, 멥쌀 2되를 찧어서 가루〔粉〕를 낸 것, 사탕(砂糖) 1근(斤)을 긁어서〔刮〕 설탕〔雪〕을 만든 것.

　　이상의 것을 고루 섞어 시루〔甑〕에 넣어 죽도(竹刀)로 조각(片子)을 그어서 거친 배〔布〕를 덮어서 시루를 쪄 익혀서 꺼내어 햇볕에 쬐어 말려〔晒乾〕 임의로 먹는다. 만약 나무 뚜껑〔木盖〕을 덮으면 익지 않는다.(集略)

□ 비전하는 3선고〔秘傳三仙糕〕

【의방】 인삼, 산약, 연밥의 살〔蓮肉〕, 백복령, 검인(芡仁) 각 4냥을 따로 고운 분말을 만들고 백밀(白蜜) 1근(斤), 사탕(砂糖) 1근을 긁어서 설탕〔雪〕을 만들고 찹쌀 3되〔升〕, 멥쌀 7되를 각기 찧어서 분말을 만든 것.

　　이상의 것을 고루 섞어 쪄내어 햇볕에 말려 다시 분말을 만들어 매번 한 큰 숟갈을 백탕(白湯)에 타서 내린다.(神診)

38. 여러 법(諸法)

□ 달이는 약을 만드는 법[造煎藥法]

o 흰 생강[白薑] 5냥, 계심 2냥, 정향(丁香) 호초(胡椒) 각 1냥 반.

이상을 따로 갈아서 고운 분말을 만들고 대추를 쪄서 씨를 빼고[去核] 살[肉]을 취하여 고(膏)를 2발(鉢)(1발(一鉢)은 3되[升]이다), 아교(阿膠), 연밀(煉蜜) 각 3발(鉢).

이상의 것을 먼저 아교[膠]를 녹이고 다음에 대추와 꿀[棗蜜]을 넣어 다 녹이고[消化] 곧 4미(四味)의 약가루[藥末]를 넣어 고루 저어서[攪勻] 달여서 조금 따스한 것을 체[篩]에 걸러 내려 그릇에 담아 두고[貯器] 엉기기를 기다려[待凝] 취해서 쓴다.(俗方)

◆ 6향고(六香膏)

o 겨울 추위에 동상(凍傷)으로 피부가 트고[皸] 가벼운 동상[瘃]이 걸린 데 치료한다.

【의방】 백단향(白檀香), 침속향(沈束香), 정향(丁香), 영릉향(零陵香), 감송향(甘松香), 8각향(八角香) 각 1냥을 거친 분말[末]을 만들어 3되[升]의 꿀[蜜]에 담가 입구를 봉[封口]하고 7일이나 10일이 지나면 꺼내어 불 위에 약간 따스하게 하여 체[篩]에 걸러 찌꺼기를 없애고 곧 3내자(三乃子) 고운 분말[細末] 5전(錢), 소뇌말(小腦末) 3전, 동과인(冬瓜仁) 고운 분말 7냥 혹은 10냥을 고루 저어[攪勻] 다시 성근 체[疎篩]에 쳐서 그릇에 담아두었다가 쓴다.

o 그 찌꺼기[滓]로 단자[團]를 만들어 불 속에 구우면 매우 좋으니 강매향(江梅香)이라고 한다.(俗方)

◆ 의향(衣香)

【의방】 모향(茅香) 꿀에 볶은 것 1냥, 백지(白芷) 5전, 침속향(沈束香), 백단향(白檀香), 영릉향(零陵香), 감송향(甘松香), 8각향(八角香), 정향(丁香), 3내자(三乃子) 각 2전.

이상의 것을 아울러 거친 분말[末]을 만들어 소뇌말(小腦末) 2전을 넣어 고루 섞어 1첩을 만들어 옷상자 속에 두면 아주 좋으며 여름 달에 더욱 좋다.(俗方)

◆ 10향고(十香膏)

【의방】 침향(沈香), 정향(丁香), 백단(白檀), 감송(甘松), 울금(鬱金) 각 5전을 굵게 썰어서[剉] 마유(麻油) 1근(斤)에 7일간 담갔다가 노구솥안[鐺內]에 늘인 불[慢火]로 5일간 양생[養]한 뒤에 문무화(文武火)로써 20~30번을 끓여[沸] 솜[綿]으로 여과[濾]하고 찌꺼기를 제거하고 노구솥[鐺]을 닦아 내려서[拭下] 연유(煉油)를 황단(黃丹)에 넣어 버드나무 대칼[柳篦子]로 멈추지 않고 손으로 저어서 색이 검어지기를 기다려 물 속에 방울을 떨어뜨리면 구슬을 이룬

연후에 곧 유향(乳香), 목향(木香), 백교향(白膠香), 용치(龍齒), 소합유말(蘇合油末) 각 5전, 사향분말[麝香末] 2전 반을 300~500번을 고루 저어서 엉기기를 기다려[候凝] 조각을 만들어 쓸 때에 붉은 비단에 펼쳐서[攤] 위에 붙인다.(聖惠)

◆ 호박고(琥珀膏)

【의방】 호박(琥珀) 1냥, 정향(丁香), 목향(木香) 각 7전 반, 목통(木通), 계심(桂心), 당귀, 백지, 방풍, 송지(松脂), 주사(朱砂), 목별자(木鼈子) 각 5전, 마유(麻油) 1근(斤).
　이상의 것을 제외하고 호박(琥珀), 정향, 목향, 계심, 주사를 분말을 만들고 나머지 약[餘藥]은 아울러 썰어서 기름에 담가 3일을 지새고 늘인 불[慢火]에 달여 저어서 백지(白芷)가 초황색(焦黃色)이 되기를 기다려 걸러내고[濾出] 다음에 송지(松脂)를 넣어 녹여 여과[濾]시키고 찌꺼기를 제거하고 다시 황단(黃丹) 1근(斤)을 넣어서 버드나무 대칼[柳篦]로 멈추지 않고 손으로 저어서 검은 색[黑色]이 되게 하여 물 속에 방울을 떨어뜨리면 구슬[珠]이 이루어지면 곧 호박(琥珀) 등의 다섯 분말을 넣어 고루 저어서[攪] 엉기기[凝]를 기다려 조각[片]을 만들어 말한 것을 들어 채택하여 쓴다[聽用].(局方)

◆ 신선태을고(神仙太乙膏)

【의방】 현삼(玄參)282), 백지(白芷), 당귀, 육계, 적작약, 대황(大黃), 생지황 각 1냥을 썰어서 마유(麻油) 2근(斤)에 담가 봄에는 5일, 여름에는 3일, 가을에는 7일, 겨울에는 10일을 늘인 불[慢火]로 달여 백지(白芷)가 초황색(焦黃色)이 되게 하여 찌꺼기를 제거하고 황단(黃丹) 1근(斤)을 넣어 매우 저어[極攪] 물 속에 방울을 떨어뜨려 구슬[珠]이 이루어지면 엉기기[凝]를 기다려 조각[片]을 만들어 말한 것을 들어 채택하여 쓴다[聽用].(局方)

◆ 구고고(救苦膏)

○ 풍습(風濕)의 저리고 아픈 것[痠痛]을 치료한다.

【의방】 천오(川烏) 통째로 구운 것[炮] 3전, 우슬(牛膝), 황단(黃丹), 유향(乳香)을 따로 간 것 각 5전, 백지(白芷), 패모(貝母), 백급(白芨), 백렴(白斂) 각 2전, 괴윤(槐潤) 1전(없으면 도교(桃膠)로 대신함), 몰약(沒藥)을 따로 간 것 7전, 백교향(白膠香) 따로 간 것, 행인니(杏仁泥) 각 3냥, 당귀 1냥, 역청(瀝青) 따로 갈은 것 8냥, 향유(香油) 반 잔.
　이상의 분말을 고루 섞어 향유(香油)를 태워 부드럽게[潤]하고 불 위에 녹여서 매 2냥을 1첩을 만들어 유지(油紙)에 펴서[攤] 아픈 자리에 붙인다.(類聚)

---

282) 현삼(玄蔘) : 현삼과에 딸린 다년생 풀. 산과 들에 저절로 나거나 재배를 하는데 잎은 톱니가 있는 달걀 모양이며 담황색임. 뿌리는 성질이 차서 열을 내리게 하므로 폐결핵의 약으로 씀. 원삼(元蔘).

38. 여러 법(諸法)

◆ 옥용고(玉容膏)

ㅇ 일명 옥용서시고(玉容西施膏)하고 하는데 조창(燥瘡)에 바른다.

【의방】 황기, 당귀, 백지, 천궁, 곽향, 영릉향, 백단향, 향부자, 백렴, 백작약, 백급(白芨), 행인 각 1냥, 과루 1개, 용뇌 2전, 청유(淸油) 4근(斤) 황랍(黃蠟) 1근(斤).
　　이상의 것을 용뇌(龍腦)를 제(除)하고 아울러 썰어서 기름 안에 봄에는 5일, 여름에는 3일 가을에는 7일, 겨울에는 10일을 담가서 석기(石器)에 그득하게 달여[煎] 백지(白芷)가 초황색(焦黃色)이 되기를 기다려 곧 찌꺼기를 제거하고 납(蠟)을 녹인 것을 넣고 또 찌꺼기를 제거하고 용뇌(龍腦)를 고루 휘저어서[攪勻] 밀봉(密封)하여 쓴다. 겨울에는 납(蠟)을 반으로 줄인다.(神診)

◆ 운모고(雲母膏)

【의방】 운모(雲母), 염초(焰硝), 감초 각 4냥, 괴지(槐枝), 유지(柳枝), 진피, 상백피, 측백엽, 수은(水銀) 각 2냥, 천초(川椒), 백지(白芷), 몰약, 적작약, 육계, 당귀, 염화(塩花), 황기, 혈갈(血竭), 창포, 백급, 궁궁(弓窮), 목향, 백렴, 방풍, 후박, 사향, 길경, 시호(柴胡), 송지(松脂), 인삼, 황금(黃芩), 창출, 초룡담, 합환(合歡), 유향, 부자, 복령, 양강(良薑) 각 5전, 황단(黃丹) 14냥, 청유(淸油) 2근 반.
　　이상의 것을 운모(雲母), 염초(焰硝), 혈갈, 몰약, 유향, 사향, 황단, 염화를 제외한 나머지 약을 썰어서 청유[油]에 7일간을 담근 후에 문화(文火)에 달여서 백지, 부자가 초황색(焦黃色)이 되기를 기다려 베[布]에 짜서[紋] 찌꺼기를 제거하고 다시 달인[熬] 뒤에 황단(黃丹) 등 8미를 고운 분말[細末]을 만들어 넣고 버드나무 칼로 쉬지 않고 저어서 바로 고(膏)가 되어 엉기면 물에 떨어뜨려 구슬[珠]이 이루어지는 것을 도수[度]로 하여 사기그릇[磁器] 안에 부어두고 위에 있는 수은(水銀)을 두드려[彈] 매양 쓸 때는 수은(水銀)을 긁어버리고 모든 옹저(癰疽)와 창종(瘡腫)의 밖에 붙이고 안으로 복약하면 신효하다.(局方)

◆ 납향고(臘享膏)

ㅇ 동창(凍瘡)을 치료한다.

【의방】 납저지(臘猪脂)(납월의 돼지기름), 오소리 기름[獖油] 각 2냥 반, 향유 2홉 반, 해송자 기름[海松子油] 1홉, 명송지(明松脂), 황랍(黃臘) 각 3냥 7전 반.
　　이상의 것을 각기 단련[煉]하여 찌꺼기를 제거하고 녹여서 고(膏)를 만들어 엉기기[凝]를 기다려 그릇 속에 저장했다가 바른다.(俗方)

◆ 신이고(神異膏)

【의방】 노봉방(露蜂房), 행인(杏仁) 각 1냥, 황기 7전 반, 사퇴(蛇退)를 염수(塩水)에 깨끗이 씻은 것, 현삼(玄參) 각 5전, 난발(亂髮) 달걀 크기 만한 것, 향유(香油) 10냥, 황단 5냥.
　이상을 먼저 향유(香油)와 난발[髮]을 냄비[銚] 안에 넣어 볶아서 난발[髮]이 다 녹기를[烊] 기다려 행인(杏仁)을 넣어 행인이 검은색[黑色]이 되기를 기다려 솜[綿]으로 여과[濾]시켜 찌꺼기를 제거하고 곧 황기(黃芪)와 현삼(玄參)을 넣어 볶아 1~2시간 조금 머물렀다가 봉방(蜂房), 사퇴(蛇退)[뱀허물]를 넣어 저어서 검은 색이 될 때까지 볶고 또 여과[濾]하여 찌꺼기를 제거하고 늘인 불로 볶아서 황단(黃丹)을 넣어 급히 저어서[攪] 천여 번 굴리고 물방울을 떨어뜨려도 흩어지지 않으면 고(膏)가 이루어지니 사기 그릇에 저장해서 여러 옹절독(癰癤毒)을 치료한다.(正傳)

◆ 만응고(萬應膏)

【의방】 대황(大黃), 황금(黃芩) 각 2냥, 백렴(白斂), 황랍(黃蠟) 각 1냥 황백(黃栢), 작약(芍藥), 백지(白芷), 황기, 목별자인(木鱉子仁), 해인, 당귀, 백급(白芨), 생지황, 관계(官桂), 현삼, 몰약, 유향 각 5전, 황단(黃丹) 1근(斤), 향유(香油) 2근(斤) 8냥.
　이상의 14미(味)를 썰어서 향유[油]에 담가 3일 밤을 지새우고[宿] 늘인 불[慢火]에 섞어서 볶아 버드나무 가지로 저어서[攪] 백지(白芷)가 초황색(焦黃色)이 되는 것을 도수[度]로 하여 솜[綿]에 여과[濾]하여 찌꺼기를 제거하고 황단(黃丹)을 넣어 다시 볶아 방울을 물에 떨어뜨리면 구슬[珠]을 이루면 곧 유향(乳香), 몰약[沒], 황랍[臘]을 넣어 녹여 고루 저어[攪勻] 사기그릇[器]에 넣어 저장하여 흙에 7일 동안 묻었다가 끄집어내어 펴서[攤] 일체의 옹종(癰腫)과 부스럼[瘡]을 치료하는데 쓴다.

◆ 선응고(善應膏)

【의방】 황단(黃丹) 8냥, 백교향(白膠香), 유향, 몰약을 아울러 따로 간[硏] 것, 당귀, 백지, 행인, 대황, 초오, 천오, 적작약, 빈랑, 생건지황, 천궁, 역청(瀝靑)을 따로 간 것, 난발(亂髮) 각 1냥.
　이상의 것을 향유 1근(斤)에 약을 담가 3일을 지새고[宿] 늘인 불[慢火]에 검은 색이 되게 달여[熬] 다시 총백(葱白)과 난발(亂髮)을 넣어 조금 달여서 여과[濾]하고 찌꺼기를 제거하여 다시 늘인 불[慢火]에 달여서 또 황단(黃丹)을 넣고 버드나무 나무칼로 멈추지 않고 저어서 물에 방울을 떨어뜨려 구슬[珠]이 이루어져서 흩어지지 않으면 곧 유향[乳], 몰약[沒], 백교향[膠香]을 넣어 충분히 고루 저어서 사기그릇[器]에 담아 물 속에 3일간 가라앉혔다가[沈] 꺼내어 여러 악창(惡瘡), 종독(腫毒) 및 여러 상함을 치료하는데 말한 것을 들어 채택하여[聽用] 쓴다.(得效)

◆ 백룡고(白龍膏)

【의방】 백미(白薇), 백지(白芷), 백렴(白斂), 황기(黃芪), 상륙근(商陸根), 유백피(柳白皮), 상백피(桑白皮) 각 1냥, 경분(輕粉) 5전을 따로 간 것, 유향(乳香) 2냥 따로 간 것, 정분(定粉), 황랍(黃蠟) 각 8냥, 행인유(杏仁油) 1근(斤)(없으면 향유(香油)로 대신한다).

이상의 7미(七味)를 썰어서 3일간을 담가서〔浸〕 주물러 볶아서〔揉熬〕 백지(白芷)가 황색(黃色)이 되면 찌꺼기를 제거하고 황랍(黃蠟), 유향(乳香)을 넣어 녹여내어 불에 다시 여과〔濾〕하여 약간 차가워지면 경분(輕粉), 정분(定粉)을 넣어 급히 저어〔攪〕 차가워지면 거두어 저장해두었다가〔收貯〕 비단〔緋帛〕 위에 펴서〔攤〕 붙인다. 여러 악창(惡瘡)과 오랜 부스럼의 종독(腫毒)을 치료한다.(精義)

◆ 영응고(靈應膏)

【의방】 흰 맥반석(白麥飯石)을 불에 그을어〔火煆〕 초(醋)에 담그기〔淬〕를 10여 차례 하여 갈아 지극히 곱게 한 것, 녹각(鹿角)을 소존성(燒存性)한 것과 백렴(白斂)을 아울러 고운 분말을 만든 것.

이상의 석말(石末), 백렴말(白斂末)을 각기 2냥을 취하고 녹각말(鹿角末) 4냥을 지극히 고운 분말을 만들어야 하는데 곱지 않으면 도로 아프다. 호미초(好米醋)를 은석기(銀石器)에 넣어 달여 어안(魚眼)[283]이 끓으면 3미(三味)의 약 분말을 넣어 대나무칼〔竹篦子〕로 멈추지 않고 저어서 1~2시간 볶으면 묽고 빽빽하게〔稀稠〕 되는데 따라 내어〔傾出〕 식기를 기다려 먼저 돼지발굽탕〔猪蹄湯〕 혹은 약물(藥水)로 씻어 고름 피〔膿血〕를 제거하고 잡아 당겨 말린〔抱乾〕 거위 깃〔鵝翎〕으로 약을 찍어〔拂藥〕 4주위에 바르고 모든 붉은 곳은 다 바르고 단지 돈짝 만한 한 부스럼 입구〔一口〕로는 고름이 나오도록 하고, 만약 약이 마르면 초(醋)를 찍어 축축하게〔濕〕한다. 처음에는 곧 하루 한 번 씻어 바꾸고 10일 후에는 이틀에 한 번 씻어서 바꾸면 그 효험이 신(神)과 같다. 옹저(癰疽), 악창(惡瘡), 나력(瘰癧), 결핵(結核), 유옹(乳癰)을 치료한다.(精要)

◆ 노회고(爐灰膏)

ㅇ 옹저(癰疽), 악창(惡瘡)의 내점(內點)을 치료하고 어육(瘀肉)을 제거하는데 가장 묘하다.

【의방】 향당로(響糖爐) 안의 재〔灰〕(없으면 상시회(桑柴灰)로 대신한다) 1되 반, 풍화석회(風化石灰) 1되를 붉게 볶아서 키〔箕子〕에 담아 두었다가 끓는 물〔滾湯〕 3주발〔椀〕에 천천히 물을 뿌린 자연즙(自然汁) 1주발 정도를 구리 솥〔銅鍋〕에 담아 늘인 불〔慢火〕에 달여〔熬〕 묽은 풀〔稀

---

283) 어안(魚眼) : ①물고기의 눈, ②물이 끓어올라 거품이 이는 모양, 작은 거품은 해안(蟹眼), 큰 것을 어안(魚眼)이라 한다.

糊〕 같이 되면 먼저 파두분말〔巴豆末〕 다음에 두꺼비 젖〔蟾酥〕을 각기 2전, 백정향말〔白丁香末〕 5푼, 석회(石灰) 볶은 것 1전을 고루 저어서〔攪勻〕 다시 볶아 마른 밀가루 풀〔乾麪糊〕 같이 되면 취하여 식기를 기다려 사기 물동이〔磁罐〕에 담아 두고 기(氣)가 새지 않게 하게 매번 쓸 때에 비녀머리〔簪頭〕로 조금 조금 후벼내어〔挑〕 손톱 위에 놓고 갈아서 내부의 기〔呵氣〕를 고루 타서 진흙처럼 되면 침(鍼)으로 아픈 자리를 벌여서〔撥開〕 약을 넣는다. 좋은 살〔好肉〕과 눈 위에는 넣으면 안 된다.(入門)

□ 황단을 만드는 법〔造黃丹法〕

【의방】 흑연(黑鉛) 1근(斤), 토유황(土硫黃), 염초(焰硝) 각 1냥, 먼저 흑연을 녹여 즙(汁)을 만들고 초(醋)를 넣어 힘차게 끓을 때〔滾沸〕에 유황(硫黃) 한 작은 덩어리를 넣고 계속 염초〔硝〕를 조금 넣어 끓여서 안정〔沸定〕한 뒤에 다시 초(醋)를 전과같이 넣고 염초와 토유황〔硝黃〕이 이미 없어지고 비정(沸定)한 황(黃) 또 다 되면 볶아서 분말을 만들어 단(丹)을 이룬다. 약을 넣고 또 볶아서 색깔이 변하게 하여 곱게 갈아 2번 수비(水飛)하여 쓴다.(入門)

□ 죽력을 취하는 법〔取竹瀝法〕

【의방】 푸른 큰 대〔靑大竹〕 2자〔二尺〕 정도를 끊어서 두 조각으로 만들어 우물물에 담가 하루를 지새고〔宿〕 벽돌〔塼〕 2덩이를 알맞게 벌여놓고〔排定〕 대나무 조각〔竹片〕을 벽돌 위에 세워서 양머리〔兩頭〕를 1~2차 낮게 내놓고 뜨거운 불〔烈火〕로 가까이 한다〔逼〕. 대나무 양머리를 그릇에 이어 죽력(竹瀝)을 수합하여 솜에 여과〔濾〕하여 찌꺼기를 제거하고 사기병〔砂瓶〕에 거두어 두고 여름 달에 찬물에 담가서 죽력〔瀝〕이 시어지는 것을 방지하고〔防瀝散〕 겨울 달에는 따스한데 두어 동상(凍傷)을 막아야 한다.(丹心)

□ 홍소주를 만드는 법〔造紅燒酒法〕

【의방】 대체로 소주(燒酒)를 달여 취할 때에는 먼저 자초(紫草)284)를 곱게 잘라 항아리〔缸〕 속에 넣는데 소주 한 병이면 자초(紫草) 5전, 혹은 7전을 준(准)해서 곧이어 항아리 속의 소주(燒酒)에 열을 취하여 오래 머무르면 그 색깔이 선홍(鮮紅)하여 곱게 보인다.(俗方)

---

284) 자초(紫草) : 지치, 뿌리는 염료(染料)로 씀, 찬 성질을 지녀서 오줌을 순하게 하고 피를 맑게 하여 창증(脹症), 부스럼 등의 치료에 씀.

□ 과일나무 위의 까마귀와 새를 물리치는 법〔辟果樹上烏鳥法〕

【의방】 산사람의 머리칼을 취해서 나무 위에 걸어두면 까마귀와 새들이 감히 와서 과실을 먹지 못한다.

ㅇ어떤 사람이 도망을 갔는데 그 사람의 머리칼을 취하여 위차(緯車)285)에 감아서 돌리니 어지러워서〔迷亂〕 갈 바를 몰랐다.(本草)

◆ 녹각죽(鹿角粥)

【의방】 골수〔髓〕와 뇌(腦)를 크게 보(補)할 수 있다. 어금니〔牙齒〕를 견고히〔牽〕하고 정혈(精血)을 더하고 원기(元氣)를 굳세게〔固〕 하니 매번 흰 죽〔白粥〕 한 주발〔椀〕, 녹각상가루〔鹿角霜〕 5전, 흰 소금 1순가락을 고루 저어 복용한다.(活心)

◆ 산토란죽〔山芋粥〕
ㅇ폐(肺)를 부드럽게〔潤〕하고 기를 더한다.(益氣)

【의방】 산토란〔山芋〕 생것을 껍질을 벗기고 돌 위〔石上〕에 혹은 새 기와〔新瓦〕 위에서 진흙같이 곱게 간 것 2홉(合), 꿀 2순갈, 우유(牛乳) 한 종지(약 반 되〔升〕이다)를 늘인 불〔慢火〕 위에서 함께 볶아 매우 익혀서 곧 흰 죽〔白粥〕 1주발에 넣어 고루 섞어 복용한다. 푹 익히지 않으면 목구멍이 맵다.(活心)

□ 피난 시에 어린이의 울음을 그치는 법

【의방】 솜으로 작은 공을 만들어 대략 입을 가득하게 해서 그 기(氣)가 막히지〔閉〕 않으면 감초 달인 탕〔甘草煎湯〕 혹은 단물(甜物)에 다 담글 수 있으니 임시로 아이의 입안을 얽어두어〔縛〕 그 맛을 빨아먹게 하면 아이의 입에 물건이 있으면 실지로 스스로 소리내지 못한다. 솜은 연하고 아이의 입을 상하게 하지 못한다. 대체로 불행하여 화난(禍難)을 맞아 울음소리가 그치지 않고 두려워하면 도적은 그 소리를 듣고 길가에 버린다. 슬프다! 이 법을 써서 사람이 살린 경우가 매우 많으니 몰라서는 안 된다.(入門)

---

285) 위차(緯車) : 물레, 紡車.

잡병편(雜病篇) 10

39. 부인(婦人)

□ 자식을 보려고 하는 것〔求嗣〕

○사람이 사는 길〔道〕은 자식을 보는데서〔求子〕 시작하고 자식을 보는 법〔求子之法〕은 먼저 월경을 고르게 하는데〔調經〕에 있다. 매양 부인의 자식이 없음을 보면 그 월경〔經〕이 반드시 혹은 먼저 있거나 혹은 뒤에 있거나, 혹은 많거나 혹은 적거나 혹은 장차 운행함에 통증이 없거나 혹은 운행한 후에 통증이 있거나, 혹은 붉〔紫〕거나 혹은 검〔黑〕거나 혹은 연하거나〔淡〕 혹은 엉겨서〔凝〕 고르지 못하다니〔不調〕 고르지 못하면 혈기(血氣)가 서로 틀려 다투니〔乖爭〕 회임〔孕〕을 할 수가 없는 것이다.(丹心)

○자식을 보려고 하는 길〔道〕은 부인은 월경의 고름〔經調〕이 중요하고〔要〕 남자(男子)는 신의 충실함〔神足〕이 중요〔要〕하다. 또 욕심이 적고 마음이 깨끗함〔寡慾淸心〕이 상책(上策)이다. 욕심이 적으면〔寡慾〕 망녕되이 교합(交合)하지 않으며 기를 쌓고〔積氣〕 정을 쌓아〔儲精〕 때를 기다려〔待時〕 움직이는 고로〔動故〕 자식이 있을 수 있다. 이 때문〔是以〕에 욕심이 적으면〔寡慾〕 신이 완전하여〔神完〕 자식이 많을 뿐〔多子〕 아니라 또한 오래 사는 것〔多壽〕이다.(入門)

○남자의 양정(陽精)이 미약하면〔微薄〕 비록 혈해(血海)를 만나도 허정(虛精)이 흘러 자궁(子宮)에 바로 쏘지〔直射〕 못하니 고로 흔히 잉태〔胎〕하지 못한다. 대체로 평시(平時)에 기욕(嗜慾)을 조절〔節〕하지 못하여 배설함〔施泄〕이 너무 많기 때문에 마땅히 보정원(補精元)을 쓰고 겸해서 존양(存養)을 조용히 공부함〔靜工〕을 이용해서 화동(火動)하지 않도록 하여 양정(陽精)이 충실하기를 기다려 때를 맞추어〔依時〕 함일〔合一〕을 거사〔擧〕하여야 이루어지는 것이다.(入門)

○남자가 양기가 빠져나가〔陽脫〕 몹시 허약하고〔痿弱〕 정(精)이 냉(冷)하고 약〔薄〕하면 마땅히 고본건양단(固本健陽丹), 속사단(續嗣丹), 온신환(溫腎丸), 5자연종환(五子衍宗丸)을 써야 한다. (入門)

○남자의 맥(脉)이 미약(微弱)하고 막히면〔澁〕 자식이 없는데〔無子〕 정기(精氣)가 청랭(淸冷)한 데는 마땅히 양기석원(陽起石元)을 써야 한다.(脉經)

○여자의 미양(微陽)을 고동(鼓動)시키는 데는 마땅히 옥약계영환(玉鑰啓榮丸), 종사환(螽斯

丸), 난궁종사환(煖宮螽斯丸)을 써야 한다.

○부인(婦人)이 자식이 없음은 흔히 혈이 적어서〔血少〕 정을 포섭하지 못하기〔不能攝〕 때문이다. 마땅히 경혈(經血)을 조양(調養)해야 하니 백자부귀환(百子附歸丸), 호박조경환(琥珀調經丸), 가미양영환(加味養榮丸), 가미익모환(加味益母丸), 제음단(濟陰丹), 승금단(勝金丹), 조경종옥탕(調經種玉湯), 선천귀일탕(先天歸一湯), 신선부익단(神仙附益丹), 조경양혈원(調經養血元), 온경탕(溫經湯)을 써야 한다.

○부인(婦人)이 음혈(陰血)이 쇠약하면 비록 진정(眞精)을 투사〔投〕해도 자궁에서 포섭하여 받아들일 수 없으므로 비록 교합해도〔交〕 잉태〔孕〕하지 못하고 비록 잉태해도 키우지 못한다. 이 때문에 남녀 배합은 반드시 그 나이에 해당해야〔當年〕 한다.(入門)

○자식이 없는 부인(婦人)이 여위고 소심한 것은〔瘦怯〕 곧 자궁이 말라서 윤기가 없는 것〔乾澁〕이니 마땅히 자음양혈4물탕(滋陰養血四物湯)(의방은 혈문(血門)을 보라)에 향부(香附), 황금(黃芩)을 더해서 쓰고, 살찌고 왕성하여〔肥盛〕 몸에 기름이 가득하면 자궁(子宮)이 넘치니〔溢〕 마땅히 습을 운행시키고〔行濕〕 담을 메마르게〔燥痰〕해야 한다. 남성(南星), 반하(半夏), 천궁(川芎), 활석(滑石), 방기(防己), 강활(羌活) 혹은 도담탕(導痰湯)(의방은 담문(痰門)을 보라)을 써야 한다.(丹心)

□ 여인의 관상법〔相女法〕

○성년이 못된 부인〔未笄之婦〕은 음기(陰氣)가 완전하지〔全〕 못하고, 색욕〔慾〕이 왕성〔盛〕한 부인〔婦〕은 자녀〔所生〕가 딸이 많다. 성행(性行)이 조화로운〔和〕 사람은 조경(調經)이 쉽고〔易〕 투기〔妬〕하는 성행(性行)을 끼면〔挾〕 월수(月水)가 고르지 못하고, 용모(相貌)가 악한 사람은 형벌이 무겁고〔刑重〕, 얼굴의 생김새〔顔容〕가 아름다운 사람은 복이 적고〔薄福〕, 살이 너무 쪄서〔太肥〕 자궁(子宮)에 기름이 가득하고〔脂滿〕, 너무 야위어서〔太瘦〕 자궁에 혈이 없으면〔無血〕 다 자식을 낳지 못함〔不宜子〕을 알아야만 한다.

□ 맥법(脉法)

○자식을 보려고 하는 맥(脉)은 오로지 척맥〔尺〕에 책임〔責〕이 있다.
○우척맥〔右尺〕이 치우쳐 왕성하면〔偏旺〕 화동(火動)하여 호색(好色)한다.
○좌척맥〔左尺〕이 치우쳐 왕성하면〔偏旺〕 음허(陰虛)하여 복되지 못하다.(非福)
○오직 잠기고〔沈〕 흐름이 순조롭고〔滑〕 고르면〔勻〕 자식을 낳기 쉬운 것이다.(易爲生息)
○미약하고〔微〕 막히면〔澁〕 정(精)이 맑고〔淸〕 겸해서 더디면〔遲〕 냉이 심하다.(冷極)
○만약 미약〔微〕하고 머물러 더디면〔濡〕 입방(入房)이 무력(無力)하다.
○여자가 잘 낳지 못하는 것도 또한 척맥(尺脉)이 엉기는 것이다〔濇〕.(回春)

○ 남자의 맥(脉)이 미약(微弱)하고 막히면〔澁〕 자식이 없으니〔無子〕 정기(精氣)가 맑고 냉(淸冷)하다.(脉經)

◆ 고본건양단(固本健陽丹)

○ 대체로 사람이 자식이 없는 것은 흔히 이 정혈(精血)이 맑고 냉〔淸冷〕하거나 혹은 방사의 피로〔房勞〕에 지나치게 상〔過傷〕하여 신수(腎水)의 왕성함이 부족하여〔旺欠〕 자궁(子宮)에 직사(直射)하지 못하는 때문이다. 어찌 오로지 모혈(母血)의 부족으로 허한(虛寒)한 것만 책(責)할 수 있겠는가?

【의방】 숙지황, 산수유 각 3냥, 파극(巴戟) 2냥, 토사자, 속단(續斷) 술에 담근 것, 원지(遠志) 수제한 것, 사상자(蛇床子) 볶은 것 각 1냥 반, 백복신(白茯神), 산약(山藥) 술에 찐 것, 우슬(牛膝) 술에 씻은 것, 두충(杜冲) 술에 씻어 잘라서 연유〔酥〕에 볶아 사(絲)를 제거한 것, 당귀신(當歸身) 술에 씻은 것, 육종용(肉蓯蓉) 술에 담근 것, 5미자(五味子), 익지인(益智仁) 소금물에 볶은 것, 녹용 연유에 구운 것 각 1냥에 구기자(枸杞子) 3냥, 인삼 2냥을 더해서
　이상의 것을 분말을 만들어 꿀로 오동씨 크기의 환(丸)을 지어 빈속에 염탕(塩湯) 혹은 따스한 술로 50~70환을 내리고 잘 임시에 다시 복용한다.(回春)

◆ 속사단(續嗣丹)

○ 자식이 없는데 쓴다.

【의방】 산수유, 천문동, 맥문동 각 2냥 반, 파고지 4냥, 토사자, 구기자, 복분자, 사상자(蛇床子), 파극, 숙지황, 부추씨〔韭汁〕 볶은 것 각 1냥 반, 용골(龍骨), 황기, 모려(牡蠣), 산약, 당귀, 쇄양(瑣陽) 각 1냥, 인삼, 두충 각 7전 반, 진피, 백출 각 5전, 황구외신(黃狗外腎)을 연유〔酥〕에 구운 것, 2대(對)를 분말을 만들고 자하거(紫河車) 1구(具)를 쪄서〔蒸〕 수제하여 문동(門冬), 지황(地黃)과 함께 문드러지게 찧어서 다른 약과 아울러 고운 분말을 만들고 연밀(煉蜜)에 고루 섞어 절구공이〔杵〕로 천 번을 찧어 오동씨 크기의 환(丸)을 지어 매번 100환을 취해서 빈 속〔空心〕 및 잘 임시에 따스한 술 혹은 염탕에 임의로 삼켜 내린다.(入門)

◆ 온신환(溫腎丸)

○ 복용하면 자식이 있다.

【의방】 산수유, 숙지황 각 3냥, 파극 2냥, 토사자, 당귀, 녹용, 익지, 두충, 생건지황, 복신, 산약, 원지, 속단, 사상자 각 1냥.
　이상의 것을 분말을 만들어 꿀로 오동씨 크기의 환(丸)을 지어 빈속에 따스한 술로 50~70환을 내린다. 정(精)이 단단하지 못하면 녹용을 배로 하고 용골, 모려를 더한다.(入門)

◆ 5자연종환(五子衍宗丸)
o 남자의 자식 없음을 치료한다.

【의방】 구기자 9냥, 토사자 술에 담가 수제한 것 7냥, 복분자 5냥, 차전자 3냥, 5미자 1냥.
　　　이상의 것을 찧어서 분말을 만들어 꿀로 오동씨 크기의 환(丸)을 지어 빈속에 따스한 술로 90환을 삼켜 내리고 잘 임시에 염탕으로 50환을 내리는데 봄에는 병(丙), 정(丁), 사(巳), 오(午), 여름에는 무(戊), 기(己), 진(辰), 술(戌), 축(丑), 미(未) 가을에는 임(壬), 계(癸), 해(亥), 자(子), 겨울에는 갑(甲), 을(乙), 인(寅), 묘(卯) 일에 반드시 상순(上旬)의 맑은 날〔晴日〕에 합(合)해야 하고 기(忌)하는 것은 승니(僧尼), 과녀(寡女), 효자(孝子), 6축(六畜), 부정한 물건이다.(廣嗣)

o 유정(遺精)이 관습화 된 사람은 차전자(車前子) 대신 연자(蓮子)를 쓴다.(入門)

◆ 양기석원(陽起石元)
o 장부(丈夫)의 정(精)이 냉(冷)하여 진정기(眞精氣)가 진하지 않고〔不濃〕 조짐이 없는 것〔不兆〕을 이것을 베풀어서 자식이 없음을 치료한다.

【의방】 양기석(陽起石)을 불에 사르어〔火煆〕 간 것, 토사자(兎絲子) 술에 담가 수제한 것, 녹용 술에 쩌서 불에 쬐어 말린 것, 천웅(天雄) 통째로 구운 것〔炮〕, 부추씨〔韭子〕 볶은 것, 육종용 술에 담근 것 각 1냥, 복분자 술에 담근 것, 석곡(石斛), 상기생(桑寄生), 침향(沈香), 원잠아(原蠶蛾) 술에 구운 것, 5미자(五味子) 각 5전.
　　　이상의 것을 분말을 만들어 술에 달여 찹쌀 풀에 섞어 오동씨 크기의 환(丸)을 지어 빈속에 염탕으로 70~90환을 복용한다.(得效)

◆ 옥약계영환(玉鑰啓榮丸)
o 부인의 자식 없음을 치료한다.

【의방】 향부자를 찧어서 껍질과 털〔皮毛〕을 벗기고, 초물〔醋水〕에 3일을 담근 후 볶아서 말려 고운 분말을 만들은 15냥, 당귀 2냥, 백작약, 천궁, 적석지, 고본(藁本), 인삼, 목단피, 백복령, 백미(白薇), 계심(桂心), 백지(白芷), 백출(白朮), 현호색(玄胡索), 몰약 각 1냥.
　　　이상의 것을 석지, 몰약을 제외한 나머지 약을 썰어서 술에 3일간 담가서 불에 쬐어 말려 분말을 만들어 15냥이 족(足)하게 하고 겹비단〔重羅〕 지극히 고운 것을 넣어 따로 간 것, 적석지, 몰약 분말을 단련한 꿀〔煉蜜〕에 섞어 탄알 크기의 환(丸)을 지어 매번 1환(丸)을 취하여 빈속에 닭이 울기 전에 먼저 따스한 차(茶) 혹은 박하탕(薄荷湯)으로 양치질〔漱口〕한 후에 곱게 씹어 따스한 술 혹은 백탕으로 복용한 다음 마른 음식물을 눌러 내리는데 1달을 복용하면 곧 효험이 있다.

○일명 여금단(女金丹)이다. 계심(桂心)이 없고 숙지황(熟地黃)이 있으니 부인(婦人)의 자식 없음[無子]을 치료하거나 담화(痰火) 등의 병을 없애고 경맥의 징후[經候] 또한 조절[調]하고 얼굴이 야위지 않게 한다. 다만 오랫동안 잉태하지 않는 것은 곧 자궁(子宮)에 음(陰)은 있으나 양(陽)이 없어 생겨나게[生發]하지 못하는 것이다. 마땅히 이 약을 복용하여 미양(微陽)을 고동(鼓動)시키면 곧 효험이 있다. 혹은 적백대하(赤白帶下)의 붕루(崩漏) 및 혈풍(血風), 혈기허로(血氣虛勞)의 여러 증세에 치료하지 못하는 것이 없으니 진여중금단(眞女中金丹)이다.(入門)

◆ 종사환(螽斯丸)
○경혈을 조양하여(經調) 보(補)를 받는 사람은 7일을 복용하고 곧 교합(交合)하면 잉태하게 된다. 잉태한 후에는 복용하지 말아야 한다.

【의방】 향부자, 백미(白薇), 반하, 백복령, 두충, 후박, 당귀, 진봉(蓁芃) 각 2냥, 방풍(防風), 육계, 건강, 우슬, 사삼 각 1냥 반, 세신, 인삼 각 2전 3푼.
이상의 것을 분말을 만들어 연밀(煉蜜)에 섞어 오동씨 크기의 환(丸)을 지어 빈속에 술로 50~70환을 복용한다.(入門)

◆ 난궁종사환(煖宮螽斯丸)
○부인(婦人)이 자식이 없는데 복용한다.

【의방】 후박 1냥 2전 반, 오수유, 백복령, 백급, 백렴, 석창포, 백부자, 계심, 인삼, 몰약 각 1냥, 세신, 유향, 당귀 술에 담근 것, 우슬 술에 씻은 것 각 7전 반.
이상의 것을 분말을 만들어 꿀로 팥크기 만한 환(丸)을 지어 술로 10~20환을 복용하고, 임자일에 수합(修合)한다.

○일명 임자완(壬子丸)이다.(集略)

◆ 백자부귀환(百子附歸丸)
○오래 복용하면 잉태[孕]가 되고 또 월수(月水)가 참치[參差]286)하여 고르지 못한 것을 치료한다.

---

286) 참치(參差) : 가지런하지 아니함.

【의방】 4제향부말(四製香附末) 12냥(제법(製法)은 포문(胞門)을 보라), 천궁, 백작약, 당귀, 숙지황, 아교주(阿膠珠), 진애엽(陳艾葉), 각 2냥.
　　　　이상의 것을 분말을 만들어 석류(石榴) 1매(枚)를 껍질 째[連皮]로 찧어서 달인 물로 풀을 쑤어 오동씨 크기의 환(丸)을 지어 매번 100환을 빈속에 초탕(醋湯)으로 복용한다.(廣嗣)

○일명 백자건중환(百子建中丸)은 석류 1미(一味)가 없고 종시(終始) 철(鐵)을 기(忌)한다.(廣嗣)

◆ 호박조경환(琥珀調經丸)
○부인(婦人)의 포(胞)가 냉(冷)하여 무자(無子)한데 경(經)을 바르게 한다.

【의방】 향부미(香附米) 1근(斤)을 두 몫[二分]으로 나누어 동변(童便)과 쌀초[米醋]에 각기 9일간 담가 섞어서 씻고[和淨] 익힌 쑥[熟艾] 4냥을 고루 버무려서[拌勻] 다시 초(醋) 5주발[椀]을 넣어 사기 노구[砂鍋]에 넣어 함께 삶아 마르는 것을 도수[度]로 하여 천궁, 당귀, 백작약, 숙지황[熟芐], 생지황[生芐], 몰약(沒藥), 각 2냥, 호박 1냥.
　　　　이상의 것을 분말을 만들어 초풀[醋糊]에 섞어 오동씨 크기의 환(丸)을 지어 매번 100환을 빈속에 애초탕(艾醋湯)으로 삼켜 내린다.(入門)

◆ 가미양영환(加味養榮丸)
○경맥(經脉)이 오기 전에 밖으로 조열[潮]하고 안으로 번열[煩]이 나서 해수(咳嗽)[기침]하고 먹는 것이 줄어들고[食少] 머리가 어지럽고[頭昏] 눈이 아찔[目眩]하고 대하증[帶下]으로 혈풍(血風), 혈기(血氣)가 있고 오랫동안 자식이 없는[無嗣] 증세를 치료하고 숨쉼[息]에 일체의 담화(痰火) 등의 증세에 복용하면 잉태가 있게 되고 또 태전(胎前)에 태가 동하고[胎動] 태가 새는[胎漏] 증세를 치료하고 상복(常服)하면 유산(小産, 半産)의 근심이 없다.

【의방】 숙지황, 당귀, 백출 각 2냥, 백작약, 천궁, 황금, 향부자, 각 1냥 반, 진피, 패모(貝母), 백복령, 맥문동, 각 1냥, 아교(阿膠) 7전, 감초 5전, 검은 콩 볶아 껍질을 벗긴 것 49알.
　　　　이상의 것을 분말을 만들어 꿀로 오동씨 크기의 환(丸)을 지어 빈속에 따스한 술 혹은 염탕으로 90환을 복용하고 여러 피[諸血]를 먹는 것을 기(忌)한다.(入門)

◆ 가미익모환(加味益母丸)
○100일을 복용하면 잉태[孕]가 된다.

【의방】 익모초 반 근(半斤)에 당귀, 적작약, 목향 각 2냥.
　　　　이상의 것을 분말을 만들어 꿀로 오동씨 크기의 환(丸)을 지어 백탕으로 100환을 복용한

다.(入門)

◆ 제음단(濟陰丹)

ㅇ부인이 오랫동안 냉(冷)하고 자식이 없는 것과 월경이 잦고[數經] 낙태(墮胎)하는 것이 다 충임맥(衝任)이 허손(虛損)하고 태보안[胞內]에 질병(疾病)을 끼고 있어 월경의 징후(經候)가 고르지 않아[不調], 혹은 붕루(崩漏)와 대하(帶下)의 36질(疾)이 다 잉태[孕育]하지 못하게 하고, 후사가 끊어지게 하고[絶嗣], 또한 산후(産後)의 백병(百病)을 치료하여 사람을 잉태[孕]하게 하고 자식이 나면 충실하고 병이 없게 한다.

【의방】 창출 8냥, 향부자, 숙지황, 택난(澤蘭) 각 4냥, 인삼, 길경, 잠퇴(蠶退), 석곡(石斛), 고본(藁本), 진봉(秦芃), 감초 각 2냥, 당귀, 계심, 건강(乾薑), 세신(細辛), 목단피, 천궁 각 1냥 반, 목향, 백복령, 경묵(京墨) 태운 것, 도인(桃仁) 각 1냥, 천초, 산약 각 7전 반, 찹쌀 볶은 것 1되[升], 콩을 황군에 볶은 것[大豆黃芬炒] 반 되.
　　이상의 것을 분말을 만들어 연밀(煉蜜)에 고루 섞어 6환(丸)을 만들어 매 1환을 곱게 씹어 따스한 술 혹은 초탕(醋湯)으로 복용한다.(局方)

◆ 승금단(勝金丹)

ㅇ월경[月水]이 시기를 어겨[愆] 오래 자식이 없고 숨쉼[息] 및 혈벽(血癖), 기통(氣痛) 등 모든 질병을 치료한다.

【의방】 목단피, 고본, 인삼, 당귀, 백복령, 적석지, 백지, 육계, 백미(白薇), 천궁(川芎), 현호색, 백작약, 백출 각 1냥, 침향, 감초, 각 5전.
　　이상의 것을 분말을 만들어 꿀로 탄알 크기의 환(丸)을 지어 매 1환(丸)을 빈속에 따스한 술로 20환을 씹어서 내리면 응당 잉태한다.(得效)

◆ 조경종옥탕(調經種玉湯)

ㅇ부인의 자식 없음이 흔히 7정(七情)에 상한 바 되어 경수(經水)가 고르지 않아 잉태를 받아들이지 못하는 것을 치료한다.

【의방】 숙지황, 향부자 볶은 것 각 6전, 당귀신 술에 씻은 것, 오수유(吳茱萸), 천궁 각 4전, 백작약, 백복령, 진피, 현호색, 목단피, 건강 볶은 것, 각 3전, 관계, 익힌 쑥, 각 2전.
　　이상의 것을 썰어서 4첩으로 나누어 매 1첩에 생강 3쪽을 넣어 물에 달여 빈속에 복용하되 월경이 이르는 날을 기다려 하루 1첩을 복용하고 약이 다 되면 교합하면[交媾] 반드시 잉태를 이룬다. 이 약은 백발백중이다.(醫鑑)

○ 회춘(回春)에는 생강[薑], 관계[桂], 쑥[艾]의 3미(三味)가 없다.

◆ 선천귀일탕(先天歸一湯)

【의방】 당귀 술에 씻은 것 1냥 2전, 백출 밀기울[麩]에 볶은 것, 백복령, 생지황 술에 씻은 것 각 8전, 축사(縮砂) 볶은 것, 향부자, 목단피, 반하 각 7전, 진피 6전, 감초 4전.
　이상의 것을 썰어서 나누어 10첩을 지어 생강 3쪽과 물에 달여 빈속에 복용한다. 찌꺼기[渣]는 다시 달여 잘 임시에 복용하고, 월경이 운행되기 전에 먼저 5첩을 복용하고 월경이 운행된 후에 5첩을 다 복약하면 즉효(卽效)가 있으며 월경이 고르고[經調] 맥이 부드러우면[脉和] 응당 잉태된다. (醫鑑)

◆ 신선부익단(神仙附益丹)

○ 향부미(香附米) 1근(斤)을 동변(童便)에 담가 스며들게 하여[浸透] 물에 씻고 이슬에 하룻밤 지새도[一宿] 다시 다갔다가 다시 이슬을 맞히고 다시 햇볕에 쬔다[晒]. 이와 같이 3차례하고 좋은 초[好醋]에 담가 스며들게[浸透]하여 하룻밤 지새고[一宿] 햇볕에 말려 분말을 만든다.

○ 익모초(益母草) 12냥을 동류수(東流水)에 깨끗이 씻어 불을 때어 말려[烘乾] 분말을 만든다.
　이상의 것을 따로 향부 4냥, 쑥잎 1냥에 삶아서 즙을 취하여 3푼(分)과 초(醋) 7푼에 섞어 앞의 분말을 오동씨 크기의 환(丸)을 지어 빈속에 잘 임시에 연한 초탕[淡醋湯]으로 70~90환을 내리면 오직 부인의 백병을 치료할 뿐 아니라 생육(生育)의 공효(功效)가 신(神)과 같다. (醫鑑)

◆ 조경양혈원(調經養血元)

○ 경맥(經脉)이 고르지 못하고 오랫동안 수태[受孕]하지 못하는 것을 치료한다.

【의방】 향부자 12냥, 술(酒), 초(醋), 염탕(塩湯)과 동변(童便)에 각기 3일 동안 담가 불에 쬐어 말린 것, 당귀 술에 씻은 것, 백작약 술에 볶은 것, 생건지황 술에 씻은 것, 목단피 술에 씻은 것 각 2냥, 천궁, 백복령, 백지, 건강 볶은 것, 육계, 홍화, 도인, 몰약, 반하유 볶은 것, 아교주(阿膠珠) 각 1냥, 현호색 6전, 봉출 재 속에 묻어 구워[煨] 초에 볶은 것[醋炒], 감초 구운 것 각기 5전, 회향(茴香) 볶은 것 2전.
　이상의 것을 분말을 만들어 초풀[醋糊]에 섞어 오동씨 크기의 환(丸)을 지어 빈속에 백탕(白湯) 혹은 따스한 술에 100환을 내리면 잉태하고, 잉태한 후에 복용하지 말아야 한다. (回春)

◆ 온경탕(溫經湯)

○ 충임맥(衝任)이 허손(虛損)하여 월경[月事]이 고르지 않아서 혹은 전에 혹은 후에 혹은 많고 혹은 달을 넘겨[逾月][유월] 이르지 않거나 혹은 1달에 다시 이르거나 혹은 일찍이 유산[半産]을

겪어서 어혈(瘀血)이 머물러 있고 입술과 입이 마르고 5심열(五心熱)287)로 번열(煩熱)이 나고 작은 배[小腹]가 냉하고 아파서[冷痛] 오래되어 수태(受胎)하지 못하는 것을 치료한다.(의방은 포문(胞門)을 보라)

- ㅇ 일명 조경산(調經散)이다.(正傳)
- ㅇ 일명 대온경탕(大溫經湯)이다.(入門)

◆ 하나의 의방[一方]

ㅇ 남자의 양기가 왕성하면[陽旺] 자궁(子宮)에 바로 쏘니[直射] 자식을 낳는[種子] 선방(仙方)이다. 또 남자의 정(精)이 냉(冷)하여 자식이 없는 것을 치료하는 데는

【의방】 토사자(菟絲子) 술에 담가 달여 수제한 것[煮製]을 고운 분말을 만들어 참새 알 흰자위[雀卵淸]에 섞어 오동씨 크기의 환(丸)을 지어 매번 70환을 빈속에 따스한 술로 넘겨 내린다. 이 의방은 여러 번 시험[屢驗]한 것인데 나이 50에 이르고 양기가 약한[陽痿] 사람은 매번 토사자 분말[菟絲子末] 1근(斤)에 천웅(天雄) 4냥을 밀가루에 싸서 재 속에 묻어서 구워서[煨] 익으면 껍질과 배꼽을 잘라내고 4조각을 만들어 동변(童便)에 담가서 스며들면[透] 느린 불[慢火]에 쬐어 말려 분말을 만들어 환(丸)을 만들어 복용하면 더욱 효험이 있다.(種杏)

◆ 또 하나의 의방[又方]

ㅇ 무술주(戊戌酒)는 부인(婦人)의 오랜 냉(冷)으로 자식이 없는 것을 치료하니 마시면 가장 효험이 있다.(의방은 잡방(雜方)을 보라)
ㅇ 참새고기[雀肉]를 오래 먹으면 자식을 낳는다.(本草)
ㅇ 남자가 자식이 없는 사람은 배꼽[臍中]을 많이 뜨면 효험이 있다.(綱目)

□ 태잉(胎孕)

ㅇ 무릇 자식을 두려면[求嗣] 반드시 먼저 그 부인[婦]의 경맥(經脉)이 고른지[調]의 여부를 봐야 한다. 만약 고르지 못하면 반드시 약으로 고르도록 해야 하고 경맥(經脉)이 고른 뒤에는 마땅히 인사(人事)로써 뒷받침[副]해야 한다. 법을 따라 진맥[按]함에는 바라건데 그 징후를 놓치지 말아야 한다. 대체로 부인(婦人)의 월경(月經)이 끊어지려 할 때 비로소 금수(金水)가 생기는 것이니 이때에 자궁(子宮)이 바로 열리면 곧 수정결태(受精結胎)하는 시후[候]이며 태화(太和)에 묘합(妙合)하는 시후[時]인 것이다. 이 좋은 시기(侍期)를 지나치면 자궁(子宮)이 닫혀서 수태하지 못하는 것이다.(正傳)
ㅇ 월경(月經)이 운행한 후 1일, 3일, 5일에 교합(交會)하면 남자가 되고, 2일, 4일, 6일에 교합

---

287) 오심열(五心熱) : 위경(胃經) 속에 화기(火氣)가 뭉쳐 손발이 몹시 더워지는 병.

(交會)하면 여자가 되며 이 기간을 지나면 잉태하지 못한다. 또한 주요한 것은 자시(子時) 이후에 교합하는 것이 좋은 것이다.(正傳)

o 부인(婦人)의 경수(經水)가 오는 것이 2일만에 그치는 것이 있고 3일만에 그치는 것이 있고 또한 여인의 혈기가 왕성하면 6~7일만에 그치는 것이 있다. 다만 보전(寶田) 경수(經水)의 안색(顔色)이 어떠한가를 살펴야 할 따름이다. 곧 깨끗한〔潔白〕 물건으로 혹은 솜〔綿〕이나 혹은 명주〔帛〕로 호구(戶口)에 끼웠다가 취하여 보아서 금색(金色)이면 좋은 시기(侍期)이요, 선홍(鮮紅)빛은 깨끗하지 못하고 미치지 못하는 것이요, 얇고 맑은 것〔淺淡〕은 너무 지난〔太過〕 것이니 오직 패혈(敗血)이 없어져 깨끗하고 신혈(新血)이 금색(金色)같이 나는 것이 좋은 시기(侍期)이니 이때 교합하면 성태 못하는 일이 없는 것이다.(回春)

o 대체로 사람이 처음 생길 때에는 혈해(血海)가 비로소 맑아지는데 1일, 2일, 3일은 정(精)이 그 혈(血)을 이기니 남자(男子)가 되고, 4일, 5일, 6일은 혈맥(血脉)이 이미 왕성〔旺〕하여 정(精)이 혈(血)을 이기지 못하므로 여자(女子)가 된다. 2물(二物)이 서로 부딪치고 자라서〔薄長〕 몸에 앞서 생기는 것을 신(神)이라 하고 또 정(精)이라 하니, 도(道)와 석(釋) 2문(二門)에서 말하는 본래의 면목〔本來面目〕이 이것이다.(東垣)

o 자식을 구하고자 하는 사람은 부인(婦人)의 월경(月經)이 끝나기를 기다린 후 1, 3, 5일에 그 왕상일(旺相日)288)을 골라서 행해야 하니, 가령 봄에는 갑을(甲乙), 여름에는 병정(丙丁), 가을에는 경신(庚申), 겨울에는 임계(壬癸)이다. 기가 생기는 때〔生氣時〕인 야반(夜半) 후에 곧 사정을 베풀면〔施瀉〕 자식이 있고 다 남자이다. 반드시 오래 살고〔壽〕 현명(賢明)하다. 2일, 4일, 6일에 사정을 베풀면〔施瀉〕 자식이 있고 반드시 여자이다. 6일이 지난 후에는 사정하지 않는 것이 옳은 것이다.(得效)

□ 음양교합의 피하고 기하는 법〔陰陽交合避忌〕

o 무릇 남녀의 교합(交會)은 응당 병정일(丙丁日) 및 초승과 보름(弦望)289), 그믐과 초하루(晦朔), 큰바람〔大風〕, 큰 비〔大雨〕, 큰 안개〔大霧〕, 큰 추위〔大寒〕, 큰 더위〔大暑〕, 큰 번개〔大雷電〕, 큰 벼락〔大霹靂〕, 천지가 깜깜해 어두움〔天地晦冥〕, 일월박식(日月薄蝕), 붉은 무지개〔紅霓〕, 지동〔地動〕할 때는 기피(忌避)해야 한다. 이를 어기면 인신(人身)을 손상〔損〕시키고 불길〔不吉〕하다. 남자는 백배로 손상시키고 여자는 병을 얻으며 자식이 있으면 반드시 미치고 어리석고〔癲癡〕 완고하고 미련하고〔頑愚〕, 벙어리〔瘖瘂〕가 되고 귀머거리〔聾瞶〕가 되고, 오그라지고 절뚝거리고

---

288) 왕상(旺相) : 음양가(陰陽家)의 말, 5행(五行)의 기(氣)의 소장(消長)을 왕(旺), 상(相), 사(死), 휴(休), 수(囚)라 하고 그 왕성한 것을 왕상(旺相)이라 함. 이것을 4시(四時)에 배합하여 춘 3월은 목왕(木旺), 화상(火相), 토사(土死), 금수(金囚), 하 3월은 화상(火旺), 토상(土相), 금사(金死), 수수(水囚), 목휴(木休)라 하는 따위 일을 행함에는 왕상(旺相)의 기(氣)에 행할 것, 흔히 때를 얻는 것을 왕상(旺相) 잃는 것을 휴수(休囚)라 함.
289) 현망(弦望) : 초승달(弦月)과 보름달(望月).

〔攣跛〕 눈멀고 애꾸눈〔盲眇〕이 되고, 병이 많고〔多病〕 불효(不孝) 불인(不仁)해 진다. 또 해와 달, 별〔星辰〕과 화광(火光)의 아래와 신묘(神廟), 불사(佛寺)의 샘과 부엌〔井竈〕, 뒷간〔圊厠〕〔청치〕의 옆, 무덤과 시체가 있는 널〔尸柩〕 옆에서의 교합은 불가한 것이다. 대체로 교합(交合)을 법대로 하면 복덕(福德)과 큰 지혜(大智)와 선인(善人)의 사람내림〔降詫〕이 있으니, 태중(胎中)에서부터 선행(善行)이 고르고 순조롭게〔調順〕하고 가도(家道)가 날로 융성〔隆〕하게 한다. 만약 법대로 하지 않으면 박복(薄福)하고 어리석고〔愚痴〕 악인(惡人)이 와서 기만〔詫〕하니, 태중(胎中)에서 성행(性行)이 흉험(凶險)하게 하고 짓는 바〔所作〕가 가도(家道)를 이루지 못해서 날로 나빠져서〔否〕 화복(禍福)의 응함에 영향이 있다. 경계하지 않아서 되겠는가?(千金)

□ 열달 동안의 태의 자람〔十月養胎〕

○부인(婦人)이 회태(懷胎)하여 한 달〔一月〕의 시기에는 족궐음의 맥〔足厥陰脉〕이 보양〔養〕한다. 두 달〔二月〕에는 족소양의 맥(足少陽脉)이 보양〔養〕한다. 석달〔三月〕에는 수심주의 맥(手心主脉)이 보양〔養〕한다. 넉달〔四月〕에는 수소양의 맥(手少陽脉)이 보양〔養〕한다. 다섯 달〔五月〕에는 족태음의 맥(足太陰脉)이 보양〔養〕한다. 여섯 달(六月)에는 족양명의 맥(足陽明脉)이 보양〔養〕한다. 일곱 달〔七月〕에는 수태음의 맥(手太陰脉)이 보양〔養〕한다. 여덟 달〔八月〕에는 수양명의 맥(手陽明脉)이 보양〔養〕한다. 아홉 달〔九月〕에는 족소음의 맥(足少陰脉)이 보양〔養〕한다. 열 달〔十月〕에는 족태양의 맥(足太陽脉)이 보양〔養〕한다.

○여러 음양(陰陽)이 각기 30일을 자라고 태아를 기르는데〔活兒〕 수태양 소음(手太陽少陰)이 자라지 않는 것은 아래로〔下〕 월경(月水)을 주관하고 위로〔上〕 유즙(乳汁)이 되어 태아를 살리고〔活兒〕 어미를 보양〔養母〕하는 것이다.

○4시(四時)의 시령〔令〕이 춘목(春木)으로부터 시작되는 고로 태(胎)의 자람〔養〕은 간담(肝膽)에서 시작하는 것이다.(良方)

○임부(姙婦)는 뜸뜨고 침을 놓아서는〔灸刺〕 안 된다. 그 경맥〔經〕을 찌르면〔刺〕 반드시 낙태(墮胎)한다.(良方)

□ 1월(一月)

○족궐음의 경맥(足厥陰脉)이 태아〔胎〕를 보양〔養〕한다. 대체로 사람의 생명이 생기는 것은 처음에는 어머니의 혈실(血室)이 바야흐로 열리고 아버지의 정(精)이 따라와 음막(陰幕)에 이르면 이미 화합〔翕〕하여 포대(布袋)를 끈으로 매듯이〔絞紐〕 정혈(精血)이 충기(衝氣)를 타고〔乘〕 자연스레 빙빙 돌아〔旋轉〕 쉬지 않아 마치 말똥구리의 세차게 흐르는 똥〔滾糞〕을 삼켜 먹고〔呑啖〕 받아 머금어 한 둥근 모양〔團圓〕의 선기(璇璣)를 이루고, 9일에 한 번씩 쉬고 멈추지 않은 연후에 음양(陰陽)이 크게 정해〔定〕지고 현황(玄黃)290)이 서로 감싸서〔包〕 밝은 마노(瑪瑙)를 실로 얽은

것 같고 그 속은 자연히 비어서 한 구멍〔竅〕을 이루어 속이 비고〔空洞〕 허원(虛圓)하여 계란의 노른자 속의 한 구멍과 비슷하여 둥근 원〔團圓〕 밖의 기(氣)가 저절로 엉겨 맺혀서 포의 옷〔胞衣〕이 된다. 처음에는 엷으나 점차 두꺼워지니 저 미음(米飮)이나 두장(豆漿)이 얼굴 위에서 저절로 맺히는 것과 같다. 두 껍질 안의 구멍〔竅〕은 날로 생겨서 무(無)로부터 유(有)로 들어가고 정혈(精血)이 날로 변화〔化〕해서 유(有)로부터 무(無)로 들어가 9일 뒤에 다음 9일 또 9일로 27일에 곧 1달의 수(數)가 이루어지면 구멍이 자연히 엉기어 이슬방울〔露珠〕같은 1알〔粒〕이 이루어진다. 곧 태극(太極)이 동(動)해서 양을 낳고〔生陽〕 천일(天一)이 수를 낳으니〔生水〕 시초〔胚〕라고 한다. 이는 월경(月經)이 닫히고 흐르지 않고 아프지 않고 음식이 평일(平日)과 조금 다르다. 손을 대고 범해서는 안 되고 경솔하게 복용해서도 안 된다.(入門)

□ 2월(二月)

○족소양의 맥(足少陽脉)이 태아〔胎〕를 보양〔養〕한다. 또 3,9는 27일은 2월의 수(數)이다. 이슬방울〔露珠〕이 변하여 복숭아 화판〔桃花瓣〕과 같은 붉은 색으로 변한다. 곧 태극(太極)이 조용해서〔靜〕 음(陰)을 낳고 지2(地二)가 화를 낳으니〔生火〕 운(腪)이라 한다. 이 달은 배 속〔腹中〕이 혹은 움직이고 혹은 움직이지 않으니 오히려 호의(狐疑)291)라 할 수 있다. 만약 토역(吐逆)하면 신 것을 생각하니〔思酸〕 악저(惡阻)라 하고 잉태한 것이 분명한 것이다. 혹은 한 가지 음식물을 치우쳐 기호〔偏耆〕하면 곧 하나의 장〔一藏〕이 허(虛)한 것이다. 가령 신음식물을〔酸物〕을 좋아하는 것은 곧 간장(肝藏)이 바로 양혈(養血)할 수 있으니 허(虛)한 것이다.(入門)

□ 3월(三月)

○수심주의 포락맥(手心主包絡脉)이 태아를 보양〔養胎〕한다. 또 3,9 27일은 곧 3월(三月)의 수(數)이다. 100일 사이에 변해서 남녀의 형체와 그림자〔形影〕가 이루어진다. 마치 맑은 콧물〔鼻涕〕속에 있는 흰 융단〔白絨〕이 있는 것과 비슷하다. 사람의 형체가 이루어지고 코와 암수〔雌雄〕의 2기(二器)가 먼저 분명히 나타난다. 여러 전체(全體)는 은연히 다 갖추었으니 이를 태(胎)라고 한다. 곧 '태극(太極)의 건도(乾道)는 남자를 이루고 곤도(坤道)는 여자를 이루는 것'이다. 이 때에 태(胎)가 가장 움직이기 쉽다. 금출환(芩朮丸)(의방은 아래를 보라)을 일시에 복용〔頓服〕하는 것이 가장 묘하다.(入門)

---

290) 현황(玄黃) : 검은 땅 빛과 누런 땅 빛.
291) 호의(狐疑) : 의심이 많고 결단성이 없음. 여우는 의심이 많아서 얼음 언 내를 건널 때에도 일일이 물이 없는 것을 살펴서 건낸다고 함.

□ 4월(四月)

o 수소양의 3초맥(手少陽 三焦脈)이 태아를 보양〔養胎〕한다. 이 달에 남녀(男女)가 이미 나누어지고 비로소 수정(水精)을 받아서 혈맥(血脈)이 이루어지고 형상(形像)이 갖추어진다. 6부(六腑)가 순조로이 이루어지는데 만약 태가 동하고〔胎動〕 혈이 내리면〔血下〕 마땅히 안태음(安胎飮)(의 방은 아래를 보라)을 쓴다.(入門)

□ 5월(五月)

o 족태음의 비맥(足太陰脾脈)이 태아를 보양〔養胎〕한다. 처음에 화정(火精)을 받아서 음양(陰陽)의 기(氣)를 이루고 근골(筋骨), 4지(四肢)가 이미 이루어지고 모발(毛髮)이 처음으로 생긴다.(入門)

□ 6월(六月)

o 족양명의 위맥(足陽明胃脈)이 태아를 보양(養胎)한다. 처음으로 금정(金精)을 받아서 힘줄과 입과 눈이 다 이루어진다. 만약 태가 동하면〔胎動〕 마땅히 안태음(安胎飮)을 쓴다.(入門)

□ 7월(七月)

o 수태음의 폐맥(手太陰肺脈)이 태아를 보양한다〔養胎〕. 처음으로 목정(木精)을 받아서 뼈와 피모(皮毛)를 이루고 이미 이루어지면 그 혼(魂)이 노닐고〔遊〕 왼손을 움직일 수 있다.(入門)

□ 8월(八月)

o 수양명(手陽明)의 대장맥(大腸脈)이 태아를 보양(養胎)한다. 처음에 토정(土精)을 받아서 피부(皮膚)가 이루어지고 형해(形骸)가 점차 커지며 9규(九竅)가 다 이루어지고 그 넋〔魄〕이 노닐고〔遊〕 오른손〔右手〕을 움직인다.(入門)

□ 9월(九月)

o 족소음의 신맥(足少陰腎脈)이 태아를 보양(養胎)한다. 처음으로 석정(石精)을 받아서 피모(皮毛) 백절(百節)을 다 갖추고 그 몸을 3번 굴린다.(入門)

□ 10월(十月)

○족태양의 방광맥(足太陽膀胱脉)이 태아를 보양(養胎)한다. 기(氣)를 받은 것이 충분〔足〕해서 5장6부(五藏六府)가 일제히 통해서 천지(天地)의 기(氣)를 단전(丹田)에 받아들여 관절(關節)과 인신(人神)이 다 갖추어 태어나는 시기를 기다린다.

○오직 수소음(手少陰)과 수태양(手太陽)이 오로지 주관하는 것〔專主〕이 없는 것은 군주(君主)의 기관〔官〕으로 따로 하는 일이 없을〔無爲〕 따름이다.

○달이 지나서〔延月〕 태어나는 것은 부귀(富貴)하고 오래 산다〔壽〕. 달이 덜 차고〔不足〕 태어나는 것은 빈천(貧賤)하고 일찍 죽는다〔夭〕.

○혹은 달이 지나서〔延月〕 태어나면〔産〕 반드시 귀한 자식(貴子)을 낳는다고 했다.(入門)

□ 임신맥(姙娠脉)

○부인(婦人)의 족소음맥(足少陰脉)의 동(動)함이 심한 것은 자식을 회임한〔姙子〕 것이다.(內經)

○전원기본(全元起)은 족소음(足少陰)이라 했고 왕빙본(王冰本)은 수소음(手少陰)이라 했다. 전원기본〔全本〕이 맞는 것이다. 동(動)함이 심(甚)한 것은 동요(動搖)가 매우 심한 것〔太甚〕이다.(綱目)

○음박(陰搏)과 양별(陽別)은 자식이 있음〔有子〕을 말한다. 주석(註)에 이르기를 '음(陰)은 척중(尺中)을 이른다. 박(搏)은 손에 박촉(搏觸)함이다. 척맥(尺脉)이 박격(搏擊)하여 촌구맥(寸口脉)과 더불어 다르게 구별되고〔殊別〕 양기(陽)가 솟으면〔挺然〕 임신〔姙〕이 될 징조〔兆〕이다. 그것은〔何者〕 음중(陰中)에 다르게 구별됨이〔別陽〕 있기 때문이다.' 했다.(內經)

○경맥(經脉)이 운행하지 않는 것은 이미 석달〔三月〕이 된 것이며, 척맥(尺脉)이 그치지 않는 것은 잉태〔胎〕한 것이다.(回春)

○맥(脉)의 흐름이 순조롭고〔滑〕 빠르며〔疾〕 무거워서〔重〕, 손으로 진맥해서〔按〕 흩어지는 것〔散〕은 태(胎)가 이미 석 달〔三月〕이 된 것이다. 맥(脉)이 무거워서 손으로 진맥〔按〕하면 흩어지지 않고〔不散〕 다만 빠르고〔疾〕, 흐름이 순조로운 것〔滑〕은 다섯 달〔五月〕이 된 것이다.

○부인(婦人)의 3부색(三部色)이 뜨고〔浮〕 잠기고〔沈〕, 바르고 동등〔正等〕하여 진맥〔按〕하면 끊어지지 않는 것은 임신(姙娠)이다.(脉經)

○임신(姙娠) 여덟 달〔八月〕(혹은 6, 7월이라 함)이면 맥(脉)이 실(實)하고 크고〔大〕 굳세고 강하고〔牢强〕 당겨서 급하여 팽팽한 것〔弦緊〕은 살고〔生〕 잠기고〔沈〕 가는 것〔細〕은 죽는다〔死〕.

○임부(姙婦)의 맥(脉)이 가늘고 고르면〔細勻〕 쉽게 해산〔易産〕하고, 크고〔大〕 뜨고〔浮〕 늘이고〔緩〕 기가 흩어지는 것〔氣散〕은 난산(難産)한다.(脉經)

□ 임신을 징험하는 법〔驗胎法〕

o 부인(婦人)이 2~3개월 동안 월경〔經〕이 운행하지 않으면 두 몸〔兩身〕인 것을 의심해야 하고, 혈(血)이 막히는 것〔滯〕도 의심해야 하고, 심장이 번거롭고〔心煩〕 한혈(寒熱)하고 황홀하면 마땅히 신방험태산(神方驗胎散)으로 실험해 봐야 한다〔海藏〕.

o 애초탕(艾醋湯) 또한 실험하면 좋다.(醫鑑)

◆ 신방험태산(神方驗胎散)

【의방】 진작뇌궁(眞雀腦芎) 1냥, 당귀 전체가 1양중(兩重) 나가는 것을 단지 7전(錢)을 쓴다.
이상의 2미(二味)를 고운 분말을 만들어 2번 복용하게 나누어 진하게 달인 좋은 쑥탕〔艾湯〕 1잔에 타서 복용하거나 혹은 좋은 술〔好酒〕에 타서 내리면 2~3시간이면 배와 배꼽〔腹臍〕이 미동(微動)하는 것을 느끼고 이어서 잦으면〔頻〕 곧 잉태한 것이다〔有胎〕. 동(動)하다가 그치면 곧 낫는데 이와 같지 않으면 태(胎)가 동(動)하지 않으니 효험을 느끼지 못하면 다시 달인 홍화탕(紅花湯)에 타서 복용하면 반드시 신효함〔神效〕이 있다.(海藏)

◆ 애초탕(艾醋湯)

o 태(胎)의 유무(有無)를 징험〔驗〕하는 데는 좋은 식초〔好醋〕에 삶은 쑥잎〔艾葉〕을 반 잔(半盞)을 복용하면 뱃속이 크게 아프면 이는 잉태〔孕〕한 것이고 아프지 않으면 잉태〔孕〕하지 않은 것이다.(醫鑑)

□ 아들과 딸을 분별하는 법〔辨男女法〕

o 부인(婦人)이 잉태〔孕〕를 하면 사람으로 하여금 더듬게〔摸〕 하여 잔을 엎어놓은 것 같은 것〔覆盃〕은 아들〔男〕이고, 팔꿈치〔肘〕나 정강이〔脛〕 같은 것이 가지런하지 않게 일어서는 것〔參差起〕은 딸〔女〕이다.(脉經)

o 부인(婦人)이 임신〔娠〕하여 왼쪽 유방〔左乳房〕이 멍울〔核〕이 있으면 아들〔男〕이고 오른쪽 유방〔右乳房〕에 멍울〔核〕이 있으면 딸〔女〕이다.(醫鑑)

o 잉부(孕婦)로 하여금 얼굴을 남쪽으로 향해 가게하고 문득 다시 불러서 왼쪽으로 머리를 돌리면 이는 아들이고 오른쪽으로 머리를 돌리면 이는 딸이다.

o 임부(姙婦)가 뒷간〔圊〕에 올라는 것을 보고 남편〔夫〕이 뒤에서 급히 불러 왼쪽으로 머리를 돌리면 이는 아들이고 오른쪽으로 머리를 돌리면 딸이다. 대개 남태(男胎)가 왼쪽에 있으면 왼쪽이 무거운 고로 머리를 돌릴 때 무거운 곳을 신중히 보호해서 왼쪽으로 돌리고 여태(女胎)는 오른쪽에 있으니 오른쪽이 무거운 고로 머리를 돌릴 때에 신중히 무거운 곳을 보호하여 오른쪽으로 돌린다. 맥(脉)에서 미루어 보아도 그 뜻이 또한 그러하다. 태(胎)가 왼쪽에 있으면 혈기(血氣)가 태를

보호해서 왼쪽이 왕성한 고로 맥(脉)도 또한 따라서 왼쪽이 빠르다. 남자가 왼쪽이 크니 아들이다. 태(胎)가 오른쪽에 있으면 혈기(血氣)가 태를 보호[護胎]하여 오른쪽이 왕성한 고로 맥(脉)이 또한 따라서 오른쪽이 빠르니 여자는 오른쪽이 크니 여자이다. 음양의 이치는 자연히 이와 같은 것이다.(脉經)

□ 맥법(脉法)

○ 부인(婦人)의 임신(姙娠) 4개월[四月]에 아들과 딸[男女]을 알고자 하는 방법[法]은 왼쪽이 빠르면 아들이고, 오른쪽이 빠르면 딸이고, 다 빠르면 두 아이[二子]를 낳는다. 다 흐름이 순조롭고[滑] 빠르다[俱滑而疾]고 한다.(脉經)

○ 척맥(尺脉)이 왼쪽이 치우쳐 크면[偏大] 아들이고 오른쪽이 치우쳐 크면[偏大] 딸이고, 왼쪽과 오른쪽[左右]이 다 크면 두 아이[二子]를 낳는다.(脉經)

○ 왼손[左手]의 맥(脉)이 잠기고[沈] 실(實)하면 아들이고 오른손[右手]의 맥이 뜨고[浮] 크면[大] 딸이고 좌우[左右]의 손이 다 잠기고[沈] 실(實)하면 외람 되게[猥] 두 아들[二男]을 낳고, 좌우(左右)의 손이 다 뜨고[浮] 크면[大] 외람 되게 두 딸[二女]을 낳는다.(脉經)

○ 남녀의 구별은 좌우(左右)로써 취한다. 왼쪽이 빠르면[疾] 아들이고 오른쪽이 빠르면 딸이 되는데 잠기고[沈] 실함[實]은 왼쪽에 있고 뜨고[浮] 큰 것[大]은 오른쪽에 있으니 우녀좌남(右女左男)을 미리 알 수 있는 것이다.(脉訣)

□ 쌍태와 품태[雙胎品胎]

○ 태가 이루어진 것[成胎]을 정혈(精血)의 후선(後先)으로써 남녀(男女)를 구분하는 것은 저증[楮澄]의 이론[論]인데 나[愚]는 약간 의심스럽다[竊惑]. 동원(東垣)은 이르기를 '월경[經]이 끊어진 뒤 1~2일에 정(精)이 혈(血)을 이기는 것은 아들이 되고[成男] 4~5일에 혈(血)이 정(精)을 이기는 것은 딸이 된다[成女]'고 했다. 이 또한 석연치 않다[未瑩]. 주역[易]에 이르기를 '건도(乾道)는 남자가 되고[成男] 곤도(坤道)는 여자가 된다[成女]'고292) 했다. 대체로 건곤(乾坤)은 음양(陰陽)의 성정(性精)이요, 좌우(左右)는 음양(陰陽)의 도로요, 남녀(男女)는 음양(陰陽)의 의상(儀象)293)이다. 부정(父精)과 모혈(母血)이 교감[感]함으로 인해서 정(精)이 배설[泄]되고 양(陽)이 베풀어[施]진다. 혈(血)이 섭취[攝]할 수 있음은 음(陰)의 변화[化]이다. 정(精)이 그 자태(子胎)를 이루는 것은 만물의 자품[資]이 건원(乾元)에서 시작하는 것이다. 혈(血)이 그 포(胞)를 이루는 것이니 이는 만물의 자품[資]이 곤원(坤元)에서 시작하는 것이다. 음양(陰陽)이 서로

---

292) 주역(周易) : 계사전(繫辭傳)(上)
293) 의상(儀象) : 혼천의(渾天儀).

성교〔交溝〕하여 잉태〔胎孕〕하여 곧 엉기니〔凝〕 태(胎)가 있는 곳을 자궁(子宮)이라 한다. 한 실마리〔一系〕는 아래에 있고 위에는 양 갈래〔兩岐〕가 있으니 하나는 왼쪽에 이어지고 하나는 오른쪽에 이어진다. 정(精)이 그 혈(血)을 이기는 것〔勝〕은 강일(剛日)의 양(陽時)에 교감(交感)하는 것은 양(陽)이 위주〔主〕가 되어서 좌자궁(左子宮)에서 기(氣)를 받아서 남자를 형성하는 것이다. 정(精)이 혈(血)을 이기지 못하는 것은 유일(柔日)의 음시(陰時)에 교감〔感〕하는 것은 음(陰)이 위주〔主〕가 되어 기(氣)를 우자궁(右子宮)에서 받으니 여자가 형성되는 것이다. 혹자가 이르기를 '남자로 나뉘어지고 여자로 나뉘어지는 것은 우리도 알 수 있으나 쌍태(雙胎)가 되는 것은 어째서인지요?' 하니 답하기를 '그것은 정기(精氣)가 남음이 있어서 갈림길〔岐〕에 나뉘어지니 혈(血)이 나뉘어짐으로 인해서 섭취〔攝〕되기 때문이다. 또 가령 남녀(男女)가 함께 잉태〔孕〕되는 것은 강일(剛日)의 양시(陽時)와 유일(柔日)의 음시(陰時)에 교감〔感〕하면 음양(陰陽)이 혼잡(混雜)하여 왼쪽에도 속하지 않고 오른쪽에도 속하지 않고 기(氣)를 양 갈림길〔兩岐〕의 사이에서 받는 것이다. 또한 3태(三胎), 4태(四胎), 5태(五胎), 6태(六胎)가 있으니 이와 같은 것이다'고 했다. 혹자〔或〕가 또 묻기를 '남자가 아비〔父〕가 되지 못하고 여자가 어미〔母〕가 되지 못하고 남녀의 형체를 겸한 것은 어떻게 분별하는지요?' 하니 답하기를 '남자가 아비〔父〕가 되지 못하는 것은 양기(陽氣)가 이지러진 것〔虧〕이요, 여자가 어미〔母〕가 되지 못하는 것은 음기(陰氣)가 막힌〔塞〕 것이다. 남녀의 형체를 겸한 것은 음(陰)이 섞인 기〔駁氣〕를 편승(便乘)하는 바 되어서 그 형상이 하나가 되지 못한 것이다. 또 여자 남자의 형상을 겸한 것에 둘이 있으니 하나는 남자를 만나면 아내〔妻〕가 되고 여자를 만나면 지아비〔夫〕가 되는 것이다. 또 하나는 아내〔妻〕는 될 수 있으나 지아비〔夫〕는 될 수 없는 것이 있고, 또 아래는 여체(女體)이고 위에는 남자의 완전한 형체를 갖추고 있으니 이는 또 섞임〔駁〕의 심한 것이다' 했다. 또 혹자〔或〕가 말하기를 '섞인 기〔駁氣〕의 편승하는 바가 홀로 음(陰)에만 나타나 형체를 이루는 것이 또한 이처럼 같지 않은 것은 어째서인가?' 하니 내가 답하기를 '음체(陰體)가 허(虛)하면 섞인 기〔駁氣〕에 편승하기 쉬우니 섞인 기〔駁氣〕에 편승하는 곳에는 음양(陰陽)이 서로 섞여 위주〔主〕가 되는 곳이 없으니 좌에도 우에도 속하지 않는다. 양 갈림길의 사이에서 기(氣)를 받으니 그 얻은 바의 섞인 기〔駁氣〕의 경중(輕重)에 따라서 형체가 이루어지는 고로 겸하는 형체가 같이 얻어지지 않는 것이다.(丹溪)

ㅇ단계(丹溪)의 이 이론〔論〕은 지극히 정미(精微)하게 이루어져 있다.(綱目)

ㅇ또한 법〔又法〕에는 좌우의 척맥(尺脉)이 다 잠기고〔沈〕 실(實)하면 2남(二男)을 낳고 그렇지 않으면〔不爾〕 여자가 남자로 되는 것이다. 좌우척맥〔尺脉〕이 다 뜨고〔浮〕 크면〔大〕 2녀(二女)를 낳고 그렇지 않으면〔不爾〕 남자가 여자가 되는 것이다. 이는 곧 남녀겸형(男女兼形)의 설(說)이다.(綱目)

□ 여자를 남자로 바꾸는 법[轉女爲男法]

○ 회신(懷娠) 석달[三月]을 시태(始胎)라고 하는데 혈맥이 흐르지 않고 상형(象形)하니 이 때는 남녀(男女)가 정해지지 않는 고로 안약(眼藥)과 방술(方術)로써 전변[轉]하여 생남(生男)하게 한다. (得效)

○ 처음 임신했음[孕]을 깨달으면 도끼[斧]를 잉부(孕婦)의 침상(寢床) 아래에 두고 알게 하지 말면 아들을 낳는다. 만약 믿지 못하면 닭이 알을 품을 때에 도끼[斧]를 닭의 둥우리[窠]에 매달면[懸] 그 속의 알이 전부 수평아리가 되는 것을 징험할 수 있다. (入門)

○ 석웅황(石雄黃) 1냥(兩)을 붉은 주머니[絳囊]에 넣어 잉부(孕婦)의 왼쪽 허리 사이[左腰間]에 차게 하면 남자가 된다.

○ 활줄[弓弩弦] 1매를 붉은 주머니[絳囊]에 담아 잉부(孕婦)가 왼쪽 팔에[臂] 찬다[帶]. 또는 활줄을 허리에 차고 만 3달만에 푼다.

○ 월추리꽃[萱草花] 일명 이남[宜男]을 임부(姙婦)가 찬다.

○ 수탉[雄鷄]의 긴 꼬리 3줄기를 뽑아 잉부(孕婦)가 누운 자리에 두고 알지 못하게 한다.

○ 지아비[夫]의 머리칼과 손발톱을 잉부(孕婦)의 자리 밑에 넣어두고 알지 못하게 한다. (良方)

□ 오조(惡阻)

○ 오조(惡阻)란 구토(嘔吐)하고 오심(惡心)하고, 머리가 현기증[頭眩]이 나고 밥을 싫어하고[惡食], 가려먹는 것[擇食]을 말한다. (綱目)

○ 부인이 먹지 못하고 한열(寒熱)이 없는 것을 임신(姙娠)이라 하는데 법에는 60일에 이 증세가 있다고 했다. 응당 이 증세에 의원이 치료한다 해도 거스르는 것[逆]은 1달을 가니 토하고 내리는 [吐下] 것은 끊어야 한다. 주석(註)에 '끊는다[絶]는 것은 의원의 치료를 끊고 스스로 편안해 지기를 기다리는 것'이라 했다. (仲景)

○ 임신(姙娠)에 품수(稟受)가 겁약(怯弱)하면 곧 오조(惡阻) 병이 있다. 그 형상은 안색(顔色)이 전과 같고 맥(脉)과 숨쉼[息]도 화순(和順)하나 단지 지체(肢體)가 무겁게 가라앉고[沈重] 머리와 눈이 어지럽고 가려먹고 음식 냄새 맡기를 싫어하고 짜고 신 것[醎酸]을 먹기를 좋아함이 심하면 한열(寒熱)하고 심중(心中)이 무너져 괴롭고[潰悶] 담수(痰水)를 구토하고 황홀해서 스스로 지탱하지 못하는데 소씨(巢氏)가 이르기를 오조(惡阻)라 했다. (良方)

○ 오조(惡阻)란 크게 토하고 혹은 때로는 맑은 물[淸水]을 토하고 음식 냄새를 싫어한다. 이는 자궁(子宮)의 경락(經絡)이 위구(胃口)에 얽혀 있기 때문이다. 음식 냄새[食氣]를 만나면 정기(精氣)를 이끌어 움직여[引動] 위로 치받아 반드시 먹은 것을 다 토한 후에야 정기(精氣)가 곧 편안해 진다. 혹은 교합(交合)을 잘못해서 자궁(子宮)의 더러운 기[穢]가 왕성한 것은 100일이 지나면 곧 낫는다. (入門)

○ 임신 초기에는 경맥(經脉)이 안으로 닫혀서 태식(胎息)을 육양(育養)하고 장위(腸胃)의 저여(沮洳)[젖음]가 삼초(三焦)와 흉격(胸膈)에 흩어져 들어간다. 만약 본래부터 담음(痰飮)이 있으면 담음(飮)과 혈(血)이 식음(食飮)을 치받아 문득 토하고 머리와 눈이 어지럽고, 음식 냄새맡기를 싫어하고, 시고 짠것을 먹기를 좋아하고, 팔다리[四肢]가 권태로워 누워 있기를 오래하고 일어남이 적고, 고요히 피곤하고 게으르니[困懶] 오조(惡阻)라고 한다. 해산 한 뒤 포태 밖[胞外]의 남은 혈[餘血]이 썩고 뭉쳐[敗瘀]서 흘러내리니[流利] 오로[惡露]라고 한다. 대개 오[惡]란 좋지 않고 깨끗하지 않다[不善不淨]는 뜻이고 조(阻)란 지절[節]을 막는다는 뜻이다. 혈(血)이 담음(痰飮)을 치면 응당 점차 소화(消化)시켜야 한다. 노(露)란 이슬과 물[露水]의 이슬[露]이니 응당 급히 내몰아야[逐] 한다. 이로부터 산전(産前)은 오조(惡阻)라 하고 산후(産後)는 오로(惡露)라 하는 것을 알 수 있으니 옛사람[古人]의 이름 지음[命名]이 깊은 뜻이 있는 것이다.(易簡)

○ 오조(惡阻)란 임신하여 오심(惡心)하고 음식을 막는다[阻食]는 것이 이것이다. 흔히 담(痰)으로 보고 치료한다. 살찐 사람[肥者]은 담(痰)이 있고 여윈 사람[瘦者]은 열(熱)이 있는 것이다.(丹心)

○ 여윈 사람의 열(熱)과 살찐 사람의 담(痰)에는 다 마땅히 2진탕(二陳湯)(의방은 담문(痰門)을 보라)에 죽여(竹茹), 생강(生薑)을 더하고 열(熱)이 있으면 금연(芩連)을 더하고, 오래되어 수장(水漿)이 입에 들어가지 않고 맑은 물[淸水]을 토하는데는 마땅히 삼귤산(參橘散), 백출산(白朮散), 보생탕(保生湯)을 쓴다.

○ 오조[惡阻]에는 마땅히 반하복령탕(半夏茯苓湯), 금연반하탕(芩連半夏湯), 귀원죽여탕(歸原竹茹湯)을 쓴다.(綱目)

○ 임신[懷孕]에 한가지 음식 먹기를 좋아하는 것[愛喫]은 곧 한장[一藏]이 허(虛)한 것이다. 가령 혈기(血氣)가 약하여 간(肝)을 영화롭게 하지 못하면 간이 허한 고로 신 것을 잘 먹는 것이다.(丹心)

○ 임부(姙婦)가 음식을 싫어하는 데는 단지 생각나는 음식을 임의로 주면 반드시 낫는다.(局方)

◆ 2진탕(二陳湯)

○ 부인의 월경[月事]이 운행하지 않고 음식을 전혀 먹지 못하고 날로 야위어 가는 것이 완전히 허로(虛勞)와 비슷하면서 밥은 비록 먹지 못하나 과자나 잡물을 항상 즐겨 먹는 것은 임신[孕]한 것이다. 속담에[諺所謂] '임신부[孕婦]는 백가지[百般] 병을 만든다'는 것이 이것이다. 다만 2진탕(二陳湯)에 축사(縮砂), 길경(桔梗)을 더하고 생강, 대추, 오매(烏梅)를 넣어 달여서 복용하면 담을 없애고[消痰] 기를 순하게 하여[順氣] 자연히 편안해 진다[直指].

○ 대전방(大全方)에는 반하(半夏)가 태를 움직이게 한다[動胎]고 하여 쓰지 않는다고 했는데 중경의 의방[仲景方]에는 다 반하(半夏)를 썼는데 어찌 이것을 모르고 썼겠는가? 나는 조병(疽病)을 치료할 때 여러 번 반하강제(半夏薑製)를 노랗게 볶은 것을 썼는데 일찍이 태가 움직이지 않았다.

경(經)에 이르기를 '필요할 때 쓰면 해가 없다[有故無殞].'는 것이 이것이다.(丹心)

◆ 삼귤산(參橘散)
ㅇ오조(惡阻)병에 담수(痰水)를 구토하고 음식을 전혀 먹지 못하는 것을 치료한다.

【의방】 귤피, 적복령 각 1전 반, 맥문동, 백출, 후박, 인삼, 감초 각 1전.
　　　　이상의 것을 썰어서 1첩을 만들어 생강 7조각 푸른 죽여[靑竹茹], 계란 큰 것을 함께 달여 복용한다.(拔萃)

◆ 백출산(白朮散)
ㅇ오조[惡阻]로 맑은 물[淸水]을 토하고 죽과 약을 먹지 못하는 것을 치료한다.

【의방】 백출 5전, 인삼 2전 반, 정향 1전 2푼, 감초 5푼.
　　　　이상의 것을 썰어서 1첩을 만들어 생강 5쪽을 넣어 물에 달여 복용한다.(良方)

◆ 보생탕(保生湯)
ㅇ부인의 월경이 운행하지 않아 병이 없는데도 병이 있는 것 같은 것을 치료한다. 맥(脉)의 흐름이 순조롭고[滑] 크며[大] 6맥(脉)이 다 고른 것은 곧 잉부(孕婦)의 맥(脉)이다. 정신이 예전 같고 음식 냄새를 맡기 싫어하거나 혹은 1가지 음식물만 좋아하거나 혹은 크게 토(吐)하거나 혹은 때로 맑은 물[淸水]을 토하면 오조[惡阻]라고 하는 데에 마땅히 이 약을 복용한다.

【의방】 백출, 향부자, 오약, 귤홍 각 2전, 인삼, 감초 각 1전.
　　　　이상의 것을 썰어서 1첩을 만들어 생강 3쪽과 달여 복용한다.(良方)

◆ 반하복령탕(半夏茯苓湯)
ㅇ오조병(惡阻病)에 구토(嘔吐)하고 마음이 번거롭고[心煩] 머리와 눈이 아찔하고 어지러우며[眩暈] 음식 냄새가 맡기가 싫으며, 신 것과 짠 것[酸鹹]을 잘 먹으며[好食], 자주 눕고 일어남이 적고, 모든 관절[百節]이 번거롭고 아프고[煩痛] 여위며[羸瘦], 담이 왕성(痰盛)한 것을 치료한다.

【의방】 반하 1전 반, 적복령, 숙지황 각 1전, 귤홍, 선복화, 인삼, 백작약, 천궁, 길경, 감초 각 7푼.
　　　　이상의 것을 썰어서 1첩을 만들어 생강 7쪽과 물에 달여 복용한다.(丹心)

◆ 금연반하탕(芩連半夏湯)
ㅇ오조병(惡阻病)에 가슴과 등[胸背]이 그득하고 아픈 것을 치료한다.

【의방】 황금 1전 2푼 반, 백출, 반하 각 1전, 적복령 7푼반, 황연, 진피, 당귀, 치자, 지각(枳殼), 향부, 인삼, 창출, 축사, 감초 각 5푼.
　　이상의 것을 썰어서 1첩을 만들어 생강 7쪽을 넣어 물에 달여 복용한다.(脉類)

◆ 귀원산(歸元散)
o 오조[惡阻]로 음식을 전혀 먹지 못하는 것을 치료한다.

【의방】 백출, 백복령, 진피 각 1전 반, 반하 1전, 인삼, 천궁, 당귀, 백작약, 정향, 감초 각 5푼, 길경, 지각 각 2푼 반.
　　이상의 것을 썰어서 1첩을 만들어 생강 5쪽, 대추 2매를 넣어 물에 달여 복용한다.(綱目)

o 일명 복원탕(復元湯)이라 한다.(醫鑑)

◆ 죽여탕(竹茹湯)
o 오조[惡阻]를 치료한다.

【의방】 청죽여(靑竹茹), 맥문동 각 3전, 전호(前胡) 2전, 귤피 1전, 갈대뿌리[蘆根] 반 줌.
　　이상의 것을 썰어서 1첩을 만들어 물에 달여 복용한다.(聖惠)

◆ 하나의 의방[一方]
o 한 부인이 임신한 지 두 달[二月]에, 구토하고 머리가 아찔하여[眩] 삼출(蔘朮), 천궁, 진피, 복령을 복용하니 더욱 심하고[愈重] 맥(脉)이 당겨서 급한데[弦] 왼쪽이 심했다. 이는 노기(怒氣)가 격한 바(所激)의 오조병(惡阻病)이다. 자세히 물어 보니 과연 그러했다. 간기(肝氣)가 이미 거스르고[逆] 태기(胎氣)까지 있었다. 인삼과 백출[蔘朮]로 크게 보함[補大]은 마땅한 바가 아니어서 복령탕(茯苓湯)으로 내리고 억청환(抑靑丸)(의방은 화문(火門)을 보라) 30알[粒]을 자주 복용하니 나았다.(丹心)

□ 임신에 금기해야 할 것[姙娠禁忌]

o 임신[受孕]한 후에 크게 기(忌)하는 것은 남녀의 교합(交合)이다.(入門)
o 임신부[姙婦]는 절대로 음주(飮酒)를 기(忌)해야 하고 술에 탄 약[酒調藥]을 기(忌)해야 한다. 술은 백맥(百脉)을 흩어서[散] 여러 병을 이루게 하니 물에 달여 복용하는 것을 그치는 것이 좋다.(得效)
o 임신[受孕]한 후에는 절대로 태살(胎殺)이 있는 곳에 놀기를 기피[避忌]해야 한다. 이웃집에

집 수리하는 것도 마땅히 피해야 한다. 경(經)에 이르기를 '칼을 범하는 것[刀犯者]은 형체[形]가 반드시 상하고, 진흙을 범하는 것[泥犯者]은 구멍이 반드시 막히고 때리는 것은 색깔이 푸르고 어두우며 매어서 묶는 것[繫縛]은 서로 경련[拘攣]을 일으키고 심하면 어미가 죽는데[母殞] 이르니, 그 징험[驗]은 손바닥 뒤집는 것 같다.'고 했다.(得效)

□ 음식금기(飮食禁忌)

○ 당나귀 고기[驢馬肉]를 먹으면 달이 지나서 난산(難産)한다.
○ 개고기를 먹으면 말을 못한다.
○ 토끼 고기를 먹으면 입술이 갈라진다.
○ 비늘 없는 고기를 먹으면 난산한다.
○ 방해(蚄蟹)를 먹으면 자식을 가로 낳는다.
○ 양간(羊肝)을 먹으면 자식이 액이 많다.(厄多)
○ 닭고기와 계란과 찹쌀을 합해서 먹으면 자식이 촌맥충이 생기고
○ 오리고기[鴨肉] 및 알을 먹으면 자식을 거꾸로 낳고 심장이 차가워진다.
○ 참새고기와 술을 마시면 자식이 다음(多淫)하고 무치(無恥)하고 작자반(雀子斑)294)이 생긴다.
○ 자라고기[鱉肉]를 먹으면 자식의 목이 짧고 머리가 오그라진다.
○ 생강의 싹[薑芽]을 먹으면 자식이 손가락이 많아진다.
○ 율무[薏苡]를 먹으면 낙태(墮胎)한다.
○ 보리싹[麥芽]을 먹으면 태기(胎氣)를 없앤다.
○ 비름나물[莧菜]을 먹으면 낙태한다.
○ 마늘을 먹으면 태기(胎氣)를 없앤다.
○ 메기고기[鮎魚]를 먹으면 자식이 감식창(疳蝕瘡)이 생기게 한다.
○ 산양 고기를 먹으면 자식이 병이 많다.
○ 여러 가지 버섯[菌蕈, 군심]을 먹으면 자식이 경풍(驚風)으로 일찍 죽게[夭] 된다.(入門)

□ 약물금기(藥物禁忌)

○ 노래에 이르기를 '원청반묘수질 및 망충(芫菁斑猫水蛭及虻虫)/ 오두부자와 천웅(烏頭附子與天雄)/ 야갈수은과 아울러 파두(野葛水銀幷巴豆)/ 우슬의이에 오송을 이어서(牛膝薏苡連蜈蚣)/ 3릉대자원화와 사향(三稜代赭芫花麝(麝香))/ 대극사세와 황자웅(大戟蛇蛻黃雌雄(雌黃, 雄黃))/ 아초

---

294) 작자반(雀子斑) : 메밀 껍질, 작반(雀斑), 이 증세는 폐경(肺經)에서 나오니 폐풍(肺風)이 밖으로 나오는 것이 지아비(夫)가 술이 취해 바람을 맞고 행방(行房)하여 생긴다.

망초목단계피(牙硝芒硝牧丹桂(桂皮))/ 계화견우조각은 같고(桂花牽牛皂角同)/ 반하남성과 통초(半夏南星與通草)/ 구맥건강과 게껍질(瞿麥乾薑蟹甲爪)/ 망사건칠에 도인을 겸하고(硇砂乾漆兼桃仁)/ 지담모근을 즐겨 쓰지 마라(地膽茅根莫用好)/ 했다.'(正傳)

○또 척촉화(躑躅花), 땅강아지[螻蛄], 우황(牛黃), 여로(藜蘆), 금박(金箔), 은박(銀箔), 호분(胡粉), 도마뱀[蜥蜴, 석척], 비생(飛生)295), 매미허물[蟬殼], 용뇌(龍腦), 고슴도치 껍질[蝟皮], 귀전우(鬼箭羽), 저계(樗鷄), 마도(馬刀), 의어(衣魚), 마늘[大蒜], 신국(神麴), 해바라기씨[葵子], 서각(犀角), 대황(大黃)을 기(忌)한다.(局方)

□ 임신 때의 몸조리[姙娠將理法]

○옷을 너무 따뜻하게 하지 말 것 ○음식을 너무 배불리 먹지 말 것 ○술을 취하게 마시지 말 것

○탕약(湯藥)을 망녕되게 복용하지 말 것 ○망녕되이 침을 놓고 뜸을 뜨지 말 것 ○무거운 것을 들고 높은 데로 오르거나 험한 데를 건너지 말 것 ○힘을 과도히 써서 지나치게 상하지 말 것

○많이 자지 말고 누웠다가는 때때로 걸음을 걸을 것 ○마음에 크게 놀람이 있으면 반드시 전간(癲癎)에 걸린다.(入門)

○산월(産月)에는 머리를 감아서는 안 된다. ○높은 측간[厠]에 오르지 말라.(正傳)

□ 태루와 태동(胎漏胎動)

○태루(胎漏)는 임신 중에 혈(血)이 흘러내리는[漏下] 것이다. 기허(氣虛)에 속하며 열(熱)이 있으니 4물탕(四物湯)에 아교주(阿膠珠), 백출(白朮), 조금(條芩), 축사(縮砂), 향부(香附) 검게 볶은 것, 쑥 잎 조금을 더하고 찹쌀을 더해서 달여 복용한다.(正傳)

○범방(犯房)하여 하혈(下血)하는 것은 진루태(眞漏胎)이다. 8물탕(八物湯)(의방은 허로(虛老)를 보라)에 아교(阿膠), 쑥잎[艾葉]을 더하여 구원[救]한다.(入門)

○태루(胎漏)와 태동(胎動)은 다 하혈(下血)하는데 태루동(胎漏動)은 배가 아프고, 태루(胎漏)는 배가 아프지 않으니 이것이 다를 뿐. 태루(胎漏)는 마땅히 청열(淸熱)케 해야 하고 태동(胎動)은 마땅히 기를 운행(行氣)시켜야 한다.(入門)

○태루(胎漏)란 음문(陰門 : 入門)에서 하혈(下血)하고 요혈(尿血)이란 요문(尿門)에서 하혈(下血)한다.(入門)

○태동(胎動)이 불안한 것은 충임경(衝任經)이 허(虛)하여 수태(受胎)가 부실(不實)한 때문이다. 또한 술을 마시고 입방(入室)하여 상(傷)하는 것이 있고, 병에 감촉하여[觸犯] 상한 것이 있

---

295) 비생(飛生) : 날다람쥐.

고, 희노(喜怒)하여 상하는 것이 있고, 열약(熱藥)을 복용하여 상하는 것이 있다. 어미의 병[母病]으로 인하여 태동(胎動)하는 것은 다만 어미의 병[母病]을 치료하면 그 태(胎)가 저절로 편안[自安]해진다. 태(胎)가 견고하지 못하면서 태동[動]하여 어미가 병나는데[母疾] 이른 것은 다만 그 어미의 태를 편안케[安胎]하면 저절로 낫는다.(良方)

○ 임신부[孕婦]가 안으로 노역(勞役)에 상하여 작은 배[小腹]가 항상 떨어지고[墮] 심하면 자궁(子宮)이 떨어져 나오는 것[墮出]은 기가 함몰해 내린 것[氣下陷]이니 마땅히 보중익기탕(補中益氣湯)(의방은 내상(內傷)을 보라)을 쓰고 방로(房勞)로 인한 것은 8물탕(八物湯)에 술에 볶은 황기(黃芪)를 임군약[君]으로 삼고 방풍(防風), 승마(升麻)를 사신약[使]으로 삼는다.(入門)

○ 태루(胎漏), 태동(胎動)은 다 낙태(墮胎)케 하니 태루(胎漏)는 마땅히 지각탕(枳殼湯), 소교애탕(小膠艾湯), 교애탕(膠艾湯), 교애궁귀탕(膠艾芎歸湯), 교애4물탕(膠艾四物湯), 당귀기생탕(當歸寄生湯), 상기생산(桑寄生散)을 쓴다.

○ 태동(胎動)으로 불안(不安)한 데는 마땅히 두속환(杜續丸), 당귀지황탕(當歸地黃湯), 안태산(安胎散), 안태음(安胎飮), 황금탕(黃芩湯), 내보환(內補丸), 독성산(獨聖散), 지모환(知母丸), 생지황죽(生地黃粥), 총죽(葱粥), 총백탕(葱白湯)을 쓴다.(諸方)

◆ 지각탕(枳殼湯)

○ 태루(胎漏) 하혈(下血)을 치료한다.

【의방】 백출 3전 반, 지각, 황금 각 1전 7푼 반.
　　　 이상의 것을 썰어서 1첩을 만들어 물에 달여 복용한다.(保命)

◆ 소교애탕(小膠艾湯)

○ 태동(胎動) 하혈(下血)을 치료한다.

【의방】 아교주(阿膠珠) 2전, 쑥잎[艾葉] 4전.
　　　 이상의 것을 썰어서 1첩을 만들어 물에 달여 복용한다.(入門)

◆ 교애탕(膠艾湯)

○ 태루(胎漏)를 안태(安胎)시키는데 지극히 묘(妙)하다.

【의방】 숙지황, 쑥잎, 당귀, 천궁, 아교주, 감초 구운 것, 황기 각 1전.
　　　 이상의 것을 썰어서 1첩을 만들어 물에 달여 하루 2번 복용한다.(正傳)

○ 국방(局方)에는 황기(黃芪)가 없고 백작약이 있다.

◆ 교애궁귀탕(膠艾芎歸湯)

o 태동(胎動) 하혈(下血)이 8~9월내에 있는 것과 유산(半産)한 후에 계속 하혈(下血)하여 그치지 않는 것을 치료한다.

【의방】 아교주, 쑥 잎, 천궁, 당귀 각 2전, 감초 구운 것 1전.
이상의 것을 썰어서 1첩을 만들어 물에 달여 복용한다.

o 태동(胎動), 복통(腹痛)으로 혹은 노란 즙[黃汁]이나 검거나 콩즙 같은 것을 내리는 데는 야저근(野苧根), 금은화근(金銀花根)296) 각 5전을 물과 술을 상반(相半)하여 달여서 복용한다.(入門)

◆ 교애사물탕(膠艾四物湯)

o 태루(胎漏)의 복통(腹痛)을 치료한다.

【의방】 숙지황, 당귀, 천궁, 백작약, 아교주, 조금(條芩), 백출, 축사, 쑥 잎, 향부자 볶은 것 각 1전.
이상의 것을 썰어서 1첩을 만들어 찹쌀 한 줌을 넣어 물에 달여 빈속에 복용한다.(回春)

◆ 당귀기생탕(當歸寄生湯)

o 태루(胎漏) 하혈(下血)을 치료한다.

【의방】 인삼, 상기생(桑寄生), 숙지황, 속단 각 1전 반, 당귀, 천궁, 백출, 쑥 잎 각 7푼 반.
이상의 것을 썰어서 1첩을 만들어 물에 달여 복용한다.(得效)

◆ 상기생산(桑寄生散)

o 태루(胎漏) 및 경혈(經血)의 망행(妄行)을 치료한다.

【의방】 상기생, 속단, 천궁, 당귀, 백출, 향부자, 아교주, 복신 각 1전, 인삼, 감초 5푼.
이상의 것을 썰어서 1첩을 만들어 생강 3쪽을 넣어 물에 달여 복용한다.(入門)

◆ 두속환(杜續丸)

o 태동(胎動)으로 불안(不安)하고 허리가 아픈 데 치료한다. 이 약으로 낙태[墮]하려는 것을 예

---

296) 금은화근(金銀花根) : 금은목(金銀木)의 꽃, 인동초(忍冬草)의 꽃과 뿌리.

방한다.

【의방】 두충(杜冲) 볶은 것, 속단(續斷) 각 2냥.
　　　　이상의 것을 분말을 만들어 대추살〔棗肉〕에 섞어 오동씨 크기의 환(丸)을 지어 미음(米飮)으로 50~70환을 내린다.(入門)

◆ 당귀지황탕(當歸地黃湯)
○ 태통(胎痛)을 치료한다.

【의방】 숙지황 4전, 당귀 2전.
　　　　이상의 것을 썰어서 1첩을 만들어 물에 달여 빈속에 한꺼번에 복용한다.(正傳)

◆ 안태산(安胎散)
○ 놀램으로 인해서 태동(胎動)하여 복통(腹痛) 하혈(下血)하는 것을 치료한다.

【의방】 숙지황 3전, 천궁, 지각 각 1전 반, 찹쌀 1홉.
　　　　이상의 것을 썰어서 1첩을 만들어 생강 3쪽, 대추 2매와 물에 달여 복용한다.(正傳)

◆ 안태음(安胎飮)
○ 5~6개월에 태동(胎動)으로 불안함을 치료한다. 몇 첩을 상복(常服)하면 매우 묘(妙)하다.

【의방】 백출 2전, 조금(條芩) 1전 반, 당귀, 백작약, 숙지황, 축사 간 것, 진피 각 1전, 천궁, 자소엽 각 8푼, 감초 4푼.
　　　　이상의 것을 썰어서 1첩을 만들어 물에 달여 복용한다.(醫鑑)

○ 한 의방〔一方〕에는 인삼이 있고 숙지황이 없으면 생지황을 대신한다 했다.(入門)
○ 태(胎)가 불안한 데는 아교(阿膠)를 더하고 태(胎)가 아픈 데는 축사를 더한다.
○ 황금(黃芩)이 태(胎)를 편안케 하는 것은 화를 내린다〔降火〕. 축사(縮砂)가 태(胎)를 편안케 하는 것은 기를 운행시킨다〔行氣〕. 만약 혈허(血虛)하여 태(胎)가 불안한 데는 아교(阿膠)가 주치한다.(丹心)

◆ 황금탕(黃芩湯)
○ 태동으로 불안한 것을 치료한다.

【의방】 백출, 축사, 당귀 각 1전 반.

이상의 것을 1첩을 만들어 물에 달여 복용한다.(得效)

◆ 내보환(內補丸)

o 충, 임맥(衝, 任脉)이 허(虛)한데 보혈(補血)하고 태를 편안하게〔安胎〕한다.

【의방】 숙지황 2냥, 당귀 1냥 살짝 볶은 것.
　　　이상의 것을 분말을 만들어 꿀로 오동씨 크기의 환(丸)을 지어 빈속에 따스한 술로 50~70환을 내린다.(本事)

◆ 독성산(獨聖散)

o 높은 데서 떨어짐〔墮落〕으로 인해 상손(傷損)되어 태동(胎動)하여 불안하고 배가 아파서 참지 못하는 것을 치료한다.

【의방】 축사를 다소 불문하고 다리미 안에 넣어 늘인 불〔慢火〕에 볶아서 껍질을 벗기고.
　　　이상의 것을 분말을 만들어 매 2전을 뜨거운 술에 타서 복용하고 조금 지난 후에 배 안이 매우 뜨겁고 태가 편안해지는데 신효하다. 술을 마시지 못하면 미음(米飮)에 타서 복용한다.(正傳)

o 태가 아픈 데는〔胎痛〕 축사(縮砂)로 아픈 것을 그치게 하고 기를 운행〔行氣〕하고 태를 편안케〔安胎〕한다.(丹心)

◆ 지모환(知母丸)

o 임신(姙娠)하여 일월(日月)이 덜 차고〔未足〕 해산하려고 배가 아픈 것을 치료한다.

【의방】 지모(知母)를 분말을 만들어 꿀로 오동씨 크기의 환(丸)을 지어 미음(米飮)으로 30~50환을 하루 3번을 시간에 구애받지 않고 복용한다.(綱目)

◆ 생지황죽(生地黃粥)

o 태루(胎漏)를 치료한다.

【의방】 찹쌀 2홉을 삶아 죽을 쑤어 뜨거울 임시에 생지황즙 1홉에 타서 빈속에 복용한다.(入門)

◆ 총죽(葱粥)

o 태동(胎動)을 치료한다.

【의방】 찹쌀로 죽을 쑤어 파〔葱〕 3~5줄기를 넣어 다시 삶아 먹는다.(入門)

◆ 총백탕(葱白湯)
○태동(胎動)으로 불안하고 허리가 아파서 심장을 찌르거나〔心搶〕 혹은 하혈하는 것을 치료한다.

【의방】 총백(葱白)을 진하게 달여 즙(汁)을 마시면 태가 편안해지게〔安胎〕 주치하고 만약 태(胎)가 죽었으면 나온다.(海藏)

◆ 불수산(佛手散)
○일명 입효산(立效散)이다. 태동(胎動)하여 불안하고 배가 아픈 것을 치료한다.(의방은 아래를 보라)(綱目)

◆ 하나의 의방〔一方〕
○옛 의방〔古方〕에 태동(胎動)하여 불안함을 치료한다고 했다. 한 달〔一月〕에는 까만 암탉〔烏雌雞〕을 쓰고, 석 달〔三月〕에는 붉은 수탉〔赤雄雞〕을 쓰고, 열 달〔十月〕에는 저요자(猪腰子)를 쓰고, 나머지 달〔餘月〕에는 잉어 삶은 즙〔煮汁〕에 약을 넣어 달여서 복용하면 신묘(神妙)하다.(入門)

◆ 또 하나의 의방〔又方〕
○임신부〔孕婦〕가 지아비〔夫〕를 피곤하게 하면 바로 태동(胎動)하고 기가 끊어지려〔氣欲絶〕 하는데는 죽력(竹瀝)을 1되〔升〕 마시면 곧 낫는다.(本草)
○임신부(姙婦)가 달수가 덜 찼는데〔未足〕 아이를 낳으려고 복통(腹痛)하는 것은

【의방】 홰나무씨〔槐子〕, 포황(蒲黃)을 등분(等分)해서 분말을 만들어 꿀로 오동씨 크기의 환(丸)을 지어 술로 30환을 복용하되 그치는 것으로 도수〔度〕로 한다.(丹心)

□ 유산(半産)

○타태(墮胎)는 곧 혈기(血氣)가 허손(虛損)하여 영화롭게 보양(榮養)하지 못하므로 스스로 떨어지는 것〔自墮〕이다. 가지가 마르면〔枝枯〕 과실〔果〕이 떨어지는 것과 같고〔猶〕, 등(藤)나무가 시들면〔萎〕 꽃이 떨어지는 것과 같고, 피로〔勞〕나 분노〔怒〕로 정을 상하여〔傷情〕 내화(內火)가 곧 동(動)하면 역시 낙태〔墮胎〕할 수 있다. 이는 마치 바람이 나무를 흔들고, 사람이 그 가지〔枝〕를 꺾는 것〔折〕과 같은 것이다. 불〔火〕이 물건을 없앨 수〔消物〕 있는 것은 자연의 조화(造化)인데, 병원(病源)297)에는 곧 이르기를 '풍랭(風冷)이 자장(子藏)〔자궁〕을 상(傷)한 것'이라 했는데 이는

병정(病情)을 잘 알지 못하고[未得] 한 말이다. 대체로 허(虛)에 속한 지 열(熱)에 속한 지를 진맥해서 응당 그 경중(輕重)을 보아서 치료해야 한다.(丹心)

ㅇ정산(正産)의 한 증세는 바로 과실 중에 밤이 익으면 그 껍질이 저절로 열려서 양쪽이 손상된 바가 없는 것과 같다. 유산[半産]을 비유하면 풋과일[新果]을 찍어내어[採斫] 그 부각(膚殼)을 부수고 그 피막(皮膜)을 손상시킨 연후에 그 열매[實]를 취하여 얻으니 그 태장(胎藏)이 손상되고 포계(胞系)가 끊어진 후에 낙태[胎墮]하는 것과 같다. 대체로 유산[半産]한 뒤에는 10배의 조치(調治)를 더해야 한다.

ㅇ다시 시정(市井) 촌락(村落)의 사이에 방자[恣]한 욕정[情]을 망녕되이 행하고[妄作] 바르지 못한데[不正]에 구차하게 살고[偸生], 혹은 아이가 많거나 양육을 싫어하여 가끔 초약(草藥)의 독(毒)으로 놀라게 하여 패혈(敗血)이 내리지 않고 심장을 치받아[衝心] 답답하고 어지럽고[悶亂] 숨이 차고 땀이 남이[喘汗] 교대로 일어나고[交作] 죽는 수가 있으니, 반드시 해독(解毒)하고 혈을 운행시키는[行血] 약(藥)으로 휩싸서 구해야[函救]한다. 마땅히 백편두산(白扁頭散)을 쓴다.(得效)

ㅇ부인(婦人)의 임신[受孕] 3, 5, 7의 양월(陽月)에 반드시 낙태[墮]한 데는 마땅히 금출탕(芩朮湯), 안태환(安胎丸)을 써서 열을 맑게[淸熱] 해야 한다. 만약 기혈(氣血)이 부족하면 미리 8물탕(八物湯)(의방은 허로(虛勞)를 보라)을 복용해서 낙태[墮落]를 막아야 한다.

ㅇ유산[半産]은 흔히 3, 5, 7월 안에 있고 만약 앞과 다음[前次]의 3개월에 낙태[墮]하면 그후 반드시 같은 기간에 되풀이[復]한다. 그러니 모두 유산 이후에는 반드시 기혈(氣血)을 보양[養]하고 태원(胎元)을 단단히 하는 약을 많이 복용해서 그 허(虛)를 보(補)하고, 그 후에 잉태[胎]가 있을 때는 먼저 2달 반 후에 곧 열을 맑게 하고[淸熱] 태를 편안케 하는[安胎] 약을 몇 첩 복용해서 석 달[三月]의 낙태를 방지하고 넉 달 반 후에는 다시 8~9첩을 다시 복용하여 다섯 달[五月]의 유산을 막아 지내고[防過] 또 여섯 달 반에 이른 뒤에는 5~7첩을 복용하여 일곱 달[七月]의 유산을 막고 아홉 달[九月]에 이르면 보호함에 걱정이 없는 것이다.(入門)

ㅇ유산[半産]에는 마땅히 금궤당귀산(金匱當歸散), 궁귀보중탕(芎歸補中湯), 안영탕(安榮湯), 천금보태환(千金保胎丸), 5미안태환(五味安胎丸), 화통탕(和痛湯)을 쓴다.(諸方)

◆ 백편두산(白扁豆散)

ㅇ독약(毒藥)이 태를 치고[攻胎] 약독(藥毒)이 심장을 치받아[衝心] 입을 다물고 주먹을 움켜쥐고 저절로 땀이 나고[自汗] 인사불성이 되고 그 맥(脉)이 뜨고[浮] 연하면[軟] 10이 죽고 하나가 사는데 이 증세를 치료한다.

【의방】 백편두(白扁豆) 생것을 분말을 만들어 새로 기른 물에 타서 2~3전(錢)을 복용하면 곧 소생

---

297) 병원(病源) : 수(隋) 소원방(巢元方)이 지음.

〔甦〕하니 입을 다물고 있으면 입을 벌리고〔幹開〕부어 넣는다.(得效)

◆ 금출탕(芩朮湯)

○회잉(懷孕)한 지 4, 5월에 항상 유산에 불안해지는 것을 치료한다. 내열(內熱)이 심하기 때문이다.

【의방】 자금(子芩) 3전, 백출 1전 반 이상의 것을 썰어서 1첩을 만들어 물에 달여 복용한다.

○금출탕(芩朮湯)은 곧 태를 편안케〔安胎〕하는 성약(聖藥)이다. 대체로 갑자기 내리고 급한 바가 있으면 하루 3~5번 복용하고 늘이면〔緩〕 5일 내지 10일에 한 번 복용하면 안태(安胎)하고 순산〔易産〕하여 태어난 아이가 태독(胎毒)이 없다. 대개 잉태〔姙孕〕함에 비토(脾土)의 운화(運化)가 지체(遲滯)되면 습(濕)을 낳고 습(濕)하면 열(熱)이 나는 고로 황금(黃芩)으로 열을 맑게〔淸熱〕하고 양혈(養血)하고 백출(白朮)로써 비장을 튼튼하게 하여〔健脾〕 습을 메마르게〔燥濕〕하니 안태환(安胎丸)과 금궤당귀산(金匱當歸散)은 다 이 의방〔方〕에서 추출〔推〕한 것이다.(入門)

◆ 안태환(安胎丸)

○위와 같은 증세를 치료한다.

【의방】 곧 금출탕(芩朮湯)의 약재〔材〕를 분말〔末〕이나 죽(粥)을 만들거나 오동씨 크기 만한 환(丸)을 지어 백탕(白湯)으로 50~70환을 복용한다.(入門)

◆ 금궤당귀산(金匱當歸散)

○임신부〔孕婦〕가 마땅히 이 약을 복용하면 양혈(養血)하고 열을 맑게 하고〔淸熱〕 원래 유산〔半産〕의 습관이 있는 사람이 복용하면 그 근원〔源〕을 맑게 하고 후환(後患)이 없게 한다.

【의방】 황금, 백출, 당귀, 천궁, 백작약 각 1냥.
　　　　이상의 것을 분말을 만들어 매 3전을 따스한 술에 타서 내리거나 술풀에 섞어 환(丸)을 지어 미음(米飮)으로 50~70환을 복용한다.(入門)

○부인이 잉태하면 비장〔脾〕의 운화(運化)가 늘여서〔遲〕 습(濕)이 생기고 습(濕)하면 열(熱)이 난다. 옛사람들이 백출(白朮)과 황금(黃芩)은 태를 편안케 하는〔安胎〕 성약(聖藥)이라 했다. 대개 백출(白朮)은 비장을 돕고〔補脾〕 습을 메마르게〔燥濕〕하고, 황금(黃芩)은 열을 맑게 하기〔淸熱〕 때문이다. 하물며 임신부〔孕婦〕는 혈의 배양(培養)을 얻어야 하니 이 의방〔方〕은 당귀, 천궁, 작약이 있어서 보혈(補血)에 더욱 갖추어야 한다. 이 약을 복용하면 순산〔易産〕하고 태어난 남녀가 겸

해서 태독(胎毒)이 없으면 마마와 홍역[痘瘆] 또한 드물게[稀] 있고 병이 없이 쉽게 자라고 총명하고 지혜로움은 말할 것도 없는 것이다. 여러 번 시험하고 징험한 것이다.(丹心)

◆ 5미안태환(五味安胎丸)

○ 원래 유산[半産]하는 습관이 있는데 마땅히 복용하면 양혈(養血), 청열(淸熱)한다.

【의방】 당귀, 천궁, 조금(條芩), 백작약 각 1냥, 백출 5전.
　　　　이상의 것을 분말을 만들어 술풀에 섞어 오동씨 크기의 환(丸)을 지어 다탕(茶湯)으로 50~70환을 임의로 내린다.(回春)

◆ 궁귀보중탕(芎歸補中湯)

○ 회잉(懷孕)하여 기혈(氣血)이 허약하여 영양(榮養)할 수 없어서 태루(胎漏)에 이르러 매번 몇 달만에 낙태하는 것을 치료한다.

【의방】 황기, 당귀, 백출, 두충, 백출, 백작약 각 1전, 건강, 아교주, 천궁, 5미자, 목향, 인삼, 감초 각 5푼.
　　　　이상의 것을 썰어서 1첩을 만들어 물에 달여 복용한다.(入門)

○ 한 의방에는 목향(木香)이 없다.(正傳)

◆ 안영탕(安榮湯)

○ 태기(胎氣)가 단단하지 못하고 항상 유산하는데 치료하니 마땅히 이 약을 복용하여 태를 단단하게 한다.

【의방】 숙지황, 백작약, 천궁, 당귀, 아교주, 향부자, 상기생(桑寄生), 백출, 황금, 축사 각 1전, 찹쌀 100알.
　　　　이상의 것을 1첩을 만들어 물에 달여 복용한다.(正傳)

◆ 천금보태환(千金補胎丸)

○ 대개 부인이 수태(受胎)하여 석달[三月]이 지나서 낙태[墮]하는 것은 비록 기혈(氣血)이 부족하기는 하나 곧 중충맥(中衝脉)이 상함이 있는 것이다. 중충맥(中衝脉)은 곧 양명위맥(陽明胃脉)이 아울러 태잉(胎孕)을 보양[養]하는 것이다. 이때에 이르면 반드시 음식을 조절하고 색욕(色慾)을 끊어야 하고 뇌노(惱怒)를 경계해야 한다. 이 약을 복용하면 대체로 유산의 우환을 면하는 것이다.

【의방】 두충 강즙에 볶은 것, 백출 흙에 볶은 것 각 2냥, 당귀 술에 씻은 것, 숙지황 강즙에 볶은 것, 아교를 합분(蛤粉)에 볶아서 구슬을 이룬 것, 조금(條芩) 볶은 것, 익모초, 속단 술에 씻은 것, 향부미(香附米)를 술[酒]과 초(醋)와 염수(塩水)와 동변(童便)에 각각 1포(包)씩 담아 3일이 경과하면 햇볕에 쬐어 말린 것 각기 1냥, 천궁, 쑥 잎 초에 삶은 것, 진피 각 5전, 축사 2전 반.

이상의 것을 분말을 만들어 대추살[棗肉]에 섞어 오동씨 크기 만한 환(丸)을 지어 매번 100환을 빈속에 미음(米飮)에 타서 삼켜 내린다.(醫鑑)

◆ 화통탕(和痛湯)

○ 유산[小産]에 심복(心腹)이 아픈 것을 치료한다.

【의방】 당귀, 천궁, 백작약 술에 볶은 것, 숙지황 각 1전 3푼, 현호색 1전, 택난, 향부자, 청피 각 8푼, 도인, 홍화 각 5푼.

이상의 것을 썰어서 1첩을 만들어 물 한 종지, 동변, 청주 각 반 종지를 달여 복용한다.(醫鑑)

◆ 하나의 의방[一方]

○ 한 부인이 매번 회잉(懷孕)하면 3개월에 이르러 반드시 낙태[墮]하고 복약[藥]하는 것도 싫어했다[不肯]. 내가 4~5년 된 늙은 어미 닭[母雞]을 삶은 탕[煮湯]에 홍곡(紅穀)298)과 소황미(小黃米)(노란 좁쌀)를 넣어 삶아 죽을 쑤어 먹으면 며칠이 못 가서 태가 단단해지고[胎固] 달이 차는데 이르러 생남(生男)했다.(回春)

◆ 또 한 의방[又方]

○ 한 부인(婦人)이 잉태[孕]가 있어서 석달[三月] 좌우(左右)에 이르러 반드시 낙태[墮]함에 내가 진하게 달인 백출탕에 황금(黃芩) 분말 1전을 타서 3, 4첩을 복용하니 드디어 보전(保全)함을 얻었다. 대개 임신이 석달[三月]에 이르면 바로 상화(相火)에 속하니 낙태가 쉽다. 그렇지 않으면 어떻게 황금 백출이 안태하는 묘약이 되었겠는가?(丹心)

□ 맥법(脉法)

○ 유산[半産]으로 피가 조금씩 흐르면[漏下] 것은 혁맥(革脉)이 주관한다(主). 약(弱)하면 혈이 소모되니[血耗] 곧 위태하게 기울어짐[傾危]을 보게 된다.(脉訣)

○ 소음맥(少陰脉)이 뜨고[浮] 팽팽[緊]하니, 팽팽[緊]하면 산하(疝瘕)로 뱃속이 아프고 유산(半

---

298) 홍곡(紅穀) : 중국에서 만드는 붉게 수제(修製)한 쌀, 백소주(白燒酒)에 담가서 붉은 빛이 우러나게 하는 데 씀.

産)하여 떨어져 상한(墮傷) 것이다.(脉經)

□ 졸지의 낙태〔卒墮胎〕

○임신부〔孕婦〕가 여섯 달〔六月〕 일곱 달〔七月〕에 갑자기 한 말 남짓의 물을 내리면 태(胎)가 반드시 기대어서〔倚〕 낙태〔墮〕하니 이는 때가 아닌데〔非時〕 양수〔孤漿〕가 미리 나왔기 때문이다.
○태루(胎漏)는 천천히 양수가 내리는 것인데 갑자기 내려 많은 고로 낙태했음을 아는 것이다. (脉經)

□ 색깔을 살펴 태의 생사를 징험함〔察色驗胎生死〕

○태동(胎動)으로 불안(不安)이 심한 것은 반드시 어미〔母〕의 형색(形色)을 살펴보면〔察〕 어미의 얼굴이 붉고〔面赤〕 혀가 푸른 것〔舌靑〕은 그 어미는 살고〔母活〕 태아는 죽는다〔子死〕. 얼굴이 푸르고〔面靑〕 혀가 붉고〔舌赤〕, 입안에 거품이 나오는 것〔沫出〕은 어미가 죽고〔母死〕 태아가 산다〔子活〕. 입술과 혀가 다 푸르고〔俱靑〕 양 옆에 거품이 나오는 것은 어미와 태아가 다 죽는다〔良方〕.
○임신부〔孕婦〕가 배가 아프고 태(胎)가 움직이지 않는데 생사(生死)를 알고자 하면 손으로 더듬어서〔摸〕 냉(冷)함이 어느 부면〔何面〕에 있는가를 보면 냉(冷)한 것은 죽었고 따스한 것〔溫〕은 산 것이다〔生〕. (脉經)
○태아〔胎〕가 뱃속에서 죽으면 산모(産母)의 얼굴이 푸르고 손톱〔指甲〕이 푸르고 입술과 혀〔脣舌〕가 푸르고 입에 냄새〔口臭〕가 난다. 가령 양뺨〔兩臉〕이 약간 붉으면 어미는 살고〔母活〕 태아는 죽는다〔子死〕. (丹心)
○임신부〔孕婦〕의 혀가 검은 것〔舌黑〕은 태아가 이미 죽은 것이다. 혀〔舌〕로써 증험(證驗)하고 불수산(佛手散)으로 구원〔救〕한다. (의방은 아래를 보라)(回春)

□ 해산하려는 징후〔欲産候〕

○임신부〔姙婦〕가 달이 차면 맥(脉)이 이경맥〔離經〕(이경맥(離經脉)은 아래를 보라)이 나타나고 배가 아프고 허리〔腰〕와 등골뼈〔脊〕가 당겨서 해산하려고 한다. (脉經)
○임신부〔孕婦〕가 배꼽과 배〔臍腹〕가 다 아프고 허리로 이어져〔連腰〕 당기고 아프고 눈 안에서 불이 나면〔生火〕 이는 태아〔兒〕가 몸을 구르는 것이다. 대개 신장〔腎〕은 허리〔腰〕에 이어져 있고〔擊〕 태의 포(胞)는 신장〔腎〕에 이어져 있기 때문이다. (正傳)
○임신부〔孕婦〕가 여덟 달〔八月〕이 되면 복통(腹痛)이 혹은 일어나고 혹은 그치는 것을 농통(弄痛)이라 하는데 정산(正産)이 아닌 징후인 것이다. 혹은 배가 아프나 허리가 심하게 아프지 않은

것은 정산(正産)이 아닌 징후이다. 태(胎)가 높고 떨어져 내리지[陷下] 않은 것은 정산(正産)이 아닌 징후이다. 곡도(穀道)가 솟아오르지 않는 것[未挺進]은 정산(正産)이 아닌 징후이고 수장(水漿)[양수]이 터지지 않고 피가 나오지 않는 것은 정산이 아닌 징후이다. 수장(양수)과 피[漿血]가 비록 나와도 배가 아프지 않는 것은 정산(正産)의 징후가 아니다. 또한 붙들고 천천히 걷게 하고[扶行] 익숙하게 참아야 하고 낳을 자리에 앉아서는[坐草] 안 된다.(良方)

○ 무릇 임신부[孕婦]는 바로 태기(胎氣)가 떨어져 내려 태아가 음호(陰戶)에 핍박[逼]하고 허리가 무겁고 지극히 아프고 눈에 불이 나고 곡도(穀道)299)가 솟아나면[挺進]이는 바로 놓으려는[正欲産] 징후이니 바야흐로 자리를 잡고 힘을 주어야 한다.(良方)

□ 맥법(脉法)

○ 노래에 이르기를 '해산하려는 부인의 맥에 이경이 나타나는데[欲産之婦脉離經]/ 잠기고 가늘어 순조로움은 동명이요[沈細而滑也同名]/ 한밤 중에 통증을 느끼면 해산하려는 것인데[夜半覺痛應分誕]/ 내일 오후에 해산함을 알 수 있네[來日午後定知生].'했다.(脉經)

○ 난경(難經)에 이르기를 '한 번 내쉼[呼]에 3번 이르는 것[至]을 이경(離經)이라 하고 한 번 내쉼[呼]에 한 번 이르는 것[至]도 또한 이경(離經)이다. 부인(婦人)이 해산하려 하면 맥(脉)이 다 이경(離經)이 되는데 야반(夜半)에 아픔을 느끼면 한낮[日中]에 곧 낳는다' 했다.(綱目)

○ 척맥(尺脉)이 급히 굴러서[轉急] 노끈이 끊어진 것 같고, 구슬이 구르는 것[切絶轉珠] 같은 것은 곧 해산한다.(脉經)

○ 이경(離經)이란 한 번 숨을 내쉬는데[呼] 여섯 번 이르면 잠기고[沈] 가늘어서[細] 흐름이 순조로우면[滑] 진통(陣痛)이 허리에 이어지면[連腰] 태아[胎]가 곧 나온다.(丹心)

□ 해산을 도움[保産]

○ 난산(難産)하는 부인은 다 이 8~9개월 안에 색욕을 삼가지[謹慾] 못한 탓으로 기혈(氣血)이 허해져서 그런 것이다.(丹心)

○ 대체로 생산(生産)에는 스스로 시후(時候)가 있으니 생산을 재촉[催生]하는 약이나 태를 미끄럽게 하는[滑胎] 등의 약을 억지로 복용케[强服]해서는 안 된다. 또 일찍이 낳을 자리에 앉거나[坐草] 산파[婆]로 하여금 어지러운 수법(手法)을 쓰게 해서는 안 된다.(良方)

○ 세상의 난산(難産)하는 사람은 흔히 부귀안일(富貴安逸)하는 사람에게 많고 가난하고 천하고[貧賤] 고생하는[辛苦] 사람에게는 거의 없는 것이다. 옛 의방[古方]에 수태음(瘦胎飮)(곧 지각산(枳殼散)이다.)이 있으니 본래 호양공주(湖陽公主)를 위해서 만들어진 것이다. 그 봉양(奉養)을

---

299) 곡도(穀道) : 대장(大腸)과 항문(肛門).

두터이 하여 기가 왕성해진〔氣盛〕 때문에 이 의방을 수제〔製〕해서 그 기를 소모시킨〔耗其氣〕 것이니 실(實)은 아무에게나 다한테 이르는 것〔極至之〕은 아닌 것이다. 한 부인(婦人)이 난산(難産)으로 고생하여 훗날에 태잉(胎孕)해서는 범촉〔觸〕하여 유산〔去〕해 버리니 내가 대전자소음(大全紫蘇飮)에 보기약(補氣藥)을 더 해서 10여 첩을 투여〔與〕한 후에 득남(得男)하니 매우 좋아했다. 그 의방을 달생산(達生産)이라 했다.(丹心)

○회잉(懷孕)한 부인이 일찍이 행동을 활달하게 하지〔舒伸〕 않고 진통을 참느라고 몸을 구부리고〔曲身〕 모로 누우면〔側臥〕 태아〔子〕가 뱃속에서 굴러 움직이지〔轉動〕 못하므로 가로로 낳거나〔橫生〕 거꾸로 낳으며〔逆産〕 심하면 태아〔子〕가 뱃속에서 죽기도 하니 삼가해야 한다.(丹心)

○대체로 달수〔月數〕가 차면〔滿足〕 바야흐로 복통(腹痛)을 느끼는 것이다. 함부로 경동(驚動)해서 조산〔早〕하려고 해서 산모(産母)를 두려워하게 해서는 안 된다. 대개 두려워하면 기가 겁이 나고〔氣怯〕 겁(怯)이 나면 상초(上焦)가 닫히고 하초(下焦)가 창만〔脹〕하여 기(氣)가 운행하지 못해서 난산(難産)이 된다. 이 때에는 빨리 자소음(紫蘇飮)(의방은 아래를 보라)을 복용하여 그 기(氣)를 너그럽게 해야 한다.(正傳)

○태아〔子〕가 어미 뱃속에서는 오로지 양수(漿水)로 자양(滋養)되다가 열 달의 수가 차면 혈기(血氣)가 완전하고 형신(形身)이 갖춰져서〔具備〕 문득 꿈을 깬 것처럼〔如夢覺〕 스스로 포(胞)를 열고 길을 찾아 나오는데, 대저 포장(胞漿)이란 본포안(本胞內)에서 태아를 기르는 물〔養兒之水〕인 것이다. 만약 태원(胎元)이 건장(壯健)하며 포(胞)가 이미 열리고 터져서 양수(漿水)를 따라 내린다. 그러므로 순산(易産)하는 것이다. 태원(胎元)이 곤약(困弱)하면 머리를 돌리는 것〔轉頭〕이 더디고 늘이며〔遲慢〕 포장(胞漿)이 이미 말라 오혈(汚血)이 길〔道路〕을 막아 이 때문에 난산(難産)한다. 마땅히 최생여성산(催生如聖散), 최생단(催生丹), 신효유주단(神效乳珠丹), 불수산(佛手散), 여신산(如神散), 흑신산(黑神散), 2퇴산(二退散), 3퇴산(三退散), 3퇴 61산(三退六一散), 토뇌환(兎腦丸), 용세산(龍蛻散), 흑용단(黑龍丹), 최생산(催生散)을 쓴다.(諸方)

○해산에 임해서는〔臨産〕 시끄럽게 해서는 안 된다. 또 죽이나 밥〔粥飮〕을 먹고 사람의 지혜에 의지해서〔扶策〕 천천히 걷고 만약 걷지 못하면 물건에 기대 서있게〔物立〕 한다. 진통〔痛陳〕이 자주 오고 해산할 징후(産候)가 보인 연후에 자리에 앉게 한다〔坐草〕. 또 최생약(催生藥)을 먹인 뒤에 바로 태아〔兒〕가 산문(産門)에 핍박하기를 기다려 힘을 써서 한 번에 힘을 주면 쉽게 해산한다.(得效)

○자리에 앉을〔坐草〕 때에 곧장〔驀然〕 눈을 뒤집고〔目飜〕 입다물고〔口噤〕 거품을 토하는 것〔吐沫〕은 마땅히 벽력단(霹靂丹)을 쓴다.(入門)

□ 태를 여위게 하여 순산하게 함〔瘦胎令易産〕

○임신부〔孕婦〕가 기혈(氣血)이 허약한 데 아홉 달 열 달〔九月十月〕의 즈음〔際〕에 삼가 영양을

지키지 못한 사람[不謹守養者] 및 부인(婦人)이 지나치게 안일(安逸)하거나 살이 쪄 왕성[肥盛]하여 기혈(氣血)이 엉기고 체해서[凝滯] 몸을 굴리지[轉運] 못하는 사람은 마땅히 달생산(達生散), 수태지감산(瘦胎枳甘散), 구생산(救生散), 불수산(佛手散), 익모환(益母丸), 축태환(縮胎丸), 속태환(束胎丸), 신침원(神寢元)을 쓰면 자연히 순산[易産]한다.(入門)

◆ 달생산(達生散)
○임신부[孕婦]가 산달에 임해서[臨月] 20여 첩을 복용하면 순산[易散]하고 병이 없어진다.

【의방】 대복피(大腹皮) 술에 씻은 것 2전, 감초 구운 것 1전 반, 당귀, 백출, 백작약 각 1전, 인삼, 진피, 자소엽(紫蘇葉), 지각, 축사 간 것 각 5전.
이상의 것을 썰어서 1첩을 만들어 청총(靑葱) 5잎을 넣어 물에 달여 복용한다.

○혹은 달인 물로 익모환(益母丸)을 삼켜 내리면 더욱 좋다.(丹心), 일명 축태음(縮胎飮)이라 한다.(丹心)

◆ 수태지감산(瘦胎枳甘散)
○임신부[孕婦] 여덟 달 아홉 달[八月九月] 안에 태기(胎氣)가 막히고 그득하면[壅滿] 마땅히 상복(常服)하여 태가 미끄럽고[滑胎] 순산[易産]한다.

【의방】 지각(枳殼) 5냥, 감초 1냥.
이상의 것을 분말을 만들어 매 2전을 백탕(白湯)에 조금씩 복용[點服]하거나 향부(香附) 1냥을 더하면 더욱 묘하다.(入門)

○일명 활태지각산(滑胎枳殼散)이라 한다.(本草) ○일명 지각61산(枳殼六一散)이라 한다.(直指)

◆ 구생산(救生散)
○임신부[孕婦]가 여덟 달[八月]에 복용하면 태가 여위고[瘦胎] 순산(易産)하는 것이 지각산(地殼散)보다 낫다.

【의방】 인삼, 가자육(訶子肉), 신국(神麴), 맥아(麥芽), 백출, 귤홍을 각기 등분(等分)하여.
이상의 것을 거친 분말을 만들어 매 3전을 물에 달여 복용한다.(技粹)

◈ 불생산(佛生散)

○ 임신부[孕婦]가 해산달에 임하여[臨月] 복용하면 태가 오그라들고[縮胎] 순산[易産]하여 스스로 난산(難産)의 근심[患]이 없어진다.

【의방】 당귀 6전, 천궁 4전.
　　　이상의 것을 썰어서 1첩을 만들어 물에 달여서 익을 무렵에 술을 조금 넣어 다시 달여 따스하게 복용한다. 만약 익모초(益母草) 3전을 더하면 더욱 묘하다.(回春)

○ 일명 궁귀탕(芎歸湯)이니 곧 궁귀(芎歸)를 등분(等分)한 것이다.(入門)

◈ 익모환(益母丸)

○ 아이를 빨리 낳게[催生]하는데 신효(神效)하다.

【의방】 익모초를 5월 5일, 6월 6일에 꽃이 바로 필 때 캐서 거두어(收採) 응달에 말려, 쇠그릇을 범하지 말고 찧어서 분말을 만들어 꿀로 탄알 크기의 환(丸)을 지어 매 1환을 백탕(白湯)에 녹여 내리거나 혹은 오동씨 크기의 환(丸)을 지어 매번 50~70환을 따스한 술 혹은 백탕으로 내린다.(種杏)

○ 일명 반혼단(返魂丹)이 최생(催生)하고 순산(易産)케 한다. 또 가로나 거꾸로 낳은 것과 산후의 백병을 치료한다.(入門)

◈ 축태환(縮胎)

○ 임신부[孕婦] 여덟 달, 아홉 달[八月九月]에 쓰면 태가 오그라들고[縮胎] 순산[易産]한다.

【의방】 황금(黃芩) 여름에 1냥, 춘추에는 7전, 겨울에는 5전을 볶은 것, 적복령 7전 반, 백출 2냥, 진피 3냥.
　　　이상의 것을 분말을 만들어 죽(粥)으로 오동씨 크기의 환(丸)을 지어 백탕(白湯)으로 50~70환을 내린다.(丹心)

◈ 속태환(束胎丸)

○ 태아를 오그라들게[縮胎] 하고 순산(易産)케 한다.

【의방】 백출, 지각을 각기 등분(等分)하여.
　　　이상의 것을 분말을 만들어 물에 담가 구운 떡[燒餠]에 섞어 오동씨 크기의 환(丸)을 지어

여덟 달〔八月〕에 매번 50환(丸)을 백탕(白湯)으로 내린다.(保命)

◆ 신침원(神寢元)
o 수태(瘦胎), 이산(易産)케 한다.

【의방】 지각 2냥, 유향 1냥.
　　　이상의 것을 분말을 만들어 달인 꿀〔煉蜜〕로 오동씨 크기의 환(丸)을 지어 술로 30환을 내린다.

o 일명 오생환(寤生丸)이라 한다.(得效)

열가지 해산의 징후〔十産候〕

o 10산후(十産候)란 1은 정산(正産), 2는 좌산(坐産), 3은 와산(臥産), 4는 횡산(橫産), 5는 역산(逆産), 6은 편산(偏産), 7은 애산(礙産), 8은 반장산(盤腸産), 9는 열산(熱産), 10은 동산(凍産)이다.(良方)
o 또 상산(傷産), 최산(催産)도 있다.(回春)

정산(正産)

o 정산(正産)은 달수〔月數〕가 이미 차서 홀연 배꼽과 배〔臍腹〕가 진통(陣痛)하고 태잉(胎孕)이 떨어져 내려〔陷下〕 장수(漿水)가 뚝뚝 떨어져 내려〔淋下〕 힘을 한 번 쓰면〔一努〕 태아〔兒〕를 드디어 낳는다.(良方)

좌산(坐産)

o 해산에 임박해서〔臨産〕 임신부〔孕婦〕가 피곤하여〔疲倦〕 오래도록 깔개자리〔蓐席〕에 앉아 있으면 태아〔兒〕가 닥뜨려서〔抵〕 생로(生路)가 내려가지 않으니 응당 높은 곳에 수건을 매달아 산부(産婦)로 하여금 잡아 당겨〔攀〕 가벼이 다리를 굽히면〔屈足〕 태아가 곧 순하게 나온다〔順生〕.(良方)

와산(臥産)

o 산모(産母)가 누워서 등〔背〕을 편안히 안정시켜 자리에 붙여서 몸을 눕혀 구부리지〔偃曲〕 않으면 그 길을 잃지 않고 자연스럽게 이산(易産)(순산)한다.(良方)

□ 횡산(橫産)

○ 태아[兒]가 먼저 손이나 팔을 들어내는 것을 이른다. 치료법은 응당 산모(産母)로 하여금 바로 쳐다보게 하여 편히 눕힌 뒤에 낳은 아이를 거두는 사람[收生之人][산파]이 서서히 아래로 아이를 밀어 막아서[截] 바로 위로 부딪혀[上冲] 손에 통하게 하여 중지(中指)로써 그 어깨를 어루만져[摩] 밀어 올려서 바로 한 뒤에 점차 귀를 당겨 머리를 바로 하여 태아의 몸이 바로 문로(門路)에 닿기를 기다려 최생약(催生藥)을 복용시켜 편안함이 다 되면 자리에 오르면[上草] 자연히 순산[易産]한다.(正傳)

□ 역산(逆産)

○ 역산(逆産)은 먼저 발[足]이 드러나는 것이요, 횡산(橫産)은 먼저 손[手]이 드러나고 좌산(坐産)은 먼저 볼기[臀]가 드러나니 다 힘을 너무 일찍[太早] 써서 지나친 것이다. 만약에 수족(手足)이 먼저 드러난 것은 가는 침[細鍼]으로 태아[兒]의 손바닥과 발바닥[手足心]을 1~2푼 들어가게 3~4차례 찔러서 그 위에 소금을 발라 천천히 밀어 넣으면 아프고 놀라서 몸을 한 번 굴리고 오그라들면 순산하여 낳으면[順生] 또 태아[兒]의 발바닥[足心]에 바르고 급히 긁은 다음 아울러 어미[母]의 배 위를 문지르면 자연 바로 낳는다.(正傳)

□ 편산(偏産)

○ 태아[兒]의 머리가 치우쳐 한 옆으로 버티어[拄] 비록 산문(産門)에 핍근[逼近]해도 이마[頂]가 바로 드러나지 않고 뺨 모서리[額角]가 드러나고 그치는 것이다. 치료하는 법은 산모(産母)를 우러러보고 눕게[仰臥]하여 산파[收生之人]가 가볍게 태아[兒]를 밀어 넣고 손으로 그 머리를 바로 잡아 태아[兒]의 머리와 이마의 끝을 바로 산문(産門)을 향하게 하고 핍박[逼]하면 곧 나온다.
○ 또 태아의 머리가 뒷뼈의 곡도[穀道] 쪽으로 치우쳐 버티는[拄] 수가 있는 것은 응당 솜옷[綿衣]을 불에 구워 뜨겁게 하여 손에 싸서 급히 곡도(穀道) 바깥 옆에 천천히 밀어서 점차 가까이 올라가서 머리를 바르게 한 연후에 자리[草]에 올라가면 곧 낳는다.(正傳)

□ 애산(礙産)

○ 태아의 머리가 비록 바르고 이미 산문(産門)에 이마가 나타나도 낳지 못하는 것은 태아[兒]가 몸을 굴릴 때 탯줄[臍帶]이 태아의 어깨에 걸려서 나오지 못하는 것이다. 치료법은 산모(産母)를 우러러 눕게 하고 산파[收生之人]가 가벼이 태아를 가까운 위로 서서히 손의 중지(中指)로 태아의

어깨를 어루만져 탯줄을 벗기고 태아가 몸을 바로 하기를 기다려 순하게 힘을 써서 보내면 곧 낳는다.(正傳)

□ 반장산(盤腸産)

o 임신부(孕婦)가 누워서 해산할 때 자궁(子腸)이 먼저 나오고 태아(兒)가 따라서 나오는 것이다. 치료법은 이마 위(頂上)에 여성고(如聖膏)(의방은 아래를 보라)를 붙이면 자연히 수축(收縮)된다. 자궁이 들어가면 곧 물로 약을 씻어버린다. 만일 자궁(腸頭)이 바람이 불어 말라서(乾) 들어가지(收入) 않으면 칼을 간 숫돌물(磨刀水)을 약간 따스하게 하여 장을 축여주고 좋은 자석(好滋石)을 달여서 산모(産母)에게 1잔 먹이면 곧 자궁(腸)이 저절로 들어간다(收入).

o 또 한가지 방법은 온탕(溫湯)으로 자궁(腸)을 축여주고 산모(産母)를 반듯이 눕게 하고(仰臥), 말로 편안하게 위로하고 좋은 초(好醋) 반 잔(半盞)에 새로 기른 물(新汲水) 7푼에 섞어서 갑자기 산모(産母)의 얼굴이나 등에 뿜으면(噀) 한 번에 한 번 오그라들고 3번에 3번 오그라드니 3번 오그라들면 자궁(腸)이 이미 다 들어간다(收入).(正傳)

□ 열산(熱産)

o 해산할 임시가 더운 때(當盛暑)이면 마땅히 길고 고요한 방에 햇빛(日色)이 미치는 곳(逮處)에 창문을 열고 맑은 물(淸水)을 많이 담아 두고 얼음을 비추어(氷照) 발열(發熱)하는 병을 막아야 한다.(正傳)

□ 동산(凍産)

o 엄동(嚴冬)에 해산하는 것을 말한다. 마땅히 밀폐(密閉)한 방문 안에 불을 피워 항상 봄같이 따뜻하게 하고 두터운 이불을 덮고 하체(下體)가 항상 따스하게 하여 난산(難産)을 면하게 해야 한다.(正傳)

□ 상산(傷産)

o 상산(傷産)은 달을 넘어(過月) 해산하거나 1~2년에서 3~4~5년이 지나서 해산하는 수가 있다. 이는 창황(蒼皇)하게 힘을 너무 일찍이 써서 양수(漿水)가 먼저 내리고 패혈(敗血)이 속에 머물러 있기 때문이다. 마땅히 승금산(勝金散) 혹은 새로 기른 물(新汲水)에 경묵(京墨)을 갈아서 마시니 묵(墨)이 태아(兒)를 싸면 곧 나온다.(入門)

□ 최산(催産)

o 해산할 날이 오래되면 산모(産母)가 곤권(困倦)하니 마땅히 최생약(催生藥)을 복용하여 혈기(血氣)를 도와 태아(兒)를 속히 낳게 해야 한다.(回春)

□ 골반이 열리지 않아서 난산함(交骨不開難産)

o 난산(難産)으로 죽게 됐거나(垂死) 난쟁이 여자나 통뼈인 여자(矮石女子)가 골반(交骨)이 열리지 않는 데는 마땅히 구각산(龜殼散), 토뇌환(兎腦丸), 내생산(來甦散), 가미궁귀탕(加味芎歸湯)을 쓴다.(入門)

o 무릇 해산할 때 골반(交骨)이 열리지 않는 것은 음기(陰氣)가 허(虛)한 때문이다. 또한 가미궁귀탕(加味芎歸湯)을 쓴다.(回春)

o 해산전(産前)에 사타구니를 연하게 하는 의방은(軟胯方), 오매(烏梅), 생강, 감초를 각기 등분(等分)하여 썰어서 달여 복용하면 곧 사타구니 뼈(胯骨)를 연하게 해서 순산(易散)하고 아프지 않다.(得效)

◆ 최생여성산(催生如聖散)

o 난산(難産) 및 누혈(漏血)로 태가 마른 데(胎乾) 효험이 있다.

【의방】 촉규자(蜀葵子)(접시꽃씨)를 갈아서 분말을 만든 것을 매번 2전을 취해서 술에 타서 여과(濾過)하여 찌꺼기를 제거하고 따스하게 복용한다.(丹心)

o 한 의방(一方)은 접시꽃(蜀葵花)을 분말을 만들어 뜨거운 술(熱酒)에 타서 1전을 내리면 즉효라 했다.(正傳)

o 노래에 이르기를 '황규자 볶은 100여 알을(黃葵子炒百餘粒)/ 문드러지게 갈아 술에 타 군급을 구하고(硏爛酒調濟窘急)/ 만약에 위급한 난산에 임했을 때(若患臨危難産時)/ 온 집안이 다 곡읍함을 면하노라(免得全家俱哭泣)' 했다.

◆ 최생단(催生丹)

o 난산(難産) 및 횡산(橫産), 역산(逆産)을 치료한다.

【의방】 납월(臘月)에 잡은 토뇌(兎腦) 1개의 골수(髓) 껍질(皮) 막(膜)을 제거하고 진흙처럼 가른 것, 유향(乳香) 고운 분말 2전 반, 정향 고운 분말 1전, 사향 2푼 반.
　　　이상의 것을 고루 버무려(拌勻) 닭 머리 크기만큼(곧 감인(芡仁))의 환(丸)을 지어 응달에 말려 유지(油紙)에 싸서 매번 1환(丸)을 취하여 따스한 물[溫水]에 갈아 녹여[磨化] 복용하면 출산하는데 따라서 남자는 왼손, 여자는 오른손에 약을 쥐고 나오면 이것이 징험[驗]이다. 반드시 납일(臘日)에 수합[合]하면 묘(妙)하다.(良方)

◆ 신효유주단(神效乳珠丹)

o 최생(催生)에 신효하다. 또 태아[子]가 뱃속에서 죽어 나오지 않는 것을 치료한다.

【의방】 명유향(明乳香)을 곱게 갈아서 돼지 염통의 피[心血]를 섞어 가시연밥[芡實] 크기의 환(丸)을 지어 주사(朱砂)로 옷을 입혀 햇볕에 쬐어 말려[晒乾] 매 1환을 찬 술[冷酒]에 녹여 내린다. 내리지 않으면 다시 복용한다. 단오일(端午日) 혹은 한 해의 제야에 수합(收合)하면 더욱 묘하다.(綱目)

◆ 여신산(如神散)

o 최산(催産)에 지극히 효험이 있다. 해산할 임시에[臨産] 길가에서 짚신[草鞋] 한 짝[隻]을 취해서 콧날[鼻絡]과 작은 귀끈[耳繩] 태운 재[燒灰]를 따스한 술에 타서 복용하면 출산한다. 짚신 짝을 왼발[左足]을 얻으면 생녀(生女)하는데 엎드려 있으면[覆] 태아[兒]가 죽고, 옆으로[側] 있으면 놀람이 있는 것은 자연의 이치이다.

o 일명 신험산(神驗散)이라 한다.(得效)

◆ 2퇴산(二退散)

o 해산이 어려운 것을 치료한다.

【의방】 뱀허물[蛇退] 완전한 것 1가닥[條], 잠퇴지(蠶退紙), 방원(方圓) 1자
이상의 것을 소존성(燒存性)하여 분말을 만들어 따스한 술에 타서 내린다.(丹心)

◆ 3퇴산(三退散)

o 난산(難産) 및 횡역산(橫逆産) 혹은 태아[子]가 뱃속에서 죽은 것을 치료한다.

【의방】 사퇴(蛇退) 완전한 것 1가닥[條], 매미허물[蟬退] 완전한 것 14매, 남자 머리카락 계란 크기만큼.
이상의 것을 다 소존성(燒存性)하여 분말을 만들어 두 번에 나누어 따스한 술에 타서 내린다.(入門)

o 일명 최생산(催生散)이라 한다.(丹心)
o 일명 사세산(蛇蛻散)이라 한다.(得效)

◆ 3퇴 6,1산(三退六一散)
○ 최생(催生)에 신효(神效)하다.

【의방】 익원산(益元散) 1냥, 남자 머리칼 계란만큼 향유(香油)에 녹인 것, 사퇴(蛇退) 완전한 것 5매, 천산갑(穿山甲) 1조각.
　이상의 것을 각기 소존성(燒存性)하여 분말을 만들어 나물물〔蘿水〕에 달여서 2번 끓여 발회(髮灰)를 넣어 타서 복용하면 곧 내린다.(入門)

○ 일명 활태산(滑胎散)이다.(丹心)

◆ 토뇌환(兎腦丸)
○ 해산의 어려움〔産難〕에 날이 오래이고〔日久〕 혈이 마른 데〔血乾〕를 치료한다. 마땅히 이 약을 쓰면 미끄러워진다〔滑〕.

【의방】 납월(臘月)의 토끼 뇌수〔兎腦髓〕 1매, 쥐 내신(內腎) 1부, 무정향(毋丁香), 익모초 각 1전, 유향 2전 반, 사향 2푼 반.
　이상의 것을 분말을 만들어 토끼 골수〔兎髓〕에 섞어 가시연밥〔芡實〕 크기의 환(丸)을 지어 주사(朱砂)로 옷을 입혀 유지(油紙)에 싸서 응달에서 말려〔陰乾〕 매 1환(丸)을 초탕(醋湯)에 녹여 내리면 곧 출산하는데 남자는 왼손, 여자는 오른 손에 약을 잡고 나오면 이를 징험〔驗〕한다.(入門)

◆ 용세산(龍蛻散)
○ 최생(催生)의 비전(秘傳)이다.

【의방】 매미허물〔蟬退〕 1냥, 큰 뱀 허물〔大蛇蛻〕 1가닥〔條〕을 아울러 소존성(燒存性)한 것, 활석(滑石), 동규자(冬葵子) 살짝 볶은 것〔微炒〕 각 1냥.
　이상의 것을 분말을 만들어 매 1전, 순류수(順流水) 약간 따뜻한데 타서 복용한다. 뜨거운 탕〔熱湯〕을 써서는 안 된다.(得效)

◆ 흑신산(黑神散)
○ 해산의 어려움〔産難〕 및 횡산(橫産), 역산(逆産)을 치료한다. 자리에 앉은〔坐草〕 시일이 오래 되고 양수〔漿水〕가 많이 내리면 그 혈(血)은 반드시 마르며 태아의 도(道)가 어렵고 막혀서〔難澁〕 마치 배가 여울에 좌초〔坐灘〕한 것 같다. 반드시 물이 솟아오른 후에 통할 수 있다. 이 약을 복용하여 다시 그 혈(血)을 단단하게 하면 마치 고기가 물을 만나듯이 스스로 돌아서 나온다.

【의방】 백초상(百草霜), 백지(白芷)를 각기 등분(等分)하여
　　　이상의 것을 분말을 만들어 매번 2전(錢)을 취해서 청주(清酒)와 동변(童便) 각 반 잔을 넣어서 사향(麝香) 조금을 넣어 함께 달여 뜨겁게 끓여 복용한다. 통과되지 않으면 다시 복용하면 곧 징험이 있다.(良方)

○한 가지 법은[一法] 이 약을 복용한 후에 외용(外用)으로 총백(葱白) 2근(斤)을 문드러지게 찧어서 작은 배[小腹] 위에 펴고[鋪] 급히 개울물가의 모래 1말을 뜨겁게 볶아서 배에 싸서[布裏] 파 위[葱上]에 덮고 가벼이 주무르면[揉] 곧 해산한다.(入門)

○일명 최생여신산(催生如神散), 일명 신응흑산(神應黑散)이라 한다.(丹心)

◆ 흑룡단(黑龍丹)

○해산의 어려움[産難] 및 죽은 태아(死胎)가 내리지 않고 태의(胎衣)가 내리지 않고 산후(産後)에 아침통(兒枕痛)300), 혈미(血迷), 혈훈(血暈)301) 일체의 위급함과 죽게 된 것[垂死]은 이 약을 부어 넣으면[灌] 살아나지 않는 것이 없고 신험(神驗)함은 말할 것도 없다.

【의방】 5령지(五靈脂), 당귀, 천궁, 양강(良薑), 숙지황 각 1냥.
　　　이상의 것을 썰어서 사기합자[砂盒]에 넣어 종이 심지[紙筋]를 소금을 넣어 진흙[塩泥]으로 단단히 고정시켜[固濟] 숯 10근[炭十斤]에 구워서[煨] 차가워지기를 기다려 끄집어내어 백초상(百草霜) 3전, 유황, 유향 각 1전 반, 화예석(花蘂石) 불에 살은 것[火煅], 호박(琥珀) 각 1전.
　　　이상의 것을 갈아서 고운 분말을 만들어 초밀가루[醋麵糊]로 탄알 크기의 환(丸)을 지어 매 1환(丸)을 강즙(薑汁), 동변(童便) 따스한 술[溫酒]에 넣어 곱게 갈아서 복용한다.(丹心)

○한 의방[一方]은 영지(靈脂), 당귀, 천궁, 양강(良薑), 생건지황 각 1전을 계란 껍질 안에 넣어 소금으로 이긴 진흙[塩泥]으로 단단히 봉하여 불에 사르고[火煅] 백초상 1냥, 유황, 유향 각 2전, 호박, 화예석 각 1전을 넣고 제법은 위와 같다.(正傳)

◆ 최생산(催生散)

○산난(産難)을 치료한다.

【의방】 백지(白紙) 검게 볶은 것, 백초상(百草霜), 활석(滑石)을 각기 등분(等分)하여
　　　이상의 것을 분말을 만들어 궁귀탕(芎歸湯) 달인 물에 타서 2~3전을 내린다.(正傳)

---

300) 아침통(兒枕痛) : 해산 때 태 곁에 모여 있던 피가 다 나오지 못하고 남아 있어서 앓는 병.
301) 혈훈(血暈) : 산후(産後) 또는 기타 출혈로 정신이 혼미하여 지는 병.

39. 부인(婦人)

◆ 승금산(勝金散)

○ 산난(産難) 및 횡역산(橫逆産)을 치료한다.

【의방】 염시(塩豉)302) 1냥을 푸른 베〔靑布〕에 싸서〔裹〕 소존성(燒存性)하여 사향 1전을 넣어 이상의 것을 분말을 만들어 저울추〔秤錘〕를 붉게 태워 술에 담가 1전을 내린다.(良方)

◆ 벽력단(霹靂丹)

○ 해산할 임시에 곧장〔驀然〕 기가 위축되고〔氣痿〕 눈이 뒤집히고〔目翻〕 입을 다물고〔口噤〕 얼굴이 검고〔面黑〕 입술이 푸르고〔脣靑〕 입안에 거품이 나오면 자모(子母)가 다 죽고〔俱損〕 양뺨〔兩臉〕이 약간 붉으면 태아〔子〕는 죽고 어미〔母〕는 사는 것이니〔活〕 급히 이 약을 써서 구원〔救〕해야 한다.

【의방】 뱀허물〔蛇退〕 1가닥〔條〕, 잠퇴지(蚕退紙)를 아울러 소존성(燒存性)한 것 각 2전, 남자 머리칼 태운 재, 길에서 취한 왼쪽 짚신〔草鞋〕을 소존성(燒存性)한 것 각 1전, 유향(乳香) 5푼, 흑연(黑鉛) 2전 반과 수은(水銀) 7푼 반, 두 가지를 냄비〔銚〕에 넣어 불 위에서 녹여 모래알〔砂子〕 같이 맺히면 곱게 간 것.
이상의 것을 분말을 만들어 불깐 돼지 염통 피〔猳猪心血〕에 섞어 오동씨 크기의 환(丸)을 지어 금박(金箔)의 옷을 입혀 매번 2~3환(丸)을 거꾸로 흐르는 물〔倒流水〕로 내려보내고 만일 내리지 않으면 녹여서 입을 벌리고 붓는다.(入門)

○ 일명 벽력탈명단(霹靂奪命丹)이라 한다.(正傳)

◆ 구각산(龜殼散)

○ 산난(産難)이 오래되어 죽게 되고 난쟁이 여자나 통뼈의 여자〔矮石女子〕가 골반〔交骨〕이 열리지 않는 것을 치료한다.

【의방】 구각(龜殼) 1개, 남녀를 낳은 부인의 머리칼 1줌〔握〕을 소존성(燒存性)한 것, 천궁, 당귀, 각 1냥.
이상의 것을 분말을 만들어 매 3전을 물에 달여 복용하면 조금 후에 생태(生胎)나 사태(死胎)가 내린다.(入門)

---

302) 염시(塩豉) : 청국메주, 된장.

◆ 내생산(來甦散)

○ 해산에 임하여 힘을 너무 써서 기가 쇠약하고〔氣衰〕 맥이 미약하고〔脉微〕 정신이 아찔하고〔昏暈〕 입을 다물고〔口噤〕 얼굴이 푸르고〔面靑〕 인사불성 하는 것을 치료한다.

【의방】 목향, 신국(神麯), 진피, 맥아(麥芽), 황기, 아교(阿膠), 백작약 각 1전, 모시풀뿌리〔苧根〕, 감초, 각 3전, 찹쌀 1홉.
　　이상의 것이 생강 3쪽을 더해서 달여 복용한다. 연거푸 쓰면 묘(妙)하고 혹은 입을 버리고 부어 내린다.(入門)

◆ 가미궁귀탕(加味芎歸湯)

○ 해산할 임시에〔臨産〕 골반〔交骨〕이 열리지 않고 난산(難産)하는 것을 치료한다.

【의방】 곧 위의 구각산(龜殼散)의 의방이다.(回春)

□ 최생에는 마땅히 활리약을 쓴다〔催生宜用滑利藥〕

○ 무릇 최생(催生)에는 활리(滑利)가 빠른 약을 많이 쓴다. 가령 토뇌수(兎腦髓) 필두회(筆頭灰), 노아(弩牙)303), 뱀허물〔蛇退〕의 유(類)가 이것이다.

○ 만약 수혈(水血)이 많이 내려서 자도(子道)가 마르고 막히는 것〔乾澁〕은 가령 돼지기름〔猪脂〕, 향유(香油), 봉밀(蜂蜜), 순주(醇酒), 동뇨(童尿), 해바라기씨〔葵子〕, 우유(牛乳), 활석(滑石), 유백피(楡白皮)의 유(類)가 이것이다.

○ 만약 풍랭(風冷)이 혹은 기혈(氣血)에 들어가서 응체(凝滯)하는 것은 우담(牛膽), 총백(葱白), 계심(桂心), 생강(生薑)의 유(類)가 이것이다.

○ 가령 오기(惡氣)에 촉범(觸犯)하여 마음이 번거롭고〔心煩〕 초조하여 가슴이 답답하여〔燥悶〕 난산(難産)하는 것은 마땅히 사향(麝香) 주사(朱砂), 유향(乳香), 청죽여(靑竹茹)의 유(類)를 쓴다.(正傳)

○ 난산(難産)이 오래되어〔日久〕 양수(漿水)가 많이 내리며 포태〔胞〕가 말라서 태아〔兒〕가 나오지 못하는 데는 향유(香油)와 맑은 꿀〔淸蜜〕 각 1 주발을 불 위에 약간 끓여서 활석(滑石) 분말 1냥에 타서 저어 복용하고 밖으로는 기름과 꿀로 어미의 배꼽 위를 문지르면 곧 효험이 있다.(醫鑑)

○ 기름과 꿀〔油蜜〕을 동뇨(童尿)에 섞어 복용하면 난산 치료에 가장 효험이 있고 익모고(益母膏)에 섞으면 더욱 묘하다.

○ 유백피탕(楡白皮湯) 또한 쓰면 좋다.(丹心)

---

303) 노아(弩牙) : 쇠뇌의 시위를 거는 곳.

◆ 유백피탕(楡白皮湯)

○산난(産難)에 포태(胞)가 말라서 낳지 못하는 것을 치료한다.

【의방】 유백피(楡白皮), 동규자(冬葵子), 구맥(瞿麥) 각 2전 반, 우슬(牛膝), 마인(麻仁) 껍질 벗긴 것 각 1전 반, 목통 1전.
　　　이상의 것을 썰어서 1첩을 만들어 물에 달여 복용한다.

□ 액막이 법〔禳法〕

○해산할 임시〔臨産〕의 처음에 산부(産婦)의 일상〔尋常〕으로 꿰입던 옷〔穿衣〕을 벗겨서 부엌머리〔竈頭〕 및 부엌 입구〔竈口〕를 덮어씌우면〔籠〕 순산〔易産〕하는데 산모(産母)를 알지 못하게 한다.(得效)

○해산할 임시〔臨産〕에 붉은 말가죽〔赤馬皮〕을 펴서〔鋪〕 산모(産母)로 하여금 그 위에 앉게 하면 낳는 것을 재촉〔催生〕하고 순산〔易産〕한다.

○또 한 법〔又法〕은 날다람쥐 가죽〔鼯鼠皮毛〕(곧 비생(飛生)이다)을 산모(産母)가 손에 쥐고 있으면 곧 출산〔卽産〕하고 또 해마(海馬) 혹은 석연자(石燕子)304)를 양손에 각기 1매(枚)를 쥐면 곧 효험이 있다.(本草)

□ 밖으로 붙이는 법〔外貼法〕

○대체로 난산(難産)의 최생(催生)에 탕(湯)과 환(丸)을 내복(內服)하고 외용(外用)으로 약을 붙이면 거의 완전한〔十全〕 효험이 있다. 마땅히 여신단(如神丹), 여성고(如聖膏), 입성단(立聖丹), 우선단(遇仙丹)을 쓴다.(諸方)

◆ 여신단(如神丹)

【의방】 파두(巴豆) 3매(枚), 비마자(萆麻子) 7알〔粒〕을 아울러 껍질을 벗기고 사향(麝香)을 조금 넣어 반죽해서〔捏〕 떡〔餠子〕을 만들어 배꼽 안〔臍中〕에 붙이면 곧 출산〔産〕하니 온탕(溫湯)으로 씻어낸다.

○노래에 이르기를 '파두 셋, 비마자 일곱 껍질 벗기고〔巴三萆七脫衣裳〕/ 곱게 진흙처럼 갈아 사향을 넣어〔細研如泥入麝香〕/ 반죽해서 탄알 만들어 배꼽 아래 붙이면〔捏作彈丸臍下貼〕/ 이내 자모

---

304) 석연(石燕): 모양이 제비 또는 조개와 비슷한 중국에서 나는 돌, 난산(難産) 또는 임질약으로 씀.

가 곧 나뉘어져 벌이도다〔須臾子母便分張〕'.(正傳)

◆ 여성고(如聖膏)
o 난산(難産) 및 죽은 태아〔死胎〕가 나오지 않아 십분(十分) 위급한 것을 치료한다.

【의방】 파두(巴豆) 16개(껍질 벗긴 것), 피마자 49알〔粒〕(껍질 벗긴 것), 사향 2전을 함께 진흙처럼 찧어 명주천〔絹帛〕 위에 펴서〔攤〕 배꼽 위에 붙이면 일시(一時)에 낳으니〔産下〕 곧 씻어낸다.(入門)

o 한 의방〔一方〕은 피마자 껍질 벗긴 것 1냥, 웅황 2전을 함께 갈아 고(膏)를 만들어 산모〔母〕의 오른쪽 발바닥〔脚心〕에 바르고 겨우 해산하면〔産〕 빨리 씻어내야 한다. 그렇지 않으면 창자〔腸〕가 나온다. 이 약을 이마 위〔頂上〕에 바르면 창자〔腸〕가 저절로 들어간다. 또한 여성고(如聖膏)라 한다.(得效)

◆ 입성단(立聖丹)
o 횡역산(橫逆産)의 나쁜 징후〔惡候〕 및 죽은 태아(死胎)가 내리지 않는데 신험(神驗)하다.

【의방】 한수석(寒水石) 4냥 중에서 2냥은 생 것, 2냥은 붉게 그을린 것을 갈아서 고운 분말을 만들어 깊은 복숭아 색 같은 주사 분말〔朱砂末〕을 넣어 매번 3푼을 묽은 풀처럼 우물물〔井水〕에 타서 종이를 살구 잎〔杏葉〕만한 크기의 꽃을 오려서〔剪〕 펴서〔攤〕 배꼽 가운데〔臍心〕 붙이고 마르기를 기다려〔候乾〕 다시 바꿔주는데 불과 3번이면 곧 낳는다.(綱目)

◆ 우선단(遇仙丹)
o 치료법은 위와 같다.

【의방】 피마자 14알〔粒〕(껍질 벗긴 것), 주사, 웅황 각 1전 반, 뱀허물〔蛇蛻〕 1가닥〔條〕 태운 것. 이상의 것을 분말을 만들어 양수〔漿水〕와 밥에 섞어 탄알 크기의 환(丸)을 지어 쓸 때 먼저 초탕(椒湯)으로 배꼽 아래〔臍下〕를 물을 뿌려 씻고 다음에 약 1환(丸)을 배꼽 안에 놓고〔安〕 납지(蠟紙)로 위를 덮고 비단 실로 싸매어 두어 곧 출산하면〔生下〕 급히 약을 취하여 제거한다.(易老)

□ 죽은 태아를 내림〔下死胎〕

o 반드시 위의 뺨〔上臉〕을 참고하여 태(胎)의 생사(生死)의 가닥〔條〕을 치료한다.
o 태아가 죽으면〔胎死〕 산모〔母〕의 혀가 반드시 검고 바깥 증세는 손톱〔指甲〕이 푸르고 검으며

심복(心腹)이 창만하여 괴롭고〔脹悶〕 입안에 냄새가 심한 데에는 평위산(平胃散)(의방은 5장(五臟)을 보라) 1첩에 박초(朴硝) 5전을 더해서 물과 술을 상반(相半)해서 달여 복용하면 그 태아〔胎〕가 곧 녹아서 혈수(血水)가 되어 내린다.(得效)

o쌍태(雙胎)가 하나는 죽고 하나는 살았는데 이 약을 복용하면 죽은 것은 나오고 산 것은 안정된다. 게 발톱〔蟹爪〕 1되〔升〕, 큰 감초 5전 반은 생 것, 반은 볶은 것을 동으로 흐르는 물〔東流水〕 10잔을 3잔이 되게 달여 찌꺼기를 제거하고, 아교(阿膠) 2냥을 반은 생 것, 반은 볶아서 넣어 녹여서 2~3차례 나누어 한꺼번에 복용〔頓服〕하면 곧 나온다. 약조(藥竈)는 마땅히 동향(東向)하고 갈대〔葦〕를 땔감으로 한다.(類聚)

o죽은 태아〔死胎〕가 등뼈에 붙어서 나오지 않고 기가 죽으려 하는데〔氣欲死〕는 돼지기름〔猪脂〕 백밀(白蜜) 각 1되〔升〕 순주(醇酒) 2되, 이상의 것을 합해서 달여 2되〔升〕를 취해서 나누어 따스하게 두 번 복용하면 곧 내린다.(良方)

o죽은 태아〔死胎〕가 내리지 않는데는 마땅히 불수산(佛手散), 3퇴산(三退散)(의방은 위를 보라), 향계산(香桂散), 계향환(桂香丸), 탈명환(奪命丸), 오금산(烏金散), 최생산(催生散)(의방은 위를 보라)을 쓴다.

◆ 불수산(佛手散)

o태아〔胎〕가 상해서 심복(心腹)이 아프고 입을 다물고〔口噤〕 숨이 끊어지려 하는데 이 약을 쓰고 더듬어서〔探〕 태아〔胎〕가 손상되지 않았으면 통증이 그치고 태아와 산모〔子母〕가 다 편안하다. 만약 태아가 죽었으면〔胎死〕 곧 쫓아 나오는데 신효하다.(의방은 위를 보라)

◆ 향계산(香桂散)

o죽은 태아(死胎)를 내린다.

【의방】 계심(桂心) 3전, 사향(麝香) 반 전(半錢)

이상의 것을 분말을 만들어 1첩을 지어 따스한 술에 타서 내리면 조금 후에 곧 내린다.(正傳)

◆ 계향환(桂香丸)

o죽은 태아〔死胎〕를 내린다.

【의방】 육계(肉桂) 1냥, 사향(麝香) 1전.

이상의 것을 분말을 만들어 밥과 녹두 크기의 환(丸)을 지어 백탕(白湯)으로 15환을 넘긴다.(入門)

◆ 탈명환(奪命丸)

○태아가 죽어서〔胎死〕 배 속〔腹中〕에서 심장을 찌르고〔搶〕 번민〔悶〕하여 끊어져 죽으려〔絶欲死〕하거나 오물〔惡物〕을 먹거나 초약(草藥)을 잘못 먹어 태아가 동하〔胎動〕는 것을 치료한다. 아직 손상되지 않는데 복용하면 태아〔胎〕를 편안하게 하고 이미 죽은 것을 복용하면 내릴 수 있고 혹은 태(胎)가 썩어 문드러진 것은 곧 꺼내는데 이 의방이 지극히 묘하다.

【의방】 계지(桂枝), 적복령, 목단피, 적작약, 도인을 각기 등분하여 꿀로 가시연밥〔芡實〕 크기의 환(丸)을 지어 빈속에 3환을 복용하거나 혹은 탄알 크기의 환(丸)을 연한 초탕〔淡醋湯〕에 1환을 녹여 내린다.

○곧 중경방(仲景方)의 계지복령환(桂枝茯苓丸)인데 부인(婦人)의 묵은 어혈병〔癥〕이 있으면서 잉태(孕胎)하여 석달〔三月〕이 되어 누혈(漏血)이 그치지 않고 태아가 동〔胎動〕하여 배꼽 위에 있을 때 어혈병〔癥〕이 임신을 해롭게 한다. 대체로 태아가 동하면〔胎動〕 흔히 배꼽에 해당하는데 배꼽 위에 있기 때문에 어혈〔癥〕인 것을 아는 것이다. 응당 그 어혈병〔癥〕을 내려야 하고 마땅히 계지복령환(桂枝茯苓丸)을 쓴다. 단계(丹溪)가 또한 묘하다고 일컬었다.(良方)

◆ 오금산(烏金散)

○난산(難産)으로 태(胎)가 말라서 태아가〔子〕 죽어 위급한 것을 치료한다. 먼저 불수산(佛手散)을 먹이고 더듬어서〔探〕 태아가 죽은 것〔胎死〕을 알면 이 약을 먹인 후 향계산(香桂散)을 쓰면 곧 내린다.(곧 위의 흑신산(黑神散)을 이른다.

◆ 또 하나의 의방〔一方〕

○죽은 태아〔死胎〕가 내리지 않는데 오계(烏鷄) 1짝〔隻〕을 취하여 꼬리를 자르고 곱게 썰어서 물 3되에 삶아 2되〔升〕를 취하여 닭을 제거하고 수건을 탕(湯)에 담가 배꼽 아래를 문지르면 곧 나온다.

○또한 노란 암소〔黃牸〕의 똥〔牛糞〕을 산모〔母〕의 배 위에 뜨겁게 바르면 곧 나온다.(正傳)

○여성고(如聖膏)를 산모〔母〕의 오른쪽 발바닥〔脚心〕에 바르면 곧 나온다.(의방은 위를 보라)

□ 포의가 나오지 않은 것〔胞衣不下〕

○무릇 산후(産後)에 포의(胞衣)〔태막과 태반〕 내리지 않고 조금 오래되면 피가 흘러 포(胞) 안에 흘러 들어가 포(胞)가 창만〔脹〕해서 위로 심흉(心胸)을 치받아 숨이 차서 급하고〔喘急〕 쑤시고 아파서〔疼痛〕 반드시 위독(危篤)하게 된다. 마땅히 탯줄〔臍帶〕을 끊어 적은 노끈으로 단단히 맨

뒤에 절단(切斷)해서 나쁜 피가 흐르지 않게 해야 한다. 포안〔胞中〕에 들어가면 포의(胞衣)가 저절로 야위고 줄어들어 내리니 그대로 두어〔縱〕 적시고〔淹〕 며칠이 되어도 또한 사람에게 해롭지 않다. 단지 산모(産母)의 심회(心懷)를 편안하도록 할 필요가 있고 죽과 밥을 힘써 먹으면 저절로 나온다. 여러 번 시험하여 징험했다.(良方)

○포의(胞衣)가 나오지 않는 것을 함부로 산파〔婆〕를 시켜 망녕된 수법을 써서 접어내서는〔摸取〕 안 된다. 혹은 이 때문에 죽거나〔殂〕 혹은 오줌포〔尿胞〕를 망가뜨려 종신(終身)의 해(害)가 될 수 있으니 어찌 삼가지 않겠는가?(正傳)

○아이가 처음 태어날 때 나쁜 피가 포의(胞衣)에 들어가면 포의〔衣〕가 피로 부어서 막히는 고로〔脹塞〕 내려오지 않는다. 조금만 위로 심장을 핍박하면 곧 죽으니 급히 탈명단(奪命丹)을 복용하고 여성고(如聖膏)를 붙여야 한다.(의방은 위를 보라)

○포의(胞衣)가 나오지 않으면 마땅히 흑룡단(黑龍丹)(의방은 위를 보라), 화예석산(花蘂石散), 우슬탕(牛膝湯), 3퇴음(三退飮), 반혼단(返魂丹)(의방은 위를 보라), 1자신산(一字神散)을 쓴다.

◆ 탈명단(奪命丹)

○산후(産後)에 혈(血)이 포의(胞衣)에 들어가 부어서 심장을 치받고 오래 되어도 내리지 않고 위급한 것을 치료한다.

【의방】 부자 통째로 구운 것 5전, 목단피, 건칠(乾漆) 볶은 것 각 1냥.
　　　　이상의 것을 분말을 만들어 초(醋) 1되〔升〕에 대황말(大黃末) 1냥을 볶아서 고(膏)를 만들어 섞어서 오동씨 크기의 환(丸)을 지어 술로 5~7환을 내린다.(丹心)

◆ 화예석산(花蘂石散)

○포의(胞衣)가 내리지 않는데 오직 화예석산(花蘂石散)이 가장 긴요하니 만약 포의(胞衣)가 위로 치받아 죽을 지경에 이르러 단지 심두(心頭)가 따스하면〔煖〕 급히 동변(童便)에 1전을 타서 복용하여 패혈(敗血)을 취해 내리는데 돼지간〔猪肝〕 같은 것이 녹아서 노란 물이 되어 나오면 그 포의(胞衣)가 곧 나온다.(의방은 제상(諸傷)을 보라)(良方)

◆ 우슬탕(牛膝湯)

○산후(産後), 포의(胞衣)가 내리지 않고 배가 창만(脹滿)한 것을 치료한다. 곧 후인(後人)이 이를 복용하니 곧 문드러져 내렸다.

【의방】 활석(滑石) 분말 2전, 목통, 당귀, 우슬, 구맥(瞿麥), 각 1전 반, 동규자(冬葵子) 2전.
　　　　이상의 것을 썰어서 1첩을 만들어 물에 달여 복용한다.(局方)

◆ 3퇴음(三退飮)

○ 포의(胞衣)가 내리지 않은데 치료하면 신효하다.

【의방】 뱀허물〔蛇退〕 1가닥〔條〕(완전한 것), 잠퇴지(蠶退紙) 1방(方), 매미허물〔蟬退〕 49개. 이상의 것을 아울러 소존성(燒存性)하여 분말을 만들어 순류수(順流水)에 타서 내리면 곧 나온다.(正傳)

◆ 1자신산(一字神散)

○ 포의(胞衣)가 내리지 않는 것을 치료한다.

【의방】 귀구(鬼臼)305) 노란 것은 분(粉)과 같이 갈아서 쓰지 않은 비단에 여과〔過〕시켜 손가락으로 비벼서〔撚〕 매번 2전을 따스한 술 한 잔을 8푼이 되게 달여서 복용하면 신과 같이 낳으니〔産〕 이 의방으로 사람을 구원한 것이 몇 만의 수이다.(得效)

◆ 한 의방〔一方〕

○ 포의(胞衣)가 내리지 않는 것을 치료한다.

【의방】 돼지기름〔猪脂〕, 꿀과 청유(淸油) 각 반 잔(半盞)을 불 위에서 녹여〔溶化〕 따스한 것을 2번에 나누어 복용하면 곧 지극한 효험이 있다. 한편 이르기를 다만 돼지기름을 많이 복용하면 또한 좋다고 했다.(産書)

○ 또 한 의방(又方)에는 3성가(三姓家)의 계란 3매〔枚〕와 3성가(三姓家)의 물 각 1순갈, 3성가(三姓家)의 소금 각 한 줌을 서로 섞어 단번에 복용〔頓服〕하고 이어 입안을 더듬어 구토〔嘔〕하면 곧 내린다.(俗方)

○ 또 한 의방〔又方〕 동뇨(童尿) 1되〔升〕, 생강, 총백(蔥白) 각 3전. 이상을 달여 몇 번 끓여 뜨거운 것을 복용한다.(本草)

○ 또한 총백(蔥白)을 진하게 달인 탕(湯)으로 하부(下部)를 훈(薰)하고 씻으면 곧 내린다.(俗方)

◆ 액막이 법〔禳法〕

○ 포의(胞衣)가 내리지 않는데 산모(産母)의 잠방이〔褌〕를 취하여 우물 입구〔井口〕를 덮고 산모는 알지 못하게 하면 곧 나온다.(本草)

---

305) 귀구(鬼臼) : 매자나무과에 딸린 풀, 열매는 소독약으로 쓰임.

ㅇ또 한 법〔又法〕은 처음에 아이를 씻긴 물〔洗兒湯〕을 1잔 복용시키고 산모를 알지 못하게 하면 곧 나오는 것을 안다.(回春)

◆ 산 전의 여러 증세〔産前諸證〕

ㅇ자간(子癎), 자번(子煩), 자종(子腫), 자림(子淋), 자수(子嗽), 자리(子痢), 자학(子瘧), 자현(子懸), 감한(感寒), 잉부가 말못함〔孕婦不語〕, 태아가 복중에서 곡함〔兒在腹中哭〕 잉부가 복중에서 종명함〔孕婦腹中鍾鳴〕이 있다.

□ 자간(子癎)

ㅇ잉부(孕婦)가 중풍(中風)으로 목과 등〔項背〕이 뻣뻣하고 힘줄과 맥〔筋脉〕이 오그라져 급하고〔攣急〕 입을 다물어〔口噤〕 말이 막히고〔語澁〕 담(痰)이 왕성하여 혼미(昏迷)함이 때로는 발작하고 때로는 그치고 혹은 힘줄이 당기고〔發搐〕 불성인사 하는 것을 자간(子癎)이라 한다. 또한 아훈(兒暈)이라고 하는데 심하면 각궁반장(角弓反張)306)하는데 마땅히 영양각탕(羚羊角湯)을 쓰고 가벼운 것은 4물탕(四物湯)을 쓰고(의방은 혈문(血門)을 보라) 갈근(葛根), 목단피, 진봉(秦艽), 세신(細辛), 방풍, 죽력을 더해서 쓴다.(入門)

◆ 영양각탕(羚羊角湯)

【의방】 영양각 깎은 것〔羚羊角鎊〕, 독활(獨活), 산소인(酸素仁), 5가피(五加皮) 각 1전 2푼, 방풍, 의이인(薏苡仁), 당귀, 천궁, 복신(茯神), 행인 각 7푼, 목향, 감초 각 5푼.
이상의 것을 썰어서 1첩을 만들어 생강 3쪽과 물에 달여 복용한다.(正傳)

□ 자번(子煩)

ㅇ잉부(孕婦)가 마음이 번거롭고〔心煩〕 초조하여 가슴이 답답한 것〔躁悶〕을 자번(子煩)이라 한다. 흔히 수태(受胎)한 뒤의 4~5달 사이의 상화(相火)를 부리거나〔用事〕 혹은 천령(天令)을 만나서 군화(君火)307)가 크게 운행〔大行〕하면 서열(暑熱)할 때에 함께 번조(煩躁)를 발하거나 혹은 태동(胎動)하여 불안(不安)할 수 있다. 마땅히 죽엽탕(竹葉湯), 죽력탕(竹瀝湯)을 쓴다.(入門)

---

306) 각궁반장(角弓反張) : 중풍(中風)으로 얼굴이 비뚤어지거나 반신불수가 된 형태, 물건이 뒤틀어진 형태.
307) 군화(君火) : 심장, 하늘을 맡은 화기(火氣).

◆ 죽엽탕(竹葉湯)

【의방】 백복령 2전, 맥문동, 황금 각 1전 반, 방풍 1전.
　　　이상의 것을 썰어서 1첩을 만들어 청죽엽 7조각을 넣어 물에 달여 하루 2번 복용한다.(回春)

◆ 죽력탕(竹瀝湯)

【의방】 적복령 1냥을 썰어서 물 1되[升] 반에 반잔이 되게 달여 찌꺼기를 제거하고 죽력 1홉[合]
　　　에 섞어서 복용한다.

○ 또 죽력(竹瀝)을 조금씩 조금씩 마시면 가장 묘하다.(本草)

자종(子腫)

○ 잉부(孕婦)가 태중(胎中)에 물이 있음으로 인해서 흔히 5~6개월에 온몸이 붓고[浮腫] 창만[脹]하고 기침이 급하고 혹은 배가 이상하게 매우 커 높이가 심흉(心胸)을 지나고 기가 거슬러 불안하다. 만일 치료하지 않으면 반드시 태아[胎]가 손상된다. 마땅히 잉어탕(鯉魚湯)을 쓰고 잉어죽(鯉魚粥)을 상식하고 또 복령탕(茯苓湯), 방기탕(防己湯), 전생백출산(全生白朮散)을 쓰면 또한 좋다.
○ 혹은 머리와 얼굴[頭面]이 붓지 않고 두 다리가 약간 붓고 심하면 발바닥[脚面]에서부터 무릎[膝]과 넓적다리[腿]가 붓고 발가락 사이에서 노란 물이 나오는 것은 자기(子氣)라고 한다. 또한 위각(脆脚)이라고 하니 평위산(平胃散)(의방은 5장(五藏)을 보라)에 적복령, 쌍백피를 더하여 달여서 복용한다.(入門)

◆ 잉어탕[鯉魚湯]
○ 자종(子腫)을 치료한다.

【의방】 백출, 적복령 각 2전, 백작약, 당귀 각 1전 반, 귤홍 5푼.
　　　이상의 것을 썰어서 1첩을 만들어 먼저 잉어[鯉魚] 1개를 취하여 식법(食法)과 같이 요리해서[修事] 물에 삶아 맑은 즙[淸汁]을 1잔 반을 취해서 약에 넣고 생강 7조각을 넣어 1잔이 되게 달여 빈속에 따스하게 복용하고 물을 다 마셔서 부은 것이 없어지는 것을 도수[度]로 한다.(良方)

◆ 복령탕(茯苓湯)
○ 자종(子腫)을 치료한다.

【의방】 당귀, 천궁, 백작약, 숙지황, 백출, 적복령, 택사, 조금(條芩) 치자 볶은 것, 맥문동, 후박, 감초 각 7푼.
　　　이상의 것을 썰어서 1첩을 만들어 생강 5조각과 물에 달여 복용한다.(醫鑑)

◆ 방기탕(防己湯)
○치료는 위와 같다.

【의방】 상백피, 적복령, 자소엽 각 2전, 방기 1전 반, 목향 5푼.
　　　이상의 것을 썰어서 1첩을 만들어 생강 5쪽을 넣어 물에 달여 복용한다.(綱目)

◆ 전생백출산(全生白朮散)
○치료는 위와 같다.

【의방】 백출 1냥, 생강피(生薑皮), 대복피(大腹皮), 진피, 복령피, 상백피 각 5전.
　　　이상의 것을 분말을 만들어 매 2전 미음에 타서 내린다.(正傳)

◆ 한 의방〔一方〕
○자종(子腫)을 치료한다.

【의방】 산치자인(山梔子仁)을 볶아서 분말을 만들어 매 1전을 미음에 타서 시간에 매이지 않고 복용한다.(正傳)

○상백피 5전, 붉은 팥 3홉〔合〕을 물에 달여 복용하면 자기(子氣)308)를 치료한다.(入門)

□ **자림(子淋)**

○임부(姙婦)의 방광(膀胱)에 열이 쌓이거나 태기(胎氣)가 막혀서 그득하여〔壅滿〕소변이 방울로 떨어지고 막혀서〔淋澁〕아픈 것을 자림(子淋)이라 한다. 또 자만(子滿)이라 한다. 마땅히 택사탕(澤瀉湯), 안영산(安榮散), 지부자탕(地膚子湯), 규자복령산(葵子茯苓散), 망우산(忘憂散)을 쓰고 혹은 궁귀탕(芎歸湯)(의방은 아래를 보라)에 목통, 맥문동, 인삼, 등심, 감초를 더하고 해산달 임시(臨月)에는 활석(滑石)을 더해서 달여서 복용한다.
○포가 구르는〔轉胞〕한 증세는 태부(胎婦)가 약하게 품수(稟受)하면 근심과 괴로움〔憂悶〕이 많은 증세와 성질이 급하고 메마른 증세〔急躁〕는 음식을 기름진 것을 먹는 데에 대체로 있으니 포를

---
308) 자기(子氣) : 임신으로 말미암아 일어나는 부종(浮腫).

생각함[思胞]으로 인해서 태(胎)가 눌리고 구르는 바[所壓轉] 되어서 한쪽 가에 있어서 포계(胞系)가 어그러지면[了戾] 불통할 따름이다. 만약 들어올려 중앙에 매달려 있으면 포계(胞系)가 소통되어[得疎] 수도(水道)가 저절로 운행된다. 마땅히 삼출음(蔘朮飮)을 빈속에 달여서 마시고 따라서 손가락으로 탐토(探吐)하여 기가 안정되기를 기다려[候氣定] 또 투여[與]하고 또 토(吐)하면 소변이 곧 통한다. 시험을 거쳐서 다 효험이 있었다.(丹心)

○임부(姙婦)가 포전(胞轉)하여 오줌을 누지 못하는데는 신기환(腎氣丸)이 주치[主]하니(의방은 허로(虛勞)를 보라) 곧 팔미환(八味丸)이다.(仲景)

◆ 택사탕(澤瀉湯)
○자림(子淋)을 치료한다.

【의방】 택사, 상백피, 적복령, 지각, 빈랑, 목통 각 1전 반.
이상의 것을 썰어 1첩을 만들어 생강 5쪽과 달여 빈속에 복용한다.(正傳)

◆ 안영산(安榮散)
○위와 같은 증세를 치료한다.

【의방】 인삼, 천궁, 맥문동, 목통, 활석, 당귀, 등심(燈心), 감초 각 1전.
이상의 것을 썰어서 1첩을 만들어 물에 달여 빈속에 복용한다.(得效)

◆ 지부자탕(地膚子湯)
○위와 같은 치료를 한다.

【의방】 지부자, 차전자 각 1전 반, 지모, 황금, 지각, 적복령, 백작약 각 1전, 승마, 통초, 감초 각 7푼.
이상의 것을 썰어서 1첩을 만들어 물에 달여 복용한다.(正傳)

◆ 규자복령산(葵子茯苓散)
○잉부(孕婦)가 소변이 불리한 것을 치료한다.

【의방】 동규자(冬葵子), 적복령을 각기 등분(等分)하여
이상의 것을 분말을 만들어 매 2전을 미음(米飮)에 타서 내린다.(仲景)

◆ 망우산(忘憂散)
○자림(子淋)을 치료한다.

【의방】 호박(琥珀)을 분말을 만들어 매 반전(半錢)을 원추리 뿌리〔萱草根〕 한 줌을 취해서 달인 탕에 타서 내린다.(正傳)

◆ 삼출음(參朮飮)
ㅇ잉부(孕婦)가 포가 굴러〔轉胞〕 오줌이 막히는 것을 치료한다.

【의방】 4물탕(四物湯)(의방은 혈문(血門)을 보라), 약재〔材〕를 각기 1전에 인삼, 백출, 반하, 진피 각 1전, 감초 5푼을 더하고.
　　　이상의 것을 썰어서 1첩을 만들어 생강 3쪽을 넣어 물에 달여 마신 후에 탐토(探吐)하여 또 투여〔與〕하고 또 토(吐)하면 소변이 통하고 신효(神效)하다.(丹心)

◆ 하나의 의방〔一方〕
ㅇ포가 구르고〔轉胞〕 오줌이 막히는 것을 치료한다.

【의방】 총백(葱白)을 곱게 잘라 소금에 섞어 뜨겁게 볶아 배꼽 아래를 찜질〔熨〕하면 곧 통한다.(入門)

◆ 또 하나의 법〔一法〕
ㅇ포가 굴러〔轉胞〕 오줌이 막히고 창만〔脹〕하여 급한 데 치료하니 산파로 하여금 향유(香油)를 손에 발라 산문(産門)으로 집어넣어 태(胎)를 일으키면 오줌이 봇둣이〔注〕 나오고 또한 묘하다.(丹心)

□ 자수(子嗽)

ㅇ임신(姙娠)하여 밖으로 풍한(風寒)에 감촉되어 오랫동안 기침이 그치지 않는 것을 자수(子嗽)라고 한다. 마땅히 자원탕(紫菀湯), 백합산(百合散), 마두령산(馬兜鈴散), 천문동음(天門冬飮)을 쓴다.(諸方)

◆ 자원탕(紫菀湯)
ㅇ임신(姙娠), 해수(咳嗽)로 태(胎)가 불안한 것을 치료한다.

【의방】 자원(紫菀), 천문동 각 2전, 길경 1전 반, 행인, 상백피, 감초 각 1전.
　　　이상의 것을 썰어서 1첩을 만들어 죽여(竹茹)를 계란 크기만큼 넣어 물에 달여 찌꺼기를 제거하고 꿀 반 숟가락을 넣어 다시 한 번 끓여 따스하게 복용한다.(綱目)

◆ 백합산(百合散)
ㅇ 자수(子嗽)를 치료한다.

【의방】 백합, 자원용(紫菀茸), 패모(貝母), 백작약, 전호(前胡), 적복령, 길경 각 1전, 감초 5푼.
이상의 것을 썰어서 1첩을 만들어 생강 5쪽을 넣어 물에 달여 복용한다.(得效)

◆ 마두령산(馬兜鈴散)
ㅇ 자수(子嗽)로 기가 막히고〔氣壅〕 기침이 급한 것〔喘急〕을 치료한다.

【의방】 진피, 대복피, 상백피, 자소엽(紫蘇葉) 각 1전 2푼, 마도령, 길경, 인삼, 패모, 5미자, 감초 각 7푼 반.
이상의 것을 썰어서 1첩을 만들어 생강 3쪽과 물에 달여 복용한다.

◆ 천문동음(天門冬飮)
ㅇ 자수(子嗽)를 치료한다.

【의방】 천문동, 자원용(紫菀茸), 지모(知母), 상백피 각 1전 반, 5미자, 길경 각 1전.
이상의 것을 썰어서 1첩을 만들어 물에 달여 복용한다.(正傳)

◆ 하나의 의방〔一方〕
ㅇ 자수(子嗽)를 치료한다.

【의방】 패모(貝母) 심을 빼고〔去心〕, 밀기울〔麩〕을 노랗게 볶아 분말을 만들어 사탕가루〔砂糖屑〕를 섞어 앵두(櫻桃) 크기의 환(丸)을 지어 상용(常用)하여 머금어 녹이면〔含化〕 신효하다.(得效)

□ 자리(子痢)

ㅇ 임신(姙娠)으로 적백(赤白)의 하리(下痢)를 하고 뱃속이 쑤시고 아프고〔疼痛〕 속이 급하고〔裏急〕 뒤가 무거우면〔後重〕 자리(子痢)라고 하니 마땅히 당귀작약탕(當歸芍藥湯), 백출탕(白朮湯), 계황산(雞黃散), 압자전(鴨子煎)을 쓴다.

ㅇ 임신 설사에는 마땅히 가출산(訶朮散), 대령산(大寧散)을 쓴다.

◆ 당귀작약탕(當歸芍藥湯)
ㅇ 자리(子痢)를 치료한다.

【의방】 백작약, 백출 각 1전 반, 당귀, 백복령, 택사, 조금(條芩) 각 1전, 목향(木香), 빈랑, 황연, 감초 각 7푼.
　　이상의 것을 썰어서 1첩을 만들어 물에 달여 복용한다.

ㅇ 백리(白痢) 복통(腹痛)에는 금연(芩連)을 제거하고 건강(乾薑)을 더한다.(正傳)

◆ 백출탕(白朮湯)
ㅇ 잉부(孕婦)의 농혈(膿血)을 하리(下痢)하는 것을 치료한다.

【의방】 백출, 당귀, 황금(黃芩) 각 3전.
　　이상의 것을 썰어서 1첩을 만들어 물에 달여 복용한다.(正傳)

◆ 웅황산(雄黃散)
ㅇ 자리(子痢)를 치료한다.

【의방】 오계란(烏雞卵) 1개를 흰자위는 내 버리고 노른자만 남기고, 황단(黃丹) 1전을 계란 껍질에 넣어 고루 흔들어〔攪勻〕 두꺼운 종이〔厚紙〕 입구를 봉한 다음 염니(塩泥)로 단단히 고정시켜 불에 사르어〔火煆〕 갈아서 분말을 만들어,
　　이상의 것을 매번 2전을 취해서 미음(米飮)에 타서 내리는데 한 번 복용하면 낫는 것은 남자이고 2번 복용하여 낫는 것은 여자이다.(本事)

◆ 압자전(鴨子煎)
ㅇ 치료는 위와 같다.

【의방】 생강, 연소자는 100전, 연로자는 200전을 찧어서 자연즙(自然汁)을 취하여 압자(鴨子)(오리알) 1개를 깨어 강즙(薑汁)에 넣어 고루 흔들어,
　　이상의 것을 함께 달여 8푼이 되면 포황(蒲黃) 3전을 넣어 다시 달여 5~7번을 끓여서 빈속에 따스하게 복용하면 곧 효험이 있다.(本事)

◆ 가출산(訶朮散)
ㅇ 임신(姙娠) 중 설사를 치료하니 이는 생랭(生冷)을 먹고 풍량(風凉)을 맞은 소치이다.

【의방】 가자피(訶子皮), 백출 각 1전 반, 진피, 좋은 생강, 목향, 백작약 술에 볶은 것, 육두구 재 속에 묻어 구운 것〔煨〕, 감초 구운 것 각 1전.
　　　　이상의 것을 썰어서 1첩을 만들어 생강 5쪽과 물에 달여 복용한다.(正傳)

◆ 대령산(大寧散)
ㅇ임신(姙娠) 중에 적백하리(赤白下痢) 혹은 설사하고 배가 아파서 죽을 지경인 것을 치료한다.

【의방】 검은 콩 35알〔粒〕, 앵속각(罌粟殼) 2냥 반, 반은 생 것, 반은 볶은 것, 감초 2냥, 반은 생 것, 반은 볶은 것.
　　　　이상의 것을 거친 분말을 만들어 모두 1첩을 만들어 생강 3쪽을 넣어 함께 달여 빈속에 복용 하면 신효하다.(綱目)

□ 자학(子瘧)

ㅇ임부(姙婦)가 학질〔瘧〕을 앓아 한열(寒熱)이 왕래하는 것을 자학(子瘧)이라 하니 마땅히 성비 음자(醒脾飮子), 노강음(露薑飮)(의방은 담문(痰門)을 보라), 구사탕(驅邪湯), 제생석고탕(濟生石 膏湯)을 쓴다.

◆ 성비음자(醒脾飮子)
ㅇ자학(子瘧), 한학(寒瘧)을 치료한다.

【의방】 후박, 초두구를 갈아서 각 5전, 건강(乾薑) 3푼, 감초 2푼.
　　　　이상의 것을 썰어서 1첩을 만들어 생강 5쪽, 대추 2매를 함께 달여 빈속에 복용한다.(入門)

◆ 구사탕(驅邪湯)
ㅇ임신(姙娠) 중 냉에 감촉되어〔感冷〕 학질이 발하는 것〔發瘧〕을 치료한다.

【의방】 양강(良薑), 백출, 초과(草果), 귤홍(橘紅), 곽향(藿香), 축사, 백복령 각 1전, 감초 5푼.
　　　　이상의 것을 썰어서 1첩을 만들어 생강 5쪽, 대추 2매를 넣어 물에 달여 복용한다.(丹心)

◆ 제생석고탕(濟生石膏湯)
ㅇ임신(姙娠) 중에 열학(熱瘧)으로 갈음(渴飮)에 도수가 없는〔無度〕 것을 치료한다.

【의방】 석고(石膏) 2전, 생지황 1전 반, 황금(黃芩), 맥문동, 인삼, 지모, 건갈(乾葛) 각 1전, 감초

5푼.
　　이상의 것을 썰어서 1첩을 만들어 오매(烏梅) 1개를 넣어 함께 달여 복용한다.(丹心)

□ 자현(子懸)

ㅇ임부(姙婦)의 태기(胎氣)가 불화(不和)하여 심흉(心胸)을 거슬러 올라 창만(脹滿)하고 쓰리고 아픈 것[疼痛]을 자현(子懸)이라 한다. 마땅히 자소음(紫蘇飮), 총백탕(葱白湯)을 쓴다.(本事)

◆ 자소음(紫蘇飮)

ㅇ자현(子懸) 및 해산에 임박해서[臨産] 놀라고 당황[驚惶]하여 기가 맺히고[氣結] 난산(難産)하는데 가장 묘하다.

【의방】 자소엽(紫蘇葉) 2전 반, 인삼, 대복피, 천궁, 진피, 백작약, 당귀 각 1전, 감초 5푼.
　　이상의 것을 썰어서 1첩을 만들어 생강 4쪽, 총백(葱白) 3줄기를 넣어 물에 달여 한다.(良方)

◆ 총백탕(葱白湯)

ㅇ자현(子懸)을 치료한다.

【의방】 총백 2줄기를 곧 두 줌[二握].
　　이상의 것을 물 1되[升] 반, 은석기(銀石器) 안에 반이 되게 달여서 즙(汁)을 취해 한꺼번에 복용하며 파[葱]를 다 먹으면 곧 낫는다.(良方)

□ 한기에 감촉됨[感寒]

ㅇ잉부(孕婦)의 상한(傷寒)과 산전(産前)의 안태(安胎)와 산후(産後)의 보혈(補血)의 주치(主)가 된다. 치료법은 위기(胃氣)와 상초(上焦)를 범(犯)하지 않으니 곧 3금(三禁)이라고 한다. 땀을 내지 말고[不可汗] 내리지 말고[不可下] 소변을 하리하지 말아야 한다[不可利小便]. 다만 응당 화해(和解)시켜야 하니 소시호탕(小柴胡湯)이 주치한다.(의방은 한문(寒門)을 보라) 일명 3금탕(三禁湯)이다.(保命)

ㅇ잉부(孕婦)가 감기(感冒)와 풍한(風寒)에 두통(頭痛), 번열(煩熱)나는 데는 마땅히 궁소산(芎蘇散), 황룡탕(黃龍湯), 보안백출산(保安白朮散), 총백탕(葱白湯)을 쓴다.

ㅇ잉부(孕婦)가 열병으로 검은 반점[黑斑]이 생긴 데는 치자대청탕(梔子大靑湯)을 쓴다.

ㅇ열병(熱病)에 태를 보호[護胎]하는 의방[方]에는 부평(浮萍), 박초(朴硝), 대황(大黃), 합분(蛤粉), 남근(藍根)을 등분(等分)하여 분말을 만들어 배꼽 위[臍上]에 붙이면 태를 편안케[安胎]

하는데 지극히 묘하다.(得效)

◆ 궁소산(芎蘇散)

【의방】 천궁, 자소엽(紫蘇葉), 백작약, 백출, 맥문동, 진피, 건갈(乾葛) 각 1전, 감초 5푼.
　　　　이상의 것을 썰어서 1첩을 만들어 생강 5쪽, 총백 3줄기를 물에 달여 복용한다.(濟生)

◆ 황룡탕(黃龍湯)

o 잉부(孕婦)의 한기 감촉(感寒)으로 한열(寒熱)이 학질 같은 것을 치료한다.

【의방】 시호(柴胡) 4전, 황금, 인삼, 감초 각 1전.
　　　　이상의 것을 썰어서 1첩을 만들어 물에 달여 따스하게 복용한다.(得效)

◆ 보안백출산(保安白朮散)

o 잉부(孕婦)의 상한(傷寒)을 치료하고 태를 편안[安胎]케 한다.

【의방】 백출, 황금을 각기 등분(等分)하여 썰어서 새 기왓장 위에 함께 향기 나게 볶아서.
　　　　이상의 것을 분말을 만들어 매 3전을 생강 3쪽, 대추 1매와 달인 물에 타서 내리거나 혹은
　　　　함께 달여 복용하면 또한 가장 묘하다.(寶鑑)

◆ 총백탕(葱白湯)

o 임신(姙娠)의 상한(傷寒)에는 응당 발산(發散)해야 하니 마땅히 이것을 써야 한다.

【의방】 총백 10줄기, 생강 자른 것 2냥.
　　　　이상의 것을 썰어서 물에 달여 연이어 복용하여 땀을 낸다.(活人)

◆ 치자대청탕(梔子大靑湯)

o 임부(姙婦)가 열병(熱病)으로 반점이 발하는[發斑] 것을 치료한다.

【의방】 황금, 승마, 치자 각 2전, 대청, 행인 각 5푼.
　　　　이상의 것을 썰어서 1첩을 만들어 총백 3줄기와 같이 달여 복용한다.(綱目)

□ 잉부가 말을 못함[孕婦不語]

o『내경(內經)』에 이르기를 "황제(黃帝)가 말한다. '사람이 임신한 지 9달[九月]에 벙어리[瘖]가

되는 경우가 있으니 이는 무엇 때문인지요?' 하니 기백(岐伯)이 답한다. '포태〔胞〕의 낙맥(絡脉)이 끊어졌기 때문입니다.' 황제(黃帝)가 말한다. '무엇으로 그렇게 말하는지요?' 기백(岐伯)이 답한다. '포락(胞絡)은 신장〔腎〕에 이어지고 소음(少陰)의 맥(脉)은 신장〔腎〕을 관통하여 혀뿌리〔舌本〕에 이어지는 고로 말할 수 없는 것입니다.' 황제(黃帝)가 말한다. '치료는 어떻게 하는지요?' 기백(岐伯)이 답한다. '치료할 필요가 없습니다. 열 달이면 회복〔復〕됩니다.' 309)했다. 주석〔註〕에 이르기를 '열 달에 분만(分娩)하면 저절로 말을 할 수 있으니 약을 쓰지 않아도 된다'고 했다."310)

○잉부(孕婦)가 벙어리〔瘖瘂〕로 말을 못하는데는 4물탕(四物湯)(의방은 혈문(血門)을 보라)에 대황, 망초 각 1전을 물에 달여 찌꺼기를 제거하고 꿀은 조금 넣어 가라앉아 차가우면 때때로 마시면〔呷〕 심화(心火)가 내려가고 폐금(肺金)이 저절로 맑아지면 말을 할 수 있다.(入門)

□ 태아가 배 속에서 곡을 함〔兒在腹中哭〕

○태아가 뱃속에서 곡(哭)하는 것은 산모〔母〕의 탯줄〔臍帶〕 위에 흘탑(疙瘩)311)〔종기〕이 곧 아이 입안에 머금어진〔含〕 것이 임모(姙母)가 높은데 올라가 물건을 취하다가 아이 입에서 빠져〔脫出〕 소리가 나는 것이다. 임모(姙母)로 하여금 땅을 향해 허리를 굽혀서 물건을 주어서 탯줄이 다시 입안에 들어가게 하면 그 소리가 곧 그친다.(正傳)

◆ 하나의 의방〔一方〕

○황연을 진하게 달인 즙(汁)을 산모〔母〕에게 마시게 하면 또한 그친다.(得效)
○또 한 의방〔又方〕은 여러 해 빈 집 아래의 쥐구멍 속의 흙 한 덩이를 산모〔母〕가 입안에 머금으면〔含〕 곧 그친다.(丹心)

□ 임신부 뱃속에서 종소리가 남〔孕婦腹中鍾鳴〕

○임신부〔孕婦〕 뱃속에 종소리가 나는 것은 다년간 비워둔 빈 집 아래 쥐구멍 속의 흙을 분말을 만들어 술로 복용하거나 마른 것을 입안에 머금으면〔含〕 곧 그친다.(入門)

□ 산후 여러 증세〔産後諸證〕

○아침복통(兒枕腹痛), 혈훈(血暈), 혈붕(血崩), 뉵혈(衄血), 천수(喘嗽), 해역(咳逆), 산후불어(産後不語), 산후의 견귀첨망(産後見鬼譫妄), 산후발열(産後發熱), 산후유현증(産後乳懸證), 하유

---

309) 최창록, 『다시읽는 황제소문경』(中)(푸른사상, 2001), 47.기병론편(奇病論篇), pp254~255.
310) 최창록, 위의 책, 위의 곳.
311) 흘탑(疙瘩) : 피부에 돋는 작은 종기.

즙(下乳汁), 산후음탈(産後飮脫), 산후울모(産後鬱冒), 산후풍치(産後風痓), 산후두통(産後頭痛), 산후심복,요,협통(産後心腹腰脇痛), 산후구역(産後嘔逆), 산후임력(産後淋瀝), 유뇨(遺尿), 산후설리(産後泄痢), 산후비결(産後秘結), 산후비종(産後浮腫)이 있다.

◆ 아침통(兒枕痛)

○태의 옆(胎側)에 덩어리가 형성되어 태아(兒)의 베개(枕子)가 되어 나오려고 할 때는 베개가 부셔져(枕破) 혈이 내리고(血下) 만일 패혈(敗血)이 내리지 않으면 덩어리를 이루어 아파서 견딜 수 없는데 그것은 곧 혈하(血瘕)인 것이다. 마땅히 실소산(失笑散), 자금환(紫金丸), 3성산(三聖散), 흑룡단(黑龍丹)(의방은 위를 보라), 화예석산(花蘂石散)(의방은 제상(諸傷)을 보라), 기침산(起枕散), 입효산(立效散)을 쓴다.(良方)

◆ 실소산(失笑散)

○산후(産後)에 아이의 침제복통(枕臍腹痛)으로 죽으려 하는데 백약이 효험이 없는 것을 치료한다.

【의방】 5령지(五靈脂), 포황(蒲黃) 볶은 것을 각기 등분(等分)하여.
　　　　 이상의 것을 분말을 만들어 매 2전을 초(醋)에 섞어 볶아서 고(膏)를 만들어 물 1잔을 넣어 달여서 7푼이 되면 뜨거운 것을 복용하면 곧 효험이 있다.(局方)

◆ 자금환(紫金丸)

○위와 같은 치료를 한다.

【의방】 위의 실소산(失笑散) 분말을 초(醋)에 섞어 볶아 고(膏)를 만들어 앵두(櫻桃) 크기 만한 환(丸)을 지어 매 2환을 동변(童便)과 따뜻한 술 각 반 잔(半盞)에 타서 복용한다.(良方)

◆ 3성산(三聖散)

○산후(産後) 아침통(兒枕痛)으로 참기 어려운 것을 치료한다.

【의방】 당귀 1냥, 현호색, 계심 각 반 냥(半兩)
　　　　 이상의 것을 분말을 만들어 매 2전을 동변(童便) 혹은 뜨거운 술에 타서 내린다.(正傳)

○일명 현호색산(玄胡索散)이다.(得效)

◆ 기침산(起枕散)
ㅇ아침통(兒枕痛)으로 매우 괴로운 것을 치료한다.

【의방】 당귀, 백작약 각 2전, 천궁 1전 반, 백지(白芷), 계심, 포황, 목단피, 현호색, 5령지, 몰약 각 7푼.
　　이상의 것을 썰어서 1첩을 만들어 물에 달여 좋은 초〔好醋〕를 넣어 빈속에 복용한다.(醫鑑)

◆ 입효산(立效散)
ㅇ아침통(兒枕痛)을 치료한다.

【의방】 5령지(五靈脂) 볶아서 분말을 만들어 매 2전을 따스한 술에 타서 내린다.(良方)

◆ 하나의 의방〔一方〕
ㅇ아침통(兒枕痛)으로 백약이 효험이 없는 것을 치료한다.

【의방】 방게(蚄蟹) 1개를 소존성(燒存性)하여 갈아 분말을 만들어 빈속에 따스한 술 한 잔에 타서 복용하면 곧 그친다. 생남(生男)하려면 뽀족한 배꼽의 게〔尖臍蟹〕를 쓰고 생녀(生女)하려면 둥근 배꼽의 게〔圓臍蟹〕를 쓴다.

ㅇ한 의방(一方)은 ʻ방게(蚄蟹)를 문드러지게 찧어서 술에 섞어 복용한다.(種杏)
ㅇ또 한 의방〔又方〕에는 진포황(眞蒲黃) 2전을 백탕(白湯)에 타서 내리거나 큰 도끼〔大斧〕를 불에 붉게 달궈서〔燒〕 술에 넣어 따스하게 복용한다.(本草)

□ **혈훈(血暈)**312)

ㅇ산후(産後)의 혈훈(血暈)은 기혈(氣血)이 너무 허〔暴虛〕하여 혈(血)이 기를 따라〔隨氣〕 올라가 심신(心神)을 어지럽히는〔迷亂〕 고로 눈앞에 꽃이 나타남〔生花〕이 심하면 고민 끝에 기절〔悶絶〕하고 정신이 혼미〔神昏〕하고 기가 차갑다〔氣冷〕. 마땅히 청혼산(淸魂散)을 쓴다.(良方)
ㅇ산후(産後)의 혈훈(血暈)에는 둘이 있으니 하나는 하혈(下血)을 많이 해서 현기증〔暈〕이 나는 것으로 혼민(昏悶)하고 번거롭고 어지러울〔煩悶〕 따름으로 보혈(補血)해야 한다. 마땅히 궁귀탕(芎歸湯)(의방은 아래를 보라)을 쓴다. 또 하나는 하혈(下血)이 적으면서 현기증〔暈〕이 나는 것으로 악로(惡露)가 위로 심장에 부딪쳐서〔搶〕 심장 아래가 그득하고 급해서 정신이 어지럽고〔昏〕 입

---
312) 현훈(血暈) : 산후 또는 기타 출혈로 몸이 떨리는 병.

다물고〔口噤〕 기절하여〔絶〕 사람을 알아보지 못한다. 응당 파혈(破血)해서 행혈(行血)시켜야 한다. 마땅히 탈명산(奪命散), 화예석산(花蘂石散)(의방은 제상(諸傷)을 보라)을 쓴다.(良方)

ㅇ산후(産後) 혈훈(血暈)에는 마땅히 4미탕(四味湯), 형개산(荊芥散), 초묵법(醋墨法)을 쓴다.(諸方)

◆ 청혼산(淸魂散)

ㅇ산후(産後) 혈훈(血暈)을 치료한다.

【의방】 형개수(荊芥穗) 5전, 천궁 2전 반, 인삼, 택난엽(澤蘭葉) 각 1전 2푼 반, 감초 1전.
　　　　이상의 것을 분말을 만들어 따스한 술〔溫酒〕과 열탕(熱湯) 각 반 잔에 2전을 타서 부어서 목구멍에 내리면〔灌下咽〕 곧 소생〔甦〕한다.(良方)

◆ 탈명산(奪命散)

ㅇ혈훈(血暈)으로 헛소리와 망녕됨〔譫妄〕을 치료한다.

【의방】 몰약, 혈갈을 각기 등분(等分)하여.
　　　　이상의 것을 분말을 만들어 매 3전을 동변(童便)과 호주(好酒)를 각기 반잔을 달여 몇 번 끓여서 타서 복용하면 신효하다.

ㅇ일명 혈갈산(血竭散)이다.(丹心)

◆ 4미탕(四味湯)

ㅇ산후(産後) 혈훈(血暈)을 치료한다.

【의방】 당귀, 현호색, 혈갈, 몰약 각 1전.
　　　　이상의 것을 거친 분말을 만들어 동변(童便)에 달여서 복용한다.(丹心)

ㅇ혹은 고운 분말을 만들어 동변(童便)에 타서 내리니 4미산(四味散)이라 한다.(入門)

◆ 형개산(荊芥散)

ㅇ혈훈(血暈)을 치료함에 신과 같다.

【의방】 형개수를 찧어서 분말을 만들어 매 2전을 동변(童便) 1잔에 타서 뜨겁게 복용하고 입을 다물면 입을 벌려서 부어 넣는다.(湯液)

39. 부인(婦人)

◆ 초묵법(醋墨法)

o 혈훈(血暈)을 예방[防]한다.

【의방】 묵(墨) 반정(半錠)을 붉게 태워 초안[醋中]에 투여[投]하여 곱게 갈아서 매 5푼을 담초탕(淡醋湯)에 타서 내리면 즉효이다.(良方)

◆ 한 의방[一方]

o 초(醋)가 혈훈(血暈)을 깨뜨리니 좋은 맑은 초[美淸醋]를 취해서 뜨겁게 달여 조금씩 조금씩 머금으면[含] 곧 낫는다. 또 초(醋)를 그 얼굴에 뿜으면 깨어나고 초(醋)를 조금씩 마신다[呷]. 또 숯불에 초를 부어서 항상 그 냄새를 맡는다.(良方)

o 또 건칠(乾漆)이나 오래된 칠그릇[舊漆器]을 태운 연기로 코에 훈(薰)하면 곧 깨어난다.(良方)

o 또 후추나물[韭菜]을 곱게 잘라서 병 속에 담아 뜨거운 초를 부어서[沃] 산부(産婦)의 얼굴을 향하여 훈(熏)하면 그 기(氣)가 곧 깨어난다.(良方)

o 산부(産婦)의 방안에 항상 초 냄새[醋氣]가 나면 좋으니 산(酸)은 혈을 더하는[益血] 때문이다.(本草)

o 또 혈훈(血暈)으로 고민 끝에 기절[悶絶]하는데는 홍화(紅花) 1냥을 술에 달여 복용하면 곧 소생한다.(本草)

◆ 또 하나의 의방[又方]

o 산후에 갑자기 정신없고 고민하여[昏悶] 인사불성 하는 것은 너무 허[暴虛]한 때문이다. 계란 3매를 삼키고[呑] 만약 덜 깨면 동변(童便) 1되[升]를 마신다. 또 깨지 않으면 죽력(竹瀝) 5홉(合)을 하루 3~5차례 복용하면 곧 소생하니 곧 반하말(半夏末) 혹은 조각말(皂角末) 코 안에 불어넣어 재채기[嚔]를 하게 한다.(良方)

□ **혈붕(血崩)**

o 산후(産後)에 혈붕(血崩)이 그치지 않는 것은 이를 중상(重傷)이라 한다. 마땅히 대제궁귀탕(大劑芎歸湯)(의방은 아래를 보라)에 작약(芍藥)을 더해서 달여 복용하면 구원[救]한다. 만약 소복(小腹)이 그득하고 아프면 이는 간장(肝藏)이 이미 병든 것[壞]이니 난치(難治)가 된다.(得效)

o 산후에 혈붕(血崩)이 그치지 않는 것은 4물탕(四物湯)에(의방은 혈문(血門)을 보라) 포황(蒲黃), 생지황즙(生地黃汁), 아교(阿膠), 엉겅퀴 뿌리[薊根, 계근], 묵은 쑥[陳艾], 백지(白芷)를 더해서 달여서 복용한다.(雲岐)

o 해산 시에 하혈이 과다하여 위급한 데는 마땅히 제위상단(濟危上丹)을 쓴다.(得效)

o 유산〔小産〕한 후에 하혈이 그치지 않는 데에는 마땅히 보기양혈탕(補氣養血湯)을 쓴다.

o 혈붕(血崩)에는 마땅히 옥회산(玉灰散), 10회환(十灰丸)(의방은 아울러 혈문(血門)을 보라).

◆ 제위상단(濟危上丹)

o 해산 시 하혈이 과다한 것은 허함이 지극(虛極)하여 풍(風)이 생겨 입술이 푸르고〔脣靑〕살이 차갑고〔肉冷〕땀이 나며〔汗〕눈이 어둡고 목숨이 경각(頃刻)에 있으니 절대로 정기약(正氣藥)을 쓰지 말고 이 약을 힘싸서 투여해야〔函投〕한다.

【의방】 유향, 유황, 5령지(五靈脂), 태음현정석(太陰玄精石), 진피, 상기생(桑寄生), 아교(阿膠), 권백(卷栢)을 각기 등분(等分)하여.
　이상의 것을 앞 4석약을 갈아서 약간 불에 볶아 다시 곱게 갈아 바야흐로 넣은 후에 4약을 분말을 만들어 생지황즙에 섞어서 오동씨 크기의 환(丸)을 지어 따뜻한 술로 2~30환을 내린다.(得效)

◆ 보기양혈탕(補氣養血湯)

o 유산 후 하혈이 그치지 않는 것을 치료한다.

【의방】 인삼, 황기, 당귀, 백출, 백작약 술에 볶은 것, 쑥 잎, 아교, 천궁, 청피, 향부자 볶은 것, 축사 간 것, 감초 구운 것 각 1전.
　이상의 것을 썰어서 1첩을 만들어 물에 달여 복용한다.(回春)

◆ 한 의방〔一方〕

o 산후 혈붕(血崩)을 치료한다.

【의방】 목이(木耳)313) 1근(斤) 혹은 반 근(半斤)되는 것을 소존성(燒存性)하여 분말을 만들어 사향말(麝香末) 1전을 넣어 재 속에 묻어 구운 것, 지각(枳殼) 분말 2전.
　이상의 것을 고루 섞어 매번 1전을 취해서 오매(烏梅) 달인 탕에 타서 내리면 곧 그친다.(丹心)

□ 코피가 남〔衄血〕

o 산후에 입과 코에 검은 색이 일어나고 코피가 나는 것〔鼻衄〕은 위절폐패(胃絶肺敗)라 하니 이

---

313) 목이(木耳) : 담자균류(擔子菌類), 목이(木耳) 버섯과에 속하는 버섯의 하나, 뽕나무나 말오줌나무 등의 죽은 나무에서 많이 남. 사람의 귀 모양으로 생겼음, 요리나 약재로 씀.

증세는 치료할 수 없는 것이다. 급히 형개산(荊芥散)(의방은 위를 보라) 및 비는 법〔穰法〕을 쓴다.(良方)

○산후에 기혈(氣血)이 산란(散亂)하여 여러 경〔諸經〕에 들어가 환원(還元)되지 못하는 고로 입과 코에 검은 색이 일어나고 변하여 코피가 나는 것을 위절폐패(胃絶肺敗)라 하니 마땅히 서각지황탕(犀角地黃湯)으로 구원〔救〕한다.(의방은 혈문(血門)을 보라)(入門)

□ 액막이 법〔穰法〕

○급히 비단 실〔緋線〕 1가닥〔條〕과 아울러 산모(産母)의 정심(頂心)의 머리칼 2가닥〔兩條〕을 산모(産母)의 손가락 중지 마디에 팽팽히 묶어두면 곧 그친다.(良方)

□ 천수(喘嗽)

○산후에 기침이 심하면 죽을 위험이 많다.(産寶)

○산후에 목구멍 안에 기가 급하고〔氣急〕 기침이 촉급〔促〕하면 그로 인해 내린 것〔下〕이 너무 많아서 영혈(榮血)이 너무 마르고〔暴竭〕 위기(衛氣)가 주관이 없어 홀로 폐 안에 모이는〔聚〕 고로 기침하게 하는 것이다. 이를 고양절음(孤陽絶陰)이라 하니 치료하기 어려움(難治)이 되는 것이니 마땅히 대제궁귀탕(大劑芎歸湯), 소삼소음(小參蘇陰)을 쓴다.(綱目)

○산후에 기침이 급하면(喘急) 목숨이 경각(須臾)에 있으니 마땅히 탈명산(奪命散)(의방은 위를 보라)을 동변(童便), 호주(好酒) 각 반잔(半盞)에 타서 섞어 뜨겁게 복용하면 나쁜 피〔惡血〕가 곧 내리고 기침이 저절로 안정된다. 혹은 독삼탕(獨參湯)을 쓰면 또한 좋다.(의방은 기문(氣門)을 보라)(入門)

○혹은 인삼, 복령을 물에 달여 복용한다.

○산후에 해수기침〔咳嗽〕을 많이 하는 것은 이 어혈(瘀血)이 폐(肺)에 들어간 것이니 2모산(二母散)을 쓰고 감기〔感冒〕에는 마땅히 선복화탕(旋覆花湯)을 쓴다.(入門)

◆ 2모산(二母散)

○산후에 악로(惡露)가 폐경(肺經)에 유입(流入)되어 해수(咳嗽) 기침하는 것을 치료한다.

【의방】 지모(知母), 패모(貝母), 백복령, 인삼 각 1전, 도인(桃仁), 행인(杏仁) 각 2전.
　　　　이상의 것을 썰어서 1첩을 만들어 물에 달여 복용한다.(聖惠)

◆ 소삼소음(小參蘇飮)

○산후의 패혈(敗血)이 폐(肺)에 들어가서 얼굴이 검고 천식 기침을 발하여 죽으려는 것을 치료

한다.

【의방】 소목(蘇木) 2냥을 썰고 물 2주발에 달여 1주발이 되게 하여 인삼 고운 분말 2전 타서 복용한다.(雲岐)

◆ 선복화탕(旋覆花湯)
ㅇ산후 감기〔感冒〕, 풍한(風寒)으로 기침 천식〔咳喘〕과 담(痰)이 왕성한 것을 치료한다.

【의방】 선복화(旋覆花)314), 적작약(赤芍藥), 형개수(荊芥穗), 반하국(半夏麴), 5미자(五味子), 마황(麻黃), 적복령, 행인, 전호(前胡), 감초 각 1전.
　이상의 것을 썰어서 1첩을 만들어 생강 3쪽, 대추 2매를 넣어 물에 달여 복용한다.(三因)

□ 해역(咳逆)315)

ㅇ산후에 해역(咳逆)이 그치지 않고 죽으려 하는 데에, 육계(肉桂) 5전을 썰어서 생강즙 3홉과 함께 달여서 2홉을 따스하게 복용하고 손을 불에 쬐어서〔手灸火〕 등 위〔背上〕를 문질러〔摩〕 따뜻할 때에 약즙(藥汁)을 다 바르면 묘하다.(良方)
ㅇ한 의방(一方)은 달인 납거미집〔壁鏡窠〕 3~5개의 즙(汁)을 취해서 뜨거운 것을 마시면 곧 낫는다.(良方)

□ **산후에 말을 못함**〔産後不語〕

ㅇ패혈(敗血)이 심장을 범〔干〕하면 심기(心氣)가 막히는 고로 혀가 뻣뻣하고 말을 못하니 마땅히 7진산(七珍散), 4미산(四味散)(의방은 위를 보라)을 쓴다.
ㅇ담열(痰熱)이 마음을 미혹해서〔迷心〕 말을 못하는 것은 마땅히 고봉산(孤鳳散)을 쓴다.
ㅇ산후에 목이 쉬어서 말 못하는데 말이 나오지 않는 것은 마땅히 복령보심탕(茯苓補心湯)(의방은 혈문(血門)을 보라)(入門)

◆ 7진산(七珍散)
ㅇ산후에 말을 못하는 것을 치료한다.

【의방】 인삼, 생지황, 석창포, 천궁 각 2전, 세신, 방풍, 진사 각 1전.

---

314) 선복화(旋覆花) : 다년생초, 엉거시과의 금비초(金沸草), 하국(夏菊).
315) 해역(咳逆) : 목구멍이 막히어 숨을 들이쉬는 소리가 남.

이상의 것을 분말을 만들어 매 1전을 박하탕에 타서 복용한다.

ㅇ감초 1전을 더하면 8진산(八珍散)이 된다.(産寶)

◆ 고봉산(孤鳳産)

ㅇ산후에 눈을 감고 말을 못하는 것을 치료한다.

【의방】 백반(白礬)을 고운 분말을 만들어 매번 1전을 취해서 뜨거운 물에 타서 시간에 구애되지 않고 내린다.(産寶)

산후에 귀신을 보고 헛소리와 망녕된 말을 함 [産後見鬼譫妄]

ㅇ산후에 귀신[鬼]을 보고 언어가 거꾸로 되는 것[顚倒]은 패혈(敗血)이 심장을 범하기[干心] 때문이다. 소합향원(蘇合香元) 1전을 동변(童便)에 타서 복용하면 곧 깬다[醒]. 소조경산(小調經散)(의방은 아래를 보라) 또한 좋으니 용뇌(龍腦) 조금을 더해서 복용한다.

ㅇ어혈(瘀血)이 심장을 미혹[迷]케 하여 말이 헛갈리고 망녕되고 어지러운데[言語譫妄昏暈]는 마땅히 8물탕(八物湯)(의방은 허로(虛勞)를 보라)에 작약(芍藥)을 제거하고 호박(琥珀), 백자인(栢子仁) 원지(遠志), 주사(朱砂), 금은(金銀)을 더해서 달여서 복용하고 교감지황전원(交感地黃煎元)도 또한 묘하다.(入門)

ㅇ산모(産母)가 혼모(昏冒)하여 불성(不省)하고 눈을 감고 아는 바가 없으면 대개 갑자기 혈이 망가지고[血亡] 심신(心身)이 양생되는 바 없는[無所養] 때문이니 심하면 옷을 어루만지고[循衣] 허공을 더듬으며[撲空] 말이 어긋나고[錯語] 실신(失神)하는데는 마땅히 생지금연탕(生地芩連湯)(의방은 혈문(血門)을 보라), 전생활혈탕(全生活血湯)(의방은 포문(胞門)을 보라), 영신고(寧神膏), 복령산(茯苓散), 백자인산(栢子仁散)을 쓴다.(諸方)

◆ 교감지황전원(交感地黃煎元)

ㅇ산후에 눈에 검은 꽃[黑花]이 보이고 발광(發狂)하여 귀신을 보는 듯 하고 혹은 중풍(中風)에 각궁반장(角弓反張)하거나 혹은 돼지간[豚肝] 같은 것을 하혈(下血)하고 배꼽과 배[臍腹]가 뱃속이 켕기고 아프고[痛] 맺혀서 징하(癥瘕)가 되는 것을 치료한다.

【의방】 생지황 2근(斤)을 씻어서 찧어 천을 찢어서[布裂] 즙(汁)을 내고 찌꺼기를 남기고[留滓], 생강(生薑) 2근을 씻어서 찧어 천을 찢어서[布裂] 즙(汁)을 내고 찌꺼기를 남기고[留滓] 생강즙(生薑汁)으로 지황 찌꺼기를[地黃滓]를 볶고[炒] 자황즙(地黃汁)으로 생강 찌꺼기를 볶아서 각기 건조하는데 이르면 분말을 만드는 것을 도수[度]로 하여 포황(蒲黃) 볶은 것 4냥, 당

귀, 현호색, 호박 각 1냥.
　　이상의 것을 분말을 만들어 꿀로 탄알 크기의 환(丸)을 지어 당귀주(當歸酒)에 녹여 1환(丸)을 내린다.(局方)

◆ 영신고(寧神膏)
○산후에 혈이 망가져서[亡血] 심신(心身)이 혼민(昏悶)하여 언어가 일상을 잃고[失常] 잠들고 눕지 못하는 것을 치료한다.

【의방】 산조인(酸棗仁) 볶은 것, 인삼, 적복령 각 1냥, 호박 7전 반, 주사(朱砂), 유향 각 5전.
　　이상의 것을 분말을 만들어 등심(燈心)과 대추 달인 탕에 타서 1전을 내린다. 혹은 꿀로 탄알 크기의 환(丸)을 지어 박하탕에 녹여 1환을 내린다.(入門)

◆ 복령산(茯苓散)
○산후에 심허(心虛)하고 두려워하고 걱정하여[怔忡] 안정되지 못하고[不定] 언어가 착란하는 것을 치료한다.

【의방】 인삼, 당귀, 산약, 감초 각 1전 반, 원지, 복신, 계심, 맥문동 각 7푼 반.
　　이상의 것을 썰어서 1첩을 만들어 생강 3쪽, 대추 2매를 넣어 물에 달여 복용한다.(正傳)

◆ 백자인산(栢子仁散)
○산후 헛소리[譫語]하고 망녕된 말[妄語]을 하는 것을 치료하니 다 심혈(心血)이 이지러지고 부족하고[虧欠] 심신(心神)을 지키지 못한 소치(所致)이다.

【의방】 백자인(栢子仁), 원지, 인삼, 상기생(桑寄生), 방풍, 호박, 당귀, 숙지황, 감초 각기 등분하여.
　　이상의 것을 썰어서 매 5전을 먼저 백양(白羊)의 염통 1매 삶은 즙 2잔을 취해서 곧 약을 넣어 1잔이 되게 달여 찌꺼기를 제거하고 따스하게 복용한다.(正傳)

□ 산후발열(産後發熱)

○산후에 혈이 허하면 열(熱)이 혈실(血室)에 들어가서 발열(發熱)하여 번거롭고 메마른데[煩躁] 이르러 낮에는 가볍고[輕] 밤에는 무겁거나[重] 혹은 헛소리[譫語]하며 귀신을 본 것 같고 혹은 한열이 왕래(往來寒來)한다. 마땅히 시호4물탕(柴胡四物湯), 양혈지황탕(凉血地黃湯), 우황고(牛黃膏)를 쓴다.(保命)

○산후발열에는 다섯이 있으니 하나는 피가 제거됨[去血]이 과다(過多)한 것이니 맥(脉)이 반드

시 허(虛)하고 커서[大] 무력(無力)하고 뱃속이 통증이 없다. 마땅히 궁귀조혈음(芎歸調血飮)을 쓴다. 둘은 악로(惡露)가 다하지 못한 것은 반드시 크고[大] 작은 배[小腹]에 덩어리가 있어 통증이 있다. 마땅히 흑신산(黑神散)을 쓴다. 셋은 음식에 상함이 있는 것이니 응당 소도(消導)시켜야 하고 넷은 풍한(風寒)에 감촉한 것이다. 응당 발산(發散)시켜야 한다. 다섯은 증유(蒸乳)이니 젖[乳]이 반드시 창만하여 아프다[脹痛]. 다만 유즙(乳汁)을 꽉 눌러 짜내면[捏去] 저절로 낫는다. (醫鑑)

o 산후에 상한열병(傷寒熱病)으로 인해서 열(熱)이 혈실(血室)에 들어가서 혹은 어혈(瘀血)이 있으면 마땅히 시호파어탕(柴胡破瘀湯) 혹은 시호지황탕(柴胡地黃湯)을 쓴다.

o 산후에 풍한(風寒)으로 인해서 발열(發熱)하면 마땅히 시호방귀탕(柴胡防歸湯), 죽엽방풍탕(竹葉防風湯)을 쓴다.

o 산후열갈[熱竭]에는 마땅히 숙지황탕(熟地黃湯), 인삼당귀산(人參當歸散)을 쓴다.(入門)

o 대소산(大小産)에 열(熱)이 혈실(血室)에 들어가면 소시호(小柴胡)에 5령지(五靈脂)를 더하고 황연, 적복령으로 돕는 약[佐]으로 삼아 청심양혈(淸心凉血)하면 즉효(卽效)한다.(直指)

◆ 시호4물탕(柴胡四物湯)
o 산후발열 및 열(熱)이 혈실(血室)에 들어가는 것을 치료한다.

【의방】 시호(柴胡), 생지황 각 2전, 천궁, 적작약, 당귀, 황금 각 1전, 인삼, 반하, 감초 각 5푼.
이상의 것을 썰어서 1첩을 만들어 생강 3쪽을 넣어 물에 달여 복용한다.

o 일명 3원탕(三元湯)이다.(保命)

◆ 양혈지황탕(凉血地黃湯)
o 산후발열을 치료한다.

【의방】 생지황 3전, 적작약, 당귀, 천궁 각 1전 반.
이상의 것을 썰어서 1첩을 만들어 물에 달여 복용한다.(神診)

◆ 우황고(牛黃膏)
o 산후열이 혈실(血室)에 들어가는 것을 치료한다.

【의방】 주사(朱砂), 울금(鬱金) 각 3전, 우황 2전 반, 목단피 2전, 감초 1전, 용뇌 5푼.
이상의 것을 분말을 만들어 꿀로 쥐엄나무 열매씨 크기의 환(丸)을 지어 매번 1환을 샘물에 녹여 내린다.(玉機)

◆ 궁귀조혈음(芎歸調血飮)
  ○산후에 혈의 제거[去血]가 과다(過多)해서 발열(發熱)하여 마음이 번거롭고 배가 아프고 머리가 아찔하고[頭暈] 눈꽃[眼花]이 생기며 혹은 입다물고[口噤] 정신이 혼미[神昏]한 것을 치료한다.

【의방】 당귀, 천궁, 백출, 백복령, 숙지황, 진피, 변향부, 오약(烏藥), 건강(乾薑), 익모초, 목단피, 감초 각 7푼 반.
  이상의 것을 썰어서 1첩을 만들어 생강 5쪽, 대추 2매를 넣어 달여서 복용한다.(醫鑑)

◆ 흑신산(黑神散)
  ○산모(産母)가 악로(惡露)가 내리지 않아서 발열(發熱)하여 번잡하고 소란[煩躁]한 것을 치료한다.

【의방】 당귀, 숙지황, 백작약 술에 볶은 것, 육계(肉桂), 감초 구운 것 각 5전, 침향(沈香), 종려회(棕櫚灰), 포황(蒲黃), 몰약(沒藥) 각 2전 반, 유향(乳香) 1전 반, 적작약 1전, 혈갈(血竭) 5푼.
  이상의 것을 분말을 만들어 매 2전을 좋은 따스한 술에 타서 내린다.(醫鑑)

◆ 시호파어탕(柴胡破瘀湯)
  ○산후에 상한(傷寒)으로 인한 열병(熱病)으로 열(熱)이 혈실(血室)에 들어가거나 악로(惡露)가 내려가지 않는 것을 치료한다.

【의방】 시호(柴胡), 황금(黃芩), 반하, 감초, 적작약, 당귀, 생지황 각 1전, 도인(桃仁), 5령지(五靈脂) 각 5푼.
  이상의 것을 썰어서 1첩을 만들어 물에 달여 복용한다.(入門)

◆ 시호지황탕(柴胡地黃湯)
  ○산후의 열이 혈실(血室)에 들어가서 한열(寒熱)이 왕래하고 헛소리와 망녕된 말[譫語妄語]을 귀신을 본 것 같이 하는 것을 치료한다.

【의방】 시호(柴胡), 생지황 각 2전, 인삼, 반하, 황금 각 1전, 감초 5푼.
  이상의 것을 썰어서 1첩을 만들어 생강 3쪽, 대추 2매를 넣어 물에 달여 복용한다.(得效)

◆ 시호방귀탕(柴胡防歸湯)

o 산후의 발열(發熱)이 망가진 혈[亡血] 쌓인 혈[蓄血] 음식에 상함[傷食], 찌는 젖[蒸乳]의 네 증세가 원인이 아닌 바깥의 풍한(風寒)에 관계된 거죽의 증세로 인한 것을 치료하는 데 이 약을 쓴다.

【의방】 당귀 3전, 천궁 1전 반, 시호, 인삼 각 1전, 반하, 진피, 방풍 각 8푼, 감초 5푼.
　　　　이상의 것을 썰어서 1첩을 만들어 생강 3쪽, 대추 2매를 넣어 물에 달여 복용한다.(入門)

◆ 죽엽방풍탕(竹葉防風湯)

o 산후상풍[傷風]으로 머리가 아프고 발열[發熱]하는 것을 치료한다.

【의방】 청죽엽(靑竹葉) 24조각, 방풍, 인삼, 계지(桂枝), 길경, 전호(前胡), 진피, 적복령 각 1전.
　　　　이상의 것을 썰어서 1첩을 만들어 생강 3쪽, 대추 2매를 넣어 물에 달여 복용한다.(入門)

◆ 숙지황탕(熟地黃湯)

o 산후에 허갈(虛渴)함을 치료한다.

【의방】 천화분 2전, 인삼, 맥문동 각 1전 반, 숙지황 1전, 감초 5푼.
　　　　이상의 것을 썰어서 1첩을 만들어 찹쌀 100알[粒], 생강 3쪽, 대추 2매와 달여서 복용한다.(得效)

◆ 인삼당귀산(人參當歸散)

o 산후에 망혈(亡血)로 속열(內熱)이 생겨서 번갈(煩渴)한 것을 치료한다.

【의방】 당귀, 숙지황, 백작약, 인삼, 맥문동 각 1전, 계피(桂皮) 5푼.
　　　　이상의 것을 썰어서 1첩을 만들어 먼저 멥쌀[粳米] 1홉에 청죽엽(靑竹葉) 10조각, 물 2잔을 1잔이 되게 달여 쌀과 잎을 제거하고 앞의 약과 생강 3쪽, 대추 2매를 넣어 다시 달여 복용한다.(入門)

◆ 하나의 의방[一方]

o 산후에 발열(發熱)하여 번갈(煩渴)한 것을 치료한다.

【의방】 생연뿌리즙음[生藕汁飮] 1되[升]에 생지황즙(生地黃汁) 1되[升]를 합해서 마시면 더욱 묘[尤妙]하다.(本草)

o 또 죽력음(竹瀝飮) 1잔을 마시면 매우 묘하다.(丹心)
o 부인(婦人)의 월경수(月經水)를 마시면 가장 묘하다.(俗方)

□ 산후유현증(産後乳懸證)

o 자세한 것은 유부(乳部)를 보라.

□ 유즙을 내리게 함〔下乳汁〕

o 산후에 유즙(乳汁)이 운행하지 않는 데는 둘이 있다. 하나는 기혈(氣血)이 왕성해서 막혀서〔壅閉〕 운행하지 않는 것이 있고, 하나는 기혈(氣血)이 약해서 말라서〔枯涸, 고학〕 운행하지 않는 것이다. 막힌 것〔壅閉〕은 마땅히 누로산(漏蘆散)을 쓰고 마른 것〔枯涸〕은 마땅히 통유탕(通乳湯)(두 의방은 아울러 유부(乳部)를 보라)을 쓰고 돼지발굽죽〔猪蹄粥〕을 쓴다.(良方)
o 산후에 유맥(乳脉)이 운행하지 않고 신체가 장열(壯熱)한 데는 마땅히 옥로산(玉露散)을 쓴다.(良方)
o 유즙(乳汁)을 내리게 하는 치료법은 응당 유부(乳部)를 참고해서 쓸 일이다.

◆ 옥로산(玉露散)

o 가슴〔胸〕을 서늘하게 하고 젖을 눌러 유즙(乳汁)을 내리게 한다.

【의방】 길경, 천궁, 백지 각 2전, 적작약 1전 반, 인삼, 적복령, 감초 각 1전, 당귀 5푼. 이상의 것을 썰어서 1첩을 만들어 물에 달여 복용한다.(良方)

◆ 저체죽(猪蹄粥)

o 젖이 즙이 없는 것을 치료한다.

【의방】 돼지 발굽 4짝〔隻〕을 먹는 법과 같이 요리하는데
이상의 것을 물 2말〔斗〕을 1말이 되게 삶아서 돼지발굽을 제거하고 토과근(土瓜根)〔쥐참외 뿌리〕, 통초, 누로(漏蘆)〔절국대의 뿌리〕 각 3냥을 썰어서 삶아 6되〔升〕를 취하여 찌꺼기를 제거하고 파와 메주〔葱豉〕 및 좁쌀〔小米〕을 삶아서 묽은 죽〔稀粥〕을 쑤어 먹는다.(本草)

◆ 하나의 의방〔一方〕

o 유즙(乳汁)을 내리는데 곧 효험이 있게 하는데는

【의방】 상추씨〔萵苣子〕, 찹쌀〔糯米〕 각 1홉〔合〕
　　　이상의 것을 곱게 갈아 물 1주발을 고루 흔들어〔攪勻〕 감초분말〔甘草末〕 1전을 넣어 달여서 자주자주 마시면 묘하다.(雲岐)
　　　또 맥문동 분말 2전을 술에 갈아 서각즙(犀角汁) 1잔을 타서 복용한다. 또 붉은 팥(赤小豆) 삶은 즙을 마신다. 또 잉어국〔鯉魚羹〕을 먹는다.(本草)

◆ 또 한 의방〔又方〕
○젖이 즙이 없는데는 매번 산돼지기름〔野猪脂〕 1숟갈을 따스한 술 1잔에 섞어서 하루 3번 복용하면 젖이 곧 나온다. 또한 양이 많아서 다섯 아이를 줄 수 있다. 납월(臘月)의 산돼지기름이 더욱 좋다.(本草)
○모주(母酒)를 삶아 복용하는 것도 좋다.(俗方)

□ 산후에 자궁이 빠져 나옴〔産後陰脫〕

○산후에 자궁〔陰門〕이 빠져 나오는 것은 대개 힘씀〔努力〕이 너무 과한 소치(所致)이다. 마치 항문이 빠진 형상이 되어 핍박(逼迫)하고 부어서 아프고〔腫痛〕 맑은 물이 연이어 나오고 소변이 뚝뚝 떨어진다. 마땅히 당귀황기음(當歸黃芪飮)을 쓰고 외용(外用)으로 유황(硫黃), 오징어 뼈〔烏賊骨〕 각 5전, 5배자(五倍子) 2전 반을 분말을 만들어 아픈 자리에 붙이면 즉효이다.(丹心)
○산후에 창자가 나와서 수렴되지 않는 것은 8물탕(八物湯)(의방은 허로(虛勞)를 보라)에 방풍, 승마를 더해서 술에 볶은 황기(黃芪)를 임군약〔君〕으로 달여 복용하고 밖으로는 가죽나무 뿌리 껍질〔樗根皮〕 5전, 형개, 승마, 곽향 각 2전을 달인 탕에 아픈 자리를 훈(薰)하고 씻으면 곧 들어가고 또 지각(枳殼) 2냥 달인 탕에 따스하게 담가 한참 있으면 저절로 들어간다.(丹心)
○산후에 자궁(陰戶)이 빠져 나오는 데는 4물탕(四物湯)(의방은 혈문(血門)을 보라)에 용골(龍骨)(없으면 5배자(五倍子)를 쓴다)을 더해서 연거푸 2첩을 쓰고, 밖으로는 참기름〔香油〕을 탕(湯)에 섞어 아픈 자리를 씻고 또 여성고(如聖膏)(의방은 위를 보라)를 취하여 이마 위에 붙인다.(入門)
○산후에 자궁〔陰戶〕 양 옆에 종기로 아파서〔腫痛〕 수족(手足)을 펴지 못하는 데는 4계총(四季葱)316)에 유향말(乳香末)을 넣어 함께 찧어 떡을 만들어 자궁〔陰戶〕의 양옆에 붙여〔安〕 한참 있으면 곧 낫는다.(入門)
○자궁〔子宮〕이 크게 아파서 참지 못하는데는 5배자(五倍子), 백반(白礬)을 등분(等分)하여 달인 탕에 훈세(熏洗)하고 또 분말을 만들어 칠한다.(糝)(入門)
○산후에 자궁〔玉門〕이 수렴되지 않는 데는 마땅히 유황탕(硫黃湯)을 쓴다.

---

316) 4계총(四季葱) : 음력에 4시의 말월 즉 계춘, 계하, 계추, 계동의 4계총(四季葱).

○한 법[一法]은 향유(香油) 5근을 달인 뜨거운 것을 동이[盆]에 담아 그 안에 한식경(一食頃)을 앉아 있고 조각말(皂角末)을 코에 불어 재채기를 시키면 곧 수렴된다.(丹心)

○또 큰 종이[大紙]를 비벼서[撚] 기름에 담가 불을 붙였다가 불어서 끄고[吹滅] 연기[烟]로 산모(産母)의 코를 훈(熏)하면 곧 올라간다.(良方)

◆ 당귀황기음(當歸黃芪飮)
○산후 음탈(陰脫)을 치료한다.

【의방】 황기(黃芪) 술에 볶은 것 3전, 인삼, 당귀, 승마 각 2전, 감초 1전.
　　　 이상의 것을 썰어서 1첩을 만들어 물에 달여 하루 3번 복용한다.(丹心)

◆ 유황탕(硫黃湯)
○산후에 자궁[玉門]이 수렴되지 않은 것을 치료한다.

【의방】 유황(硫黃) 4냥, 오수유, 토사자 각 1냥 반, 사상자(蛇床子) 1냥.
　　　 이상의 것을 갈아[研] 매 5전을 물 1주발에 달인 탕을 따뜻한 때에 아픈 자리를 자주 훈세(熏洗)하면 저절로 수렴된다.(正傳)

□자궁이 빠진 것을 치료한 징험[陰脫治驗]

○한 부인이 산후에 음호(陰戶) 속에서 한 물건이 내려왔는데 밥그릇을 합한 것[合鉢] 같고 2갈래[二岐]가 있다. 이는 자궁(子宮)이다. 반드시 기혈(氣血)이 약해서 아래로 떨어진 것이니 마침내 승마(升麻), 당귀(當歸), 황기(黃芪)의 큰 재료[大料] 2첩을 투여[與]하니 한나절[半日]에 이미 거두어졌다. 다만 말라서 부스러진[乾破] 손바닥만한 것이 자리 위에 떨어져 있으니 그 부인이 창자가 부스러진 것이 아니라 두려워하고 우는데 내가 생각하니 이는 장위(腸胃)가 아니고 곧 지게미[糟粕]인 것이다. 기육(肌肉)이 부서져도 오히려 보완(補完)할 수 있는데 만일 기혈(氣血)을 충성(充盛)시키면 반드시 살 수 있을 것으로 생각하고 보중익기탕(補中益氣湯)에 시호(柴胡)를 빼고 2~3 큰 약제[大劑]를 연거푸 복용하니 단번에 수렴된 후에 4물탕(四物湯)에 인삼을 더해서 100여 첩을 연복하니 3년 후에 다시 자식을 낳았다.(丹心)

□또 하나의 법[又法]

○해산할 임시에 놀라서 움직여[驚動] 힘씀이 지나쳐서 황막(肓膜)[명치의 망막]이 상함에 이르

러서 음호안[陰戶中]에서 육선(肉線) 한 가닥이 3~4자가 되는 것이 나와서 당기면 심복통(心腹痛)으로 견디지 못해서 손을 조금 움직이면 아파서 끊어지려 하는데는 먼저 실소산(失笑散)(의방은 위를 보라) 몇 첩을 복용하고 이어서 생강 3근(斤)을 깨끗이 씻어서 껍질을 벗기지 않고 문드러지게 찧어서 청유(淸油) 2근에 고루 반죽하여 뜨겁게 볶아서 기름이 마르는 것을 도수[度]로 하여 익힌 비단[熟絹] 5자[五尺]를 접어서 몇 층을 만들어 부인으로 하여금 가볍게 육선(肉線)을 담아서 구불구불하게 하여[屈曲] 1단(團)을 만들어 수도구(水道口)에 넣고 비단 주머니[絹袋]에 싸서 기름과 생강[油薑]을 조금 볶아서 붙여 육선(肉線) 위를 훈(薰)하여 생강을 식는 것을 느끼면 또한 다리미[熨斗]로 다림질하여 생강 냄새[薑氣]가 다 되면 또 새 것을 써서 이와 같이 훈하고 다리미질[薰熨]을 하루 낮 하루 밤 하여 그 육선(肉線)이 이미 오그라져[縮] 한 반[一半]이 되어 다시 전법(前法)과 같이 이틀을 넘으니 육선(肉線)이 완전히 뱃속에 들어가고 그 병이 완전히 나았다. 그리하여 다시 실소산(失笑散), 궁귀탕(芎歸湯)을 다시 복용하여 조리(調理)한다. 이러한 증세는 육선(肉線)을 절단(切斷)하면 안 되니 절단하면 곧 치료하지 못한다.(得效)

□ 울모(鬱冒)317)

o '부인(婦人)의 경수(經水)가 내리는데 땀을 내면 울모(鬱冒)하여 사람을 알아보지 못함은 어째서인지요?' 하니 소승[師]이 답하기를 '경수(經水)가 내리는 고로 속이 허한 것인데 땀을 내면 거죽[表] 또한 허(虛)하니 이는 표리(表裏)가 모두 허한 고로 울모(鬱冒)하게 합니다'했다.(脉經)

o 산후에 망혈(亡血)하고 혼모(昏冒)하여 인사불성[不省] 한참 있다가[移時] 깨어나는 것[悟]을 울모(鬱冒)라 하고 또한 혈궐(血厥)이라 하니 마땅히 창공산(倉公散)을 써서 코에 불어넣어 재채기하게 하여 백미탕(白薇湯)(2 의방은 아울러 구급문(救急門)을 보라)을 내복(內服)한다.

o 부인이 산후에 망혈(亡血), 혼모(昏冒)하고 인사불성[不省]하고 눈을 감고 의식이 없는 것은 대개 혈(血)이 갑자기 망가지고 심신(心身)이 양생할 바[所養]가 없기 때문이다. 눈을 감고 눈이 합쳐지는 병은 다 음(陰)에 속하니 망혈(亡血)과 보혈(補血)을 또 무엇을 의심하며 전생활혈탕(全生活血湯)(의방은 포문(胞門)을 보라)이 주치한다.(東垣)

□ 산후풍치(産後風痓)

o 대체로 산후에 발열(發熱)하여 가령 혀가 노둔하고[舌蹇] 입술이 급하고 손가락이 미미하게 움직이면 급히 풍치(風痓)가 되려는 것이다. 마땅히 귀형탕(歸荊湯), 독활주(獨活酒)를 쓴다.(直指)

o 산후(産後) 중풍(中風)을 욕풍(蓐風)이라 하는데 입을 다물고 어금니를 악물고[牙緊] 수족(手

---

317) 울모(鬱冒) : 별안간 현훈(眩暈)이 났다가 그쳤다가 하는 병.

론)이 계종(瘈瘲)318)하여 죽으려 하는데는 마땅히 유풍산(愈風散)을 쓰고 가령 입을 다물고[口噤] 몸이 뒤틀리고[反張] 침이 흐르는 것[涎潮]은 풍병[痓]이 되니 마땅히 교가산(交加散), 두림주자탕(豆淋酒紫湯)을 쓴다.(入門)

○산후의 치병(痓病)에 혈기(血氣)가 크게 허(虛)한 것은 겉을 발해서는[發表] 안 되고 다만 방풍당귀산(防風當歸散)을 쓰는 것이 가장 묘하다.(綱目)

○산후 풍병에는 마땅히 혈풍탕(血風湯)을 쓴다.(丹心)

○산후 치병(痓病)은 허(虛)함으로 인해 풍(風)을 만나 담(痰)을 끼고 일어나니 마땅히 인삼, 죽력(竹瀝)의 유(類)를 쓰고 또 죽력(竹瀝) 1되[升]를 자주 복용하면 큰 효험이 있다.(千金)

○산후 중풍(中風)은 응당 기혈(氣血)을 크게 보한[大補] 연후에 담(痰)을 치료해야 한다. 절대로 중풍(中風)으로만 치료하여 거죽을 발하여[發表] 땀을 내는 약을 써서는 안 되고 8물탕(八物湯)(의방은 허로(虛勞)를 보라)에 가감(加減)해서 쓰는 것이 좋다.(丹心)

○산후에 땀이 많고 풍이 들어가서[風入] 치병[痓]이 된 것은 치료하기 어렵다.(入門)

◆ 귀형탕(歸荊湯)

○산후의 풍병(風痓)를 치료한다.

【의방】 형개수(荊芥穗) 약간 볶은 것. 당귀신미(當歸身尾)를 각기 등분(等分)한 것.
　　　　이상의 것을 분말을 만들어 매 3전을 두림주(豆淋酒)에 타서 내린다.(入門)

◆ 독활주(獨活酒)

○산후의 치병(痓病)을 치료한다.

【의방】 독활(獨活), 백선피(白鮮皮) 각 5전.
　　　　이상의 것을 썰어서 술 2되에 달여서 1되[升]를 취해서 둘에 나누어 복용한다.(本草)

◆ 유풍산(愈風散)

○산후 중풍(中風)을 치료한다.

【의방】 형개수(荊芥穗)를 대략 볶아서 분말을 만들어 매 3전을 두림주(豆淋酒)에 타서 내린다.(得效)

○일명 거경고배산(擧卿古拜散)이다.(産寶)

---

318) 계종(瘈瘲) : 경축(驚搐) : 어린 아이의 높은 열로 말미암은 온몸에 경련이 생기는 병의 한 가지.

◆ 교가산(交加散)
ㅇ산후 치병(痓病)을 치료한다.

【의방】 생지황 1근(斤), 생강 12냥을 각기 찧어서 자연즙(自然汁)을 취하여 생지황즙(生地黃汁)으로 생강 찌꺼기를 볶고〔炒〕 생강즙(生薑汁)으로 생지황 찌꺼기를 볶아서 합해서 불에 쬐어〔焙〕 말려 분말을 만들어 매 3전을 따스한 술에 타서 복용한다.(入門)

◆ 두림주(豆淋酒)
ㅇ산후 풍(風)을 치료한다.

【의방】 검은 콩 1되〔升〕를 볶아서 익혀〔炒熟〕 뜨거울 때에 3되〔升〕의 청주(淸酒)에 넣어 밀봉(密封)하여 주량〔量〕에 따라서 마신다.(本草)

◆ 자탕(紫湯)
ㅇ위와 같은 것을 치료한다.

【의방】 검은 콩 2홉을 향기 나게 볶아 익혀서 술 한 잔에 삶아서 7푼을 취하고 콩을 제거하고 빈속에 한꺼번에 복용한다.(良方)

◆ 방풍당귀산(防風當歸散)
ㅇ산후 치병〔痓〕을 치료한다.

【의방】 방풍, 당귀, 천궁, 숙지황 각 2전 반.
　　이상의 것을 썰어서 1첩을 만들어 물에 달여 복용한다.(海藏)

◆ 혈풍탕(血風湯)
ㅇ산후 여러 풍〔諸風〕에 오그라져 급하거나〔攣急〕 혹은 마비되어 약한〔痿弱〕 것을 치료한다.

【의방】 천궁, 당귀, 숙지황, 백출, 백복령 각 1냥, 백작약, 진봉(秦艽), 강활(羌活), 백지 각 7전(錢), 방풍 5전.
　　이상의 것을 한 반은 고운 분말을 만들어 따스한 술에 타서 2전을 내리고 한 반은 분말을 만들어 꿀로 오동씨 크기의 환(丸)을 지어 따스한 술에 타서 50~70환을 삼켜 내린다.(丹心)

◆ 산후두통(産後頭痛)

○ 모든 산후 발열(發熱)에 몸이 아프고 머리가 쑤시는데는 곧 감기로 알고 치료해서는 안 된다. 이들은 혈허(血虛)하거나 패혈이 막히는 것이다.〔梗〕 마땅히 옥로산(玉露散)(의방은 위를 보라) 혹은 4물탕(四物湯)에 시호(柴胡)를 더해서 달여서 복용한다.(良方)

○ 산후두통에는 마땅히 일기산(一奇散)(곧 궁귀탕(芎歸湯)이다)에 형개수(荊芥穗) 2전을 달여서 복용하면 반드시 효험이 있다.(雲岐)

○ 한 부인(婦人)이 산후에 두통(頭痛)과 심통(心痛)이 서로 발작하여 괴로움이 심해서 죽이려는 데는 흑룡단(黑龍丹)(의방은 위를 보라) 3환을 내리니 누리새끼〔蝗蟲子〕같은 오물(惡物) 3되쯤 내리니 곧 나았다.(良方)

□ 산후심복요협통(産後心腹腰脇痛)

○ 산후의 심복(心腹)이 쓰리고 아픈 것〔疼痛〕은 전적으로 이 어혈(瘀血)에 있다. 마땅히 8미흑신산(八味黑神散), 4미산(四味散)(의방은 위를 보라), 실소산(失笑散)(의방은 위를 보라)을 쓴다.(入門)

○ 산후에 악로(惡露)가 끊어져서 허리와 배〔腰腹〕가 무겁고 아픈 데는 마땅히 도인탕(桃仁湯), 도계당귀환(桃桂當歸丸)을 쓴다.(良方)

○ 산후에 흉복(胸腹), 요협(腰脇)이 아픈 것은 이 악혈(惡血)이 병이 된 것이니 4물탕(四物湯)에 궁(芎), 귀(歸)를 배(倍)로 쓰거나 귀전우(鬼箭羽), 홍화(紅花), 현호색(玄胡索) 각 1전을 더해서 달인 물에 몰약산(沒藥散)에 타서 복용하면 즉효(卽效)이다.(保命)

○ 산후좌협통(左脇痛)에는 마땅히 양혈좌간환(養血佐肝丸)을 쓰고 우협통(右脇痛)에는 마땅히 추기양혈환(推氣養血丸)을 쓴다.(醫鑑)

○ 겨울 달에 해산하여 배꼽 아래가 아픈 데는 마땅히 양육탕(羊肉湯)을 쓴다.(仲景)

○ 산후 혈하통(血瘕痛)에 일정한 자리가 없는 것〔無定處〕은 동뇨(童尿) 3되〔升〕, 생지황즙(生地黃汁), 생연뿌리즙〔生藕汁〕각 1되〔升〕, 생강즙 2되, 이상을 먼저 3미(三味)를 달여서 약 3푼〔分〕을 2푼으로 줄이고 곧 강즙(薑汁)을 넣어 늘인 불에 달여 묽은 엿〔稀餳〕같이 만들어 매번 1홉〔合〕을 취하여 따스한 술에 타서 복용한다.(良方)

◆ 8미흑신산(八味黑神散)

○ 산후에 악로(惡露)가 다하지 않고 심(心), 흉(胸), 제(臍), 복(腹)이 당기고 아프고〔撮痛〕혈미(血迷)하고 혈훈(血暈)하는 것을 치료한다.

【의방】 포황(蒲黃), 적작약, 건강(乾薑), 육계(肉桂), 당귀, 숙지황, 감초 각 1냥, 검은 콩〔黑豆〕4

냥 볶은 것.
　　이상의 것을 분말을 만들어 매 2전을 동변(童便)과 따스한 술에 타서 내린다.(局方)

○본방(本方)에 백초상(百草霜) 5전을 더하여 또한 오금산(烏金散)이라 한다.(得效)

◆ 도인탕(桃仁湯)
○산후에 악로(惡露)가 바야흐로 운행하다가 갑자기 끊어지고 요복(腰腹)이 무겁고 아프거나 혹은 흐르다가 머물러〔流注〕다리〔腿脫〕가 아픈 것을 치료한다.

【의방】 도인(桃仁), 소목(蘇木), 생지황 각 5전, 맹충(蝱虫)〔등에〕과 거머리〔水蛭〕를 아울러 볶은 것 각 30매.
　　이상의 것을 거친 분말을 만들어 매 7전을 물 한 잔에 달여 6푼이 되게 하여 찌꺼기를 제거하고 따스하게 복용하면 악혈(惡血)이 내려가고 곧 그치는데 가령 크게 아픈 자리에 반드시 부스럼〔癰疽〕이 있으니 마땅히 5향연교탕(五香連翹湯)(의방은 옹저(癰疽)를 보라)을 취하여 대황(大黃)을 제거하고 물에 달여 죽력(竹瀝)을 넣어 복용한다.(良方)

◆ 도계당귀환(桃桂當歸丸)
○산후에 악로(惡露)가 바야흐로 운행하다가 갑자기 끊어지고 달려서〔驟〕한열(寒熱)을 짓고 배꼽과 배〔臍腹〕, 백맥(百脉)이 다 아파서 송곳으로 찌르는 것 같은 것을 치료한다.

【의방】 계심(桂心), 적작약 각 5전, 당귀, 도인, 몰약 각 2전 반, 맹충(蝱虫)과 거머리〔水蛭〕을 아울러 볶은 것 각 30매.
　　이상의 것을 분말을 만들어 초(醋)와 밀가루 풀에 섞어 완두콩 크기의 환(丸)을 지어 초탕(醋湯)에 30환을 내린다.

◆ 몰약산(沒藥散)
○산후에 혈이 뭉쳐〔血瘀〕아픈 것을 치료한다.

【의방】 몰약(沒藥) 3전, 맹충(蝱虫) 볶은 것 2전, 거머리〔水蛭〕볶은 것 1전, 사향 1자(字).
　　이상의 것을 분말을 만들어 매 2전을 취해서 복용한다.(保命)

◆ 양혈좌간환(養血佐肝湯)
○산후에 왼쪽 갈비가 창만하고 괴로워〔脹悶〕하면서 한 덩어리〔一塊〕가 있어 아파서 누워도 자리에 몸 붙이지 못하는 것을 치료한다.

【의방】 향부초(香附醋) 볶은 것 2냥, 당귀, 천궁, 백작약 술에 볶은 것, 진피, 반하 기름에 볶은 것, 백출 볶은 것, 청피 기름에 볶은 것, 신국(神麴) 볶은 것, 무씨〔蘿蔔子〕 볶은 것, 목단피, 홍화, 백복령 각 1냥, 시호(柴胡) 술에 볶은 것, 도인(桃仁) 볶은 것 각 8전, 초룡담 술에 씻은 것 6전, 3릉(三稜)과 봉출(蓬朮)을 아울러 초에 볶은 것 각 5전.
　이상의 것을 분말을 만들어 술풀에 섞어 오동씨 크기의 환(丸)을 지어 빈속에 백탕(白湯)으로 100환을 내린다.(醫鑑)

◆ 추기양혈환(推氣養血丸)

o 산후 오른쪽 옆구리〔右脇〕가 팽창하여 곧은 활줄〔竪弦〕 같은 1가닥 덩어리〔塊〕가 붙어 있어 냉변(冷便), 동변(疼便)하는 것을 치료한다.

【의방】 향부(香附) 2냥, 당귀, 천궁, 백작약 술에 볶은 것, 백출 흙에 볶은 것, 청피(靑皮) 기름에 볶은 것, 진피, 지실(枳實), 오약(烏藥), 후박, 신국, 건강 볶은 것, 흑백개자(黑白芥子) 볶은 것 각 1냥, 3릉(三稜)과 봉출(蓬朮)을 아울러 초에 볶은 것 각 8전, 맥아(麥芽) 볶은 것, 육계 각 6전, 목향 3전.
　이상의 것을 분말을 만들어 초풀〔醋糊〕에 섞어 오동씨 크기의 환(丸)을 지어 빈속에 미음(米飮)으로 100환을 삼켜 내린다.(醫鑑)

◆ 양육탕(羊肉湯)

o 겨울 달에 해산하여 한기(寒氣)가 산문(産門)에 들어가 배꼽 아래가 창만하고 아파서〔脹痛〕 손을 가까이 하지 못하니 이는 한산(寒疝)이다.

【의방】 양고기〔羊肉〕 4냥, 당귀, 진피 각 2냥, 생강 1냥.
　이상의 것을 썰어서 물 3주발, 술 1잔을 1주발이 되게 달여 찌꺼기를 제거하고 2차례에 나누어 따스하게 복용한다.(正傳)

□ 산후구역(産後嘔逆)

o 산후에 배가 창만하고 괴로워 구토하고 안정되지 못한 것을 치료한다. 이는 패혈(敗血)이 비위(脾胃)에 들어간 때문에 먹고 마시지〔飮食〕 못하는 것이다. 마땅히 저성탕(抵聖湯), 향령환(香靈丸)을 쓴다.(正傳)

◆ 저성탕(抵聖湯)

o 산후 구역(嘔逆)과 오심〔惡心〕으로 음식을 먹지 못하는 것을 치료한다.

【의방】 적작약, 반하, 택난잎〔澤蘭葉〕, 인삼, 진피 각 1전 반, 감초 5푼.
　　　　이상의 것을 썰어서 1첩을 만들어 생강 7조각을 넣어 물에 달여 복용한다〔濟生〕. 일명 거승탕(拒勝湯)이다. (正傳)

◆ 향령환(香靈丸)
o 산후에 구역질이 그치지 않는 것을 치료한다.

【의방】 정향(丁香), 진사(辰砂) 따로 가른 것 각 6푼, 5령지(五靈脂) 1전.
　　　　이상의 것을 고루 갈아〔硏勻〕 개 쓸개〔狗膽〕 혹은 돼지 쓸개〔猪膽〕에 섞어 가시연밥〔芡實〕 크기의 환(丸)을 지어 생강, 진피 달인 탕에 갈아 녹여〔磨化〕 1환(丸)을 복용한다. (本事)

□ 산후임력유뇨(産後淋瀝遺尿)

o 부인의 산리(産理)가 불순해서 상하는데 이르고 무시(無時)로 유뇨(遺尿)하는데는 마땅히 삼출고(參朮膏)를 쓴다. (丹心)
o 산후에 오줌이 뚝뚝 떨어지는데〔淋瀝〕는 마땅히 모근탕(茅根湯)을 쓴다. (三因)
o 산후 유뇨(産後遺尿)에는 마땅히 상표초산(桑螵醋散), 황기작약탕(黃芪芍藥湯)을 쓴다. (三因)

◆ 삼출고(參朮膏)
o 산후에 오줌통이 손상돼서〔脬損〕 임병〔淋〕이 이루어진 것을 치료한다.

【의방】 인삼 2전 반, 백출 2전, 황기 1전 반, 진피, 도인, 백복령 각 1전, 감초 5푼.
　　　　이상의 것을 썰어서 1첩을 만들어 돼지 양의 포〔猪羊脬〕를 달여서 약을 넣어 다시 달여 찌꺼기를 제거하고 빈속에 따스하게 복용한다.

o 한 산부(産婦)가 수생자(收生者)319)의 불근(不謹)으로 인해서 오줌통〔尿脬〕을 손파(損破)해서 임력(淋瀝)320)을 금치 못하고 드디어 고질병〔癈疾〕이 됨으로 인해서 밖에 있는 기육(肌肉)이 망가졌으니〔破〕 오히려 보완(補完)하는 것이 옳다고 생각하고 그 맥(脉)을 진맥〔診〕하니 매우 허했다〔虛甚〕. 시험삼아 삼출고(參朮膏)를 복용하여 준보(峻補)하여 한 달에 이르니 편안해졌다. 대개 혈기(血氣)가 급작스레 자라면〔驟長〕 그 오줌포〔脬〕가 저절로 완전해졌다. 조금 이라도 더디면 또한 성공하기 어렵다. (丹心)

---

319) 수생자(收生者) : 수생구(收生嫗) : 해산할미, 산파(産婆)
320) 임력(淋瀝) : 뚝뚝 떨어지는 모양.

◆ 모근탕(茅根湯)
o 산후의 임력〔淋〕을 치료한다.

【의방】 백모근(白茅根) 4냥, 백복령 2냥, 구맥(瞿麥), 규자(葵子), 인삼 각 1냥, 포황(蒲黃), 도교(桃膠), 활석(滑石), 감초 각 5전, 자패(紫敗) 5개, 석수어(石首魚)〔조기〕 머리 속의 돌 16개.
이상의 것을 분말을 만들어 매 2전을 목통탕(木通湯)에 타서 내린다. 혹은 거친 분말을 만들어 3전을 등심(燈心)과 함께 달여 복용하면 또한 좋다.(三因)

◆ 상표초산(桑螵蛸散)
o 산후의 임역〔淋〕 및 유뇨(遺尿)가 잦은 것을 치료한다.

【의방】 상표초(桑螵蛸) 15개 볶은 것, 녹용(鹿茸) 연유에 구운 것, 황기 각 1냥 반, 모려분(牡蠣粉), 인삼, 적석지, 후박 각 1냥.
이상의 것을 분말을 만들어 빈속에 미음(米飮)에 타서 2전을 내린다.(雲岐)

o 상표초(桑螵蛸) 술에 볶은 것을 분말을 만들어 강탕(薑湯)에 타서 2전을 내리면 또한 효험이 있다.(綱目)

◆ 황기작약탕(黃芪芍藥湯)
o 산후에 유뇨(遺尿)가 금치 않는 것을 치료한다.

【의방】 황기, 당귀미, 백작약 각 1전 반, 백출 1전, 인삼, 진피 각 5푼, 감초 구운 것 3푼.
이상의 것을 썰어서 1첩을 만들어 빈속에 복용한다.(三因)

□ 산후의 설사이질〔産後泄痢〕

o 산후 설사에는 마땅히 적기산(的奇散)을 쓴다.
o 산후 한 달 이내의 이질〔痢〕에는 마땅히 오리알 달인 것〔鴨子煎〕(의방은 위를 보라) 또 4물탕(四物湯)에 도인(桃仁), 황연(黃連), 목향을 더하여 주치(主)한다.(入門)
o 당귀작약산(當歸芍藥散) 또한 좋다.(의방은 통치(通治)를 보라)

◆ 적기산(的奇散)
o 산후에 설사하고 악로(惡露)가 운행하지 않는 것을 치료한다. 이는 남은 혈이 대장(大腸)에

스며들어 청흑색(靑黑色)의 것을 설사하는데 이 약이 효험이 있다.

【의방】 큰 형개수〔大荊芥穗〕를 잔 안〔盞內〕에 넣어 불을 붙여 소존성(燒存性)하여 유화(油火)에는 범(犯)치 말게 하고 사향(麝香)을 조금 넣고 갈아서 분말을 만들어 매번 1전을 취하여 끓인 탕〔沸湯〕에 타서 1~2번 빨아 마시면〔呷〕 신효하다.(得效)

□ 산후에 변비가 맺힘〔産後大便秘結〕

ㅇ산후에는 세 가지 병이 있다. 정신이 혼미해지면〔鬱冒〕 땀이 많이 나고 땀이 많으면 대변이 어렵다. 대개 첫 해산〔新産〕에 혈이 허하고〔血虛〕 많은 땀이 나면 위가 메마르고〔胃燥〕 진액이 망가진다〔亡津液〕. 그러므로 대변이 비결(秘結)하는데는 마땅히 소마죽(蘇麻粥)(의방은 대변(大便)을 보라) 및 자장5인환(滋腸五仁丸)을 쓴다.(正傳)

ㅇ산후에 대변이 불통하고 팽만(膨滿)하고 기가 급하여〔氣急〕 앉거나 눕지 못하는데 보리누룩〔麥蘖〕 분말을 술에 타서 1홉〔合〕을 내리면 신효하다.(丹心)

◆ 자장5인환(滋腸五仁丸)
ㅇ산후에 음혈(陰血)이 허모(虛耗)하고 대변이 막히는 데 치료한다.

【의방】 귤홍분말〔橘紅末〕 4냥, 행인, 도인 각 1냥, 백자인(栢子仁) 5전, 송자인(松子仁) 2전 반, 욱이인(郁李仁) 1전.
  이상의 것을 각기 따로 갈아서 고(膏)를 만들어 귤홍말과 꿀과 합해서 오동씨 크기의 환(丸)을 지어 미음(米飮)으로 50~60환을 내린다.(正傳)

□ 산후부종(産後浮腫)

ㅇ산후에 붓는 것은 이는 패혈(敗血)이 경을 돌아〔循經〕 4지(四肢)에 흘러들기 때문이다. 혈(血)이 운행하면 부은 것〔腫〕이 사라지면 곧 낫는다. 혹은 패혈(敗血)이 머물러 쌓이면〔停蓄〕 혈(血)이 녹아서 물이 되어 부종(浮腫)하니 마땅히 대조경산(大調經散), 소조경산(小調經散), 정비산(正脾散)을 쓴다.(良方)

ㅇ산후 부종(浮腫)에는 반드시 기혈(氣血)을 크게 보〔大補〕하는 것으로 주치하는데〔爲主〕 4군자탕(四君子湯)(의방은 기문(氣門)을 보라)에 창출(蒼朮)을 더해서 달여 복용하고 심하게 하리하는 〔峻利〕 약제는 기(忌)해야 한다. 혹은 5미백출산(五味白朮散)을 쓴다.

ㅇ산후 풍종(風腫) 수종(水腫)에는 마땅히 택난산(澤蘭散)을 쓴다.(丹心)

◆ 대조경산(大調經散)

o 산후에 부어서 그득하고〔腫滿〕기침이 급하고〔喘急〕오줌이 막히는〔尿澁〕것을 치료한다.

【의방】 검은 콩 볶은 것 1냥, 복신(茯神) 5전, 호박 1전.
　　　　이상의 것을 분말을 만들어 오두(烏頭), 자소엽(紫蘇葉) 달인 탕에 타서 2전을 내린다.(良方)

◆ 소조경산(小調經散)

o 산후 부종(浮腫)을 치료한다.

【의방】 당귀 1냥, 계심(桂心), 적작약(赤芍藥) 각 5전, 몰약, 호박, 감초 각 2전, 세신, 사향 각 1전.
　　　　이상의 것을 분말을 만들어 매 1전을 따뜻한 술에 강즙을 넣어 타서 복용한다.(良方)

◆ 정비산(正脾散)

o 산후에 온몸〔通身〕이 붓는 것〔浮腫〕을 치료한다.

【의방】 봉출 통째로 구운 것〔炮〕, 변향부자, 진피, 회향(茴香), 감초 구운 것 각기 등분한 것.
　　　　이상의 것을 분말을 만들어 매 2전을 등심(燈心), 목통을 달인 탕에 타서 내린다.(正傳)

◆ 5미백출산(五味白朮散)

o 산후에 부은 데 치료하는데는 마땅히 속을 보하고〔補中〕물을 이끌어 내고〔導水〕기를 운행(行氣)시켜야 한다.

【의방】 백출 3전, 진피 1전 반, 목통, 천궁, 적복령 각 1전.
　　　　이상의 것을 썰어서 1첩을 만들어 물을 넣고 달여서 여점환(與點丸)(의방은 화문(火門)을 보라) 25환을 삼켜 내린다.(丹心)

◆ 택난산(澤蘭散)

o 산후의 풍종(風腫), 수종(水腫)을 치료한다.

【의방】 택난(澤蘭), 방기를 각기 등분(等分)하여
　　　　이상의 것을 분말을 만들어 매 2전을 따스한 술 혹은 초탕(醋湯)에 타서 내린다.(丹心)

□ 산후맥법(産後脉法)

ㅇ부인 산후의 맥(脉)은 넓고[洪] 실(實)하고 고르지 못한 것은 죽고[死] 잠기고[沈], 미약[微]하여 뼈에 붙고 끊어지지 않는 것은 산다[生].

ㅇ부인이 새로 해산한[新産] 맥(脉)이 잠기고[沈] 작은 것[小]은 살고[生] 실(實)하고 크고[大] 단단하고[堅] 강하고[强] 급한 것[急]은 죽는다[死].(脉經)

ㅇ새로 해산한 맥(脉)이 완만한 것[緩] 흐름이 순조로운 것[滑]은 좋고[吉] 실(實)하고 크고[大] 굳세며[强] 급하면[急] 죽음[死]이 내침(來侵)한다. 또 이르기를 잠기고[沈] 가늘고[細] 뼈에 붙고 끊어지지 않으면 산다.(脉訣)

□ 산후 치료법(産後治法)

ㅇ산후에는 응당 기혈(氣血)을 대보(大補)함을 먼저 해야 하니 마땅히 보허탕(補虛湯)을 쓰고 비록 잡증(雜證)이 있어도 끝에 치료한다.

ㅇ또 이르기를 태아가 뱃속에 있으면[胎前] 산모[母]가 체(滯)하고 해산 후[産後]에는 산모가 허[母虛]하니 산후에는 절대로 겨죽을 발[發表]하지 말고 또 작약(芍藥)을 쓰지 말아야 하니 작약은 성미(性味)가 산한(酸寒)하여서 생기며 발[生發]하는 기(氣)를 칠 수 있기[能伐] 때문이다.(丹心)

ㅇ산후에는 반드시 먼저 어혈(瘀血)을 쫓아야[逐] 하고 허함을 보하는 것[補虛]을 위주(爲主)로 해야 한다. 어혈이 없어진 연후에 바야흐로 보(補)를 행하는 것이다. 가령 어혈을 쫓아내지 않고 삼기(參芪)의 무리[屬]를 급작스레 복용[遽服]하면 혹은 어혈(瘀血)이 심장을 쳐서 곧 위태로워진다.(入門)

ㅇ산후에 보허탕(補虛湯)을 써서 가령 발열(發熱)이 가벼우면[輕] 복령(茯苓)을 더해서 엷게 스미게[淡滲]하고 중(重)하면 건강(乾薑)을 더하고 혹자가 묻기를[或問] '큰열[大熱]에 건강(乾薑)을 쓰는 것은 어째서인가?' 하니 답하기를 '이는 남음이 있는[有餘] 사기[邪]가 아니니 곧 음허(陰虛)에서 생기는 내열(內熱)일 따름이다. 대개 건강(乾薑)이 폐(肺)에 들어가서 폐기(肺氣)를 분리(分利)할 수 있고 또 간경(肝經)에 들어가서 여러 약[衆藥]을 이끌어서[引] 혈을 낳을 수 있다. 그러나 반드시 보음약(補陰藥)과 더불어 같이 써야 하니 이는 조화(造化)의 묘(妙)이며 천하의 지신(至神)한 사람이 아니면 이와 같이 할 수 있겠는가?' 했다.(丹心)

ㅇ대체로 산병(産病)이 천행(天行)이면 증손시호(增損柴胡)(곧 소시호탕(小柴胡湯)이다)을 쓰고 잡병(雜病)이면 가감4물탕(加減四物湯)(곧 4물탕(四物湯)이다)을 쓰니, 4물가감법(四物加減法)은 봄에 천궁(川芎)을 배(倍)하고 여름에는 작약(芍藥)을 배(倍)하고 가을에는 지황(地黃)을 배(倍)하고 겨울에는 당귀(當歸)를 배(倍)한다.(綱目)

◆ 보허탕(補虛湯)

【의방】 인삼, 백출 각 1전 반, 당귀, 천궁, 황기, 진피 각 1전, 감초 7푼.
　　　이상의 것을 썰어서 1첩을 만들어 생강 3쪽을 넣어 물에 달여 복용하는데 열(熱)이 가벼우면 복령(茯苓)을 배로 더하고[倍加] 열(熱)이 무거우면 주금(酒芩)을 더하고 열이 심하면 건강 검게 볶은 것을 더하여 여러 약을 이끌어 간경(肝經)에 들어가서 혈이 생기게[血生] 한다.(入門)

□ 산후허로(産後虛勞)

○산후에 달이 차지 않은데 7정(七情)을 많이 쓰고 행동이 피로하고 권태롭고[勞倦] 혹은 바느질[鍼工]하거나 생랭(生冷)이나 차지고 야문[粘硬] 음식을 마음껏 먹거나[恣食] 혹은 풍한(風寒)을 거슬러 감촉[犯觸]하면 당시에는 깨닫지 못하고 궐역한 후에는 가벼운 피로[薄勞]가 이루어진다. 대체로 산후(産後) 100일이 차면 교합(交合)할 수 있으니 그렇지 않으면 죽음에도 이르고 허영[虛羸]하여 백가지 병[百病]이 점점 자라는[滋長] 것이니 삼가야 한다.(良方)

○산후에 노상(勞傷)이 과도한 것을 욕로(蓐勞)라 한다. 그 증세[證]는 허하고 야위어서[虛羸] 잠깐 일어났다가 잠깐 누우며[乍起乍臥] 음식이 소화되지 않고 때로는 기침을 하고[咳嗽] 머리와 눈이 어둡고 아프며[昏痛] 갈증이 나고[發渴] 도한(盜汗)하고 한열(寒熱)이 왕래하여 학질[瘧]같다. 십전대보탕(十全大補湯)(의방은 허로(虛勞)를 보라), 천궁(川芎)을 빼고 속단(續斷), 우슬(牛膝), 별갑(鱉甲), 상기생(桑寄生), 도인(桃仁)을 더해서 거친 분말을 만들어 먼저 돼지 콩팥[猪腎] 1대(對) 생강 1조각, 대추 3매, 물 3잔을 1잔 반이 되게 달여 앞의 약 분말 3전과 총백(葱白) 3치[寸], 오매(烏梅) 1개, 형개(荊芥) 5이삭[穗]을 넣어 다시 7푼이 되게 달여 찌꺼기를 제거하고 빈속에 따스하게 복용한다.(入門)

○산후 욕로(蓐勞)에는 마땅히 당귀양육탕(當歸羊肉湯), 당귀건중탕(當歸建中湯)(의방은 허로(虛勞)를 보라), 증손4물탕(增損四物湯), 인삼별갑산(人參鱉甲散), 건지황산(乾地黃散)을 쓴다.(諸方)

◆ 당귀양육탕(當歸羊肉湯)

○욕로(蓐勞)를 치료한다.

【의방】 살찐 양고기[肥羊肉] 4냥, 당귀, 천궁, 황기 각 1냥 2전 반, 생강 1냥 반.
　　　이상의 것을 썰어서 물 9잔(盞)을 넣어 3잔이 되게 달여 3분해서 복용한다.(良方)

ㅇ한 의방[一方]에는 양고기가 없으면 돼지 내신(內腎) 1짝[雙]으로 대신한다.(入門)

◆ 증손4물탕(增損四物湯)
ㅇ산후에 망혈(亡血)하여 영위(榮衛)가 허손(虛損)하여 잠깐 춥고[乍寒] 잠깐 열나는[乍熱] 것을 치료한다.

【의방】 4물탕(四物湯)에 숙지황을 빼고 인삼, 건강, 감초를 등분(等分)하여 달여서 복용한다.(濟生)

◆ 인삼별갑산(人參鱉甲散)
ㅇ산후 욕로(蓐勞)를 치료한다.

【의방】 황기(黃芪), 별갑(鱉甲) 각 1전 2푼 반, 우슬(牛膝) 1전, 인삼, 계심, 상기생, 당귀, 백복령, 백작약, 도인, 숙지황, 맥문동, 감초 각 7푼 반, 속단(續斷) 5푼.
이상의 것을 썰어서 1첩을 만들어 빈속에 물에 달여 복용한다.(得效)

◆ 숙건지황산(熟乾地黃散)
ㅇ산후 기혈(氣血)이 회복[復]되지 않고 방사(房事)를 하여 노손(勞損)하고 하혈(下血)하여 머리와 눈이 잠기고 무거운[沈重] 증세를 치료한다.

【의방】 숙지황 1전 반, 당귀, 게 발톱[蟹爪] 살짝 볶은 것, 녹각교주(鹿角膠珠), 남자의 잠방이[裩布]를 소존성(燒存性)한 것 각 1전, 복룡간(伏龍肝) 7푼 반, 포황(蒲黃) 볶은 것, 백복령, 백작약 각 5푼, 계심(桂心), 감초, 각 2푼 반.
이상의 것을 썰어서 1첩을 만들어 청죽여(靑竹茹) 1전을 넣어 물에 달여 복용한다.(正傳)

□ 달이 지나도 해산하지 못함[過月不産]

ㅇ'임신한 부인이 그 월경이 있어도 태아[胎]가 스스로 자라는 것이 있고, 3~5개월 사이에 그 혈(血)이 많이 내려도[大下] 태아가 떨어지지 않는 수가 있다. 혹은 적기[期]에 분만(分娩)하기도 하고 혹은 달을 넘어서[逾月] 해산하기 시작하니 그 이치는 무엇인지요?'하니 답하기를 '그 경의 운행(行經)을 한 달을 그치고[按月] 태아[胎]가 스스로 자라는 것을 성태(盛胎)라 하니 대체로 그 부인[婦]의 기혈(氣血)이 충성(充盛)하고 태를 기르는[養胎] 외에 그 혈(血)이 더욱 남음이 있기[有餘] 때문이다. 그 수개월에 태(胎)의 혈이 많이 내리는[大下] 것을 누태(漏胎)라 한다. 대체로 사물에 접촉하여 경맥을 움직이게 하는[事觸動經脉] 고로 혈이 내려도 자궁(子宮)에 상(傷)함이 없는 것이다. 그러나 잉태[孕] 중에 실혈(失血)하면 태아[胎]가 비록 떨어지지 않아도 그 기(氣)

가 또한 이지러짐[虧]이 많아서 달을 넘어서도[逾月] 해산하지 않는다. 내가 일찍이 보니 12~3개월 혹은 17~8개월 혹은 24~5개월만에 낳는 경우도 왕왕(往往) 있다. 다 이 기혈(氣血)이 부족하여 배태(胚胎)가 자라기 어렵기 때문이다. 대체로 이 10개월이 지나도 해산하지 못하는 것은 응당 기혈(氣血)을 크게 보하는[大補] 약을 써서 배양(培養)하면 해산에 근심이 없는 것이다.(無虞)

ㅇ달이 지나도 해산하지 못한 데는 8물탕(八物湯)(의방은 허로(虛勞)를 보라)에 황기(黃芪), 녹각교주(鹿角膠珠)를 더해서 달여 복용하여 크게 보해[峻補]야 한다.(正傳)

ㅇ또 한 의방[又方]은 4물탕(四物湯)(의방은 혈문(血門)을 보라)에 향부(香附), 도인(桃仁), 지각(枳殼), 축사(縮砂), 자소엽(紫蘇葉)을 더해서 물에 달여 복용하면 곧 해산한다.(良方)

□ 임신에 통용되는 치료[姙娠通治]

ㅇ궁귀탕(芎歸湯), 4물탕(四物湯)(의방은 혈문(血門)을 보라), 보안환(保安丸), 당귀작약산(當歸芍藥散), 익모환(益母丸)(의방은 위를 보라), 익모고(益母膏)를 쓴다.

◆ 궁귀탕(芎歸湯)

ㅇ산전산후의 여러 질병 및 혈훈(血暈)으로 인사불성(人事不省)하고 가로와 거꾸로의 해산[橫逆産]으로 죽은 태아[死胎]가 나오지 않고 혈붕(血崩)이 그치지 않는 것을 치료한다. 해산달에 임해서[臨産月] 복용하면 태를 줄이고[縮胎] 쉽게 해산[易産]하고 산후에 복용하면 나쁜 피[惡血]가 저절로 내린다.

【의방】 천궁, 당귀, 각 5전.
이상의 것을 썰어서 1첩을 만들어 물에 달여 하루 2~3차례 복용한다.

ㅇ또 반산(半産)[유산]에 하혈[去血]이 많고 산후에 하혈[去血]이 많은 것과 붕중(崩中)에 하혈[去血]이 많은 것과 금창(金瘡)321)에 하혈[去血]이 많은 것과 이를 뽑아[拔齒] 피가 많이 나온 것과 일체의 피 나옴이 많아 현기증 나고[眩暈] 고민 끝에 기절[悶絶]하고 불성인사(不省人事)하는 것을 치료한다. 연거푸 복용하면 곧 소생[甦]한다.(得效)

ㅇ당귀 6전, 천궁 4전은 불수산(佛手散)이라 한다.(의방은 위를 보라)

◆ 보안환(保安丸)

ㅇ산전산후의 여러 병을 치료한다.

---

321) 금창(金瘡) : 칼같은 쇠 붙이에 다친 상처.

【의방】 생건지황(生乾地黃)을 따로 분말을 만들어 마명퇴(馬鳴退)〔곧 잠퇴지(蠶退紙)이다〕 구운 것 각 1냥, 적복령, 목단피, 백작약 각 7전 반, 천궁, 세신, 인삼, 육계, 당귀, 우슬, 백지, 목향, 고본(藁本), 마황(麻黃), 택난엽(澤蘭葉), 부잠〔附子〕 통째로 구운 것〔炮〕, 감초 구운 것, 한수석(寒水石) 불에 사른 것〔煆〕, 방풍, 길경, 매미허물〔蟬退〕 각 5전, 석수유(石茱萸), 침향 각 2전 반.

이상의 것을 분말을 만들어 꿀로 탄알 크기의 환(丸)을 지어 술로 1환(丸)을 내린다.(御院)

◆ 당귀작약산(當歸芍藥散)

○ 임신(姙娠) 중에 심복이 아프고〔心腹痛〕설사(泄痢)하는 것을 치료하는데 산전 산후에 통용된다.

【의방】 백작약 2전 반, 천궁, 택사 각 1전 반, 당귀, 적복령, 백출 각 7푼 반.

이상의 것을 썰어서 1첩을 만들어 물에 달여 복용한다. 혹은 고운 분말을 만들어 따스한 술에 타서 2전을 내린다.(局方)

◆ 익모환(益母丸)

○ 일명 제음단(濟陰丹)이니 산전 산후의 일체의 여러 병 및 난산(難産)의 횡역(橫逆)을 치료하니 혈을 요행(行血)시키고 혈을 길러〔養血〕태를 편안케 하고〔安胎〕기를 순하게〔順氣〕할 수 있고 또 혈을 살리고〔活血〕기를 운행시켜〔行氣〕보음(補陰)의 묘(妙)가 있는 고로 이름을 익모(益母)(의방은 위를 보라)라 했다.(丹心)

◆ 익모고(益母膏)

○ 일명 반혼단(返魂丹)이니 임신(姙娠)의 여러 병 및 생산을 재촉〔催生〕하는데 신효(神效)하며 또 횡산〔橫生〕역산(逆産) 및 사태(死胎)가 나오지 않고 포의(胞衣)가 내리지 않는 것을 치료한다.

【의방】 익모초를 단오날〔重午日〕에 쇠그릇〔鐵器〕을 범하지 말고 채취하여 깨끗이 씻어서 찧어 즙(汁)을 취하여 은석기(銀石器)에 볶아서 고(膏)를 만들어.

이상의 것을 매번 한 큰 숟갈을 취해서 따스한 술 혹은 백탕(白湯)에 녹여 내린다.(丹心)

▫ 아이를 낳지 못하게 함〔斷産〕

○ 부인(婦人)이 아이를 낳아 기르기〔産育〕가 어렵고 고생스러워〔艱難〕1년〔一歲〕에 한 번 낳는데는 이로써 간격〔間〕이 뜸하게 한다. 4물탕(四物湯)에 운대자(芸薹子) 1줌을 더해서 달여 경(經)이 운행한 뒤에 빈속에 복용한다.(得效)

ㅇ산모[母]가 묵은 병[宿疾]이 있어서 끝내 보태(保胎)할 수 없는데는 우슬(牛膝) 4푼, 구맥(瞿麥)[패랭이꽃], 계심(桂心), 게 발톱[蟹爪] 각 2푼을 분말을 만들어 빈속에 따스한 술에 타서 복용하여 내리면 산모가 해(害)를 면한다.(入門)

ㅇ임신부[姙婦]가 질병으로 인해서 태(胎)를 편안하게 할 수 없으면 내려야 한다. 그 법은 누룩[麴] 4냥, 물 2 큰잔을 달여 1잔을 취해서 찌꺼기를 제거하고 3번에 나누어 복용하면 곧 내린다.(良方)

ㅇ또 한 의방[又方]은 맥아(麥芽), 신국(神麴) 각 반 되[半升]를 물에 섞어서 삶아 복용하면 곧 내려서 신효(神效)하다.(良方)

ㅇ또 한 의방[又方]은 부자(附子) 2매(枚)를 분말을 만들어 초(醋)에 타서 산모[母]의 오른 발[右足]에 발랐다가 조금 후에 씻어 버리면 아주 좋다.(良方)

ㅇ단자법(斷子法)에는 흰 밀가루 누룩[白麵麴] 1되[升] 호주(好酒) 5되를 풀을 쑤어 2되 반이 되게 달여서 비단[絹]에 여과[濾] 시켜 찌꺼기를 제거하고 3번에 나누어 복용하되 월경(月經)이 내리기를 기다려서 밤중에[日晚] 한 번 먹고 다음날 5경(五更)에 한 번 먹고 새벽[天明]에 한 번 먹으면 월경(月經)이 운행하고 종신(終身)토록 아이를 낳지 않는다[絶子].(丹心)

ㅇ또 한 의방[又方]은 고잠지(故蚕紙) 방원(方圓) 1자[尺]를 소존성(燒存性)하여 분말을 만들어 술에 타서 마시면 종신토록 다시 회잉(懷孕)하지 않는다.(良方)

ㅇ또 한 의방[又方]은 기름에 달인 수은(水銀)을 빈속에 복용하되 대추씨 만한 크기 1환(丸)이면 영구히 단산[斷]하고 사람을 손상시키지 않는다.(良方)

□ 과부사니의 병은 처첩과 다르다[寡婦師尼之病異乎妻妾]

ㅇ송(宋)나라 저증(褚澄)이 여승[師尼]과 과부(寡婦)에게는 따로 의방을 수제[製]하여 고쳤는데 대체로 이르기를 이 2종은 혼자 사니[寡居] 독음(獨陰)에 양(陽)이 없으므로 욕심(慾心)이 싹터도[萌] 흔히 이루지 못한다. 이 때문에 음양(陰陽)이 서로 다투어 잠깐은 한(寒)하고 잠깐은 열(熱)나니 완전히 온한(溫寒)의 유[類]이니 오래되면 허로[勞]가 된다. 사기(史記) 창공전(倉公傳)에 제북왕(濟北王)의 시인(侍人) 한녀(韓女)가 허리와 등[腰背]이 아프고 한열(寒熱)하니 여러 의원들[衆醫]이 한열병[寒熱]으로 치료하니 창공(倉公)이 이르기를 '남자를 만나고 싶으나 얻지 못해서 얻은 병'이라 했다. '어째서 알 수 있느냐 하니 맥(脉)을 진맥해서 알 수 있으니 간맥(肝脉)이 당겨서 급하고[弦] 촌구맥(寸口)으로 나오니 아 때문에 안다'고 했다. 대개 남자는 정(精)으로써 위주(爲主)로 하고 부인(婦人)은 혈(血)로써 왕성[盛]하면 회태(懷胎)를 생각하니 가령 궐음맥(厥陰脉)이 굳세고[弦] 촌구맥[寸口]으로 나오고 또 어제(魚際)에 오르면 음이 왕성한 것[陰盛]을 알 수 있는 고로 저씨(褚氏)의 이른 바가 그럴 수 있음을 알겠다는 것이다.(寶鑑)

ㅇ과부(寡婦)와 여승[師尼]은 울억(鬱抑)이 병을 이루니 그 증세[證]는 바람을 싫어하고[惡風]

몸이 노곤하여〔體倦〕 잠깐 차갑다가 잠깐 열이 나고〔乍寒乍熱〕 얼굴이 붉고 마음이 번거롭거나〔心煩〕 혹은 때로 저절로 땀이 나고〔自汗〕 간맥(肝脉)이 당겨서 급하고〔弦〕 길며〔長〕 촌구맥〔寸口〕으로 나온다. 마땅히 시호억간탕(柴胡抑肝湯), 부용산(芙蓉散), 억음지황환(抑陰地黃丸), 익국환(麰麴丸)(의방은 적취(積聚)를 보라)을 쓴다.

ㅇ 매일 상오(上午)에 정신(神思)이 혼란〔昏憒〕하고 밝은 곳을 보기를 두려워하고〔怕見明處〕 사람 소리 듣기를 싫어하고〔惡聞人聲〕, 오후(午後)에 이르면 바야흐로 머리가 어지럽고 배가 아프고 놀라고〔驚惕〕 조금 노동(勞動)하거나 월경(月經)이 올 때에는 그 증세가 더욱 심하니 이는 뜻을 이루지 못한 때문이다. 마땅히 정신을 맑게 하고〔淸神〕 영화를 길러야〔養榮〕 하는 것이니 4물탕(四物湯)에 인삼, 복신(茯神), 진피, 시호(柴胡), 강활, 향부자, 감초를 더해서 달여 복용한다.

ㅇ 혹은 귀신과 교합하는 것〔與鬼交通〕은 신(神)이 집을 지키지〔守舍〕 못하기 때문이니 혹은 혼자서 웃고〔獨笑〕 혹은 울고〔泣〕 맥(脉)이 늘이고〔遲〕 잠복〔伏〕하거나 혹은 새가 쪼는 것〔雀啄〕 같으며 안색이 변하지 않는 가운데는 복신황기탕(茯神黃芪湯)이 마땅하다.(入門)

◆ 시호억간탕(柴胡抑肝湯)

ㅇ 과부〔寡〕가 혼자 살아서 독음(獨陰)에 양이 없고〔無陽〕 정욕의 마음〔慾心〕이 싹터도 흔히 이루지 못하여 한열(寒熱)이 학질〔瘧〕 같은 것을 치료한다.

【의방】 시호(柴胡) 2전, 청피 1전 반, 적작약, 목단피 각 1전, 지골피, 향부자, 치자, 창출 각 7푼, 천궁, 신국(神麴) 볶은 것 각 5푼, 생지황, 연교(連翹) 각 3푼, 감초 2푼.
이상의 것을 1첩을 만들어 물에 달여 복용한다.(入門)

◆ 부용산(芙蓉散)

ㅇ 남자는 무실(無室)하고 여자는 무부(無夫)하여 정욕을 생각하여〔思慾〕 화가 동하여〔動火〕 가슴이 아프고〔胸痛〕 저절로 땀이 나고 뺨이 붉으며 맥(脉)이 어지러운 것을 치료한다.

【의방】 부용 잎〔芙蓉葉〕에 꽃이 있으면 꽃 채로 열매가 있으면 열매 채로 1송이〔朶〕를 채취하여 문드러지게 찧어서 샘물에 섞어서 여과〔濾〕시켜 찌꺼기를 제거하고 복용하면 즉효한다.(入門)

◆ 억음지황환(抑陰地黃丸)

ㅇ 과부(寡婦)의 허로증〔勞證〕을 치료한다.

【의방】 생건지황 2냥, 적작약 1냥, 시호(柴胡), 황금(黃芩), 진봉(秦艽) 각 5전.
이상의 것을 분말을 만들어 꿀로 오동씨 크기의 환(丸)을 지어 오매탕(烏梅湯)으로 30~50환을 내린다.(入門)

◆ 복신황기탕(茯神黃芪湯)

【의방】 복신(茯神), 강활(羌活), 만형자(蔓荊子), 방풍, 의이인(薏苡仁), 황기, 5미자(五味子), 맥문동, 석창포, 황금 각 5전, 감초 5푼.
　　　이상의 것을 썰어서 1첩을 만들어 물에 달여 복용한다.(入門)

□ 장이 메마른 증세〔藏燥證〕

○부인이 장이 메마른 증세〔藏燥證〕가 있으면 슬픔에 상해서〔悲傷〕 울고자 하고〔欲哭〕 그 형상은 신령(神靈)이 이루는 것과 같아서 자주 하품하고 기지개를 켜는데〔欠伸〕 감맥대조탕(甘脉大棗湯)이 주치(主)한다.(仲景)

○스스로 울고〔自哭〕 스스로 웃는〔自笑〕 증상이 있는 것은 붉은 대추〔紅棗〕를 소존성(燒存性)하여 미음(米飮)에 타서 내린다.(入門)

◆ 감맥대조탕

【의방】 감초 1냥, 밀〔小麥〕 3홉〔合〕, 대추 7매.
　　　이상의 것을 썰어서 1첩을 만들어 물 2되〔升〕에 1되〔升〕가 되도록 달여 따스하게 복용하면 산전 산후에 쓸 수 있다.(仲景)

□ 치료한 징험〔治驗〕

○시골〔鄕里〕에 한 부인이 자주 하품하고〔數欠〕 이유 없이〔無故〕 슬퍼 울어 그치지 않는데 혹자가 빌미〔祟〕가 있다고 하여 신명에게 빌어서〔祈禱〕 소원성취를 청했으나〔請禱〕 다 응하지 않았다〔皆不應〕. 급히 감맥대조탕(甘脉大棗湯) 3첩을 복용하여 치료하니 나았다.(本事)

□ 해산에 임하는 예비약물〔臨産預備藥物〕

○궁귀탕(芎歸湯) ○4물탕(四物湯) ○최생단(催生丹) ○향계산(香桂散) ○자소음(紫蘇飮) ○화예석산(花蘂石散) ○실소산(失笑散) ○탈명산(奪命散) ○3퇴산(三退散) ○익모환(益母丸) ○반혼단(返魂丹) ○여신산(如神散) ○양혈지황탕(涼血地黃湯) ○흑룡단(黑龍丹) ○벽력단(霹靂丹) ○최생여성산(催生如聖散) ○서각지황탕(犀角地黃湯) ○여성고(如聖膏) ○생총(生葱) ○생강(生薑) ○비마자(萆麻子) ○해마(海馬)322) ○석연자(石燕子) ○돼지기름〔猪脂〕 ○향유(香油) ○익모초

---

322) 해마(海馬) : 실고기과에 속하는 바다 물고기, 5～15cm 가량의 소형어로 골판으로 덮이고 머리가 말 대

(益母草) ㅇ백밀(白蜜) ㅇ아교(阿膠) ㅇ계란(鷄卵) ㅇ청주(淸酒) ㅇ쌀초〔米醋〕 ㅇ죽력(竹瀝) ㅇ홍화(紅花) ㅇ형개(荊芥) ㅇ포황(蒲黃) ㅇ진애(陳艾) ㅇ생지황(生地黃) ㅇ활석(滑石) ㅇ사향(麝香) ㅇ주사(朱砂) ㅇ조협(皂莢) ㅇ날다람쥐 껍질(䴉鼠皮)

□ 부인 잡병(婦人雜病)

ㅇ부인(婦人)은 여러 음〔衆陰〕이 집합한 곳〔所集〕이니 항상 습한 것과 더불어 산다〔與濕居〕. 15세 이상은 음기(陰氣)가 뜨고 넘치고〔浮溢〕 백가지 생각이〔百想〕 마음에 품고 있으며〔經心〕 안으로는 5장(五藏)이 상하고 밖으로는 얼굴 모습〔姿容〕이 손상된다. 월수(月水)가 있다가 없다가 하며 앞뒤의 어금니에 어혈(瘀血)이 교류하여 멈추어 엉겨서〔停凝〕 중도(中道)에 끊기기도 하고 태아가 떨어지기도 하는 등〔墮〕 이루 갖추어 말할 수 없는 증상이 나타난다. 그러므로 부인(婦人)의 병을 따로 의방을 세워야 하는 것〔立方〕은 그 기혈(氣血)이 고르지 못하고 태잉(胎孕)과 산생(産生)에 무너져 상하는〔崩傷〕 다름〔異〕이 있기 때문이다. 부인의 병은 남자와는 10배나 고치기 어렵다. 기욕(嗜慾)은 장부(丈夫)보다 많고 병의 감염〔感痛〕도 남자보다 배(倍)가 되며 거기에다 질투(嫉妬)와 병걱정(憂恙)과 어머니 사랑〔慈戀〕과 애증(愛憎)이 깊이 붙어〔深着〕 단단하여〔堅〕 정(精)을 스스로 억제하지 못하기 때문에 병근(病根)이 깊은 것이다.(聖惠)

ㅇ7징8하(七癥八瘕)〔7가지 정취와 8가지 기생충병〕 9종의 심장통〔心痛〕 12가지 대하증(帶下證) 모두 36병이 비록 명수(名數)는 있으나 그 증상(證狀)을 자세히는 알 수 없으나 그 이치의 근원을 미루어보면〔推原其理〕 혈병(血病)이 아님이 없다.(得效)

ㅇ부인(婦人)의 기(氣)가 혈(血)보다 왕성〔盛〕하면 자식이 없고 또 여러 증세가 변하여 생기면 머리가 어지럽고〔頭暈〕 가슴이 그득한 데는 마땅히 억기산(抑氣散), 인삼형개산(人蔘荊芥散), 소요산(逍遙散), 가미소요산(加味逍遙散), 자혈탕(滋血湯), 자음지황환(滋陰地黃丸), 복신탕(茯神湯), 3합탕(三合湯)을 쓴다.

ㅇ몸에 핏줄〔血線〕이 있는데는 마땅히 귤귀환(橘歸丸)을 쓴다.

ㅇ백병(百病)의 통치(通治)에는 마땅히 신선취보단(神仙聚寶丹), 제음단(濟陰丹)(의방은 위를 보라), 익모환(益母丸), 익모고(益母膏)(의방은 아울러 위를 보라)를 쓴다.

ㅇ복령보심탕(茯苓補心湯)은 허로(虛勞)로 열이 나서 기침〔嗽〕하고 땀이 나지 않는 것을 치료하고 자음지보탕(滋陰至寶湯)은 허로(虛勞)로 열이 나서 기침하고〔熱嗽〕 땀이 나는 것을 치료한다.(回春)

가리 비슷함. 몸빛은 갈색임.

◆ 억기산(抑氣散)

【의방】 향부자 4냥, 진피 2냥, 복신(茯神), 감초 각 1냥.
이상의 것을 분말을 만들어 매 2전을 끓인 탕(沸湯)에 넣어서 복용(點服)한다.

◆ 이향4신산(異香四神散)
【의방】 향부자 4전, 진피 3전, 오약(烏藥) 2전, 감초 1전.
이상의 것을 썰어서 1첩을 만들어 생강 3쪽, 대추 2매를 넣어 물에 달여 복용한다.(濟陰)

◆ 자음백보환(滋陰百補丸)
○ 기혈(氣血)이 부족하여 잠깐 차갑고(乍寒) 잠깐 뜨거우며(乍熱) 음식 생각이 나지 않고 야위고 힘이 없는 데(無力) 치료한다.

【의방】 4제향부말(四製香附末) 8냥(4제법은 포문(胞門)에 자세히 보라) 익모초말(益母草末) 4냥, 당귀 3냥, 천궁, 숙지황, 백출 각 2냥, 백작약 1냥 반, 백복령, 인삼, 현호색 각 1냥, 감초 5전.
이상의 것을 분말을 만들어 꿀로 오동씨 크기의 환(丸)을 지어 혹은 술 혹은 초탕(醋湯) 혹은 백탕(白湯)으로 50~70환을 내린다.(入門)

◆ 인삼형개산(人參荊芥散)
○ 혈풍(血風)으로 몸이 아프고 한열(寒熱)하고 도한(盜汗)(잘 때에 땀이 나고)하고 뺨이 붉고 입이 마르고 가래기침(痰嗽)으로 가슴이 그득하고 혹은 월수(月水)가 고르지 않고 배꼽과 배(臍腹)가 켕기고 아프며(痛) 근육이 당기고(痃癖) 덩어리를 이루는 것을 치료한다.

【의방】 인삼, 형개(荊芥) 생 것, 건지황, 시호(柴胡), 별갑(鱉甲), 산조인 볶은 것, 지각(枳殼), 영양각(羚羊角), 백출 각 7푼 반, 계심(桂心), 천궁, 당귀, 방풍, 목단피, 적작약, 감초 각 5푼.
이상의 것을 썰어서 1첩을 만들어 생강 3쪽을 넣어 물에 달여 복용한다.(入門)

◆ 소요산(逍遙散)
○ 월경(月經)이 고르지 못하고 혈허(血虛)로 5심이 번열(五心煩熱)323)하고 한열(寒熱)이 학질(瘧)같은 증세를 치료한다.

---

323) 5심번열(五心煩熱) : 5심열(五心熱) : 위경(胃經) 속에 화기(火氣)가 뭉쳐 몸 특히 수족(手足) 몹시 더워지는 병.

【의방】 백출, 백작약, 백복령, 시호, 당귀, 맥문동 각 1전, 감초, 박하 각 5푼.
　　　　이상의 것을 썰어서 1첩을 만들어 생강 3쪽을 넣어 물에 달여 복용한다.(入門)

◆ 가미소요산(加味逍遙散)
ㅇ 혈허(血虛)하여 번열(煩熱) 조열(潮熱)하고 도한(盜汗) 가래기침〔痰嗽〕해서 허로〔勞〕와 같은 증세를 치료한다.

【의방】 백작약, 백출 각 1전 2푼, 지모, 지골피, 당귀 각 1전, 백복령, 맥문동, 생지황 각 8푼, 치자, 황백(黃栢) 각 5푼, 길경, 감초 각 3푼.
　　　　이상의 것을 썰어서 1첩을 만들어 물에 달여 복용한다.

◆ 자혈탕(滋血湯)
ㅇ 부인(婦人)의 심폐(心肺)가 함께 손상되고 혈맥(血脉)이 허약하고 거죽이 몰리고 털이 빠지거나〔皮聚毛落〕 혹은 월수(月水)가 시기를 어기는〔愆期〕 것을 치료한다.

【의방】 당귀, 백작약, 산약, 황기, 숙지황 각 1전 반, 인삼, 천궁, 백복령 각 7푼 반.
　　　　이상의 것을 썰어서 1첩을 만들어 물에 달여 빈속에 복용한다.(丹心)

◆ 자음지황환(滋陰地黃丸)
ㅇ 허로(虛勞)로 코피가 나고〔吐衄〕 기침하고 열이 나고 가래기침〔痰嗽〕과 도한(盜汗)하여 마음이 두렵고〔心怵〕 혹은 경수(經水)가 고르지 못하여 불통하는 것을 치료한다.

【의방】 숙지황을 강즙(薑汁)에 담가 불에 쬐어 말린 것 4냥, 산수유, 산약, 천문동, 맥문동, 생건지황 술에 씻은 것, 지모(知母) 술에 볶은 것, 패모 볶은 것, 당귀 술에 씻은 것, 향부미(香附米), 동변(童便)에 담가 볶은 것 각 2냥, 백복령, 목단피, 택사 각 1냥 반.
　　　　이상의 것을 분말을 만들어 꿀로 오동씨 크기의 환(丸)을 지어 빈속에 염탕(塩湯)으로 100환을 삼켜 내린다.(醫鑑)

◆ 복신탕(茯神湯)
ㅇ 부인(婦人)이 풍허(風虛)로 꿈에 귀신〔鬼〕과 교합〔交〕하고 눈에 망녕된 것이 보이고 언어가 첨란〔譫亂〕한 것을 치료한다.

【의방】 백복신 1전 반, 백복령, 인삼, 석창포 각 1전, 적작약 5푼.
　　　　이상의 것을 썰어서 1첩을 만들어 물에 달여 빈속에 복용한다.(醫鑑)

◆ 3합탕(三合湯)

o 부인(婦人)의 허로(虛勞)에 침과 뜸[鍼灸]이 효험이 없는 것을 치료한다.

【의방】 백출, 당귀, 백작약, 황기, 백복령, 숙지황, 천궁 각 1전, 시호(柴胡), 인삼 각 7푼 반, 황금, 반하, 감초 각 5푼 반.
　　　　이상의 것을 썰어서 1첩을 만들어 생강 3쪽, 대추 2매를 물에 달여 복용한다.(保命)

o 곧 8물탕(八物湯)에 소시호탕(小柴胡湯)을 합해서 3의방의 합제(合劑)이니 일명 3분산(三分散)이다.(入門)

◆ 귤귀환(橘歸丸)

o 부인(婦人)의 기부(肌膚) 수족(手足)이 혈선길(血線路)이 있는 것을 치료하니 이는 노기(怒氣)가 간을 상해서[傷肝] 혈이 일상의 정맥을 잃은 것[失常經]이다.

【의방】 귤홍(橘紅) 4냥, 당귀 2냥.
　　　　이상의 것을 분말을 만들어 꿀로 오동씨 크기의 환(丸)을 지어 따스한 술에 50~70환을 내린다.(入門)

◆ 신선취보단(神仙聚寶丹)

o 경후(經候)의 고르지 못한[不調]과 혈기(血氣)가 배와 옆구리[腹脇]를 침공해 흘러들어[浸注] 쓰리고 아프고[疼痛] 적취(積聚)하여 덩어리를 이루는 것과 부인의 여러 질병을 치료한다.

【의방】 호박, 당귀 각 1냥, 몰약, 유향 각 2전 반, 진사(辰砂), 목향, 사향 각 1전.
　　　　이상의 것을 분말을 만들어 물방울 떨어지는 물[滴水]로 환(丸)을 지어 매냥(每兩)을 15환을 만들어 매 1환씩 따스한 술에 갈아서 내린다.(局方)

◆ 자음지보탕(滋陰至寶湯)

o 부인의 여러 허함[諸虛]과 백 가지 손상[損] 5로7상(五勞七傷)과 경맥(經脉)이 고르지 못하고 한열(寒熱)하고 여위는 것[羸瘦]을 치료한다.

【의방】 당귀, 백출 각 1전, 백복령, 진피, 지모(知母), 패모(貝母), 변향부(便香附), 지골피(地骨皮), 맥문동, 백작약 술에 볶은 것 각 8푼, 시호, 박하, 감초 각 5푼.
　　　　이상의 것을 썰어서 1첩을 만들어 생강 3쪽과 물에 달여 복용한다.(醫鑑)

□ 안산실(安産室)324)

○임신(姙娠) 여덟 달[八月]이 되면 곧 산도(産圖) 1본(本)을 그려서 산모(産母)의 방 안 북쪽 벽 위에 붙이되 달이 바뀜에 따라 그림을 바꾸되 입절(入節)의 날은 쓰지 않고 단지 초하룻날에 붙인다.(良方)

○또 최생부(催生符) 차지법(借地法)을 붙인다.

산도(産圖) 및 최생부(催生符) 차지법(借地法)을 아울러서 붉게 써서[朱書] 산모(産母)의 방안 북쪽 벽 위에 먼저 산도(産圖)를 붙이고 다음에 최생부(催生符)를 붙이고 다음에 차지법(借地法)을 3번 읽어서 빌고[讀呪] 그친다.

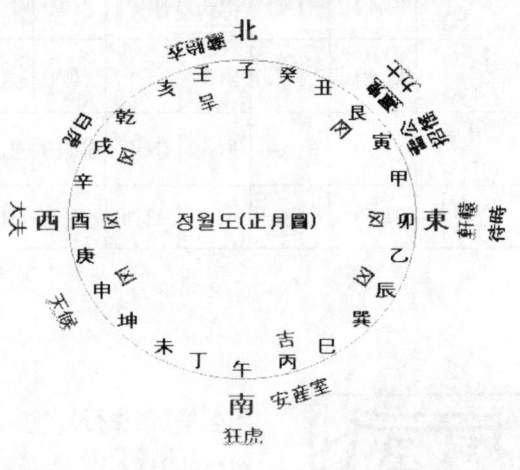

안산방위도(安産方位圖)

○무릇 달을 쫓아서[逐月] 안산(安産)의 태의(胎衣)를 간직[藏]하고 아울러 월덕(月德)과 월공(月空)을 향한 방위에는 13신살(十三神殺)이 있다. 아울러 반드시 피기(避忌)해야 하니 만약에 다음 달[次月]로 빠지면[交得] 곧 다음 달로[次月] 바꾼다. 산도(産圖)에 입절일(入節日)로부터 산도(産圖)를 만드는 것은 옳지 않다. 가령 정월(正月) 14일은 입춘(立春)인데 임부(姙婦)가 13일에 와유(臥乳)하면 어찌 지난해의 12월로 만들어 쓸 것인가? 반드시 매월 초하룻날[朔日]을 의거[依]해서 쓴다. 곧 이는 만약 절기(節氣)가 바뀌는데 의거해서 다시 바꾸면 천덕(天德)과 월덕(月德)의 잇는 곳이 차이가 나는 것이다. 대체로 해산을 마치고[産訖] 스며든 더러운 것[汚穢]과 깨끗하지 못한 물을 버리는 데는 아울러 태의(胎衣)를 간수[藏]하는 방향에 따라서 멀고 가까움을[遠近] 불구하고 버린 것이요, 절대로 폐두방(閉肚方)은 기(忌)한다.

○가령 정월(正月)의 월덕(月德)이 병 안[內]에 있으면 안산실(安産室)이 좋고 월공(月空)이 임방[壬]에 있으면 태의(胎衣)를 간수[藏]해도 좋다. 나머지는 이에 본뜬다.(良方)

□ 안산 장태의 길방[安産藏胎衣吉方]

○대체로 월덕(月德)은 안산실(安産室)이요, 월공(月空)은 태의를 간수[藏衣]하는 기준이 된다.

---

324) 안산실(安産室) : 아무 탈 없이 순조롭게 아이를 낳는 방.

	정월	2월	3월	4월	5월	6월	7월	8월	9월	10월	11월	12월
○천덕(天德)	정(丁)	곤(坤)	임(壬)	신(辛)	건(乾)	갑(甲)	계(癸)	간(艮)	병(丙)	을(乙)	손(巽)	경(庚)
○월덕(月德)	병(丙)	갑(甲)	임(壬)	경(庚)	병(丙)	갑(甲)	임(壬)	경(庚)	병(丙)	갑(甲)	임(壬)	경(庚)
○월공(月空)	임(壬)	경(庚)	병(丙)	갑(甲)	임(壬)	경(庚)	병(丙)	갑(甲)	임(壬)	경(庚)	병(丙)	갑(甲)
○생기(生氣)	자(子)	축(丑)	인(寅)	묘(卯)	진(辰)	사(巳)	오(午)	미(未)	신(申)	유(酉)	술(戌)	해(亥)

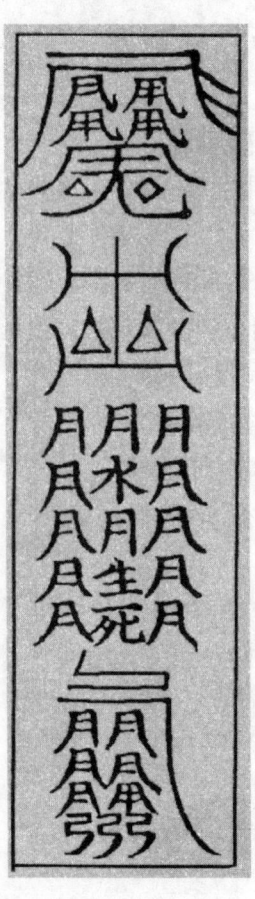

최생부(催生符)

이상의 부[右符]는 주사(朱砂)로 써서 방 안의 북쪽 벽 위에 붙이고 자리에 앉을[坐草] 때에 침(鍼)으로 찔러[刴] 떼어서 등불에 사루고[燒] 날아오르지[飛揚] 못하면 따스한 물에 타서 복용하면 묘하다.(良方)

□ 체현자 차지법[體玄子借地法]

○주문[呪]에 이르기를 '동차10보(東借十步), 서차10보(西借十步), 남차10보(南借十步), 북차10보(北借十步), 상차10보(上借十步), 하차10보(下借十步), 벽방(壁房)의 가운데 40여보(四十餘步)에 안산(安産)을 차지(借地)함에 더러운 것[穢汚]이 있을까 염려[恐]가 됩니다. 혹은 동해신황(東海神王)이 있고 혹은 북해신왕(北海神王)이 있고 혹은 일유장군(日遊將軍)이 있습니다. 백호부인(白虎婦人)은 멀리 10길[十丈]을 떨어졌고 헌원(軒轅) 초요(招搖)325)가 높이 10길[十丈]을 받들어[擧] 있고, 천부(天符) 지축(地軸)326)은 땅 속 10길[十丈]에 있습니다. 이 땅의 공한(空閒)으로 하여금 공산부(産婦) 모씨(某氏)가 편안하게 머물러[安居] 있게 하시고 방애(妨碍)가 되는 것이 없고 두렵고 기피함[畏忌]이 없도록 여러 신[諸神]은 옹호(擁護)해 주소서! 백사(百邪)를 쫓아내[逐去]주소서. 급급여율령(急急如律令) 하소서!'하고 칙독(勅讀)을 3번 외운다.(得效)

---

325) 초요(招搖) : 북두칠성의 일곱째 별.
326) 지축(地軸0 ; 땅의 중심 축.

▫ 그 달의 태살이 있는 곳〔月遊胎殺所在〕

○정월(正月)에는 방의 평상〔房床〕에 있다. ○2월에는 창문〔窓戶〕에 있다. ○3월(三月)에는 방문〔門堂〕에 있다. ○4월에는 부엌〔竈〕에 있다. ○5월(五月)에는 눕는 자리〔身床〕에 있다. ○6월에는 평상과 창고〔床倉〕에 있다. ○7월에는 방아와 맷돌〔碓磨, 대마〕에 있다. ○8월에는 측간문〔厠戶〕에 있다. ○9월에는 문간방〔門房〕에 있다. ○10월에는 평상과 방〔床房〕에 있다. ○11월에는 화로와 부엌〔爐竈〕에 있다. ○12월에는 침상과 방〔床房〕에 있다.(局方)

▫ 그 날의 태살이 있는 곳〔日遊胎殺所在〕

○갑사일(甲巳日)에는 문(門)에 있다. ○을경일(乙庚日)에는 방아, 맷돌〔碓磨礱〕에 있다. ○병신일(丙辛日)에는 우물과 부엌〔井竈〕에 있다. ○정임일(丁壬日)에는 부엌〔廚廨〕에 있다. ○무계일(戊癸日)에는 쌀창고〔米倉〕에 있다. ○자축일(子丑日)에는 가운데 방〔中堂〕에 있다. ○인묘진유일(寅卯辰酉日)에는 부엌〔竈〕에 있다. ○사오일(巳午日)에는 문(門)에 있다. ○미신일(未申日)에는 울타리 아래〔籬下〕에 있다. ○무해일(戊亥日)에는 방(房)에 있다.

○대체로 태살(胎殺)이 있는 곳은 수정(修整)해서는 안 된다. 비록 이웃집〔隣家〕이라도 더불어 잉부(孕婦)를 동(動)하니 응당 피〔避〕해야 한다. 멋대로 두면〔縱〕 타태(墮胎)는 않는다 해도 태아〔兒〕로 하여금 형체가 망가지고〔破形〕 색깔이 푸르고〔色靑〕 몸이 경련〔攣〕하고 구멍이 막히고〔竅塞〕 혹은 일찍 죽으니〔夭殤〕 경계하지 않을 수 있겠는가?〔局方〕

▫ 방안에 일유신이 있는 곳〔房中日遊神所在〕

○계사(癸巳) 갑오(甲午) 을미(乙未) 병신(丙申) 정유일(丁酉日)에는 방안 북쪽〔房內北〕에 있다. ○계묘일(癸卯日)에는 방안 서쪽〔房內西〕에 있다. ○갑진(甲辰) 을사(乙巳) 병오(丙午) 정미일(丁未日)에는 방안 동쪽〔房內東〕에 있다. ○6무6사일(六戊六巳日)에는 방안〔房中〕에 있다. 경자(庚子) 신축(辛丑) 임인일(壬寅日)에는 방안 남쪽〔房內南〕에 있다.

○무릇 유신(遊神)이 있는 곳은 안상(安床)을 기(忌)하고 장막을 바꾸거나〔換帳〕 무거운 물건을 상 안에 두는 것을 기(忌)해야 한다. 반드시 난산(難産)이나 타태(墮胎)를 주관하게 된다.(局方)

▫ 부인의 행년을 추산하는 법〔推婦人行年法〕

○한줄로 늘어선〔一排〕 행년(行年)327)을 좇아〔逐〕 뒤에 길흉(吉凶)을 말하고 이상의 건〔右件〕

---

327) 행년(行年) : 그해까지 먹은 나이.

을 살펴서 7신(七神)의 길흉(吉凶)을 상세하게 예단[斷]했다. (局方)

		마땅히 눕는 방위 (宜臥方)	마땅히 입는 옷 (宜着衣)	생기방 (生氣方)	화해방 (禍害方)	절명방 (絕命方)	폐두방 (閉肚方)	팔장방 (八庄方)	반지월 (反支月)	현시방 (懸尸方)
○13세	경신(庚申)	서남(西南)	황의(黃衣)	곤(坤)	리(离)	손(巽)	신(辛)	갑(甲)	정(正)七	진(辰)戌
○14세	기미(己未)	정남(正南)	적의(赤衣)	리(离)	곤(坤)	태(兌)	임(壬)	계(癸)	이(二)八	묘(卯)酉
○15세	무오(戊午)	정북(正北)	흑의(黑衣)	감(坎)	건(乾)	간(艮)	계(癸)	임(壬)	3(三)九	인(寅)申
○16세	정사(丁巳)	정동(正東)	청의(靑衣)	진(震)	간(艮)	건(乾)	갑(甲)	신(辛)	4(四)十	축(丑)未
○17세	병진(丙辰)	동북(東北)	황의(黃衣)	간(艮)	진(震)	감(坎)	을(乙)	경(庚)	5(五)十一	자(子)午
○18세	을묘(乙卯)	서북(西北)	흑의(黑衣)	건(乾)	감(坎)	진(震)	병(丙)	정(丁)	6(六)十二	사(巳)亥
○19세	갑인(甲寅)	정서(正西)	백의(白衣)	태(兌)	손(巽)	리(离)	정(丁)	병(丙)	정(正)七	진(辰)戌
○20세	계축(癸丑)	동남(東南)	황의(黃衣)	손(巽)	태(兌)	곤(坤)	경(庚)	을(乙)	이(二)八	묘(卯)酉
○21세	임자(壬子)	서남(西南)	황의(黃衣)	곤(坤)	리(离)	손(巽)	신(辛)	갑(甲)	3(三)九	인(寅)申
○22세	신해(辛亥)	정남(正南)	적의(赤衣)	리(离)	곤(坤)	태(兌)	임(壬)	계(癸)	4(四)十	축(丑)未
○23세	경술(庚戌)	정북(正北)	흑의(黑衣)	감(坎)	건(乾)	간(艮)	계(癸)	임(壬)	5(五)十一	자(子)午
○24세	기유(己酉)	정동(正東)	청의(靑衣)	진(震)	간(艮)	건(乾)	갑(甲)	신(辛)	6(六)十二	사(巳)亥
○25세	무갑(戊甲)	동북(東北)	황의(黃衣)	간(艮)	진(震)	감(坎)	을(乙)	경(庚)	정(正)七	진(辰)戌
○26세	정미(丁未)	서북(西北)	백의(白衣)	건(乾)	감(坎)	진(震)	병(丙)	정(丁)	이(二)八	묘(卯)酉
○27세	병오(丙午)	정서(正西)	백의(白衣)	태(兌)	손(巽)	리(离)	정(丁)	병(丙)	3(三)九	인(寅)申
○28세	을사(乙巳)	동남(東南)	청의(靑衣)	손(巽)	태(兌)	곤(坤)	경(庚)	갑(甲)	4(四)十	축(丑)未
○29세	갑진(甲辰)	서남(西南)	황의(黃衣)	곤(坤)	리(离)	손(巽)	신(辛)	을(乙)	5(五)十一	자(子)午
○30세	계묘(癸卯)	정남(正南)	적의(赤衣)	리(离)	곤(坤)	태(兌)	임(壬)	계(癸)	6(六)十二	사(巳)亥
○31세	임인(壬寅)	정북(正北)	흑의(黑衣)	감(坎)	건(乾)	간(艮)	계(癸)	임(壬)	정(正)七	진(辰)戌
○32세	신축(辛丑)	정동(正東)	청의(靑衣)	진(震)	간(艮)	건(乾)	갑(甲)	신(辛)	2(二)八	묘(卯)酉
○33세	경자(庚子)	동북(東北)	황의(黃衣)	간(艮)	진(震)	감(坎)	을(乙)	경(庚)	3(三)九	인(寅)申
○34세	기해(己亥)	서북(西北)	백의(白衣)	건(乾)	감(坎)	진(震)	병(丙)	정(丁)	4(四)十	축(丑)未
○35세	무술(戊戌)	정서(正西)	백의(白衣)	태(兌)	손(巽)	리(离)	정(丁)	병(丙)	5(五)十一	자(子)午
○36세	정유(丁酉)	동남(東南)	황의(黃衣)	손(巽)	태(兌)	곤(坤)	경(庚)	갑(甲)	6(六)十二	사(巳)亥
○37세	병신(丙申)	서남(西南)	황의(黃衣)	곤(坤)	리(离)	손(巽)	신(辛)	을(乙)	정(正)七	진(辰)戌
○38세	을미(乙未)	정남(正南)	적의(赤衣)	리(离)	곤(坤)	태(兌)	임(壬)	계(癸)	이(二)八	묘(卯)酉
○39세	갑오(甲午)	정북(正北)	흑의(黑衣)	감(坎)	건(乾)	간(艮)	계(癸)	임(壬)	3(三)九	인(寅)申
○40세	계사(癸巳)	정동(正東)	청의(靑衣)	진(震)	간(艮)	건(乾)	갑(甲)	신(辛)	4(四)十	축(丑)未
○41세	임진(壬辰)	동북(東北)	황의(黃衣)	간(艮)	진(震)	감(坎)	을(乙)	경(庚)	5(五)十一	자(子)午
○42세	신묘(辛卯)	서북(西北)	황의(黃衣)	건(乾)	감(坎)	진(震)	병(丙)	정(丁)	6(六)十二	사(巳)亥
○43세	경인(庚寅)	정서(正西)	백의(白衣)	태(兌)	손(巽)	리(离)	정(丁)	병(丙)	정(正)七	진(辰)戌
○44세	기축(己丑)	동남(東南)	황의(黃衣)	손(巽)	태(兌)	곤(坤)	경(庚)	갑(甲)	이(二)八	묘(卯)酉
○45세	무자(戊子)	서남(西南)	황의(黃衣)	곤(坤)	리(离)	손(巽)	신(辛)	을(乙)	3(三)九	인(寅)申
○46세	정해(丁亥)	정남(正南)	적의(赤衣)	리(离)	곤(坤)	태(兌)	임(壬)	계(癸)	4(四)十	축(丑)未
○47세	병술(丙戌)	정북(正北)	흑의(黑衣)	감(坎)	건(乾)	간(艮)	계(癸)	임(壬)	5(五)十一	자(子)午
○48세	을유(乙酉)	정동(正東)	청의(靑衣)	진(震)	간(艮)	건(乾)	갑(甲)	신(辛)	6(六)十二	사(巳)亥
○49세	갑신(甲申)	동북(東北)	황의(黃衣)	간(艮)	진(震)	감(坎)	을(乙)	경(庚)	정(正)七	진(辰)戌

□1. 생기의 방위〔一. 生氣方〕

○임산부〔産婦〕는 마땅히 이 방향을 향해 앉고 누움〔坐臥〕과 평상〔床〕과 장막〔帳〕을 향하고 문을 열면〔開門〕 크게 길〔大吉〕하다.(局方)

□2. 반하는 지월〔二. 反支月〕

○이 달〔此月〕을 만나면 재를 깔고〔鋪灰〕 소가죽〔牛皮〕이 노새 가죽〔馬驢皮〕으로 자리〔草〕를 깔고〔鋪〕 나쁜 피〔惡血〕가 땅을 더럽히지 않게 하면 길(吉)하다.(局方)

□3. 화와 해가 되는 날〔三. 禍害月〕

○그 위에서는 해산〔産〕할 수 없고 또 그쪽으로 향(向)하지 못하고 대소변(大小便)도 피하는 것이 아주 길〔大吉〕하다.

□4. 절명의 방위〔四. 絶命方〕

○그 위에서는 해산〔産〕할 수 없고 또 그 쪽을 향하여 대소변(大小便)을 피해야 크게 길〔大吉〕하다.(局方)

□5. 현시하는 방위〔五. 懸尸方〕

○이 날을 만나면 해산〔産〕할 때 노끈을 잡아서는〔攀繩〕 안 되고 마땅히 말고삐〔馬轡〕로 잡아당겨야 크게 길〔大吉〕하다.

□6. 폐두방〔六. 閉肚方〕

○해산할 임시의 달〔臨月〕과 그득찬 달〔滿月〕은 아울러 이 방위로 향하지 말아야 하고 대소변(大小便) 및 부정(不淨)한 물은 삼가는 것이 크게 길〔大吉〕하다.

□7. 8장의 방위〔七. 八庄方〕

○해산의 장막(産帳)을 문이 열린 대로〔開門〕 향하지 말아야 하니 기(忌)하면 크게 길〔大吉〕하다.

□ 소아가 처음나서 구급하는 법〔小兒初生救急法〕〔모두 18조(條)〕

o 소아(小兒)가 처음 나서 기가 끊어지려〔氣絶〕하고 울지 못하면〔不啼〕 이는 반드시 난산(難産)이거나 혹은 추위를 무릅쓴〔冒寒〕 소치(所致)이니 급히 솜〔綿絮〕에 싸서 품에 품고 탯줄〔臍帶〕은 끊지 말고 또 포의(胞衣)는 화롯불에 사르고〔燒〕 이어서 큰 종이를 말아 기름〔油〕에 담가 탯줄 아래 훈(熏)하여 화기(火氣)가 배에 들어가게 하고 다시 뜨거운 초탕(醋湯)으로 탯줄〔臍帶〕를 끊어도 된다.(三因)

o 소아(小兒)가 처음 나서 얼굴이 푸르고 몸이 차갑고 입을 다물면〔口噤〕 곧 태한(胎寒)이다. 백강잠산〔白殭蚕散〕을 써서 급히 구원〔救〕해야 한다.

【의방】 백강잠(白殭蚕), 목향, 육계, 진피, 빈랑, 감초 구운 것 각 5푼.
　　　　 이상의 것을 썰어서 물에 달여 즙(汁)을 취해서 솜을 담가 아이의 입안에 넣는다.(入門)

o 소아(小兒)가 처음 나서 급히 죽는 것은 급히 아이의 입안을 살펴서 현옹(懸雍)〔목젖〕 앞 잇몸〔前〕 위에 석류알〔石榴子〕같은 부풀어오름〔泡〕이 있으니 손가락으로 눌러서〔指摘〕 부셔 피를 내어서〔破出血〕 솜으로 닦아 내고 발회(髮灰)를 치는데〔摻〕 만약 나쁜 피가 입안에 들어가면 즉사(卽死)한다.(入門)

o 소아(小兒)가 처음 나서 갑자기 입을 오므리고〔撮口〕 젖을 빨지 못하는 것을 마아(馬牙)라고 하는데 치료하지 않으면 100에 하나도 못 산다. 곧 아이의 잇몸 위에 좁쌀 같은 작은 부풀어오름〔小泡子〕이 있으니 급히 침으로 따서〔鍼挑〕 피를 내고 박하즙(薄荷汁)에 먹을 갈아 산모〔母〕의 머리칼〔髮〕을 조금 잘라 손가락을 싸고 먹에 담가〔蘸〕 입 안 전체를 문지른다.〔擦〕 일시 젖을 먹지 못하게 하면 곧 낫는다.(入門)

o 속칭이 부풀어오름〔泡〕을 치분(齒糞)이라 하는데 침(鍼) 혹은 손톱으로 긁어〔搔〕 부수고 생꿀을 바르면 또한 효험이 있다.(俗方)

o 소아(小兒)가 처음 나서 곡도(穀道)〔대장과 항문〕에 구멍이 없어서 대변을 보지 못하면 급히 금옥비녀〔金玉簪〕 끝으로 그 적당한 곳〔的處〕을 찔러 구멍을 내어 소합향원(蘇合香元) 조금을 덩이〔鋌〕를 만들어 구멍 속에 넣거나 유지(油紙)를 비벼서 실〔紝〕을 만들어 머물러 두어 다시 합〔合〕하지 않게 한다.(俗方)

o 소아(小兒)가 처음 나서 젖을 먹지 못하고 소변을 보지 못하면 큰 총백(葱白) 1치〔寸〕를 넷으로 짜개어 유즙(乳汁)에 달여 은석기(銀石器)에 부어 입안에 넣으면 곧 효험이 있다.(得效)

o 소아(小兒)가 처음 나서 구토(嘔吐)하고 젖을 먹지 못하는 것은 곧 더러운 것이 입안에 들어갔기 때문이니

【의방】 황연, 지각, 적복령을 등분(等分)해서 분말을 만들어 꿀로 오동씨 크기의 환(丸)을 지어 유

즙(乳汁)에 타서 1환(丸)을 입안에 흘려 넣고 또 모과와 생강을 달인 탕을 입안에 흘려 넣으면 또한 묘(妙)하다. (入門)

○소아(小兒)가 처음 나서 대소변(大小便)이 불통하고 배가 창만하고〔腹脹〕 기가 끊어지려는데〔氣欲絶〕에는 급히 부인(婦人)으로 하여금 따스한 물로 양치하게 하고 아이의 심장의 앞뒤와 배꼽 아래〔臍下〕와 손발바닥〔手足心〕 등 7곳을 빠는데〔吸咂, 흡잡〕 매 1곳에 모두 3~5차례 양치질〔漱口〕하고 다시 붉은 색이 나는 것을 도수〔度〕로 하여 빨면 잠시 후에 저절로 통하고 통하지 않으면 죽는다. (三因)

○또 총백즙(葱白汁)과 유즙(乳汁)을 각기 반씩 고루 섞어서 아이의 입안에 바르면〔抹〕 그 젖을 빨아 내림〔咽下〕과 동시에 곧 통한다. (入門)

○소아(小兒)가 처음 나서 소변(小便)이 불통하면 먼저 살아있는 지렁이〔地龍〕 몇 가닥〔條〕을 꿀 조금과 같이 고루 갈아서 음경(陰莖) 위에 붙이고 잠퇴지〔蠶退紙〕 태운 재〔燒灰〕에 주사(朱砂) 용뇌(龍腦), 사향(麝香)을 각기 조금 넣어 맥문동, 등심(燈心) 달인 탕에 타서 입안에 흘려 넣으면 곧 통한다. (入門)

○소아(小兒)가 처음 나서 대변(大便)이 불통하면 먼저 빳빳한 파끝〔硬葱尖〕을 실을 짜서〔紝〕 항문(肛門)에 넣어서 가령 내리지 않으면 주사환(朱砂丸)을 써야 한다.

【의방】 주사(朱砂) 수비(水飛)한 것, 남성(南星) 통째로 구운 것〔炮〕, 파두상(巴豆霜)을 각기 등분(等分)하여.
　　이상의 것을 분말을 만들어 풀로 기정쌀〔黍米〕 크기의 환(丸)을 지어 박하(薄荷) 달인 탕으로 2환을 내리면 곧 통한다. (田氏方)

○소아(小兒)가 처음 나서 입을 오무리고〔口撮〕 젖을 먹지 않는데는

【의방】 우황(牛黃) 2푼 반을 죽력(竹瀝)에 타서 입안에 흘려 넣으면 묘(妙)하다.

○또 한 의방〔又方〕은 붉은 다리의 지네〔赤足蜈蚣〕 1가닥〔條〕을 머리와 다리〔頭足〕를 떼고 타도록 구워 분(粉)처럼 갈아서 매 5푼〔分〕을 돼지 유즙〔猪乳汁〕 2홉〔合〕에 고루 섞어서 2차례에 나누어 입안에 흘려 넣는다. (得效)

○소아(小兒)가 처음 나서 입안에 백설(白屑)이 혀 위에 가득하여 젖을 빨지 못하는 것을 아구(鵝口)라 하는데

【의방】 급히 난발(亂髮)을 손가락 머리〔指頭〕에 감고 박하즙(薄荷汁)이나 혹은 정화수(井華水)에 담궈 깨끗이 씻어 주고 벗겨지지 않으면 웅황(雄黃) 3전, 붕사(鵬砂) 2전, 감초 1전, 용뇌 2

푼 반을 분말을 만들어 꿀물에 타서 바르거나 마른 것을 칠하면〔糝〕묘(妙)하다.(湯氏)

○또 한 의방〔又方〕에 쥐며느리〔鼠婦虫〕의 즙(汁)을 취해서 바른다. 또 백양수(白楊樹) 가지를 태워서 물방울〔瀝〕을 취해서 바르면 신효(神效)하다.

○소아(小兒)가 처음 나서 온 몸에 가죽〔皮〕이 없고 단지 붉은 살〔紅肉〕뿐인 데는 백조미분(白早米粉)을 바르는데 가죽이 생기기를 기다려서 그친다.(入門)

○소아(小兒)가 처음 나서 온몸에 어포(魚泡)나 수정(水晶) 부순 것 같은 것이 있으면서 물이 흐르는 것은 밀타승(密陀僧)을 분말을 만들어 바른다〔摻〕. 이어서 소합향원(蘇合香元)을 복용시킨다.(入門)

○소아(小兒)가 처음 나서 코가 막혀〔鼻塞〕통하지 않고 젖을 빨지 못하는 데는

【의방】 저아(猪牙), 조각(皂角), 초오(草烏)를 각기 등분(等分)하여
이상의 것을 분말을 만들어 총연(葱涎)에 타서 고를 만들어〔成膏〕신문(顖門)〔頂門〕위에 붙인다.

○또 천남성(天南星)을 분말을 만들어 강즙(薑汁)에 타서 섞어 신문(顖門) 위에 붙인다.(得效)

○소아(小兒)가 처음 나서 불알〔外腎〕이 오므라져 들어가는 데는

【의방】 유황(硫黃), 오수유(吳茱萸) 각 5전을 분말을 만들어 마늘즙〔大蒜汁〕에 타서 배꼽과 배〔臍腹〕위에 바르고 이어서 사상자(蛇床子)를 태운 연기를 살짝 훈(薰)하면 묘(妙)하다.(入門)

○소아(小兒)가 처음 나서 놀라면〔發驚〕곧 태경(胎驚)이니

【의방】 주사(朱砂), 웅황(雄黃)을 각기 등분(等分)하여
이상의 것을 분말을 만들어 조금을 취해서 돼지 유즙〔猪乳汁〕에 타서 입안에 바르면〔抹〕즉효(卽效)이다. 사향(麝香)을 조금 넣으면 더욱 묘(妙)하다.(丹心)

○소아(小兒)가 처음 나서 온 몸에 단독(丹毒)이 발(發)하고 붉은 종기〔赤腫〕가 유주(遊走)하여 만약 배〔腹〕에 들어가고 신(腎)에 들어가면 반드시 죽으니 적유(赤遊)라고 하는데 곧 태독(胎毒)이라 한다.

【의방】 마땅히 세침(細鍼) 혹은 사침(砂鍼)으로 적훈(赤暈)을 따라 둘레를 돌아〔周匝〕찔러서 나쁜 피를 내면 가장 묘(妙)하다. 이어 파초즙(芭蕉汁)이나 굼벵이 즙〔蠐螬汁〕을 바른다.

o 붉은 팥 분말〔赤小豆末〕 계란 흰자위에 섞어 바른다.
o 또 지룡분(地龍粉) 2푼, 염초(焰硝) 1푼을 냉수에 타서 바른다.
o 또 도랑〔溝渠〕 안에 작은 새우〔小鰕〕를 문드러지게 찧어서 붙인다.(本草)

□ 단일한 의방〔單方〕(모두 25종이다)

◆ 주사(朱砂)
o 산후 패혈(敗血)이 심장에 들어가 귀수(鬼祟)가 보이는 것 같은 증세를 치료한다.
주사 1~2전, 유접 3, 4스푼 고루 타서 살아있는 지룡(地龍) 1가닥〔條〕을 약에 넣어서 굴려서〔滾轉〕 지룡(地龍)은 제거하고 호주(好酒)와 유즙(乳汁)을 넣어 7푼쯤 잔(盞)에 섞어서 중탕(重湯)하여 따스하게 2~3번에 나누어 복용하면 신효하다.(良方)

◆ 큰 도끼〔大斧〕
o 산후의 혈하통(血瘕痛)〔피가 덩어리 진 아픔〕을 치료한다. 도끼를 취하여 붉게 다루어〔燒赤〕 술에 담가 마신다. 쇠절구〔鐵杵〕나 혹은 저울추〔秤鎚〕도 다 붉게 달구어 술에 담가 마신다.(本草)

◆ 복룡간(伏龍肝)
o 횡역산(橫逆産) 및 아이가 뱃속에 죽어 나오지 않고 그 산모〔母〕가 기가 끊어지려〔氣欲絶〕하는 것을 치료한다. 복룡간(伏龍肝) 1~2전을 취해서 물에 타서 마시면 태아〔兒〕가 응당 머리에 흙을 쓰고 나오는데 매우 묘(妙)하다.
o 난산(難産)으로 3일을 내리지 않는데 복룡간 고운 분말 1전을 술에 타서 복용한다.(丹心)

◆ 박초(朴硝)
o 사태(死胎)가 내리지 않는 것을 치료한다. 박초(朴硝)를 곱게 갈아서 반냥(半兩)을 동변(童便)에 타 넣어 복용하면 즉효이다. 염초(焰硝) 또한 가능하다.(丹心)

◆ 석연자(石燕子)
o 난산(難産)에 잉부(孕婦)가 해산에 임하여〔臨産〕 양손에 1매씩 움켜쥐면 곧 효험이 있다.(本草)

◆ 생지황(生地黃)
o 임신(姙娠) 중에 태루(胎漏)로 혈(血)이 그치지 않고 포(胞)가 마르면 곧 죽는데 생지황즙(生地黃汁) 1되〔升〕를 취해서 술 5홉〔合〕과 2~5번 끓여 2~3차례 복용한다.(本草)

◆ 충울(茺蔚)

ㅇ곧 익모초(益母草)이다. 산전 산후의 백병(百病)을 치료하며 행혈(行血) 양혈(養血)한다. 줄기와 잎〔莖葉〕을 찧어서 즙(汁)을 취해서 은석기(銀石器)에 볶아서 고(膏)를 만들어 술에 섞어서 복용하면 난산(難産)과 사태(死胎)의 포의(胞衣)가 내리지 않는데 가장 효험이 있다. 혹은 찧어서 즙(汁)을 한 작은 잔에 취해서 술 1홉〔合〕에 섞어서 따스하게 복용한다.(本草)

ㅇ천행(天行)은 쉬지 않기 때문에 끊임없이 생겨서〔生生〕끝이 없으니 충울자(茺蔚子)는 활혈(活血) 행기(行氣)하는 보음(補陰)의 공(功)이 있어서 익모(益母)라고 부르고 그 운행 중에 보(補)함이 있는 때문에 아이 배기 전〔胎前〕에 체(滯)하지 않고 산후에 허함이 없다.(丹心)

◆ 포황(蒲黃)

ㅇ산후에 출혈(出血)이 너무 많아서 갈증을 발하는 것을 치료한다. 포황(蒲黃) 2전을 백탕(白湯)에 타서 내리고 가령 갈증이 심하면 샘물에 타서 내린다.(本草)

◆ 당귀(當歸)

ㅇ부인의 백병(百病)을 치료하고 또 산후 복통을 치료한다. 당귀 분말 3전을 물에 달여 복용하니 독성탕(獨聖湯)이라 한다.(良方)

ㅇ혈자통(血刺痛)에 당귀(當歸)를 쓰면 곧 화혈(和血)의 약(藥)이요, 만약 혈적자통(血積刺痛)에는 마땅히 도인(桃仁), 홍화(紅花), 당귀두(當歸頭)를 쓴다.(丹心)

◆ 작약(芍藥)

ㅇ부인의 여러 질병과 산전 산후의 여러 병을 치료한다. 또 혈허 복통(血虛腹痛)의 치료에 술과 물에 달여서 복용한다.

◆ 애엽(艾葉)

ㅇ부인이 태(胎)가 있게 하고 또 태를 편안하게 하고 복통을 그치게 한다.

ㅇ태루(胎漏)에 생쑥즙〔生艾汁〕 2잔, 아교(阿膠), 백밀(白蜜) 각 2냥을 반이 되게 달여 복용한다.

ㅇ또 태가 동하여〔胎動〕불안하거나 혹은 허리가 아파서 하혈(下血)이 그치지 않는 데에 쑥 잎〔艾葉〕반냥으로 술에 달여 복용하니 초(醋)에 삶아도 또한 좋다.(本草)

◆ 황금(黃芩)

ㅇ산전의 태를 편안케〔安胎〕하는 데는 황금, 백출이 묘약(妙藥)이다. ㅇ황금(黃芩)에 태를 편안케〔安胎〕하는 것은 화를 내려 아래로 운행〔降火下行〕하기 때문이다. ㅇ조금(條芩)은 안태(安胎)의

성약(聖藥)이니 속인(俗人)들은 망녕되게〔妄〕온열(溫熱)의 약으로 여기고 태를 기를 수 있음〔養胎〕을 특히 산전(産前)에 알지 못한다. 마땅히 열을 맑게〔淸熱〕하고 혈을 길러야〔養血〕혈이 경(經)을 돌아서 망녕된 운행〔妄行〕을 하지 않는 고로 태를 기를 수 있는〔養胎〕것이니 반드시 가늘고〔細〕빼어나고〔挺〕잠기고〔沈〕실한 것〔實〕을 취해서 써야 하는데 금출환(芩朮丸)이 이것이다. (丹心)

◆ 홍화(紅花)

ㅇ산후 혈훈(血暈)328)이 심장에 부딪치거나〔衝心〕혹은 아침통(兒枕痛)으로 기절하려는〔欲絶〕것을 주치한다. 분말을 만들어 술로 1전을 복용하면 곧 그친다.

ㅇ또 현호색, 계심 각 반 냥, 당귀 1냥. 이상의 것을 분말을 만들어 매 2전을 동변(童便) 혹은 뜨거운 술에 타서 내린다. (得效)

◆ 계심(桂心)

ㅇ산후에 혈하통(血瘕痛)으로 괴롭고 기절하려는 것을 치료한다. 계심(桂心)을 분말을 만들어 개 쓸개즙〔狗膽汁〕에 섞어 앵두크기 만한 환(丸)을 지어 뜨거운 술에 갈아서 2환을 내린다. (本草)

◆ 상기생(桑寄生)

ㅇ태루(胎漏)가 그치지 않는 것을 치료한다. 태를 안정〔安胎〕시키고 태(胎)로 하여금 굳고 단단하게〔牢固〕할 수 있다. 혹은 달여서 혹은 분말을 만들어 복용하면 아울러 좋다. (本草)

◆ 소목(蘇木)

ㅇ산후 혈훈(血暈) 및 악로(惡露)가 내리지 않고 아파서 괴로워 죽으려 하는 것을 치료한다. 소목(蘇木) 1냥을 썰어서 술과 물에 달여 복용한다. (本草)

◆ 상표초〔桑螵蛸〕

ㅇ임부(姙婦)가 소변이 잦고 금하지 않는 것을 주치한다. 이상의 것을 분말을 만들어 매 2전을 빈속에 미음(米飮)에 타서 내린다. (得效)

◆ 잉어 비늘〔鯉魚鱗〕

ㅇ산후 혈하통(血瘕痛)을 치료한다. 비늘을 취해서 태운 재를 갈아 술로 1전을 복용하면 체혈(滯血)을 깨뜨릴 수 있다. (本草)

---

328) 혈훈(血暈) : 해산한 뒤나 또는 그밖에 다른 증세로 인하여 피가 많이 나와서 정신이 흐리고 어지러운 병.

◆ 오징어 살〔烏賊魚肉〕

o 후사(後嗣)가 끊어져 자식이 없는 것을 주치하니 오래 먹으면 사람이 자식이 있게 한다.
o 이 고기 뱃속에 먹〔墨〕이 있는데 부인의 혈붕(血崩)과 심통(心痛)이 심한 것을 살혈(殺血)이라 하는 것을 주치한다. 심통(心痛)하고 유산〔小産〕으로 하혈(下血)이 과다하여 심통(心痛)하는 것 또한 그러하니 먹〔墨〕을 취해서 볶아서 분말을 만들어 초탕(醋湯)에 타서 내린다.(良方)

◆ 담채(淡菜)〔홍합〕

o 산후 혈결(血結), 복통(腹痛) 혹은 해산으로 인해 수척(瘦瘠)하고 혈기(血氣)가 적취(積聚)한 데 삶아서 오래 먹으면 좋다.(本草)

◆ 뱀허물〔蛇蛻〕

o 해산〔産〕이 불순(不順)해서 수족(手足)이 먼저 보이는 것을 치료한다. 사세(蛇蛻) 1가닥〔條〕 완전한 것을 태운 재〔燒灰〕에 사향(麝香) 1자(字)를 넣어 동(東)으로 향하여 술로 1전(錢)을 복용하고 다시 남은 찌꺼기 아이의 수족(手足)에 바르면 곧 순생(順生)한다.(本草)

◆ 연뿌리 즙〔藕汁〕

o 산후의 번민(煩悶) 및 혈(血)이 위로 심장에 치받아〔衝心〕 아픈 것을 치료한다. 생 연뿌리 즙 2되〔升〕를 마신다. 대개 산후에 생랭(生冷)을 기(忌)하되 오직 연뿌리를 기(忌)하지 않는 것은 그것이 파혈(破血)할 수 있기 때문이다.(本草)

◆ 감자껍질〔柑子皮〕

o 산후 부종(浮腫)에 술에 달여 복용한다. 뇌공(雷公)이 이르기를 '산후에 기육〔肌〕이 부은 데는 감자 껍질〔柑皮〕을 술에 복용한다'는 것이 이것이다.(本草)

◆ 포도뿌리〔葡萄根〕

o 잉부(孕婦)의 아이가 심장을 치받는 것을 다스린다. 뿌리를 취하여 진하게 삶은 즙을 마신다. 곧 내리고 그 태(胎) 또한 편안해진다.(本草)

◆ 도인(桃仁)

o 부인(婦人)의 산후 백 가지 병〔百病〕을 주치〔主〕한다. 또한 여름달〔暑月〕의 해산에 젖〔乳〕을 너무 서늘하게 하여 취하고 뱃속에 적취(積聚)를 이룬 것을 치료한다.
도인(桃仁) 1200매를 껍질과 꿀을 떼고 쌍인(雙仁)을 버리고, 볶아 찧은 고운 분말을 청주(淸酒) 1말 반에 갈아 보리죽처럼 된 것을 사기 항아리〔磁缸〕 안에 넣어 입구를 밀봉(密封)하여 중탕

(重湯)으로 1복시(一伏時)를 달여서 꺼내어 따스한 술에 섞어 한 숟갈을 하루 2번 복용하니 이름을 도인전(桃仁煎)이라 한다.(千金)

○산후에 음호[陰]가 붓고 아픈 것을 치료한다. 도인(桃仁)을 곱게 갈아 바른다. 또 5배자(五倍子), 고백반(枯白礬)을 분말을 만들어 가른 도인[研桃仁]에 섞어 고(膏)를 만들어 바른다.(正傳)

◆ 호마유(胡麻油)

○호마(胡麻)는 곧 흑임자(黑荏子)[검은 깨]이다. 포의(胞衣)가 내리지 않은데 생것을 찧어 짜서(揭笮) 기름을 취하여 마시면 곧 내린다.(本草)

◆ 대마 뿌리[大麻根]

○출산을 재촉[催生]하여 순산[易産]하게 한다. 대마뿌리를 물에 진하게 달여 즙(汁)을 취하여 자주 복용하면 곧 낳고 태의(胎衣)가 내리지 않는데도 묘(妙)하다.(本草)

◆ 검은 콩[黑豆]

○잉부(孕婦)가 달수가 덜 차서 아니라 뱃속에서 죽고 산모[母]가 지나치게 고민하여 기절[悶絶]하고 포의(胞衣)가 내리지 않는 데에 검은 콩[黑豆] 3되[升]를 초(醋)에 삶아 진한 즙[濃汁]을 취하여 한꺼번에 복용[頓服]하면 곧 나온다.(本草)

◆ 신국(神麴)

○낙태(落胎)와 아울러 귀태(鬼胎)329)를 내리는데 분말 2전을 취해서 물에 섞어 복용하고 또 진하게 달인 즙(汁)을 취해서 복용한다.(本草)

◆ 보리누룩[大麥蘖]

○최생(催生)하고 태를 떨어지게 할 수 있다. 누룩[大脈蘖] 1냥을 취해서 물에 달여 복용하면 곧 해산[産]한다.

○또 잉부(孕婦)가 병이 있어서 태(胎)를 떨려 하는데 복용하며 곧 내린다.(本草)

◆ 초(醋)

○잉부(孕婦)의 태가 죽어서[胎死] 나오지 않는데 초(醋) 3되[升]에 검은콩을 삶아서 즙(汁)을 취하여 2되[升]를 복용하면 태아[兒]가 곧 나온다.(本草)

◆ 동규자(冬葵子)[동규의 씨]

○난산(難産)을 주치[主]한다. 시 1홉[合]을 취해서 찧어 부셔서 물에 삶아서 복용하면 곧 해산

---

329) 귀태(鬼胎) : 심중에 품은 두려워하는 마음.

〔産〕한다. 또 죽은 태〔死胎〕가 내리지 않는데 찧어서 분말을 만들어 술에 섞어 복용한다.(本草)

◆ 총백(葱白)

o 태가 움직여〔胎動〕 불안하고 혹은 태(胎)가 심장에 부딪쳐서〔搶〕 번민(煩悶)하는 것을 치료하는데 총백(葱白) 큰 것 20줄기를 진하게 삶은 즙(汁)을 마시면 태(胎)가 죽지 않은 것은 편안해지고 이미 죽은 것은 나오는데 신효(神效)하다.(本草)

◆ 쇠비름〔馬齒莧〕

o 산후 혈리(血痢)로 배가 아픈 데 찧어서 즙을 3홉〔三合〕 취하여 달여서 한 번 끓으면 꿀 1홉을 넣고 저어서 복용한다.(本草)

◆ 번루(蘩蔞)〔별꽃〕

o 산후에 혈 덩어리〔血塊〕로 배가 아픈데 주치한다. 찧어서 즙(汁)을 취하여 동뇨(童尿)에 섞어서 따스하게 복용하면 나쁜 피가 다 내린다.(本草)

◆ 계란〔雞子〕

o 산후의 혈훈(血暈)과 풍치(風痓)에 몸이 뻣뻣하고 입과 눈이 와사증〔喎斜〕인데 주치〔主〕한다. 계란 3개의 흰자위〔淸〕를 취해서 형개말(荊芥末) 2전을 타서 하루 3번 복용한다.(本草)

o 난산(難産) 및 포의(胞衣)가 내리지 않는데 계란 3개를 깨어 넣어 초(醋)를 타서 복용하면 곧 해산〔産〕한다.(本草)

◆ 녹각교(鹿角膠)

o 태를 편안하게〔安胎〕하고 통증을 그치게 할 수 있다. 볶아서 구슬〔珠〕을 만들어 분말을 만들어 미음(米飮)에 타서 2전을 내린다.(本草)

◆ 아교(阿膠)

o 난산(難産)으로 곤핍(困乏)한 것을 치료한다. 명교(明膠) 2냥, 호주(好酒) 1되 반을 약한 불〔微火〕에 녹여〔溶〕 생계란 1매, 소금 1잔을 넣어 고루 섞어 따스하게 돈복(頓服)하면 곧 해산〔産〕한다.(良方)

◆ 녹각(鹿角)

o 죽은 태〔死胎〕가 나오지 않는 것을 주치〔主〕한다. 녹각(鹿角) 고운 가루〔細屑〕 1냥, 물 1잔, 총백(葱白) 5줄기, 메주〔豆豉〕 반홉〔半合〕을 함께 달여 복용하면 곧 나온다.(本草)

◆ 토끼 두골〔兎頭骨〕
ㅇ출산을 재촉하고〔催生〕 포를 떨어뜨리고〔落胞〕 아울러 산후에 악혈(惡血)이 내리지 않는 것을 주치〔主〕하는데 토두골(兎頭骨)을 모(毛)와 골수〔髓〕를 섞어 태워서 재〔灰〕를 만들어 분말을 만들어 술로 1전을 내리면 묘(妙)하다.(本草)

◆ 묘두골(猫頭骨)
ㅇ난산(難産)을 치료하고 출생을 재촉하는〔催生〕 데 매우 효험이 있다. 묘두골(猫頭骨)과 토두골(兎頭骨) 각 1개를 불에 사르어〔煅〕 갈아서 분말을 만들어 매 2전을 궁귀탕(芎歸湯) 달인 물에 타서 내리면 곧 해산〔産〕한다. 너구리 두골〔狸頭骨〕은 더욱 묘(妙)하다.(正傳)

◆ 양신(羊腎)
ㅇ산후에 허하고 야위고 약하고 무력한 것을 주치한다. 양신(羊腎) 1쌍을 통째로 구워 익혀 곱게 잘라서 5미(五味)에 섞어서 국을 끓이거나 죽을 쑤어 먹으면 좋다.(本草)

◆ 돼지불알〔猪腎〕
ㅇ산후의 욕로(蓐勞)와 골절통(骨節痛)에 땀이 그치지 않는데 돼지 불알을 잘게 갈아서 붉은 국〔䑋〕을 끓여 청유(淸油)에 섞어 쌀을 넣고 죽을 끓여 먹는다.(本草)
ㅇ난산(難産)에 청유(淸油)와 백밀(白蜜)을 등분(等分)해서 돼지 간〔猪肝〕을 삶아 물에 타서 복용하면 즉효(卽效)이다.(入門)

◆ 사향(麝香)
ㅇ해산이 어려운 것〔産難〕을 고치고 또 출산을 재촉하고〔催生〕 태를 떨어지게〔墮胎〕하고 해산을 쉽게 하는데는 사향(麝香) 1전을 취해서 물에 타서 내린다.(本草)

◆ 느릅나무 흰 껍질〔楡白皮〕
ㅇ태가 뱃속에서 죽거나 혹은 산모〔母〕가 병으로 태를 떼려는데〔去胎〕는 유백피(楡白皮) 삶은 즙(汁)을 2되〔升〕 복용하면 곧 내린다.
ㅇ부인〔婦〕이 해산달에 임해서〔臨産月〕 분말 1전을 취해서 하루 2번 복용하여 해산이 매우 쉽다.(本草)

◆ 감죽근(甘竹根)
ㅇ태가 동하여〔胎動〕 편치 않은데 감죽뿌리〔甘竹根〕 삶은 즙(汁)을 복용한다.(本草)

◆ **모시풀뿌리**〔苧根〕

ㅇ 임부(姙婦)의 태가 동해서〔胎動〕 떨어지려 하고 배가 아파서 찾기 어려운 데 모시풀 뿌리 2냥을 썰어서 은석기(銀石器)에 술과 물을 상반(相半)해서 달여서 복용하면 묘(妙)하다.(肘後)

◆ **구맥**(瞿麥)〔패랭이꽃의 꽃〕

ㅇ 태를 부수고〔破胎〕 태아〔子〕를 떨어뜨린다.(墮子)
ㅇ 출산의 어려움〔産難〕에 날이 경과해도 나오지 않거나 혹은 태아〔子〕가 뱃속에 죽어 산모〔母〕가 죽으려 하는데 구맥(瞿麥)을 삶아 진한 즙〔濃汁〕을 취하여 복용한다.(本草)

◆ **차전자**(車前子)

ㅇ 난산(難産) 및 횡역산(橫逆産)으로 나오지 않는데 볶아서 분말을 만들어 술로 2~3전을 복용한다.(本草)

◆ **수은**(水銀)

ㅇ 태가 뱃속에서 죽어 나오지 않고 그 산모(産母)가 기가 끊어진데〔氣絶〕 수은(水銀) 2냥을 취해서 삼키면 곧 나온다.(本草)

◆ **대황**(大黃)

ㅇ 산후에 악혈(惡血)이 심장에 부딪치고 혹은 태의(胎衣)가 내리지 않아 뱃속에 덩어리를 이룬 것을 치료한다. 대황(大黃) 1냥을 분말을 만들어 초(醋) 반되에 함께 복아 고(膏)를 이루어 오동씨 크기의 환(丸)을 지어 따스한 초(醋)에 녹여 5환을 복용하면 한참 후에 혈이 내리면〔血下〕 곧 낫는다.(本草)

□ **침구법**(鍼灸法)

ㅇ 남자가 후사(後嗣)가 없는 것은 소금을 배꼽에 메우고 쑥심지로 뜬다. 연일(連日) 떠서 2~300장(壯)에 이르면 반드시 효험이 있다.(綱目)
ㅇ 부인이 후사(後嗣)가 끊어진 데는 관원혈(關元)을 30장(壯) 뜨면 좋으니 속히 떠야〔報灸〕한다.
ㅇ 부인이 아이 임신〔姙子〕이 자주 이루어지지 않고 낙태〔墮胎〕하는 데는 포문혈(胞門穴)(음부)과 자호혈〔子戶〕(자궁)을 각 50장(壯) 뜨〔灸〕는데 포문혈은 관원혈〔關元〕 왼편 2치〔二寸〕에 있고 자호혈은 관원혈 오른편 2치〔寸〕에 있고 자호혈은 일명 기문혈〔氣門〕이라 한다.(得效)

○자궁(子宮)을 37장(壯) 뜨고 혹은 침(鍼)을 2치(寸) 찔러 넣는데 혈(穴)은 중극(中極) 옆 좌우에 각기 3치(寸)를 연다.(綱目)

○자식이 없는데(無子)는 음교(陰交), 석문(石門), 관원(關元), 중극(中極), 용천(湧泉), 축빈(築賓), 상구(商丘), 음렴혈(陰廉)을 취한다.(甲乙)

○난산(難産)에 출생을 재촉하고(催生) 사태(死胎)를 내리는데는 대충혈(大衝)(보(補)), 합곡혈(合谷)(보(補)) 3음교혈(三陰交)(사(瀉)을 취하면 곧 해산(解)한다.

○태아(子)가 위로 치받아 심장을 핍박하는 데는 거궐혈(巨闕)을 취하여 산모(産母)로 하여금 바로 앉게(正坐)하고 사람들로 하여금 머리를 안고 허리를 안고(抱頭抱腰) 살짝 누워(微偃) 침(鍼)을 6푼(分) 찔러 넣고(入) 7호(呼) 머물러서(留) 기를 얻으면(得氣) 곧 사(瀉)시키면 소생(甦)하는데 만약 태아(子)가 산모(母)의 심장을 움켜쥐었으면(掬) 출생하여 산모의 심장(母心) 아이의 인중(人中)에 침의 흔적이 있다. 뒤로 향하면 침골(枕骨)에 침 흔적이 있으니 이것이 그 징험(驗)이니 신효(神效)하다.(綱目)

○한 부인(婦人)이 산후에 갑자기 졸도(暴卒)하여 그의 어머니가 회음혈(會陰)과 3음교혈(三陰交)을 각기 수장(數壯)을 뜨니(灸) 소생(甦)했다. 그의 어머니는 대개 명의녀(名醫女)였던 것이다.(資生)

○횡산(橫産)과 역산(逆産)의 여러 약(諸藥)이 효험이 없어서 산모(母)에게 급한 데는 오른쪽 다리 새끼발가락 끝머리(小指尖頭) 위를 3장(壯)을 뜨면 곧 해산(産)하고 또 포의(胞衣)가 내리지 않는 것을 치료한다. 의감(醫鑑)에 이르기를 '곧 지음혈(至陰穴)이다'했다.(得效)

○포의(胞衣)가 내리지 않는데는 3음교(三陰交), 중극(中極), 조해(照海), 내관(內關), 곤륜혈(崑崙)을 취한다.(綱目)

○산후의 혈훈(血暈)에는 3리(三里), 3음교(三陰交), 음교(陰交), 신문(神門), 관원혈(關元)을 취한다.(綱目)

○산후에 음(陰)이 밑으로 빠지는데(下脫)는 배꼽 아래 횡문혈(橫紋)을 27장(壯) 뜨고(灸) 또 조해혈(照海)을 취한다.(良方)

○부인(婦人)이 자식이 없고 혹 산후(産後)에 오래 임신(再孕) 못할 때에는 짚 대궁이(稈心) 1가닥(條)을 취해서 길이가 몸 길이(身寸)의 4치(四寸)와 같이 재어서 부인으로 하여금 우러러 누워서 수족을 펴고 짚 대궁이(稈心)로 배꼽 가운데(臍心)로부터 바로 아래로 드리워 다하는 끝머리에 먹점(墨點)을 표기한 후에 그 짚 대궁이(稈心)를 옆으로 접어서 앞의 먹점 자리에 자리잡아(安) 양 머리가 다하는 곳이 이 혈(穴)이니 진맥(按)하면 동맥(動脉)이 있는데서 손에 응하니 각기 37장(壯)을 뜨면 신험(神驗)하다. 곧 위의 곳을 포문자호혈(胞門子戶穴)이라 한다.(醫鑑)

잡병편(雜病篇) 11

40. 소아(小兒)

□ 소아병의 치료하기 어려움〔小兒病難治〕

○옛말〔古語〕에 이르기를 '차라리 10장부(十丈夫)를 고쳐도〔醫〕한 부인〔一婦人〕을 고치기가 어렵고 차라리 10부인(十婦人)을 고쳐도〔醫〕한 소아(小兒)를 고치기가 어렵다'고 했다. 대개 소아(小兒)는 증세를 묻기가 어렵고 맥(脉)을 살피기 어려워서 치료하기가 더욱 어려운 때문이다.(入門)

○병을 고치는 방법〔爲醫之道〕은 어른의 의방〔大方〕도 맥(脉)을 살피기가 어려운데 어린이를 살리기는〔活動〕더욱 어렵다. 그 장부(藏府)가 무르고 연약하고〔脆嫩〕피골(皮骨)이 연약(軟弱)하고 혈기(血氣)가 왕성하지 못하고 경락(經絡)이 실〔絲〕같고 맥과 숨〔脉息〕이 잔털〔毫〕같아 쉽게 허하고〔易虛〕쉽게 실하고〔易實〕쉽게 냉하고〔易冷〕쉽게 뜨겁다〔易熱〕. 겸해서 입으로 말하지 못하고 손으로 가리키지 못하니 병의 아픔〔疾痛〕을 알지 못한다. 형체를 살피지 못하고 색깔을 살피지 못하고 소리를 듣지 못하고 맥을 짚어보지〔切脉〕못하고 병의 근원을 궁구〔究〕하지 못하고 음양(陰陽)과 표리(表裏)와 허실(虛實)에 자세하지 못하니 고칠 수 있는 사람 또한 대체로 드문 것이다.(得效)

□ 장부의 생성〔臟腑生成〕

○대체로 한 달〔一月〕이 된 잉태〔孕〕를 백로(白露)라고 일컫고〔稱〕, 2달〔二月〕의 배태〔胚〕를 도화(桃花)로 비유〔譬〕하고, 석달〔三月〕이 되어 먼저 우신(右腎)이 생기면 남자가 되는데〔爲男〕음(陰)이 양(陽)을 감싸는〔包〕것이다. 먼저 좌신(左腎)이 생기면 여자가 되는데〔爲女〕양(陽)이 음(陰)을 감싸는〔包〕것이다. 다음으로 신장〔腎〕은 비장〔脾〕을 낳고〔生〕, 비장은 간(肝)을 낳고 간은 폐(肺)를 낳고, 폐는 심장〔心〕을 낳는다. 그 자기를 이기는 것〔勝己〕을 낳는 것이다. 신장〔腎〕은 수(水)에 속하는 고로 5장(五藏)은 이로 말미암아 음(陰)이 되는 것이다. 그 다음으로 심장〔心〕은 소장(小腸)을 낳고, 소장은 대장(大腸)을 낳고, 대장은 담(膽)을 낳고, 담은 위(胃)를 낳고

위는 방광(膀胱)을 낳고, 방광은 3초(三焦)를 낳는다. 역시 자기를 이기는 것을 낳는 것이다. 소장(小腸)은 화(火)에 속하는 고로 6부(六府)가 이로 말미암아 양(陽)이 되는 것이다. 그 다음으로 3초(三焦)가 8맥(八脉)을 낳고, 8맥이 12경(十二經)을 낳고, 12경이 12락(絡)을 낳고, 12락이 1800사락(絲絡)을 낳고, 사락은 180전락(纏絡)을 낳고, 전락은 43000 손락(孫絡)을 낳고, 손락은 365골절(骨節)을 낳고, 골절은 365 대혈(大穴)을 낳고, 대혈이 84000 모규(毛竅)를 낳으면 이목구비(耳目口鼻) 백해(百骸)의 몸[身]이 다 갖추어지는 것이다.(醫鑑)

□ 갓난아이의 태독 푸는 법〔初生解毒法〕

○갓난아이〔嬰兒〕가 태(胎)에 있을 때 입안〔口中〕에 오물〔惡物〕이 있으므로 아이가 갓 나서 우는 것을 기다리지 말고, 산파(産婆)가 급히 부드러운 비단천〔軟帛〕을 손가락에 감고, 황연과 감초를 진하게 달인 즙(汁)에 담가, 입안의 오물〔惡物〕을 닦아 낸다. 만약 오물을 뱃속에 삼켜 들이면〔嚥入〕 반드시 여러 병이 생긴다.

○다시 연밀(煉蜜) 조금을 주사말(朱砂末) 1자(字)에 타서 입안에 넣어 뱃속으로 삼켜 내리게〔嚥下〕 하면 일생 창두(瘡痘)〔천연두〕의 병환〔患〕을 면한다.(得效)

○주사와 꿀〔朱蜜〕을 삼켜 내린〔嚥下〕 연후에 곧 적절한 양의 젖을 주어야 한다. 너무 배불러 젖을 토하는 우려가 없도록 해야 한다.(良方)

○이미 붕대〔綳〕로 몸을 감은 것을 황연, 감초를 달인 즙(汁)을 솜을 감아 적시어 아이의 입에 넣어 빨게〔咂〕하면 3일이면 대변으로 오물이 나오게 한다. 이것을 제시(臍屎)라고 한다.(良方)

□ 갓난아이의 목욕시키는 법〔初生洗浴法〕

○3일만의 아침〔三朝〕에 아이를 씻기는데 호랑이 머리뼈〔虎頭骨〕, 복숭아나무가지〔桃枝〕 돼지쓸개〔猪膽〕를 금은 그릇〔金銀器〕에 달인 탕에 씻으면 아이가 적게 놀란다.

○평상시에 씻을 때도 돼지쓸개즙〔猪膽〕을 탕 안에 넣어 쓰면 곧 부스럼과 옴〔瘡疥〕이 나지 않는다.(良方)

○세속(世俗)에 아이의 몸이 열이 난다고 해서 목욕시킬 때 지나치게 오래 탕수(湯水) 속에 앉혀 두는데, 풍랭(風冷)으로 발이 상하고 수습(水濕)이 안으로 스며들어 풍축(風搐)으로 변하니 꼭 경계해야 한다.(直指小便)

□ 갓난아이의 탯줄 자르는 법〔初生斷臍法〕

○아이가 뱃속에 있을 때〔胞胎〕의 10달〔十月〕은 배꼽 안〔臍中〕에서 어미〔母〕와 기가 통하는데

〔通氣〕 그친다. 비록 포태(胞胎)에서 나와도 그 배꼽 안의 통하는 기(氣)는 오히려 다 끊어지지 않는다. 탯줄을 끊은 뒤에 바람을 불러 들여〔招風〕 병을 생기게 하는 경우가 있다. 탯줄을 끊는 법은 갓난아이의 탯줄을 솜으로 싸서 배〔肚〕에서 5~6치〔寸〕쯤 떨어져서 먼저 연한 솜과 비단〔綿繒〕으로 덧 감고, 배꼽을 끊은 다음 잠시 뒤〔片時〕에 줄을 풀고 피가 다 흐르기를 기다려 손으로 가볍게 부벼서〔揉〕 쑥으로 배꼽 머리에 3장(壯)을 뜨거나 혹은 5장(五壯)을 뜨고 다시 실로〔紇〕 매고 연한 비단〔軟帛〕으로 싸두고 상시(常時)에 떼어보지 못하게 하여 배꼽 뿌리〔臍根〕가 자연스레 떨어져 없어지기를 기다리면 무사하다.(丹心)

o 처음 나면 곧 부드러운 솜으로 배꼽 뿌리〔臍根〕를 비단〔繒〕으로 싸서 3일만에 배〔肚〕에서 떨어지기를 기다려 손가락 두 개 정도로 배꼽을 잘라 생강 자연즙이나 향유(香油)를 밀가루〔麪〕에 섞어서 배꼽 머리의 네 둘레를 싸서 쑥뜸 3장(壯)을 뜬다. 이를 훈재(熏臍)라 한다. 이후에는 풍증〔風〕이 들지 않는다.(丹心)

o 먼저 아이의 탯줄〔臍帶〕을 자를 때 2치〔寸〕 정도를 남겨서 실로 묶어 놓은 연후에 씻어 목욕시킨다. 그렇게 하지 않으면 습기(濕氣)가 배에 들어가서 제풍(臍風)의 병을 일으킨다.(良方)

□ 유모를 고르는 법〔擇乳母法〕

o 무릇 유모(乳母)를 고르는 법은 반드시 정신이 맑고 지혜롭고〔爽慧〕 성정(性情)이 화평하고 기뻐하고〔和悅〕 기육(肌肉)이 가득하고 살쪄서〔充肥〕 여러 질병이 없고 한온(寒溫)의 적당함을 알아야 하고 마땅히 젖과 음식〔乳食〕을 조절할 수 있어야 한다. 유모의 젖〔姊汁〕이 진하고 희어야만〔濃白〕 아이를 먹여도 되는 것이다. 유모(乳母)는 짜고 신〔醎酸〕 음식을 기(忌)해야 한다. 겨우 한서(寒暑)에 부딪치고 와서 곧 유모〔姊〕가 아이에게 젖을 먹여서는 안 된다. 반드시 유모의 적취〔姊癖〕가 이루어지거나 혹은 경감(驚疳)330)이나 설사 이질〔瀉痢〕의 병이 이루어진다.(良方)

o 가령 음양교접(陰陽交接)할 때에는 유모〔姊〕의 젖을 아이에게 먹여서는 안 된다. 이는 바로 교내(交姊)라 하니 반드시 적취〔癖〕가 생긴다.(良方)

o 유모〔姊母〕는 자주 술을 마셔서는 안 된다. 아이가 담 기침〔痰嗽〕을 하고 놀라서 열이 나고〔驚熱〕 현기증〔昏眩〕이 나는 병이 생긴다.(良方)

o 유모(乳母)는 마땅히 삼가 음식을 조절해야 한다. 음식이 목구멍〔咽〕에 내려가면 유즙(乳汁)이 곧 통하고 정욕(情欲)이 동(動)하여 유맥(乳脉)에 적중〔中〕하여 곧 병기(病氣)에 응(應)하여 유즙(乳汁)에 이르면 반드시 엉기고 체한다〔凝滯〕. 아이가 이를 먹으면 질병이 곧 이르러 토하지 않으면 설사하고, 부스럼이 나지 않으면 열이 나고 혹은 입 다물고〔口噤〕 혹은 경축(驚搐)하거나 밤에 울고 혹은 복통병〔腹痛〕이 되어 병이 처음 올 때는 그 오줌〔尿〕이 반드시 매우 적다. 반드시 상의해서〔調門〕 증세에 따라 조치(調治)해야만 산모〔母〕와 아이가 편안해지니 병이 생기기 전에

---

330) 경감(驚疳) : 심감(心疳) : 어린애의 감병(疳病)(위장이 나빠 배가 부르고 야위는 병)의 하나.

없애는 것이 옳은 것이다.(東垣)

ㅇ대체로 음식의 선택은 오히려 적은 것이 옳다. 유모(乳母)의 품수(禀受)의 후박(厚薄)과 정성(情性)의 완급(緩急)과 골상(骨相)의 단단하고 연약함[堅脆]과 덕행(德行)의 선악(善惡)을 아이가 빨리 닮을 수 있으니 더욱 관계가 되는 것이다.(東垣)

□ 소아에게 젖을 먹이는 법〔小兒乳哺法〕

ㅇ사람이 나서[人生] 16세 이전에는 혈기(血氣)가 다 왕성하다[俱盛]. 마치 해가 바야흐로 뜨고[升] 달이 바야흐로 둥근 것[圓]과 같은 것이다. 오직 음기[陰]의 자람[長]이 부족하고 장위(腸胃)가 오히려 취약[脆]하고 좁으므로 양육하는 도[養之道]는 삼가지 않으면 안 된다.(東垣)

ㅇ무릇 처음 젖을 먹일 때는 먼저 반드시 묵은 젖[宿乳]을 눌러 제거[捏去]한 후에 먹여야 한다.

ㅇ산모[母]가 자려고 하면 곧 뺏어야[奪]하니 곤해 잠들어 배불리 먹일까 우려가 되기 때문이다.

ㅇ아이가 울어서 그치지 않는데는 유모(乳母)가 급히[遽] 젖을 먹이지 말아야 한다. 가슴[胸膈]에 머물러 체[停滯]해서 구토할 우려가 있기 때문이다.

ㅇ젖을 먹인 뒤에 밥을 먹이지 말고 밥 먹인 뒤에 젖을 주지 말아야 한다. 젖과 밥[乳食]을 서로 아우르면 소화[剋化]가 잘 안되고 뱃속에 맺혀서 통증을 일으킨다.[作痛] 대체로 벽(癖)과 적취[積]와 감(疳)이 이루어지는 것은 다 이에서 시작한다.(得效)

ㅇ소아(小兒)는 혈과 기[血氣]가 다 왕성하여 음식물이 잘 소화되는 고로 무시(無時)로 먹으나 장위(腸胃)가 아직 무르고 약하며[脆弱] 좁으니[窄] 일체의 열이 나고[發熱] 소화시키기 어려운 음식물은 마땅히 다 금하고[禁絶] 다만 건시(乾柿)와 익힌 나물[熟菜]과 흰죽[白粥]을 먹인다. 오직 병이 없을[無病] 뿐 아니라 덕을 기르는 것[養德]이 옳지 않은가. 이 밖에 생밤[生栗]은 맛이 짜고[醎] 건시(乾柿)는 성질이 서늘[凉]하여 음(陰)을 기르는데 도움[助]이 된다. 그러나 밤은 크게 보하고[大補] 감은 크게 떫으니[大澁] 또한 조금 주는 것이 마땅하다.(東垣)

□ 소아를 보호하는 법〔小兒保護法〕

ㅇ모든 어린 아이[嬰兒]의 기부(肌膚)는 실하지 않으니[未實] 만약 두터운 옷[厚衣]이 너무 더우면 피부를 상(傷)케 하고 혈맥(血脉)을 손상시키고 부스럼이 나고[發瘡瘍] 땀이 나고 살결[腠理]이 닫히지 않아서 풍사(風邪)가 쉽게 들어간다. 만약 날씨[天氣]가 따뜻할[和暖] 때는 아이를 안고 바람과 해[風日]를 보이면 기혈(氣血)이 견강(堅强)해지고 풍한(風寒)을 견딜 수 있어 질병(疾病)이 이루어지지 않는다. 오늘날 사람들은 소아(小兒)를 품에 안고 지기(地氣)에 닿게 하지 않는 고로 근골(筋骨)이 느슨하고 약하게[緩弱]하여 질병이 생기게 하니 소아를 애호(愛護)하지

않는 도(道)인 것이다.(得效)

○밤에 아이가 팔을 베개[枕臂]하지 말고 반드시 콩주머니[豆袋] 1~2개를 만들어 아이가 베고 겸해서 좌우에 붙여 두면 유모(乳母)의 곁에 가까워지는데 대체로 옷과 이불[衣衾]을 덮고 반드시 머리와 얼굴을 들어내야 한다. 만약 한쪽으로 향하고[一向] 우러러 누우면[仰臥] 놀라는 병[驚疾]이 생길 우려[恐]가 있으니 반드시 때때로 돌리고 움직여 주어야 한다.(良方)

○날씨가 추우면[天寒] 아이에게 부모가 일상 입는 헌 옷으로 옷을 지어 입힐 것이니 새 솜이나 비단[新綿絹]으로 짓지 말아야 한다. 단지 헌 것을 쓰면 가령 너무 더워서 근골(筋骨)이 연약해져서 쉽게 질병이 이루어질 수 있다.(良方)

○마땅히 70~80세 노인(老人)의 헌 잠방이[舊褌, 구곤]나 헌 웃옷[舊襖, 구오]으로 소아(小兒)의 윗도리 적삼[衣衫]을 다시 지어[改作] 입히면 진기(眞氣)가 서로 붙어서[相滋] 아이로 하여금 오래 살고 부귀한 집[壽富貴之家]이 되게 한다. 절대로 모시실[紵絲]이나 무늬 있는 비단[綾羅]의 유(類)로 새로 옷을 지어 입히지 말아야 한다. 어린아이에게 귀를 뚫으면[穿] 병이 생기게 할 뿐 아니라[不惟生病] 복(福)을 억누르고 또 꺾어 버리는 것이다.(回春)

○처음 나서 3~5달은 마땅히 붕대실[繃]이나 낳이실[縛]로 된 요에 눕히고 머리를 곧추세워[堅頭] 안고 나오지[抱出] 말며 6개월이 되어야 비로소 묽은 죽[稀粥]을 주는데 젖과 같이 먹이지 말아야 한다.(入門)

□아이 기르는 10가지 법[養子十法]

○1은 등을 따스하게 하고[背煖] ○2는 배를 따뜻하게 하고[肚煖] ○3은 발을 따뜻하게 하고[足煖] ○4는 머리를 시원하게 하고[頭凉] ○5는 가슴을 시원하게 하고[心胸凉] ○6은 괴상한 물건을 보이지 말며[勿見怪物] ○7은 비위를 항상 따스하게 하고[脾胃溫] ○8은 울음을 그치기 전에 젖을 먹이지 말며 ○9는 경분과 주사를 먹이지 말며[勿服輕粉朱砂] ○10은 목욕을 적게 시키라[少淡浴]이다.(入門)

□조리고 보호하는 노래[調護歌]

○아이를 기르는데 반드시 조호해야 하네[養子須調護]/ 알뜰하게 살피되 방종케 하지 말라[看承莫縱弛]/ 젖을 많이 먹으면 끝내 위가 손상되니[乳多終損胃]/ 먹은 것이 막히면 비장을 상한다[食壅則傷脾]./ 이불이 두터우면 유익함이 없고[被厚非爲益] 옷은 홑옷이 마땅하도다[衣單正所宜]/ 바람이 없으면 자주 햇볕을 쬐고[無風頻見日]/ 추위와 더위는 천시에 순응하라[寒暑順天時]/

□ 변증의 징후 [變蒸候]

ㅇ 소아(小兒)의 변증(變蒸)은 속칭으로 이빨이 나고 뼈가 자란다[牙生骨長]고 한다. 비유하면[比] 누에[蚕]가 잠들고[有眠] 용(龍)이 뼈의 허물을 벗고[蛻] 호랑이[虎]가 발톱을 가는 것[轉爪]과 같이 이 류(類)는 다 변해서 자라는 것이다. (醫林)

ㅇ 소아(小兒)의 변증(變蒸)은 태독(胎毒)이 흩어지는 것이다. (丹心)

ㅇ 변증(變蒸)이란 음양수화(陰陽水火)가 혈기(血氣)에서 훈증[蒸]하여 형체(形體)가 이루어지게[成就] 하는 것이다. 이는 5장(五藏)의 기가 변하여[變氣] 7정(七情)이 여기서 생기는 것이다[所由生]. 대체로 아이가 태어나는 날에서 32일이 되면 한 번 변하는데. 매번 변증(變蒸)을 마치면 곧 성정(性情)이 전과 다름이 있는 것을 깨닫는 것은 무엇인가. 장부(藏府)가 자라나서[長生] 의지(意志)가 생기기 때문인 것이다. 어째서 32일만에 골맥(骨脉)이 자라고[長] 정신(精神)이 더해지는가[添]? 사람에게는 365뼈[骨]가 있는데 천수(天數)를 형상[象]하여 기세(期歲)에 응(應)해서 12경락(經絡)으로 나누는 고로 처음 나서 32일에 이르면 한 번 변해서 신장이 생긴다[生腎]. 64일에 2번 변해서 한 번 증하면[一蒸] 방광이 생기고[生膀胱], 96일에 3번 변하니 심장이 생기고[生心], 128일에 4번 변하고 2번 증하면[二蒸] 소장(小腸)이 생기고, 160일에 5번 변해서 간이 생기고[生肝], 192일에 6번 변하고 3번 증하면[三蒸] 담(膽)이 생기고[生膽], 224일에 7번 변해서 폐가 생기고[生肺], 298일에 9번 변해서 비장이 생기고[生脾], 320일에 10번 변하고 다섯 번 증하면[五蒸] 위가 생기는데[生胃], 그 수궐음심포(手厥陰心包)와 수소양3초(手少陽三焦)는 형체가 없는[無形] 고로 변하지 않고 증하지 않는다[不蒸]. 대체로 10번 변하고 5번 증하는 것은 곧 천지(天地)를 아는 고로 비로소 완전[全]해지는 것이다.

ㅇ 태창공(太倉公)이 이르기를 '기(氣)가 4지(四肢)에 들어가 쇄골(碎骨)이 10변하는 동안에 자라는 것[長]'이라 한 것이 이것이다. (錢之)

ㅇ 변하고 증하는 것[變蒸]이 이미 마친 아이가 곧 성인(成人)이다. 변(變)이란 변해서 5장(五藏)을 낳는 것이다. 증[蒸]이란 6부(六府)를 쪄서 기르는 것[蒸養]이다. 또 이르기를 '변(變)은 기가 오르는 것[上氣]이요, 증(蒸)이란 몸에 열이 나는 것[體熱]이니 매번 1변(一變) 1증(一蒸)을 겪으면 가벼우면[輕] 열이 나고[發熱] 약간 땀이 나고[微汗] 그 형상이 놀란 것 같고, 무거우면[重] 장열(壯熱)331)이 나고 맥(脉)이 어지럽고 잦으며[數] 혹은 토(吐)하고 혹은 땀[汗]이 나고 혹은 번열이 나서 울고[煩啼] 목이 타듯이 마른다[燥渴]. 가벼운 것은 5일에 풀리고 무거운 것은 7~8일에 풀린다. 그 징후[候]는 상한(傷寒)과 서로 비슷한 데 다만 변증(變蒸)하면 귀가 차갑고[耳冷] 엉덩이가 차갑고[尻冷] 윗입술[上脣]의 중심(中心)에 백포(白泡)가 나서 물고기의 눈과[魚目珠] 같은 것이 이것이다. 치료법은 화평(和平)케 하는 약제로써 약간 나타나야[微表] 하니 마땅히 성성산(惺惺散)(의방은 아래를 보라)을 써야 하고, 열나고 실하면[熱實] 약간 설사[利]해야 하

---

331) 장열(壯熱) : 병으로 인한 매우 높은 신열(身熱)

니 마땅히 자상환(紫霜丸)(의방은 아래를 보라)을 쓰고, 혹은 치료되지 않으면 또한 저절로 나으니 절대로 망녕되이 약과 먹을 것〔藥餌〕을 먹이거나 침과 뜸을 망냥되이 써서는 안 된다.(錢乙)

□ 소아의 계병과 기병〔小兒繼病魃病〕

o 산모〔母〕가 유아(乳兒)가 있는데 임신〔娠〕하면 병이 학질과 이질(瘧痢) 같으니 다음에 또한 서로 이어져〔相繼〕 배가 커지고 혹은 병이 발(發)했다 나았다 한다. 백로조(伯勞鳥)의 털〔毛〕을 차는데〔帶〕 일명 때까치〔鵙, 격〕 곧 박로(博勞)이다. 또 홍사주머니〔紅紗袋〕에 야명사(夜明砂)를 담아 아이에게 채운다.(海藏)

o 소아(小兒)가 난 지 10여 월(十餘月) 후에 산모〔母〕가 또 임신〔娠〕하면 앞의 아이〔前兒〕가 정신이 상쾌〔爽〕하지 못하고 신체가 야위니〔痿瘁, 위체〕 기병(魃病)이라 한다.(魃는 음이 기이고 소아(小兒)의 귓병〔鬼病〕이다) 박쥐〔伏翼〕를 태운 재〔燒灰〕를 곱게 갈아서 죽음〔粥飮〕에 5푼을 타서 하루 4~5차례 복용하고 향기 있게 구워서 아이에게 먹이면 또한 효험이 있다. 복익(伏翼)은 곧 편복(蝙蝠)〔박쥐〕이다.(聖惠)

o 부인(婦人)이 먼저 난 아이가 걷기도 전에 산모〔母〕가 다시 임신〔娠〕하여 아이에게 이 젖을 먹이면 기병(魃病)을 일으켜서 아이가 누렇게 야위고 뼈만 남으며 열이 나고 머리칼이 빠진다. 천금방(千金)에 소아의 기병(魃病)을 논한 것이 이것이다. 임부(姙婦)가 악신(惡神)에게 이끌려〔導〕 뱃속에 들어가면 소아(小兒)를 질투하여 이 병이 나게 한다. 기(魃)는 또한 소귀(小鬼)이다. 그 증세는 미미하게 설사〔下利〕하고 한열(寒熱)이 왕래하고 모발(毛髮)이 흩어져서 좋지 않은 것이 이것이다. 마땅히 용담탕(龍膽湯)을 복용한다.(三因)

◆ 용담탕(龍膽湯)

【의방】 대황(大黃)을 불에 살은 것〔煨〕 2전, 용담초(龍膽草), 시호(柴胡), 황금(黃芩), 길경(桔梗), 조등피(釣藤皮), 적작약, 적복령, 감초 각 1전, 강랑(蜣蜋) 2개.
이상의 것을 썰어서 1첩을 만들어 물 1되에 삶아서 5홉〔合〕을 취하여 찌꺼기를 제거하고 1살 이내의 아이에게는 1홉을 먹이고 10세 이하는 2~3홉을 먹이고 하리(下利)하면 곧 그친다.(千金)

□ 아이의 관상으로 수명의 장단을 아는 법〔相兒命長短法〕

o 대체로 3세 이상 10세 이하는 그 성품과 기질〔性氣〕의 고하(高下)를 보아서 그 명이 짧고 긴 것〔夭壽〕을 알 수가 있다.

o 어릴 때에 지나치게 알고 깨달음〔識悟〕이 통민(通敏)하여 남보다 뛰어난 것〔過人〕은 일찍 죽

는 경우[夭]가 많다.

○사람의 마음[意]을 미리 알고 머리 돌아감[回旋]이 빠르면[敏速] 또한 일찍 죽는다.(夭)

○아이의 골법(骨法)은 성취(成就)해서 위의(威儀)가 있고 회전(回轉)이 느리고 천천하고[遲舒] 점점[稍] 사람의 정신(精神)을 넓게[貫]하고 다듬는 것[彫琢]은 오래 산다.(壽)

○처음 나서 부르짖는 소리[叫聲]가 연달아 서로 이어지는 것은 오래 산다.(壽)

○소리가 끊어졌다가 다시 들어올리고 급한 것은 오래 살지 못한다.(不壽)

○우는 소리가 흩어지고[散], 깊으며[深] 땀이 흐르지 않고 머리의 네 모서리가 무너지고[四破] 소변이 엉겨서 기름 같고, 항상 수족(手足)을 흔들고 머리칼이 둘레를 돌지 않는 것은 아울러 성인(成人)이 되지 못한다.

○배꼽 안에 혈(血)이 없으면 좋고 ○배꼽이 작은 것, 온몸이 연약하여 뼈가 없는 듯한 것, 피땀이 나는 것은 액(厄)이 많고 아울러 오래 살지 못한다.

○곱고 희고[鮮白] 장대(長大)하고 난봉(卵縫)이 통달(通達)하고 검은 것은 아울러 오래 산다.(壽)

○눈으로 보는 것[目視]이 바르지 않고 자주 움직이는[數動] 것은 크게 좋지 않은 징조[大非佳非]이다.

○일찍 앉고[早坐] 일찍 걷고[早行] 일찍 이가 나고[早齒] 일찍 말하는 것[早語]은 다 악성(惡性)으로 사람에게 좋지 않다.

○머리칼이 드문 것[稀少]은 성질이 강하고 남의 말을 잘 듣지 않는다.

○이마 위에[額上] 선모(旋毛)332)가 있으면 부모에게는 장애[妨]가 되나 일찍이 귀(貴)해진다.

○처음 나서 침골(枕骨)이 이루어지지 않고 말을 할 수 있으면 죽는다.

○꽁무니뼈[尻骨]가 이루어지기 전에 쭈그리고 앉을 수 있으면[踞] 죽는다.

○손바닥뼈가 이루어지기 전에 포복(匍匐)할 수 있으면 죽는다.

○발꿈치 뼈가 이루어지기 전에 걸을 수 있으면 죽는다.

○종지뼈[臏骨]가 이루어지기 전에 설 수 있으면 죽는다.

○몸을 거둘 수 없으면 죽는다.

○다리 사이에 생살[生肉]이 없으면 죽는다.

○인중(人中)이 깊고 긴 것은 오래 산다.(壽)

○음경[陰]이 일어서지 않는 것은 죽는다.

○음낭(陰囊) 아래가 흰 것은 죽고 붉은 것 또한 죽는다.(得效)

---

332) 선모(旋毛) : 감, 소용돌이 모양으로 난 머리털.

□ 호구, 3관맥법(虎口三關脉法)

○ 처음 나면 영아(嬰兒)라 한다. 3세(三歲)는 소아(小兒)라 하고 10세(十歲)는 동자(童子)라 한다.(回春)

○ 소아(小兒)가 처음 나서 반 세(半歲)에 이르기까지는 이마[額]의 맥(脉)을 보고[看], 1세(一歲)에서 5~6세에 이르기까지는 영해(嬰孩)라고 하는데 3관맥(三關脉)을 살피는데[察] 3관(三關)은 소아(小兒)의 남자는 왼손[男左手]에 있고 여자는 오른손[女右手]의 둘째손가락[次指]에 있는데 줄[線]과 같은 붉은 무늬[紅紋]가 있는 것이 험[驗]이고, 첫째 마디[第一節]를 풍관(風關)이라 하고 맥(脉)이 없으면 병이 없고 맥(脉)이 있으면 병이 가볍다.(輕)

○ 둘째 마디[第二節]를 기관(氣關)이라 한다. 맥(脉)이 보이면 병이 중(重)하나 치료할 수 있다.

○ 셋째 마디[第三節]는 명관(命關)이라 하니 맥(脉)이 보이면 병이 지극히 심하니 9사1생(九死一生)이 된다. 가령 3관(三關)을 직사(直射)하여 푸르고 검은 무늬[靑黑紋]가 있는 것은 죽는다.(入門)

○ 첫째 마디[第一節]의 붉은 무늬[赤紋]는 곧 비금내외(飛禽內外)의 인경(人驚)이고, 붉은 무늬[赤紋]가 미약한 것은 곧 화경(火驚)이고, 검은 무늬[黑紋]는 수경(水驚)이고, 푸른 무늬[靑紋]는 곧 천뢰 4족경(天雷四足驚)이고, 안에 푸른 무늬[靑紋]가 가늘게 굽은 것[微曲]은 이 급풍(急風)의 징후[候]이다.

○ 둘째 마디[第二節]의 붉은 색 무늬[紫色紋]는 곧 경감(驚疳)이고, 푸른색 무늬[靑色紋]는 곧 감이 간에 전한 것[疳傳肝]이요, 백색 무늬[白色紋]은 곧 감이 폐에 전한 것[疳傳肺]이요, 황색 무늬[黃色紋]는 곧 감이 비장에 전한 것[疳傳脾]이요, 흑색 무늬[黑紋]는 안심하기 어렵다.(難安)

○ 셋째 마디[第三節]의 푸르고 검은 무늬[靑黑紋]는 3관(三關)을 통해 지나[通度] 비스듬히 손톱[指甲]으로 돌아오면 치료하지 못한다.(得效)

○ 5색(五色) 가운데 붉고 노란 것[紅黃]은 쉽게 치료되고[易安] 홍색(紅色)이 왕성[盛]하여 자색(姿色)을 짓고 자색이 왕성하여 청색(靑色)을 짓고 청색이 왕성하여 흑색(黑色)을 짓고 청흑(靑黑)의 색이 순흑색(純黑色)에 이르면 치료하지 못한다.(入門)

○ 노래에 이르기를 '자색은 풍이요 흑색은 상한이요[紫風紅傷寒]/ 푸른 것은 놀람이요, 흰색은 감병이니[靑驚白色疳]/ 검은 때는 중악으로 인함이요[黑時因中惡]/ 노란 것은 비장끝을 고단하게 한다.[黃則困脾端]'고 했다.(本事)

3관도(三關圖)

3관(三關)은 호구(虎口)의 둘째 손가락[次指] 옆에 있으니 제 1풍관(第一風關), 제 2기관(第二氣關), 제 3명관(第三命關)이다.

병의 경중사생(輕重死生)을 결정한다.

□ 소아의 맥을 진맥하는 법〔診小兒脉法〕

○소아의 3세에서 5세에 이르기까지는 한 손가락〔一指〕으로써 손바닥 위의 인영(人迎)과 기구(氣口)의 맥(脉)을 눌러서〔按〕 항상 한 번 숨쉬어〔一息〕 6~7번에 이르면 정상〔常〕이다.(入門)

○7세에서 8세까지를 츤동(齔童)이라 하고 9세에서 10세까지를 초츤(齠齔)이라 하니 비로소 한 손가락〔一指〕으로 3부맥(三部脉)을 눌러서〔按〕 한 번 숨쉼〔一息〕이 7~8번에 이르면 편〔平〕한 것이고 11세에서 14세에 이르면 동관(童卝)이라 하니 한 번 숨쉼〔一息〕에 5~6번에 이르면 정상〔常〕이다.(入門)

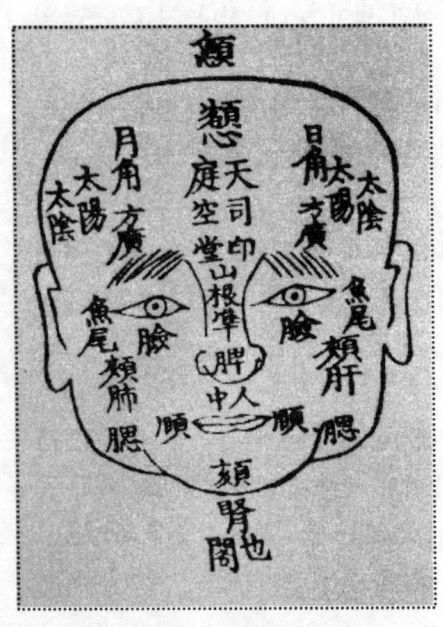

○소아(小兒)의 맥(脉)이 한 번 숨쉼〔一息〕에 5~6번에 이르면 편하고 고르고〔平和〕 8~9번에 이르면 발열(發熱)하고 5번에 이르면 안이 추운〔內寒〕 것이다.(綱目)

○소아(小兒)의 맥(脉)이 어지러우면〔亂〕 반드시 치료하지 못한다.(반드시 약으로 치료하지 못한다.)

○당겨서 급하면〔弦急〕 기(氣)가 고르지 못하다.(不利)

○잠기고 늘이면〔沈緩〕 음식에 상한(傷食) 것이다.

○촉급(促急)하면 허하고 놀람〔虛驚〕이다.

○뜨면〔浮〕 풍(風)이다.

○잠기고 가늘면〔沈細〕 냉(冷)하다.(錢乙)

○뜨고 늘이면〔浮緩〕 풍에 상한(傷風) 것이고, 넓고 팽팽하면〔洪緊〕 한에 상한(傷寒) 것이고 잦으면〔數〕 열(熱)이 나고 늘이면〔遲〕 차가워진다.(入門)

관형찰색도(觀形察色圖)

이마〔額〕 위는 심장〔心〕에 속하니 화(火)가 남(南)에 머문다. 왼쪽 뺨〔左頰〕은 간(肝)에 속하니 목(木)이 동(東)에 머문다. 콧마루〔鼻準, 비절〕는 비장〔脾〕에 속하니 토(土) 가운데 머문다.

오른쪽 뺨〔右頰〕은 폐(肺)에 속하니 금(金)이 서(西)에 머문다. 아래턱〔頤〕 아래는 신장〔腎〕에 속하니 수(水)가 북(北)에 머문다.

○왼쪽 뺨은 간이고 오른쪽 뺨은 폐이다. 천정(天庭)은 심장이 되고 지각(地閣)은 신장이 된다. 콧마루〔準頭, 절두〕는 비장이 된다. 모든 5악(五岳)이 붉은 것〔赤〕은 다 열(熱)이요, 담백(淡白)한 것은 다 허(虛)이다.

○천정이 화색홍(火色紅)이 되면 대열(大熱)은 수화경(水火經)이니 붉은 것〔紅〕은 곧 간풍(肝風)이다.

o 인당(印堂)이 푸른 것은 인경(人驚)이고 붉고 흰 것[紅白]은 수화경이니 붉은 것[紅]은 담열(痰熱)이다.

o 인당이 콧마루[準頭]에 이어져 붉은 것은 3초(三焦)에 쌓인 열[積熱]이다.

o 인당에서 산근(山根)까지 붉은 것[紅]은 심장[心]과 소장(小腸)의 열(熱)이다.

o 산근에서 콧기둥[鼻柱]까지 붉은 것은 심장과 위(胃)의 열이다.

o 코[鼻]는 얼굴 가운데 머물러 비장[脾]이 되는데 붉고 노란색인 것[紅黃色]은 병이 없다.

o 비장[脾]은 입술[脣]에 응(應)하니 붉은 것[紅]은 갈증[渴]을 주관[主]한다. 회충(蛔虫)이 심두(心頭)를 깨물면[咬] 입술이 반드시 뒤집어진 인중(人中)은 입술 사이[脣際]이니 검은 것[黑]은 설사[瀉痢]하고 죽는 것이며 붉은 색[紅色]은 열담(熱痰)이 막혀 왕성(壅盛)한 것이며 청색(靑色)을 이룬 것은 경풍(驚風)이요, 검은 색[黑色]을 이룬 것은 중악(中惡)333)으로 아픈 것이며 황색(黃色)은 음식에 상해서 토(吐)하고 하리[痢]하는 것이다.

o 좌태양(左太陽)이 청색(靑色)이면 놀람이 가벼운 것[驚輕]이고, 홍색(紅色)은 상한(傷寒)이고 흑청색(黑靑色)은 젖이 적취(乳積)한 것이다.

o 우태양(右太陽)이 청색(靑色)이면 놀람이 무거운 것[驚重]이요, 홍색(紅色)은 풍축(風搐)이요 안목(眼目)이 검으면 죽는다.

o 지각(地閣)은 신장의 색깔[腎色]이니 청색(靑色)이면 먹을 때 놀란 것[食時驚]이고, 혹은 번조(煩燥)하여 밤에 울고[夜啼] 황색(黃色)이 많으면 토역(吐逆)하고 붉은 것[紅]은 신중(腎中)의 기병(氣病)이고, 양턱[兩頤]이 빨간[赤] 것은 폐열(肺熱)이다.

o 산근(山根)이 푸르고 검으면[靑黑] 재액(災厄)이 자주 나타나며 반드시 죽는다. 검은 색[黑色]은 이질(痢疾)이요, 적흑색(赤黑色)은 토사(吐瀉)이고 황색(黃色)은 곽란(霍亂)이고 홍색(紅色)은 야제(夜啼)이고 자색(紫色)은 음식에 상함[傷飮食]이다.

o 중정(中庭), 천정(天庭), 사공(司公), 인당(印堂), 액각(額角), 방광(方廣)은 다 명문(命門)의 부위(部位)이니 청흑(靑黑)은 경풍(驚風)의 나쁜 징후(惡候)이다. 또한 손상되어 함몰함[損陷]을 기(忌)한다.

□ 얼굴 위의 형증의 노래[面上形證歌]

o '이질은 눈썹머리에 주름이 생기고[痢疾眉頭皺]/ 경풍은 얼굴과 뺨이 붉도다[驚風面頰紅]/ 갈증이 오니 입술이 붉음을 띠고[渴來脣帶赤]/ 독열이 있으면 눈이 몽롱하구나[毒熱眼朦朧]/ 산근에 맥이 가로질러 푸르면[山根若見脉橫靑]/ 이 병은 분명 두 차례 놀람을 안다.[此病明知兩度驚]/ 적흑은 피곤한 때 토사하고[赤黑困疲時吐瀉]/ 홍색이 나타나면 밤에 울어 멈추지 않는 도다.[色紅啼夜不曾停]/

---

333) 중악(中惡) : 갑자기 흥분하여 까무러치는 병.

○ 푸른 맥이 좌태양에서 생기면〔靑脉生於左太陽〕/ 한 차례 놀랐음을 미루어 알 수 있도다.〔須驚一度見推詳〕/ 붉은 것은 상한에 약간 조열한 것이고〔赤是傷寒微燥熱〕/ 검고 푸른 것은 젖이 많아 상함을 알겠도다〔黑靑知是乳多傷〕/ 오른 편에 청맥이 많은 것은 좋지 않은 것〔右邊靑脉不須多〕/ 그것이 있으면 자주 놀라는 걸 어쩌겠나〔有則頻驚怎奈何〕/ 홍적은 풍이 되고 안목이 튀어 나니〔紅赤爲風抽眼目〕/ 검고 푸르면 3일만에 염라를 볼 것이네.〔黑靑三日見閻羅〕/

□ 5체에서는 머리가 존귀하고, 얼굴은 오직 생기가 있어야 한다〔五體以頭爲尊一面惟神可情〕

○ 소아(小兒)의 여러 병〔諸病〕은 단지 두 눈〔兩眼〕에 정광(精光)이 없고, 검은 눈동자〔黑睛〕가 구르지 않고 눈과 눈썹〔目睫〕의 날카로운 기세〔鋒芒〕가 물고기와 고양이 눈 같고, 혹은 두 눈에 감겨서 검은 눈동자가 몽롱한 것은 죽는다. 혹은 밝은 혼곤(昏困)334)한 듯하다. 신(神)을 안에 간직해서 빠지지 않으면 살고, 검은자위〔黑珠〕가 둘레〔輪〕에 가득하여 눈동자〔睛〕가 밝은 것은 병이 적다〔少病〕. 눈의 흰자위가 많고 눈알이〔睛珠〕 혹은 누렇거나 작은 것은 타고난 체질이 약해서 병이 많다. 눈알이〔目證〕 붉은 것은 심장에 열〔心熱〕이 있는 것이고, 담홍(淡紅)인 것은 심장에 허열(虛熱)이 있는 것이다. 푸른 것〔靑〕은 간열(肝熱)이요, 천담(淺淡)한 것은 간이 허〔肝虛〕하고, 노란 것은 비장의 열〔脾熱〕이고, 눈에 정기〔睛光〕가 없는 것은 신장이 허〔腎虛〕하고 희고 혼탁(白混)한 것은 폐열(肺熱)이 있는 것이다.〔入門〕

□ 목소리에는 경중이 있고 울음에는 건습이 있다〔聲有輕重啼有乾濕〕

○ 목소리가 가벼운 것은 기(氣)가 약한 것이고, 무겁고 탁〔重濁〕한 것은 통증〔痛〕이요 풍증〔風〕인 것이다. 고함(高喊)을 치는 것은 열이 나서 미치려하는 것이고, 소리가 급한 것은 신이 놀란 것〔神驚〕이요, 소리가 막히는 것〔塞〕은 담(痰)이요, 소리가 떨리는 것〔戰〕은 추운 것〔寒〕이다. 소리가 메이는 것〔噎〕은 기(氣)가 불순(不順)한 것이요, 숨이 차는 것〔喘〕은 기(氣)가 촉급〔促〕한 것이다. 재채기하는 것〔噴嚏, 분체〕은 풍에 상한 것〔傷風〕이요, 놀라서 우는 소리가〔驚哭聲〕 잠겨서 울리지 않는 것〔沈不饗〕은 무거운 것〔重〕이요, 소리가 탁하여〔聲濁〕 잠겨서 조용한 것〔沈靜〕은 감적(疳積)이요, 가령 나면서부터 우는 소리〔啼哭聲〕가 가늘게 울면〔秋喞〕 일찍 죽는다.(夭)

○ 화(火)의 대발(大發)로 홀연히 놀라서 부르짖는 것은 곧 화동(火動)하여 기허(氣虛)한 것이요. 반드시 죽고 밤중에〔夜半〕 울음을 발(發)하는 것은 흔히 입안에 부스럼〔口瘡〕이 있는 것이니 마땅히 살려야 한다.(入門)

○ 자다가 놀라 우는 소리가 뜨는 것〔浮〕은 쉽게 치료되고 소리가 잠겨서 울리지 않는 것〔不饗〕

---

334) 혼곤(昏困) : 정신이 흐릿하고 기운이 까무러져서 고달픔.

은 낫기가 어렵다.〔難痊〕 혹은 탄알에 맞는 까마귀 소리와〔中彈〕 같으면 치료하지 못한다.(不治)

○직성(直聲)이 왕래하여 눈물이 나지 않는 것은 아픈 것이요, 소리가 잇달아〔連聲〕끊어지지 않으면서 눈물이 많은 것은 놀란 것〔驚〕이다. 자지러지는 소리〔慈煎聲〕가 번조(煩躁)한 것은 낫기 어렵고〔難愈〕조급하고 촉급한 소리는 한기에 감촉〔感寒〕된 것이다.(入門)

□ 갓난아이의 구급법〔小兒初生救急〕

○치료법 18가지〔條〕가 있으니 자세한 것은 부인문(婦人門)을 보라

□ 입다물음, 입을 오무림, 배꼽 풍의 증세〔噤口撮口臍風證〕

○금구풍(噤口風)이란 눈이 감기고〔眼閉〕 울음소리가 점점 작아지고 혓바닥〔舌上〕에 좁쌀〔粟米〕 같은 살이 모여〔聚肉〕 젖을 빨지〔吮乳〕 못하고 입에서 흰 거품〔白沫〕을 토하고 대소변〔二便〕이 다 잘 나오는데 이는 태중(胎中)의 열독(熱毒)이 심장과 비장〔心脾〕에 흘러든 것이다. 아구창(鵝口瘡)이라 한다.

○아구창(鵝口瘡)은 소아(小兒)가 처음 나서 흰 가루〔白屑〕가 입에 가득하여 거위 입과 같고 코 밖에도 또한 있으니 젖을 빨지 못한다. 심장과 비장〔心脾〕의 열 때문인 것이다. 난발(亂髮)을 손가락 머리에 감아서 박하즙(薄荷汁)에 담가 깨끗이 씻고 만일 벗겨지지 않으면 보명산(保命散) 주반산(朱礬散)을 쓴다.(入門)

○또 한 법은〔又法〕은 일념금산(一捻金散)을 쓰거나 또는 난발(亂髮)을 손가락 머리에 감아서 정화수(井華水)에 담가 닦아서 씻는다. 또 밤 껍질〔栗荴〕을 삶은 즙(汁)으로 닦는다〔拭〕.(湯氏)

○진사고(辰砂膏)는 가장 묘(妙)하다.(의방은 아래를 보라)

○또 쥐며느리〔地鷄〕(곧 서부충(鼠婦虫)이다)를 가른〔擣〕 물을 바르면 묘(妙)하다.

○또 백양수 가지〔白楊樹枝〕를 태워서 물방울〔瀝〕을 취해서 붙이면 신효(神效)하다.(正傳)

□ 입 오무림증〔撮口〕

○촬구(撮口)는 얼굴과 눈〔面目〕이 노랗고〔黃〕 붉고〔赤〕 기(氣)가 헐떡이며〔喘〕 울음소리가 나오지 않으면 곧 태열(胎熱)이 흘러 독(毒)이 심장과 비장〔心脾〕에 들어가서 혀가 뻣뻣하고〔强〕 입술이 푸르며〔脣靑〕 입을 오므리고〔撮口〕 얼굴에 모여서〔聚面〕 젖을 빠는데 방해가 된다. 백강잠(白殭蚕) 2매(枚)를 대략 볶아서 분말을 만들어 꿀에 타서 입술〔脣口〕에 붙이면 곧 낫는다. 혹은 갈소산〔蝎梢散〕을 쓴다.(入門)

○입을 오므리는 것〔撮口〕은 처음 나서 1랍(一臘)335) 내의 위독한 병〔篤疾〕이다.(1랍(臘)은

---

335) 1랍(-臘) : 중이 득도(得道)한 뒤의 햇수, 납(臘)은 매년 4월 16일부터 7월 15일까지의 안거수도(安居修

37일이다.) 아이로 하여금 기를 촉급하게[氣促]하고 입을 오무려[撮口] 주머니와 같아서 젖을 못 먹게 한다.(直指小兒)

o 치료하는 법[治法]은 우황(牛黃) 1전을 죽력(竹瀝) 1홉[合]에 고루 섞어서 때로 입안에 바르면[抹] 곧 낫는다. 선풍산(宣風散) 또한 쓰면 좋다.(丹心)

o 촬구(撮口)의 증세는 가령 입에서 흰 거품이 나오고 팔다리[四肢]가 얼음같이 차가우면 나쁜 증후[惡候]이다. 1랍(一臘)에 나타나는 것이 더욱 급하다.(得效)

o 처음 나서 7일 안에 아픈 것은 촬구와 제풍(臍風)이다. 젖을 먹지 못하면 급히 아이의 잇몸 위를 보면 좁쌀 같은 부풀음[泡子]이 있으니 급히 손가락에 따스한 물을 담가서 가벼이 터뜨리면 곧 입이 열리고 곧 편안해지니 약을 복용 안 해도 된다.(入門)

o 소아(小兒)가 입을 다물고[口噤]] 열지 못하면 남성(南星) 분말 1전, 뇌자(腦子) 조금을 고르게 갈아서 강즙(薑汁)에 타서 손가락에 담가 아이의 잇몸에 문지르면 입이 곧 열린다.(綱目)

□ 제풍(臍風)

o 제풍(臍風)은 소아(小兒)의 배꼽을 끊은 뒤에 풍습(風濕)이 편승한 바 되거나 혹은 오줌에 젖은 팽군[裙][기저귀]을 젖게 하여[濕] 마침내 제풍(臍風)이 이루어진다. 얼굴이 붉고[面赤] 숨이 차서[喘] 울음소리를 재지 못한다. 그 증세는 배꼽이 부어오르고[突] 배가 창만하여[腹脹] 낮밤으로 많이 울고 젖을 먹지 못한다. 심하면 당기고[發搐] 입을 다물고(口噤) 입을 오무린다[撮口]. 마땅히 조기익황산(調氣益黃散)을 쓰고 심하면 금오산(金烏散) 혹은 선풍산(宣風散)을 쓴다.(入門)

o 또는 가슴[胸堂]에 열이 있어서 기지개를 켜고[伸引] 힘을 쓰니[努氣] 또한 배꼽이 붓고[臍腫] 풍이 발한다[發風]. 마땅히 천금용담탕(千金龍膽湯)을 쓴다.(入門)

o 제풍(臍風)과 촬구(撮口)로 젖을 먹지 못하는데는 마땅히 갈소병(蝎梢餠), 선풍산(宣風散)을 쓴다.(入門)

o 대개 배꼽 주변이 청흑색이고 손톱이 검은 것은 죽는다.(得效)

o 처음 태어나서 7일 이내에 금구(噤口), 촬구(撮口), 제풍(臍風)의 3증세가 나타나는 것은 위태롭고[危] 100일 내에 이 증세가 나타나서 수족(手足)이 오그라드는 것[踡]은 또한 치료할 수 없다.(入門)

□ 배꼽이 붓고 허는 것을 치료하는 법[臍腫臍瘡治法]

o 배꼽이 붓는 것[臍腫]은 형개 달인 탕[荊芥煎湯]으로 깨끗이 씻고 난 후 파잎[葱葉]을 불에 구워 차가워지기를 기다려 손톱을 얇게 긁어서 부은 자리[腫處]에 붙이면 다음날 곧 없어진다. 바

道). 사람이 나서 7일째 되는 날.

야호로 통심음(通心飮)을 복용한다.(入門)

○배꼽을 자른 후에 수습(水濕)에 상한 바 되어 혹은 풍랭(風冷)이 들어가서 팔다리〔四肢〕가 편하지 못하고〔不和〕 배꼽이 부어〔臍腫〕 많이 울고 젖을 먹지 못하는 것은 마땅히 백묵산(栢墨散), 5통고(五通膏), 향라고(香螺膏)를 쓴다.

○배꼽 안에서 혈수(血水)의 즙(汁)이 나오고 혹은 붉게 부어 아픈데〔赤腫痛〕는

【의방】 당귀, 백석지 분말을 마른 두꺼비 태운 재〔乾蝦蟆燒灰〕, 유발회(油髮灰)를 발라주면 좋다.
(入門)

○탯줄을 자른 다음 허는 데는 백반고〔白礬膏〕, 용골(龍骨) 불에 살은 것, 당귀분말〔當歸末〕을 모두 칠하거나〔糝〕 기름에 개어서 붙이면 묘하다.(綱目)

◆ 보명산(保命散)
○아구창(鵝口瘡)으로 젖을 빨지 못하는 데에

【의방】 고백반(枯白礬), 주사(朱砂) 각 1전, 마아초(馬牙硝) 5전.
이상의 것을 분말을 만들어 매번 1자(字)를 취해서 백아분(白鵝糞)을 갈아서〔擂〕 물에 타서 혀와 입안에 하루 3차례 바르면 즉효이다.(入門)

◆ 주반산(朱礬散)
○위와 같은 것을 치료한다.

【의방】 주사(朱砂), 백반고(白礬膏)
이상의 것을 등분하여 고운 분말〔細末〕을 만들어 혀 위에 하루 3번 붙인다.(局方)

◆ 일념금산(一捻金散)
○위와 같은 것을 치료한다.

【의방】 웅황(雄黃) 3전, 붕사(鵬砂) 1전, 감초 반 전, 용뇌(龍腦) 조금
이상의 것을 분말을 만들어 마른 것을 칠하거나 꿀에 타서 바른다.(丹心)

◆ 갈소산〔蝎梢散〕
○촬구풍(撮口風) 및 일체의 태풍(胎風)을 치료한다.

【의방】 갈소(蝎梢) 49매로 매매(每枚)를 생박하 잎〔生薄荷葉〕으로 싸서 실〔線〕로 매어 사기냄비〔砂鍋〕에 볶되 박하 잎의 연유가 마르는 것〔乾酥〕을 도수〔度〕로 하여 다시 백강잠〔白殭蚕〕 49개를 넣어 강즙(薑汁)에 볶아서 말려 뇌(腦), 사(麝)를 각기 조금 넣어 고운 분말을 만들어 고루 섞어 자웅계간(雌雄鷄肝) 2조각을 달인 탕에 타서 1자(字)를 내린다. (入門)

◆ 선풍산(宣風散)

o 제풍(臍風), 촬구(撮口)로 많이 울고 젖을 먹지 못하고 입에서 흰 거품이 나오는 것을 치료한다.

【의방】 전갈(全蝎) 21개 완전한 것을 술에 구워서 분말을 만들어 사향(麝香) 분말 1자(字)를 넣어 고루 섞어 매번 반 자(半字)를 취해서 금은 그릇〔金銀器〕에 달인 탕에 타서 내린다. (丹心)

◆ 조기익황산(調氣益黃散)

o 금구(噤口), 촬구(撮口), 제풍(臍風) 3가지 증세를 치료한다.

【의방】 금두(金頭)의 적족(赤足)의 지네〔蜈蚣〕 1가닥〔條〕을 술에 담가 구운 것, 갈소(蝎梢) 4개, 백강잠(白殭蚕) 7개 볶은 것, 구맥(瞿麥) 5푼.
　이상의 것을 분말을 만들어 매 1자(字)를 거위 깃 관(管)으로 코 안에 불어넣어서 재채기〔噴嚔〕를 하고 울고 나면〔啼哭〕 치료가 된다. 이어서 박하 달인 탕에 1자(字)를 타서 복용한다. (錢乙)

◆ 금오산(金烏散)

o 제풍(臍風)을 치료한다.

【의방】 금두적각(金頭赤脚)의 지네〔蜈蚣〕 반 가닥〔半條〕을 술에 담가 구운 것, 천오끝〔川烏尖〕 3개, 생사향(生麝香) 조금
　이상의 것을 분말을 만들어 매번 반 자(半字)를 취해서 금은 그릇〔金銀器〕에 달인 탕에 타서 내린다. (入門)

o 일명 사향산(麝香散)이라 한다. (得效)
o 일명 정명산(定名散)이라 한다. (丹心)

◆ 통심음(通心飮)

o 선라풍(旋螺風)으로 붉게 붓고 아픈 것을 치료한다. 심화(心火)를 맑게 하고 소변(小便)을 통하게 하고 조열(潮熱)이 물러가게 한다.

【의방】 연교(連翹), 목통(木通), 구맥, 치자인, 황금, 감초 각 4푼.
이상의 것을 썰어서 1첩을 만들어 등심(燈心), 맥문동과 함께 달여 복용한다.(得效)

○ 배꼽 안[臍中]이 부어서 튀어나와 나사[旋螺] 같으므로 이름이 됐다.(得效)

◆ 백묵산(栢墨散)
○ 제풍(臍風)으로 배꼽이 부어서 많이 울고 젖을 먹지 못하는 것을 치료한다.

【의방】 황백말(黃栢末), 가마 솥 밑의 그을음[釜下墨], 난발회(亂髮灰)를 각기 등분(等分)하여 분말을 만들어 말려서 칠한다[糁]. 혹은 기름에 타서 붙인다.(錢乙)

◆ 5통고(五通膏)
○ 제풍(臍風), 촬구(撮口)를 치료한다.

【의방】 생지황(生地黃), 생강, 총백(葱白), 무씨[蘿菖子], 우렁이살[田螺肉]
이상의 것을 함께 문드러지게 찧어서 배꼽 위 네 둘레에 손가락 하나 두께로 붙이고[搭] 껴안아[抱住] 방귀[屁]를 배설[泄]하면 낫는다.(醫鑑)

◆ 향라고(香螺膏)
○ 제풍(臍風)으로 부어서 반(盤)처럼 단단한 것을 치료한다.

【의방】 우렁이[田螺] 3개에 사향(麝香) 조금을 넣어
이상의 것을 문드러지게 찧어 배꼽 위에 붙이고 조금 있다가 바꿔 붙이면 종통(腫痛)이 곧 없어진다.(醫鑑)

□ 객오336)와 중악337)(客忤中惡)

○ 객오(客忤)란 소아(小兒)가 신기(神氣)가 연약한 데 갑자기 이상한 물건 혹은 알지 못하는 사람에게 부딪치거나[觸] 혹은 신묘(神廟)나 불사(佛寺)를 지나가면서 귀기(鬼氣)와 서로 거스르니[相忤] 그러므로 객오(客忤)라고 한다. 그 형상[狀]은 푸르고[靑] 노랗고[黃] 흰 거품[沫]을 토(吐)하거나 혹은 수곡(水穀)의 신선하고 잡된 것[鮮雜]을 내리고 얼굴이 5색(五色)으로 변하고 배가 아파서 몸을 뒤척이고[反側] 놀라는[瘈瘲] 모습이 경간(驚癎)338)같은데 다만 눈을 치뜨지 않

---

336) 객오(客忤) : 갑자기 나는 어린이의 뱃병.
337) 중악(中惡) : 갑자기 흥분하여 까무러치는 병.
338) 경간(驚癎) : 어린아이들의 놀라 발작하는 간질(癎疾).

고 귀를 귀양보내고〔竄耳〕 그 입안의 목젖〔懸雍〕 좌우에 잔잔한〔小小〕 종핵(種核)339)이 있으면 죽침(竹鍼)으로 찔러 문드러지게〔潰〕 하거나 혹은 손톱〔指瓜〕으로 따서 뭉개버리고〔摘破〕 급히 초탄(醋炭)에 조각(皂角)을 태운 연기〔烟〕로 훈(熏)하고 소합향원(蘇合香元)(의방은 기문(氣門)을 보라)을 복용하고 강탕(薑湯)에 타서 녹여 자주 복용한다. 다음에 웅사산(雄麝散)을 황토산(黃土散)과 겸해서 쓴다.(得效)

○중악(中惡)은 그 형상이 갑자기 심복(心腹)이 찌르듯 아프고 답답하고 어지러워〔悶亂〕 죽을 지경이고 인중(人中)이 푸르고 검으면〔靑黑〕 소합향원말(蘇合香元末)을 먹여서 깨어나지 않으면〔未醒〕 조각말(皂角末)을 코에 불어넣고 겸해서 벽사고(辟邪膏)를 겸해서 쓴다. 또 침〔唾〕에 사향(麝香) 1전을 거듭 갈아서 초(醋) 1홉〔合〕에 섞어서 복용하면 곧 낫는다.(錢乙)

○객오(客忤)는 메주〔豉〕 3홉〔合〕을 물에 축여서〔水濕〕 찧어서 계란 크기의 환(丸)을 지어 아이의 정수리〔顖上〕 위와 발바닥〔足心〕을 각 50~60차례 문지르고〔摩〕 배꼽 가운데〔臍心〕 및 위아래를 문지르면 한참 있으면 약환〔丸〕에 털〔毛〕이 붙어 있으니 길에 던져 버린다.(得效)

○말의 땀냄새〔馬汗氣〕나 혹은 말 우는 소리〔馬鳴〕에 놀라 거스르는데〔驚忤〕 말꼬리〔馬尾〕를 취해서 태운 연기〔烟〕를 아이의 얼굴에 훈(熏)하고 차도〔差〕를 도수〔度〕로 한다.(入門)

◆ 웅사산(雄麝散)

○객오(客忤)를 치료한다.

【의방】 웅황(雄黃) 1전, 유향(乳香) 5푼, 사향(麝香) 1자(字)
이상의 것을 분말을 만들어 매 1자(字) 수탉 벼슬을 찔러 피에 타서 흘러 넣고〔灌〕 이어서 어머니의 옷을 아이 몸에 덮어주면 곧 낫는다.(入門)

◆ 황토산(黃土散)

○소아(小兒)가 갑자기 객오(客忤)하는 것을 치료한다.

【의방】 부엌바닥〔竈心〕의 황토(黃土)와 지렁이 똥〔蚯蚓糞〕을 각기 등분(等分)하여.
이상의 것을 곱게 갈아 물에 타서 아이의 머리 위에 바르고 5심열〔五心〕340)에도 바르면 좋다.

◆ 벽사고(辟邪膏)

○소아(小兒)의 중악(中惡)을 치료한다.

---

339) 종핵(種核) : 씨앗의 알맹이, 여기서는 종기의 알맹이(腫核)인 듯.
340) 오심열(五心熱) : 위경(胃經) 속에 화기(火氣)가 뭉쳐 손발이 몹시 더워지는 병.

【의방】 강진향(降眞香), 백교향(白膠香), 침향(沈香), 호두골(虎頭骨), 인삼, 귀전우(貴箭羽), 초룡담(草龍膽) 각 5전.

이상의 것을 분말을 만들어 웅황(雄黃) 5전, 사향(麝香) 1전을 넣어 달인 꿀〔煉蜜〕에 고루 섞어 고(膏)를 만들어 조금 취해서 유향탕(乳香湯)에 녹여 아이의 입안에 내리고 또 아이의 띠〔帶〕 및 잠자리〔臥內, 와내〕를 태우면 더욱 묘(妙)하다.(錢乙)

□ 밤에 우는 증세〔夜啼〕

○ 소아(小兒)의 밤에 우는 증세〔夜啼〕에는 4가지 증세〔證〕가 있다. 1은 추움〔寒〕이요, 2는 더움〔熱〕이요, 3은 구창중설(口瘡重舌)이요, 4는 객오(客忤)이다.

○ 추우면〔寒〕 배가 아파서 울고 얼굴이 푸르고 희며〔靑白〕 입에 냉기(冷氣)가 있고 수족(手足)이 차갑고 배 또한 차가워서 허리를 굽혀서 운다. 또한 하반야체(下半夜啼)라 하는 것은 대개 밤이면 음(陰)이 왕성〔盛〕하고 추우면 아프게 된다〔作痛〕. 그 때문에 밤중〔夜半〕 후에 우는 것이다. 마땅히 6신산(六神散), 익황산(益黃散)(의방은 아래를 보라)을 쓴다.

○ 더우면〔熱〕 심장이 메말라〔心燥〕 울고 얼굴이 붉고 소변이 붉으며 입안에 열이 나고 배가 따뜻하다〔煖〕. 혹은 땀이 나고 몸을 뒤로 제치고〔仰身〕 운다. 또 초저녁에〔上半夜仰〕 몸을 재치고 땀이 나면서 울고 얼굴이 붉고 몸에 열이 나는 것은 반드시 담열(痰熱)이 있는 것이다. 새벽에 이르러서야 바야흐로 멎는다〔息〕. 도적산(導赤散)(의방은 5장(五藏)을 보라)에 황금(黃芩)을 더해서 달여서 복용한다. 통심음(通心飮)도 또한 좋다.

○ 구창(口瘡)과 중설(重舌)341)은 젖을 빨지 못하고 입이 젖에 닿으면 울고 몸과 이마에 다 약간 열이 나고 급히 등불로 입을 비추어서 만약 부스름이 없으면 혀가 반드시 중혀〔重舌〕인 것이니 구창(口瘡), 중설(重舌) 류(類)로써 치료하면 그 울음〔啼〕이 저절로 그친다.

○ 객오(客忤)는 외부인이 거스름을 범해서〔犯客忤〕 밤에 울거나〔夜啼〕 혹은 생소한 사람의 기(氣)가 거슬러 범해서〔忤犯〕 울고〔啼〕, 낮에 울며 놀라는 것도 있고 밤에는 반드시 황혼(黃昏) 전후에 더욱 심한 것은 곧 객오(客忤), 중악(中惡)이다. 전씨안신환(錢氏安神丸)이 주치〔主〕한다. (의방은 아래를 보라) 객오법(客忤法)에 의하여 치료한다.

○ 난지 한달 안에 밤에 울고〔夜啼〕 경휵(驚搐)하는 것은 태중(胎中)에서 놀람을 받은〔受驚〕 때문이다. 마땅히 저유고(猪乳膏), 진경산(鎭驚散)을 쓰고, 담(痰)이 있는 것은 포룡환(抱龍丸)(의방은 아래를 보라)을 쓴다.

○ 소아(小兒)가 밤에 우는 것〔夜啼〕은 심경(心經)에 열(熱)이 있고 허(虛)가 있어 그러하니 등심산(燈心散), 황연음(黃連飮), 선화산(蟬花散)을 쓴다.(綱目)

○ 밤에 울어〔夜啼〕 그치지 않는데는 매미허물〔蟬蛻〕 27매를 다리를 떼고〔去足〕 분말을 만들어

---

341) 중설(重舌) : 중혀 : 청백색의 수포(水泡)가 혀줄기 옆으로 일어 처음에는 작으나 점점 커서 달걀만 하게 되나 아프지는 않으나 할 소리를 내기가 거북해지는 증세.

주사말(朱砂末) 1자(字)를 넣고 꿀에 타서 내려보낸다.(綱目)

o 또 한 법[又法]은 가만히 계과초(雞窠草)[닭집의 풀] 한 줌을 취해서 소아(小兒)가 누운 자리 밑에 두면 곧 그친다.(丹心)

o 처음 나서 한 달 안에 많이 우는 것은 좋은 것이니 태열(胎熱)과 태독(胎毒)과 태경(胎驚)이다. 이에 따라서 흩어지니 도한 기이한 병[奇疾]도 없어지기 때문이다.(入門)

◆ 6신산(六神散)

o 복랭통(腹冷痛)과 밤에 우는 것[夜啼]을 치료한다.

【의방】 백복령, 백편두(白篇豆) 볶은 것 각 2전, 인삼, 백출, 산약 볶은 것 각 1전, 감초 구운 것 7푼.

　　이상의 것을 거친 분말[末]을 만들어 매번 1전을 취해서 생강 3쪽, 대추 2매를 넣어 물에 달여 복용한다.(得效)

◆ 저유고(猪乳膏)

o 태경(胎驚) 밤 울음[夜啼]를 치료한다.

【의방】 호박, 방풍 각 1전, 주사(朱砂) 5푼을 분말을 만들어 저유즙(猪乳汁)에 타서 1자(字)를 아이의 입안에 바른다[抹].(入門)

◆ 진경산(鎭驚散)

o 위와 같은 것을 치료한다.

【의방】 주사(朱砂), 우황(牛黃), 사향(麝香) 각기 조금.

　　이상의 것을 합해서 곱게 갈아 저유즙(猪乳汁)에 타서 묽게 바르고[稀抹] 입안에 들어가면 삼켜 내리게[嚥下]한다.(回春)

◆ 등심산(燈心散)

o 소아(小兒)가 심장이 메말라[心燥] 밤에 우는 것을 치료한다.

【의방】 등화(燈花) 3~4 낱알[顆]을 곱게 갈아서 등심 달인 탕에 타서 입안에 발라서 유즙(乳汁)으로 하루 3번 내려보낸다.

o 한 의방[一方]은 등화(燈花)342) 7매, 붕사(硼砂) 1자(字) 주사(朱砂) 조금을 곱게 갈아 꿀에 타서 입술 위에 바르면 곧 그친다.(三因)

ㅇ일명 화화[花火膏]라 한다.(正傳)

◆ 황연음(黃連飮)
ㅇ심경(心經)에 열이 있고 밤에 우는 것[夜啼]를 치료한다.

【의방】 인삼 2전, 황연 1전 반, 감초 구운 것 5푼, 청죽엽(靑竹葉) 10조각, 생강 1조각.
이상의 것을 썰어서 물에 달여 즙(汁)을 취해서 입안에 흘러 넣는다.(丹心)

◆ 선화산(蟬花散)
ㅇ소아(小兒)가 밤에 울어[夜啼] 형상이 귀수(鬼祟) 같은 것을 치료한다.

【의방】 매미껍질[蟬殼]의 하반(下半)을 잘라서 분말을 만들고 초생아(初生兒)에게는 볶은 것[炒] 1자(字)를 박하탕(薄荷湯)에 술을 조금 넣어 타서 내리면 곧 그친다. 혹은 상반(上半)을 잘라서 분말을 만들어 위의 탕(湯)에 타서 복용시키면 울음이 처음과 같으니 옛사람[古人]의 격물(格物)의 묘(妙)가 이와 같다.(永類)

□5장이 주관하는 바의 허실증[五臟所主虛實證]

ㅇ허(虛)하면 그 산모[母]를 보(補)하고 실(實)하면 그 자식[子]을 사(瀉)시키는데 반드시 그 산모[母]를 실(實)하게 한 후 자식을 사(瀉)시킨다.
ㅇ무릇 5장이 각기 그 본 자리에 이르는 것, 곧 기(氣)가 왕성하면[盛] 다시 보(補)하지 못하고 이기는 자리[剋位]에 이르면 다시 사(瀉)시키지 못한다. 가령 간병(肝病)은 봄에 이르러 보(補)하지 못하고 가을에 이르러 사(瀉)시키지 못하니 그 나머지는 이를 본뜬다[倣].(錢乙)

□심장은 놀라는 것을 주관한다[心主驚]

ㅇ실(實)하면 부르짖고 울고[叫哭] 열이 나고[發熱] 물을 마시며 당긴다[搐].
ㅇ심기(心氣)가 열이 나면 얼굴을 가리고 눕고[合面臥] 실(實)하면 우러러 누우니 대개 기(氣)의 오르고 내림이 미끄럽지 않다[澁]. 만약 얼굴을 가리고 누우면 기(氣)가 통하지 못하는 고로 우러러 눕기를 좋아한다[喜仰臥]. 기(氣)를 위 아래로 통하게 하는 것이다.
ㅇ심장병은 부르짖고 울기를 많이 하고 놀라며[驚悸] 수족(手足)을 흔들고 열이 나며 물을 마신다.
ㅇ심장[心]은 열(熱)을 주관하니 실(實)하면 번열(煩熱)한다.(錢乙)

---

342) 등화(燈花) : 불심지 끝이 타서 맺힌 불똥.

○심장〔心〕은 실(實)하면 당기고〔發搐〕 말하지 못하고〔難言〕 얼굴을 가리고 줍고 번열(煩熱)이 나는 고로 눈을 뒤집고〔上竄〕 혀가 뻣뻣한 고로 말을 하고 싶어도 하지 못하고 부르짖고 울고〔叫哭〕 가슴에 열이 나는 고로 얼굴을 가리고 누우려 하니 서늘하게 한다〔就凉〕. 마땅히 사심탕(瀉心湯), 도적산(導赤散)(의방은 아울러 5장(五藏)을 보라)을 쓴다.
○허(虛)하면 피곤해 눕고〔困臥〕 놀라서 불안해하는 데 생서산(生犀散)으로 주치한다.

□ 간은 풍을 주관한다〔肝主風〕

○실(實)하면 눈을 똑바로 보고 큰 소리 지르고 꾸짖고〔叫呵〕 하품하고〔欠〕 목이 급〔項急〕하여 번민(煩悶)한다.
○실(實)하면 양쪽 눈자위〔眦〕가 다 팽팽하여〔緊〕 굴리지 못하고〔不轉〕 똑바로 보니 무릇 눈은 푸르고〔目靑〕 반드시 놀래며〔發驚〕 어금니를 깨물며〔咬牙〕 심한 것은 또한 놀라며〔發驚〕 손으로 옷깃을 어루만지며 물건을 어지럽게 비비고〔亂捻〕 심하면 몸을 뻣뻣하게 뒤트는데〔反張〕 마땅히 사청환(瀉靑丸)(의방은 5장(五藏)을 보라)을 쓴다.
○허(虛)하면 어금니를 갈고〔咬牙〕 꾸짖고〔呵〕 하품하고〔欠〕 눈이 이어져 갈고리〔剳〕같고 당기지 않는 데에 마땅히 지황원(地黃元)(의방은 5장(五藏)을 보라)을 쓴다.
○간병(肝病)에 풍으로 힘줄이 당기고〔風搐〕 거리껴서 급하여〔拘急〕 실(實)하면 풍으로 힘줄 당기는〔風搐〕 힘이 크다. 사청환(瀉靑丸)이 주치〔主〕하고 허(虛)하면 풍으로 힘줄 당기는〔風搐〕 힘이 적으니 6미지황원(六味地黃元)이 주치〔主〕한다.(錢乙)

□ 비장은 피곤함을 주치한다〔脾主困〕

○실(實)하면 피곤해서 졸리고〔困睡〕 몸에 열이 나며 물을 마신다.
○비장병〔脾病〕은 피곤해서 졸립고〔困睡〕 설사(泄瀉)하여 음식 생각이 나지 않는다.
○실(實)하면 잠이 많고 몸이 무겁고〔體重〕 어지럽고 권태로우며〔昏倦〕 피곤하고 졸려서 눈동자가 들러나지 않고〔睛不露〕 몸에 열이 나고 목이 마려워 물이 마시고 싶고 적황색(赤黃色) 설사를 하는데는 마땅히 사황산(瀉黃散)(의방은 5장(五藏)을 보라)을 쓴다.
○허(虛)하면 토사(吐瀉)하고 풍이 생기고〔生風〕 혹은 흰색 설사(泄瀉)를 하고 졸면서 눈동자가 드러나며 혹은 담(痰)이 있으니 마땅히 전씨백출산(錢氏白朮散)(의방은 아래를 보라)을 쓴다.(錢乙)

□ 폐는 기침을 주관한다〔肺主喘〕

○실(實)하면 번민하고 어지럽고〔悶亂〕 기침이 촉급〔喘急〕하고 물을 마실 수도 있고 물을 안 마

실 수도 있다.

○ 폐(肺)는 메마름[燥]을 주관한다. 스스로 병들면 숨이 차고 기침[喘嗽]을 하는데 실(實)하면 숨이 가쁘고[喘] 기가 왕성(氣盛)하고 혹은 목마르다[渴]. 마땅히 사백산(瀉白散)(의방은 5장(五藏)을 보라)을 쓴다.

○ 허(虛)하면 목 메인 기[哽氣]는 길고[長] 나오는 기[出氣]는 짧다[短].

○ 폐가 병들어[肺病] 번민하고 어지러워[悶亂] 목 메인 기[哽氣]는 길고, 나오는 기[出氣]는 짧다. 허(虛)하면 입술이 흰색이고 숨이 가쁘면[喘] 기가 적으니[少氣] 먼저 익황산(益黃散)을 복용하고 뒤에 아교산(阿膠散)으로 주치한다. 만약 번민하고 어지러워[悶亂] 기가 거칠고[氣] 기침이 촉급하고[喘促] 기가 목 메이는 것[哽氣]은 치료하기 어렵다. 폐가 허하고(肺虛) 손상된 때문이다.

○ 비폐(脾肺)의 병이 오래되면 허(虛)하여 입술이 희게 되니 비장[脾]은 폐(肺)의 어미[母]인데 모자(母子)가 다 허(虛)하면 서로 경영[相營]하지 못하기 때문에 겁[怯]이라 하는 것이다. 이는 입술로써 폐를 진맥하는 법[診肺之法]이다. 입술이 흰 것은 폐장(肺藏)이 겁내는 것이다.(錢乙)

□ 신장은 허를 주관한다〔腎主虛〕

○ 신장의 실증[實]이 실한 것이 없다.

○ 신병(腎病)이 들면 눈에 정광(精光)이 없고 밝음을 두려워하고[畏明] 몸의 뼈[體骨]가 무겁다.

○ 신허증(腎虛證)이란 아이[兒]가 본래 허겁(虛怯)한 때문이다. 태기(胎氣)가 왕성하지 못하면 신기(神氣)가 부족하고 눈 안에 흰 눈동자가 많다. 두개골[顖]이 풀리고 두개골[顖]이 열려서 얼굴 색이 엄숙하고 흰 것[䚡白]은 기르기[養]가 어렵다. 비록 길러도 88의 수(數)를 넘기지 못하고 만약 색욕(色欲)을 함부로 하면 40에 미치지 못하고 죽는다[亡]. 혹은 병으로 신장이 허한데 이른 것은 이 무리가 아니다.

○ 또 신장[腎]이 부족하면 눈을 내리뜨니[下竄] 대개 뼈가 무거워서 오직 떨어져 내리려 하고 몸이 오그라든다[身縮]. 신(腎)은 음(陰)이다. 신기(腎氣)가 허(虛)하면 밝음을 두려워하니[畏明] 다 마땅히 보(補)해야 한다. 6미지황원(六味地黃元)(의방은 5장(五藏)을 보라)이 주치[主]한다.

○ 신장[腎]은 한기[寒]를 주관[主]하니 스스로 병들면 발과 정강이[足脛]가 차가워서[寒] 거스른다[逆]. 사람의 5장(五藏)에 오직 신(腎)이 실(實)한 것이 없고 다만 소아(小兒)의 창진(瘡疹)이 변해서 검게 함몰되면[黑陷] 이는 신장[腎]이 실(實)하여 수(水)가 이겨서[剋] 심화(心火)를 물리친 것이다.(錢乙)

○ 신장[腎]이 허(虛)하면 하찬(下竄)하고 발에 열이 난다. 하찬(下竄)이란 뼈가 무거워서 오직 아래로 떨어져 내리려 하고 몸이 오그라드는 것[縮身]이다. 발에 열이 나는 것[足熱]은 이불을 잘 덮지 않는 것[不喜覆衣]이다.

o 심기(心氣)가 열이 나면 눈을 치뜬다(上竄). 마땅히 도적산(導赤散)을 쓰고 신기(腎氣)가 허(虛)하면 눈을 내려 뜨니(下竄) 마땅히 지황원(地黃元)을 쓴다.(入聞)

□ 5장이 서로 편승함(五藏相乘)

o 무릇 5장(五藏)이 스스로 병든 것은 정사(正邪)라 한다.
o 아내(妻)가 지아비(夫)를 편승하면(乘) 미사(微邪)라 한다.
o 어미(母)가 자식(子)을 편승하면(乘) 허사(虛邪)가 된다.
o 자식(子)이 어미(母)를 편승하면(乘) 실사(實邪)가 된다.
o 지아비(夫)가 아내(妻)를 편승하면(乘) 적사(賊邪)가 된다.(錢乙)
o 이른바 편승(乘)이란 차를 타는 것 같으니(猶乘車) 5장(五藏)의 서로 편승함(相乘)은 헤아리기 어렵다(莫測). 가령 간이 병들면(肝病) 반드시 먼저 폐(肺)를 치료하고 신장을 보함(補腎) 연후에 간장(肝藏)의 허실(虛實)을 살펴서 조절하여 치료(調) 해야 한다. 나머지 장(餘藏)도 이를 본뜬다(倣此).(入門)
o 앞에서(從前) 오는 것은 실사(實邪)(곧 자식(子)이 어미(母)를 편승(乘)하는 것이다)가 되고 뒤에 따라 온 것은(從後來) 허사(虛邪)(곧 어미(母)가 지아비(夫)를 편승(乘)하는 것이다)가 된다.
o 이기는 데에서 따르는 것(從所乘)은 미사(微邪)(곧 아내(妻)가 지아비(夫)를 편승하는 것이다)가 된다.
o 이기지 못하는데 따르는 것(從所不來)은 적사(賊邪)(곧 지아비(夫)가 아내(妻)를 편승하는 것이다)가 된다.
또 자세한 것은 심병문(審病門)을 보라.(難經)
o 5장(五藏)의 전변(傳變)은 다 담(痰)의 병환(患)이다. 대개 담(痰)이란 풍묘(風苗)(바람의 싻)이니 화가 고요하면(火靜) 비장에 엎드리고(伏於脾) 화가 동하면(火動) 폐를 막는 것이다(雍於肺). 담과 화(痰火)가 교류하여 지으면(交作) 급한 놀램(急驚)이 되고 혹은 기침과 저림(嗽痺)이 되고 담화(痰火)가 되어 맺히고 체(結滯)하면 간질(癇)이 된다. 혹은 해수(咳嗽)가 되고 담화(痰火)가 왔다 갔다 하면 푸른 것을 사시키니(瀉靑) 다 비장이 습함으로(脾濕) 말미암아 이루어진다. 그러므로 경풍(驚風)에 풍약(風藥)을 순용(純用)하는 것을 기(忌)하고 응당 양혈(養血)하는 약을 사용해야 하니 옛 의방(古方)의 보원탕(保元湯)에 백작약(白芍藥)을 더하면 만경(慢驚)하게 하는 좋은 약제(美劑)이다.(入門)

□ 경풍의 증세(驚風證)

o 소아(小兒)의 병이 급반성 경풍(驚風)과 마마와 홍역(痘疹) 등의 증세가 가장 심한 병이(酷

疾〕되는 것은 급하고 흉하게 되는 것이 손바닥 뒤집듯 쉽고 생사(生死)가 잠깐 사이이기 때문이다.(正傳)

○소아(小兒)의 경풍(驚風)이 3번 발하면 간질〔癎〕이 되는 것이니 곧 악증(惡證)이다.(入門)

○소아병의 가장 위험한 것은 경풍(驚風)보다 더한 증세가 없으니 놀램〔驚〕에는 급경(急驚), 만경(慢驚), 만비풍(慢脾風) 세 가지의 다름이 있다.(醫鑑)

□ 경풍에 먼저 나타나는 증세〔驚風先4見之證〕

○놀램〔驚〕이란 허척(虛惕)〔놀램〕하고, 황겁하고〔怔忪, 정종〕, 기겁(氣怯)하고, 신산(神散)〔정신이 흐트러짐〕하고, 담연(痰涎)〔가래침〕이 왕래하고 푸른 것을 설사하고 점차 쌓여서 풍(風)이 생기는 것이다.(得效)

○경사(驚邪)가 심장〔心〕에 들어가면 얼굴이 붉고〔紅〕 뺨〔臉〕이 빨가며〔赤〕 깜짝깜짝〔惕惕〕 놀라며 밤에 운다.

○경사(驚邪)가 간(肝)에 들어가면 얼굴과 눈이 다 푸르고 눈동자〔眼睛〕를 흘겨본다.(竄視)

○경사(驚邪)가 신장〔腎〕에 들어가면 얼굴이 검고 모질게 소리 지르고〔惡叫〕 젖을 깨물고〔囓妳〕 이빨을 간다〔咬牙〕.

○경사(驚邪)가 폐(肺)에 들어가면 얼굴 색이 담백(淡白)하고 숨이 가쁘고〔喘息〕 기가 부족〔氣乏〕하다.

○경사(驚邪)가 비장〔脾〕에 들어가면 얼굴 색이 담황색〔淡黃〕이고 구토하며 먹지 못한다.(直小)

○무릇 유아(乳兒)가 경풍(驚風)을 발하려 하는 것은 먼저 신지(神志)가 안정되지 못하고 잘 보이지 않으며〔恍惚〕 사람을 두려워하고〔懼人〕 눈을 치뜨고〔眼上視〕 좌고우면(左顧右眄) 손을 폈다 오므렸다〔伸手握拳〕하고, 괴롭고 답답하고〔悶鬱〕 노기(努氣)하며 정태(情態)가 심상치 않은 것들은 다 경풍(驚風)의 먼저 나타나는 증세이다.(直小)

○이를 가는 것〔咬牙〕이 심한 것은 경풍을 발〔發驚〕한다.

○눈을 바로 보고〔直視〕 얼굴 색이 푸르고 몸이 반대로 꺾이는 것〔反折〕은 경풍이 생긴다.(生驚)

○하품〔呵欠〕하고 얼굴이 푸른 것은 경풍(驚風)이다.

○하품〔呵欠〕하고 얼굴이 누런 것〔黃〕은 비허(脾虛)의 경풍〔驚〕이다.

○눈이 붉고 겸해서 푸른 것은 힘줄 당김(경련)을 발한다.(發搐)

○간장(肝藏)이 실하고 열이 나며〔實熱〕 손으로 옷깃을 어루만지며〔手尋衣領〕 어지러이 물건을 비비며〔捻〕 눈을 똑바로 보면 반드시 경풍을 발한다.(發驚)

○간(肝)에 풍(風)이 있어서 눈이 잇달아 안간힘을 쓰면서도〔劄〕 경련은 일어나지 않고〔不搐〕 열이 있어도 눈을 똑바로 보면서 또한 경련은 일어나지 않는다. 심장에 열이〔心熱〕 있으면 경련이

일어난다[搐].

○ 간(肝)은 풍을 주관하니[主風] 풍이 동하면[風動] 머리와 눈[頭目]으로 올라간다. 눈은 간(肝)에 속하니 풍(風)이 눈에 들어가면 상하 좌우가 바람 부는 것[風吹] 같아서 안정되지 못하면 아이가 감당하지[任] 못하는 고로 눈이 잇달아 안간힘을 쓰는 것[目連劄]이다. 만약 열(熱)이 눈에 들어가면 그 힘줄과 맥[筋脉]이 당기고 양 눈자위[兩眦]가 다 팽팽해서[緊] 돌아볼 수 없기 때문에 눈을 똑바로 보는 것이다. 만약 심열(心熱)이 나면 경련이 일어나니[搐] 그 자모(子母)가 다 실열(實熱)이어서 풍화(風火)가 서로 부딪치는 때문이다.(錢乙)

○ 왕씨(王氏)가 이르기를 '목(木)은 토(土)를 이길 수 있으므로 열이 심신(心神)을 움직여서 경풍이 생긴다[生驚]' 했다.

○ 전씨(錢氏)는 이르기를 '간풍(肝風)과 심화(心火) 2장(二藏)이 서로 다투어 경련하는 데 이른다[至搐]' 고 했다.(正傳)

□ 경풍에 네 가지 증세와 8가지 징후가 있다[驚有四證八候]

○ 4가지 증세[四證]란 경(驚)과 풍(風)과 담(痰)과 열(熱)이다. 소아(小兒)가 열이 왕성[盛]하면 담(痰)이 생기고, 담(痰)이 왕성[盛]하면 경풍[驚]이 생기고, 경풍이 왕성하면 경련[搐]이 발(發)하고, 경련[搐]이 왕성하면 아관(牙關)343)이 팽팽[緊急]하여 8가지 징후[八候]가 생긴다.(直小)

○ 간(肝)은 풍(風)을 주관[主]하고 비장[脾]은 담(痰)을 낳고 폐(肺)는 열(熱)이 나게 하고 심장은 경풍(驚風)을 발하게 하니 4증세[四證]가 서로 겸하면[相臨] 무거운 것[重]이 먼저 발(發)한다.(直小)

○ 8징후[八候]란 1은 경련함[搐]이요, 2는 잡음[搦]이요, 3은 당기는 것[掣]이요, 4는 떨림[顫]이요, 5는 굽어짐[反]이요, 6은 당김[引]이요, 7은 숨는 것[竄]이요, 8은 보는 것[視]이다. 휵'搐)은 두 손을 폈다 오그렸다함[伸縮]이며, 닉(搦)은 열 손가락을 열고 닫음[開合]이요, 철[掣]은 형세[勢]가 서로 치는 것[相撲]이요, 전(顫)은 머리가 치우쳐서 바르지 못함이요[偏不正], 반(反)이란 몸을 뒤로 재침이요, 인(引)이란 팔을 당기듯 하는 것이요, 찬(竄)은 눈을 부릅뜨고 보는 것이요, 시(視)는 눈동자가 들어 나서 활기[活]가 없는 것이다.(直小)

○ 또 이르기를 '1축(一搐)은 팔과 팔꿈치[臂肘]를 힘줄을 당기고 오그리는[搐縮] 것이요, 2익(二搦)은 손가락을 폈다 오므렸다 하는 것이다. 이것이 멎지 않으면 주먹을 쥐는데[成握拳] 남자는 엄지손가락을 보아, 그 손가락의 잡음이 밖에 있으면 순(順)하고 안에[裏] 있으면 거스른다[逆]. 여자는 이와 반대로 나타난다.

○ 3철[三掣]은 어깨와 팔[肩膊]이 힘줄이 오그라들고 당기는 것[搐掣]이요, 혹은 몸이 들먹이는

---

343) 아관(牙關) : 이를 움직이는 것을 맡는 근육, 저작근(咀嚼筋).

〔跳起〕것이요.

o 4전(四顫)은 손〔手〕, 다리〔脚〕, 머리〔頭〕, 몸〔身〕의 4체(四體)가 떨려 움직인다.(顫動)

o 5반(五反)은 몸과 머리〔身首〕가 뒤집히는〔反張〕것이요.

o 6인(六引)은 손으로 활을 당기는 것과 같은 형상이 있는데 남자는 왼손이 바르고〔直〕오른손이 굽은 것〔曲〕이 순리〔順〕이고 오른손이 바르고〔直〕왼손이 굽은 것〔曲〕은 거스른다〔逆〕. 여자는 이와 반대로 나타난다.

o 7찬(七竄)은 눈을 위로 치떠서〔竄〕높이 엿보는〔覷〕것과 같다. 남자는 위로 치떠서 보는 것〔上竄〕이 순리〔順〕이고 아래로 내리뜨는 것〔下竄〕은 거스른다〔逆〕. 여자는 반대로 나타난다.

o 8시(八視)는 남자는 곁눈질을〔斜目視〕왼쪽으로 하는 것이 순리〔順〕이고 오른쪽으로 보는 것은 거스른다. 여자는 반대로 나타난다.(直小)

□ 경풍은 대체로 열의 허실을 논하고 증세는 역순으로 구별하고 치료는 후선이 있다〔驚風大抵熱論虛實證別逆順治有後先〕

o 대체로 실열(實熱)은 급경풍〔急驚〕이 되고 허열(虛熱)은 만경풍〔慢驚〕이 된다. 만경풍〔慢驚〕은 본래 열(熱)이 없는 것인데 열(熱)이 있는 것은 허(虛)하기 때문인 것이다. 급경풍〔急驚〕은 양(陽)에 속하니 차가운 것〔寒〕으로써 약(藥)을 하고 만경풍〔慢驚〕은 음(陰)에 속하니 따스한 것〔溫〕으로써 약(藥)을 하고 심(甚)하면 음양(陰陽)을 구별하지 않으면 안 되는 고로 열의 허실을 논하는〔熱論虛實〕것이 이것이다.

o 남자는 왼쪽 힘줄이 당기므로〔搐左〕왼쪽으로 보고 여자는 오른쪽 힘줄이 당기므로 오른쪽으로 본다.

o 남자는 눈을 위로 치뜨고〔上竄〕여자는 눈을 내리뜬다.〔下竄〕

o 남자는 주먹을 쥐어 엄지손가락〔拇指〕이 밖으로 나오고 여자 주먹을 쥐어 엄지손가락이 안으로 들어간다.(入裏)

o 남자는 손을 끌어당기면〔引半挽〕왼쪽이 곧고 오른쪽이 굽으며 여자는 손을 끌어당기면 오른쪽이 곧고 왼쪽이 굽는다. 대개 이는 다 순리〔順〕에 반(反)하면 거스르는 것〔逆〕이다. 또한 먼저 왼쪽 힘줄이 당기고 뒤에 양쪽 힘줄이 당기는 것인데 다만 힘줄 당김〔搐〕이 순리〔順〕이면 소리지르지 않고 힘줄 당김〔搐〕이 거스르면 소리지른다. 그 지문(指紋)의 형세(形勢)가 활을 당겨 속으로 들어가면 순리〔順〕이고 밖으로 나오면 거스르는 것이요.〔逆〕출입이 상반(相半)하는 것은 낫기가 어렵다〔難痊〕. 그러므로 증세를 역순(逆順)으로 구별하는 것이 이것이다.

o 열(熱)이 왕성하면 담(痰)이 생기고 담(痰)이 왕성하면 경풍〔驚〕이 생기고 경풍〔驚〕이 왕성하면 풍(風)이 생기고 풍(風)이 왕성하면 경련이 생긴다〔發搐〕. 경련을 치료함〔治搐〕에는 먼저 풍(風)을 없애야 하고〔截〕, 풍을 치료하는데는〔治風〕먼저 경(經)을 이롭게〔利〕하고, 경을 치료하는

데[治驚]는 먼저 담을 소통시키고[豁痰] 담을 치료하는데[治痰]에는 먼저 열을 풀어야 한다[解熱]. 만약 4증세가 다함께 있으면 또한 응당 겸해서 베풀고 아울러 다스려야 한다[並理]. 혹은 남김이 있으면[有遺] 반드시 다른 증세가 생긴다. 그러므로 치료에는 선후(先後)가 있다는 것이 이것이다.(直指)

○ 대개 담으로 경련함[搐痰]은 기울(氣鬱)로 인한 것이니 기가 순하면[氣順] 담이 녹아서[痰化] 경련[搐]은 스스로 그친다. 먼저 소합향원(蘇合香元)(의방은 기문(氣門)을 보라)을 박하탕(薄荷湯)에 강즙(薑汁)을 넣은 것으로 녹여 내리거나 혹은 성향산(星香散)(의방은 아래를 보라)을 쓴다.(入門)

□ 놀라 경련 일으키는 증세에는 다섯이 있다[驚搐之證有五]

○ 경(驚)과 축(搐)은 하나인데 새벽과 저녁[晨夕]의 구분[分]이 있고 표리(表裏)의 다름[異]이 있다. 몸이 열(熱)이 나고 힘이 큰 것은 급경풍[急驚]이 되고 몸이 차갑고[冷] 힘이 적은 것은 만경풍[慢驚]이 되고 땅에 엎어져서[仆地] 소리지르고 깰 때에는[醒時]에는 거품을 토하는 것[吐沫] 간질[癇]이 되고, 머리와 눈[頭目]이 치떠 보는 것[仰視]은 천조(天吊)[344]가 되고, 각궁반장(角弓反張)하는 것은 치병[痓]이 되니 치료는 각기 같지 않다.

○ 조열(潮熱)로 인해 경련[發搐]이 이른 새벽[早晨]인 인묘진시[寅卯辰]에 있는 것은 간(肝)이 왕성[旺]한 것이다. 응당 신장을 보하고[補腎] 간을 치료해야[治肝] 하니 신장을 보하는 데[補腎]는 지황원(地黃元)이요, 간을 치료하는 데는[治肝] 사청환(瀉靑丸)이다.

○ 조열(潮熱)로 인해 경련(發搐)이 사(巳), 오(午), 미(未)시에 있는 것은 심장이 왕성한 것이다[心旺]. 응당 간을 보하고[補肝] 심장을 치료해야 하니[治心] 간을 보하는 데는[補肝] 지황원(地黃元)이요, 심장을 치료하는 데는[治心] 도적산(導赤散), 양경환(凉驚丸)(의방은 아래를 보라)을 쓴다.

○ 조열(潮熱)로 인해서 경련(發搐)이 신(申), 유(酉), 술(戌)시에 있는 것은 폐(肺)가 용사(用事)하는 시간이다. 이는 간(肝)이 왕성[旺]한 것이다. 응당 비장을 보해야 한다[補脾]. 익황산(益黃散)을 쓰고 간을 치료하는 데는[治肝] 사청환(瀉靑丸)을 쓰고 심장을 치료하는 데는[治心] 도적산(導赤散)을 쓴다. 대개 비병(脾病)에 간을 강하게 하는 법[肝強法]은 응당 비장을 보해야 하는데[補脾] 그것은 목적(木賊)을 해칠까 두려워하는 고로 먼저 심간(心肝)을 사(瀉)시켜서 그 강한 것을 꺾은[挫其强] 뒤에 비장을 보[補脾]한다.

○ 조열(潮熱)로 인해서 경련[發搐]이 해(亥), 자(子), 축(丑)시에 있는 것은 이는 신장[腎]을 용사(用事)할 때이니 응당 비장을 보하고[補脾] 심장을 치료해야 한다[治心]. 비장을 보하는 데는

---

344) 천조(天吊) : 천조경풍(天吊驚風): 유아(幼兒)의 경풍(驚風)의 한 가지, 고개를 젖히고 눈을 멀거니 뒤집어 뜨고 위를 쳐다보는 어린 아이의 병.

〔補脾〕 익황산(益黃散)을 쓰고 심장을 치료하는 데는〔治心〕 도적산(導赤散)과 양경환(凉驚丸)을 쓴다.(錢乙)

□ 축익과 계종의 경중〔搐搦瘈瘲輕重〕

○ 100일 이내에 경련(發搐)이 진성〔眞〕이면 불과 2~3차례에 반드시 죽는다. 거짓 것〔假〕은 자주 경련〔發搐〕하니 중(重)하지 않고, 진성〔眞〕은 안으로 경풍〔驚〕과 간질병〔癎〕이 생기고 거짓 것〔假〕은 밖으로 풍랭(風冷)에 상한다. 대개 기혈(氣血)이 실하지 못하여〔未實〕 제구실〔任〕을 이기지 못하면 곧 경련〔發搐〕하는 것이다. 거짓을 알려고 하면〔欲知假〕 입안에 기〔口中氣〕가 열을 내는 것이〔出熱〕니 치료하는데는 발산(發散)해야 하니 대청고(大靑膏)가 주치〔主〕한다.(의방은 아래를 보라)(錢乙)

○ 그 축익(搐搦)과 반장(反張)이 있고 사시(斜視)하고 아관(牙關)이 팽팽하지 않고〔不緊〕 입에 가래침〔痰涎〕이 없는 것은 흔히 이 외감(外感)이요, 혹은 내상(內傷)에 경(驚)을 끼고〔夾〕 이루어진 것은 가축(假搐)이라 하는데 안으로 경간(驚癎)이 생긴 것이 아니다. 마땅히 삼소음(參蘇飮)(의방은 한문(寒門)을 보라), 인삼강활산(人參羌活散)(의방은 아래를 보라)을 쓴다.(入門)

○ 축익(搐搦)은 수족(手足)이 끌어당겨서〔牽引〕 하나는 펴지고〔伸〕 하나는 오그라드니〔縮〕 곧 계종(瘈瘲)이 심한 것이다.(河間)

○ 염효충(閻孝忠)이 이르기를 '힘줄이 당기는 것〔搐〕 같은데 경련이 심하지 않는 것은 계종(瘈瘲)이라 한다'고 했다.

○ 무릇 경련〔搐〕은 남자는 왼쪽 여자는 오른쪽이〔男左女右〕 순리〔順〕이고 쉽게 치료된다. 남자가 오른쪽 여자가 왼쪽〔男右女左〕은 거스름〔逆〕이니 치료하기 어렵다.

○ 급경(急驚)의 처음〔初〕에는 축익(搐搦)이 함께 발하고 오래되면 경련〔搐〕은 오래 머물고 단지 잡음〔搦〕은 급함〔急〕이 있고 느림〔緩〕이 있다. 단지 어깨가 움직이는 것〔肩動〕은 계종(瘈瘲)이니 계종(瘈瘲)은 징후가 가볍고 축(搐)은 왕성〔盛〕한 것이고 익(搦)은 또 중(重)한 것이다.(直小)

□ 경축의 소리 있고 소리 없음〔驚搐有聲無聲〕

○ 경간(驚癎)으로 경련이 발할〔發搐〕 때에 남자는 눈을 왼쪽으로 보면〔左視〕 소리가 없고, 오른쪽으로 보면〔右視〕 소리가 있다. 여자가 경련을 발할 때〔發搐〕는 눈을 오른쪽으로 보면〔右視〕 소리가 없고 왼쪽으로 보면〔左視〕 소리가 있다. 서로가 이기는 때문이니 다시 발할 때에 있는 증세이다.

○ 또 이르기를 '남자가 반대로 오른쪽을 보고 여자가 반대로 왼쪽을 보면 또한 소리가 있다.'고 했다.(錢乙)

○ 남자는 목(木)이 되는 고로 왼쪽으로 보는 것은 목의 자리〔木位〕이고 소리가 없다. 오른쪽으

로 보는 것은 금의 자리[金位]이니 서로가 치면[相擊] 소리가 있다. 여자는 금(金)이 되는 고로 오른쪽으로 보는 것은[右視] 금의 자리[金位]이니 소리가 없고 왼쪽으로 보면[左視] 목의 자리[木位]이니 소리가 있다. 이는 서로 치기[相擊] 때문이다. (易老)

○한 아이[童子]가 3세 때 경련을 발하여[發搐] 묘시[卯]에서부터 사시[巳]에 이르기까지 눈을 오른쪽으로 보고[右視] 크게 부르짖고 우는데[叫哭] 전씨(錢氏)가 이르기를 '이는 거스름[逆]이니 남자는 양(陽)이며 목(木)이니 발(發)하여 왼쪽으로 보아[左視] 소리가 없으면 순리[順]이고 오른쪽으로 보아[右視] 소리가 있으면 거스르는 것[逆]이다. 그 까닭은 왼쪽은 간목(肝木)이고 오른쪽은 폐금(肺金)인데 거스르면 2장(二臟)이 서로 싸워서 금목(金木)이 서로 치니[相擊] 소리가 있는 것이다' 했다.

치료에는 마땅히 강한 것은 사시키고 약한 것은 보해야 하니[瀉强補弱] 가령 여자가 경련하여[發搐] 눈을 왼쪽으로 보면[目左視] 이는 폐가 와서 간을 편승하여[肺來乘肝] 간(肝)이 감당하지 못하는 고로 울부짖고 우는[叫哭] 것이다. 응당 그 폐(肺)를 사(瀉)시키고 난 후 그 심장[心]을 치료하고 계속해서 그 간(肝)을 치료한다. (錢乙)

□ 경풍이 경련할 때는 붙잡아서는 안 된다[驚風發搐不可把捉]

○소아(小兒)가 급경풍[急驚]으로 바야흐로 경련할 때[搐時] 놀라서 흔들어서는[驚擾] 안 된다. 이는 두려움[畏]이 부족한 것이고 만경풍[慢驚]은 비록 조용하나[靜] 위태로운 병[危病]이다. 급경풍[急驚]이 바야흐로 경련[搐]할 때는 다만 붙들고 있을 것이지 사로잡아서는[擒捉] 안 된다. 대개 풍기(風氣)가 바야흐로 왕성[盛]하면 힘줄과 맥[筋脉]에 흘러들거나 혹은 손발에 이르러 구련[拘攣]345)될 우려[恐]가 있다. (綱目)

○소아(小兒)가 경련[搐搦]할 때 절대로 붙잡지 말아야 한다. 손발[手足]을 심하게 붙들어 쥐면[握持] 반드시 반신불수(半身不遂)가 된다. 응당 경련[搐]할 때는 대나무 자리[竹簟]를 두었다가 서늘한 데 펴고 아이를 그 위에 눕게 하고 축풍(搐風)의 힘이 경락(經絡)에 두루 운행[行]하다가 세력[勢]이 극도에 이르면 저절로 그치고 사람을 상치 않게 해야 한다. (子和)

○한 소아(小兒)가 병으로 수족(手足)이 경련[搐搦]하는데 대인(戴人)이 이르기를 '심화(心火)가 왕성[勝]한 것이니 손을 붙잡지 말고 경련[搐搦]하는 대로 맡겨 두어야 한다'고 했다. 이는 유모(乳母)의 보호(保護)가 지나친 소치(所致)이니 곧 땅을 깨끗이 청소해서 물을 뿌리고 매우 추겨서 아이가 그 위에 눕게 하고 한참 동안 온몸[渾身]을 구르게[轉側]하고 진흙이 몸에 그득하게 되면 이내 샘물로 씻으니 곧 나았다. (子和)

---

345) 구련(拘攣) : 수족(手足)이 굽어져 마음대로 쓰지 못하는 병.

□ 태경과 간풍(胎驚癇風)

ㅇ태경(胎驚)과 간풍(癇風)은 곧 임신부[孕婦]가 기욕(嗜慾)과 분노(忿怒)와 경박(驚撲), 풍사(風邪)에 상함에 의하여 아이가 갓 나서 구토(嘔吐)하고 경련이 일며[搐搦] 입과 눈이 와사증[喎斜]이 걸리고 우는 소리가[啼聲] 짧고 뺨[顋]이 오그라들고[縮] 숫구멍[顖]이 열리거나 혹은 뺨이 붉거나[顋赤] 혹은 얼굴이 푸르고[面靑] 입을 다물고[口噤] 이를 악물고[咬牙] 눈을 감고[眼合] 침을 흘리며[涎潮] 근골(筋骨)이 구련(拘攣)하고 몸과 허리[身腰]가 뻣뻣하고 배꼽과 배[臍腹]가 부어 올라서[腫起] 금구풍[噤口]과 촬구풍[撮口]과 같은 증세이고, 그 미간(眉間)을 보면 기색(氣色)이 붉고 빨간 것[紅赤]은 살고, 푸르고 검은 것[靑黑]은 죽는다. 진사고(辰砂膏)가 가장 묘(妙)하고 저유고(猪乳膏), 진경산(鎭驚散)(두 의방은 아울러 위를 보라) 태을산(太乙散) 또한 좋다. (入門)

◈ 진사고(辰砂膏)

ㅇ태경(胎驚)과 간풍(癇風) 및 금구풍(噤口風)을 치료한다.

【의방】 진사(辰砂) 3전, 현명분(玄明粉) 2전, 붕사(鵬砂), 마아초(馬牙草) 각 1전 반, 전갈(全蝎), 진주분말[眞珠末] 각 1전, 사향(麝香) 1자(字)

이상의 것을 분말을 만들어 유지(油紙)에 봉해 싸서[封裹] 자연으로 고(膏)를 이루어 매번 콩 하나 정도를 취하여 박하탕(薄荷湯)에 타서 내리거나 혹은 유즙(乳汁)에 타서 젖꼭지에 발라 아이로 하여금 빨게[吮] 한다. (入門)

◈ 태을산(太乙散)

ㅇ태경(胎驚)을 치료한다.

【의방】 천장자(天漿子)346), 천남성(天南星), 백부자(白附子), 천마(天麻), 방풍(防風), 백복령 각 2전, 전갈, 주사 각 1전, 사향 1자(字)

이상의 것을 분말을 만들어 매번 5푼(分)을 취해서 유즙(乳汁)에 녹여 내린다. (入門)

□ 급경풍(急驚風)

ㅇ급경풍[急驚]은 큰 소리[大聲]를 듣거나 혹은 크게 놀라[大驚] 경련[發搐]이 지나고 나면 전과 같은데[如故] 이는 음이 없는 것[無陰]이니 응당 내려야 하는데 마땅히 이경환(利驚丸)을 쓴다.

ㅇ급경풍[急驚]은 안으로 열(熱)이 있으면 곧 풍(風)이 생기고 혹은 놀람[驚]으로 인하여 침이

---

346) 천장자(天漿子) : 모충(毛蟲)의 이명(異名). 천장(天漿)은 석류(石榴)이고 모충은 석류나무 위에 살므로 천장자라 한다.

흐르고[涎潮] 경련[搐搦]하여 몸[身體]과 입안의 기[口中氣]가 열 나고 그 발작이 안정(發定)되거나 혹은 한잠 자고 일어나면[睡起] 평상시와 같이 분명[了了]하니 약을 쓰는데는 담열(痰熱)을 내리게[利下] 하고 심신(心神)을 안정시키면 곧 낫는다.(錢乙)

○급경풍[急驚]은 곧 갑자기 얻은 것으로 심장[心]이 놀람[驚]을 받은 것으로 간(肝)이 풍(風)을 주관하여 근맥(筋脉)이 경련[搐搦]하는데 이르고, 또 간(肝)이 힘줄[筋]을 주관하니 마땅히 통심음(通心飮)(의방은 위를 보라), 사청환(瀉靑丸), 양경원(凉驚元), 대청고(大靑膏)를 쓴다.(得效)

○급경풍[急驚]은 일상[常]이 아닌 소리를 듣거나 금수(禽獸)의 울음[吼]을 만나 아관(牙關)이 긴급(緊急)하고 장열(壯熱)347)이 나고 침이 흐르고[涎潮] 치떠 보고[竄視] 뒤집히고[反張] 경련[搐搦]하고 떨리고[顫動] 입안에 열기[口中熱氣]가 있고 뺨이 빨갛고[頰赤] 입술이 붉으며[脣紅] 대소변이 황적색[黃赤]이다. 그 맥(脉)이 뜨고[浮] 잦고[數] 넓고[洪] 팽팽한[緊] 것은 대체로 안으로 실열(實熱)이 있고 밖으로 풍사(風邪)를 끼고 심장[心家]의 열(熱)을 받아서 놀람[驚]이 쌓이고 간[肝家]에 풍이 생겨서[生風] 혹이 경련한다[發搐]. 간풍(肝風)과 심화(心火) 2장(二臟)이 서로 다투어[交爭] 혈이 어지럽고[血亂] 기가 아울러[氣倂] 가래침[痰涎]이 막히므로[壅塞] 백맥(百脉)이 엉기고 체해서[凝滯] 관규(關竅)가 불통하고 풍기(風氣)가 왕생[盛]하여 발설하지 못하는 고로[無所泄故] 매우 심한[暴烈] 것이다.(直小)

○치료법은 관규를 통하게 하고[通關] 풍을 없애고[截風] 경련을 진정[定搐]시키고 담을 없애야[去痰] 한다. 그 열(熱)이 아직 남아 있으면 응당 내려야 하고 한 번 배설[一泄]한 후에는 반드시 위를 부드럽게 하고[和胃] 심장을 진정[鎭心]시켜야 한다.

○풍을 없애고[截風] 경련을 진정시키는데[定搐]는 먼저 개관산(開關散), 체경산(嚔驚散)을 쓰고 다음에 구풍고(驅風膏), 진심환(鎭心丸), 진간환(鎭肝丸), 전씨안신환(錢氏安神丸), 진경환(鎭驚丸), 보유화풍단(保幼化風丹), 영신고(靈神膏)를 쓰고, 담이 왕성하면[痰盛] 마땅히 포룡환(抱龍丸), 재풍환(裁風丸)을 쓰고, 심신(心神)을 편안하게 진정시키는 데는 마땅히 금박진심환(金箔鎭心丸), 영심고(寧心姑)를 쓴다.

○이른바 온경환(溫驚丸), 이경환(利驚丸), 양경환(凉驚丸)은 대개 허(虛)하면 따스하게[溫]하고 실(實)하면 설사[利]하게 하고 열(熱)이 나면 서늘하게[凉] 해야 하니 이를 활법(活法)이라 한다.(直小)

○경풍(驚風)의 형증(形證)은 분명치 않다. 만약 음증(陰證)이라 하면 온몸[渾身]이 또 따스하고[溫] 만약 양증(陽證)으로 보아도 크게 경련을 발작하지[發搐] 않는 것이다. 곧 음양(陰陽)이 불화(不和)한 것이다. 마땅히 방풍온담탕(防風溫膽湯)을 써서 대경원(大驚元), 소경원(小驚元)을 복용한다.(得效)

○급경(急驚)은 먼저 응당 경련을 진정시켜야[定搐]하니 경련[搐]은 풍(風) 때문인 것이다. 풍(風)은 열(熱)로 인한 것이니 경련[搐]이 이미 발작[作]했으면 열(熱)을 내려야 하고 경을 물리쳐

---

347) 장열(壯熱) : 병으로 인한 매우 높은 신열(身熱).

야[退驚]하는 것인데 만약 경이 물러나지[退驚] 않으면 또한 흩어지지 않는다.

○급경(急驚)은 풍을 없애고[截風] 경련을 진정[定搐] 시키는 것이 주요하다. 풍과 경련[風搐]이 이미 진정[定]되면 다음에 하열제[下熱]를 투여[與]하고 열이 없어지면[熱去] 경련하지 않는다[不搐].(直小)

◆ 이경환(利驚丸)

○급경(急驚)으로 신열(身熱)이 나고 얼굴이 붉고 입안에 기열(氣熱)이 있고 대소변(大小便)이 노랗고 붉으면[黃赤] 마땅히 이 약을 써서 내린다.

【의방】 흑축두말(黑丑豆末) 5전, 천축황(天竺黃), 청대(靑黛), 경분(輕粉) 각 1전.
　　　　이상의 것을 분말을 만들어 꿀로 완두콩 크기의 환(丸)을 지어 1세용으로 1환(丸)을 박하탕(薄荷湯)에 녹여 내린다.(錢乙)

◆ 온경환(溫驚丸)

○급경(急驚)의 허증(虛證)을 치료한다.

【의방】 우담남성(牛膽南星) 4냥, 천축황(天竺黃) 1냥, 주사(朱砂) 1전 반, 연지배(臙脂胚) 반 전(半錢), 용뇌(龍腦) 5푼.
　　　　이상의 것을 분말을 만들어 우담즙(牛膽汁)에 섞어서 가시연밥[芡實] 크기의 환(丸)을 지어 사탕물[砂糖水]에 녹여 내린다.

○일명 분홍환(粉紅丸)이다.(錢乙)

◆ 양경환(凉驚丸)

○급경풍(急驚風)을 치료한다.

【의방】 황연(黃連) 1냥, 초룡담(草龍膽), 방풍(防風), 청대(靑黛) 각 3전, 용뇌(龍腦) 5푼, 우황(牛黃), 사향(麝香) 각 1자(字).
　　　　이상의 것을 분말을 만들어 밀가루 풀에 섞어 좁쌀 크기의 환(丸)을 지어 매번 10~20환을 금은거품탕[金銀泡湯]으로 내린다.(錢乙)

◆ 사청환(瀉靑丸)

○간열(肝熱)의 급경(急驚)으로 휵닉(搐搦)하는 것을 치료한다.(의방은 5장을 보라)
○일명 양간원(凉肝元)이니 간(肝)이 풍(風)을 주관하는 인연으로 마땅히 먼저 간을 서늘하게

하면〔凉肝〕 풍(風)이 저절로 물러간다.(得效)

◈ 대청고(大靑膏)
ㅇ급경풍(急驚風)에 마땅히 이를 써서 발산(發散)시킨다.

【의방】 백부자(白附子) 1전 반, 천마(天麻), 청대(靑黛) 각 1전, 오사육(烏蛇肉), 갈소〔蝎梢〕 각 반 전(半錢), 주사(朱砂), 천축환〔天竺黃〕, 사향(麝香) 각 1자(字).
　　이상의 것을 고운 분말〔細末〕을 만들어 생꿀〔生蜜〕에 섞어 고(膏)를 만들어 한 달 이내의 아이는 멥쌀크기〔粳米大〕 반 세 아이는〔半歲兒〕 반 쥐엄나무열매 크기〔半皂子大〕, 1세 아이는〔一歲兒〕 한 쥐엄나무 열매 크기〔一皂子大〕를 박하와 죽엽 달인 탕에 녹여 내린다.(得效)

◈ 개관산(開關散)
ㅇ경풍(驚風)으로 입다물고 열지 못하는 것을 치료한다.

【의방】 지네〔蜈蚣〕 1가닥 구운 것, 백강잠(白殭蚕), 남성 통째로 구운 것〔炮〕 각 1전, 사향(麝香) 1자(字), 저아(猪牙), 조각(皂角) 3정(錠)을 대략 소존성(燒存性)하여.
　　이상의 것을 분말을 만들어 손으로 강즙(薑汁)에 찍은 약을 조금 넣어 이빨에 문지른다. 혹은 물건을 당겨 약 3냥을 물방울을 떨어뜨려 입안에 넣어 침이 나오면 저절로 열린다.(得效)

◈ 체경산(嚔驚散)
ㅇ급경(急驚), 만경(慢驚)의 혼미(昏迷)하고 인사불성〔不省〕하는 것을 치료한다.

【의방】 반하(半夏) 생 것 1전, 조각(皂角) 반 전.
　　이상의 것을 분말을 만들어 콩〔豆〕만큼 취하여 코 안에 불어넣으면 곧 깬다〔醒〕.(得效)

◈ 구풍고(驅風膏)
ㅇ간풍(肝風)으로 경련이 발하고〔發驚搐〕 태풍(胎風)이 발하는 것을 치료한다.

【의방】 진사(辰砂), 갈소(蝎梢), 당귀, 초룡담, 천궁, 치자, 대황, 강활, 방풍, 감초 각 1전.
　　이상의 것을 분말을 만들어 사향(麝香)을 조금 넣어 사탕(砂糖)에 섞어 가시연밥〔芡實〕 크기의 환(丸)을 지어 매 1환을 박하와 죽엽 꿀을 달인 탕에 녹여서 내린다.(丹心)

◈ 진심환(鎭心丸)
ㅇ급경풍(急驚風)을 치료하고 심장〔心〕을 편안케 하고 놀램을 그치게 하고〔止驚〕 사기를 흩고 〔散邪〕 가슴을 시원하게〔凉膈〕 한다.

【의방】 산약, 백복령 각 1냥, 한수석, 감초 구운 것 각 7전 반, 첨초(䑉硝) 흰 것, 주사(朱砂) 각 5전, 인삼 2전 반, 용뇌, 사향 각 5푼.
　이상의 것을 분말을 만들어 꿀에 섞어 매 1냥으로써 50환을 만들어 금박(金箔) 옷을 입혀 박하탕으로 1환(丸)을 내린다.

◆ 진간환(鎭肝丸)
o 급경풍(急驚風)의 열을 치료한다.

【의방】 천축황(天竺黃), 생건지황, 당귀, 죽엽, 초룡담, 천궁, 대황(大黃), 재 속에 묻어 구운 것 〔煨〕, 강활, 방풍 각 2전 반.
　이상의 것을 분말을 만들어 꿀로 가시연밥〔芡實〕 크기의 환(丸)을 지어 매 2환을 사탕물에 녹여서 내린다.(綱目)

◆ 전씨안신환(錢氏安神丸)
o 급경풍(急驚風) 및 심열(心熱)로 놀라서 우는 것을 치료한다.

【의방】 맥문동, 마아초(馬牙草), 백복령, 산약, 한수석, 감초 각 5전, 주사 3전, 용뇌 2자(字)
　이상의 것을 분말을 만들어 꿀에 섞어서 매 냥을 30환을 만들어 매번 1환을 사탕물에 녹여서 내린다.(得效)

◆ 진경환(鎭驚丸)
o 급경풍(急驚風)을 치료하는데 놀람을 진정시키고〔鎭驚〕 신을 편안하게 하고〔寧神〕 열을 물리치고〔退熱〕 담을 녹인다.(化痰)

【의방】 우담남성(牛膽南星) 5전, 주사(朱砂) 3전 반, 호박, 천축황, 웅황 각 3전, 우황 2전, 진주(眞珠) 1전, 사향 반 전, 금박 10조각.
　이상의 것을 분말을 만들어 밀가루 풀에 섞어 오동씨 크기의 환(丸)을 지어 금박으로 옷을 입혀 박하강밀탕(薄荷薑蜜湯) 5~6환을 내린다.(正傳)

◆ 보유화풍단(保幼化風丹)
o 경풍(驚風) 4증세와 8징후를 치료하고 풍담(風痰), 경열(驚熱)을 없앤다.

【의방】 남성, 반하, 천오, 백부자 각 1냥, 울금 5전.
　이상의 것을 분말을 만들어 납월(臘月)의 황우담(黃牛膽) 속에 넣어 응달에서 말려 100일만에 끄집어내어 갈아서 분말을 만들어 매 1냥에 웅황, 주사, 사탕, 염초(焰硝) 각 1전과 편뇌, 사향 각기 조금을 함께 분말을 만들어 꿀로 완두크기의 환(丸)을 지어 등심박하탕(燈心薄荷湯)에 갈아 녹여 1~2환을 내린다.(醫鑑)

◆ 영신고(靈神膏)

【의방】 적복신(赤茯神), 주사 각 1냥, 맥문동 5전, 사향 2전 반.
　　이상의 것을 분말을 만들어 꿀에 섞어 작은 떡〔小餠子〕를 만들어 매 1개씩 잘 임시에 박하탕(薄荷湯)에 녹여 내리면 신효(神效)하다.

○ 한 늙은 의원이 3대의 소아과(小兒科)를 대대로 전〔家傳〕했는데 단지 4~5약으로 병을 낫게 한 것이 우수했는데 가령 소아 경축(驚搐)에는 흔히 이 열증(熱證)인데 마땅히 곧 경풍약(驚風藥)을 쓰지 않고 단지 도적산(導赤散)(의방은 5장(五藏)을 보라)에 방풍, 죽엽을 더해서 함께 달여 2~3첩을 써서 심경(心經)의 사열(邪熱)을 이끌어 없애니〔導去〕 그 경련〔搐〕이 곧 그치니 다음에 영신고(靈神膏)를 복용한다.(集驗)

◆ 포룡환(抱龍丸)
○ 경풍(驚風)에 경련이 왕래하고〔潮搐〕 신열(身熱)로 혼수(昏睡)하는 것을 치료하니 담열(痰熱)을 내릴 수 있으니 곧 심폐간(心肺肝)의 약이다.

【의방】 우담제남성(牛膽製南星) 1냥, 없으면 단지 생것을 취해서 썰어 볶아 익혀서 쓴다. 천축황(天竺黃) 5전, 웅황, 주사 각 2전 반, 사향 1전.
　　이상의 것을 분말을 만들어 감초 달인 고〔煮甘草膏〕에 섞어 쥐엄나무 열매〔皂莢子〕 크기의 환(丸)을 지어 따스한 물에 녹여 내리는데 100일 이내의 아이는 1환을 3차례에 나누어 먹이고 5세 아이는 1~2환을 먹인다. 납설수(臘雪水)에 삶은 감초에 섞은 약은 더욱 좋다.(錢乙)

○ 포(抱)는 보(保)이다. 용(龍)은 간(肝)이다. 간(肝)은 어미〔母〕가 되고 심장〔心〕은 자식〔子〕이 되어 어미가 편안하면〔母安〕 자식이 편안〔子安〕하며 하물며 심장이 신을 간직하고〔心藏神〕 간이 혼을 간직하니〔肝藏魂〕 신혼(神魂)이 이미 진정되니〔定〕 경(驚)이 어디서부터 생기겠는가?(丹心)

◆ 절풍환(截風丸)
○ 경풍(驚風)의 담(痰)으로 경련하는 것〔搐〕을 치료한다.

【의방】 천마(天麻), 백강잠(白殭蚕), 남성 통째로 구운 것〔炮〕 각 2전, 지네〔蜈蚣〕 1가닥〔條〕, 백

부자, 방풍, 주사, 전갈 각 1전, 사향 1자(字)
　　이상의 것을 분말을 만들어 꿀로 오동씨 크기의 환(丸)을 지어 매 1환을 박하탕(薄荷湯)에 녹여 내린다.(入門)

◆ 금박진심환(金箔鎭心丸)
ㅇ경풍(驚風)을 치료하니 심신(心神)을 진정시켜 편안케 한다.(鎭安)

【의방】 전갈(全蝎) 7개를 박하잎[薄荷葉]에 싸서[包] 늘인 불에 구워 말린 것, 천마(天麻), 방풍(防風), 강활(羌活), 우황(牛黃), 적복령, 서각(犀角), 주사(朱砂), 사향, 감초 각 1전.
　　이상의 것을 분말을 만들어 꿀로 쥐엄나무 열매[皂莢子] 크기의 환(丸)을 지어 금박(金箔) 옷을 입혀 매번 1~2환을 취하여 박하탕(薄荷湯)에 녹여 내린다.(入門)

◆ 염심고[寧心膏]
ㅇ소아(小兒)가 안정되지 않고[不定] 정신이 흐리멍덩하고[恍惚] 편치 않으며[不寧] 두려워하여[恐畏] 많이 울고[多哭] 잠자는 중[睡中]에 가위눌리는 것[驚魘, 경염]을 치료한다.

【의방】 주사(朱砂) 2전, 인삼, 백출, 백복령, 복신(茯神), 산약, 강활, 감초 각 7전, 용뇌, 사향 각 1자(字).
　　이상의 것을 분말을 만들어 꿀로 가시연밥[芡實] 크기의 환(丸)을 지어 박하탕(薄荷湯)에 1환을 녹여 내린다.(丹心)

◆ 방풍온담탕(防風溫膽湯)
ㅇ경풍(驚風)을 치료하니 담을 없애고[消痰] 풍을 소통시키고[疎風] 기를 순행[順氣]케 한다.

【의방】 반하(半夏), 지각(枳殼), 적복령 각 5푼, 진피, 방풍 각 2푼 반, 인삼 2푼, 감초 1푼 반.
　　이상의 것을 썰어서 1첩을 만들어 생강 1조각과 자소엽 2잎[紫蘇二葉]을 달인 물에 타서 내리고 대경원(大驚元), 소경원(小驚元)을 복용한다.(得效)

◆ 대경원(大驚元)
ㅇ경풍(驚風)을 치료하는데 신을 평안케 하고[安神] 놀람을 진성[定驚]시킨다. 또 심열(心熱)로 밤에 우는 것을 치료한다.

【의방】 산조인(酸棗仁) 껍질을 벗긴 것, 방분(蚌粉) 볶은 것, 감초 구운 것 각 5전, 인삼, 적복령, 백출(白朮), 주사, 맥문동, 목향, 대자석(代赭石) 초에 삶은 것 각 2전 반, 백강잠(白殭蚕), 길경미(桔梗尾) 각 1전 2푼 반, 전갈 3개, 금은박(金銀箔) 각 3조각.

　　　　이상의 것을 분말을 만들어 오동씨 크기의 환(丸)을 지어 금은박(金銀箔)으로 옷을 입혀 박하탕에 녹여 1~2환을 내린다.

o 일명 대안신원(大安神元)이다.(得效)

◆ 소경원(小驚元)
o 경풍(驚風)을 치료한다.

【의방】 울금(鬱金), 조각수(皂角水)에 담가 삶은 것, 황연(黃連), 마아초(馬牙硝), 목향, 곽향, 초룡담 각 2전 반, 전갈(全蝎) 3개.
　　　이상의 것을 분말을 만들어 밀가루 풀에 섞어 오동씨 크기의 환(丸)을 지어 웅황, 주사, 사향, 금은박(金銀箔)으로 옷을 입혀 박하탕에 녹여 1~2환을 내린다.(得效)

□ 급경풍의 불치의 증세〔急驚風不治證〕

o 눈동자가 뒤집히고〔翻轉〕 입안에 피가 나오고 두 다리를 발버둥치고〔擺跳〕 배(腹肚)가 뒤틀려서〔搐動〕 몸을 어루만지고 옷을 더듬으며〔摸體尋衣〕 정신이 어지럽고〔神昏〕 기가 촉급하며〔氣促〕 약을 뿜어내고 먹지 않고〔噴藥不下〕 관을 통하나〔關通〕 재채기하지 않고〔不嚔〕 심중(心中)이 열이 나고 아프며 갑자기 크게 소리지르면 다 치료하지 못한다.(醫鑑)

□ 만경풍(慢驚風)

o 만경풍(慢驚風)은 큰 병의 나머지에 토사(吐瀉)한 뒤 및 한량(寒凉)의 약을 지나치게 복용하여 생긴다. 그 증세는 눈이 느슨하게 번들거리고〔慢騰騰〕 혹은 눈동자를 드러내며〔露睛〕 수족(手足)이 경기〔瘈瘲〕하고 얼굴 색이 푸르고 희며〔靑白〕 온몸〔渾身〕과 팔다리(四肢)가 차갑고 묵묵히 말이 없고 그 맥(脉)이 잠기고〔沈〕 늘이다〔遲〕. 백출산(白朮散), 익황산(益黃散)에 방풍(防風), 동과인(冬瓜仁)을 더해서 달여서 복용한다.(得效)

o 만경풍〔慢驚〕은 토사(吐瀉)를 오래하여 중기(中氣)가 크게 허하여〔太虛〕 얻는 것이다. 그 몸이 차갑고 입과 코〔口鼻〕 안의 기(氣)가 차갑고 대소변(大小便)이 푸르고 희고〔靑白〕 혼수(昏睡)하여 눈동자가 드러나고〔露睛〕 눈을 치뜨고〔目上視〕 손과 발이 오그라든다〔瘈瘲〕. 대개 비장이 허하면〔脾虛〕 풍이 생기고〔生風〕 풍이 왕성하면〔風盛〕 힘줄이 당기니〔筋急〕 마땅히 황기탕(黃芪湯), 온백환(溫白丸)을 쓴다.(正傳)

o 음증(陰證)의 만경풍(慢驚風)은 급경풍(急驚風)의 양증(陽證)으로부터 전래(傳來)하니 겨우 토사(吐瀉)를 거쳐 곧 이 만경풍(慢驚風)이 되는 것이다. 남자는 설사로 얻은 것이 중(重)하고 여

자는 토함으로 얻은 것이 중(重)하다.

○ 만경풍(慢驚風)은 눈을 반은 뜨고 반은 감는다. 자는 듯도 하고 자지 않는 듯도 하다. 열 손가락을 펴고[開], 혹은 오무리니[合] 경련하는 듯도 하고[搐] 경련하지 않는 듯[不搐]도 하다. 구안(口眼)과 수족(手足)이 때로는 당겨서 부자유하고[牽掣], 맥(脉)이 혹은 뜨고[浮] 혹은 잠기고[沈] 몸[身]이 혹은 서늘하고[涼] 혹은 열(熱)나고 혹은 토(吐)하고 혹은 설사[瀉]하고 혹은 토사하지 않고 혹은 젖을 먹고 혹은 젖을 먹지 않는다. 이를 반음반양(半陰半陽)의 합병(合病)이라 하는데 토사(吐瀉)로 인해 얻은 것은 마땅히 가미출부탕(加味朮附湯), 성비산(醒脾散), 양유방(養乳方)을 쓰고 허풍(虛風)은 마땅히 오갈산(烏蝎散)을 쓰고 양증(陽證)이 아직 있는 것은 마땅히 선갈산(蟬蝎散)을 쓴다.

○ 바야흐로 만경풍(慢驚風)으로 전변[傳]하려는데 징후[候]가 아직 양증(陽證)(8후(八候)가 아직 있음)이 있으면 회양(回陽)할 필요가 없다. 다만 절풍(截風) 조위(調胃)하는 약을 투여[與]하는데 선갈산[蟬蝎散], 성비산(醒脾散)을 쓰고, 만약 수족이 얼음같이 차가우면[氷冷] 바야흐로 회양(回陽)해야 한다. 유황(硫黃), 부자(附子)를 쓰고 가령 뇌사(腦麝), 은분(銀粉), 파초(巴硝) 등은 일체 쓰지 말아야 한다.(入門)

○ 옛말에 이르기를 '환자(病家)는 경(驚)을 두려워하고 설사[瀉]는 두려워하지 않는다. 의원[醫家]은 설사[瀉]를 두려워하고 경(驚)은 두려워하지 않는다.'고 했다. 가령 설사가 그치지 않으면 또 먼저 설사를 치료하고, 만약 다시 풍(風)을 치료하면 경(驚)과 풍(風)이 더욱 심해진다.(直小)

○ 푸른 것을 설사[泄滑]하는 것은 마땅히 만경풍[慢驚]을 막아야 한다[防]. 대개 청색의 설사를 하는 것은 곧 경을 낀 것인데[夾驚] 목이 토를 이기는 것[木剋土]이다.

○ 무릇 아이가 푸른색 설사를 하는 것은 비토(脾土)가 간목(肝木)의 이김[剋勝]을 받아서 나타난 것이니 본질(本質)이 그 간직한 허한(虛寒) 때문이니 황기익황산(黃芪益黃散)이 주치[主]한다.

○ 소아(小兒)의 만경풍[慢驚]은 혹은 토(吐)하고 설사하여[利] 그치지 않으니 변하여 허풍(虛風)과 축익[搐搦]을 이룬 것은 풍이 아니다[非風]. 위기(胃氣)가 끊어지려 하는 때문이니 내복단(來復丹)(의방은 한문(寒門)을 보라) 5알[粒]을 갈아 부셔서[硏碎] 미음(米飮)으로 내려보내면 즉효(卽效)한다.(得效)

○ 만경풍(慢驚)에는 마땅히 온경환(溫驚丸), 신효산(神效散), 관음산(觀音散), 전갈관음산(全蝎觀音散), 3미천장자산(三味天漿子散), 보비탕(補脾湯), 보생단(保生丹), 연생단(延生丹), 삼출반하탕(參朮半夏湯), 방풍원(防風元), 은백산(銀白散)을 쓴다.(諸方)

○ 침이 왕성하면[涎盛] 마땅히 탈명산(奪命散)(의방은 아래를 보라), 쌍금환(雙金丸), 남성음(南星飮)을 쓴다.(諸方)

◆ 백출산(白朮散)

○ 토사(吐瀉)가 오래되어[日久] 그치지 않고 진액(津液)이 고갈(枯渴)되어 번갈(煩渴)하고 물이

당기면 만경풍(慢驚風)이 되는 것을 치료한다.

【의방】 갈근(葛根) 2전, 인삼, 백출, 백복령, 목향, 곽향, 감초 각 1전.
이상의 것을 거친 분말을 만들어 매 2전을 물에 달여 임의(任意)로 복용한다.

○설사하는데는 산약(山藥), 백편두(白偏豆), 육두구(肉豆蔲)를 더하고 이미 만경풍(慢驚)이 이루어진 것은 천마(天麻), 세신(細辛), 전갈(全蝎), 백부자(白附子)를 더한다.
○경풍(驚風)에 설사(泄瀉)하고 번갈(煩渴)한 데는 다 진액(津液)이 안으로 소모된〔內耗〕 것이니 음양(陰陽)의 물을 것 없이 많이 달여 마음껏 많이 마시면 더욱 좋다.
○일명 전씨백출산(錢氏白朮散)이다.(得效)

◆ 익황산(益黃散)
○만경풍(慢驚風)을 치료한다.

【의방】 황기 2전, 인삼, 진피 각 1전, 백작약 7푼, 생감초 구운 것, 감초 각 5푼, 백복령 4푼, 황연 2푼.
이상의 것을 거친 분말을 만들어 물에 달여 때때로 복용한다.

○일명 황기익황산(黃芪益黃散)인데 모든 소아(小兒)의 푸른 색 설사에는 양경환(涼驚丸)을 크게 금하고, 대개 풍목(風木)이 왕성하면 반드시 비토(脾土)를 이기기 때문에 응당 먼저 토(土)를 실(實)하게 한 뒤에 그 목(木)을 사(瀉)시킨다. 응당 심경중(心經中)에 감온(甘溫)한 것으로 토(土)의 근원을 보(補)하고 다시 비토중(脾土中)의 화를 사시키는 것〔瀉火〕은 감한(甘寒) 것으로 하고 금(金)을 보(補)하는 것은 산량(酸凉)한 것으로 하여 비토중(脾土中)의 금이 왕성하고〔金旺〕 화가 쇠하면〔火衰〕 풍목(風木)이 스스로 허〔自虛〕해진다.(東垣)

◆ 황기탕(黃芪湯)
○만경풍(慢驚風)으로 푸른 색 설사하는 것을 치료한다.

【의방】 황기 2전, 인삼 1전, 감초 구운 것 5푼.
이상의 것을 1첩을 만들어 물에 달여 복용한다. 백작약 1전을 더하면 더욱 묘하다.

○이 증세는 풍목(風木)이 왕성〔旺〕하여 반드시 비토(脾土)를 이기는 것이니 마땅히 먼저 그 토(土)를 실(實)하게 하고 뒤에 목(木)을 사(瀉)시키는 것이 이 신치(神治)의 법이다.
○일명 보원탕(保元湯)이다.(東垣)

40. 소아(小兒)

◆ 온백환(溫白丸)

o 만경풍(慢驚風)을 치료한다.

【의방】 백강잠(白殭蠶) 볶은 것, 백부자 생 것, 남성(南星) 통째로 구운 것 각 1냥, 천마(天麻) 생 것 5전, 전갈(全蝎) 1전.
　　이상의 것을 분말을 만들어 밀가루 풀에 섞어 녹두 크기의 환(丸)을 지어 생강 미음(米飮)으로 5~7환에서 20~30환을 내린다.(錢乙)

◆ 가미출부탕(加味朮附湯)

o 토사(吐瀉) 후에 만경(慢驚)으로 변하거나 장이 차가워〔藏寒〕 동설(洞泄)하는 것을 치료한다.

【의방】 부자 통째로 구운 것, 백출 각 1냥, 육두구(肉豆蔲) 잿 속에 묻어 구운 것〔煨〕 2개, 목향, 감초 구운 것 각 5전.
　　이상의 것을 거친 분말을 만들어 매 2전을 생강 3쪽, 대추 2매와 물에 달여 복용한다.(入門)

◆ 성비산(醒脾散)

o 비장〔脾〕이 피곤하여 어지럽고〔困昏〕 맥이 잠기고〔沈〕 토사(吐瀉)가 그치지 않아 점차 만경(慢驚)을 이루는 것을 치료한다.

【의방】 인삼, 백출, 백복령, 백부자, 백강잠, 천마, 목향, 감초 각 5푼, 전갈 2푼 반.
　　이상의 것을 거친 분말을 만들어 매 2전을 생강 2조각, 대추 1매와 물에 달여 점차로〔漸漸〕 복용하고 한꺼번에 복용하면〔頓服〕 안 된다.(綱目)

◆ 양유방(釀乳方)

o 만경풍(慢驚風)을 치료한다.

【의방】 인삼, 목향, 곽향(藿香), 침향(沈香), 진피, 신국(神麴), 맥아(麥芽) 각 1전, 정향(丁香) 5푼.
　　이상의 것을 썰어서 1첩을 만들어 생강 5쪽, 자소(紫蘇) 5잎, 대추 3매를 함께 달여 유모(乳母)가 식후에 유즙(乳汁)을 짜낸 후에 바야흐로 취하여 복용하고 곧 우러러 누워서〔仰臥〕 잠시〔霎時, 삽시〕 아이로 하여금 빨리면〔吮〕 몇 입을 먹이는데 너무 배부르게 해서는 안 되고 토하려 하면 급히 진정시키고 마땅히 절풍(截風)시켜야 하니 8선산(八仙散)을 복용시키고 2일 후에 마땅히 성비산(醒脾散)을 복용시키면 이는 좋은 치료법이다. 이와 같이 조리(調理)하면 낫지 않는 것이 없다.(湯氏)

◆ 8선산(八仙散)
○ 만경(慢驚)의 허풍(虛風)을 치료한다.

【의방】 천마, 백부자, 백화사육(白花蛇肉), 방풍, 남성, 반하국(半夏麯), 동과인(冬瓜仁), 전갈(全蝎) 각 2푼 반에 천오(川烏) 1푼을 더하여.
　　이상의 것을 썰어서 1첩을 만들어 생강 2쪽, 대추 1매, 박하 2잎과 함께 달여 복용한다.(湯氏)

◆ 오갈산(烏蝎散)
○ 만경(慢驚)이 순음증(純陰證)으로 토사(吐瀉)를 그치지 않는 것을 치료한다.

【의방】 4군자탕(四君子湯)에(의방은 기문(氣門)을 보라), 천오(川烏), 전갈(全蝎), 남성(南星) 각 1전을 더해서.
　　이상의 것을 더해서 생강 3쪽, 대추 2매를 넣어 물에 달여 복용한다.(入門)

◆ 선갈산(蟬蝎散)
○ 만경풍(慢驚風)의 양증(陽證)이 아직 있는 것을 마땅히 이 약을 쓴다.

【의방】 전갈(全蝎) 7개, 매미허물〔蟬退〕 21개, 남성 1개, 감초 2푼 반.
　　이상의 것을 거친 분말을 만들어 매 1전에 생강 3쪽, 대추 2매를 넣어 물에 달여 복용한다.(入門)

◆ 신효산(神效散)
○ 만경풍(慢驚風)을 치료한다.
○ 노래에 이르기를 '1알의 정향 1개의 전갈(一粒丁香一箇蝎)/ 1자의 진사 1점의 혈(一字辰砂一點血)/'이라 했다.
○ 이상의 3미(三味)를 함께 분말을 만들어 남자는 남자의 왼손 중지(中指)의 피, 여자는 여자의 오른손 중지(中指)의 피에 약말(藥末)을 담가〔蘸〕 아이의 입술 위에 바르면 곧 낫는다.(綱目)

◆ 관음산(觀音散)
○ 비장〔脾〕이 피곤하여 설사를 많이 하고 젖 먹을 생각이 나지 않고 정신이 혼곤(昏困)하여 팔다리〔四肢〕가 냉(冷)하고 만경(慢驚)이 이루어지려 하는 것을 치료한다.

【의방】 인삼 1전, 연육(蓮肉), 신국(神麯) 각 2푼, 백복령 1푼 반, 백출, 황기, 목향, 백편두(白扁

豆), 감초 각 1푼.
　　이상의 것을 썰어서 생강 2쪽, 대추 1매, 곽향 3잎을 함께 달여 복용한다.(入門)

◆ 전갈관음산(全蠍觀音散)
ㅇ토〔吐瀉〕후에 만경풍(慢驚風)이 이루어진 것을 치료하고 또한 만비풍(慢脾風)을 치료한다.

【의방】 곧 앞의 이방〔前方〕에다 강활(羌活), 방풍(防風), 천마(天麻), 전갈(全蠍)을 더한다.(入門)

◆ 3미천장자산(三味天漿子散)
ㅇ만경풍(慢驚風)을 치료한다.

【의방】 천장자(天漿子), 백강잠, 전갈 각 3매.
　　이상의 것을 분말을 만들어 매 1자(字)를 박하탕(薄荷湯)에 타서 내린다.(直小)

◆ 보비탕(補脾湯)
ㅇ만경풍(慢驚風)을 치료한다.

【의방】 백출 1전 3푼, 백작약 술에 볶은 것 1전, 백복령, 반하 각 7푼, 진피, 황기(黃芪)를 꿀물에
　　볶은 것, 인삼, 당귀, 천궁, 육두구 재 속에 묻어 구운 것, 건갈, 신국 볶은 것 각 5푼, 황연
　　볶은 것, 감초 구운 것 각 3푼.
　　이상의 것을 썰어서 1첩을 만들어 물에 달여 조금씩 조금씩〔稍稍〕복용한다.(醫鑑)

◆ 보생단(保生丹)
ㅇ만경풍(慢驚風)을 치료한다.

【의방】 주사, 천마, 백부자를 통째로 구운 것, 백강잠 볶은 것, 전갈 살짝 볶은 것 각 2전, 건강 통
　　째로 볶은 것, 우황, 사향 각 1전.
　　이상의 것을 분말을 만들어 꿀로 삼씨〔麻子〕크기의 환(丸)을 지어 박하탕(薄荷湯)으로 3환
　　을 내린다.(直小)

◆ 연생단(延生丹)
ㅇ위와 같은 것을 치료한다.

【의방】 남성 통째로 구운 것 2전 반, 주사, 우황, 강활 각 1전 2푼 반, 사향 6푼, 갈소(蠍稍) 7매,
　　백강잠 3매.

이상의 것을 분말을 만들어 대추살〔棗肉〕에 섞어 녹두 크기의 환(丸)을 지어 박하탕(薄荷湯)에 녹여 2환을 복용한다.(直小)

◆ 삼출반하탕(參朮半夏湯)
ㅇ만경풍(慢驚風)을 치료함에 자모(子母)가 함께 복용한다.

【의방】 인삼, 백출 각 2전, 반하, 천마 각 7푼, 백복령, 진피 각 5푼, 세신(細辛), 박하, 감초 각 2푼, 전갈 볶은 것 1매.
　　이상의 것을 썰어서 1첩을 만들어 생강 3쪽과 물에 달여 복용한다.(正傳)

◆ 방풍원(防風元)
ㅇ만경풍(慢驚風)을 치료한다.

【의방】 천마, 방풍, 인삼 각 5전, 전갈, 백강잠, 감초 각 2전 반, 주사, 웅황 각 1전 7푼 반.
　　이상의 것을 분말을 만들어 꿀로 가시연밥〔芡實〕 크기의 환(丸)을 지어 인삼탕(人參湯) 혹은 동과인탕(冬瓜仁湯)에 녹여 내린다.(得效)

◆ 은백산(銀白散)
ㅇ만경풍(慢驚風)을 치료하는데 풍을 제거하고〔祛風〕 위를 돕는다.(助胃)

【의방】 연육(蓮肉), 백편두(白扁豆), 백복령 각 2전, 백부자 통째로 구운 것, 인삼, 천마, 전갈 볶은 것, 목향, 곽향, 감초 볶은 것 각 1전, 묵은 쌀〔陳米〕 볶은 것 3전.
　　이상의 것을 거친 분말을 만들어 매 2전을 생강 2쪽과 방풍 조금을 넣어 함께 달여 복용한다.(得效)

◆ 남성음(南星飮)
ㅇ만경(慢驚)으로 비장〔脾〕이 피곤〔困〕해서 침이 왕성〔涎盛〕하고 젖 먹을 생각이 나지 않은 증세를 치료한다.

【의방】 큰 남성〔大南星〕 1개 붉게 볶은 것, 동과인(冬瓜仁), 백편두 강즙에 볶은 것 각 3전.
　　이상의 것을 분말을 만들어 매 2전을 생강 2쪽, 방풍 조금과 함께 달여 복용한다.(得效)

◆ 쌍금환(雙金丸)
ㅇ토사(吐瀉)가 오래되어 비위(脾胃)가 허손(虛損)되어 수족(手足)이 궐랭(厥冷)하여 정신이 어지럽고 막히고〔昏塞〕 잠이 많으며 눈동자가 들어가고〔露睛〕 입과 코의 기(氣)가 냉(冷)하여 만경

풍(慢驚風)이 생기려는 것을 치료한다.

【의방】 금액단(金液丹)(의방은 한문(寒門)을 보라)과 청주백원자(靑州白元子)(의방은 풍문(風門)을 보라)를 등분(等分)하여 함께 갈아 생강미음(生薑米飮)에 타서 흘러 넣는데〔灌〕 오직 많이 복용해야 곧 효험이 있다. 비록 위태한 지경의 사람도 왕왕(往往) 죽어가다가도 10중 8~9는 살아난다. 심존중(沈存中)이 이르기를 '금액단(金液丹) 토리(吐利)로 숨이 끊어지려는 데에 복용하면 살아나는데 반드시 많이 복용해야 바야흐로 효험이 있다'고 했다.(綱目)

o 한편 이르기를 '금액단(金液丹)은 진실로 소아(小兒)의 토사(吐瀉), 묘한 약제〔妙劑〕이다' 했다.

□ 경풍 치료의 징험〔驚風治驗〕

o 한 소아(小兒)가 토사(吐瀉)하여 여러 의원〔諸醫〕들이 내리는 약을 써서 지극히 허〔至虛〕하여 만경풍〔慢驚〕으로 변해 이루어졌는데 그 징후〔候〕가 혼수(昏睡)하여 눈동자가 드러나고〔露睛〕 수족(手足)이 경련〔瘈瘲, 계종〕하고 몸이 차가운데 전씨(錢氏)가 과루탕(瓜蔞湯)(의방은 본서(本書)를 보라)을 쓰니 그 아이가 곧 눈을 뜨고 몸이 따스해지고, 그 아이가 대소변을 하지 못하니 여러 의원들이 설사하는〔下利〕 약을 쓰니 전씨(錢氏)가 이르기를 '부당하게 소변을 하리시키면 반드시 몸이 차가워진다'고 했다. 과연 1~2일이 되니 몸이 차가워졌다. 전씨(錢氏)가 이르기를 '먹지 못하고〔不能食〕 위가 허한데〔胃虛〕 만약 대소변을 하리〔利〕하면 비위(脾胃)가 함께 허하여 응당 몸이 차가우니 눈을 감으면 곧 죽는데 이제 태기(胎氣)가 실(實)하니 쇠(衰)하지 않는 것이 다행이다' 했다. 익황산(益黃散)(의방은 5장(五藏)을 보라), 사군자환(使君子丸)(의방은 본서(本書)를 보라)을 4번 복용하니 과연 음식을 먹을 수 있게 됐으나 뒤에 또 말을 못하는데 여러 의원〔諸醫〕이 실음약(失音藥)을 지어 치료하니 전씨〔錢〕 이르기를 '이는 서늘한 약〔涼藥〕으로 인해 소변을 하리〔利〕하니 비신(脾腎)이 함께 허〔俱虛〕함에 이르니 이제 비장〔脾〕은 이미 실(實)한데 신장(腎)이 오히려 허(虛)하다.' 하고 6미지황원(六味地黃元)을 쓰니 1달 안에 낫고 소리가 전과 같았다.(錢乙)

□ 만경풍의 불치의 증세〔慢驚風不治證〕

o 만경풍〔慢驚〕에 팔다리〔四肢〕가 궐랭(厥冷)하고 토사(吐瀉) 해수(咳嗽)로 얼굴이 검고〔眵黯〕 정신이 참담하고〔神慘〕 위가 아파서〔胃痛〕 까마귀 소리〔鴉聲〕가 나고 양 옆구리〔兩脇〕에 기가 움직이고〔動氣〕 입에 흰 부스럼〔白瘡〕이 나고 머리칼이 곤두서고 머리가 흔들리고 눈동자가 구르지 않고 가래침이 끓고〔鳴〕 기침〔喘〕으로 목이 메이고〔噎〕 머리가 연(軟)하고 대소변을 금치 못하고

수족(手足)이 한쪽으로 당기는 것은 다 치료하지 못한다.(醫鑑)

o 경련(搐)하는 것 같으면서 심하게 경련(搐)하지 않고, 자는 것 같으며 정신이 흐리고(精神慢) 4지(四肢)와 입안의 기(氣)가 다 차갑고 잠자면서 눈동자가 드러나거나 혹은 위가 아파서(胃痛) 울어서 까마귀 소리를 내는 것은 이미 위태로운 증세이다. 대개 비위(脾胃)가 허손(虛損)한 때문이다.(寶鑑)

o 만경풍(慢驚)으로 숨이 끊어지려 하는 때에는 허담(虛痰)이 위로 목구멍을 쳐서(攻咽喉) 기가 당겨(引氣) 호흡이 거칠고 크며(大) 맥(脉)이 오는 것이 뜨고(浮) 잦다(數). 이를 음이 왕성(陰盛)하고 양이 강하다(强陽)고 한다. 그릇 알아서(錯認) 양기(陽氣)가 이미 회복된 줄 알고 바로 준약(峻藥)을 투여(與)하여 담을 내리면(下痰) 담(痰)이 약을 따라 내려서 기(氣)가 담을 따라 사람이 죽는다(絶人). 의원이 죽었음을 나무라니 이는 넘어진 등잔이 장차 불이 꺼지는 징후임을 알지 못하는 것이다. 비록 내리지 않는 약이라 해도 또한 살 수가 없는 것이다.(直小)

□ 급한 경풍의 통용되는 치료(急慢驚風通治)

o 마땅히 비급환(備急丸), 우황포룡환(牛黃抱龍丸), 보명단(保命丹), 지성보명단(至聖保命丹), 천금산(千金散), 성향산(星香散), 주분산(朱粉散), 탈명산(奪命散), 탐생산(探生散)을 쓴다.

◆ 비급환(備急丸)

o 급만경풍(急慢驚風)을 치료한다.

【의방】 5월 5일에 흰 머리 지렁이(白頭蚯蚓)를 다소(多少) 불구하고 취해서 진흙을 제거하고 불에 쪼여 말려서(焙乾) 분말을 만들어 주사(朱砂)를 더하여 등분(等分)하여 풀로 녹두 크기의 환을 지어 금박(金箔)으로 옷을 입혀 매 1환을 백탕(白湯)으로 내린다.

o 한 법(一法)은 지렁이(蚯蚓)를 취해서 죽도(竹刀)로 가운데를 잘라 급히 뛰는 것(急跳)을 취하여 급경풍(急驚)을 치료하고 늘이게 뛰는 것(慢跳)을 취하여 만경풍(慢驚)을 치료하는데 각기 따로 문드러지게 갈아서(硏爛) 주사 분말(朱砂末)에 섞어서 녹두 크기의 환(丸)을 지어 2 그릇에 따로 담아두고 기록해두고 쓰면 신묘(神妙)하다.(丹心)

◆ 우황포룡환(牛黃抱龍丸)

o 급만경풍(急慢驚風)으로 담수(痰嗽)하고 축증(搐)이 왕래하는 것(潮)을 치료하니 놀램을 진정(鎭驚) 신을 편안하게(安神)한다.

【의방】 우담남성(牛膽南星) 1냥, 천축황(天竺黃) 5전, 웅황, 진사 각 2전 반, 사향, 진주, 호박 각

40. 소아(小兒)

1전, 우황 5푼, 금박(金箔) 10조각.
　이상의 것을 고운 분말[細末]을 만들어 물에 삶아 감초고(甘草膏)와 섞어 가시연밥[芡實] 크기의 환(丸)을 지어 금박(金箔) 옷을 입혀 매 3세 아이는 1환을 복용하고 5세는 2환, 10세는 3~5환을 박하탕(薄荷湯)에 녹여 내린다.(醫鑑)

○ 이 의방은 위의 진경환(鎭驚丸)과 같은데 전수(錢數)가 다르다.(醫鑑)

◆ 보명단(保命丹)
○ 급만경풍(急慢驚風)에 양증(陽證)이 아직 남아 있는 것은 치료하니 상복(常服)하면 신을 편안케[安神]하고 담을 녹인다.(化痰)

【의방】 전갈(全蝎) 14개, 방풍(防風), 남성(南星), 매미허물[蟬退], 백강잠, 천마, 호박 각 2전, 백부자, 진사 각 1전, 사향 5푼, 열이 있으면 우황, 편뇌 각 5푼을 더한다.
　이상의 것을 분말을 만들어 멥쌀밥[粳米飯]을 찧어 쥐엄나무 씨[皂子] 크기의 환(丸)을 지어 금박(金箔)을 옷을 입혀 유즙(乳汁)이나 박하탕(薄荷湯)에 1환을 녹여 내린다.(入門)

◆ 천금산(千金散)
○ 급만경풍(急慢驚風)으로 담천(痰喘)하는 것을 치료하는데 비록 죽음에 이르게 되어도 이 약을 목구멍에 흘러 넘치면 곧 산다.

【의방】 황련, 천마, 주사 각 4푼, 전갈, 백강잠 각 3푼, 우담남성(牛膽南星), 감초 각 2푼, 우황, 용뇌 각 6리(釐).
　이상의 것을 분말을 만들어 매번 5~7리(釐)를 박하 등심탕(薄荷燈心湯)에 타서 내린다.(回春)

◆ 성향산(星香散)
○ 급만경풍(急慢驚風)에 축익(搐搦)하고 눈을 치뜨고[竄視] 침을 흘리는 것[涎潮]을 치료한다.

【의방】 남성(南星) 통째로 구운 것[炮] 2전 반, 목향, 귤홍 각 1전, 전갈 2개.
　이상의 것을 썰어서 1첩을 만들어 생강 4조각과 물에 달여 자주 흘러 넣으면 대변으로 침이 제거되면 곧 낫는다.(得效)

◆ 주분산(朱粉散)
○ 급만경풍(急慢驚風)을 치료한다.
○ 노래에 이르기를 '한 알의 주사 한 조각의 경분 7개[一粒朱砂一片雪](경분(輕粉)이다)/ 강잠

3개 전갈은 다소 불문[殭蚕三箇蠍不問]/ 경풍과 만풍에 복용할 때[驚風與慢風服時]/ 반드시 생인의 혈(유즙(乳汁)이다)을 쓴다.[須用生人血]'고 했다.

【의방】 이상의 것을 먼저 강잠[蚕]과 전갈[蠍]을 살짝 볶아 말려[微炒燥] 꺼내어 식기를 기다려 사분(砂粉)과 함께 갈아 고운 분말[細末]을 만들어 어미[母]의 유즙(乳汁)에 타서 아이 입안에 바르면[抹] 곧 효험이 있다.(十三方)

◆ 탈명산(奪命散)

○ 크게 풍담(風痰)을 잡아당길 수[控] 있으니 급만경풍(急慢驚風)을 불문하고 담(痰)이 목구멍을 막아서 끓는 소리가[響] 조수(潮水)같은 것을 조연(潮涎)이라 하니 백약(百藥)이 목구멍을 넘어가지 않고 명(命)이 수유(須臾)에 있는데 다만 이 약이 목구멍에 들어가면 담(痰)이 곧 떨어져 내리니 공효[功]가 천지(天地)의 조화(造化)를 뺏는 만전(萬全)의 공효[功]가 있다.

【의방】 청몽석(靑礞石)348) 1냥에 염초(焰硝) 1냥을 함께 냄비 안[鍋內]에 넣고 불에 데워서[火煆] 초석[硝]이 다 되는 것을 기다려 몽석(礞石)이 금색(金色)같이 되면 고운 분말[細末]을 만들어 급경풍(急驚風)의 신열(身熱)에는 박하즙(薄荷汁)에 꿀을 넣어 타서 약간 따스하게 복용하면 약이 스스로 담을 싸서 대변으로 떨어져 나오니 빽빽하게 흐르는[稠涕] 아교처럼 끈끈한 것[膠粘]이 곧 약의 공효[功]이다. 다음에는 풍을 없애고[去風] 열을 물리치고[退熱] 경을 끊은[截驚] 등의 약을 복용하는데 만경(慢驚)으로 지극히 위험한 사람이 이 약을 쓰는데 청주백원자(靑州白元子)를 다시 갈아 분말을 만들어 강즙(薑汁)에 타서 풀[糊]과 같이 끓여 익힌 꿀[熟蜜]에 타서 내리면 그 담연[涎]이 배로 떨어져 들어가니 다음은 뱀과 전갈[蛇蝎], 지네[蜈蚣], 천오(川烏) 등의 약을 복용한다.

○ 이 약은 급만경(急慢驚)을 치료하고 담을 내리는[利痰] 성약(聖藥)이다. 그릇에 물을 담고 물 위에 담(痰)을 토(吐)해서 약을 조금 칠[糝]하면 담(痰)이 약을 따라서 내리니 목향탕(木香湯)에 타서 복용한다.(湯氏)

○ 몽석(礞石)이 비록 담을 내리나[利痰] 위장(胃腸)에는 좋지 않으므로 목향(木香)으로 도우면 [佐] 담(痰)을 싸서 대변을 따라서 나오게 할 수 있으니 똥이 나오지 않고 장부(藏府)가 움직이지 않으면 비로소 약의 묘(妙)함을 안다.(入門)

◆ 탐생산(探生散)

○ 급만경풍(急慢驚風)에 여러 약이 효험이 없는데 이 약을 써서 코에 불어넣으면 사생(死生)을

---

348) 청몽석(靑礞石) : 중국 양자강 북쪽에서 나는 돌. 푸른 빛과 흰 빛의 두 가지가 있음. 적취(積聚) 경기(驚氣)에 쓰는 거담제(祛痰劑).

결정한다.

【의방】 웅황, 몰약 각 1전, 유향 5푼, 사향 1자(字)
　　　이상의 것을 분말을 만들어 코에 조금 불어넣으면 눈물과 콧물이 함께 나오면 치료할 수 있다.(醫鑑)

◆ 지성보명단(至聖保命丹)
ㅇ급만경풍(急慢驚風) 및 태경(胎驚)을 치료한다.

【의방】 천조(天弔), 남성(南星) 통째로 구운 것〔炮〕 3전(담성(膽星)이 더욱 좋다), 백부자, 방풍, 천마, 매미허물〔蟬殼〕, 백강잠 볶은 것 각 2전, 사향 반 전, 전갈 14개.
　　　이상의 것을 분말을 만들어 밥으로 오동씨 크기의 환(丸)을 지어 주사(朱砂)로 옷을 입혀 매 1환을 박하탕(薄荷湯)에 녹여 내린다.(直小)

□ 만비풍(慢脾風)

ㅇ만비풍(慢脾風)은 만경풍〔慢驚〕 후의 토사(吐瀉)로 인하여 비장을 손상시켜서〔損脾〕 생긴다. 병이 이미 지극히 전변〔傳〕하여 모두가 허한 곳으로 돌아가는데 오직 비장〔脾〕이 받는 곳인 고로 비풍(脾風)이라고 한다. 만약 풍을 쫓아내려 해도〔逐風〕 쫓아낸 풍이 없고〔無風〕, 만약 경(驚)을 고치려 해도〔療〕 고칠 경(驚)이 없고 다만 비장 사이에〔脾間〕 담연(痰涎)이 엉기고 체해서〔凝滯〕 허열(虛熱)이 왕래(往來)하고 그 눈이 감긴 것〔眼合〕은 비장이 피곤〔脾困〕하고 기가 모자라서〔氣乏〕 정신이 혼미〔神迷〕한 것이다. 세속에 이른바〔俗所謂〕 만풍은 치료하기 어렵다〔慢風難療〕는 것이 이것이다.(直小)

ㅇ만약 눈이 감긴 것〔眼合〕을 보면 곧 이는 비풍(脾風)이다.

ㅇ만경풍〔慢驚〕을 살펴보는데는 눈동자〔眼睛〕가 어둡고 안정 된 것은〔昏定〕 중(重)하고, 눈을 치뜨는 것〔竄視〕은 중(重)하고, 팔다리〔四肢〕가 궐랭(厥冷)하는 것은 중(重)하고, 눈동자가 안정되고〔睛定〕 눈을 깜박거리지 않는 것〔不眨〕은 중(重)하고, 비록 깜박거려도〔眨〕 좌우를 돌이켜 보지 못하면 중(重)하다. 땀이 물 흐르듯 나오면 또한 중(重)하고, 입과 얼굴〔口面〕이 갑자기 검푸르죽죽하고 어두운〔黧黯〕 색에 이르면 중(重)하고, 눈이 반은 감고〔半合〕 반은 뜨는〔半開〕 사이에 있는 것은 곧 음기(陰氣)가 왕성〔盛〕하여 장 사이에〔藏間〕 전입(傳入)하여 양기(陽氣)가 이미 이지러진〔虧〕 것이다. 비경(脾經)은 음(陰)에 속하므로 차례로〔次第〕 비장〔脾〕에 들어가는 고로 만비풍(慢脾風)의 징후라고 한다.

ㅇ만경풍〔慢驚〕에 그 눈이 반은 뜨고〔半開〕 반은 감으면〔半合〕 응당 미리 만비풍(慢脾風)으로 조리(調理)해야 한다.

○만비풍(慢脾風)의 징후[候]는 얼굴이 푸르고 이마[額]에 땀이 나며 혀가 짧고[舌短] 머리가 낮으며[頭低] 눈을 감고[眼合] 뜨지 않으며[不開] 잠자면서 머리를 흔들고 혀를 토하며[吐舌] 자주 비린내로 구토하고 입을 악물고[咬牙] 수족(手足)이 약간 경련[搐]하여 거두지 못하거니[不收] 혹은 몸이 차갑거나[身冷] 혹은 몸이 따스하여[身溫] 손발[四肢]이 차갑고 그 맥(脉)이 잠기고[沈] 미약[微]하여 음기(陰氣)가 지극히 왕성[盛]하고 위기(胃氣)가 지극히 허하여[極虛] 10중 1~2를 구원[救]한다. 대개 만경풍(慢驚風)으로 말미암아 전변(傳變)한 것이니 마땅히 흑부탕(黑附湯)으로 구원[救]하고 또 생부4군자탕(生附四君子湯), 갈부산(蝎附散)이 다 좋다.(直小)

○만비풍(慢脾風)에 약을 쓰는 것은 부득이하며 그 위태함은 등잔에 기름이 없으면 점차 사그러져 없어짐을 보는 듯과 같다. 전씨(錢氏)는 금액단(金液丹)과 청주백원자(靑州白元子)를 각기 반(半)을 갈아 밥과 음료[飯飮]에 박하탕(薄荷湯)으로 1전 반을 복용하면 이것이 풍을 없애[截風] 양을 돌리는 것[回陽]이라고 했다.(直小)

○소아(小兒)의 머리가 비록 열이 나나[熱] 눈망울[眼珠]이 푸르고 희면[靑白] 발이 차갑다.

○머리가 비록 열(熱)이 나나 혹은 배가 창만(脹滿)하면 발이 차갑다.

○머리가 비록 열어 나나 혹은 설사하면 발이 차갑다.

○머리가 비록 열이 나나 혹은 구토(嘔吐)하면 발이 차갑다.

○머리가 비록 열이 나나 혹은 목마르면 발이 차갑다. 이상의 다섯 증세로 경련하는 것이[作搐] 만비풍(慢脾風)이니 속히 보비익진탕(補脾益眞湯)에 전갈(全蝎) 1매를 더하거나 전갈관음산(全蝎觀音散)을 투여[與]해야 한다.(의방은 위를 보라)(直小)

◆ 흑부탕(黑附湯)

○만비풍(慢脾風)의 위급한 것을 치료한다.

【의방】 부자(附子) 통째로 구운 것 3전, 목향 1전 반, 백부자 1전, 감초 구운 것 반 전.
이상의 것을 썰어서 2첩으로 나누어 생강 5쪽을 넣어 물에 달여 숟가락으로 흘러내린다. 만약 수족이 따뜻하면[煖] 소생하니[甦] 살펴서 곧 그친다.

◆ 생부4군자탕(生附四君子湯)

○만비(慢脾)를 치료하니 위를 돕고[助胃] 양을 돌이킨다.(回陽)

【의방】 4군자탕(四君子湯)의 재료[料]에 생부자 분말(生附子末)을 더해서 등분(等分)하여
이상의 것을 썰어서 2전을 생강 5쪽을 넣어 물에 달여 이를 입안에 흘러 넣고 수족(手足)이 따뜻하면 곧 그친다.(의방은 기문(氣門)을 보라)(錢氏)

◆ 갈부산(蝎附散)

o 만비풍(慢脾風)에 양을 돌리고[回陽] 담을 소통시킨다.(痰)

【의방】 부자 통째로 구운 것 2전, 남성 통째로 구운 것, 백부자 통째로 구운 것, 목향 각 1전, 전갈 7개.
　　　이상의 것을 썰어서 1전을 취하여 생강 5쪽과 달여서 복용한다.(得效)

◆ 보비익진탕(補脾益眞湯)

o 만비풍(慢脾風)을 치료한다.

【의방】 정향(丁香), 목향(木香), 가자피[訶子皮], 후박(厚朴), 초과(草果), 육두구(肉豆蔲), 백복령, 인삼, 백출, 계피, 반하, 부자 통째로 구운 것, 감초 구운 것 각 2푼, 전갈 볶은 것 1매.
　　　이상의 것을 썰어서 생강 2조각, 대추 1매를 넣어 물에 달여 흘려 넣어 복용시키고[灌服], 복용을 마치고[服訖] 심장 아래[心下]를 주물러서[揉] 약의 힘을 돕는다.(綱目)

□ 만비풍의 불치의 증세[慢脾風不治證]

o 몸이 차갑고[身冷] 끈끈한 땀[粘汗]이 나며 똑바로 시체[尸]처럼 누워서 천식기침[喘嗽]을 하고 머리가 연하고[頭軟] 등이 곧으며[背直] 입을 다물고[口噤] 머리를 흔들며[頭搖] 대소변(大小便)을 금하지 못하고 입술이 오므라지고[脣縮] 기가 거칠고[氣] 담(痰)이 톱 켜는 소리가 나는 것[牽鋸之聲]은 치료할 수 없다.(直小)

o 만비풍(慢脾風)에 만약 한 장기[一藏]가 끊어지면 곧 약을 쓰지 못한다. 가령 눈에 광채가 없고 손톱[指甲]이 검고 4지(四肢)가 드리워지고[垂] 5체(五體)가 모두 차가우면[俱冷] 약을 먹일 수가 없다.(直小)

□ 천조경풍(天吊驚風)

o 손진인(孫眞人)이 이르기를 '말을 타고 멀리 운행한 뒤에는 응당 목욕(沐浴)하고 옷을 갈아입은 뒤에 갓난 아이[嬰兒]에게 가까이 해야 한다. 그렇지 않으면 흔히 천조급경(天吊急驚)의 병이 된다'고 했다. 전중양(錢仲陽)이 이르기를 '분예(糞穢)의 기(氣)를 갓난 아이[嬰兒]에게 가까이 하지 말아야 한다. 가까이 하면 갓난 아이[嬰兒]로 하여금 급경(急驚)과 풍축(風搐)을 일으키게 한다고 했다.(類聚)

o 천조(天吊) 또한 경풍(驚風)의 증세[證]이다. 다만 천조(天吊)가 발할 때는 머리와 눈을 우러러보고[仰視] 경풍(驚風)은 그런 것이 없다.(綱目)

o 소아(小兒)가 계종(瘈瘲)349)하여 진정되지 않고[不定] 눈을 뒤집고[翻眼] 눈동자가 올라가서[戴睛] 신수(神祟)같고 두목(頭目)이 우러러보고[仰視] 수족(手足)이 당기고 끌어[抽掣] 고기가 낚여 오르는 것[上釣]같으므로 천조(天釣)라 하고 심한 것은 손톱[爪甲] 또한 푸른 것은 마땅히 소합향원(蘇合香元)(의방은 기문(氣門)을 보라)을 복용한다.

o 이는 유모(乳母)가 열독(熱毒)한 것을 과하게 먹여서[過飡] 심폐(心肺)에 열(熱)이 생긴데다 바깥으로 풍사(風邪)의 감촉[感]을 더한 소치(所致)이다. 마땅히 9룡강연산(九龍控涎散), 조등산(釣藤散)을 쓰고 열이 왕성[熱勝]하면 보명단(保命丹)을 쓰고 담이 왕성[痰盛]하면 포룡환(抱龍丸)(두 의방은 아울러 위를 보라)을 쓴다.

o 또 경풍내조(驚風內釣)의 증세가 있으니 배가 아프고[腹痛] 많이 울고[多啼] 얼굴이 푸르고[面靑] 입술이 검으며[脣黑] 몸을 굽히고[傴僂] 뒤집어서[反張] 외신(外腎)이 붓고 오줌이 쌀뜨물[米泔]같고 눈에는 붉은 힘줄[紅筋]과 혈점(血點)이 있다. 곧 한기(寒氣)가 막혀 맺힌[壅結] 것이니 마땅히 조등고(釣藤膏)를 쓴다.(入門)

◆ 9룡강연산(九龍控涎散)

o 천조(天吊)를 치료한다.

【의방】 지네[蜈蚣] 한 가닥[一條]을 술을 발라 구운 것, 납다(臘茶), 웅황, 감초 각 2전, 유향(乳香), 천축황(天竺黃), 백반고(白礬膏), 형개수(荊芥穗) 각 1전, 녹두(菉豆) 반은 생 것, 반은 볶은 것 100알[粒]
　　이상의 것을 분말을 만들어 매 반전(半錢)을 인삼박하탕(人參薄荷湯)에 타서 내린다.(醫林)

◆ 조등산(釣藤散)

o 위와 같은 것을 치료한다.

【의방】 인삼, 서각(犀角) 각 5푼, 전갈, 천마 각 2푼, 감초 1푼.
　　이상의 것을 썰어서 물에 달여 복용한다.(入門)

o 일명 조등음(釣藤飮)이라 하니 조등(釣藤) 일미(一味)가 있다.(湯氏)

◆ 조등고(釣藤膏)

o 경풍내조(驚風內釣)를 치료한다.

---

349) 계종(瘈瘲) : 경훅(驚搐)의 하나 : 어린애가 고열(高熱), 회충병, 외척수질환 등으로 온몸에 경련이 생기는 병, 축닉(搐搦)

【의방】 목향(木香), 강황(薑黃) 각 2전, 유향, 몰약 각 1전 반, 목별자육(木鼈子肉) 5개.
　　　　이상의 것을 분말을 만들어 꿀에 타서 고(膏)를 만들어 양철통〔罐〕에 거두어 저장했다가 조등(釣藤) 달인 탕 혹은 박하탕에 조금씩 녹여 내린다.(入門)

□ 풍병과 경련〔痓瘈〕

○풍병〔痓〕과 경련〔瘈〕 또한 경풍(驚風)의 유(類)이다.
○풍병〔痓〕은 수족(手足)이 얼음같이 차갑고 경련〔瘈〕은 온몸〔擧身〕이 뻣뻣하니〔强直〕 치와 경(痓瘈)은 본래 한 병〔一病〕이니 응당 양강(陽剛)과 음유(陰柔)로써 구별해야 한다. 강(剛)한 것은 땀이 나고 부드러운 것〔柔〕은 땀이 없다. 그 증세〔證〕는 몸이 뻣뻣하고〔體强直〕 허리와 몸〔腰身〕이 뒤집혀서〔反張〕 풍간(風癎)보다 심하니 대체로 치료하지 못한다.(直小)
○몸이 연(軟)하여 때로 깨는 것〔時醒〕은 간질〔癎〕이 되고 몸이 뒤집히고〔反張〕 뻣뻣하여〔强直〕 활〔弓〕같으며 불시(不時)에 깨는 것은 풍병〔痓〕이 되니 10에 하나도 살기 어렵다.(湯氏)
○증후(證候)와 치료법은 풍문(風門)에 자세히 갖춰져 있다.

□ 전간(癲癎)

○경풍(驚風)이 3번 발(發)하면 간질〔癎〕이 되는데 간질은 소아(小兒)의 악병(惡病)이다. 대인(大人)은 전간〔癲〕이라 하고 소아(小兒)는 간질이라 하는데 기실(其實)은 하나이다. 또 10세 이상은 전간〔癲〕이 되고 10세 이하는 간질이 된다.(入門)
○경간(驚癎)이란 곧 급경풍〔急驚〕의 증세〔證〕인데 다만 경간(驚癎)이 발할 때〔發時〕 땅에 엎드려〔仆地〕 소리 지르고 깰 때〔醒時〕 침과 거품〔涎沫〕을 토하는 데 급만경풍〔急慢驚〕은 곧 소리 지르지 않고 거품을 토하지 않는다.(綱目)
○간질〔癎〕이란 갑자기 현기증이 나서 넘어져서〔暈倒, 훈도〕 눈 똑바로 뜨고 보고〔目睜〕 침을 흘리고〔流涎〕 신기(神氣)가 울발(鬱勃)(근심으로 가슴이 답답함)하고 팔다리〔四肢〕가 당기고 눌리고〔搐搦〕 침묵(沈默)하고 어지럽고 심란하여〔昏憒〕 죽은 것도 같고 산 것도 같으니 그 소리를 시끄럽게 지른 뒤에 깨어난다〔惺惺〕.(直小)
○전씨(錢氏)의 의방〔方〕에는 5간병(五癎病)이 5장(五藏)에 관한 것으로 5색환(五色丸)(의방은 신문(神門)을 보라)을 쓴다.
○치료법〔治法〕은 오직 경(驚), 풍(風), 식(食)의 3종(三種)과 음양(陰陽) 2증세〔二證〕로 구별하여 치료한다.
○경간(驚癎)이란 두려움〔恐怖〕으로 놀람이 쌓여서〔積驚〕 울어 부르짖고〔啼叫〕 정신이 흐리멍덩한데〔恍惚〕 마땅히 정백환(定魄丸), 침향천마탕(沈香天麻湯)을 쓴다.
○풍간(風癎)이란 풍사(風邪)가 밖에서 침습(襲)하여 먼저 손가락〔手指〕이 굽어져서〔屈〕 물건을

헤아리는 것〔數物〕같으니 곧 발하면 추풍거담환(追風祛痰丸)을 쓴다.(의방은 신문(神門)을 보라)

○ 식간(食癎)이란 젖을 먹을 때 놀람을 만나〔遇驚〕머물러 쌓이거나〔停積〕혹은 적병〔癖〕이 되거나 혹은 대변(大便)에 산 냄새〔酸臭〕가 나는데는 마땅히 자상환(紫霜丸)을 쓴다.

○ 처음에 몸에 열이 나 당기고〔抽掣〕울고 부르짖고〔啼叫〕하는 것은 음간(陰癎)이니 치료하기 어렵다. 마땅히 5생환(五生丸), 인신귀사단(引神歸舍丹)(두 의방은 아울러 신문(神門)을 보라)을 쓴다.

○ 급경풍〔急驚〕으로 인하여 간질〔癎〕이 되는 것은 마땅히 3간단(三癎丹)을 쓴다.

○ 만경풍〔慢驚〕으로 인하여 간질〔癎〕이 이루어지면 내복단(內復丹)을 취하여(의방은 한문(寒門)을 보라) 박하포탕(薄荷泡湯)에 1~2환을 녹여 내리고 하리하면〔得利〕곧 낫는다.(入門)

○ 또 태중(胎中)에서 놀람을 받아〔受驚〕간질이 이루어지면〔成癎〕마땅히 소단환(燒丹化)(의방은 신문(神門)을 보라)을 쓴다.

○ 간병(癎病)이 바야흐로 싹트는데 귀 뒤의 높은 뼈 사이에 반드시 푸른 무늬〔靑紋〕가 실처럼 어지러운 것이〔紛紛〕나타나면 급히 손톱으로 문질러〔破〕반드시 피가 나오게 하여 울고 소리치게〔啼叫〕하면 더욱 기가 통하게〔氣通〕되어 쉽게 효험이 있다.(直小)

◆ 정백환(定魄丸)

○ 놀램으로 인해 간질이 발한 것을 치료한다.

【의방】 인삼, 호박, 복신(茯神), 원지(遠志), 주사, 천마, 석창포, 천문동, 산조인, 감초를 각기 등분(等分)하여.
　　이상의 것을 분말을 만들어 꿀로 쥐엄나무 열매〔皂子〕크기의 환(丸)을 지어 주사(朱砂)를 옷을 입혀 매 1환을 등심박하 달인 탕에 녹여 내린다.(入門)

◆ 침향천마탕(沈香天麻湯)

○ 소아(小兒)가 놀람으로 인해서 간질〔癎〕이 이루어져 발축(發搐)하고 가래침〔痰涎〕이 막히고 눈에 흰 동자가 많고 목과 등〔項背〕이 뻣뻣하고 급하고〔强急〕목구멍〔喉中〕안에 소리가 나고 신사(神思)가 어리석은 것 같은 것을 치료한다.

【의방】 강활(羌活) 5푼, 독활(獨活) 4푼, 방풍, 천마, 반하, 부자 통째로 구운 것 각 3푼, 침향(沈香), 익지(益智), 천오 통째로 구운 것 각 2푼, 강설(薑屑), 당귀, 감초 각 1푼 반.
　　이상의 것을 썰어서 1첩을 만들어 생강 3쪽을 넣어 물에 달여 복용하고 먼저 양교맥(兩蹻脉)을 각기 27장(壯) 뜬다.(寶鑑)

40. 소아(小兒)

◆ 자상환(紫霜丸)

o 식간(食癎)과 배속에 식적(食積)과 담벽(痰癖)이 있어서 젖을 토하는 것[吐睍(음은 현(顯)이요, 구역질 않고 토함이다)乳]을 치료한다.

【의방】 대자석(代赭石)350)을 초(醋)에 7차례 담근 것, 적석지(赤石脂) 각 1냥, 파두(巴豆) 30알〔粒〕을 껍질과 기름을 제거한 것, 행인(杏仁) 50개 껍질과 꿀을 제거한 것.
　　이상의 것을 먼저 행인니(杏仁泥)와 파두상(巴豆霜)에 두 돌가루〔二石末〕를 서로 섞어 절구〔杵〕에 천번 찧어 만약 딱딱〔硬〕하면 꿀을 조금 넣어 결이 고운 그릇〔密器〕안에 거두어 저장해두고〔收貯〕한달 전 아이〔月內兒〕에게는 삼씨〔麻子〕크기의 한 알을 유즙(乳汁)에 녹여 내리고 100일 안의 아이는 팥 크기만큼 먹인다.

o 식간(食癎)에 이를 쓰면 식적〔積〕을 취하고 아울러 사람이 허하지 않고〔不虛人〕대개 아이가 열이 있으면 젖이 먹고 싶지 않고 잠〔睡眠〕이 편치 않고 항상 놀라 가슴이 뛰기〔驚悸〕를 잘 하는데 이는 다 간질이 발하는〔發癎〕징조〔漸〕이니 곧 이 약으로 이끌어내어〔導〕그 왕성한 형세〔盛勢〕를 줄이면〔減〕경풍(驚風)과 조간(釣癎)의 병이 없어진다.(入門)

o 또 한 의방〔一方〕은 자석(赭石) 2전, 파두 21알〔粒〕을 껍질과 기름을 제거하고 행인(杏仁) 21개, 이상의 것을 분말을 만들어 밥으로 좁쌀 크기의 환(丸)을 지어먹는다.(錢乙)

◆ 3간단(三癎丹)

o 급경(急驚)이 간질〔癎〕이 되는 것을 치료한다.

【의방】 지네〔蜈蚣〕1가닥〔條〕우슬 남성(牛膝南星) 2전, 전갈, 방풍, 백부자, 원지(遠志), 노회(蘆薈), 현호색, 진사 각 1전, 사향 1자(字) 금은박(金銀箔) 각 3조각.
　　이상의 것을 분말을 만들어 풀〔糊〕을 오동씨 크기의 환(丸)을 지어 금은박(金銀箔)으로 옷을 입혀 매 1환(丸)을 박하탕(薄荷湯)에 녹여 내린다.(錢乙)

감병(疳病)

o 감(疳)은 마르는 것〔乾〕이다. 파리하고 고달퍼서〔痩瘁〕혈이 적은 것〔少血〕이다. 아동(兒童)이 20세 이하는 감(疳)이라 하고 20세 이상은 노(勞)라고 하는데 다 기혈(氣血)이 허(虛)하기 때문에 고달픈 장부(臟藏府)가 상(傷)함을 받는 때문에 고로 5장감(五藏疳)이 있다. 그밖에 회감(蚘疳), 척감(脊疳), 뇌감(腦疳), 건감(乾疳), 감갈(疳渴), 감사(疳瀉), 감리(疳痢), 종창감(腫脹疳),

---

350) 대자석(代赭石) : 적철광(赤鐵鑛)의 한 가지.

무고감(無辜疳), 정해감(丁奚疳)351), 포로감(哺露疳)352)이 있다. 치료에는 각기 의방〔方〕이 있다. 그 병은 흔히 젖먹이는 것〔乳哺〕이 정상을 잃어〔失常〕, 비(肥), 감(甘)을 조절하지 못하고〔不節〕, 장위(腸胃)가 적체(積滯)하여 생기는 고로 그 증세는 머리껍질〔頭皮〕이 빛나서 급하고〔光急〕 머리카락이 타서 성글고〔毛髮焦稀〕 뺨이 오그라들고〔腮縮〕 코가 마르고〔鼻乾〕 입이 담박하고〔口淡〕 입술이 희고〔脣白〕 두 눈이 어둡고 문드러지고〔昏爛〕 코를 문지르고〔揉鼻〕 눈을 더듬고〔撏目〕 등골뼈가 높이 솟고〔脊聳〕 몸이 무거워지고〔體重〕 손톱을 긁고〔鬪甲〕 이를 악물고〔咬牙〕 타고 목 말라〔焦湯〕 저절로 땀이 나고〔自汗〕 도래샘이 희고〔㳻白〕 산을 배설하고〔瀉酸〕 밥통이 창만하고〔肚脹〕 장이 우글거리고〔腸鳴〕 적취가 맺히고〔結癖〕 열이 왕래하고〔潮熱〕 혹은 몸에 부스럼과 옴〔瘡疥〕이 많고 오이와 과일〔瓜果〕, 시고 짠 것〔酸鹹〕, 불에 탄 쌀〔炭米〕, 진흙〔泥土〕을 편벽되게 즐기고 물을 많이 마시는 것이 이것이다. 오직 신감(腎疳)이 사람을 해침이 가장 빠르니 대체로 신장이 허〔腎虛〕하여 사기〔邪〕를 받으면 감(疳)이 상초(上焦)에 달리는 고로 달리는 말〔走馬〕에 비유〔喩〕된다. 처음에 입 냄새〔口臭〕가 나고 다음에 이에 전해서〔傳齒〕 검으며〔黑〕 잇몸이 문드러지고〔齒根爛〕 열혈(熱血)이 솟아 나옴이〔迸出, 병출〕 심하면 이가 빠진다〔齒脫〕. 마땅히 급히 치료하면 제대로 다 완전히 살릴 수 있지만〔全活齒〕 그렇지 않으면 다시 나지 않는다.(得效)

○감건(疳乾), 감갈(疳渴) 감로(疳勞), 감사(疳瀉), 감리(疳痢), 감종(疳腫)은 다 5감(五疳)의 위험한 증세이며 회감(蛔疳), 뇌감(腦疳), 척감(脊疳), 무고감(無辜疳), 정해감(丁奚疳), 포로감(哺勞疳)은 다 5감(五疳)의 죽는 증세〔死證〕이다. 그 까닭〔所以然〕은 5장(五藏)이 다 아프기 때문이다.

○대체로 감병(疳病)은 응당 냉열(冷熱)과 비수(肥瘦)로 구분되는데 처음의 병은비열감(肥熱疳)이 되고 오래된 병은 수냉감(瘦冷疳)이 되고, 냉열(冷熱)이 번갈아 일어나는 것은 냉열감(冷熱疳)이 되는 것이니 응당 나누어 치료해야 한다.(錢乙)

○감병(疳病)은 비감(肥甘)한 것을 많이 먹은 소치(所致)로 원인이 된 것이므로 명명(命名)하여 감(疳)이라 한다.(正傳)

○대체로 아이의 대변 색이 희고 소변이 살 뜨물처럼 희면 이는 감병(疳病)이다.(回春)

○모든 감병〔諸疳〕은 다 본장(本藏)에 의해서 그 어미〔母〕를 보(補)해야 한다. 가령 한낮〔日中〕에 조열(潮熱)이 발하면 심허(心虛)의 열(熱)이니 간(肝)이 심모(心母)가 되는 고로 치료법〔法〕은 응당 간모(肝母)를 보(補)하여 간(肝)이 실(實)해진 후에 심장〔心〕을 사(瀉)시키면 심장〔心〕이 모기(母氣)를 얻어서 속이 편하고〔內平〕 조열(潮熱)이 저절로 낫게 되는 것이다.(錢乙)

---

351) 정해감(丁奚疳) : 배가 뚱뚱해지고 팔다리와 목은 가늘어지며 몸이 몹시 여위고 살빛이 누른 빛이 생기며 생쌀과 숯을 먹는다.
352) 포로감(哺露疳) : 두개골이 서로 달라 붙지 않은 선병질(腺病質)의 어린애의 병.

□ 5장감(五藏疳)

o 1은 간감(肝疳)이다. 그 증세가 머리를 흔들고〔搖頭〕눈을 비비고〔楺目〕흰 막〔白膜〕이 눈동자를 가리고〔遮睛〕얼굴을 가려서〔合面〕누우며 살색〔肉色〕이 푸르고 누렇고〔靑黃〕머리칼이 서고〔髮立〕힘줄이 푸르고〔筋靑〕뱃속이 적취(積聚)하고 하리(下痢)함이 번거롭게 많으니〔煩多〕전변이 심하면〔轉甚〕여윈다〔羸瘦〕. 또 간감(肝疳)을 일명 풍감(風疳)이라 하니 흰 막〔白膜〕이 눈동자를 가리고 혹은 밤눈이 어둡고〔雀目〕토하고 설사〔吐利〕함이 무상(無常)하니 뺨이 붉고 얼굴이 누렇다.

o 2는 심감(心疳)이다. 그 증세는 온몸〔渾身〕이 장열(壯熱)하고 토리(吐利)가 무상(無常)하고 뺨이 붉고〔煩赤〕얼굴이 누렇고〔面黃〕입과 혀에 부스럼이 나고 이질이 오래되어〔痢久〕낫지 않고 고름피〔膿血〕가 많이 내리고 때로 허경(虛驚)의 증세가 있다. 또한 심감(心疳)을 일명 경감(驚疳)이라 하고 괴로우면서 놀라 우니〔驚啼〕언제나 물을 마셔야 된다.

o 3은 비감(脾疳)이다. 그 증세는 배에 푸른 힘줄〔靑筋〕이 많고 젖을 많이 먹지 못하고 심복(心腹)이 창만(脹滿)하고 얼굴 색이 시들어 누렇고〔萎黃〕뼈가 서고〔骨立〕터럭이 탄다.〔毛焦〕먹은 젖이 소화되지 않고 진흙〔泥土〕먹기를 좋아하고 신 냄새〔酸臭〕를 많이 하리〔痢〕한다. 또 비감(脾疳)을 식감(食疳)이라고도 하니 얼굴이 누렇고 배가 크고 진흙 먹기를 좋아하고 몸에는 부스럼과 옴(瘡疥)이 있다.

o 4는 폐감(肺疳)이다. 그 증세는 해수(咳嗽)하고 기가 거스르고〔氣逆〕피모(皮毛)가 타서 마르고〔焦乾〕코를 비비고〔楺鼻〕손톱을 물어뜯고〔咬甲〕장열(壯熱)하고 증한(憎寒)하고 입과 코〔口鼻〕에 부스럼〔瘡〕이 자주 나고 설리(泄利)하고 대변에 쌀알〔粒〕이 섞여 나오고 피부에 좁쌀 같은 것이 난다. 또 폐감(肺疳)을 기감(氣疳)이라 하는데 해수(咳嗽)하고 기가 급하고〔氣急〕입과 코에 부스럼이 난다.

o 5는 신감(腎疳)이다. 그 증세는 기육(肌肉)이 쇠약하여 여위고〔消瘦〕잇몸〔齒齦〕에 부스럼이 나고 한열(寒熱)이 때로 일어나고 뇌기(腦氣)가 불같고 다리가 얼음같이 차갑고 젖을 적게 먹고, 설사〔瀉痢〕가 잦다. 또 신감(腎疳)을 급감(急疳)이라고도 하는데 5감(五疳) 중에 오직 신감(腎疳)이 가장 급하다. 곧 주마아감(走馬牙疳)이라 한다. 또한 골감(骨疳)이라고도 하는데 차가운 땅에 잘 눕는다.

o 5감(五疳)에는 5감보동원(五疳保童元), 감적병(疳積餅), 소감환(消疳丸)을 통용(通用)한다.

o 심감(心疳)은 혀가 마르고〔舌乾〕간감(肝疳)이 울음이 마르고〔啼乾〕비감(脾疳)은 입이 마르고〔口乾〕폐감(肺疳)은 소리가 마르고〔聲乾〕신감(腎疳)은 오줌이 마르는데〔尿乾〕연담환(連膽丸)을 통용한다. (入門)

◆ 5감보동원(五疳保童元)

o 5장감(五藏疳)을 치료한다.

【의방】 황연(黃連), 백선두(白鮮頭)353)(없으면 무이(蕪荑)〔순무 싹〕를 대신 쓴다.) 초룡담(草龍膽), 5배자(五倍子), 청피(靑皮), 야명사(夜明砂) 볶은 것, 고련근(苦楝根), 웅황(雄黃), 사향(麝香), 청대(靑黛), 천장자(天漿子), 웅담(熊膽), 노회(蘆薈), 호황연(胡黃連) 각 2전 반, 두꺼비머리〔蟾頭〕 1매, 노란 색으로 구운 것.

　이상의 것을 분말을 만들어 밥〔飯〕으로 삼씨 크기의 환(丸)을 지어 1세아(一歲兒)는 미음(米飮)으로 1~2환을 내린다.(局方)

◆ 감적병(疳積餠)

o 5감(五疳)의 여러 적취〔積〕를 치료한다.

【의방】 사군자육(使君子肉) 1냥, 백출, 황연 각 3전, 청피, 진피, 산사육(山楂肉), 신국(神麴) 볶은 것, 맥아(麥芽) 볶은 것, 3릉(三稜) 잿불에 묻어 구운 것〔煨〕, 봉출(蓬朮) 잿불에 묻어 구운 것〔煨〕, 목향 각 2전 반, 축사(縮砂), 빈랑(檳榔), 육두구(肉豆蔲), 가자육(訶子肉), 감초 구운 것 각 2전, 회향(茴香) 볶은 것, 천련육(川楝肉), 야명사(夜明砂) 볶은 것 각 1전 반, 건섬(乾蟾) 1개.

　이상의 것을 분말을 만들어 흰 밀가루〔白麪〕 3근(斤)에 노랗게 볶아서 사탕 5냥을 물에 달여 녹여서 고루 섞어서 찍어서〔印〕 1전 무게의 떡〔餠子〕을 만들어 매번 2~3개의 떡을 임의로 씹어 먹으면 미음(米飮)으로 내려보낸다.(醫鑑)

◆ 연담환(連膽丸)

o 5건감(五乾疳)을 치료한다.

【의방】 황연 5전을 돼지 담즙에 담가 과루근(瓜蔞根), 오매육(烏梅肉), 연육(蓮肉), 행인 각 2전.

　이상의 것을 분말을 만들어 우담즙(牛膽汁)에 담가 떡〔餠〕에 섞어 삼씨 크기의 환(丸)을 지어 매 15환을 오매강밀전탕(烏梅薑蜜煎湯)으로 내린다.(入門)

◆ 소감환(消疳丸)

o 5감(五疳)을 치료한다.

【의방】 창출, 진피, 후박, 지각(枳殼), 빈랑(檳榔), 신국(神麴) 볶은 것, 산사육(山楂肉), 맥아(麥芽) 볶은 것, 3릉(三稜)에 잿불에 묻어 구운 것, 봉출(蓬朮) 잿불에 묻어 구운 것, 축사, 복령, 황연 볶은 것, 호황연(胡黃連), 사군자(使君子), 노회(蘆薈)를 각기 등분한 것.

　이상의 것을 분말을 만들어 찐 떡에 섞어 탄알 크기의 환(丸)을 지어 미음(米飮)으로 녹여 1

---

353) 백선(白鮮) : 검호, 백양선(白羊鮮).

환을 내린다.(回春)

□ 여러 감병〔諸疳〕

○ 감병〔疳〕에는 열감(熱疳), 냉감(冷疳), 냉열감(冷熱疳), 회감(蛔疳), 뇌감(腦疳), 척감(脊疳), 주마감(走馬疳), 무고감(無辜疳), 정해감(丁奚疳), 포로감(哺露疳)이 있고 또 감갈(疳渴), 감로(疳勞), 감사(疳瀉), 감리(疳痢), 감종(疳腫), 감창(疳瘡)이 있는데 여기에 씻는 약〔洗藥〕이 있다.(諸方)

□ 열감(熱疳)

○ 감병(疳病)이 처음 일어나면 뺨〔臉〕이 붉고 입술이 타고〔焦〕 조열(潮熱)이 불과 같고 대변이 변비가 되어 막히는 것〔秘澁〕은 감병〔疳〕이 되니 마땅히 호황연환(胡黃連丸)을 쓴다.(入門)

○ 열감(熱疳)으로 누렇게 야위며〔黃瘦〕 야생증〔雀目〕으로 밤에 물건을 보지 못하고 혹은 부스럼이 생기는데는 마땅히 5복화독단(五福化毒丹), 국방용담원(局方龍膽元)을 쓴다.(入門)

□ 냉감(冷疳)

○ 감병(疳病)이 오래되면 눈이 붓고〔目腫〕 얼굴이 검고〔面黧〕 배가 창만(脹滿)하고 심한 설사〔滑泄〕를 하니 혹은 푸르고 혹은 희고 혹은 때〔垢膩〕 같은 것은 냉감(冷疳)이 되니 마땅히 지성환(至聖丸)을 쓴다.(入門)

○ 냉감(冷疳)은 갈증이 많고〔多渴〕 차가운 땅에 눕기를 좋아하고 신열이 나서 심신이 불안하고〔煩燥〕 울고 소리지르고〔啼叫〕 대변을 심하게 설사〔滑泄〕하고 점차 수척해진다〔羸瘦〕. 마땅히 목향환(木香丸), 사군자환(使君子丸)을 쓰고 감병〔疳〕이 안에 있으면 눈이 붓고〔目腫〕 배가 창만하고〔腹脹〕 이질〔痢〕의 색깔이 푸르고 흰 것〔青白〕이 무상(無常)하고 점차 여위고 약해지니 이는 냉증(冷證)이다.(錢乙)

□ 냉열감(冷熱疳)

○ 냉과 열〔冷熱〕이 서로 교류〔交互〕하여 새 것도 아니고 오랜 것도 아닌 것〔非新非久〕은 마땅히 적을 없애고〔消積〕 위를 부드럽게 하고〔和胃〕 혈을 붓게 하고〔滋血〕 조기(調氣)해야 하는데는 여성환(如聖丸)을 쓴다.

□ 회감(蛔疳)

o 젖이 없어서 죽밥고기[粥飯肉] 먹기를 너무 일찍이 하거나, 달고 기름진 것[甘肥]이 과다하면 변해서 회충(蛔虫)이 된다. 많이 울고[多啼] 거품을 토하고[嘔沫] 배가 아프고 입술이 붉다[脣紫]. 회(蛔)가 비록 식충(食虫)이나 움직이게 해서는 안 된다. 움직여서 입과 코[口鼻]로 나오는 것은 치료하기 어렵다. 대개 감적(疳積)이 오래되면 반드시 충(虫)이 있으니 마땅히 하충환(下虫丸)을 복용한다.(入門)

□ 뇌감(腦疳)

o 뇌감(腦疳)은 코가 가렵고[鼻痒] 머리칼이 곤추서고[作穗] 얼굴이 누렇고 여윈다. 머리에 부스럼이 있어서 숫구멍[顖]에까지 붓고 부으면[腫] 눈이 많이 손상되고[多損眼] 목이 연하여[項軟] 넘어지고[倒] 여위지 않는다. 부자 생것과 천남성(天南星)을 분말을 만들어 강즙(薑汁)에 타서 아픈 자리에 펴서 붙이고[攤貼]도 붕어[鯽魚] 쓸개를 코 안에 하루 3~5번 떨어뜨리면 효험이 있다.(湯氏)

o 뇌감(腦疳)은 머리에 떡부스럼[餠瘡]이 가득해서 불같이 뜨겁고 숫구멍[顖]이 붓는다. 숫구멍(顖)은 높아서 온몸에 땀이 많은 데는 마땅히 용담환(龍膽丸)을 쓴다.(入門)

□ 척감(脊疳)

o 소아(小兒)가 감적(疳積)으로 점차 누렇게 여위고 등을 두드리면[拍背] 북소리 같은 것이 나고 등뼈[脊骨]가 톱[鋸]같으니 마땅히 노회환(蘆薈丸), 노성고(露星膏)를 쓴다.

o 척감(脊疳)은 충(虫)이 등골뼈[脊膂]를 먹어서 톱니[鋸齒]같고 등을 두드리면 북소리 같고 열 손가락의 등에 부스럼이 생기고 손톱을 자주 물어뜯으며 번열(煩熱)이 나고 누렇게 여위고 하리(下利)한다. 마땅히 노회환(蘆薈丸)을 쓴다.(入門)

□ 주마감(走馬疳)

o 신감(腎疳)은 또 급감(急疳)이라 한다. 흔히 천연두[痘] 이후의 여독(餘毒)이 있는 데다 젖 먹는 것이 고르지 못하여[不調] 다시 더함으로 인해서 생긴다. 단 맛이 비장[脾]에 들어가면 충(虫)이 생겨서 위로 잇몸을 갉아먹으면[蝕] 입 부스럼[口瘡]이 나고 출혈(出血)하여 냄새[臭氣]가 심하면 이뿌리가 썩어 문드러지고[潰爛] 이가 검고 빠지며 뺨[顋]에 구멍이 있는 것을 주마감(走馬疳)이라고 하는데 이는 양명(陽明)의 열기(熱氣)가 위로 달리는 것이 말[馬]과 같아서 그러하다. 내려와 장위(腸胃)를 먹으면[蝕] 하리(下痢)하고 항문이 문드러지며[肛爛] 그 증세[證]가 뇌

에 열이 나서〔腦熱〕 기육을 깎고〔肌削〕 수족이 얼음 같으며 손톱이 검고〔爪黑〕 얼굴이 검어서〔面黧〕 심한 것은 천주골(天柱骨)이 넘어진다. 마땅히 신기환(腎氣丸)(의방은 허로(虛勞)를 보라)에 사군자(使君子), 천련육(天練肉)을 더해서 쓴다.(入門)

○주마아감(走馬牙疳)은 마땅히 유향환(乳香丸), 입효산(立效散), 동청산(銅靑散), 요백산(尿白散)을 쓴다.(綱目)

□ 무고감(無辜疳)

○무고감(無辜疳)은 그 징후〔候〕가 얼굴이 노랗고〔面黃〕 머리칼이 고추서고〔髮直〕 때때로 장열(壯熱)하고 음식을 먹어도 기부(肌膚)가 생기지 않고 해와 달〔日月〕이 오래 지나면 드디어 죽음에 이른다. 하늘에 새가 있는데〔天有鳥〕 이름을 무고(無辜)라 하는데, 낮에는 엎드려 있다가 밤에는 노닐어〔晝伏夜遊〕 아이가 있는 집〔兒家〕에 옷과 요〔衣褥〕를 빨아 노천(露天)에 걸어둔 것을 혹은 이 새가 지나가다가 떨어뜨린 깃〔羽〕으로 더럽혀진 것을 누워있는 아이가 덮으면 이 병이 들게 된다는 것이다. 또 뇌 뒤〔腦後〕에 핵(核)이 있으니 처음 생겨서는 연(軟)하고 아픈 줄 모르는데 그 속에 쌀가루〔米粉〕같은 충(虫)이 있는데 속히 깨뜨려 없애지 않으면〔不破去〕 열기(熱氣)가 점점 자라 충(虫)이 기혈(氣血)을 따라 흘러 흩어져서 장부(藏府)에 침식(侵蝕)하면 기육(肌肉)에 부스럼이 생기거나 혹은 대변(大便)으로 고름 피〔膿血〕를 배설하여 누렇게 여위고 머리가 크고 머리칼이 곧추서고〔髮竪〕 수족이 가늘고 약해진 데〔細弱〕는 마땅히 월섬환(月蟾丸), 십전단(十全丹), 2련환(二連丸)을 쓴다.(綱目)

□ 정해감(丁奚疳)

○정해(丁奚)는 배가 크고〔腹大〕 목〔頸〕이 가늘고 누렇게 여위는 것이 이것이다. 정(丁)이란 수족(手足)과 목〔項〕이 극히 적고 고독〔伶仃〕한 것이다. 해(奚)란 배가 큰〔腹大〕 것이다. 심한 것은 궁둥이가 높고〔尻高〕 살이 깎이고〔肉削〕 배꼽이 튀어나오고 가슴이 그득하고 혹은 각징(殼癥)이 생기고 생쌀, 흙, 숯〔生米, 土, 炭〕 등을 먹기를 좋아한다. 마땅히 십전단(十全丹), 포대환(布袋丸)을 쓴다.(入門)

□ 포로감(哺露疳)

○허열(虛熱)이 왕래하고 머리뼈〔頭骨〕가 분해되며, 음식을 거슬러〔反食〕 충을 토하고〔吐虫〕 번열 나고 목마르며〔煩渴〕 구역질과 딸꾹질〔嘔噦〕을 하고 뼈가 야위고 모서리가 층이 쌓여〔積層〕 형체가 드러난다〔露形〕. 대개 정해(丁奚)와 포로(哺露)는 다 비위(脾胃)가 오래 허(虛)하여 형체가 야위고 깎인 것이다〔瘦削〕. 또한 태(胎)에서 타고난 바에서 이루어진 것도 있다. 다 무고(無辜)의

종류이니 치료하기 어려운 것은 대체로 비슷하다. 마땅히 10전단(十全丹), 포대환(布袋丸)을 쓴다.(入門)

□ 감갈(疳渴)

○ 감병(疳病)이 낮에는 번갈(煩渴)하여 물이 당기고[引飮] 젖과 음식물을 먹지 못하고 밤에는 갈증이 그친다. 마땅히 연담환(連膽丸)을 쓴다.(入門)

□ 감로(疳勞)

○ 골증(骨蒸)하고 조열(潮熱)하고 도한(盜汗)하고 해수(咳嗽) 설사하고, 배[肚]가 돌처럼 단단하고 얼굴 색이 은빛[銀] 같으면 단연코 치료할 수가 없다. 마땅히 연담환(連膽丸)에 두꺼비 재[蝦蟆灰]를 더해서 구원[救]한다.

□ 감사(疳瀉)

○ 몸이 수척[身瘦]하고 얼굴이 누렇고 부스럼과 옴[瘡疥]이 나고, 혹은 진흙을 먹고 푸르고 희고 누런[青白黃] 거품 혹은 때[垢膩] 같은 것을 설사하거나 진흙 같은 문드러진 것을 설사한다. 마땅히 지성환(至聖丸)을 쓴다.(入門)

□ 감리(疳痢)

○ 감(疳)이 안에 있으면 눈꺼풀[目胞]이 붓고 배가 창만(腹脹)하고 이질의 색깔이 무상(無常)하다.(錢乙)
○ 감리(疳痢)에 황백적(黃白赤) 혹은 5색(五色)이 내려서 때와 도가 없고[無時度] 점차 수척(瘦瘠)해진다. 마땅히 사군자환(使君子丸), 목향원(木香元)을 쓴다.(錢乙)

□ 감종(疳腫)

○ 소아(小兒)의 감병(疳病)에 속이 허하고[虛中] 적(積)이 있고 얼굴이 붓고 배[肚腹]가 창만하고 큰 데[脹大]는 마땅히 비아환(肥兒丸)을 쓰고 창만이 심한 데[脹甚]는 마땅히 갈환자(褐丸子)를 쓴다.(錢乙)

□ 감창(疳瘡)

о 비감(脾疳)과 신감(腎疳)은 다 몸에 부스럼[瘡疥]이 있고 무고감(無辜疳)은 충(虫)이 흘러 흩어져서[流散] 기육(肌肉)에 부스럼이 나고 폐감(肺疳)은 코밑에 부스럼이 난다.

о 감병(疳病)이 온몸[遍體]에 부스럼이 나는 것은 곧 충(虫)이 피부를 먹은 것이니 마땅히 노회환(蘆薈丸), 월담환(月膽丸), 화익환(化䗪丸), 저두황연환(猪肚黃連丸), 옥섬산(玉蟾散), 등의 세감창약(洗疳瘡藥)을 쓴다.(入門)

◆ 호황연황(胡黃連丸)

о 열감(熱疳)을 치료한다.

【의방】 호황연(胡黃連), 황연(黃連) 각 5전, 주사(朱砂) 2전 반.

이상의 것을 고운 분말[細末]을 만들어 돼지쓸개[猪膽] 안에 메워 넣고 사기 냄비[砂餠] 안에 담장수[淡漿水]로 태(胎)를 달아 일반시(一飯時) 정도를 삶아 꺼내어 노회(蘆薈), 청대(靑黛), 두꺼비 재[蝦蟆灰] 각 2전, 사향 1푼(分)

이상의 것을 분말을 만들어 밥으로 삼씨[麻子] 크기의 환(丸)을 지어 미음(米飮)으로 3∼5환에서 10∼20환을 내린다.(入門)

◆ 5복화독단(五福化毒丹)

о 열감(熱疳)에 부스럼[瘡癤]이 많이 나고 마마[痘瘡]의 여독(餘毒)으로 입과 이빨[口齒]에서 침과 피[涎血]의 냄새가 나고 혹은 작목(雀目)으로 밤에 사물을 볼 수 없는 증세를 치료한다.

【의방】 현삼(玄參) 1냥, 길경 8전, 인삼, 적복령, 마아초 각 5전, 청대 2전 반, 감초 1전, 사향 5푼, 금박, 은박 각 8조각.

이상의 것을 분말을 만들어 꿀에 섞어 매 냥(每兩)을 12환을 만들어 금은박으로 옷을 입혀 1세아(一歲兒)는 1환을 4분(四分)해서 박하수에 녹여 내린다. 작목(雀目)에는 묵은 좁쌀[陳粟米]의 뜨물[泔水]을 녹여 내린다.(丹心)

◆ 용담원(龍膽元)

о 열감(熱疳)을 치료한다.

【의방】 용담초(龍膽草), 황연, 청피, 사군자(使君子), 각기 등분(等分)하여

이상의 것을 분말을 만들어 돼지쓸개즙[猪膽汁]에 섞어 무씨 크기[蘿葍子]의 환(丸)을 지어 익은 물[熟水]에 10∼20환을 내린다.(局方)

◆ 지성환(至聖丸)

ㅇ 냉감(冷疳)을 치료한다.

【의방】 목향, 후박, 사군자(使君子), 진피, 육두구 각 2전, 정향, 정향피(丁香皮) 각 1전.
　　이상의 것을 분말을 만들어 신국풀〔神麴糊〕에 섞어 삼씨〔麻子〕 크기의 환(丸)을 지어 미음(米飮)으로 7~10환, 15환을 내린다.(入門)

◆ 목향환(木香丸)

ㅇ 냉감(冷疳)을 치료한다.

【의방】 목향, 청대, 빈랑, 육두구 각 2전 반, 사향 1전 반, 천금자(千金子) 껍질을 벗겨 볶은 것 1냥, 두꺼비〔蝦蟆〕 햇볕에 말려 태워서 박하탕(薄荷湯)으로 내린다.

ㅇ 한 여자가 감병(疳疾)을 얻어 백약이 무효에서 이 약을 투여했더니 몇 첩 복용하지 않고 나았다. 뒤에 다른 환자에게도 효험을 얻지 못한 것이 없다.(錢乙)

◆ 사군자환(使君子丸)

ㅇ 냉감(冷疳)을 치료한다.

【의방】 사군자(使君子)를 밀가루에 싸서 잿불에 묻어 구워서 껍질을 벗긴 것 1냥, 후박, 가자피(訶子皮) 반은 생 것, 반은 구운 것, 감초 구운 것 각 5전, 진피 거백(去白)한 것 2전 반.
　　이상의 것을 분말을 만들어 꿀로 가시연밥〔芡實〕 크기의 환(丸)을 지어 매 1환을 미음(米飮)에 녹여 내린다. 3세 이하는 반환(半丸)을 복용하되 유즙(乳汁)에 녹여 내린다.(錢乙)

◆ 여성환(如聖丸)

ㅇ 냉열감(冷熱疳)을 치료한다.

【의방】 황연, 호황연(胡黃連), 무이(蕪荑), 사군자육(使君子肉) 각 1냥, 사향 5푼, 마른 두꺼비〔乾蝦蟆〕 5개를 술에 담가 달여서 고(膏)를 만든 것.
　　이상의 5미(五味)를 분말을 만들어 고(膏)에 섞어 삼씨〔麻子〕 크기의 환(丸)을 지어 인삼탕(人參湯)으로 내리는데 2~3세 아이는 5~7환을 복용한다.(錢乙)

◆ 하충환(下蟲丸)

ㅇ 회감(蛔疳)을 치료한다.

【의방】 마른 두꺼비 재[乾蝦蟆灰] 3전, 고련근 껍질[苦練根皮], 관중(貫衆), 목향(木香), 도인(桃仁), 무이(蕪荑), 빈랑 각 2전, 학슬(鶴蝨)354) 1전, 경분(輕粉) 반 전(半錢), 사군자육(使君子肉)355) 50개.

이상의 것을 분말을 만들어 풀[糊]로 삼씨크기[麻子大]의 환(丸)을 지어 매 10~20환을 육즙(肉汁)으로 내린다.(得效)

◆ 용담환(龍膽丸)
o 뇌감(腦疳)을 치료한다.

【의방】 용담초(龍膽草), 승마(升麻), 고련근(苦練根), 방풍, 적복령, 노회(蘆薈), 유발회(油髮灰), 청대(靑黛), 황연을 각기 등분(等分)하여.

이상의 것을 분말을 만들어 돼지담즙[猪膽汁]에 담가 떡[餠]에 섞어 삼씨 크기의 환(丸)을 지어 박하자소탕(薄荷紫蘇湯)으로 10~20환을 내린다.(入門)

◆ 노회환(蘆薈丸)
o 척감(脊疳)을 치료한다.

【의방】 용담초(龍膽草), 황연, 무이(蕪荑) 각 1냥을 먼저 무이(蕪荑)가 노란 색이 되게 볶고 다음 2미(二味)를 넣어 함께 붉은 색이 되게 볶은 것.

이상의 것을 분말을 만들어 따로 노회(蘆薈) 2전 반을 넣어 고루 섞고 문드러진 밥에 섞어서 기정쌀[黍米] 크기의 환(丸)을 지어 1세아(一歲兒)는 10환, 2세아(二歲兒)는 20환을 미음(米飮)으로 내린다.(湯氏)

◆ 노성고(露聖膏)
o 위와 같은 것을 치료한다.

【의방】 황기(黃芪) 꿀물에 볶은 것, 호황연(胡黃連), 지골피(地骨皮), 시호(柴胡) 각기 등분(等分)한 것.

이상의 것을 분말을 만들어 꿀로 가시연밥[芡實] 크기의 환(丸)을 지어 밤을 새워 술에 담가 하룻밤을 이슬을 맞혀 다음날에 술을 맑게 제거[澄去]하고 박하탕(薄荷湯)에 담가 복용한다.(湯氏)

---

354) 학슬(鶴蝨) : 여우 오줌풀의 열매.
355) 사군자육(使君子肉) : 사군자과에 속하는 상록(常綠) 만목(蔓木) 줄기 길이 7개 가량, 과실은 길이 3cm의 원추형으로 흑색으로 익음. 열매는 니코틴 중화제, 회구충제, 소아 감병의 살충제.

◆ 유향환(乳香丸)

o 주마아감(走馬牙疳)을 치료하면 신과 같다.

【의방】 유향(乳香), 경분(輕粉), 비상(砒礵) 각 5푼, 사향 조금.
　　　　이상의 것을 곱게 갈아서 얇은 종이 부추 잎 한 잎 정도를 눌러 종이를 주물러 비벼서 조금을 찹쌀〔黃米〕 크기의 환(丸)을 지어 잘 임시에 아픈 자리에 약을 매우면 밝은 날에 이르면 곧 낫는다. 기(忌)하는 음식은 장(醬), 소금〔塩〕, 초(醋)이다. (綱目)

◆ 입효산(立效散)

o 주마아감(走馬牙疳)을 치료한다.

【의방】 청대(靑黛), 황백(黃栢), 백반고(白礬膏), 5배자(五倍子) 각 1전.
　　　　이상의 것을 분말을 만들어 먼저 쌀뜨물로 입을 양치질〔漱口〕하고 칠한다〔糝〕. (丹心)

◆ 동청산(銅靑散)

o 위와 같은 것을 치료한다.

【의방】 백지(白芷) 5전, 동록(銅綠) 2전 반, 마아초(馬牙草) 1전, 사향 1자(字).
　　　　이상의 것을 분말을 만들어 마른 것을 칠한다. (得效)

◆ 요백산(尿白散)

o 주마아감(走馬牙疳)이 비록 입에 가득하여 이빨이 빠지고 입술이 뚫어진 것을 치료하는데 효험이 있다.

【의방】 인중백(人中白)을 불에 데운 것〔火煆〕, 백반고, 백매육(白梅肉) 소존성(燒存性)한 것 각 2전.
　　　　이상의 것을 분말을 만들어 먼저 부추나물 뿌리를 묵은 쑥 달인 진한 즙을 닭 날개〔雞翎〕로 찍어서 썩은 살〔腐肉〕을 긁어내고〔刷去〕 선혈(鮮血)을 씻어 낸 후에 약을 하루 2~3차례 부친다. (入門)

◆ 월섬환(月蟾丸)

o 무고감(無辜疳)을 치료한다.

【의방】 두꺼비〔蝦蟆〕 1개를 타살(打殺)하여 통속〔桶中〕에 두고 오줌에 담가서 똥 구더기〔糞蛆〕 1

국자[杓]를 취하여 안에 넣고 마음대로 구더기가 먹게 하고 하루 낮과 밤이 지난 뒤에 끄집어 내어 포대(布袋)에 담아 매어서 급류수 안에 담가 하룻밤을 지새고 기왓장 위에 불을 쬐어 말려 사향(麝香) 1자(字)를 넣어 분말을 만들어 밥[飯]으로 삼씨 크기[麻子大]로 환(丸)을 지어 매 30환을 미음(米飮)으로 한 번 복용하면 허번(虛煩)이 물러가고 두 번 복용하면 목마름이 그치고[渴止] 3번 복용하면 설사가 멈춘다.(入門)

◆ 십전단(十全丹)
ㅇ 정해(丁奚), 포로(哺露), 무고(無辜)의 괴증(壞證)을 치료한다.

【의방】 진피, 청피, 봉출, 천궁, 5령지, 백두구, 빈랑, 노회 각 5전, 목향, 사군자, 두꺼비 재[蝦蟆灰] 각 3전.
　이상의 것을 분말을 만들어 돼지쓸개즙[猪膽汁]에 담가 떡[餠]에 섞어 삼씨크기[麻子大]의 환(丸)을 지어 미음(米飮)으로 20~30환을 내린다.(入門)

◆ 2연환(二連丸)
ㅇ 무고감(無辜疳)을 치료한다.

【의방】 황연, 호황연, 무이(蕪荑), 청대(靑黛) 각 5전, 마른 두꺼비[乾蝦蟆] 1개를 술에 담가 뼈를 제거하고 불에 쬐어 말린 것.
　이상의 것을 분말을 만들어 풀[糊]로 좁쌀 크기의 환(丸)을 지어 미음(米飮)으로 20~30환을 하루 3차례 복용한다.(得效)

◆ 포대환(布袋丸)
ㅇ 정해(丁奚), 포로(哺露), 무고감(無辜疳)을 치료한다.

【의방】 야명사(夜明砂), 무이(蕪荑), 사군자(使君子) 각 2냥, 노회(蘆薈), 인삼, 백출, 백복령, 감초 각 5전.
　이상의 것을 분말을 만들어 탕에 담가[湯浸] 찐 떡[蒸餠]에 섞어 탄알 크기의 환(丸)을 지어 매 1환을 견대(絹袋)에 담고 다음에 정저육(精猪肉) 2냥을 함께 삶아서 고기가 난숙(爛熟)하면 들어 올려[提起] 바람 앞[風前]에 걸어서 응달에 말려 단지 고기[肉]와 즙(汁)을 섞어서 아이에게 다음날 전과 같이 삶아서 복약하고 다 먹는 것을 도수[度]로 한다.(入門)

◆ 갈환자(褐丸子)
ㅇ 감종(疳腫)으로 배가 창만(脹滿)한 것을 치료한다.

【의방】 나복자(蘿葍子)〔무씨〕 1냥, 흑축두말(黑丑頭末) 반은 생 것, 반은 볶은 것 7전 반, 청피, 진피, 3릉(三稜), 봉출, 5령지, 적복령, 빈랑 각 5전, 호초 2전 반, 목향 1전 반.
　　이상의 것을 분말을 만들어 밀가루 풀에 섞어 녹두(菉豆) 크기의 환(丸)을 지어 매번 15환을 무 달인 탕으로 내리는데 5감(五疳), 8리(八痢) 기육이 야위고 배가 큰 것을 치료하는데 신(神)과 같다.(丹心)

◆ 화닉환(化䘌丸)

○폐감(肺疳)을 치료하며, 코에 냄새 나는 즙이 흐르고 그 즙(汁)이 흐르는 곳을 따라서 부스럼이 이루어지니〔成瘡〕 감닉(疳䘌)이라 한다.

【의방】 무이(蕪荑), 노회(蘆薈), 청대, 천궁, 백지, 호황연, 황연, 두꺼비 재〔蝦蟆灰〕를 각기 등분(等分)하여.
　　이상의 것을 분말을 만들어 돼지담즙〔猪膽汁〕에 담가서 떡〔餠〕에 섞어 삼씨 크기의 환(丸)을 지어 행인탕(杏仁湯)으로 10~20환을 내린다.(入門)

◆ 옥섬산(玉蟾散)

○제반 감창(諸般疳瘡)을 치료한다.

【의방】 마른 두꺼비〔乾蟾〕 태운 재 3전, 황연 2전, 청대 1전, 사향 1자(字)
　　이상의 것을 분말을 만들어 감초탕(甘草湯)으로 씻은 후 바르면 묘하다.(醫鑑)

◆ 저두황연환(猪肚黃連丸)

○감창(疳瘡)으로 어린 아이〔孩〕 때부터 약관(弱冠)(20세)에 이르기까지 조열(潮熱)이 있고 부스럼을 발하는 것〔髮瘡〕은 곧 감기(疳氣)가 그렇게 하는 것인데 감충(疳虫)이 그 기부(肌膚)를 먹으면〔蝕〕 기부(肌膚)가 공허(空虛)하고 감열(疳熱)이 흐르면 온몸〔遍身〕에 열창(熱瘡)이 발했다가 쉬었다가〔歇〕 하기를 마지않는 것을 치료한다.

【의방】 수돼지밥통〔雄猪肚〕 1구(具)를 깨끗이 씻어서 황연(黃連) 7냥을 썰어서 돼지밥통 안에 넣어 실로 꿰매고 5되〔升〕 쌀 위에 놓고 십분 문드러지게 쪄서 절〔臼〕 안에 넣고 밥을 조금 넣고 절구공이〔杵〕에 많이 찧어 여러 손〔衆手〕으로 녹두(菉豆) 크기의 환(丸)을 지어 미음(米飮)으로 20~30환(丸)을 내리는데 어른〔冠者〕은 배(倍)로 쓴다.(得效)

◆ 목향원(木香元)

○감리(疳痢)를 치료한다.

【의방】 황연 3전, 목향, 후박, 축사, 야명사 볶은 것 각 2전, 가자육(訶子肉) 1전.
이상의 것을 분말을 만들어 밥으로 삼씨[麻子] 크기의 환을 지어 강탕(薑湯)으로 15환을 내린다.(得效)

□ 감창을 씻는 약[洗疳瘡藥]

【의방】 감초, 황백(黃栢), 마편초(馬鞭草), 뿌리가 이어진 파[連根葱], 형개수(荊芥穗) 달인 탕에 따스하게 씻은 후 가자 태운 재[訶子燒灰], 사향(麝香)과 경분(輕粉)을 조금 넣어 칠한다〔糝〕.(得效)

□ 여러 감의 통치약[諸疳通治藥]

o 통치(通治)에는 마땅히 비아환(肥兒丸), 감적병(疳積餠)(의방은 위를 보라), 5감소식원(五疳消食元), 소감환(消疳丸)(의방은 위를 보라), 십미노회환(十味蘆薈丸), 5감보동원(五疳保童元)(의방은 위를 보라)을 쓴다.

◆ 비아환(肥兒丸)

o 모든 감병(疳病)에는 비아환(肥兒丸), 감적병(疳積餠)으로 주치약으로 하니〔爲主〕 이 약은 감을 없애고〔消疳〕 적을 녹이고〔化積〕 벽을 갈고〔磨癖〕 열을 맑게 하고〔淸熱〕 간을 치고〔伐肝〕 비장을 보〔補脾〕하여 밥을 먹게〔進食〕 충을 줄인다.(殺虫)

【의방】 호황연(胡黃連) 5전, 사군자육(使君子肉) 4전 반, 인삼, 황연, 강즙(薑汁) 볶은 것, 신국(神麴) 볶은 것, 맥아(麥芽) 볶은 것, 산사육(山楂肉) 각 3전 반, 백출, 백복령, 감초 구운 것 각 3전, 노회(蘆薈)를 주발[碗]에 담아 진흙에 싸서 겻불〔糠灰〕에 묻어 투명하게 구워서〔煨〕 2전 반.
이상의 것을 분말을 만들어 찹쌀 풀[黃米糊]에 섞어 녹두크기의 환(丸)을 지어 미음(米飮)으로 20~30환을 내린다.(醫鑑)

◆ 5감소식원(五疳消息元)

o 여러 감〔諸疳〕을 통치하니 충을 죽이고〔殺虫〕 열을 물리치고〔退熱〕 적을 갈고〔磨積〕 밥을 먹게 한다.

【의방】 사군자(使君子), 초룡담(草龍膽), 맥아, 진피, 무이(蕪荑), 신국, 황연, 산사육을 각기 등분하여.

이상의 것을 분말을 만들어 묵은 쌀의 밥[陳米飯]에 섞어 기장쌀[黍米] 크기의 환(丸)을 지어 미음(米飮)으로 20~30환을 내린다.(入門)

◆ 10미노회환(十味蘆薈丸)

○여러 감[諸疳]을 치료하니 충을 죽이고[殺虫] 위를 부드럽게 하고[和胃] 설사를 그치게 하고[止瀉] 열을 물리친다.(退熱)

【의방】 호황연(胡黃連), 뇌환(雷丸), 노회(蘆薈), 무이(蕪荑), 목향, 청대, 학슬(鶴蝨), 황연 각 5전, 매미허물[蟬退] 10개, 사향 5푼.
　　이상의 것을 분말을 만들어 돼지담즙[猪膽汁]에 담가 떡에 섞어 삼씨 크기의 환(丸)을 지어 미음(米飮)으로 20~30환을 내린다.

□ 감안(疳眼)

○소아(小兒)의 감안(疳眼)과 작목(雀目) 혹은 맹막(盲膜)으로 물건이 보이지 않거나 혹은 고름이 흐르는데는 마땅히 자간환(煮肝丸), 용담음자(龍膽飮子)를 쓴다.(綱目)

◆ 자간환(煮肝丸)

○감안(疳眼)과 맹막(盲膜)으로 사물이 보이지 않는 것을 치료한다.

【의방】 야명사(夜明砂), 청합분(靑蛤粉), 곡정초(穀精草)를 각기 등분(等分)하여.
　　이상의 것을 고운 분말을 만들어 소아(小兒)는 1전, 7세 이상은 3전을 돼지간[猪肝] 한 큰 조각을 베어서[批開] 약을 발라서 실로 묶고 쌀뜨물 반 주발[半椀]에 삶아 익혀서 끄집어내고 탕(湯)은 사발[椀]에 따뤄 눈을 훈(熏)하고 간(肝)은 3분(三分)하여 3차례에 먹되 간을 달인 물[肝湯]로 하루 3번 복용하면 10일이면 반드시 물러나고 어른의 작목(雀目)에는 빈속에 복용하면 밤에 이르러 곧 사물을 본다.(綱目)

◆ 용담음자(龍膽飮子)

○감안(疳眼)으로 고름이 흐르는데 치료하면 신효(神效)하다.

【의방】 청합분(靑蛤粉), 뱀허물[蛇蛻皮], 곡정초(穀精草) 각 5전, 강활, 초룡담 각 3전, 마황 2전 반, 황금(黃芩) 볶은 것, 승마(升麻) 각 2전, 울금(鬱金), 감초 각 반 전.
　　이상의 것을 분말을 만들어 매 2전을 다청(茶淸)에 타서 내린다.(綱目)

□ 여러 감의 불치증세〔諸疳不治證〕

o 간감(肝疳)은 눈이 푸르고 왼쪽 옆구리 아래가 단단〔硬〕하고 거품을 많이 토하고 눈언저리〔目頭〕가 검은 것은 치료하기 어렵다.

o 심감(心疳)은 귀 주변에〔耳邊〕 푸른 맥〔靑脉〕이 있고 혀 위에〔舌上〕 탄 점〔焦點〕이 있는 것은 치료하지 못한다.

o 비감(脾疳)은 밥통이 크고〔肚大〕 푸른 힘줄〔靑筋〕이 있고 입술과 입〔脣口〕에 혈색이 없고〔無色〕 인중(人中)이 평평〔平〕하고 하리(下痢)가 그치지 않는 것은 치료하지 못한다.

o 폐감(肺疳)은 기침으로 거스르고〔咳逆〕 기가 급하고〔氣急〕 흰 물을 설사〔瀉白水〕하고 몸에 검은 반점〔黑斑〕이 있는 것은 치료하지 못한다.

o 신감(腎疳)에는 짠것과 초〔鹹醋〕를 마시지 말아야 하고 물을 마시면 머물지 않고 소변(小便)이 밀가루 즙〔粉汁〕같고 이빨이 검고〔齒黑〕 부스럼이 나고 뼈가 드러나며〔骨出〕 귀가 마르고〔耳乾〕 뇌(腦)가 타는 것〔醋〕을 치료하지 못한다.(綱目)

o 가령 5건(五乾)이 함께 나타나고〔俱見〕 몸에 좁쌀 같은 것이 나타나고 검은 반점(黑斑)이 생기는 것은 반드시 죽는다.(入門)

o 가령 감로(疳勞), 감사(疳瀉)로 얼굴이 마르고〔面槁〕 색깔이 온화하고〔色夭〕 뼈가 드러나고 이빨이 벌어지고〔齒張〕 배가 단단하고〔硬〕 먹지 못하면 다 위독한 증세이다.(得效)

o 감갈(疳渴)에 물을 마셔서 그치지 않고 혀가 검은 것은 죽는다.

o 감로(疳勞)로 기가 촉급〔氣促〕한 것은 죽는다.

o 감사리(疳瀉痢)에 항문이 빠지고〔脫肛〕 기침이 거스르는 것은 치료하지 못한다.(入門)

□ 여러 열〔諸熱〕

o 간열(肝熱), 심열(心熱), 비열(脾熱), 폐열(肺熱), 신허열(腎虛熱), 조열(潮熱), 경열(驚熱), 두열(痘熱), 변증열(變蒸熱), 감열(疳熱)(경두변감(驚痘變疳)의 4열은 위에 있음) 적열(積熱)(아래를 보라), 태열(胎熱), 골증열(骨蒸熱), 담열(痰熱), 학열(瘧熱), 풍한열(風寒熱), 장열(壯熱), 실열(實熱), 허열(虛熱)이 있다.

o 얼굴 위의〔面上〕 왼쪽 뺨〔左腮〕은 간(肝)이고 오른쪽 뺨〔右腮〕은 폐이고 이마 위〔額上〕는 심장〔心〕이고 코〔鼻〕는 비장〔脾〕이고 아래턱〔頦〕은 신장〔腎〕이다. 붉은 색인 것은 열(熱)이니 증세에 따라서〔隨證〕 치료한다.

o 몸에 열이 나는데〔身熱〕 물을 마시지 않는 것은 열이 밖에 있는 것이요, 몸에 열이 나는데 물을 마시는 것은 열이 안에 있는 것이다.

o 소아(小兒)의 열병(熱病)에는 6.1산(六一散)(의방은 서문(暑門)을 보라)이 묘약(妙藥)이다. 한수석(寒水石) 또한 좋다.

○ 무릇 열증(熱證)에는 설사시킨〔疎利〕후에나 혹은 화해(和解)시킨 후에는 허증(虛證)이 없는 것이니 온보(溫補)하지 말 것이니 온보하면 따라서 열이 나는 것이다.(錢乙)

○ 여러 열〔諸熱〕에는 소아청심환(小兒淸心丸), 천을환(天乙丸)을 통용(通用)한다.(入門)

□ 간열(肝熱)

○ 간열(肝熱)이 있으면 손으로 옷깃을 어루만지고 물건을 어지럽게 주무르고 왼뺨〔左腮〕이 붉다. 사청환(瀉靑丸)이 주치〔主〕한다.(入門)

□ 심열(心熱)

○ 심열(心熱)은 입안의 기가 따스하거나〔氣溫〕혹은 얼굴을 가리고〔合面〕누우며 눈을 치뜨고〔上竄〕이마가 붉고〔額赤〕머리를 흔들고〔搖頭〕이를 악무니〔咬牙〕도적산(導赤散)(의방은 5장(五藏)을 보라)이 주치(主)한다.

□ 비열(脾熱)

○ 비열(脾熱)은 얼굴이 누렇고〔面黃〕배가 크고〔肚大〕게으르고 눕기를 잘 하고 신열(身熱)이 나서 물을 마시며, 코가 붉으니 사황산(瀉黃散)(의방은 5장(五藏)을 보라)으로 주치한다.(入門)

□ 폐열(肺熱)

○ 폐열(肺熱)은 해수(咳嗽)하고 한열(寒熱)과 장열(壯熱)이 왕래하고 물을 마시고 숨이 차서 괴로워하고〔喘悶〕오른 뺨〔右腮〕이 붉은 색이니 사백산(瀉白散)(의방은 5장(五藏)을 보라)이 주치한다.(入門)

□ 신열(身熱)

○ 신허열(腎虛熱)은 내리깔고〔下竄〕밝은 것을 두려워하고〔畏明〕아래턱〔頦〕이 붉고 지황원(地黃元)(의방은 5장(五藏)을 보라)이 주치한다.(入門)

□ 조열(潮熱)

○ 조열(潮熱)은 조수(潮水)와 같이 조수〔信〕가 있으니 매일 시간에 응해서〔應時〕발(發)하니 시간이 지나면〔過時〕곧 그친다. 마땅히 통심음(通心飮)(의방은 위를 보라), 감로음(甘露飮), 이장음

(梨漿飮)을 쓴다.(入門)

□ 태열(胎熱)

○태열(胎熱)은 태중(胎中)에서 열을 받아 생것을 내리고〔生下〕얼굴이 붉고〔面赤〕눈을 감고〔眼閉〕대변(大便)이 변비〔秘〕가 되고 소변(小便)이 붉고 누르며〔赤黃〕젖을 먹지 못하니 마땅히 생지황탕(生地黃湯) 및 양유방(釀乳方)을 쓴다.(湯氏)

□ 골증열(骨蒸熱)

○골증열(骨蒸熱)은 기육이 야위고〔肌瘦〕뺨이 붉고 입이 마르고〔口乾〕조열(潮熱)이 있고 도한(盜汗)하며 5심(五心)이 번거롭고 조급(煩躁)하다. 마땅히 지선산(地仙散)(의방은 화문(火門)을 보라), 생서산(生犀散)을 쓴다.(錢乙)

□ 담열(痰熱)

○담열(痰熱)은 얼굴이 붉고〔面赤〕몸에 열이 나고〔身熱〕숨이 차고 기침〔喘咳〕하며 가슴이 답답하고〔不利〕목구멍에 가래소리〔痰聲〕가 있다. 마땅히 포룡환(抱龍丸)(의방은 위를 보라)을 쓴다.(錢乙)

□ 학열(瘧熱)

○학열(瘧熱)은 하루 한 번 발하거나 2~3일에 한 번 발하여 한열(寒熱)이 왕래하니 마땅히 이장음(梨漿飮)을 쓴다.(入門)

□ 풍한열(風寒熱)

○풍한열(風寒熱)은 열이 나는 것이 쉬지 않고 신열(身熱)과 입안에 기열〔口中氣熱〕이 나고 하품〔呵欠〕하고 코가 막힌다. 마땅히 인삼강활산(人參羌活散)을 쓴다.(入門)

□ 장열(壯熱)

○장열(壯熱)은 온몸에 열이 나고 열이 한결같아 그치지 않고 심하면 경축(驚搐)을 발한다. 마땅히 통심음(通心飮)(의방은 위를 보라), 인삼강활산(人參羌活散)을 쓴다.(入門)

□ 실열(實熱)

ㅇ실열(實熱)은 몸에 열이 나고 물을 마시며 대소변이 변비로 막힌다.〔秘澁〕 마땅히 청량음자(淸凉飮子)(의방은 화문(火門)을 보라)를 쓴다.(入門)

□ 허열(虛熱)

ㅇ신열(身熱)이 나고 물을 마시지 않고 대소변이 일상과 같다. 마땅히 지골피산(地骨皮散)을 쓴다.

◆ 한수석산(寒水石散)

ㅇ소아(小兒)의 여러 열〔諸熱〕을 치료하니 소장(小腸)을 잘 통하게〔利〕 하고 심열(心熱)을 없애고 경연(驚涎)을 내린다.

【의방】 한수석(寒水石), 활석(滑石) 각 1냥, 감초 2전 반.
　　　이상의 것을 분말을 만들어 매 1전을 여름에는 냉수에 타서 내리고 겨울에는 온탕(溫湯)에 타서 내린다.(得效)

◆ 감로음(甘露飮)

ㅇ조열(潮熱)을 치료한다.

【의방】 한수석(寒水石), 석고(石膏), 울금, 박하, 감초를 각기 등분(等分)하여.
　　　이상의 것을 분말을 만들어 매 1전을 박하탕(薄荷湯)에 타서 내린다.(得效)

◆ 이장음(梨漿飮)

ㅇ위와 같은 치료를 한다.

【의방】 청호(靑蒿)를 동변(童便)에 담가 하룻밤을 지새고 햇볕에 말려 시호(柴胡), 인삼, 황금, 전호(前胡), 진봉(秦芁), 감초 각 2푼, 생배〔生梨〕 1조각, 박하 2잎, 생지황(生地黃)
　　　이상의 것을 썰어서 1첩을 만들어 물에 달여 복용한다.(入門)

◆ 생지황탕(生地黃湯)

ㅇ태열(胎熱)을 치료한다.

【의방】 생지황, 적작약, 천궁, 당귀, 과루근 각 1전 반.
　　　　 이상의 것을 썰어서 1첩을 만들어 물에 달여 유모(乳母)가 식후에 복용하고 젖을 먹이면서 아울러 간략하게 아이에게 먹인다.(湯氏)

◆ 양유방(釀乳方)
ㅇ 위와 같은 증세를 치료한다.

【의방】 택사(澤瀉) 2전, 생지황 1전 반, 저령(猪苓), 적복령, 인진(茵蔯), 천화분(天花粉), 감초 각 1전.
　　　　 이상의 것을 썰어서 1첩을 만들어 유모(乳母)가 식후에 달여서 복용한다.(丹心)

◆ 생서산(生犀散)
ㅇ 골증열(骨蒸熱)을 치료한다.

【의방】 서각(犀角), 지골피, 적작약, 시호, 건갈, 감초 각 3푼.
　　　　 이상의 것을 거친 분말을 만들어 박하 5잎을 넣어 물에 달여 복용한다.(得效)

◆ 인삼강활산(人蔘羌活散)
ㅇ 풍한(風寒)에 상해서 발열(發熱)하는 것을 치료한다.

【의방】 강활, 독활, 시호, 전호, 지각, 길경, 인삼, 적복령, 천궁, 감초 각 2푼, 첨마, 지골피 각 1푼.
　　　　 이상의 것을 썰어서 1첩을 만들어 박하 3잎을 넣어 물에 달여 복용한다.(綱目)

◆ 지골피산(地骨皮散)
ㅇ 허열(虛熱)을 치료한다.

【의방】 지모(知母), 반하, 시호, 인삼, 지골피, 적복령, 감초 각 3푼.
　　　　 이상의 것을 거친 분말을 만들어 생강 3쪽을 넣어 물에 달여 복용한다.(錢乙)

◆ 소아청심환(小兒淸心丸)
ㅇ 여러 열[諸熱] 및 경열(驚熱)로 번조(煩躁)한 것을 치료한다.

【의방】 인삼, 복신, 방풍, 주사, 시호 각 2전, 금박(金箔) 30조각.
　　　　 이상의 것을 분말을 만들어 꿀로 오동씨 크기의 환(丸)을 지어 매번 1환을 죽력(竹瀝)에 타

서 내린다.(直小)

◆ 천을환(天乙丸)

○무릇 소아(小兒)의 생리(生理)는 천일생수(天一生水)의 묘(妙)가 근본[本]인데 무릇 병을 치료함에는 수도(水道)를 통리(通利)하는 것이 지름길[捷徑]이 된다. 이 의방은 심장을 맑게[淸心]하고 소변을 이롭게[利小便]하기 때문에 화를 흩는다[散火]. 모든 소아(小兒)의 온열(蘊熱), 단독(丹毒), 경풍(驚風), 담열(痰熱), 변증(變蒸), 발열(發熱)에 가장 적당하니 구토, 설사[寫利]에도 치료 못하는 것이 없다.

【의방】 등심(燈心) 1냥 6전을 쌀가루 장물[米粉漿水]에 씻어 햇볕에 말려 분말을 만들어 물에 맑게(水澄)하여 뜨는 것이 등심(燈心)이니 2전 반을 취하고 적복령, 백복령, 복신 각 1전 7푼, 활석, 저령 각 2전 반, 택사 3전.
　이상의 것을 분말을 만들어 인삼 1냥을 달여 고(膏)를 만들어 앵두 크기의 환(丸)을 지어 주사(朱砂)로 옷을 입혀 금박(金箔)으로 싸서 매번 1환을 등심맥문동탕(燈心麥門冬湯) 혹은 박하탕(薄荷湯)에 녹여 내린다.(入門)

□ 적벽(積癖)

○식적(食積)이란 무릇 소아(小兒)가 젖을 떼고[失乳] 밥을 먹이는데 장(腸)이 아직 이를 이기지 못해서 식적(食積)을 이루게 되어 배가 창만하고 여위고 약하고, 이질의 색깔이 무상(無常)하다.(東垣)

○식적의 증세[積證]는 젖에 상하기도[傷乳] 하고 밥에 상하기도[傷食] 하여 몸[身體]이 열이 나는 것은 오직 두열(肚熱)이 심할 따름이니 야간(夜間)에 열이 나는 것은 식적에 상한[傷積] 분명한 증험이다.(永類)

○소아(小兒)의 식적 증세[積證]는 얼굴이 누렇고 붓는다[面黃腫]. ○배가 창만한다[腹脹]. ○구역질이 많다[多嘔]. ○잠이 많다[多睡]. ○붉고 흰 이질을 내린다[赤白痢下].

○많은 설사[多瀉]에는 대체로 적체(積滯)가 있으니 반드시 허실(虛實)을 분별하여서 실(實)한 것은 진식환(進食丸), 소식환(消息丸)을 쓰고 허(虛)하여 감병[疳]이 있어 여윈 것은 마땅히 비아환(肥兒丸)(의방은 위를 보라)을 쓴다.

○소아(小兒)의 적병[癖]은 젖과 음식을 소화하지 못하고 뱃속에 쌓이기 때문이다[伏在中]. 잠깐 싸늘하다가 잠깐 열이 나고 물을 마셔서 그치지 않거나 혹은 천식하고 기침하여 조열(潮熱)과 비슷한데 만약 일찍이 치료하지 않으면 노감(勞疳)을 이루어 한열(寒熱)이 왕래하여 물을 마시고 옆구리 아래에 딱딱한 형체가 있어서 아프다. 치료법은 응당 약을 써서 점차 없애고 갈아야 한다. 어혈과 적병(癥癖)이 있는 고로 아이가 먹지 못하게 하는 것이요, 비위(脾胃)가 허(虛)하여 발열

(發熱)하는 고로 물이 당긴다.(錢乙)

o 적병 덩어리[癖塊]는 양옆구리에 치우쳐 있고 비결(痞結)356)은 중완(中脘)에 막히니[否] 다 젖 먹임[乳哺]을 조절하지 못하여 음식이 머물러 체[停滯]하고 사기(邪氣)가 서로 부딪쳐서 이루어진 것이다.(回春)

o 젖과 음식적취[乳食積]에는 마땅히 7성환(七聖丸), 후장환(厚腸丸), 백병자(白餠子)를 쓴다.

o 적병덩어리[癖塊]는 마땅히 자상환(紫霜丸)(의방은 위를 보라), 6미3릉환(六味三稜丸), 광출화벽환(廣朮化癖丸), 천금소벽환(千金消癖丸), 화벽여신산(化癖如神散)을 쓴다.

o 진흙을 잘 먹는 데는 마땅히 청위양비탕(淸胃養脾湯)이 진흙 먹는 것을 치료하는 의방이다.(綱目)

◆ 진식환(進食丸)

o 벽적(癖積)을 없앤다.

【의방】 목향, 지각, 당귀, 대자석(代赭石), 주사 각 3전, 파두상 1전, 사향 5푼.
　　　이상의 것을 분말을 만들어 밀가루 풀에 섞어 기장쌀[黍米] 크기만큼의 환(丸)을 지어 1세아(一歲兒)는 2~3환을 취해서 미음(米飮)으로 삼켜 내린다.(局方)

◆ 소식환(消食丸)

o 숙식(宿食)이 소화되지 않은 유적(乳積)과 식적(食積)을 치료한다.

【의방】 향부자 볶은 것 5전, 축사(縮砂), 진피, 3릉, 봉출, 신국, 맥아 각 2전 반.
　　　이상의 것을 분말을 만들어 신국풀[神麴糊]에 섞어 삼씨[麻子] 크기의 환(丸)을 지어 위의 법에 의거 복용한다.(湯氏)

◆ 7성환(七聖丸)

o 유식적(乳食積)을 치료한다.

【의방】 3릉, 봉출, 천련자, 청피, 진피, 팥꽃나무[芫花], 행인니(杏仁泥)를 각기 등분(等分)하여,
　　　이상의 것을 먼저 원화(芫花)를 초(醋)에 담가 하룻밤을 재우고 볶아, 점차 말리고, 다음에 봉출과 3릉[蓬稜]을 넣어 함께 붉은 색으로 볶고 또 진피, 천련자[陳練]를 넣어 약간 타게 다시 볶아 끄집어내어 분말을 만들어 행인니(杏仁泥)를 넣어 고루 섞어 초풀[醋糊]에 섞어 기장쌀[黍米] 크기의 환(丸)을 지어 1세아(一歲兒)는 2환을 상복하는데 잘 임시에 온탕(溫湯)으로 내려보내면 낮 사이에 먹은 음식물이 하룻밤 사이에 녹아 오래 감병(疳疾)이 없어지고 누

---

356) 비결(痞結) : 먹은 음식이 가슴에 걸려서 내려가지 않음.

렇고 여윈 아이가〔黃瘦子〕곧 생기 있는 아이로〔生兒〕변화한다. (湯氏)

◆ 후장환(厚腸丸)

○ 유식적(乳食積)으로 배가 창만하고 여위고 약한 것을 치료한다.

【의방】 지실(枳實), 맥아(麥芽), 신국분말〔神麴末〕각 5푼, 귤홍, 반하, 창출, 인삼 각 3푼, 후박, 청피 각 2푼.
　　이상의 것을 분말을 만들어 밀가루 풀에 섞어 삼씨 크기의 환(丸)을 지어 따스한 물에 20~30환을 내린다. (東垣)

◆ 백병자(白餠子)

○ 뱃속에 벽(癖)이 있으면 먹지 못하고 다만 젖만 먹는 것을 이 약이 주치〔主〕한다.

【의방】 활석(滑石), 경분(輕粉), 백부자, 남성 통째로 구운 것 각 1전을 분말을 만들어, 파두(巴豆) 24알〔粒〕을 껍질과 막(膜)을 제거하고 물 1되에 달여서 물이 되는 것을 도수〔度〕로 하여.
　　이상의 것을 고루 갈아 찹쌀밥에 섞어 녹두만 한 환(丸)을 지어 떡을 빚어서 3세 이하는 1~2떡, 3세 이상은 3~5떡을 총백탕(葱白湯)으로 내린다. (湯氏)

◆ 6미 3릉환(六味三稜丸)

○ 음식을 먹지 못하는 소아(小兒)가 벽적(癖積)이 있는 것을 치료한다.

【의방】 봉출(蓬朮)과 3릉(三稜)을 아울러 잿불에 구운 것〔煨〕, 신국, 맥아를 아울러 볶은 것, 청피, 진피를 각기 등분(等分)하여
　　이상의 것을 분말을 만들어 밀가루 풀에 섞어 녹두 크기의 환(丸)을 지어 백탕(白湯)으로 10~20환을 내린다. (丹心)

◆ 광출화벽환(廣朮化癖丸)

○ 유벽(乳癖)과 식징(食癥)을 치료한다.

【의방】 목향 5전, 대자석(代赭石) 불에 데운 것〔煨〕을 초(醋)에 담근 것, 당귀 볶은 것, 주사 가른 것〔朱砂硏〕, 지각(枳殼) 볶은 것, 봉출과 3릉을 아울러 통째로 구운 것 각 2전 반, 사향, 파두상(巴豆霜) 각 1전 2푼 반.
　　이상의 것을 분말을 만들어 밀가루 풀에 섞어 삼씨 크기의 환(丸)을 지어 1세아(一歲兒)는 미음(米飮)으로 2~3환을 내린다. (丹心)

◆ 천금소벽환(千金消癖丸)

○ 소아(小兒)의 벽괴(癖塊)를 치료한다.

【의방】 수홍화자(水紅花子) 살짝 볶은 것, 신국 볶은 것, 맥아(麥芽) 볶은 것 각 4전, 인삼, 백출, 백복령 각 3전, 사군자(使君子), 호황연(胡黃連), 산사육, 향부자, 3릉과 봉출을 아울러 초(醋)에 볶은 것 각 2전, 노회(蘆薈), 아위(阿魏), 청대(靑黛), 목향, 빈랑, 후박, 진피, 감초 각 1전.

이상의 것을 아위(阿魏)에 간 물에 섞어 밀가루 풀을 쑤어 녹두 크기의 환(丸)을 지어 백탕(白湯)으로 30~40환을 내린다.(回春)

◆ 화벽여신산(化癖如神散)

○ 비괴(痞塊), 적취(積聚)를 치료한다.

【의방】 섬유(蟾酥), 황랍(黃蠟) 각 2전, 파두육(巴豆肉) 1전, 영양각말(羚羊角末), 우황(牛黃) 각 5푼, 사향 3푼, 망사(硇砂), 용뇌(龍腦) 각 1푼.

이상의 것을 분말을 만들어 채소 씨〔菜子〕 크기의 환(丸)을 지어 매번 1환을 쓰는데 침(鍼)으로 아픈 자리를 찔러 깨뜨리고 그 위에 붙여 두었다가 한나절 지난 뒤〔一伏時〕 떼어 보면 비괴(痞塊)가 고름 피〔膿血〕로 변화하여 다 나오면 낫는다.(回春)

◆ 청위양비탕(淸胃養脾湯)

○ 소아(小兒)의 진흙을 잘 먹는 것을 치료하니 곧 비장이 허하고 위에 열이 나는 소치(所致)이다.

【의방】 석고(石膏) 1전, 진피, 백출, 적복령, 감초, 황금 각 2푼(分)

이상의 것을 썰어서 1첩을 만들어 물에 달여 때때로 복용한다.(回春)

◆ 진흙을 먹는데 치료하는 의방〔治喫泥方〕

○ 소아(小兒)의 진흙 먹는 것과 양과 밥통〔䑋肚〕(양(䑋)은 음이 양(讓)이고 배(腹)이다.)을 치료한다.

【의방】 이분(膩粉) 1푼에 사탕(砂糖)을 어지러이 섞어〔搜和〕 삼씨 크기의 환(丸)을 지어 빈속에 미음(米飮)으로 내리고 흙을 설사하여 나오면 곧 낫는다.(綱目)

○ 소아(小兒)가 흙을 먹는데는 좋은 흙을 취해서 황연(黃連)을 진하게 달인 맑은 즙〔淸汁〕을 취

해서 어지러이 섞어〔搜和〕볕에 말려서〔日乾〕먹이면 곧 그친다. 황금병(黃金餠)이라고 한다.(回春)

▫ 토사(吐瀉)

○ 소아(小兒)의 토사(吐瀉)에 누런 설사〔黃泄〕는 열유(熱乳)에 상한 것이다. 토사(吐瀉)에 푸른 설사〔靑泄〕는 냉유(冷乳)에 상한 것이다. 다 응당 내려야 하는데〔當下〕백병자(白餠子)(위방은 위를 보라)가 주치〔主〕한다. 내린 후에 열유(熱乳)에 상한 것은 옥로산(玉露散)을 쓰고 냉유(冷乳)에 상한 것은 익황산(益黃散)(의방은 5장(五藏)을 보라)을 복용한다.(正傳)

○ 처음 태어나서 한 달 내의 토사(吐瀉)에는 마땅히 주사환(朱砂丸)을 쓰고 그 뒤에는 주침전(朱沈煎)으로 조리〔調〕한다.

○ 처음 태어나서〔初生〕토사(吐瀉)로 대변 색이 흰 것은 젖이 정체〔停乳〕한 것이니 시상환(柴霜丸)으로 내린 뒤에 향귤병(香橘餠)을 쓴다.

○ 토사(吐瀉)한 뒤에 혼수(昏睡)하면서 눈동자를 들어내는 것〔露睛〕은 위(胃)의 허열(虛熱)이니 마땅히 백출산(白朮散)(의방은 위를 보라), 화중산(和中散)을 쓰고, 토사(吐瀉)한 뒤에는 혼수(昏睡)하여 눈동자를 들어내지 않는 것은 위(胃)의 실열(實熱)이니 마땅히 익원산(益元散)(의방은 서문(暑門)을 보라), 옥로산(玉露散)을 쓴다.

○ 여름철〔暑月〕에 토사(吐瀉)하고 신열(身熱)이 나는데는 마땅히 옥로산(玉露散)이나 혹은 5령산(五苓散)(의방은 한문(寒門)을 보라)과 익원산(益元散)을 각기 반을 타서 복용한다.(寒門)

○ 겨울철〔寒月〕에 토사(吐瀉)하고 몸이 차가운 데는 마땅히 익황산(益黃散)(의방은 5장(五藏)을 보라), 이중탕(理中湯)(의방은 한문(寒門)을 보라)을 쓴다.

○ 토사(吐瀉)에 차가운 담〔寒痰〕이 있는 것은 반속산(半粟散)이 주치〔主〕한다.

○ 소아(小兒)가 처음 나서 입안의 더러운 것을 닦아내도 다하지 않고 목구멍으로 삼켜 넣는 고로 토함이 그치지 않는데는 마땅히 목과환(木瓜丸)을 쓴다.

○ 가령 갑자기 토하거나〔吐驟〕혹은 완곡(完穀)을 토하는 것은 상풍(傷風)이 심한 것이다. 무릇 풍에 상하면〔傷風〕흔히 토사(吐瀉)를 잘 하는데 그것은 풍목(風木)이 비토(脾土)를 침범하기를 좋아하기 때문이니 마땅히 대청고(大靑膏)(의방은 위를 보라)를 쓴다.

○ 토사(吐瀉)가 그치지 않아서 위험이 실한 것은 소침환(燒鍼丸)을 쓴다.

○ 해가 지나도록 젖을 토하고 눈이 풀리고〔眼慢〕똥 냄새가 역하고〔糞穢〕근막(筋膜)이 있는 것은 부모가 교감(交感)할 때 젖을 먹인 소치(所致)인데 교정토묘(交精吐妙)라 한다. 마땅히 익황산(益黃散), 5감보동원(五疳保童元)(의방은 위를 보라)을 쓴다.

○ 토사(吐瀉)가 오래되어 만경풍(慢驚風)이 되려는 것은 마땅히 화위환(和胃丸), 쌍금원(雙金元)(의방은 위를 보라)을 쓴다.(錢乙)

○소아(小兒)의 토사(吐瀉)에 통용하는 것으로는 조위고(助胃膏)가 가장 묘(妙)하다.(湯氏)

◆ 옥로산(玉露散)
○여름[暑月]에 토사(吐瀉)로 신열(身熱)이 나고 번갈(煩渴)이 나는 것을 치료한다.

【의방】 석고(石膏), 한수석(寒水石) 각 5전, 생감초 1전.
　　　　이상의 것을 고운 분말을 만들어 혹은 반 전 혹은 1전을 따스한 물[溫水]이나 서늘한 물[冷水]에 임의로 내린다.(錢乙)

◆ 주사환(朱砂丸)
○처음 난 아이의 토사(吐瀉)를 치료하니 이는 예오(穢惡)가 위속[胃中]에 들어간 소치(所致)이다.

【의방】 주사(朱砂), 남성(南星), 파두상(巴豆霜)을 각기 등분(等分)하여.
　　　　이상의 것을 분말을 만들어 풀[糊]로 기장쌀[黍米] 크기의 환(丸)을 지어 박하탕(薄荷湯)으로 2~3환을 녹여 내린 후에 주침전(朱沈煎)으로 조리(調)한다.(入門)

◆ 주침전(朱沈煎)

【의방】 주사(朱砂) 2전, 곽향(藿香) 3전, 활석(滑石) 5전, 정향(丁香) 14알[粒]
　　　　이상의 것을 분말을 만들어 새로 기른 물[新汲水] 1잔에 마유(麻油)[삼씨로 짠 기름]를 떨어뜨리면 꽃을 이루는데[成花] 약 5푼[分]을 떠서[抄] 그 위에 얹으면 조금 후에 가라앉는다. 물을 맑게 제거하고[澄去] 따로 따스한 물[溫水]로 내린다.

○나서 한 달 안에 구역[嘔]하는 데는 먼저 주사환(朱砂丸)으로 내리고 다음에 주침전(朱沈煎)으로 사기(邪氣)를 떨어뜨리면 예물(穢物)이 저절로 내리게 하면 구역질[嘔]하지 않는다.(綱目)

◆ 향귤병(香橘餠)
○처음 나서 젖이 없혀서 토사(吐瀉)하는 것을 치료한다.

【의방】 목향, 귤피, 청피 각 2전 반, 후박, 신국, 맥아, 축사 각 5전.
　　　　이상의 것을 분말을 만들고 꿀로 가시연밥[芡實] 크기의 환(丸)을 지어 매 1환을 자소 달인 탕[紫蘇煎湯] 혹은 미음(米飮)으로 임의로 내린다.(入門)

◆ 화중산(和中散)

○위(胃)를 온화[和]하게 하고 토사(吐瀉)를 그치게 하고 번갈(煩渴)을 진정[定]시킨다.

【의방】 인삼, 백출, 백복령, 감초 구운 것, 건갈, 황기, 백편두 볶은 것, 곽향 각 2푼 반.
　　　　이상의 것을 거친 분말을 만들어 1첩을 지어 생강 5쪽, 대추 2매를 넣어 물에 달여 복용한다.(錢乙)

○한 의방[一方]은 복통 설사를 치료하는데, 후박 1전, 백출 5푼, 건강, 감초 각 3푼. 물에 달여 복용하는데 또한 화중산(和中散)이라 한다.(正傳)

◆ 반속산(半粟散)

○침과 거품[涎沫] 혹은 희고 푸른 물[白綠水]을 토하는 위랭(胃冷)을 치료하는데는 마땅히 이를 쓴다.

【의방】 반하강제(半夏薑製) 2전, 묵은 좁쌀[陳粟米] 1전.
　　　　이상의 것을 1첩을 만들어 생강 10조각을 넣어 물에 달여 복용한다.(正傳)

◆ 모과환(木瓜丸)

○처음 나서 토함을 그치지 않는 것을 치료한다.

【의방】 모과, 사향, 목향, 빈랑, 이분(膩粉) 각 1자(字)
　　　　이상의 것을 분말을 만들어 밀가루 풀에 섞어 기장쌀 크기[黍米]의 환(丸)을 지어 감초탕 1~2환을 내린다.(正傳)

◆ 소침환(燒鍼丸)

○젖을 먹은 것이 안에서 상하여 토사(吐瀉)가 그치지 않고 위험이 심한 것을 치료한다.

【의방】 황단(黃丹), 주사(朱砂), 백반고(白礬枯)를 각기 등분(等分)하여.
　　　　이상의 것을 분말을 만들어 대추살[棗肉]에 섞어 가시연밥[芡實] 크기의 환(丸)을 지어 매 1환(丸)을 침(鍼)으로 찍어 등불[燈焰]에 소존성(燒存性)하여 유즙(乳汁)이나 미음(米飮)에 녹여 내리니 이 약은 맑게 하고 진정시키니 토사(吐瀉)를 오로지 주치한다.(醫鑑)

◆ 화위환(和胃丸)

○토사(吐瀉)가 그치지 않고 만경(慢驚)을 일으키려는 것을 치료한다.

【의방】 정향(丁香), 백출 각 1냥, 반하(半夏) 5전, 곽향, 갈미(蝎尾) 각 1전.
　　이상의 것을 분말을 만들어 강즙풀(薑汁糊)에 섞어 팥 크기(小豆大)의 환(丸)을 지어 1세아는 10환을 강탕(薑湯)을 녹여 내린다.(綱目)

◆ 조위고(助胃膏)

○소아(小兒)의 토사(吐瀉)를 치료하니 비위(脾胃)를 온화(和)하게 하여 젖과 음(乳食)을 잘 먹게 하는 데 가장 묘(妙)하다.

【의방】 산약 5전, 인삼, 백출, 백복령, 진피, 감초 각 2전 반, 목향 1전, 축사 20개, 백두구 7개, 육두구 2개.
　　이상의 것을 분말을 만들어 꿀로 쥐엄나무 열매(皂子) 크기의 환(丸)을 지어 매 1환을 미음(米飮)으로 녹여 내리거나 분말을 만들어 모과탕(木瓜湯)에 타서 1전을 내린다.(湯氏)

□ 토사의 논증(吐瀉論證)

○15세 아이가 토사(吐瀉)하고 장열(壯熱)하여 식음(食飮)이 생각 없음에 전씨(錢氏)가 보고 이르기를 '이 아이는 눈 안의 검은 동자(黑睛)가 적으며 흰 동자(白睛)가 많고 얼굴 색이 희면(皎白) 반드시 병이 많을 것이다'했다. 대체로 얼굴 색이 빛나고 흰 것(皎白)은 신겁(神怯)한 것이다. 검은 눈동자(黑睛)가 적은 것은 신장이 허(腎虛)한 것이다. 검은 눈동자(黑睛)는 수(水)에 속하니 근본이 겁(怯)이 나고 허(虛)한 고로 병이 많은 것이다. 그대로 장성하면(縱長成) 반드시 기부(肌膚)가 씩씩하지 못하여 한서(寒暑)를 이기지 못하고 쉽게 허하고 쉽게 실(易虛易實)하니 비위(脾胃) 또한 겁이 많으니(怯) 다시 주색(酒色)에 방종해서는 안 된다. 만약 보양(保養)치 않으면 장년(壯年)을 넘길 수 없는 것이다. 얼굴에 항상 정과 신(精神)과 광택(光澤)이 없는 것은 부인(婦人)의 실혈(失血)한 것과 같은 것이다. 이제 토리(吐利)하고 먹지 않고 장열(壯熱)한 것은 음식에 상한(傷食) 것이다. 또 허겁(虛怯)하여 내리지 못하고 내려서 허(虛)한 것이 폐(肺)에 들어가면 해수(嗽)하고 심장(心)에 들어가면 놀라고(驚) 비장(脾)에 들어가면 설사(瀉)하고 신장(腎)에 들어가면 더욱 허(虛)한 데 다만 소적환(消積丸)으로 갈아서 녹여야(磨化)하니 식적(食積)이 조금 있기 때문이다.(錢乙)

□ 감모풍한(感冒風寒)

○잠에 빠지고(貪睡) 입안에 기가 뜨겁고(氣熱) 하품(呵欠)하고 마음이 답답하고 괴로운 것(煩悶)은 풍에 상한 증세(傷風證)이다. 머리와 눈이 아프고 사람을 두려워하고 추위를 두려워하는 것

〔畏寒〕은 한기에 상한 증세〔傷寒證〕이다.(錢乙) ㅇ머리가 아프다〔頭痛〕. ㅇ몸이 아프다〔體痛〕. ㅇ코가 막히고〔鼻塞〕콧물이 흐른다〔流涕〕.

ㅇ해수 기침을 하고 재채기한다〔咳嗽噴嚏〕. ㅇ뺨이 붉다〔頰赤〕. ㅇ눈이 껄끄럽고〔眼澁〕 ㅇ산근(山根)357)이 푸른색이면 다 풍한에 상한〔傷風寒〕것이다.(湯氏)

ㅇ풍에 상한 데〔傷風〕는 마땅히 대청고(大靑膏)(의방은 위를 보라), 웅황고(雄黃膏)를 쓴다.

ㅇ감모풍한(感冒風寒)에 통용되는 것은 인삼강활산(人參羌活散)(의방은 위를 보라), 삼소음(參蘇飮)(의방은 한문(寒門)을 보라), 성성산(惺惺散)을 쓴다.(綱目)

◆ 웅황고(雄黃膏)
ㅇ풍에 상하여〔傷風〕 온장열(溫壯熱)로 마실 것이 당기는〔引飮〕 것을 치료한다.

【의방】 한수석(寒水石) 5전, 감초(甛硝), 감초말(甘草末) 각 3전, 용뇌 1자(字), 주사(朱砂) 5푼, 웅황(雄黃) 작은 대추씨만큼〔小棗子〕 곱게 갈고〔細硏〕 무 뿌리〔蘿葍根〕를 물과 초(醋) 한 큰 잔과 아울러 달여서 물이 다 되면,
이상의 것을 고루 갈아 연밀(煉蜜)에 고(膏)를 만들어 박하탕(薄荷湯)에 쥐엄나무 씨〔皂子〕 반만큼을 녹여 내린다.(錢乙)

◆ 성성산(惺惺散)
ㅇ풍에 상하여〔傷風〕 열이 나고 가래기침〔痰嗽〕을 하고 번열이 나고 목이 마른〔煩渴〕 증세를 치료한다.

【의방】 인삼, 백출, 백복령, 길경(桔梗), 천궁, 백작약, 과루근(瓜蔞根), 감초 각 2푼 반, 세신, 박하 각 1푼.
이상의 것을 썰어서 1첩을 만들어 생강 2쪽과 물에 달여 복용한다.(錢乙)

□ 담연으로 숨이 차고 기침함침〔痰涎喘嗽〕

ㅇ담(痰)이란 풍의 싹〔風苗〕으로 화(火)가 정(靜)하면 비장〔脾〕에 잠복〔伏〕하고 화(火)가 동(動)하면 폐(肺)를 막아서〔壅〕 담(痰)과 화(火)가 서로 발작〔交作〕하여 해수기침〔咳嗽〕과 천식이 급〔喘急〕한 데는 마땅히 사백산(瀉白散)(의방은 5장(五藏)을 보라)에 도담탕(導痰湯)(의방은 담음(痰飮)을 보라)을 합하여 달여서 복용한다.(入門)

ㅇ한수(寒水)에는 마땅히 화개산(華盖散)을 쓰고 열수(熱嗽)에는 마땅히 청금강화탕(淸金降火湯)(두 의방은 아울러 해수(咳嗽)를 보라)을 쓴다.

---
357) 산근(山根) : 콧마루와 눈썹의 사이, 골상학(骨相學)에서 쓰는 말.

ㅇ비장과 폐〔脾肺〕는 모자(母子)이다. 두 장〔二藏〕이 다 허〔俱虛〕하면 완연(頑涎)이 생긴다. 완열(頑熱)은 비와 폐〔脾肺〕에서 나오는 것이다. 침(涎)은 흘러 넘쳐서 목구멍〔咽喉〕에 있으니 비오리〔水雞〕의 소리와 같고 천식기침〔喘嗽〕을 하고 번열나고 괴로운〔煩悶〕 데는 마땅히 포룡환(抱龍丸), 탈명산(奪命散)(두 의방은 위를 보라)을 쓴다.

ㅇ마비풍(馬脾風)에는 마땅히 마비풍산(馬脾風散), 우황탈명산(牛黃奪命散), 보명단(保命丹)(의방은 위를 보라)을 쓴다.(入門)

◆ 마비풍산(馬脾風散)

ㅇ한사(寒邪)가 폐(肺)에 들어가서 한울(寒鬱)이 열담(熱痰)이 되어 숨이 차고〔喘〕 상기(上氣)하여 폐(肺)가 창만〔脹〕하여 코를 곤다〔齁鮯, 구합〕. 만약 급히 치료하지 않으면 곧 위태롭다.

【의방】 진사(辰砂) 2전 반, 감수(甘遂) 1전 반, 경분(輕粉) 5푼.
　　　이상의 것을 분말을 만들어 매번 1자(字)를 취해서 온장수(溫漿水) 조금에 참기름〔香油〕 한 방울을 떨어뜨리고〔滴〕 약을 떠서〔抄藥〕 넣어 유화(油花)가 감겨 내리기를 기다려 장수(漿水)를 제거하고 관복〔灌〕하면 신효(神效)하다.(入門)

◆ 우황탈명산(牛黃奪命散)

ㅇ소아(小兒)가 폐(肺)가 붓고 가슴이 그득하고 숨이 차서〔喘〕 거칠고〔麤〕 기가 급하고〔氣急〕 양 옆구리〔兩脇〕가 부축이고〔扇動〕 양 콧구멍이 벌름거리고〔張〕 가래침이 왕래가 막혀서〔潮塞〕 괴롭고 어지러우며 숨이 차고 목이 메여서〔喘喝〕 죽음이 조석(朝夕)에 있는 증세를 치료한다.

【의방】 백축(白丑)358) 반은 생 것, 반은 익힌 것, 흑축(黑丑)359) 반은 생 것, 반은 익힌 것의 두 말〔頭末〕 각 5전, 대황(大黃) 1냥, 빈랑 2전 반, 목향 1전 반.
　　　이상의 것을 분말을 만들어 경분(輕粉) 1자(字)를 고루 섞어 매 1전 혹은 2전을 취해서 꿀물에 타서 내리면 약간 하리〔微利〕하는 것을 도수〔度〕로 한다.(丹心)

ㅇ일명 일념금(一捻金)이라 한다.(醫鑑)

□ 설리(泄痢)

ㅇ소아(小兒)가 감리(疳痢)로 청, 백, 황색(靑白黃)이 거품을 설사하고 수리(水痢)의 색깔이 변역(變易)이 무상하다.

---

358) 백축(白丑) : 흰나팔꽃씨.
359) 흑축(黑丑) : 푸르거나 붉은 나팔꽃씨.

○감(疳)은 곧 양사(臟瀉)인데 양(臟)은 곧 창만[脹]함이다. 그 증세[證]는 눈꺼풀[目胞]이 붓고[腫] 배가 창만(腹脹)하고 이질색깔[痢色]이 무상(無常)하고 물을 잘 마시고 점차 수척함[瘦瘠]이 더하다.

○적리(赤痢)는 마땅히 황금작약탕(黃芩芍藥湯)을 쓰고 허활(虛滑)한데는 마땅히 고장환(固腸丸)(두 의방은 아울러 대변(大便)을 보라)을 쓴다.

○백리(白痢)는 마땅히 익원산(益元散)(의방은 서문(暑門)을 보라), 온륙환(溫六丸)(의방은 대변(大便)을 보라)을 쓴다.

○적백리(赤白痢)에는 마땅히 황연아교원(黃連阿膠元), 6신환(六神丸)(두 의방은 아울러 대변(大便)을 보라)을 쓴다.

○감리(疳痢), 복통(腹痛)에는 마땅히 소감원(蘇感元)(의방은 대변(大便)을 보라)을 쓴다.

○8리(八痢)의 위험한 증세[危證]는 1은 적리(赤痢)이고 2는 백리(白痢), 3은 적백리(赤白痢), 4는 식적리(食積痢), 5는 경리(驚痢), 6은 비허리(脾虛痢), 7은 시행리(時行痢), 8은 감리(疳痢)인데 통용[通]으로는 마땅히 소주차원(小駐車元), 진인양장탕(眞人養臟湯)(두 의방은 아울러 대변(大便)을 보라)을 쓴다.

○소아의 이질[小兒痢]에 곡도(穀道)가 닫히지 않고 누런 즙[黃汁]이 길게 흐르는 것은 치료하지 못한다.(得效)

◆ 하나의 의방[一方]
○사리(瀉痢)를 치료한다.

【의방】 5배자(五倍子) 노랗게 볶은 것을 분말을 만들어 오매육(烏梅肉)을 물에 담가 섞어 탄알 크기의 환(丸)을 지어 매 1환(丸)을 백리(白痢)에는 미음(米飮)으로 내리고 적리(赤痢)에는 강탕(薑湯)으로 내리고 물설사[水瀉]에는 냉수(冷水)로 내린다.(回春)

□ **복통복창[腹痛腹脹]**

○소아(小兒)가 배가 아파서 허리를 구부리고[曲腰] 헛울음에[乾啼] 눈물이 없고, 얼굴이 푸르고 창백하며[面靑白] 입술이 검고[脣黑] 4지(四肢)가 차갑고[冷] 혹은 대변(大便) 색깔이 푸르고 부실(不實)하여 반장(盤腸)360)이 내조하는[內吊] 증세가 되니 급히 달인 총탕[急煎葱湯]으로 배를 물 뿌려 씻고[淋洗] 총백(葱白)을 비벼서[揉] 배꼽과 배 사이를 한참을 다림질하면[熨] 오줌이 저절로 나오고 그 아픔이 곧 그치고 계속 유산향(乳散香)을 쓴다.(湯氏)

○소아(小兒)의 복통(腹痛)은 흔히 이 젖과 음식[乳食]에 상한 바이니 마땅히 소식산(消息散),

---

360) 반장(盤腸) : 배 속에 서리어 있는 장(腸).

소적환(消積丸)을 쓴다.

ㅇ얼굴이 푸르고 희고[靑白] 몸이 차갑고[身冷] 물설사[水瀉]를 하여 냉통(冷通)하는데는 마땅히 이중탕(理中湯)을 쓴다.

ㅇ적통(積痛), 식통(食痛), 허통(虛痛), 충통(蟲痛)은 대동소이(大同小異)한데 오직 충통(蟲痛)은 소아(小兒)에게 흔히 있는 것이다. 그 증세[證]는 심복(心腹)이 아파서 소리질러 울고[叫哭] 아퍼지고[倒身] 손으로 치고[撲手] 맑은 물[淸水]과 침과 거품[涎沫]을 구토(嘔吐)하고 얼굴 색이 푸르고 노라며[靑黃] 때로는 발작하고 때로는 그친다. 입과 입술[口脣]이 검붉은 것[紫黑色]은 이회궐(蚘厥)이니 마땅히 안충산(安蟲散), 안충환(安虫丸)을 쓴다.(錢乙)

ㅇ배가 창만한 것[腹脹]은 비위(脾胃)의 허기(虛氣)가 친 때문인 것이니 마땅히 탑기환(搨氣丸), 소적환(消積丸), 10전단(十全丹)(의방은 위를 보라)을 쓴다.(正傳)

◆ 유향산(乳香散)

ㅇ반장이 내조(盤腸內吊)하여 배가 아픈 것을 치료한다.

【의방】 유향(乳香), 몰약(沒藥) 각기 조금을 곱게 갈고[細硏] 따로 목향(木香) 1덩어리를 취하여 유발(乳鉢)361) 안에서 갈아 물 1푼[分]을 부어[滾] 자주 끓여[數沸] 유향과 몰약 가루[乳沒末]를 타서 복용하면 단지 1번의 복용으로 즉효(卽效)한다.(湯氏)

◆ 소식산(消息散)

ㅇ식적(食積)의 복통(腹痛)을 치료한다.

【의방】 백출(白朮)을 진벽토(陳壁土)에 볶은 것 2전 반, 맥아, 축사, 산사육 각 1전, 귤홍, 향부미(香附米), 신국(神麴), 청피 각 7푼, 감초 5푼.
　이상의 것을 분말을 만들어 매 1전을 미음(米飮)에 타서 내린다. 혹은 썰어서 2전을 취하여 생강 3쪽을 넣어 달여 복용하면 또한 좋다.(醫鑑)

◆ 소적환(消積丸)

ㅇ젖과 음식(乳食)에 상한 것이 쌓여서 배가 창만하고 기가 급한 것[氣急]을 치료한다.

【의방】 정향(丁香), 축사 각 12개, 오매육(烏梅肉), 파두육(巴豆肉) 각 3개, 사군자육(使君子肉) 5개.
　이상의 것을 분말을 만들어 밥[飯]으로 삼씨[麻子] 크기의 환(丸)을 지어 매 3환 혹은 5환을 귤피탕(橘皮湯)으로 내린다.(入門)

---

361) 유발(乳鉢) : 약을 이기거나 또는 갈아서 가루로 만드는데 쓰는 그릇.

◆ 안충산(安蟲散)
o 충통(虫痛)을 치료한다.

【의방】 호분(胡粉) 노랗게 볶은 것, 빈랑, 고련근, 학슬(鶴蝨), 백반 반은 생 것, 반은 마른 것〔栢〕 각 2전.
　이상의 것을 분말을 만들어 매 1자(字)를 복용하는데 대아(大兒)는 5푼을 미음(米飮)에 타서 내린다.

o 혹은 쌀풀〔米糊〕에 섞어서 삼씨 크기의 환(丸)을 지어 1세아(一歲兒)는 5환을 따스한 장수(漿水)에 청유(淸油)를 넣어 고루 저어서〔打勻〕 내려보낸다. 이름이 안충환(安虫丸)이다.

◆ 탑기환(搨氣丸)
o 소아(小兒)가 배가 허창(虛脹)한 것을 치료한다.

【의방】 호초(胡椒), 전갈(全蝎) 각 49개.
　이상의 것을 분말을 만들어 밀가루 풀〔麪糊〕에 섞어 좁쌀 크기의 환(丸)을 지어 미음(米飮)으로 5~7환 내지 10~20환을 내리고 만약 배가 큰 것은 무씨(蘿葍子) 볶은 것을 더한다.(正傳)

□ 5연과 5경(五軟五硬)

o 5연(五軟)은 머리와 목〔頭項〕의 연(軟)함. o 손의 연함〔手軟〕 o 다리의 연함〔脚軟〕 o 몸의 연함〔身軟〕 o 입의 연함〔口軟〕이 이것이다.
o 머리와 목의 연함〔頭軟〕은 천주골(天柱骨)이 거꾸러진 것〔倒〕이니 건골산(建骨散)이 통용되고 밖에는 생근산(生筋散)을 붙인다.
o 손이 연한 것〔手軟〕은 움직이는데 힘이 없는 것이니 마땅히 의이환(薏苡丸)을 쓴다.
o 다리가 연한 것〔脚軟〕은 걸음이 늦은 것〔行遲〕이다.(치료법은 아래를 보라)
o 몸이 연한 것〔身軟〕은 살이 적어서〔肉小〕 피부(皮膚)가 저절로 떨어지거나〔自離〕 혹은 온몸〔遍身〕의 힘줄이 연한 것〔筋軟〕이다. 녹용4근환(鹿茸四斤丸)에 당귀, 청염(靑塩)을 더해서 복용한다.
o 입이 연한 것〔口軟〕은 말이 늘인 것〔語遲〕이다.(치료법은 아래를 보라)
　이상의 5연(五軟)은 다 부족하게 품수(稟受)했거나 토사(吐瀉)로 인한 것이니 만약 치료하지 않으면 반드시 위독한 병〔篤疾〕이 된다.(入門)

○5경(五硬)은 머리와 목이 단단한[頭項硬] 것. ○손이 단단한[手硬] 것. ○다리가 단단한 것 [脚硬]. ○몸이 단단한[身硬] 것. 입이 단단한 것[口硬]이다.

○단단한 것[硬]은 뻣뻣하고[强直] 얼음같이 차가우니[氷冷] 곧 간(肝)의 풍사(風邪)를 받은 것이다. 마땅히 오약순기산(烏藥順氣散)(의방은 풍문(風門)을 보라)을 쓴다.(入門)

◆ 건골산(健骨散)

○머리가 연(軟)해서 머리가 바르지 못한 것을 치료한다. 목이 연한 것[項軟]은 천주골(天柱骨)이 거꾸러진 것인데 이를 치료한다.

【의방】 백강잠(白殭蚕)을 볶아서 분말을 만들어 매번 5푼[分] 혹은 1전을 박하거품술[薄荷泡酒]에 타서 하루 3번 내린다.(綱目)

◆ 생근산(生筋散)

○밖에 붙인다.

【의방】 목별자(木鼈子) 3개, 피마자(草麻子) 30알(粒)을 모두 껍질을 벗긴 것.
　　　이상을 고루 갈아 아이의 머리를 안아 일으켜[抱起] 정수리 위[頂上]를 문질러[摩] 열이 나게 하여[冷熱作] 조각을 붙인다.(綱目)

◆ 의이환[薏苡丸]

○손이 연한 것[手軟]을 치료한다.

【의방】 의이인[薏苡仁], 당귀, 진봉(秦芃), 산조인(酸棗仁), 방풍, 강활 각 5전.
　　　이상의 것을 분말을 만들어 꿀로 가시연밥(芡實) 크기의 환(丸)을 지어 형개탕(荊芥湯)에 녹여 내린다.(綱目)

◆ 녹용4근환(鹿茸四斤丸)

○몸이 연해서[身軟] 근골(筋骨)이 마비되어 약한 것[痿弱]을 치료한다.

【의방】 육종용(肉蓯蓉), 우슬(牛膝), 모과(木瓜), 토사자(兎絲子), 숙지황, 녹용, 천마(天麻), 두충(杜冲), 5미자(五味子)를 각기 등분(等分)하여.
　　　이상의 것을 분말을 만들어 꿀로 오동씨 크기의 환(丸)을 지어 따스한 술 혹은 미음(米飮)으로 30~50환을 내린다.(局方)

○일명 가감4근원(加減四斤元)이다.(綱目)

□ 해로(解顱)

○대소아(大小兒)의 머리 봉합이〔頭縫〕 합해지지 않아 열려 풀린 것〔開解〕 같은 고로 해로(解顱)라고 한다. 이는 신기(腎氣)가 이루어지지 못한〔不成〕 때문이다. 신장〔腎〕은 골수(骨髓)를 주관〔主〕하고 뇌(腦)는 수해(隨海)가 된다. 신기(腎氣)가 이루어지지 못하면〔不成〕 뇌수(腦髓)가 부족한 고로 봉합하지 못한다〔不合〕. 대체로 이 병을 얻으면 천일(千日)을 넘기지 못하고 그 사이에 또 몇 년이 된다해도 커서는 폐인(廢人)이 된다.(湯氏)

○나서 숫구멍〔顖〕이 봉합되지 않는 것〔不合〕은 신기(腎氣)가 이루어지지 않기 때문이다. 자라서는〔長〕 반드시 웃음이 적고〔少笑〕 또 눈에 흰 동자〔白睛〕가 많고 얼굴이 창백〔白〕하고 야윈 것은 근심이 많고 기쁨이 적은 것이다.(錢乙)

○해로(解顱)는 곧 소아(小兒)가 머리 봉합〔頭縫〕이 합하지 않는 것〔不合〕이다. 마땅히 6미지황원(六味地黃元)(의방은 허로(虛勞)를 보라)이나 혹은 8물탕(八物湯)(의방은 허로(虛勞)를 보라)에 술에 볶은 금연(芩連)을 더해서 달여서 복용하고 밖으로는 3신산(三辛散), 천남성산(天南星散)을 붙이고, 또한 두건(頭巾)으로 싸서 가리워 보호하면〔遮護〕 저절로 봉합〔合〕되니 또한 좋은 치료법〔良法〕이다.(錢乙)

◈ 3신산(三辛散)

○해로(解顱)를 치료한다.

【의방】 건강(乾薑) 7전 반, 세신(細辛), 계심(桂心) 각 5전.
　　　이상의 것을 분말을 만들어 강즙(薑汁)에 섞어서 두개골〔顱〕 위에 붙이면 소아(小兒)의 얼굴이 붉어지면 곧 낫는다.(三因)

◈ 천남성산(天南星散)

○위와 같은 것을 치료한다.

【의방】 큰 천남성〔大天南星〕을 살짝 통째로 구워〔炮〕 분말을 만들어 초(醋)에 타서 비단〔緋帛〕에 발라서 숫구멍〔顖〕에 붙이고 손을 불에 구워서〔灸〕 자주 다리미질〔熨〕하면 곧 효험이 있다.(錢氏)

□ 숫구멍이 메워지고 함몰함〔顖塡顖陷〕

ㅇ숫구멍이 메워지는 것〔顖塡〕은 시문〔顖門〕이 부어오르는〔腫起〕 것이다. 젖먹이는 것은 정상을 잃거나〔失常〕 혹은 한열(寒熱)이 비장을 편승하여〔乘脾〕 그 기(氣)가 위로 부딪치면 숫구멍〔顖〕이 높아져서 튀어나온다〔高而突〕. 또 간의 왕성한〔肝盛〕이 있어서 풍열(風熱)이 서로 치면〔交攻〕 또한 숫구멍이 메워지고〔顖塡〕 튀어나오고〔突起〕 땀이 나고〔汗出〕 머리칼〔毛髮〕이 노라며〔黃〕 짧은 것이 이것이다. 만약 한기(寒氣)가 위로 치받으면 굳어지고〔硬〕 열기(熱氣)가 위로 치받으면 유연(柔軟)해진다. 응당 풍열(風熱)을 사(瀉)시켜야 하니 마땅히 사청환(瀉靑丸)(의방은 5장(五藏)을 보라)을 쓴다.(入門)

ㅇ숫구멍이 함몰하는 것〔顖陷〕은 시문〔顖門〕이 구덩이〔坑〕를 이루는 것이다. 장부(藏府)에 열(熱)이 있어서 목말라 수장(水漿)이 당기기 때문에 설사〔泄利〕를 이루면 기혈(氣血)이 허약(虛弱)하여 뇌수(腦髓)에 올라가 교류〔上交〕하지 못하는 고로 숫구멍〔顖〕이 구덩이처럼 함몰하여 평평하고 그득하지〔平滿〕 못하니 마땅히 황구두골(黃狗頭骨)을 노랗게 구워서〔灸黃〕 분말을 만들어 계란 흰자위〔雞子淸〕에 타서 붙인다.(入門)

□ 말이 늦고 걸음이 늦음〔語遲行遲〕

ㅇ말이 늦은 것〔語遲〕은 5연(五軟) 중의 구연(口軟)이 이것이다. 아이가 태중에 있을 때〔胎時〕 어미〔母〕가 놀라고 두려움〔驚怖〕이 있으면 경기(驚氣)가 심포락(心包絡)에 들어가서 심신(心神)이 부족(不足)하게 하고 혀뿌리〔舌本〕가 통하지 않게 한다. 마땅히 창포환(菖蒲丸)을 복용한다.(錢乙)

ㅇ소아(小兒)의 여러 병 후 말을 못하는 데는 마땅히 계두환(雞頭丸)을 쓴다.(錢乙)

ㅇ한 소아(小兒)가 5세에도 말을 못하여 모두가 폐인(廢人)이 된다고 했는데 6미지황원(六味地黃元)에 (의방은 허로(虛勞)를 보라), 5미자(五味子), 녹용(鹿茸)을 더한 것과 보중익기탕(補中益氣湯)(의방은 내상(內傷)을 보라)을 썼더니 반 년(半年)에 1~2말을 하기 시작하고 1년에 이르니 말이 정상과 같았다.(回春)

ㅇ걸음이 늦음〔行遲〕은 다리가 연한 것〔脚軟〕이다. 기혈(氣血)이 충실치 못하고〔不充〕 골수(骨髓)가 가득하지 못하고 연약(軟弱)하여 걸음을 걷지 못하거나 혹은 간과 신장〔肝腎〕이 모두 허〔俱虛〕하여, 간(肝)은 힘줄을 주관하는데〔主筋〕 힘줄이 약하여 속골(束骨)하지 못하는 데는 마땅히 6미자황원(六味地黃元)에 녹용(鹿茸), 우슬(牛膝), 5미자(五味子), 5가피(五加皮)를 더하여 오래 복용한다. 호골환(虎骨丸) 또한 좋다. 혹은 5가피산(五加皮散)을 쓰기도 한다.(得效)

ㅇ무릇 소아(小兒)가 걸음이 늦고〔行遲〕 이빨이 늦고〔齒遲〕, 해로(解顱)하고 5연(五軟)하고 학슬(鶴膝)[362]하고 눈동자가 희고〔睛白〕 근심이 많음〔多愁〕은 모두가 신기부족(腎氣不足)을 품수(禀受)한 것이니 마땅히 6미자황원(六味地黃元)에 녹용(鹿茸)을 더해서 보(補)하고 혹은 조원산

(調元散)을 쓴다. (回春)

    o 소아(小兒) 학슬풍(鶴膝風)인 것은 품수(稟受)가 부족하고 혈기(血氣)가 불충(不充)한 때문이다. 기육(肌肉)이 수척(瘦瘠)하고 뼈마디[骨節]가 학의 무릎처럼 드러나니[呈露] 곧 신장이 허[腎虛]하여 얻은 것이다. 마땅히 6미지황원(六味地黃元)에 당귀, 우슬, 녹용을 더해서 오래 복용하고 대남성(大南星)을 통째로 구워서[炮] 분말을 만들어 초(醋)에 타서 뜨거운 불에 쬐어[烘熱] 붙이면 매우 좋다. (回春)

◆ 창포환(菖蒲丸)

o 심기(心氣)가 부족하여 5~6세에도 말을 못하는 것을 치료한다.

【의방】 석창포, 인삼, 맥문동, 원지, 천궁, 당귀 각 2전, 유향, 주사 각 1전.
    이상의 것을 분말을 만들어 꿀로 삼씨 크기의 환(丸)을 지어 미음(米飲)으로 10~20환을 하루 3번 복용한다. (入門)

◆ 계두환(雞頭丸)

o 소아(小兒)의 여러 병 후에 말을 하지 못하는 것을 치료한다.

【의방】 웅계두(雄雞頭) 구운 것 1개, 명선(鳴蟬) 타도록 구운 것[灸焦] 3개, 대황(大黃) 잿불에 구운 것[煨], 감초 구운 것 각 1냥, 당귀, 천궁, 원지, 맥문동 각 7전 반, 목통, 황기 각 5전.
    이상의 것을 분말을 만들어 꿀로 녹두크기의 환(丸)을 지어 빈속에 미음(米飲)으로 5환(丸)을 하루 3~4번 복용한다. (錢氏)

◆ 호골환(虎骨丸)

o 걸음이 늦은 것[行遲]을 치료한다.

【의방】 호경골(虎脛骨), 생건지황, 산조인, 백복령, 육계(肉桂), 방풍, 당귀, 천궁, 우슬, 황기를 각기 등분(等分)하여,
    이상의 것을 분말을 만들어 꿀로 삼씨 크기의 환(丸)을 지어 모과탕(木瓜湯)으로 5환 혹은 10환을 내린다. (得效)

◆ 5가피산(五加皮散)

o 3세에 걸음을 걷지 못하는 것을 치료한다.

---

362) 학슬(鶴膝) : 학슬풍(鶴膝風) : 무릎이 붓고 아프고 정강이가 마르는 병.

【의방】 산약(山藥) 5푼, 백출, 백작약, 숙지황, 당귀, 천궁, 황기 꿀에 볶은 것 각 2푼 반, 인삼, 백복령, 복신(茯神) 각 2푼, 감초 1푼 반, 석창포 1푼.
　　이상의 것을 썰어서 1첩을 만들어 생강 3쪽, 대추 2매와 물에 달여 복용한다.(回春)

□ 머리칼이 나지 않고 이가 나지 않음〔髮不生齒不生〕

○머리칼이 나지 않는 것〔髮不生〕은 혈기부족(血氣不足)으로 품수(稟受)해서 머리칼에 영화롭지 못하다〔不能榮〕. 마땅히 종용원(蓯蓉元)을 복용한다.

○이빨이 나지 않는 것〔齒不生〕은 이빨〔齒〕이란 것이 뼈의 끝〔終〕이요, 골수〔髓〕의 영양〔養〕하는 바이니 타고난 기〔稟氣〕가 부족하면 골수(骨髓)가 뼈에 차지 못하는〔不充〕 고로 이빨이 오래 나지 않는다. 마땅히 궁황산(芎黃散)을 쓴다.(得效)

○이빨이 오래 나지 않은 데는〔齒久不生〕, 웅자산(雄雌散)(의방은 치문(齒門)을 보라)을 쓴다.

○이빨이 자라고 나게 하는데〔長齒不生〕는 웅서(雄鼠)의 뼈가루〔骨末〕에 힘 입으니〔賴〕 크고 늙은 쥐〔大老鼠〕를 취해서 살을 제거하고 등골뼈〔脊骨〕를 취해서 분말을 만들어 잇몸〔齒齦〕 위에 하루 2차례 문지르면〔擦〕 효험이 있다.(本草)

◆ 종용원(蓯蓉元)

【의방】 당귀, 생건지황, 육종용, 백작약 각 1냥, 호분(胡粉) 5전.
　　이상의 것을 분말을 만들어 꿀로 기정쌀 크기〔黍米〕의 환(丸)을 지어 매 10환을 흑두탕(黑豆湯)으로 삼켜 내리고 겸해서 20~30환을 갈아 녹여〔磨化〕 머리 위에 발라 문지른다.(得效)

◆ 궁황산(芎黃散)

【의방】 천궁, 생건지황, 당귀, 산약, 백작약 각 1냥, 침향 5전, 감초 3전.
　　이상의 것을 분말을 만들어 백탕(白湯)에 타서 반 전을 복용하고 마른 분말〔乾末〕을 잇몸〔齒齦〕 위에 하루 2차례 칠해서 문지른다.(糝擦)(得效)

□ 거북 등과 거북 가슴〔龜背龜胸〕

○거북이 등〔龜背〕은 처음에 나서 등을 보호하지 못하면 풍(風)이 등뼈〔脊骨〕에 들어가거나 혹은 너무 일찍 앉아서〔坐太早〕 또한 곱사등이〔傴僂〕가 되어 거북처럼 등이 높고 고질(痼疾)이 된다. 마땅히 송예단(松蘂丹), 지각환(地殼丸)을 복용하고 또 거북이 오줌〔龜尿〕을 취해서 등골뼈마디〔脊骨節〕 위에 넣으면〔點〕 곧 편〔平〕해진다.

○거북이 가슴〔龜胸〕이란 가슴이 높고 창만(脹滿)하여 그 형상이 거북과 같은 것인데 이는 폐장

(肺臟)의 열(熱)을 받은 소치(所致)이다. 혹은 유모(乳母)가 5신(五辛)을 많이 먹고 술과 밀가루를 과도히 먹거나 혹은 여름〔夏月〕에 뜨거운 젖〔熱乳〕을 많이 먹은 때문이다. 마땅히 백합단(百合丹)을 복용한다.(得效)

○거북이 가슴〔龜胸〕은 곧 폐열(肺熱)이 창만(脹滿)하여 흉격(胸膈)을 침공〔攻〕하여 이루어진다. 마땅히 사백산(瀉白散)(의방은 5장(五藏)을 보라)에 편금(片芩), 치자(梔子)를 더해서 달여서 복용한다.(正傳)

◆ 송예단(松蘂丹)

○거북이 등〔龜背〕을 치료한다.

【의방】 송화(松和), 지각(地殼), 방풍, 독활(獨活) 각 1냥, 마황(麻黃), 대황(大黃), 전호(前胡), 계심 각 5전.
　이상의 것을 분말을 만들어 꿀로 기정쌀〔黍米〕 크기의 환(丸)을 지어 죽(粥)으로 10환을 마신다.(得效)

◆ 지각환(枳殼丸)

○위와 같은 것을 치료한다.

【의방】 지각, 방풍, 독활, 대황, 전호, 당귀, 마황 각 3전.
　이상의 것을 분말을 만들어 밀가루 풀에 섞어 기정쌀 크기〔黍米大〕의 환(丸)을 지어 10~20환을 마셔 삼켜 내린다.(丹心)

○일명 구배환(龜背丸)이다.(回春)

◆ 백합단(百合丹)

○거북이 등〔龜背〕을 치료한다.

【의방】 대황 7전 반, 천문동, 행인, 백합, 목통, 상백피, 지각, 감정력〔甛葶藶〕, 석고 각 5전.
　이상의 것을 분말을 만들어 꿀로 녹두 크기의 환(丸)을 지어 백탕(白湯)으로 5~7환 내지 10환을 내린다.(得效)

○일명 구흉환(龜胸丸)이다.(回春)

□ 체이(滯頤)

○ 소아(小兒)의 체이(滯頤)란 입아귀(口角)에 침이 흐르는 것이 이것이다. 침(涎)은 비장(脾)의 액(液)이 흘러 나와 턱(頤) 위에 쌓이는 것이다. 이는 비위(脾胃)가 허랭(虛冷)하여 그 진액(津液)을 억제할 수 없기 때문인 것이다. 치료법은 응당 비장을 따스하게 해야 한다.

○ 『내경(內經)』에 논하기를 '혀가 늘어지고(縱) 침이 흐르는 것은 다 열(熱)에 속하니 냉열(冷熱)을 구분해서 치료해야 한다'고 했다. 뜨거운 침(熱涎)은 위화(胃火)가 타오르는 것(炎上)이니 마땅히 통심음(通心飮)(의방은 위를 보라)을 쓴다. 차가운 침(冷涎)은 위가 허한 것(胃虛)이니 마땅히 목향반하환(木香半夏丸)을 쓴다. (入門)

○ 체이(滯頤)의 냉증(冷證)에는 마땅히 온비단(溫脾丹)을 쓴다. (湯氏)

◆ 목향반하환(木香半夏丸)

【의방】 목향, 반하고, 정향 각 5전, 백강(白薑), 백출, 청피, 진피 각 2전 반.
　　이상의 것을 분말을 만들어 찐 떡에 섞어 삼씨 크기의 환(丸)을 지어 미탕(米湯)으로 마셔 내린다. (灌下)(入門)

◆ 온비단(溫脾丹)

【의방】 반하국, 정향 각 5전, 백출, 청피, 건강(乾薑) 각 2전 반.
　　이상의 것을 분말을 만들어 풀로 기장쌀 크기의 환(丸)을 지어 미음(米飮)으로 10~20환을 내린다. (湯氏)

□ 단독(丹毒)

○ 소아(小兒)의 단독(丹毒)은 곧 열독(熱毒)의 기(氣)와 혈(血)이 서로 부딪쳐서 풍(風)이 편승(乘)하는 고로 붉게 붓고(赤腫) 온몸에 유주(遊走)하는 것을 적유풍(赤遊風)이라 한다. 신장에 들어가고(入腎) 배에 들어가면(入腹) 사람을 죽인다(殺人). (湯氏)

○ 소아(小兒)의 단독(丹毒)이 100일 내에 발하는 것은 반드시 죽으니 급급히 구원해야 한다. (湯氏)

○ 금사창(金絲瘡)을 일명 홍사창(紅絲瘡)이라 한다. 그 형상은 선(線)이 굵고 가는 것(巨細)이 하나같지 않으니 경(經)에서 말하는 단독(丹毒)이 이것이다. (保命)

○ 단독(丹毒)이 뱃속에서 생겨 팔다리(四肢)로 흩어져 나오면 쉽게 낫고(湯愈) 팔다리(四肢)에서 배(腹)에 들어가면 치료하기 어렵다. (三因)

○ 독기(毒氣)가 속으로 들어가 배가 창만(腹脹)하면 죽는데 독기(毒氣)가 달리는 곳(所走之處)

은 경맥을 끊어서[截經] 침을 놓아[刺之] 피를 내야 한다. 한편 급히 세침(細鍼)으로 찔러서[刺] 나쁜 피[惡血]를 내면 곧 없어진다고 했다.(入門)

o 단독(丹毒)은 마땅히 서각지황탕(犀角地黃湯)(의방은 혈문(血門)을 보라), 4순청량음(四順清凉飲)(의방은 화문(火門)을 보라)을 쓰고 외용(外用)으로는 발독산(拔毒散), 빙황산(氷黃散), 니금고(泥金膏)를 바른다.

o 또 도랑[溝渠] 속의 새우[小鰕]를 찧어 붙이고 또 복룡간(伏龍肝)을 계란 흰자위[雞子清]에 섞어서 바른다. 또 잉어혈[鯉魚血], 선어혈(鮮魚血), 파초뿌리즙[芭蕉根汁], 남엽즙(藍葉汁), 물 속의 이끼[水中苔]를 바르면 다 좋다.

o 방게 침[蜞鍼]으로 나쁜 피[惡血]를 빨아내는 것[吸出]이 가장 묘[最妙]하다.(諸方)

◆ 발독산(拔毒散)
o 단독(丹毒)이 유주(遊走)하여 사르는 열[燎熱]을 치료한다.

【의방】 한수석(寒水石) 2냥 3전, 석고(石膏) 1냥, 황백(黃栢), 감초 각 3전.
　　이상의 것을 분말을 만들어 물에 타서 바른다. 파초즙(芭蕉汁)에 타면 더욱 좋다.(入門)

◆ 빙황산(氷黃散)
o 위와 같은 것을 치료한다.

【의방】 염초(焰硝), 대황말(大黃末) 각 5전.
　　이상의 것을 우물물[井水]에 고루 타서[調勻] 닭깃[雞羽]으로 찍어서 바른다[掃塗].(回春)

◆ 니금고(泥金膏)
o 단독(丹毒)의 열표(熱瘭)363) 이름 없는 종독[無名腫毒]을 치료한다.

【의방】 지렁이 똥[蚯蚓糞] 2푼, 염초(焰硝) 1푼.
　　이상의 것을 새로 기른 물[新汲水]에 진하게 타서 위에 펴서 바른다[敷].(回春)

□ 여러 부스럼[諸瘡]

o 소아(小兒)가 처음 나서 한 달 안의 여러 병[諸疾]은 곧 태독(胎毒)의 얕은 것[淺]이니 가령 1~2세 후에 생기는 바의 병[疾]은 곧 태독(胎毒)의 깊은 것[深]이다. 마땅히 치료법을 살펴[按法] 치료한다.(綱目)

---

363) 표(瘭) : 표저(瘭疽) : 손가락이나 발가락부터 곪기 시작하여 전신에 번져 화농(化膿)되는 병.

ㅇ소아(小兒)의 악창(惡瘡)은 날씨〔天氣〕가 온화(溫和)할 때 자주 씻고 옷을 갈아 입히니〔頻與澡洗更衣〕 외선(外宣)이라고 한다. 또한 반드시 약을 먹지 않아도 된다. 봄에는 버드나무가지〔柳條〕와 형개(荊芥)를 쓰고, 여름에는 대추 잎〔棗葉〕과 회나무가지〔槐枝〕를 쓰고 가을에는 고삼 달인 탕〔苦參煎湯〕으로 따스하게 씻는다.(湯氏)

ㅇ1~2세에 온몸에 부스럼이 나는 것은 먼저 5복화독단(五福化毒丹)(의방은 위를 보라), 서각지황탕(犀角地黃湯)(의방은 혈문(血門)을 보라)을 쓰고 외용(外用)으로는 아버지의 뜨거운 소변(小便)을 닭깃〔雞羽〕으로 찍어서 씻고 청대분말〔青黛末〕을 칠하면〔糝〕 묘(妙)하다.(入門)

ㅇ소아(小兒)가 얼굴에 부스럼이 나서 얼굴 전체가 짓무르고 온 피부에 고름이 나지 않는 데가 없고 백약이 무효인 데는 납저지(臘猪脂)를 붙이면 신효하다. 백양목가지〔白楊木枝〕를 태워 물방울〔瀝〕을 취해서 붙이면 또한 효험이 있다.(丹心)

ㅇ소아(小兒)의 나두창(癩頭瘡)에 방풍통성산(防風通聖散)(의방은 풍문(風門)을 보라)을 술에 수제〔酒製〕하여 분말을 만들어 매 1전을 물에 달여 30첩을 복용하면 효험을 본다. 또 여러 창문(瘡門)을 자세히 보고 참고함이 좋을 것이다.(丹心)

ㅇ소아(小兒)의 입안에 백병(百病)과 구창(口瘡), 중설(重舌), 중악(重腭), 후비종색(喉痺腫塞) 등은 마땅히 우황산(牛黃散)을 쓴다.(醫鑑)

ㅇ태열(胎熱), 혈열(血熱), 풍열(風熱)의 여러 부스럼〔諸瘡〕이 온몸에 퍼져서 가렵고 아픈 데는〔痒痛〕 마땅히 대연교음(大連翹飲), 생료4물탕(生料四物湯)을 쓴다.(醫鑑)

◆ 우황산(牛黃散)

【의방】 우황(牛黃), 편뇌(片腦), 붕사(鵬砂) 각 1푼, 진사(辰砂), 웅황, 청대 각 2푼, 황연, 황백 분말 각 8푼, 염초(焰硝) 1전 반.
　　 이상의 것을 분말을 만들어 매번 조금씩 칠한다.(醫鑑)

◆ 대연교음(大連翹飲)

ㅇ여러 부스럼〔諸瘡〕을 치료한다.

【의방】 감초 4푼, 시호(柴胡), 황금(黃芩), 형개 각 3푼, 연교(連翹), 차전자, 구맥(瞿麥), 활석(滑石), 악실(惡實), 적작약, 치자, 목통, 당귀, 방풍 각 2푼, 선각(蟬殼) 2푼 반.
　　 이상의 것을 썰어서 1첩을 만들어 죽엽(竹葉) 2조각, 등심(燈心) 10줄기〔莖〕를 물에 달여 복용한다.(醫鑑)

◆ 생료4물탕(生料四物湯)

ㅇ위와 같은 것을 치료한다.

【의방】 생지황, 적작약, 천궁, 당귀, 방풍 각 3푼, 황금, 박하 각 2푼.
이상의 것을 썰어서 1첩을 만들어 물에 달여 복용한다.(得效)

□ 홍사류(紅絲瘤)364)

○ 한 사람이 아이를 낳았는데〔生子〕 온몸에 홍사류(紅絲瘤)가 나서 구원하지 못하고〔不救〕 뒤에 낳은 3~4 아이도 다 그러했다. 동원(東垣)이 이르기를 '그대의 신장 속에〔腎中〕 화가 잠복해서〔伏火〕 정액 중〔精中〕에 붉은 핏줄〔紅絲〕이 많이 있어서 기(氣)가 서로 전〔相傳〕하여 아이를 낳는 고로 이 병(疾)이 있는 것인데 속칭 태류(胎瘤)가 이것이다' 했다. 그 사람으로 하여금 자세히 보라 했더니 과연 그 말과 같았다. 드디어 자신환(滋腎丸)을 몇 번 복용시켜 신장 속의 화사(火邪)를 사(瀉)시키고 술과 고기와 맵고 열나는 것을 기(忌)했다. 그의 아내는 6미지황원(六味地黃元)으로 그 음혈(陰血)을 자양〔養〕한 후에 수태(受胎)한 지 다섯 달〔五月〕에 황금(黃芩), 백출(白朮)로 가루〔散〕를 만들어 복용시키고 아이를 낳으니 앞의 병〔前病〕이 되풀이되어 나지 않았다.(東垣)

□ 약독이 임병을 이룬다〔藥毒成淋〕

○ 한 아이〔童子〕가 처음 날 때부터 임병을 앓아〔患淋〕 5~7일이면 반드시 한 번 발(發)하고 발(發)하면 크게 아프고 기정이나 좁쌀 같은 것이 약 1잔(盞) 정도를 내린 연후에 안정됐다. 이것은 그 아비〔父〕가 반드시 하부약(下部藥)을 많이 복용하여 남은 독〔遺毒〕이 태(胎)에서 아이의 명문(命門)에 머무르기 때문이다. 그리하여 자설(紫雪)에 황백말(黃柏末)을 섞어 오동씨 크기의 환(丸)을 지어 햇볕에 쬐어 바싹 말려 열탕(熱湯)으로 100환을 복용했더니 또 한나절〔半日〕을 통증이 크게 일어나서 허리와 배〔腰腹〕까지 이어지고 곧 기정과 좁쌀 같은 것이 1주발 가량 내리니 병이 10분의 8은 감했다. 또 진피(陳皮) 1냥, 길경, 목통 각 5전을 1첩을 만들어〔作貼〕 투여〔與〕하니 또 기장과 조 같은 것을 1홉〔合〕을 내리고 편안해졌다. 아버지가 조열(燥熱)을 얻어도 또한 자식이 병들 수 있는데 어머니에게 있어서야 말할 것이 있겠는가? 동원(東垣)의 홍사류(紅絲瘤)의 일이 이를 증명한다.

□ 젖을 떼는 법〔斷乳〕

○ 소아(小兒) 2~3세 때에 젖을 떼려 하면 마땅히 화미고(畵眉膏)를 쓴다.(入門)

---

364) 홍사류(紅絲瘤) : 핏발이 실처럼 뻗치는 혹.

◆ 화미고(畵眉膏)

o 산치자(山梔子) 검게 볶은 것 3개, 웅황, 주사, 경분 각기 조금을 분말을 만들어 청유(淸油)에 고루 타서 아이가 잠들기를 기다려〔候兒睡〕아이의 두 눈썹 위에 진하게 그리면 깨어나서 스스로 젖을 먹지 않는데 효험이 없으면 다시 그리고 이어서 먹〔墨〕으로 젖꼭지에 칠한다〔搽〕.(入門)

소아(小兒)의 여러 병의 죽는 증세〔小兒諸病死證〕

o 눈 위의 붉은 맥〔赤脈〕이 눈동자를 꿰뚫은 것(수화(水火)가 곤절(困絶)함).
o 숫구멍〔顖門〕이 부어 오르고 겸해서 웅덩이를 만든다〔作坑〕.(심장이 끊어짐〔心絶〕)
o 코가 말라〔鼻乾〕검게 메마른다〔黑燥〕(폐가 끊어짐〔肺絶〕)
o 밥통이 커지고〔肚大〕힘줄이 드러난다〔靑筋〕(비장이 끊어짐〔脾絶〕)
o 눈을 많이 직시해서 보고〔直視覷〕눈동자를 움직이지 않는다.(5장(五藏)이 모두 끊어짐)
o 손톱〔指甲〕이 검은 색이다〔黑色〕.(간이 끊어짐〔肝絶〕)
o 갑자기 까마귀 소리〔鴉聲〕를 낸다.(맥이 끊어짐〔脈絶〕)
o 허하여 혀가 입으로 나온다.(심장이 끊어짐〔心絶〕)
o 이빨을 갈고〔嚙齒, 설치〕사람을 문다〔咬人〕.(신장이 끊어짐〔腎絶〕)
o 입이 고기 입〔魚口〕같고 기가 급하고〔氣急〕울어도 소리가 나지 않는다〔啼不作聲〕.(폐가 끊어짐〔肺絶〕)
o 회충(蛔虫)이 이미 나오면 반드시 이는 죽은 형체(死形)이다.(위가 끊어짐〔胃絶〕)
o 대체로 병으로 피곤하여 땀이 구슬처럼 나오고 흐르지 않는 것은 죽는다.
o 대체로 아이가 병으로 그 머리칼〔頭毛〕이 모두 거스르는 것은 죽는다.
o 입술과 입〔脣口〕이 마르고 눈꺼풀〔目皮〕이 뒤집어지고〔反〕입안의 기〔口中氣〕가 차갑고, 수족(手足)이 네 곳으로 드리워지고〔四垂〕누워있는 것이 묶어놓은 것 같고 손바닥 안이 차가운 것은 다 죽는다.(入門)
o 그 5경(五硬), 5연(五軟), 5랭(五冷), 5건(五乾)은 다 나쁜 증세〔惡證〕이다.(直小)

두, 반, 진 3증세는 오로지 태독으로 인한 것이다〔痘癍疹三證專有胎毒〕

o 태고(太古)에는 천연두〔痘〕와 홍역〔疹〕이 없었는데 주말(周末), 진초(秦初)에 발생했다.(入門)

o 무릇 태(胎)가 뱃속에 있어서 6~7월에 이르면 이미 형체를 이루어〔成形〕어미 뱃속의 더러운 액체〔穢液〕가 아이의 5장(五藏)에 들어가고 먹은 것이 10달(十月)에 이르면 위(胃)에 가득하여 날 때에 이르면 아이의 입안에 불결한 것이 들어있으나 산모(産母)가 깨끗이 닦아 없애면 병이 없는

것이다. 세속[俗]에는 황연(黃連), 감초(甘草)물을 먹이고 그 배꼽[臍]의 예분(穢糞)도 이 또한 어미의 불결한 여기(餘氣)가 아이의 장 속에 들어가 풍한(風寒)의 사기(邪氣)를 만나 서로 부딪쳐서 천연두[痘]와 홍역[疹]이 이루어진 것이라 한다. (錢乙)

○아이가 어미 뱃속에서 10달[十月] 사이가 되면 어미를 따라[隨母] 호흡(呼吸)한다. 호흡(呼吸)이란 양기(陽氣)이니 동작이 생기게 하고[生動作] 정기신을 자양해서 더[滋益精氣神]한다. 기갈(飢渴)하면 다 어미의 혈을 먹고[食母血] 아이는 달을 따라 자라고[隨月長] 근골(筋骨), 피육(皮肉), 혈맥(血脉), 형기(形氣)가 다 흡족하면[俱足] 10달만[十月]에 태어나는 것[降生]이다. 입 안에 오히려 나쁜 피[惡血]가 있다가 아이 울음소리[啼聲]가 한 번 발(發)하면 숨들이 쉼에 따라서[隨吸] 내리는데 이 나쁜 피[惡血]가 명문(命門)과 포중(胞中)에 다시 돌아와서[復歸] 한 모퉁이에 치우쳐서[僻] 숨어 엎드려서[隱伏] 발하지 않다가[不發] 바로 아이에게 이르러 유식(乳食)에 내상(內傷)함으로 인해서 습열(濕熱)의 기(氣)가 아래로 신장 속에[腎中] 빠져들어서[陷入] 2화(二火)가 서로 쳐서[相攻] 영기(榮氣)가 따르지 않고[不從] 살결에 거슬러[逆肉理] 나쁜 피[惡血]가 곧 여러 반진(瘢疹)을 발(發)한다. 이는 다 신수(腎水)에서 나온 것이며 그 부스럼[瘍]이 뒤에 살결[肉理]에 모여서 양명(陽明)에 돌아간다. 그러므로 세 번의 반점[三番瘢]이 처음 나타나는 증세는 족태양(足太陽), 임방광(壬膀胱)이 병소장(丙小腸)을 이겨서 처음 나오는 것이다. 얼굴에 나타나고 마침내는 양명(陽明)에 돌아와서 살결[肉理]이 열이 나 변화[熱化]해서 고름이 되는 것[爲膿]이다. 2화(二火)가 왕성해서[熾盛] 도리어 한수(寒水)를 이기면 온몸에 다 나오니 이는 다 족태양(足太陽)의 전변(傳變)하는 데로부터 오는 것이다. (東垣)

○반진[瘢]이 병이 되는 것은 다 아이가 어미의 뱃속에 있을 때 잠겨서 모혈(母血)을 먹어서 더러움이 쌓여서[穢蘊] 독을 이룬[成毒] 것이니 다 태음(太陰)의 습토(濕土)가 막혀서 군상(君相)의 2화(二火)가 지은 바[所作]인 것이다. (海藏)

○『내경(內經)』에 이르기를 '여러 통양(痛痒), 창양(瘡痒)은 다 심화(心火)에 속한다' 했으니 대체로 태독(胎毒)이 명문(命門)에 잠겨 있다가 소음(少陰), 소양(少陽)의 사천(司天)인 군상(君相), 2화(二火)가 태과(太過)하면 열독(熱毒)이 유행(流行)하는 해[年]에는 발작(發作)하는 것이다. (正傳)

□ 천연두를 묽게 하는 의방[稀痘方]

○희두방(稀痘方)에는 복주사법(服朱砂法), 연생제1방(延生第一方), 희두면홍환(稀痘免紅丸), 척예면두탕(滌穢免痘湯), 독성단(獨聖丹), 백수산(百壽散), 복매화방(服梅花方), 비전희두탕(秘傳稀痘湯)이 있다. (諸方)

□ 복주사법(服朱砂法)

ㅇ쌀알〔米〕과 같은 곱고〔細〕 광명(光明)한 주사(朱砂)를 수비(水飛)하여 분말을 만들어 매 5푼(五分)을 3차례 연밀(煉蜜)에 타서 아이의 대소(大小)를 헤아려〔量〕 가감(加減)해서 마마〔痘〕의 나고 안남을 불구(不拘)하고 따스한 물〔溫水〕로 내려보내는데 수미(首尾)를 일관(一貫)해서 복용케 하면 빽빽〔蜜〕한 것이 성기어지고〔可稀〕 성긴 것〔稀〕은 없어지고 검고 움푹 들어간 것〔陷〕은 일어나고 두옹(痘癰)은 없어지는데 다만 성질〔性〕이 약간 차가운 것〔微寒〕은 많이 복용해서는 안 된다.(入門)

ㅇ하나의 법〔一法〕은 꿀 조금에 주사 분말〔朱砂末〕 1자(字)를 타서 쓴다.(得效)

□ 연밀제1방(延蜜第一方)

ㅇ소아(小兒)가 처음 나서 탯줄〔臍帶〕이 떨어진 후 그 탯줄을 새 기왓장 위에 놓고 숯불을 네 둘레〔四圍〕에 피우되 연기가 다하는 것을 도수〔度〕로 하여 땅바닥〔土地上〕에 놓아두고 사기잔〔瓦盞〕 같은 것으로 덮고 소존성(燒存性)하여 갈아서 분말을 만들어, 미리부터 주사(朱砂) 투명한 것으로 아주 곱게 가루를 만들어 수비(水飛)하여 여과시켰다가 탯줄〔臍帶〕이 만약 5푼〔分〕이 되면 주사(朱砂) 2푼 5리, 생지황, 당귀신을 진하게 달인〔濃煎〕 즙(汁)에 앞의 2미(二味)에 1~2개의 바지락 껍질〔蜆殼〕을 타서 섞어〔調和〕 아이의 윗잇몸〔上齶〕과 유모(乳母)의 젖꼭지〔乳頭〕에 바르되 하루동안에 다 써버리면 다음날 아이의 대변(大便)을 따라 오예탁구(汚穢濁垢)가 다 나오고 종신(終身)토록 창진(瘡疹)과 여러 병이 나지 않고 한 아이를 낳으면 한 아이를 보전(保全)하는 가장 묘법(妙法)이 된다.(醫鑑)

◆ 희두토홍환(稀痘兎紅丸)

ㅇ일명 태극환(太極丸)이다.

【의방】 납월(臘月) 초 8일에 산토끼〔生兎〕 1마리〔隻〕의 피를 뽑아서 메밀가루〔蕎麥麪〕에 섞어서 웅황(雄黃) 4~5푼을 더하여 마르기를 기다려 떡〔餠〕을 만들어 무릇 소아(小兒)가 처음 난 지 3일 뒤에 녹두크기 만한 2~3환(丸)을 유즙(乳汁)으로 내려보내고 1세아는 5~7환, 3세 후에는 15환을 복용하고 오래되면 온몸〔遍身〕에 붉은 반점〔紅癜〕이 난다. 이것이 그 징험〔徵〕이니 종신토록 두진(痘疹)이 나지 않고 비록 난다 해도 드물다〔稀〕. 아이가 자라서 음식을 먹을 때 토끼의 피〔兎血〕를 먹으면 더욱 묘하다.

ㅇ혹은 이르기를 반드시 8일이 아니라도 다만 납월(臘月)의 토끼면 또한 써도 된다고 하나 결국 8일의 것만큼 좋지는 못하다.(醫鑑)

◆ 척예토두탕(滌穢兎痘湯)

【의방】 5~6월 사이에 수세미[絲瓜]의 작은 만등사(蔓藤絲)를 취하여 응달에 말려 약 2냥 반 중을 거두어 두었다가 정월 초하루 자시(子時)에 이르러 부모의 한 사람만 알고 앞의 사과등(絲瓜藤)을 달여서 따스하기를 기다려 아이의 전신과 머리와 얼굴의 아래위를 씻어서 태독(胎毒)을 제거하면 두진(痘疹)이 나지 않고 가령 나더라도 가벼이 3~5과(顆)만 날 뿐이다.(醫鑑)

◆ 독성단(獨聖丹)

【의방】 사과(絲瓜)의 꼭지 가까이 껍질과 씨[皮子]가 이어진 것 3치[寸]를 취하여 단단히 봉한[固濟] 사기병[砂瓶] 안에 넣어 뽕나무 섶 불[桑柴火]에 소존성(燒存性)하여 분말을 만들어 사탕(砂糖)을 등분으로 넣고 찧어서 떡을 만들어 다 없어지기까지 때때로 아이에게 먹이면 좋고, 소아(小兒)의 두진(痘疹)에 이를 복용하면 적거나 전연 나지 않는다. 다만 2~3일 소증(燒蒸)하여도 나오지 않는 것과 혹은 매번 열이 날 때 곧 주어서 먹이면 마마[痘]가 나와도 반드시 적다.(醫鑑)

ㅇ 대체로 마마[痘疹]가 처음 나오거나 혹은 나오지 않을 때에 이 약을 복용하면 많은 것은 적어지고, 적은 것은 없어지며 중(重)한 것은 가벼워지게 한다. 또 이르기를 주사(朱砂)를 조금 넣으면 더욱 묘(妙)하다고 했다.(正傳)

◆ 백수산(百壽散)

ㅇ 처음 나서 한 달 이내에 쓰면 늙도록 창진(瘡疹)이 나지 않는다.

【의방】 황연 1냥, 주사(朱砂) 1전.
　　　　이상의 것을 물에 달여 먼저 씻어서 입안의 침을 제거하고 조금씩 마시게 하여 삼키게 하고 나머지 약을 동이 안[盆中]에 부어서 아이의 몸 전체를 씻는다.

◆ 매화꽃을 복용하는 의방[服梅花方]

ㅇ 매화(梅花)를 복용하면 마마[痘]가 나오는 것을 면(免)할 수 있다. 12월에 매화를 다소 불구하고 거두어 응달에서 말려 분말을 만들어 연밀(煉蜜)로 가시연밥[芡實] 크기의 환(丸)을 지어 매 1환을 호주(好酒)로 녹여 내리고 태일구고천존(太乙救苦天尊)을 100번 외우면 그 묘(妙)함을 말로 할 수가 없다. (種杏)

40. 소아(小兒)

◆ 비전희두탕(秘傳稀痘湯)

○6월 상복일(上伏日)에 호로(葫蘆) 새순덩굴[嫩蔓] 수십 뿌리를 캐어서[採] 응달에 말렸다가 정월 초하루 5경에 사람들 몰래 호로(葫蘆) 줄거리를 노구솥[鍋]에 넣어 삶은 탕[燒湯] 1동이[一盆]로 마마[痘]가 나지 않은 소아(小兒)의 온몸과 머리와 얼굴 아래위를 씻어서 씻지 않은 곳이 없게 하면 이후에는 마마[痘]가 나지 않는다.(唐人秘傳)

□ **두창을 예방하는 법**[痘瘡預防法]

○매번 겨울에 온난(溫暖)함을 만나면 봄에 마마가 발할[發痘] 우려가 있는데는 마땅히 3두음(三豆飮), 유음자(油飮子)를 미리 복용한다.(入門)

○유행하는 마마[痘疹]가 이웃[鄕隣]에 이 증세가 있으면 미리 복용하여 혈을 살리고[活血] 독을 풀면[解毒] 감염되지 않는다[不染]. 마땅히 독성단(獨聖丹), 토홍환(兔紅丸)(두 의방은 아울러 위를 보라), 용봉고(龍鳳膏)를 쓴다.(醫鑑)

◆ 3두음(三豆飮)

【의방】 붉은 팥[赤小豆], 검은콩[黑豆], 녹두(菉豆) 각 1되, 감초 5전.
　　　　이상의 것을 물에 삶아 익혀 날마다 즙(汁)을 마시고 임의로 콩을 먹으면 이미 감염됐으면 가볍게 풀리고 감염되지 않은 것은 복용하여 7일이 지나면 영구히 나지 않는다.(得效)

◆ 유음자(油飮子)

○소아(小兒)가 양(陽)이 왕성[盛]한데 음(陰)이 제어[制]하지 못하면 머리칼이 빳빳이 서고[竪直] 음식이 줄어드는데 이는 열이 잠복[伏熱]한 징조[兆]이다. 이웃[鄕隣]에 마마[痘證]가 있으면 진마유(眞麻油) 1되[升]를 매일 다 먹이면 영구히 마마[痘]가 나지 않는다.(正傳)

◆ 용봉고(龍鳳膏)

【의방】 오계란(烏雞卵) 1개, 지룡(地龍) 가늘고 작은, 살아 있는 것 1가닥[條].
　　　　이상의 계란에 작은 구멍을 내어 지렁이를 넣어 피지(皮紙)로 구멍을 바른 뒤에 밥솥 위에 쪄서 지렁이를 제거하고 아이에게 먹이되 매년 입춘일(立春日)에 1매(枚)를 먹이면 종신토록 두진(痘疹)이 나오지 않으며 이웃[鄕隣]에 이 증세가 유행할 때 1~2매(枚)를 먹으면 또한 효험이 있다.(正傳)

□ 두증을 분별하는 법〔辨痘證〕

ㅇ상한(傷寒), 상식(傷食), 창진(瘡疹)은 증세〔證〕가 다 서로 비슷하다.

ㅇ한기가 상하면〔傷寒〕 증한(增寒)하고 장열(壯熱)이 나서 입안의 기〔口中氣〕가 열이 나고 하품〔呵欠〕하고 번민(煩悶)하고 목이 급하다. (項急)

ㅇ음식에 상하면〔傷食〕 입에 열이 나고 입안에 초 냄새〔醋氣〕가 나고 젖망울〔妳瓣〕이 있고 소화가 안 되어 뱃속이 아프다. (疼痛)

ㅇ창진(瘡疹)이 나면 뺨이 붉고 메마르고〔腮赤燥〕 재채기를 많이 하고〔多噴嚏〕 두근거리고〔悸動〕 어지럽고 고달프고〔昏倦〕 팔다리〔四肢〕가 차갑다.

ㅇ정신이 흐릿하고〔昏睡〕 재채기를 잘 하고 두근거리는 것〔悸〕은 장차 창진(瘡疹)이 발하는 것이다.

ㅇ창진(瘡疹)의 징후〔候〕는 얼굴이 마르고〔面燥〕 뺨이 붉고〔腮赤〕 눈언저리〔目胞〕가 또한 붉고 하품하고 번민하고 잠깐 서늘했다가 잠깐 열이 나고 해수(咳嗽)기침을 하고 재채기를 하고 발이 조금 차갑고 밤에 잘 때 놀라고 잠이 많다. (錢乙)

ㅇ발반증(發癍證)에는 하품하고〔呵欠〕 재채기하고 잠자는 중에 급히 놀라고 귀 끝〔耳尖〕이 차갑고 눈이 떫다. (眼澁)

ㅇ두창(痘瘡)은 대체로 상한(傷寒)과 서로 비슷하니 발열(發熱)하고 번조(煩燥)하고 뺨이 발갛고〔驗赤〕, 입술이 붉고〔脣紅〕 몸이 아프고〔身痛〕 머리가 아프고〔頭疼〕 잠깐 한기가 들었다가〔乍寒〕 잠깐 열〔乍熱〕이 나며 재채기하고 하품하고 천식 기침을 하고 가래침이 있고, 처음 발하는 때는〔始發之時〕 풍한에 감염되어 상하여〔感傷風寒〕 얻는 수도 있고, 시기(時氣)에 전염하여 얻는 수도 있고, 음식에 상하여〔傷食〕 발열(發熱) 구토(嘔吐)하여 얻는 수도 있고, 넘어지고 부딪쳐서〔跌撲〕 놀라고 무서워하며〔驚恐〕 혈이 쌓여서〔蓄血〕 얻는 수도 있는데, 혹은 눈을 치뜨고〔目竄, 목찬〕 입을 다물고〔口噤〕 놀라 경련〔驚搐〕하여 풍증(風證)과도 같고, 혹은 구설(口舌)과 목구멍〔咽喉〕과 배〔肚腹〕가 아프고 혹은 번조(煩躁)하고 미친 듯 괴롭고〔狂悶〕 혼수(昏睡)하고 헛소리를 하고 혹은 저절로 땀이 나고〔自汗〕 혹은 설사〔下利〕하고 혹은 발열(發熱)하고, 혹은 발열하지 않아서 증후(證候)가 다단(多端)하여서 갑자기 분별하기가 쉽지 않다. 반드시 귀가 차갑고〔耳冷〕 엉덩이가 차가운 것〔尻冷〕이 징험이 된다. 대개 창진(瘡疹)은 양(陽)에 속하므로 신장〔腎〕에는 증세〔證〕가 없고 그 귀와 엉덩이〔耳與尻〕는 모두 신장에 속하므로 신장이 주관하는 부위〔所部〕가 유독〔獨〕 차갑고 또 귀 뒤〔耳後〕를 살펴보아서 붉은 맥〔紅脉〕의 빨간 실〔赤絲〕이 있는 것이 참〔眞〕 증세이다. (正傳)

ㅇ두진(痘疹)의 증세는 귀가 차갑고〔耳冷〕 엉덩이가 차갑고〔尻冷〕 발 밑이〔足下〕 차갑고 귀 뒤에 붉은 실〔紅縷〕 빨간 맥〔赤脉〕이 있는 것이 징험〔驗〕하니 반드시 심흉(心胸) 사이에 좁쌀 같은 잔잔한 점이 일어나는 것이 참〔眞〕 증세이다. (得效)

□ 두창 또한 유행의 한 끝이다〔痘瘡亦時氣之一端〕

○대체로 상한(傷寒)과 시기(時氣)에 열독(熱毒)이 안으로 왕성〔內盛〕하여 여드름과 부스럼〔皰瘡〕이 많이 발하는데 그 부스럼〔瘡〕이 크고 작은 형체〔大小形〕가 완두콩〔豌豆〕과 같기 때문에 완두창(豌豆瘡)이라 한다. 그 색깔이 혹은 희고 혹은 붉으니 만약에 머리가 생안손〔瘭〕의 장롱(漿膿)을 짓고 흰 고름〔白膿〕을 이고〔戴〕 있으면 그 독(毒)이 가벼운 것이요, 만약 자흑색(紫黑色)으로 뿌리를 지어 은은하게 기육속(肌肉裏)에 있는 것은 그 독(毒)이 무겁고 심한 것이니 온몸에 둘러서〔周匝〕 5내(五內)와 7규(七竅)에 다 있는 것이다.

□ 두창에는 5반증이 있다〔痘有五般證〕

○5장(五藏)에 각기 한 가지의 증세가 있다.

○간장(肝藏)의 수포(水疱)는 색깔이 혹은 푸르다. ○폐장(肺藏)의 농포(膿疱)의 색깔은 혹은 희다. ○심장(心藏)의 반점〔癍〕은 그 색깔이 빨갛다〔赤〕. ○비장(脾藏)의 두드러기〔疹〕는 혹은 밀기울 겨〔麩糖〕색깔과 같다. ○신장에 돌아와〔歸腎〕검은 색으로 변하는 것은 이를 5색이라 한다. 무릇 두진(痘疹)이 1색이면 좋고 혹은 2색, 3색이 서로 합하여 이루어진 것은 흉(凶)하다. 크고 작은 것이 같지 않은 것이 좋은 것이다.(海藏)

○소아(小兒)가 태(胎)에 있는 10달〔十月〕은 5장의 더러운 혈〔穢血〕을 먹고 태어나서는 그 독(毒)이 응당 나오는 고로 창진(瘡疹)의 형상이 모두 5장(五藏)의 액체〔液〕이다. 간(肝)은 눈물〔淡〕을 주관하고 폐(肺)는 콧물〔涕〕을 주관하고 심장〔心〕은 혈(血)을 주관하고 비장〔脾〕은 혈(血)을 싸고〔裹〕 있으니 그 부스럼이 나오면 다섯 이름〔五名〕이 있다. 간(肝)은 수포(水疱)가 되니 눈물이 물처럼 나와서 그 색깔이 푸르고 작다〔靑小〕. 폐(肺)는 농포(膿疱)가 되오 콧물〔涕〕이 빽빽하고 탁하여〔稠濁〕고름〔膿〕같으니 그 색깔이 희고 크다〔白大〕. 심장〔心〕은 반점〔癍〕이 되니 혈을 주관하여〔主血〕 그 색깔이 붉고〔赤〕, 적기〔小〕가 수포(水疱) 다음 간다. 비장〔脾〕은 마마〔疹〕가 되니 그 색깔이 붉고 누르며〔赤黃〕 작은 데〔小〕 콧물, 눈물〔淡涕〕은 많이 나오는 고로 농포(膿疱) 수포(水疱)가 다 크고 혈(血)은 안에서 영화〔榮〕로우니 나오는 바가 많지 않은 고로 반진(癍疹)이 다 작다〔海藏〕. 수포(水疱)와 농포(膿疱)를 앓는 것은 콧물 눈물〔涕淡〕이 다 적어서 액체가 부스럼〔瘡〕을 따라 나오기 때문이다. 비유컨대 거품〔泡〕속에 물을 간직했다가 물이 빠지면 거품〔泡〕이 야위는 것이다〔瘦〕.(海藏)

○수포(水疱)는 속칭 수두(水痘)이다. 농포(膿疱)는 속칭 두자(痘子)이다. 반(癍)은 속칭 음자(瘖子)이다. 두(痘)의 형상은 가장 큰 것이 수두(水痘)이고 다음에는 반음(癍瘖)이고 또 다음은 삼씨〔麻子〕이고 가장 적은 것은 은은하여 삼씨〔麻子〕같은 것이다.(海藏)

□ 두창의 여러 증세 [痘瘡諸證]

ㅇ처음 발열(發熱)한 3일은 상한(傷寒)의 첫 증세와 비슷하다. ㅇ처음 열날 때부터 구슬이 내돋기[報痘]까지는 상한(傷寒)의 6경증(六經證)과 비슷하다. ㅇ6일 이후는 잡증(雜證)이라고 한다. ㅇ보두(報痘) 다음에 수엽(收靨)이 이르는 것을 정상증세[常證]라 한다. ㅇ정상이 아닌 것[異常]을 변증(變證)이라 한다. ㅇ수두(水痘)와 반진(癍疹)을 일러 비슷한 증세[類證]라 한다.

ㅇ치료하지 못하는 것을 괴증(壞證)이라 한다. ㅇ여독(餘毒)을 일러 차증(瘥證)이라 한다.(入門)

□ 두창을 치료하는 법 [痘瘡治法]

ㅇ두창(痘瘡)의 치료법은 혹은 발(發)하고 혹은 사(瀉)하고 혹은 해기(解肌)하고 혹은 독을 녹이고[化毒] 혈을 서늘케[凉血]하고 혹은 폐를 맑게[淸肺]하여 그 장부(藏府)를 조리[調]하고 음식을 편[平飮食]하게 하고 그 금기를 삼가고[謹其禁忌] 그 섭양을 엄하게[嚴其攝養]하고 그 한온을 알맞게[適其寒溫]하여 나올 때[出]에 경락의 불쾌가 없도록 하고[無不快之經] 딱지가 아름답게 하고[成無不痂之潰] 이미 나온 뒤에 유독(遺毒), 유한(流汗), 주리의 허함[虛腠], 눈병[目疾], 백태(瞖膜), 창절(瘡癤), 악창과 혹[癰瘤], 목구멍이 막힘[喉閉]과 목이 부음[嗌腫], 조열(潮熱), 한설(汗泄) 등의 증세를 이루지 않도록 하는 이것이 치료법의 대략이다.(海藏)

ㅇ두창(痘瘡)이 기육(肌肉)에서 발하면 양명위기(陽明胃氣)가 주치[主]하니 비토(脾土)가 일단 온화[溫]하면 위기(胃氣)가 따라서 화창(暢)하여 결코 가라앉아 잠복(陷伏)하는 우려[患]가 없는 것이다.

ㅇ모든 열[諸熱]을 몰아 내지[驟去] 못하는 데는 가볍게 풀어야[輕解]한다. 대개 두창(痘瘡)은 열이 없으면 일어나 발[起發]하지 않으니 비유컨대 콩을 심어서[種豆] 천시(天時)가 따뜻하면[暄暖, 훤난] 쉽게 나는 것[易生]과 같다.(直指)

ㅇ무릇 나타나 나오는 것[見出]이 더디고[遲] 발(發)함이 늦은 것[惺]과 근소[根窠]가 없고[欠] 붉고 생기 있는 것[紅活]은 응당 조치(調治)하는데 신경쓸 것이요.[憂慮] 수수방관[袖手]하여 죽기를 기다려서는 안 된다.(正傳)

ㅇ창진(瘡疹)은 오직 온평(溫平)한 약으로 치료할 것이요. 망녕되게 내리거나[下] 발(發)함을 망녕되게 쳐서[攻] 풍랭(風冷)을 받아서는 안 된다.

ㅇ창진(瘡疹)이 시종(始終)에 다른 증세[他證]가 없으면 내려서는 안 되고[不可下] 응당 평화한 약[平和藥]을 쓰고 유식(乳食)을 자주 먹여 풍랭(風冷)은 받지 않는 것이 옳은 것이다.(錢氏)

ㅇ따스하고 편안한[溫平] 것은 열제가 아니니[非熱劑] 가령 형개, 박하, 방풍, 악실, 감초의 유(類)이다. 활인서(活人書)에는 서점자탕(鼠粘子湯), 결고해독방풍탕(潔古解毒防風湯)을 가려서 쓴다.(의방은 아래를 보라)(海藏)

○악실(惡實), 연교(連翹), 산사(山楂), 감초는 곧 두창(痘瘡)의 종시(終始)에 반드시 쓰이는 약이다.(丹心)

○마마(首尾) 때에는 처음부터 끝까지 설사시켜서는 안되며[不可妄下] 단지 온량(溫凉)한 약제[劑]를 겸해서 써야[濟]하고 독을 풀고[解毒] 속을 온화(和中)하게 하고 거죽을 편안케[安表]할 따름이다.(正傳)

○큰열[大熱]이 있는 것은 응당 소변을 이롭게[利] 해야 하는데 마땅히 도적산(導赤散), 4령산(四苓散)을 쓰고 소열(小熱)이 있는 것은 응당 독을 풀어야[解毒]하니 마땅히 소독음(消毒飮), 4성산(四聖散)(네 의방은 아래를 보라)을 쓴다.(錢氏)

□ 두창을 앓는 기간[痘瘡日限]

○성창(聖瘡)은 7일을 열(熱)이 나서 발(發)하고 7일을 거품[泡]이 났다가 마른다. 또 7일이면 전과 같이 편하게 회복[平復]되는 것이다.(得效)

○초열(初熱)의 3일은 제(除)하고 헤아리지 않으니[不算] 대체로 열을 발하는 것이 3~5일 혹은 10여 일인 때문이다.

○구슬[報痘]이 내돋아서 딱지가 앉는데[收靨]에 이르기까지 수미(首尾) 12일의 사이[間]가 보통이다. 금계(禁戒)하지 못해서[淹纏] 이르고 또 기혈이 온화함이 있어서[有氣血和] 12일이 안 돼도 낫는 경우가 있다[愈].(入門)

○두창(痘瘡)이 허한(虛寒)에 속하는 것은 10수일을 끌다가 죽을 수도 있고, 독이 왕성해서 자주빛[紫色]으로 전변[轉]하면 불과 7~8일만에 죽을 수 있다. 대개 마마[痘]는 이 태독(胎毒)이 안으로부터 밖으로 나오는 것인데 2~3일이면 바야흐로 일제히 나오기는 하나 독기(毒氣)가 속에 남아 있으면 6일이어야 응당 겉으로 다 발(發)하고 7~8~9이면 고름이 이루어져[成膿] 딱지가 맺히는데[結痂] 이른다. 만약 독기(毒氣)가 왕성하여 다 나오지 못하면 6일이 지나면 독(毒)이 도리어 안으로 장부(藏府)에 들어가는 고로 반드시 6일 이전에 양혈해독(凉血解毒)하는 약을 급히 먹여서 몰아내야[驅出]한다. 6일 이후에는 의술[醫]이 미치지 못하는 고로 치료하지 못한다. 만약 허약(虛弱)하고 독기(毒氣)가 적은 것은 단지 이 기혈(氣血)이 부족하여 고름이 꿰뚫지 못하기 때문에 날짜를 오래 끈[延日] 후에 죽는 것이다.(丹心)

○발열(發熱) 3일(三朝)이요, 출두(出痘)가 3일[三朝]이요, 부어오름[起腫]이 3일[三朝]이요, 관농(貫膿)365) 3일[三朝]이요, 수엽(收靨) 3일[三朝]이요, 출두(出痘)에서 수엽(收靨)에 이르기까지 평안을 보장할 수 있기까지는[可保平安] 12일이 걸린다.(醫鑑)

---

365) 관농(貫膿) : 마마가 불어서 물이 잡힘.

□ 발열 3일〔發熱三朝〕

○ 두창(痘瘡) 또한 유행하는 열병〔時氣〕의 한끝〔一端〕이다. 대체로 상한(傷寒)과 서로 비슷하다.(得效)

○ 두진(痘疹)이 나오려는 증세는 ○ 하품〔呵欠〕하고 ○ 재채기〔噴嚏〕하고 ○ 귀 끝〔耳尖〕이 차갑고 ○ 눈이 떫고〔眼澁〕 ○ 자면서 급히 놀라고〔睡中急驚〕 ○ 장열(壯熱)이 갑자기〔卒暴〕나고 ○ 기부(肌膚)가 당기고 급하다〔繃急〕. 또 이르기를 정신이 흐릿하고〔昏睡〕 재채기를 잘하고 두근거리면〔悸〕 장차 창진(瘡疹)을 발한다고 했다.(錢乙)

○ 두진(痘疹)이 나오려 할 때 열(熱)이 5장(五藏)에서 동(動)하면 5장의 증세가 함께 나타나는데 하품〔阿欠〕하고 번민(煩悶)하는 것은 간의 증세〔肝證〕이고, 때로 놀라 가슴이 뛰는 것〔驚悸〕은 심장의 증세〔心證〕이고, 잠깐 서늘했다가〔凉〕 잠깐 열(熱)이 나고 수족(手足)이 차가운 것은 비장 증세〔脾證〕이고, 얼굴과 뺨〔面與顋頰〕이 붉고 해수(咳嗽) 기침하고 재채기하는 것은 폐의 증세〔肺證〕이고, 오직 신장〔腎〕은 징후〔候〕가 없으니 부 아래〔腑下〕에 있어서 예물(穢物)을 먹지 않기 때문이다.(錢乙)

○ 혹은 놀라 경련〔驚搐〕을 발하고 온몸이 열이 심하고 한결같이 열을 발하는 것이 이것이다.(局方)

○ 발열(發熱)하는 것이 상한(傷寒)과 비슷해서 분별하지 못하고 분간하지 못하는 사이〔疑似間〕에 있는 것은 또한 승마갈근탕(升麻葛根湯)으로 거죽을 푼다〔解表〕.(丹心)

○ 열(熱)이 왕성하여 놀라 경련〔驚搐〕을 발(發)하는 것은 좋은 징후〔吉候〕이니 홍면산(紅綿散)에 가미61산(加味六一散)을 타서 거죽을 발하고〔發表〕 가래침〔痰涎〕이 막혀 심한 것〔壅盛〕은 박하탕(薄荷湯)에 포룡환(抱龍丸)을 녹여 내린다.(의방은 위를 보라)

○ 열이 나고 마마〔痘〕가 나오려 하고 허리가 아픈 것은 급히 신해탕(神解湯)을 복용하여 땀을 내어서 아픔이 그치는 것을 도수〔度〕로 하여 신경(腎經)의 마마〔痘〕가 나오는 것을 면해야 한다.

○ 발열한 초에 급한 것은 마땅히 땀을 내어〔表汗〕 장부(藏府)의 태독(胎毒) 및 외감(外感)의 사기〔邪〕로 하여금 다 땀을 따라〔從汗〕 흩어지게 하면 마마〔痘〕가 나오는 것이 드물고 적다〔稀少〕. 그러므로 거죽 약〔表藥〕은 반드시 붉은 점〔紅點〕이 나타나기 전에 써야 한다.(醫鑑)

○ 상한(傷寒), 창진(瘡疹), 역려(疫癘), 조열(潮熱)이 5일만에 이미 쇠퇴하여 의사(疑似)하여 분별하지 못하는 것은 마땅히 4물해기탕(四物解肌湯)을 쓰면, 5일이면 이미 속에서 발하여 나오면 곧 나오고〔卽出〕 5일이 되도 밖에 없는 것은 반점〔癍〕이 아니다.

○ 발열(發熱) 3일에 형적이 나타나지 않는 것은 마땅히 몸에 생술〔生酒〕을 바르고 때때로 살피면 형상이 벼룩이 문 흔적 같은 것이니 이것이 반점〔癍〕이다.(綱目)

□ 발열시의 길흉의 증세〔發熱時吉凶證〕

ㅇ발열 시에 몸에 큰 열이 없고 배가 아프고, 허리는 아프지 않으며 3일이 지난 뒤에 겨우 붉은 점〔紅點〕이 생기고, 딴딴하여서〔堅硬〕 만지면 손에 거리끼는 것〔碍〕은 좋으니 약을 쓰지 않아도〔勿藥〕 좋은 것이다.(有喜)

ㅇ발열 시에 불시(不時)에 놀라는 것은 두창〔痘〕이 심경(心經)에 있다가 나오는 것이니 곧 길조(吉兆)이다.

ㅇ발열 시에 하루동안에 온몸〔遍身〕에 붉은 점〔紅點〕이 나서 빽빽하기를〔稠密〕 잠종〔蚕種〕과 같으며 더듬어도〔手摸〕 손에 거리끼지 않는 것은 흉(凶)하다.

ㅇ발열 시에 뱃속이 크게 아프고 허리가 매를 맞은 것 같고 두창〔痘〕이 나오고 건조한 것은 흉(凶)하다.

ㅇ발열 시에 머리와 얼굴 위에 1조각 색이 연지(臙脂) 같은 것은 흉(凶)하다. 이상은 다 죽기를 각오해야〔決死〕 한다.

◆ 가미패독산(加味敗毒散)

【의방】 시호(柴胡), 전호(前胡), 강활, 독활, 방풍, 형개, 박하, 지각, 길경, 천궁, 천마, 지골피 각 3푼.
이상의 것을 썰어서 1첩을 만들어 마땅히 자초(紫草), 선각(蟬殼), 자소(紫蘇), 마황, 총백을 더해서 달여 복용하여 땀을 낸다.

본 의방〔本方〕에 삼(參)과 령(苓)을 제거한 것은 화를 돕는 것을〔助火〕 우려하는 것이다.(醫鑑)

◆ 홍면산(紅綿散)

【의방】 전갈(全蝎), 마황(麻黃), 형개수, 천마, 감초 각 5푼.
이상의 것을 썰어서 1첩을 만들어 다시 박하, 자초(紫草), 선각(蟬殼)을 물에 달여 복용한다.(醫鑑)

◆ 가미61산(加味六一散)

ㅇ열독(熱毒)이 크게 왕성하여 미친 소리〔狂言〕를 하고 번갈(煩渴)하는 것을 치료하고 두창(痘瘡)이 붉고〔紅紫〕 검게 움푹 들어간 것〔黑陷〕을 치료한다.

【의방】 활석(滑石) 6냥을 갈아서 수비(水飛)한 것, 감초 고운 분말을 만든 것 6전, 진사(辰砂) 수비(水飛)한 것 3전에 편뇌 3푼을 따로 갈아〔別硏〕 넣고.

이상의 것을 고루 섞어 춘추(春秋)에는 등심 달인 탕(燈心煎湯)에 타서 내리고 여름에는 새로 기른 물(新汲水)에 타서 내리는데 3~5세 아이는 1전을 먹이고, 10세 아이는 2전을 먹이는데 발열하는 초기에는 가미패독산(加味敗毒散)에 타서 내리면 독을 풀 수 있고(能解毒) 두가 드물고(稀痘) 두(痘)가 홍자색으로 나오는데 또한 효험이 있다.(醫鑑)

◆ 신해탕(神解湯)

○ 발열(發熱)하여 두창(痘)이 나오려 하고 허리가 아픈 것을 치료한다.

【의방】 시호(柴胡) 1전 반, 건갈(乾葛) 1전, 마황(麻黃), 백복령, 승마, 방풍 각 8푼, 감초 5푼.
이상의 것을 썰어서 1첩을 만들어 물에 달여 복용하고 따스하고 두텁게 덮고 땀을 내고 땀이 나지 않으면 다시 1첩을 복용하는데 신경(腎經)의 두(痘)를 변하는데 이 법이 매우 기이(奇)하다.(醫鑑)

◆ 4물해기탕(四物解肌湯)

○ 곧 승마갈근탕(升麻葛根湯)에서 감초(甘草)를 빼고 황금(黃芩)을 넣은 것이다.
○ 대체로 상한(傷寒)과 창진(瘡疹)이 의사(疑似)하여 분별하기 어려운 때는 맵고 서늘한(辛凉) 약제(劑)를 써서 조리(調)하는 데는 곧 이 탕(湯)이다.(綱目)

□ 두창이 나오는 3일(出痘三朝)

○ 발열하여 1일만에 두창이 나오는 것(出痘)은 매우 중(太重)하고 2일만에 곧 두창이 나오는 것(出痘) 또한 중(重)하다. 미미(微微)하게 발열(發熱)하여 3일 후에 두창이 나오는 것(出痘)은 가벼운 것(輕)이요, 4~5일만에 몸이 서늘(身冷)하고 곧 두창이 나타나는 것(見痘)은 더욱 가벼운 것(尤輕)이다. 마마가 나오는(出痘) 첫날부터 2~3일에 이르러 일제히 두창이 나와서(痘出) 발에까지 이르는 것을 출제(出齊)라고 한다.(醫鑑)

○ 마마(痘瘡)가 처음 나면 홍역(痲疹)이나 땀띠(痱瘡)와 대개 비슷한 데 가령 근소(根窠)가 붉고(紅) 꼭지(頂)가 둥글고 튀어나오고(圓突) 단단하고 실하여(堅實) 더듬으면(捫) 손에 거스르는 것(碍手)이 두창(痘)이다. 만약 근소(根窠)가 붉지 않고 꼭지(頂)가 허하고 연(虛軟)하여 대개 맑은 물(淸水)이 있고 더듬어서(摸) 손에 거스르지 않는 것이 홍역(痲疹)과 땀띠(痱瘡)이다.(醫鑑)

○ 가령 발열(發熱)하여 3일이 지나도 두창(瘡)이 나오지 않고 혹은 불쾌(不快)하여 나와도 약간 발하는데(微發)는 소독음(消毒飮), 화독탕(化毒湯), 서각소독음(犀角消毒飮)을 쓰고, 가령 두창(瘡)이 발한 후 많이 나오지 않으면 곧 약을 더해서(加藥) 발하게 해야 한다.(가령 하루 2~3회 복용한다) 또 약으로 발하려 해도 많이 나오지 않는 것은 두창(瘡)의 근본(本)이 드물어서(稀) 다시 더 발하지 못하는 것이다.(錢乙)

○두창〔痘〕이 먼저 나온 것〔先出〕은 어미〔母〕가 되고 뒤에 나온 것〔後出〕은 자손(子孫)이 되는데 어미〔母〕가 자손이 많은 것을 좋아하면 자연히 평등치 않는 것〔不等〕이 있으나 또한〔然亦〕 해로움은 없다.(無害)

○나오는 것이 빠르고 또 조밀〔密〕하여 가슴과 등〔胸背〕에 더욱 많으면 이는 곧 독이 왕성(毒盛)한 것이다. 마땅히 소독음(消毒飮), 해독방풍탕(解毒防風湯)을 복용하여 뒷날의 퍼렇게 마르고〔靑乾〕 검게 패인〔黑陷〕 것을 예방해야 한다.

○나오는 것이 왕성하고〔出盛〕 안과 밖이 열이 막히고〔壅熱〕 번갈(煩渴)하고 헛소리하고 미친 것〔譫狂〕 같은 데는 마땅히 저미고(猪尾膏)를 쓴다.(의방은 아래를 보라)

○나이가 장년〔壯〕이고 피부가 두터워서 두창〔痘〕이 잘 나오기 어려운 데는 마땅히 투기탕(透肌湯)을 쓴다.

○두창〔痘〕이 나와서 풍한(風寒)을 입어서 다시 들어가는 데에는 마땅히 가미4성산(加味四聖散) 혹은 쾌반산(快癍散)을 쓴다.

○머리와 얼굴〔頭面〕 위에 갑자기 3~5개 혹은 단지 1개가 나서 높고 크고〔高大〕 자흑색(紫黑色)으로 정두(疔痘)와 엄연히 비슷한 것〔儼似〕을 비두(飛痘)라 하는데 이는 가장 가벼운〔輕〕 증세이다. 혹은 이 한 두창〔痘〕을 겪으면 다시는 두창〔痘〕이 생기지 않는다.(入門)

○대개 발열(發熱)한 지 1일에 곧 붉은 점〔紅點〕이 나타나면 이는 독기(毒氣)가 크게 왕성한〔太盛〕 때문에 속히 나오는 것이다. 마땅히 화독탕(化毒湯)에 자초(紫草), 홍화(紅花), 선각(蟬殼)을 더해서 혈을 서늘하게〔凉血〕하고 독을 풀어야〔解毒〕 한다.(醫鑑)

○무릇 두창이 나오는 것〔痘出〕이 불쾌(不快)한 데는 마땅히 4성산(四聖散), 가미4성산(加味四聖散), 자초음(紫草飮) 및 사과탕(絲瓜湯)의 유(類)를 쓴다.(醫鑑)

○한 번 발(發)해서 곧 침 머리〔鍼頭〕처럼 빽빽〔密〕하고 형세(形勢)가 중(重)한 것은 마땅히 거죽〔表〕을 가볍게〔輕〕하고 그 속〔內〕을 시원하게 해야 하는데 연교승마탕(連翹升麻湯)으로 주치(主)한다.

○마마〔痘疹〕가 조밀(稠密)하고 몸의 거죽〔身表〕이 열이 나고 급한 데는 서점자탕(鼠粘子湯)으로 뒷날의 청건흑함(靑乾黑陷)을 예방한다.(綱目)

○두창이 나오는 것〔痘出〕이 너무 왕성〔太盛〕하여 눈에 들어가 해칠 우려가 있는 데는 소독음(消毒飮)에 술에 볶은 금연(芩連)을 더해서 쓰고 외용(外用)으로는 호안고(護眼膏)를 쓴다.

○두창이 나와서〔痘出〕 불쾌(不快)한 데는 화피음자(樺皮飮子), 호유주(胡荽酒)를 쓴다.

□ 두창이 나올 때의 길흉증〔出痘時吉凶證〕

○두창(痘瘡)이 처음 나서 좁쌀만 하거나 기정만 하거나 혹은 녹두만 하거나 물방울〔水珠〕같이 광택(光澤)이 밝고 깨끗한 것〔明淨〕은 길(吉)하다.

○두창〔痘〕이 한 번 나와서 흑색으로 변하는 것은 신증(腎證)인데 이는 나쁜 증후〔惡候〕이다. 보원탕(保元湯)(의방은 아래를 보라)에 자초(紫草)와 홍화(紅花)를 더해서 구원〔救〕한다.

○두창이〔痘〕 나와서 붉고〔紅赤〕 손으로 더듬어서 피부가 연하고 손가락이 거스르지 않는 것을 적두(賊痘)라고 한다. 3일이 지나면 수포(水疱)로 변하고 심하면 자흑포(紫黑疱)가 되는 것은 위험한 증세(危證)이다. 보원탕(保元湯)에 자초(紫草), 선각(蟬殼), 홍화(紅花)를 더해서 풀어야 하고 수포(水疱)가 이루어지면 보원탕(保元湯)에 4령산(四苓散)(의방은 한문(寒門)을 보라)을 더해서 하리〔利〕하게 하는 것이 이 묘법(妙法)이다. 그렇지 않으면 온몸〔遍身〕이 손톱으로 망가져 벌겋게 문드러지면 죽는다〔爪破赤爛而死〕.

○발열(發熱)하여 마마가 나올 때 머리와 얼굴〔頭面〕 위에 1조각 연지색〔臙脂〕 같은 것이 있으면 흉(凶)하다.

○두창이 나올 때〔出痘時〕 비단무늬 같은 붉은 반점〔紅癍〕을 발(發)하는 것은 6~7일 후에 죽게 된다. 급히 화독탕(化毒湯)에 홍화(紅花), 황금(黃芩), 승마(升麻)를 더해서 구원해야 하니 검은 반점〔黑癍〕으로 변하면 곧 죽는다.(醫鑑)

◆ 소독음(消毒飮)
○두창이 나와서〔出痘〕 유쾌하지 않고 위 앞〔胃前〕이 조밀(稠密)하여 급한 데 치료하니 3~4번 복용하면 쾌하게 뚫리고〔快透〕 독이 풀려서 신효하다.

【의방】 서점자(鼠粘子) 2전, 형개수 1전, 생감초, 방풍 각 5푼.
　　　　이상의 것을 썰어서 1첩을 만들어 물에 달여 복용하거나 혹은 산사자(山楂子), 주금(酒芩), 자초(紫草)를 더해서 복용하거나 서각(犀角) 가른 즙에 섞어서 복용하면 더욱 좋다.(醫鑑)

◆ 화독탕(化毒湯)
○두창이 나와서〔痘出〕 불쾌한 것을 치료하고 또 희소(稀少)하게 한다.

【의방】 자초용(紫草茸) 1전, 승마, 감초 각 5푼.
　　　　이상의 것을 썰어서 1첩을 만들어 찹쌀 50알(粒)을 함께 달여 복용하면 신효하다.(得效)

◆ 서각소독음(犀角消毒飮)
○두창의 겉 증세〔痘疹〕가 유쾌하게 뚫리지 못하거나 혹은 이미 나와도 열이 오히려 풀리지 않는데 급히 이 약을 복용한다.

【의방】 서점자(鼠粘子) 2전, 형개수, 방풍, 황금 각 1전, 서각설(犀角屑), 감초 각 5푼.
　　　　이상의 것을 썰어서 1첩을 만들어 물에 달여 복용한다.(入門)

40. 소아(小兒)

◈ 해독방풍탕(解毒防風湯)

ㅇ두창이 나오는 것[痘出]이 빠르고 또 조밀[密]하거나 7일 후에 장열(壯熱)하고 독이 왕성[毒盛]하여 기(氣)가 약하고 소리가 쉬는 것[聲啞]을 이 약이 주치[主]한다.

【의방】 방풍(防風) 1전. 지골피. 황기. 백작약. 지각. 형개수. 서점자 각 5푼.
　　　　이상의 것을 썰어서 1첩을 만들어 물에 달여 복용한다.(易老)

◈ 투기탕(透肌湯)

ㅇ마마[痘]가 유쾌하게 뚫리지 못한 것을 치료한다.

【의방】 자초(紫草). 백작약. 승마 각 1전. 찹쌀 50알[粒]
　　　　이상의 것을 썰어서 1첩을 만들어 물에 달여 복용한다.(綱目)

◈ 4성산(四聖散)

ㅇ두창이 나와서[痘出] 유쾌하지 못하고 도엽(倒靨)366)하는 것을 치료한다.

【의방】 자초용(紫草茸). 목통. 지각. 감초를 각기 등분(等分)하여.
　　　　이상의 것을 거친 분말을 만들어 매 1전을 물에 달여 복용한다.(錢乙)

ㅇ마마[疹痘]가 가장 중요한 것은 대소의 것을 분해(分解)하는 것이니 전씨4성산(錢氏四聖散)에 목통. 지각을 쓰는 것이 아주 좋다.(綱目)

◈ 가미4성산(加味四聖散)

ㅇ두창이 나와서[痘出] 유쾌하지 않거나 혹은 빠져서 잠복[陷伏]하고 도엽(倒靨)하는 일체의 나쁜 징후[惡候]를 치료한다.

【의방】 자초용(紫草茸). 목통. 목향. 황기. 천궁. 인삼. 감초 각 4푼. 선각(蟬殼) 2푼.
　　　　이상의 것을 썰어서 1첩을 만들어 찹쌀 100알(粒)을 넣어 물에 달여 복용하면 길러서[養]
　　　　발할 수 있다.(入門)

◈ 쾌반산(快瘢散)

ㅇ두창이 나와[痘出] 불쾌(不快)하거나 혹은 풍한[風]을 입어서 도로 들어가는 것을 치료한다.

---

366) 도엽(倒靨) : 마마에 탈이 생겨서 잘 곪지 않는 증세.

【의방】 자초용(紫草茸), 선각(蟬殼), 인삼, 백작약 각 6푼, 목통 3푼 반, 감초 2푼 반.
이상의 것을 썰어서 물에 달여 복용한다.(入門)

◆ 자초음(紫草飮)
ㅇ두창(痘瘡)이 나와 불쾌(不快)하여 3~4일 은은(隱隱)하게 장차 나올 듯 안 나올 듯한 것을 치료한다.

【의방】 자초(紫草) 2냥을 곱게 썰어서 백비탕(百沸湯) 한 큰 주발(一大椀)을 부어서(沃) 뚜껑을 덮어 기가 나가지 않도록 하여 반홉(半合) 혹은 1홉을 복용하면 두창(痘)이 곧 나온다.(本草)

ㅇ마마(痘)를 치료하는데는 자초(紫草)는 다 응당 용(茸)을 쓰는데 발출(發出)하는 공(功)이 있는 것이다. 오늘날 사람은 뿌리를 써서 도리어 대변(大便)이 하리(利)하게 되는데 대변을 설사하는 것을 쓰지 말아야 한다.(辨疑)

◆ 사과탕(絲瓜湯)
ㅇ두창의 겉 증세(痘疹)가 발하는데 가장 묘하다.

【의방】 수세미외(絲瓜)의 껍질과 씨를 이어서(連皮子) 소존성(燒存性)하여 분말을 만들어 사탕(砂糖)을 따스한 물에 반 숟갈 정도 내리거나 혹은 자초용(紫草茸)과 감초 달인 탕에 타서 복용하면 더욱 묘(妙)하다. 오늘날 사람은 물에 달여 복용하는데 역시 득(得)이 된다.

◆ 연교승마탕(連翹升麻湯)
ㅇ두창의 겉 증세(瘡疹)가 한 번 발하여(一發) 곧 잠종(蠶種)처럼 빽빽(密)하고 혹은 겨와 쭉정이(糠秕) 같아서 독이 왕성한 것을 치료한다.

【의방】 승마갈근탕(升麻葛根湯)(의방은 한문(寒門)을 보라)에 연교(連翹) 일미(一味)를 더한 것이다.(正傳)

◆ 서점자탕(鼠粘子湯)
ㅇ마마(痘疹)가 조열(潮熱)하고 몸의 거죽(身表)에 열이 급한 것을 치료한다. 이를 써서 후환을 예방한다.

【의방】 지골피 5푼, 시호(柴胡), 연교(連翹), 황금, 황기 각 3푼 반, 서점자(鼠粘子), 당귀신, 감초

각 2푼 반.

이상의 것을 썰어서 1첩을 만들어 물에 달여 복용한다.(東垣)

◆ 화피음자(樺皮飮子)

o 마마(痘)가 불쾌하게 난 데 치료한다.

【의방】 자작나무 껍질을 썰어서 진하게 달인 즙(汁)을 마신다.(正傳)

◆ 호유주(胡荽酒)

o 위와 같은 것을 치료한다.

【의방】 호유줄기(胡荽莖)를 썬 것 2냥, 청주(淸酒) 2되(升)에 넣어서 함께 달여 끓으면 뚜껑을 덮어 기(氣)가 새지 않게 하고 따스하기를 기다려 찌꺼기를 제거하고 전신에 뿜어서 퍼지게 하고 머리와 얼굴에는 뿜지 말고 옷을 따스하게 하고 두텁게 덮고 있으면 곧 마마(痘子)가 유쾌하게 나오는데 신효(神效)하다. 줄기가 없으면 씨를 쓴다.(本草)

◆ 또 한 의방(又方)

【의방】 마마가 나오는 것(痘出)이 불쾌(不快)한 데는 포도를 간 술을 마신다. 또 다 먹고 생것이 없으면 마른 것을 쓴다.

o 선각(蟬殼) 37개를 물에 삶아 즙(汁)을 취하여 복용한다.(本草)
o 산사자(山楂子)의 살(肉)을 취하여 분말을 만들어 탕(湯)에 넣어 조금씩 복용(點服)한다.(得效)

□ 부어오르는 3일(起脹三朝)

o 부어오른 지(起脹) 3일(三朝)이면 독(毒)이 다하여 거죽에 뜨는 것(浮於表)인데 대개 마마가 나오고(痘出) 3일 후에는 응당 밀물(潮)이 부어 올라 먼저 나온 것은 먼저 일어나고 뒤에 나온 것은 뒤에 일어나 5~6일에 이르면 독기(毒氣)가 다 겉으로 발(發於表)한다. 마마(痘)의 허실(虛實)과 변독(變毒)의 심천(深淺)을 살피는 것이 온전히 이에 관련(關)된 것이다.

o 광대뼈(顴) 위가 붉은 것은 결국 부어오르지(起脹) 않는다. 광대뼈와 뺨(顴臉)은 곧 일신(一身)을 주관(主)하니 만약 광대뼈(顴) 위가 먼저 부어 오르는(脹) 것은 4지(四肢)가 반드시 순응(順)하고 광대뼈 위가 부어오르지 않으면(不脹) 온몸이 다 부어오르지 않는다.

o 상체(上體)가 이미 부어오르고 하체(下體)가 완만(緩慢)한 것은 해로움이 없다. 하체(下體)가

이미 부어오르고〔脹〕 상체(上體)가 완만(緩慢)한 것은 거스른다〔逆〕.

○몸이 부어오를 때〔起體時〕 장이 체하여〔漿滯〕 운행하지 않고〔不行〕 정수리가 들어가고〔頂陷〕 일어나지 않거나〔不起〕 풍한(風寒)에 침습된 것〔所剋〕은 다 마땅히 수양탕(水楊湯)에 씻어야한다.(의방은 아래를 보라)〔入門〕

○무릇 부어오를 때〔起脹時〕 독(毒)이 다 거죽〔表〕에 있으면 반드시 속에 의뢰〔賴裏〕하는데 속이 실(實)하면 우려가 없으나〔無慮〕 만약 사(瀉)가 있으면 내기(內氣)가 허탈(虛脫)하여 독(毒)이 허함을 타고〔乘虛〕 안으로 침공(內攻)하면 부스럼〔瘡〕이 함몰하여 잠복〔陷伏〕하게 되니 마땅히 고진탕(固眞湯)(의방은 아래를 보라)을 쓴다.

○마마〔痘〕가 부어오르지 않고〔不起脹〕 회백(灰白)색이고 정수리가 함몰한〔頂陷〕 것은 허한(虛寒)이다. 마땅히 내탁산(內托散)에 정향(丁香)을 더해서 쓰거나 혹은 술에 탄 자초고(紫草膏)를 쓴다. 만약 자흑색(紫黑色)이고 함몰하여 잠복〔陷伏〕하여 일어나지 않으면 곧 화가 왕성하고〔火盛〕 혈이 뜨거운〔血熱〕 것이다. 마땅히 자초탕(紫草湯)에 4치산(四齒散) 혹은 독성산(獨聖散)(두 의방은 아래를 보라)을 타서 쓴다.

○부어오를 때〔起脹時〕 마마〔痘〕가 길고 크며 자흑색(紫黑色)이 있으면 두정(痘疔)이라 하니 억제〔把住〕하여 두창(痘瘡)이 부어오르지 않게〔不起〕 해야 한다. 치료를 놓치면〔失治〕 죽으니 급히 보원탕(保元湯)(의방은 아래를 보라)에 서점자(鼠粘子), 형개수(荊芥穗), 금연(芩連)을 더해서 아울러 술에 볶아서 쓰고 외용(外用)으로는 은비녀〔銀簪〕로 부스럼머리〔疔頭〕를 긁어 부셔서〔挑破〕 부모가 나쁜 피를 빨아 없애게 하거나 혹은 솜〔綿〕으로 손가락을 싸서 나쁜 피를 꼬집어 낸다.〔去〕 대체로 마마〔痘〕가 부셔지면 독기가 나와 퍼져 흩어지기〔發泄〕 때문이다. 이어서 웅황말(雄黃末) 1전을 연지(臙脂)에 타서 즙(汁)을 부스럼〔疔痘〕 위에 진하게 개어서 바르면 붉은 빛〔紅活〕이 나타난다. 웅황(雄黃)은 독을 빼내고〔拔毒〕 연지(臙脂)는 피를 잘 돌게〔活血〕 한다.(醫鑑)

□ 부어오를 때의 길흉증세〔起脹時吉凶證〕

○5~6일이 되어 부스럼의 정수리 끝〔頂尖〕이 북에 박은 못 같이〔鼓釘〕 가득히 돋아서 더듬으면〔捫〕 손가락에 거리끼고〔碍指〕 광택(光澤)이 밝고 부드러우며〔明潤〕 살쪄 그득하고 붉은 빛이 나는〔紅活〕 것은 길(吉)하다.

○마마가 나올 때 불쾌(不快)하다가 바로 부어 오르는 것을 기다릴 때 좁쌀 같은 것이 이어서 끊어지지 않고〔陸續〕 부스럼의 구멍〔空隙〕 자리가 둥글고 맑은 것〔圓淨〕은 길(吉)하다.(入門)

○부어오를 때〔起脹時〕 근소〔根窠〕가 전혀 일어나지 않고 머리와 얼굴〔頭面〕이 붉게 부어서〔紅脹〕 박〔瓠瓜〕 모양 같은 것은 흉(凶)하다.

○부어오를 때 마마끝〔痘頂〕이 다 검고 그 속에 침구멍〔鍼孔〕 같은 눈〔眼〕이 있는 것은 흉(凶)하다.

ㅇ부어오를 때 온몸〔遍身〕이 함몰하여 잠복〔陷伏〕해서 일어나지 않고 배가 창만하고〔腹脹〕 먹지 못하고 기가 촉급하고〔氣促〕 정신이 혼미〔神昏〕한 것은 흉(凶)하다.(醫鑑)

◆ 내탁산(內托散)367)

ㅇ피가 잘 돌게〔活血〕하고 기가 고르게 하고〔均氣〕위를 조절하고〔調胃〕 보허(補虛)하고 내탁(內托)하여 창독(瘡毒)을 다 나오게 해서 쉽게 수렴하고〔易收〕 쉽게 딱지가 앉게〔易靨〕한다.

【의방】 곧 옹저문(癰疽門)의 10선산(十宣散)에 백작약(白芍藥) 일미(一味)를 더한 것이다.(精義)

ㅇ가령 구슬이 검붉고〔紅紫〕 검게 꺼졌으면〔黑陷〕 열독(熱毒)에 속한 것이니 계(桂)를 빼고 자초(紫草), 홍화(紅花), 황금(黃芩)을 더한다. 만약 담백(淡白)하고 회흑(灰黑)하면서 함몰하여 잠복〔陷伏〕하면서 허한(虛寒)에 속하는 것은 정향(丁香)을 더한다. 응당 고름이 터져야〔貫膿〕하니 고름이 터지지 않는 것〔不貫膿〕은 삼기(蔘芪)와 당귀(當歸)를 배(倍)로 하여 달여 익혀서 인유(人乳)와 호주(好酒)를 넣어 따스하게 복용한다.(醫鑑)

◆ 자초고(紫草膏)

ㅇ두창의 겉 증세〔痘疹〕가 부어오르지 않는 것을 치료한다.

【의방】 백부자, 마황, 자초용, 감초 각 5전, 섬유〔蟾酥〕1전, 전갈(全蝎) 20개, 백강잠(白殭蚕) 볶은 것 8개.
　이상의 것을 고운 분말을 만들고 따로 자초(紫草) 1냥을 썰어서 볶아 고(膏)를 만들고 또 꿀 2냥에 술 반 잔(半盞)을 넣어 달여 여과시켜〔煉過〕 자초고(紫草膏)와 함께 고루 섞어서〔攪勻〕 약가루〔藥末〕에 타서 쥐엄나무 씨〔皂角子〕만한 환(丸)을 지어 1세아(一歲兒)는 반 환(半丸), 3세아(三歲兒)는 1환(丸)을 쓴다. 홍자(紅紫)하고 흑함(黑陷)한 것은 자초탕(紫草湯)에 녹여 내리고 담백(淡白)하고 회함(灰陷)한 것은 호주(好酒)에 녹여 뜨겁게 복용〔熱服〕한다.(醫鑑)

◆ 또 하나의 의방〔又方〕

ㅇ마마〔痘〕가 살쪄 터지지〔肥綻〕 않고 부어오르지〔起脹〕 않는 것을 치료한다.

【의방】 황구승(黃狗蠅) 4~5매를 따스한 술에 갈아서 복용하고 터지지 않으면 다시 복용한다. 겨울에는 파리〔蠅〕가 개 귀속에 있으니 취하여 쓸 수 있다.(海藏)

ㅇ늙은 뽕나무 속의 굼벵이〔蠹虫〕 2~3개를 따스한 술에 갈아서 복용하고 일어나지 않으면 다시

---

367) 내탁(內托) : 종기를 째고 난 뒤에 쇠약한 몸을 보함.

복용한다.

o 삶은 쥐물〔烹鼠水〕은 부어 오르는 것을 치료하는데 숫쥐〔雄鼠〕큰 것 1매(枚)를 창자와 밥통〔腸肚〕을 제거하고 깨끗이 씻어서 물에 삶아 익혀서 즙(汁)을 취하여 복용한다. 12월〔臘月〕의 것이 더욱 좋다.(俗方)

o 모주(母酒)는 마마〔痘〕를 살찌고 창만〔肥脹〕하게 하니 모주(母酒)를 물에 섞어서 맹렬하게 삶아서 주독(酒毒)을 없애고 곧 복용하면 또한 기를 보할 수〔補氣〕있는 것이다.(俗方)

o 메밀가루〔蕎麥麪〕는 마마〔痘疹〕를 발기(發起)시킬 수 있으니 고운 분말〔細末〕을 취하여 죽을 쑤어 사탕(砂糖)에 섞어서 복용한다.(俗方)

o 찹쌀은 마마독〔痘毒〕을 풀 수 있고 발기(發起)시킬 수 있으니 죽을 쑤어 사탕(砂糖)에 섞어서 복용한다. 또 위기(胃氣)를 기르는데 매우 좋다고 한다.(本草)

o 마마〔痘〕가 부어오르지 않는데〔不起脹〕는 삶은 기장줄기〔煮黍穰〕의 즙(汁), 삶은 운대 즙〔芸汁〕, 삶은 토끼껍질 즙〔煮兎皮汁〕 12월의 돼지고기 삶은 즙〔臘猪肉煮汁〕을 아울러 씻어야 한다.(本草)

o 호유주〔胡荽酒〕를 몸에 뿜으면〔噴身〕부어오르게 할 수 있다.(의방은 위를 보라)

고름이 잡히는 3일〔貫膿三朝〕

o 마마가 불어서 고름이 잡힌 지〔貫膿〕 3일이면 위기가 상승〔升〕한다. 마마〔痘〕는 위기(胃氣)를 근본으로 하니〔爲本〕 위의 기〔胃氣〕가 상승〔升〕하면 독을 녹여〔化毒〕 고름을 이루고〔成膿〕 기육(肌肉) 위에서부터 고름이 잡혀서〔貫膿〕 점차 정수리 끝〔頂尖〕에 이르러 충만하고 윤기 있는〔光潤〕것은 순(順)하다.

o 기혈(氣血)이 크게 진동〔振〕하고 독장(毒漿)이 이미 가득하면 장차 수렴(收斂)하고자 하는 때인 것이다.

o 응당 농소〔膿窠〕가 맺혀야 하는데 맺히지 않는 것은 혈과 열〔血熱〕이 서로 부딪쳐〔相薄〕독기(毒氣)가 안과 밖으로 흘러〔灌注〕 반드시 다시 심장에 들어가니 마땅히 저미고(猪尾膏)를 쓴다.(의방은 아래를 보라)

o 마마가 불어서 고름이 잡힐 때〔貫膿時〕 9규〔九竅〕를 잘 간수〔愼〕해야 하니 마땅히 봉해서 닫아야 한다〔封閉〕. 음식(飮食)과 약이(藥餌)는 한량(寒凉)하고 소담(疎淡)한 음식물은 지극히 기하니〔極忌〕 만약 비위를 상하면〔傷脾胃〕 맑은 기〔淸氣〕가 아래로 쳐져서〔下陷〕 마마가 고름이 잡히지〔貫膿〕 않는다.(入門)

o 마마가 나와서〔痘出〕 7일이 지나면 응당 마마가 불어서 고름이 잡힐 때〔貫膿時〕이니 밖으로 만일 부어오르는데〔起脹〕 속이 비고〔中空〕 건조(乾燥)하여 고름피〔膿血〕가 없는 것은 죽는다. 만일 맑은 물〔淸水〕이 조금 있고 밑동〔根窠〕이 붉으면〔紅活〕 오히려 살아날 가망〔生意〕이 있는 것이

니 내탁산(內托散)(의방은 위를 보라)에 인삼, 황기, 당귀를 배(倍)로 하여 달여서 호주(好酒)와 인유(人乳) 각 반 잔(半盞)을 넣어서 따스하게 복용하면 이는 고름이 잡히는〔貫膿〕 교묘한 치료법〔巧法〕이다.(醫鑑)

○9일과 10일의 수가 도는〔回水〕 시기에 원기(元氣)를 훈증(薰蒸)하고 진양이 운화〔眞陽運化〕하면 그 수(水)가 자연히 타서 없어진다〔消爍〕. 이는 순환(循環)의 묘한 이치〔妙理〕이다. 만약 일찍이 독을 풀지 못하면〔未曾解毒〕 이때에 이르러 물〔水〕이 녹지 못하고 도리어 위에 돌아와〔歸于胃〕 위가 병들면〔胃病〕 고름 잡힘〔貫膿〕이 이루어지지 못하고, 혹은 토사(吐瀉)하고, 함복(陷伏)이 이루어지는 데는 마땅히 정중탕(定中湯)(의방은 아래를 보라)을 쓴다.(回春)

○마마〔痘〕가 7일 후에 장열(壯熱)하고 독이 왕성하고〔毒盛〕 기가 약하고〔氣弱〕 목소리가 쉬면〔聲啞〕 마땅히 해독방풍탕(解毒防風湯)을 쓴다.(의방은 위를 보라)

□ 고름이 잡힐 때의 길흉의 증세〔貫膿時吉凶證〕

○농장(膿漿)이 마마〔疱〕 속으로 운행하여 비만(肥滿)하여 황색(黃色) 혹은 푸른 납색〔蒼蠟色〕 혹은 황록색(黃綠色)인 것은 길(吉)하고 만약 색이 희끄무레한 것〔淡〕은 허(虛)하니 보원탕(保元湯)(의방은 아래를 보라)에 건강(乾薑), 육계(肉桂), 찹쌀〔糯米〕을 더해서 달여 복용한다.

○머리와 얼굴〔頭面〕에 먼저 장이 돌고〔回漿〕 수족〔四肢〕이 바야흐로 겨우 부어오르는 것은 길(吉)하다.

○고름이 잡힐 때〔貫膿時〕 혹은 토사(吐瀉)하고 젖과 밥을 먹지 않고 순화되지 않고 배가 창만하고 목소리가 쉬고〔聲啞〕 춥고 떨려서〔寒戰〕 이를 악물고〔咬牙〕 마마가 문드러지고〔痘爛〕 고름이 없고〔無膿〕 기육(肌肉)이 검은 것은 흉(凶)하다.(入門)

○고름이 잡힘〔貫膿〕에 순전히 맑은 물〔淸水〕이고 껍질이 희고 엷어서〔皮白薄〕 물거품〔水泡〕 같은 것은 3~4일을 온몸〔遍身〕을 긁어 망가뜨리고〔抓破〕는 죽는다.

○고름이 잡힐 때〔貫膿時〕 온몸을 긁어 망가뜨리고〔抓破〕 마마속〔痘中〕이 건조하고 말라서〔乾枯〕 혈수(血水)가 전혀 없고 껍질이 희고 말라서〔白乾〕 콩 껍질 같은 것은 흉(凶)하다.(醫鑑)

□ 딱지가 앉는 3일〔收靨三朝〕

○딱지가 앉은 지〔收靨〕368) 3일에 장색〔漿〕같은 늙은 딱지〔老痂〕가 맺혀 마치 과일이 익으면 꼭지〔蒂〕에서 떨어지듯 기가 거두어지고〔氣收〕 혈이 편해지며〔血平〕 빛과 색〔光色〕이 비로소 수렴되고〔始斂〕 위로부터 아래를 어루만져 보면 딱딱〔堅硬〕하고 창랍색(蒼臘色) 혹은 황흑색(黃黑色) 혹은 자홍(紫紅)의 포도색(葡萄色)인 것이 좋다.(佳)

---

368) 수엽(收靨) : 마마 부스럼(痘瘡)이 말라서 생긴 딱지.

o 응당 딱지가 앉아야 할 것[靨]이 딱지가 앉지 않는 것[不靨]을 만유(慢有)라고 하는데 독(毒)이 왕성하여 딱지를 맺지 못하는 것[不結痂]은 저심용뇌고(猪心龍腦膏)(의방은 아래를 보라)가 가장 묘(妙)하다. 더러운 기[穢氣]에 감촉[觸]되어 딱지 앉지 못하는 것[不收靨]은 이공산(異功散)에 4분산(四糞散)을 타는 것이 가장 묘(妙)하다.(두 의방은 나란히 아래를 보라)

o 추워서 떨고[寒戰] 이를 악물고[咬牙] 발과 무릎[足膝]이 얼음 같고 귀와 궁둥이[耳尻]가 도리어 열이 나는 것[反熱]은 부어오르고[起脹] 고름 잡히고[貫膿] 딱지 앉을[收靨] 때에 매우 기하는 것[極忌]이니 곧 기혈(氣血)이 지극히 허[虛極]한 데는 마땅히 보원탕(保元湯)(의방은 아래를 보라)에 계(桂)를 더해 쓰고 심한 것은 이공산(異功散)(의방은 아래를 보라)으로 구원[救]한다.(入門)

o 마마의 딱지[痘痂]가 마르지 않는 것[不焦]은 내열(內熱)이 밖으로 훈증[蒸]하는 것이 산만하게 행한 때문이다. 마땅히 선풍산(宣風散)(의방은 아래를 보라)으로 이끌어 내고[導] 생무소뿔[生犀] 가른 즙[磨汁]으로 풀면[解] 반드시 딱지가 앉는다.(錢乙)

o 응당 딱지가 앉아야 할 것이 딱지가 앉지 않고[靨不靨] 발열(發熱)하여 찌니[蒸] 찌는 것[蒸]은 감로회천음(甘露回天飮)을 쓰면 곧 시열(時熱)이 물러가고 마마에 딱지가 앉는다.(痘靨)

o 밖으로 젖어서[外漬] 딱지가 맺히지 않은 것[不結痂]은 견도산(甄陶散)을 뿌려 흩는다[糝].(의방은 아래를 보라)(回春)

o 고름이 나오고[發膿] 마마구멍[窠]이 딱지가 잘 앉지 않는 것[不肯靨]은 단지 사탕(砂糖)을 물에 타서 마시면 곧 딱지가 맺힌다[結痂].(綱目)

o 두창의 겉 증세[痘疹]가 곪아서[膿] 마르지 않는 것[不焦]은 청량(淸凉)한 기(氣)를 잃은 것이다. 마치 5곡(五穀)이 양기(陽氣)를 얻어서 익는 것과 같아서 서늘한 바람이[凉風] 한 번 이르지 않으면 결실[實]하지 못하는 것이다. 천지의 엄숙한 기[嚴肅之氣]를 한 번 가(加)하면 만물이 빼어나게[秀] 여무는 것[實]이니 마마부스럼[痘疹]과 다른 것이 무엇인가? 반드시 증후(證候)를 살펴서 맑고 시원하게[淸凉]하면 부스럼[瘡]이 곧 딱지[痂]가 앉는다.(당시(當時)에 청량음자(淸凉飮子)로 내린다), 저미고(猪尾膏), 용뇌고(龍腦膏)도 아울러 좋다.(得效)

□ 딱지 앉을 때의 길흉의 증세[收靨時吉凶證]

o 딱지가 떨어짐에[痂落] 머리 위[頭上]에서부터 가슴[胸膈], 손[手], 배[腹], 허리[腰], 발[足]에 이르기까지 마디 마디[節節]로 천천히[緩緩] 딱지가 떨어지는 것은 길(吉)하다.

o 딱지가 시들어 떨어진 후[謝] 헌 데 자국[瘢]이 붉은 것[紅]은 길(吉)하고 희고 혈색이 없는 것[白無白]은 마마가 지난 후에도 또한 죽는다. 급히 소독음(消毒飮)(의방은 위를 보라) 2첩을 쓰고 후에 기혈을 보하고[補氣血] 비위를 기르는[養脾胃] 약을 써서 예방해야 한다.

o 음낭(陰囊)과 발 위[足上]에 먼저 딱지[靨]가 일어나는 것[起]은 흉(凶)하다.(入門)

○장차 딱지[靨]가 앉을 때 그 마마[痘]가 일시에 타 검어지는 것[盡黑]은 딱지가 아니다. 화가 지극하여[火極] 속을 치면[攻裏] 곧 흉(凶)하다.(回春)

○딱지가 앉을 때[靨] 온몸이 냄새나고 떡을 치듯이 문드러져서 가까이 할 수 없고 눈 속에 신이 없는 것[無神]은 흉(凶)하다.

◆ 감로회천음(甘露回天飮)

【의방】 사탕가루[砂糖屑] 반 잔(半盞)에 백비탕(百沸湯)을 넣어 타서 복용한다.(醫鑑)

□ 통용되는 치료[通治]

○마마부스럼[痘瘡]은 처음부터 끝까지[首尾] 마땅히 보원탕(保元湯)으로 주치(主治)해야 한다.

○유쾌하게 나오지 못하고[不快出] 부어오르지 않고[不起脹] 고름 잡히지[貫膿] 못하고 딱지가 앉지[收靨] 못하는 데는 저미고(猪尾膏)로 구원하는 것[救]이 통용된다.(의방은 아래를 보라)

○모든 마마가 나오는 것[痘出], 부어오름[起脹], 회장(回漿), 고름 잡힘[貫膿], 정수리가 무너져 내려 일어나지 않음[頂陷下不起], 장이 체하여 운행치 않음[漿滯不下]은 모두 수양탕(水楊湯)으로 목욕해야 한다.(의방은 아래를 보라)

◆ 보원탕(保元湯)

【의방】 인삼 2전, 눈황기(嫩黃芪), 감초 각 1전.
　　　　이상의 것을 썰어서 1첩을 만들어 생강 1조각을 넣어 물에 달여 복용한다.(醫鑑)

○1~2일에 처음 날 때에 마르고 붉고[乾紅] 윤기[潤]가 적은 것은 이 독(毒)이 오히려 얕은 것[淺]이니 마땅히 활혈(活血)케 하고 기가 고르게[勻氣]하고 겸해서 독을 풀어주는[解毒] 약을 써야 하는데 백작약 1전, 당귀 5푼을 더하면 활혈(活血)하고 진피 5푼을 더하면 기를 고르게[勻氣]하고 현삼, 서점자(鼠粘子) 각 7푼을 더하면 독을 푼다.(解毒)

○2~3일에 마마의 뿌리 구멍[根窠]이 비록 둥그나[圓] 마마의 정수리[痘頂]가 무너진 것[陷]은 기가 허약[氣虛弱]하고 또한 모이기가[聚] 어려운 데는 마땅히 천궁(川芎)과 관계(官桂)를 더한다.

○4~5일에 뿌리 구멍[根窠]이 비록 일어나도 색깔이 광택(光澤)이 없으면 기는 약[氣弱]하고 혈이 왕성[血盛]하니 마땅히 백작약, 관계, 찹쌀을 더한다.

○5~6일에 기가 차고[氣盈] 혈이 약하고[血弱] 색이 어둡고[昏] 홍자(紅紫)한 데는 마땅히 목향, 당귀, 천궁을 더한다.

○6~7일에 장을 이루지 못하는 것은 기혈(氣血)이 적고 한기(寒)를 억제(制)치 못하는데는 마땅히 관계(官桂) 찹쌀을 더한다.

○7~8일에 독(毒)이 비록 장(漿)으로 변화해도 가득하지 못한 것은 마땅히 관계(官桂)와 찹쌀을 더하여 양을 발하고(發陽) 장을 돕는다.(助漿)

○8~9일에 장(漿)이 충만치(冲滿) 못하고 기가 약(氣弱)해서 위험한(險) 것은 마땅히 찹쌀을 더해서 장을 이룬다.(成漿)]

○11~12일에 혈이 다하고(血盡) 장이 족하여(漿足) 습윤(濕潤)해서 수렴되지 않은 것은 속이 허(內虛)하니 백출(白朮), 백복령을 더해서 그 수렴을 돕는다.

○13~14, 15일에 독이 비록 다 풀려도 혹은 잡증(雜證)이 있어서 서로 기대는 것(相仍)은 단지 이 약으로써 증세에 따라서 가감(加減)하고 대한(大寒), 대열(大熱)의 약제(劑)는 내손(內損)의 우려가 있으니 쓰지 말아야 한다.(醫鑑)

□ 해독(解毒)

○성글면(疎) 독이 없고 빽빽(密)하면 독이 있다. 급히 시원한 약(凉藥)을 써서 풀어야 한다. 비록 수십 첩을 써도 눈을 해할 우려(害眼之患)는 없다.

○빽빽하여(密) 독이 심한 데는 마땅히 청량(淸凉)의 약제(劑)로써 풀어야 한다. 술에 볶은 금연(芩連)의 유(類)가 이것이다. 술에 볶은 금연(芩連)은 창독(瘡毒)을 풀 수 있다.(丹心)

○마마(痘)가 처음 나올 때 가령 가슴 앞이 조밀(稠密)하면 급히 소독음(消毒飮)(의방은 위를 보라)을 복용하고 산사자, 주황금(酒黃芩), 자초용(紫草茸)을 더해서 쓴다.

○마마(痘)가 나오는 것이 너무 많으면 서각지황탕(犀角地黃湯)(의방은 혈문(血門)을 보라), 가미서각소독음(加味犀角消毒飮)에 산사자, 자초용, 찹쌀을 더해서 푼다.(丹心)

○마마독(痘毒)이 비장을 침공(攻脾)하면 설사(泄瀉)하고 부종(浮腫)하고, 간을 침공하면(攻肝) 눈에 예막(瞖膜)이 나고, 신장을 침공(攻腎)하면 귀가 아프고 고름이 나오고(膿出), 폐를 침공(攻肺)하면 해수(咳嗽) 기침을 하고 담(痰)이 왕성하다.(綱目)

○처음 나오는 형상이 모기가 무는 것(蚊咬)같고 색깔이 검은 것은 독기(毒氣)와 열(熱)이 서로 부딪치는(相薄) 것이니 마땅히 인치산(人齒散), 저미고(猪尾膏)(의방은 아래를 보라)를 쓴다.

○독(毒)이 막히고(鬱) 장이 메마르고(藏燥) 담이 왕성하여(痰盛) 미쳐서 큰 소리 지르는데(狂叫)는 마땅히 4치산(四齒散)에 선각(蟬殼)을 더하고 검게 함몰하고(黑陷) 놀라고 미쳐서(驚狂) 헛소리를 지껄이는 데는 마땅히 가미61산(加味六一散)(의방은 위를 보라) 혹은 자초(紫草)와 등심(燈心)을 달인 탕에 서각(犀角)과 대모(玳瑁)를 간 즙(磨汁)을 타서 복용하는데 치료 시기를 잃으면 며칠 걸리지 않아서(不日) 소리를 내지 못하고(聲啞) 죽는다.

○독이 위에 들어가면 배 위에 마마(痘)가 많고 청홍자색(靑紅紫色)이며 바깥 증세(外證)는 입

모서리[口角]에 침이 흐르는 것[流涎]은 죽는다.(入門)

ㅇ마마가 나오는[痘出] 처음에 모기가 물은 것[蚊咬] 같고 누에알[蠶種] 같거나 혹은 혈홍(血紅) 1조각이 지계(地界)를 구분하지 않고 독기(毒氣)가 크게 왕성한 데는 마땅히 신공산(神功散)으로 풀어야 한다.(回春)

ㅇ마마독[痘毒]을 푸는데는 마땅히 해독탕(解毒湯), 흑산자(黑散子), 3두음(三頭飮), 사과탕(絲瓜湯)을 복용하고(세 의방은 위를 보라), 주사법(朱砂法)을 쓴다.

◆ 가미서각소독음(加味犀角消毒飮)

ㅇ두창의 겉 증세[痘疹]에 독기(毒氣)가 막혀서 고루 통투[透]하지 못하고 입과 혀[口舌]에 부스럼이 나서 젖을 빨지 못하는 데 치료한다.

【의방】 서점자(鼠粘子) 1전 2푼, 감초 5푼, 방풍, 승마 각 3푼, 형개수, 맥문동, 서각설(犀角屑), 길경 각 2푼.
이상의 것을 썰어서 1첩을 만들어 물에 달여 복용한다.(丹心)

◆ 신공산(神攻散)

ㅇ두창의 독[痘毒]이 크게 왕성한 것을 치료한다. 이로써 풀면 독기(毒氣)가 곧 흩어지고 함몰된 것[陷]은 곧 일어난다.

【의방】 천궁, 당귀, 승마, 감초 각 6냥.
이상의 것을 거친 분말을 만들어 한 번 부어 일어날 때 동류수(東流水)를 취하여 달여 3차례를 달이는데 매 차례 물 3주발[椀]을 문무화(文武火)로 1주발 반이 되게 달여 여과해 내리고 또 2차례 달이면 모두 약수가 4주발 반인데 청용(聽用)[369]하고 또 좋은 주사(朱砂) 4냥을 견대(絹袋)에 넣고 사기약탕관[磁罐]에 넣어 달아[懸] 달인 약수[煎藥水]를 더하여 단단히 봉[固封]하여 물에 달여 다하는 것[盡]을 도수[度]로 하여 끄집어내어 불 위에 쬐어 말려서[焙乾] 분말을 만들어 종이를 벌여 여과시켜[紙羅過] 청용(聽用)하고 다시 인경산(引經散)에 찹쌀 2~3홉[合]을 넣어 종이로 싸고 밖으로는 누런 진흙[黃泥]으로 단단히 싸서[固濟] 불에 넣어 붉게 단련[入火煉紅] 식혀서 부수어[打碎] 노란색[黃色]이 된 쌀은 취하여 쓰고 흰색은 쓰지 않는데 매번 복용하되 주사(朱砂) 1전, 쌀분말(米末) 1전, 연밀(煉蜜) 2순갈, 호주(好酒) 2순갈, 백비탕(百沸湯) 한 작은 종지[一小鍾]를 함께 한 곳에 고루 타서[調勻] 차 숟갈[茶匙]로 다 먹이면[喂] 효험을 취한다.(醫鑑)

◆ 흑산자(黑散子)

ㅇ두창의 독[痘毒]을 푸는데 처음 나는데 이 약을 복용하면 곧 없어져서 나오지 않는다.

---

369) 청용(聽用) : 말한 것을 들어 채택하여 씀.

【의방】 납월(臘月)의 돼지 똥[猪糞]을 취하여 병[甁子]에 넣어 입구[口]를 기와 조각[瓦片]을 덮고 불에 사르어 존성(存性)하고 식혀서[放冷] 곱게 갈아 매 2전을 새물에 타서 내린다.(類聚)

□ 마마[痘]의 길흉을 분별함[辨痘吉凶]

○마마[痘]란 콩 같다는 뜻[豆]이다. 크고 작은 것[大小]이 하나같이 않음[不一]은 무방(無妨)하다. 오직 원만(圓滿)하고 단단하고 실[硬實]하고자 하니 허연(虛軟)하고 함복(陷伏)한 것은 마땅치 않다.

○마마[痘]는 정수리에서부터 이마[頂額] 위의 양위(陽位)에 일어나고 또한 빽빽한 것[稠]은 원래 흉(凶)하지마는 온몸[遍身]이 변하여 허물어지는데[變壞] 홀로 정수리와 이마[頂額] 위가 변하지 않으면 길(吉)하고, 고름이 잡힐 때[貫膿] 변하여 수포(水疱)가 되어도 오직 이마 위[額上]가 망가지지 않는 것[不破]은 치료할 수 있고 마마 부스럼이 말라서 딱지가 생길 때 패증(敗證)이 다 갖추어져도 오직 정수리와 이미[頂額] 위가 그전처럼 딱지가 앉지 않은 것[不饜]은 살 수 있다.(入門)

○머리 알맹이 끝이 뾰족하고[頭粒尖] 희며 뿌리 구멍[根窠, 근과]이 붉고 부드러운 것[紅潤]은 비유컨대 한 알의 진주(眞珠)를 연지(臙脂) 위에 놓은 것 같은 고로 산다고 하고 홍자(紅紫)하여 지계(地界)를 분변[分]하지 못하는 것은 비유컨데 배혈(衃血)370)한 돼지 간[猪肝]같은 고로 죽는 다고 한다.(回春)

○무릇 두창의 겉 증세[痘疹]가 단지 나옴[出]이 일반(一般)인 것은 좋고[善] 혹은 2색, 3색이 서로 합쳐서[相合] 나는 것[作者]은 흉(凶)하다. 두반진(痘瘢疹)이 서로 합한[相合] 것이라 이른다.(海藏)

○마마[痘脚]가 드물게 돋는 것[稀少]. ○구슬뿌리[根窠]가 붉고 윤택한[紅活] 것. ○설사하지 않고 목마르지 않는 것[不瀉不渴]. ○젖과 음식이 감(減)하지 않은 것. ○4지(四肢)가 온화(溫和)한 것. ○몸에 큰 열[大熱]이 없는 것. 이상의 여섯 증세[六證]는 아울러 약을 복용하지 않고 저절로 낫는다.(正傳)

○마마[痘]의 치료하지 못하는 증세에는 일곱이 있으니 ○1은 이빨이 맞지 않고[戛齒, 알치] 두창이 검게 함몰되고[痘黑陷] 목구멍 안에[喉中] 침이 거르렁 거리는 것[涎喘]. ○2는 오한(惡寒)이 나고 피곤하고 권태[困倦]로워서 마마[痘子]가 함몰하여 잠복[陷伏]하는 것이요 ○3은 두창[瘡]이 구덩이를 만들어[作坑] 안에 고름피[膿血]가 없거나 혹은 검은 색 마마[黑色疱]를 이룬 것 ○4는 마마 부스럼[痘癰]이 감질[疳]371)로 변하여 입에 냄새가 나고[口臭] 잇몸이 문드러지고 이가 빠지는 것 ○5는 목소리가 나지 않고[聲啞] 기가 메이거나[氣噎] 혹은 약을 삼켜서[嚥藥] 뱃속

---

370) 배혈(衃血) : 어혈(瘀血), 검붉어진 응혈(凝血).
371) 감질(疳) : 어린 아이가 위장이 나빠져서 몸이 야위고 배가 불러지는 병.

에 소리 나는 것 ㅇ6은 마마(痘)가 처음 나오는 데 반은 피부(皮膚)에 있고 자흑색(紫黑色)을 띠고 나오지 않는 것 ㅇ7은 소도(疎導)와 전기(轉氣)가 잘못 되어서 벙어리(啞)가 된 것이다.

ㅇ무릇 마마(痘)가 나오기 전후에 심장이 빽빽하고(密) 양손바닥(手心)과 양발바닥(足心)이 빽빽(密)한 것은 다 치료하지 못한다.

ㅇ불치증(不治證)에 또 다섯이 있으니 ㅇ1은 가렵고 함몰하고(痒塌) 추워서 떨며(寒戰) 이를 악물고(咬牙) 번조(煩躁)한 것이요 ㅇ2는 자흑색(紫黑色)이고 숨차고 목이 메이고(喘喝)편치 않는 것이고 ㅇ3은 머리는 따뜻하고(頭溫) 발은 차갑고(足冷) 민란(悶亂)하여 물 마시고 싶은 것(欲飮)이요 ㅇ4는 회백색(灰白色)이 나타나고 정수리가 함몰하고(頂陷) 배가 창만(腹脹)하고 숨차고 목마른 것(喘渴)이요 ㅇ5는 눈을 치 떠보고(上視) 기가 촉급하고(氣促) 설사가 그치지 않는 것이다.(綱目)

ㅇ불치증(不治證)에는 또 여섯이 있으니 ㅇ1은 처음 날 때(初出) 용장(勇壯)한 것이요, ㅇ2는 나는 것이 잠종(蠶種)과 같은 것이고, ㅇ3은 따라서 나오고(隨出) 따라서 업어지는 것(隨沒)이요, ㅇ4는 모기나 벌레(蚊虫)에 물린 것 같음이요 ㅇ5는 거꾸로 나오는 것(倒出)이요 ㅇ6은 물을 마실 때에 코에 치미는 것(促鼻) 같음이다.(回春)

ㅇ코가 메마르고(鼻燥) 흑기(黑氣)가 있어서 손으로 콧구멍을 후비는 것(抗)은 반드시 죽는다.(入門)

□두창의 경중과 순역을 분별함(辨痘輕重順逆)

ㅇ가벼운 것(輕)은 3차례 나온다. 크고 작음(大小)이 하나 같지 않다. 머리와 얼굴에는 희소(稀少)하다. 뿌리 구멍(根窠)이 홍활(紅活)하다. 비만(肥滿)하고 광맥(光澤)이 난다. 귀 안(耳中)에는 없다. 눈 안(眼中)에도 없다. 배꼽 안(臍中)에도 없다.

ㅇ중(重)한 것은 일제히 나란히 나온다(一齊並出). 빽빽하여(密) 잠종(蠶種)같다. 조밀(稠密)하여 자연스럽다(無縫). 몸에 열이 나고(身熱) 배가 창만(腹脹)하다. 머리는 따스하고(頭溫) 발은 차갑다(足冷). 목마르고 설사(渴瀉)가 그치지 않는다. 귀 안에도 있다. 배꼽 안에도 있다.

ㅇ경(輕)한 것이 변하여 중(重)한 것은 방실(房室)을 범하는 경우 음식(口)을 기하지 않는(不忌) 경우 갈증이 먼저 나는(先曾渴) 경우, 찬물을 마신(飮冷水) 경우, 서늘한 약(凉藥)을 먹는 경우이다.

ㅇ중(重)한 것이 변하여 경(輕)한 것은 풍한을 피하고(避風寒) 항상 부드럽고 따스하고(和煖), 대변이 조밀(大便稠)하고 조갈하지 않고(不燥渴) 생랭을 기하고(忌生冷) 외인을 기하는(忌外人) 경우이다.(綱目)

ㅇ대체로 두창이 나서(痘出) 딱지가 앉는 것(收靨)이 머리에서부터 발에 이르는 것은 순한 것(順)이고 발에서부터 머리에 이르는 것은 거스르는 것(逆)이고 머리와 다리(頭脚)에 일제히 나오

고 일제히 딱지 지는 것[靨]은 위험하다.(險)

o 경(輕)한 것은 수엽과 두출[靨出]이 함께 머리에서부터 발에 이르고 두창[痘] 또한 드물다.(稀)

o 중(重)한 것은 조밀(稠密)하며 머리 위에는 나지 않고 딱지도 앉지 않고 다리 위에 먼저 나고 먼저 딱지가 앉는다.(靨)(入門)

o 신체(身體)가 온난(溫煖)한 것은 순한 것[順]이고 한량한 것[寒凉]은 거스른다[逆].

o 음식을 먹을 수 있고[能食] 대변이 실한 것[大便實]은 순(順)한 것이고 음식을 먹을 수 없고[不能食] 대변을 잘하는 것[大便利]은 거스르는 것[逆]이다.(正傳)

o 창진(瘡疹)은 양(陽)에 속하니 나오면 순한 것[順]이 되는 고로 춘하(春夏)는 순(順)하고 추동(秋冬)은 거스르고[逆] 겨울(冬月)은 신장이 왕성[腎旺]하고 또 한기가 왕성[盛寒]한 고로 병이 많이 신장에 돌아와서[歸腎] 검게 변[變黑]한다.(海藏)

o 두창의 겉 증세[痘疹]는 오직 신장에는 징후가 없고[無候] 단지 편한 증세[平證]가 나타나니 귀가 서늘하고[耳凉] 엉덩이가 서늘하면[尻凉] 순한 것[順]이고, 만약 마마[痘]가 검고 함몰[黑陷下]하고 귀와 엉덩이[耳尻]가 도리어 열나는 것[反熱]은 거스름[逆]이 된다.

o 마마[痘]가 검고 갑자기 고름 피[膿血]와 딱지[痂皮]를 설사하는 것은 순한 것[順]이고 수곡(水穀)이 소화되지 않는 것은 거스르는 것[逆]이다. 대개 딱지[痂皮]를 설사해내는 것[瀉出]은 뿌리[根]가 안에 있어서 병이 나오면 편안한 것이다. 수곡(水穀)이 소화[化]되는 것은 비장이 실[脾實]한 고로 순(順)하고, 수곡(水穀)이 소화되지 않는 것은 비장이 허[脾虛]한 고로 거스르는 것이다[逆].(錢乙)

o 한번 반하여 나와서 곧 빽빽하기[密]가 침머리[鍼頭] 같고 잠종[蠶種]같고 겨와 쭉정이[糠粃] 같은 것은 중(重)하고 부평(浮萍)같고 개수를 분별하지 못하는 것[不分箇數]은 거스른 것[逆]이다.

o 한번 발해서 곧 다 나오는 것은 반드시 중(重)한 것이요, 마마[痘]가 홍역[疹]을 낀 것[狹]은 반은 경(輕)하고 반은 중(重)하고, 부스럼 끝[瘡端]이 침구멍[鍼孔]같이 검은 것은 열이 심한[熱劇] 것이다.(海藏)

□ 두창의 형색으로 선악을 분별함[辨痘形色善惡]

o 색깔[色]은 5장(五藏)의 정화(精華)이다. 홍황록(紅黃綠)은 좋은 것[佳]이고 황록(黃綠)은 곧 비위(脾胃)의 정색(正色)이니 독이 장차 나오는 것이고[毒將出] 담홍(淡紅)은 독이 처음 나오는 것이다. 선홍(鮮紅)은 혈열(血熱)이니 처음 일어날 때 자색(紫色)인 것은 크게 열남[大熱]이요, 온전히 흰 것[全白]은 기가 허함[氣虛]이다. 회백(灰白)인 것은 혈이 쇠[血衰]하여 기가 체[氣滯]한 것이요, 검은 것[黑]은 독이 체하여[毒滯] 혈이 마른 것[血乾]이다.

ㅇ마마의 색〔痘色〕이 처음 나올 때 담홍색(淡紅色)이고 홍(紅)이 변하여 백(白)이 되고 백(白)이 변하여 노란 것〔黃〕이 된 것은 길(吉)하고, 처음 나와서 선홍색〔鮮紅〕이고 홍(紅)이 변하여 자색(紫)이 되고 자색〔紫〕이 변하여 검은 것〔黑〕은 거스르는 것〔逆〕이다.

ㅇ마마〔痘〕가 나와서 색깔이 홍윤(紅潤)하지 않은 것은 독이 왕성하여 막힌 것인 때문이다. 마땅히 자초음(紫草飮)(의방은 위를 보라)을 쓰고 외용(外用)으로는 개자분말〔芥子末〕을 발바닥〔脚心〕에 바른다.(의방은 아래를 보라)(入門)

ㅇ검은 것〔黑〕은 혈이 열 나는데〔血熱〕 속하니 혈을 서늘하게 하는 것〔凉血〕이 위주(爲主)가 된다. 4물탕(四物湯)(의방은 혈문(血門)을 보라)에 황금, 황연, 홍화를 더해서 쓴다.

ㅇ흰 것〔白〕은 기허(氣虛)에 속하니 기를 보하는 것〔補氣〕이 위주(爲主)이니 보원탕(保元湯)(의방은 위를 보라)에 감초(甘草)를 빼고〔去〕 자초(紫草)를 더해서 쓴다.(丹心)

□ 등영을 비추는 법〔照燈影法〕

ㅇ무릇 마마〔痘〕의 형색(形色)이 비록 허〔險〕하나 만약 등불〔燈光〕을 비추어 보아서 마마의 뿌리〔痘根〕와 더불어 둥근무리〔圓暈〕가 서로 빙빙 돌아서〔周旋〕 뿌리 구멍〔根窠〕이 붉고〔紅活〕 장그림자〔漿影〕가 깊고 두터우면〔深厚〕 모두가 조치(調治)할 수 있다. 만약 뿌리〔根窠〕가 붉지 않고 일어나지 않으면〔不紅不起〕 혈(血)이 죽어서 살지 못하고〔不活〕 장(漿)이 그림자가 없는 것〔無影〕은 비록 경(輕)하나 치료하기가 어려운 고로 대낮〔白日〕에도 또한 반드시 마유지(麻油紙)를 비벼서〔撚〕 비추어야 하니 안법(眼法)이 신교(神巧)함이 전적으로 이에 있다.(入門)

□ 두창의 허실을 분별함〔辨痘虛實〕

ㅇ토사(吐瀉)하고 먹은 것이 적으면 속이 허〔裏虛〕한 것이요, 마마가 함몰하여 잠복〔陷伏〕하고 딱지가 넘어지고〔倒靨〕 회백색(灰白色)인 것은 거죽이 허한〔表虛〕 것이다. 두 증세가 함께 나타나면 표리(表裏)가 다 허(虛)한 것이니 아울러서 이공산(異功散)을 써서 구원〔救〕한다.(의방은 아래를 보라)

ㅇ토사(吐瀉)하지 않고 먹을 수 있는 것은 속이 실〔裏實〕한 것이요, 마마〔痘〕가 붉고〔紅活〕 볼록한 것이 터지고〔凸綻〕 땀이 나지 않는 것〔無汗〕은 거죽이 실〔表實〕한 것이니 양격산(凉膈散)(의방은 화문(火門)을 보라)에 승마, 건갈, 자초, 형개를 더해서 쓴다.(綱目)

ㅇ몸에 열이 나고〔身熱〕 땀이 나지 않는 것은 거죽이 실〔表實〕한 것이고, 몸이 서늘하고〔身凉〕 땀이 많으면 거죽이 허한 것이요〔表虛〕, 변비(便秘)이면서 먹을 수 있는 것은 속이 실한 것〔裏實〕이고 토사(吐瀉)하면서 적게 먹는 것〔少食〕은 속이 허〔裏虛〕한 것이다.(入門)

ㅇ표리(表裏)가 다 실(實)한 것은 나오기 어렵고〔出難〕 딱지 앉기는 쉽다〔易靨〕. 표리(表裏)가 다 허(虛)한 것은 쉽게 나오고〔易出〕 딱지 앉기가 어렵다. 거죽이 실〔表實〕하면 나오기 어렵고〔難

出〕 속이 허하면〔裏虛〕 딱지 앉기가 어렵다〔難靨〕.(入門)

○폐(肺)는 기를 주관〔主氣〕하니 기가 부족하면〔氣不足〕 3가지 증세를〔三證〕 이룬다. 곧 ○저절로 땀이 남 ○소리가 나지 않음〔聲不出〕. ○부스럼 정수리〔瘡頂〕가 함몰해 떨어짐〔陷塌〕이니, 마땅히 보원탕(保元湯)(의방은 위를 보라), 4군자탕(四君子湯)(의방은 기문(氣門)을 보라)을 쓴다.

○심장〔心〕은 혈을 주관하니〔主血〕 혈이 부족하면 3가지 증세에 이른다. 곧 회백색(灰白色) ○뿌리구멍〔根窠〕이 붉지 않으며〔不紅〕 광택이 나지 않는다〔不光澤〕. 마땅히 궁귀탕(芎歸湯)(의방은 부인(婦人)을 보라), 혹은 4물탕(四物湯)(의방은 혈문(血門)을 보라)에 자초(紫草), 홍화(紅花)를 더하여 쓴다.(正傳)

□ 두창(痘瘡)의 음양증세를 분별함〔辨痘陰陽證〕

○발과 정강이〔足脛〕가 차갑다. 배가 허하고〔腹虛〕 냉(冷)하다. 똥이 푸른색이다〔糞靑色〕. 얼굴이 희고〔皎白〕 젖과 음식을 구토하고〔嘔乳食〕 눈동자가 푸르고〔目睛靑〕 맥이 잠기고 잦은 것〔脉沈數〕 이상이 음증(陰證)에 속한다. 차가운 약을 복용해서는 안 된다. 발과 정강이가 뜨겁고〔足脛熱〕, 양쪽 뺨이 붉고〔兩腮紅〕 대변이 변비하고〔大便秘〕, 소변이 붉고〔小便赤〕 갈증이 그치지 않고〔渴不止〕 기가 올라 급하고〔上氣急〕 맥이 넓고 잦은 것〔脉洪數〕, 이상이 양증(陽證)에 속하니 열나는 약〔熱藥〕을 복용하면 안 된다.(正傳)

○두창(痘瘡)으로 허한(虛寒)하면 이공산(異攻散)(의방은 아래를 보라)을 쓰고, 실열(實熱)에는 양격산(凉膈散)(의방은 화문(火門)을 보라)을 쓰면 기사회생(起死回生)하는 효험(效)이 있다.(丹心)

□ 보호(保護)

○두창(痘瘡)에는 젖과 음식〔乳食〕을 자주 주고〔頻與〕 풍랭(風冷)을 받지 않아야 한다.

○두창〔瘡〕이 변하여 딱지가 넘어지고〔倒靨〕 검게 함몰되는 것〔黑陷〕은 풍랭(風冷)을 삼가지 못해서 음식을 먹지 못하여 내허(內虛)한 소치(所致)이다.(錢乙)

○두창(痘瘡)은 항상 의복을 알맞게〔適中〕 입고 따스하고 시원한 곳에 앉거나 누워야 한다.(海藏)

○두창(痘瘡)은 마땅히 조리와 보호〔調護〕를 가(加)해야 하고 방실(房室)을 따스함이 넘치게〔溫溢〕해야 한다.(正傳)

○두창(痘瘡)은 응당 삼가 풍한(風寒)을 피해야 한다. 대개 안과 밖이 뜨겁게 찌면〔熱蒸〕 모공(毛孔)이 열려서 감촉되기〔感襲〕 쉬우니 한 번 마주 닥뜨리면〔觸冒〕 여러 증세〔諸證〕가 따라 이루어진다. 또 딱지〔靨〕가 떨어진 후 기혈(氣血)이 크게 허〔大虛〕한데는 예방하고 피하여〔防避〕 더욱 삼가야 한다.(醫鑑)

□ 음식(飮食)

○ 마마〔痘〕는 비위(脾胃)로써 위주(爲主)로 하니 처음부터 끝까지 먹을 수 있어야 순한 것〔順〕이고 또 담식(淡食)하는 것이 좋다고 했다.

○ 고름이 잡힐〔貫膿〕 때는 마땅히 늙은 닭〔老雞〕으로 기를 돕고〔補氣〕 딱지가 앉을〔收靨〕 때는 마땅히 숫오리〔雄鴨〕를 먹여서 독을 수렴(收毒)하거나 혹은 정비저육(精肥猪肉)으로 오직 시종(始終)하고 비린내 나는 생선〔魚鯉〕을 기(忌)하여야 한다. 그것은 가래〔痰〕가 기를 체하게〔滯氣〕하기 때문이다.

○ 두창(痘瘡)에 기하는 음식〔忌食〕은 생랭(生冷)과 비이(肥膩)와 염함(塩醎), 다(茶), 초주(醋酒), 총산(葱蒜), 어(魚), 양육(羊肉), 저간(猪肝), 혈(血), 시조(柹棗), 이당(飴糖)이고 특히 기(忌)하는 것은 달걀과 거위와 오리의 알을 삶아 먹는 것〔烹食〕이니 먹으면 아이로 하여금 눈멀게〔目盲〕한다.(入門)

○ 시고〔酸〕, 매운 것〔辣〕과 5신(五辛)(파〔葱〕, 마늘〔蒜〕, 생강〔薑〕, 부추〔韭〕, 염교〔薤〕)을 먹지 말아야 하니 독이 있는 음식물〔有毒之物〕의 열독(熱毒)이 간을 훈해서〔薰肝〕 눈에 백태〔瞖障〕가 생길 우려가 있다.(綱目)

○ 두창(痘瘡)에는 처음부터 끝까지〔首尾〕 절대로 냉수(冷水)를 마시면 안 된다. 끓인 물〔滾熟水〕을 조금 마시게 하는 것이 좋다.

○ 발열(發熱)할 때부터 딱지가 앉을〔收靨〕 때까지 여러 혈과 육〔血肉〕은 먹는데 적당하지 않으니 대개 화사(火邪)를 도와서 열독(熱毒)을 더욱 많게〔滋〕 하기 때문이다. 만약 비위(脾胃)가 허약하면 상어〔鯗魚〕 곧 석수어(石首魚))〔조기〕를 먹지 말고, 정저육(精猪肉)을 지방을 다 빼고 싱겁게 삶아서〔淡煮〕 조금 먹어서 음식 맛〔滋味〕을 돕는다.(醫鑑)

○ 유모(乳母)는 응당 먹는데 신중해야 하니 배가 고파서는 안 된다〔不可令飢〕. 또 풍한(風寒)을 받아서는 안 되니 반드시 검게 변하여 신장에 돌아오면〔變黑歸腎〕 치료하기 어렵기 때문이다.(海藏)

○ 갓난아이〔嬰兒〕가 아직 약을 먹지 못하면 응당 유모(乳母)를 겸해서 치료해야 한다. 유모에게 약을 먹여 젖을 양성(釀成)하여 갓난아이에게 먹여서 기혈(氣血)을 청화(淸和)하게 하고 음식을 절도 있게 하고 조기(調氣)하고 통영(通榮)하는 약제〔劑〕를 투여〔投〕하여 두창의 가운데〔瘡心〕가 비만(肥滿)하고 광택(光澤)이 나고 함몰하여 잠복〔陷伏〕하는 우려가 없어진다.(正傳)

○ 유모(乳母)는 식후에 반드시 부른 젖〔宿乳〕을 다 짜내고〔捏去〕 약을 먹고 나서 잠시〔霎時, 삽시〕 누웠다가 아이로 하여금 젖을 빨게 한다.(綱目)

□ 두진(痘疹)에 마땅한 음식물〔痘疹宜食物〕

○마땅한 음식은 녹두(菉豆), 붉은 팥〔赤小豆〕, 검은 콩〔黑豆〕, 수퇘지고기(산돼지가 더욱 좋다), 석수어(石首魚)〔조기〕, 광어(廣魚), 복어(鰒魚), 마〔薯蕷, 서여〕, 해송자(海松子)〔잣〕, 포도(葡萄), 밤〔栗子〕,(구워서 먹는 것이 좋다), 순무〔蔓菁〕, 무〔蘿蔔〕, 김치〔葅菹〕, 연백반(軟白飯), 찹쌀죽(설사에 먹으면 좋다), 메밀국수〔蕎麥麪〕(기창(起脹)에 먹으면 좋다), 모주(母酒)〔기창(起脹)에 먹으면 좋다〕, 설고(雪餻)〔카스테라〕, 사탕(砂糖)이다.(俗方)

□ 금기(禁忌)

○두창(痘瘡)에는 여러 냄새나는 것을 달이고〔煎〕, 볶고〔炒〕, 기름치고〔油〕 연기〔烟〕나는 것과 부모의 행방(行房)과 머리 빗는 것〔梳頭〕 등을 촉범(觸犯)하는 것을 절대로 기(忌)한다. 발하기 전에 촉범(觸犯)하면 독기(毒氣)가 심장〔心〕에 들어가서 괴롭고 어지러워〔悶亂〕 죽는다. 이미 발(發)하고 촉범〔觸〕하면 두창(痘瘡)이 째는 듯〔割〕이 아프고 검고 문드러지고 베이는데〔黑爛切〕 이른다. 마땅히 깊이 경계야 한다.(得效)

○두창(痘瘡)은 겨드랑 냄새〔狐臭漏液〕와 방중음욕(房中淫慾) 및 부인월후(婦人月候), 술 취한 것〔醉酒〕, 파 마늘 같은 냄새나는 것〔葷穢〕, 유황(硫黃), 모기〔蚊藥〕 등 일체의 비린내 나는 것〔腥臊〕, 머리칼을 태운 냄새〔燒頭髮氣〕 등을 가까이 해서는 안 된다.(綱目)

○두창(痘瘡)은 더럽고 싫은 냄새〔穢惡之氣〕를 가장 두려워하고〔最怕〕 외인(外人) 및 중과도사〔僧道〕의 간경(看經)하는 사람의 왕래(往來)를 절대로 기(忌)한다. 대개 사람의 기(氣)는 향을 맡으면〔聞香〕 운행하고 냄새를 맡으면〔聞臭〕 멈추는 까닭이다.

○방안에서는 침향〔沈〕, 단향〔檀〕, 강진향〔降眞〕, 용뇌(龍腦), 사향(麝香)을 피우지 말아야 한다. 피우면 혈을 메마르게 할〔燥血〕 우려가 있다.(正傳)

○마마〔痘〕의 처음부터 끝까지 부모는 절대로 방사(房事)를 기(忌)해야 한다.

○두창(痘瘡)이 겨우 떨어지고 기육(肌肉)이 아직 새살〔嫩〕일 때는 너무 일찍 씻기고 목욕〔澡浴〕시키지 말아야 한다.(綱目)

□ 목욕하는 법〔浴法〕

○두창(痘瘡)이 기혈(氣血)이 허약함으로 인해서거나 풍한(風寒)이 이기는 바〔所剋〕가 되어 부어오르거나〔起脹〕 장을 이루거나〔成漿〕 고름 잡힘〔貫膿〕이 잘 되지 않거나 혹은 건조〔枯燥〕하여 함몰하여 잠복(陷伏)하는 데는 모두 마땅히 수양탕(水楊湯)으로 목욕해야 한다.(入門)

○마마〔痘〕가 부어오르지 않거나〔不起脹〕 혹은 함몰하여 잠복〔陷伏〕하는 데는 마땅히 서숙대달인탕〔黍穰煮湯〕, 호유전탕〔胡荽煎湯〕, 운대전탕(芸薹煎湯), 토피모전탕(兎皮毛煎湯), 납저육자탕

(臘猪肉煮湯), 마육자탕(馬肉煮湯)(돼지와 말이 생고기가 없으면 건포(乾脯) 또한 써도 좋다) 모두 복용하면 좋다.(本草)

◈ 수양탕(水楊湯)

○양유(楊柳) 5근을 봄, 겨울에는 가지[枝]를 쓰고 여름, 가을에는 잎을 써서 깨끗이 씻고 찧어 부셔서 장류수(長流水) 한 큰 가마솥에 6~7번 끓여 찌꺼기를 제거하고 3분의 1을 동이[盆]에 부어 먼저 보원탕(保元湯)(의방은 위를 보라)에 천궁, 계피, 찹쌀을 더하여 달여서 복용한 다음 뜨거움에 편승하여 씻고 목욕하여 한참 뒤에 기름 종이[油紙]를 꼬아서[撚] 등에 불을 붙여 비추면 여러 겹[纍纍]으로 부어오르는[起] 형세가 있고 함몰한 곳에는 둥근 무리[圓暈]의 붉은 실[紅絲]이 있다. 이것이 장 그림자[漿影]라는 것이다. 장(漿)은 반드시 만족해야 하는데 가령 만족하지 않으면 또 전과 같이 목욕한다. 약한 사람은 단지 머리와 얼굴, 손발만 씻고 등은 씻지 말아야 한다. 가령 등(燈)을 비추어 일어나는 기세(起勢)가 없으면 반드시 탕(湯)을 더 보태서 오래 목욕하여 기육(肌肉)에 투철(透徹)하여 안과 밖으로 소통(疎通)케 하여 독기(毒氣)가 따스한 기운[煖氣]을 따라 발(發)하게 한다. 이는 약을 끌어 올려[升提] 만구멍[萬竅]을 열어 소통시켜[開豁] 마른 것[枯]은 부드럽게 돌리고[轉潤] 흰 것[白]은 붉게 돌리고[轉紅] 함복(陷伏)한 것은 스스로 일어나게 한다. 겨울에 추우면 따스한 방안에서 복용한다.(入門)

□ 액땜 하는 법[禳法]

○두창(痘瘡)이 예오(穢汚)를 촉범(觸犯)하여 가렵고 아픈 것은 벽예산(辟穢散)을 태워서 훈(熏)하고 다시 호유주(胡荽酒)(의방은 위를 보라)에 소합향원(蘇合香元)(의방은 기문(氣門)을 보라)을 녹여 복용한다.(正傳)

○두아(痘兒)의 좌우에는 항상 호유(胡荽)의 기(氣)가 있도록 하면 예오(穢汚)의 기(氣)를 제거시킬 수 있다.(綱目)

○호유(胡荽)를 방안에 매달아 두고 또 호유주(胡荽酒)를 평상과 휘장[床帳] 및 의복과 금침[衣被]에 뿜는다.

○항상 창출, 돼지발톱, 유향(乳香)을 태워서 악기(惡氣)를 쫓는다.

○예오(穢汚)한 독기(毒氣)가 안에 들어가 흑함(黑陷)을 이룬 데는 마땅히 재생산(再甦散)을 쓴다.(入門)

◈ 벽예산(辟穢散)

○일명 거예산(祛穢散)이고 또한 벽예단(辟穢丹)이다.

【의방】 창출, 세신, 감송, 천궁, 유향, 강진향(降眞香).

이상의 것을 등분(等分)하여 거친 분말을 만들어 뜨거운 불[烈火]에 태운다.(正傳)

◆ **재생산(再甦散)**
○ 일명 재생단(再甦丹)이다.

【의방】 명백반(明白礬), 지룡 볶은 것을 각기 등분(等分)하여,
　　　이상의 것을 분말을 만들어 매번 5푼을 취해서 어린 돼지 꼬리의 피를 1개의 도토리말[橡末] 정도와 함께 새로 기른 물[新汲水]에 타서 내린다.(入門)

두창의 여러 증세[痘瘡諸證]

○ 성음(聲音), 인후통(咽喉痛), 요복통(腰腹痛), 경휵(驚搐), 구토, 설사, 담천(痰喘), 번갈(煩渴), 복창(腹脹), 자한(自汗), 양통(痒痛), 반란(斑爛), 한전(寒戰), 교아(咬牙), 실혈(失血), 뇨삽(尿澁), 변비(便秘), 도엽(倒靨), 흑함(黑陷), 호안(護眼), 멸반(滅瘢) 무릇 21조항(條)이다.

성음(聲音)

○ 두창[瘡]이 이미 나와서 소리가 변하지 않는 것은 형체의 병[形病]이다. 두창[瘡]이 아직 나오지 않고 소리가 먼저 변하는 것은 기병(氣病)이다.(正傳)

○ 소리는 폐(肺)와 심장[心]에서 나오는 것인데 혹은 풍한에 감촉되고[感風寒] 혹은 많이 울어서[多啼] 기가 메이면[氣噎] 마마[痘]가 이미 나오고 안 나오는 것을 불문하고 소리가 쉰 것[失聲]은 몸이 따스하면 해독방풍탕(解毒防風湯)(의방은 위를 보라)을 쓰고 몸이 차가우면 내탁산(內托散)에 길경(桔梗)을 배(倍)로 하여(의방은 위를 보라) 쓴다.

○ 가령 장이 가득하고[漿] 소리가 벙어리인 것은 폐기(肺氣)가 끊어진 것이니 치료하지 못한다.

○ 마마[痘]가 나오고 좋지 않으며 소리가 나지 않는 것은 또한 죽는다.(入門)

인후통(咽喉痛)

○ 마마[痘]가 나오고 목구멍이 아픈 데는 마땅히 소독음(消毒飮)(의방은 위를 보라), 여성음(如聖飮)을 쓴다.(得效)

○ 목구멍이 마르고 막히고[乾澁] 아프고, 입이 문드러지고[口爛] 잇몸이 부으면[齦腫] 곧 심위열(心胃熱)이니 마땅히 여성음(如聖飮)을 쓰고 만약 수장(水漿)이 들어가지 않으면 마땅히 자설(紫雪)(의방은 화문(火門)을 보라)을 쓴다.

○ 목구멍[咽喉]에 독(毒)이 있고 음식이 톱으로 목구멍을 켜는 것[鋸挫喉]같이 수장(水漿)이 들

어가지 않거나 혹은 토해 내거나 혹은 항상 마른 구역질을 하는 것은 위태〔危〕로우나 오직 고름이 잡힐〔貫膿〕 때 이 증세가 나타나고 2변(二便)이 막히는 것〔閉〕은 도리어 길(吉)하다.

ㅇ마마〔痘〕가 입과 혀〔口舌〕에 나서 부스럼이 문드러지고〔瘡爛〕 젖을 빨 수 없는데는 마땅히 가미서각소독음(加味犀角消毒飮)(의방은 위를 보라)을 쓴다.(得效)

◆ 여성음(如聖飮)

【의방】 맥문동, 길경, 각 1전, 서점자(鼠粘子), 감초 각 5푼.
　　　이상의 것을 썰어서 죽엽(竹葉) 3조각을 넣어 함께 물에 달여 복용한다.(得效)

□ 요복통(腰腹痛)

ㅇ대체로 발열(發熱)하여 마마〔痘〕가 나오려하는데 요통(腰痛)이 생기는데는 급히 신해탕(神解湯)(의방은 위를 보라)을 복용하고 땀을 내서〔出汗〕 통증이 그치는 것을 도수〔度〕로 하여 신경(腎經)의 마마〔痘〕가 나오는 것을 면해야 한다.

ㅇ발열(發熱)할 때 뱃속이 크게 아프고 허리〔腰〕가 마치 매를 맞는 것〔被杖〕 같고 마마〔痘〕가 나와서 건조(乾燥)한 것은 죽는다.(醫鑑)

ㅇ마마〔痘〕가 처음 나와서 곧 허리통증〔腰痛〕이 일어나고 자흑점(紫黑點)이 나타나는 것은 흔히 죽는다.(正傳)

ㅇ두창(痘瘡)으로 배가 아픈 것은 흔히 이 두독(痘毒)으로 인한 것이다. 응당 증세의 변화를 살펴야〔監證消息〕 한다.

ㅇ두창의 겉 증세〔痘疹〕은 반드시 먼저 배가 아프다. 대개 두자(痘子)가 먼저 장위속〔腸胃中〕으로부터 나온 연후에 밖에서 발(發)하는데는 마땅히 승마갈근탕(升麻葛根湯)(의방은 한문(寒門) 보라), 가감홍면산(加減紅綿散)(의방은 아래를 보라)을 쓴다.(綱目)

ㅇ발열(發熱)할 때 배가 아프거나 배가 창만하는 것〔腹脹〕은 독기(毒氣)와 외사(外邪)가 서로 부딪쳐서〔相薄〕 나오려고 하나 나오지 못하는 것이다. 마땅히 삼소음(參蘇飮)(의방은 한문(寒門) 보라)에 인삼, 복령을 제거하고 축사(縮砂)를 더해서 겉으로 발〔發表〕한다.(醫鑑)

ㅇ딱지가 앉을〔收靨〕 때 배가 아프고, 딱지 앉지〔收靨〕 않을 때 통증이 중완(中脘)에 있을 때는 곧 열독(熱毒)이 엉기고 체〔凝滯〕해서 어혈(瘀血)이 아픈 것이다. 마땅히 수념산(手捻散)을 쓴다.(回春)

ㅇ두창의 겉 증세〔痘疹〕가 나와서 통투(通透)하지 못하고 배가 아픔이 심하거나 혹은 검게 함몰되는데는 마땅히 선퇴탕(蟬退湯)을 쓴다.(得效)

◆ 수념산(手捻散)

【의방】 서점자(鼠粘子), 백작약, 대황, 도인 각 6푼, 홍화 4푼, 계지(桂枝) 2푼 반.

이상의 것을 썰어서 1첩을 만들어 물에 달여 복용한다.(回春)

◆ **선퇴탕**(蟬退湯)

【의방】 선각(蟬殼) 21개, 감초 1전 반.
이상의 것을 썰어서 물에 달여 복용한다. 혹은 분말을 만들어 매 1전을 백탕(白湯)에 타서 내리면 배가 아픈 것이 곧 그치고 나와서 통투함이 신효(神效)하다.

경축(驚搐)

○ 창진(瘡疹)이 발(發)하고자 하면 먼저 몸에 열이 나고[身熱] 놀라 뛰며[驚跳] 경기하여 당기는[搐搦]데 경풍(驚風)이 아닌 것은 마땅히 발산하는 약[發散藥]을 복용해야 하니 가감홍면산(加減紅綿散)이 이것이다.(丹心)

○ 두독(痘毒)에 놀라 경련[驚搐]하는 것은 심간열(心肝熱)이다. 간을 사시키면[瀉肝] 풍(風)이 저절로 없어진다. 마땅히 사청환(瀉靑丸)(의방은 5장(五藏)을 보라)으로 소변을 잘 나오게[利] 하면 열(熱)이 타오르지 않으니[不炎] 도적산(導赤散)(의방은 5장(五藏)을 보라)이 마땅하다.

○ 먼저 놀란 뒤에 마마[痘]를 하는 것은 경(輕)하고 먼저 마마를 한 뒤에 놀라는 것은 거스른다[逆].(入門)

○ 발열(發熱)할 때 놀라는[發驚] 것은 마마[痘]가 심경(心經)에 있다가 나오는 것이니 길조(吉兆)가 된다.(醫鑑)

○ 마마[痘]가 나오지 않고 먼저 발축(發搐)하는 것은 이 외사(外邪)를 겸하는 것이다. 마땅히 가감홍면산(加減紅綿散)을 쓰고 가령 마마가 발하여[痘發] 조밀(稠密)하고 독열(毒熱)이 안에서 왕성[內熾]하거나 혹은 도엽(倒靨)하고 검게 함몰[黑陷]할 때 축익(搐搦)하는 데는 마땅히 저심용뇌고자(猪心龍腦膏子)(의방은 흑함(黑陷)을 보라)를 쓴다.(正傳)

◆ **가감홍면산**(加減紅綿散)

【의방】 마황(麻黃), 형개수(荊芥穗), 전갈(全蝎), 천마(天麻), 박하(薄荷), 자초용(紫草茸), 선각(蟬殼) 각 5푼.
이상의 것을 썰어서 1첩을 만들어 총백(葱白) 1줄기[莖]와 함께 달여 복용한다.

구토(嘔吐)

○ 대체로 두진(痘疹)이 나타나서 만약 스스로 토사(吐瀉)하는 것은 망녕되게 치료해서는 안 된다. 길조가 많은 것[多吉]은 사기(邪氣)가 위 아래로 다 나온다는 것이다.(易老)

○마마[痘]가 처음 열이 나서 토사하는 것은 무방(無妨)하나 마마가 나온 후에는 기(忌) 해야 한다.

○토사(吐瀉)하고 천갈(喘渴)하면서 회충(蚘虫)이 이미 나오고 눈을 똑바로 보고[目直視] 대변(大便)에 장의 때[腸垢]가 흐르는 것은 죽는다.(入門)

○마마[痘]가 나오고 토(吐)하는 것은 독이 왕성[毒盛]하여 화를 편승[乘火]한 것이니 마땅히 신공산(神功散)(의방은 위를 보라)을 쓰고, 토사(吐瀉)가 아울러 일어나는 것은 마땅히 정중탕(定中湯)을 쓴다.(回春)

○한기가 심하고[寒甚] 배가 아프고 구역질하고 설사[下利]하는 데는 마땅히 이중탕(理中湯)(의방은 한문(寒門)을 보라)에 목향(木香), 정향(丁香), 육두구 구운 것[肉豆蔲煨]을 더해서 쓴다.(醫鑑)

◆ 정중탕(定中湯)

○위기(胃氣)를 수렴하고 토사(吐瀉)를 그치는데 신묘(神妙)하다.

【의방】 진정(眞正) 황색토(黃色土)에 잡된 사석(沙石)이 없는 것 1덩어리를 취하여 주발[碗] 안에 놓고 백비탕(百沸湯)으로 거품[泡]을 내어 뚜껑을 덮고[盖合] 안정되기를 기다려 따스한 것. 이상의 2술잔 정도에 수비(水飛)한 주사 분말[朱砂末] 5푼, 수비한 웅황분말[雄黃末] 1전을 섞어서 사탕(砂糖)을 조금 더하여 따스하게 2번 복용하면 곧 그친다.(回春)

□ 설사(泄瀉)

○마마[痘]가 나온 후에 설사하는 것은 지극히 기[極忌]한다. 부어오름[起脹]에는 더욱 기[尤忌]한다.

○마마의 설사[瀉]에는 급히 보원탕(保元湯)(의방은 위를 보라)에 육계(肉桂), 백작약을 더해서 달여서 복용한다. 장이 미끄러운 것[腸滑]은 육두구 구운 것[肉豆蔲煨] 1개, 유향(乳香) 콩알만큼[一豆大]을 분말을 만들어 나미음(糯米飮)에 타서 내린다.(入門)

○마마가 나오고[痘出] 광택(光澤)이 없고 일어서 발[起發]하지 않고 뿌리구멍[根窠]이 붉지[紅] 않거나 혹은 설사하여 목마르고 혹은 배가 창만하고[腹脹] 혹은 기가 촉급[氣促]한 것은 겉과 속[表裏]이 다 허[俱虛]한 것이니 마땅히 이공산(異攻散) 달인 물에 육두구환(肉豆蔲丸)을 삼켜 내린다.

○배가 창만[腹脹]하고 설사하고 갈증[瀉渴]나는 것은 곧 위중(胃中)에 진액(津液)이 적은 것이니 마땅히 목향산(木香散)을 쓴다.(綱目)

○설사(泄瀉)를 자주 하여 진액(津液)이 안에서 소모[內消]되고 혈기(血氣)가 영화롭지 못하면[不榮] 마마[痘]가 비록 일어나 발[起發]해도 반드시 딱지가[靨] 앉지 못하는데는 마땅히 목향산

(木香散)으로 구원[救]해야 한다.(丹心)

o 부풀어오를[起脹] 때 설사(泄瀉)하면 내기(內氣)가 허탈(虛脫)하여 부스럼[瘡]이 반드시 함복(陷伏)하는데는 마땅히 고진탕(固眞湯)을 쓴다.(醫鑑)

◆ 이공산(異攻散)

o 마마[痘]가 딱지가 앉을[靨] 때 머리가 따스하고 발이 차고[頭溫足冷] 배가 창만[腹脹]하고 갈증이 나고 설사하는 것을 치료한다. 만약 한기에 떨고[寒戰] 이를 악물고[咬牙] 배가 창만하고 발이 찬 것이 무릎을 지나는[過膝] 것은 이를 써서 구원[救]한다.

【의방】 목향, 당귀 각 2푼 반, 계피, 백출, 백복령 각 3푼, 진피, 후박, 인삼, 육두구 구운 것, 정향 각 2푼 반, 부자 통제로 구운 것[附子炮], 반하(半夏) 각 1푼 반.
　　　이상의 것을 썰어서 1첩을 만들어 생강 3쪽, 대추 2매를 넣어 물에 달여 복용한다.

o 이들 증세는 또한 흔히 열(熱)에 속하니 불가불 살펴야 한다. 열이 있으면 쓰지 못한다.(綱目)

◆ 목향산(木香散)

o 두창(痘脹)에 배가 창만(腹脹)하고 갈증나고 설사하는 것을 치료한다.

【의방】 목향, 정향, 계지(桂枝), 진피, 반하, 적복령, 인삼, 가자피(訶子皮), 대복피(大腹皮), 전호(前胡), 감초 각 3푼.
　　　이상의 것을 썰어서 1첩을 만들어 생강 3쪽과 물에 달여 복용한다.

o 냉증(冷證)에는 쓸 수 있고 열이 있으면 써서는 안 된다.(綱目)

◆ 육두구환(肉豆蔲丸)

o 두진(痘疹)으로 설사하는 것을 치료한다.

【의방】 적석지(赤石脂), 백반고(白礬膏) 각 7전 반, 백룡골(白龍骨), 육두구 구운 것[肉豆蔲煨], 가자육(訶子肉) 각 5전, 목향, 축사 각 3전.
　　　이상의 것을 분말을 만들어 밀가루 풀에 섞어 기장쌀[黍米] 크기희 환(丸)을 지어 따뜻한 미음(米飮)에 타서 내리는데 1세아(一歲兒)는 30환, 3세아(三歲兒)는 100환을 복용한다.(綱目)

◆ 고진탕(固眞湯)

o 두창(痘瘡)의 설사를 치료한다.

【의방】 황기, 인삼, 백출, 백복령, 백작약 볶은 것, 목향, 진피, 가자피, 육두구 구운 것, 감초 구운 것 각 3푼.
이상의 것을 썰어서 1첩을 만들어 찹쌀 50알을 넣어 함께 물에 달여 복용한다.

o 찹쌀은 설사를 멎게 하고 위기(胃氣)를 기르는데 가장 좋다.(醫鑑)

□ 가래기침〔痰喘〕

o 해수(咳嗽)와 해역(咳逆)을 덧붙인다.
o 마마〔痘〕가 나온 후 담(痰)이 왕성하고 기침〔喘〕이 급한 데는 마땅히 인삼청격산(人參淸膈散), 전호지각탕(前胡枳殼湯)을 쓴다.(綱目)
o 마마〔痘〕가 자흑(紫黑)색으로 함복(陷伏)하면서 담이 왕성〔痰盛〕한 데는 먼저 포룡환(抱龍丸)(의방은 위를 보라)을 써서 담(痰)을 내린다.(醫鑑)
o 두담(痘痰)에는 백부자(白附子)를 행인(杏仁)에 달인 물에 갈아서 복용하고 절대로 2진탕(二陳湯)(의방은 담문(痰門)을 보라)을 써서는 안 된다. 쓰면 위 속의 진액〔胃中津液〕을 메마르게〔燥〕한다.
o 고름이 잡힐〔貫膿〕 때 해역(咳逆)372) 하면 곧 위기(胃氣)가 위로 넘어서〔上越〕 끊어지려 하기 때문이다. 진황토(眞黃土)를 콧가에 대고 맡으면 곧 그친다.(回春)
o 두진(痘疹)에 해수(咳嗽)하고 기가 숨 가빠하는 것〔氣喘〕은 독(毒)이 폐(肺)를 침공〔攻〕해서 창만〔脹〕한 것이니 가슴이 높고〔胸高〕 목소리가 나지 않으면〔聲啞〕 죽는다.
o 대체로 담이 없으면서〔無痰〕 숨이 차고 급〔喘急〕하고 눕지 못하면 또한 죽는다.(入門)

◆ 인삼청격산(人參淸膈散)

【의방】 백출, 황기, 자원(紫菀), 지골피, 활석 각 3푼, 석고(石膏), 길경, 감초 각 2푼, 인삼, 황금, 상백피, 전호, 당귀, 백작약, 지모, 적복령 각 1푼.
이상의 것을 썰어서 1첩을 만들어 물에 달여 복용한다.(綱目)

◆ 전호지각탕(前胡枳殼湯)

【의방】 전호, 지각, 대황, 적복령, 감초 각 6푼.
이상의 것을 썰어서 1첩을 만들어 물에 달여 복용한다.(綱目)

---

372) 해역(咳逆) : 목구멍이 막혀 숨을 들이쉬는 소리가 남.

□ 번갈(煩渴)

o 두창(痘瘡)에 번갈(煩渴)하여 물을 마셔도 갈증이 더욱 심한 것은 곧 비위(脾胃)가 허(虛)하여 진액(津液)이 적은 것이다. 마땅히 목향산(木香散)(의방은 위를 보라)을 쓴다.

o 한편 이르기를 창갈(脹渴), 사갈(瀉渴), 경계갈(驚悸渴), 한전갈(寒戰渴), 교아갈(咬牙渴) 또한 흔히 열(熱)에 속하나 반드시 살펴야〔不可不察〕한다. 만일 잘못 쓰면 화(禍)가 반장(反掌)하는 것과 같다.

o 응당 딱지가 앉아야〔靨〕하는데 딱지가 앉지 않고〔不靨〕번갈(煩渴)하고 배가 창만〔腹脹〕하고 설사(泄瀉)하고 머리는 덥고〔頭溫〕발이 차가운 데〔足冷〕는 속히 목향산(木香散)을 투여〔與〕하여 구원〔救〕해야 한다.

o 두창(痘瘡)의 번갈(煩渴)에는 절대로 냉수(冷水)를 마셔서는 안 된다. 꿀물〔蜜水〕, 홍시(紅柿), 수박〔西瓜〕, 배와 귤〔梨橘〕등의 냉물은 마땅치 않다. 만약 냉독(冷毒)이 안으로 침공하면 배가 창만하고〔腹脹〕숨이 차서 괴롭고〔喘悶〕한기로 떨리고〔寒戰〕이를 악물면〔咬牙〕치료하기 어렵다.(綱目)

o 두창(痘瘡)에는 처음부터 끝까지〔首尾〕냉수(冷水)를 마셔서는 안 된다. 익힌 물〔滾熟水〕을 조금 투여하면 된다. 만약 물 마심이 과다하면 습(濕)이 비위(脾胃)를 손상시켜서 기혈(氣血)이 엉겨서 체〔凝滯〕하여 흩어지지 않는 고로 부스럼 딱지〔瘡痂〕가 늦게 떨어져서 옹종(癰腫)이 생긴다.

o 두창(痘瘡)으로 갈증이 발〔發渴〕하는 것은 곧 기가 약해서〔氣弱〕진액(津液)이 고갈(枯竭)되는 것이다. 마땅히 보원탕(保元湯)(의방은 위를 보라)에 맥문동, 5미자를 더해서 달여서 복용하고 만약 멈추지 않으면 삼령백출산(參苓白朮散)(의방은 내상(內傷)을 보라)에 건갈(乾葛), 천화분(天花粉), 5미자를 더해서 달여서 복용하면 곧 그친다.(醫鑑)

o 두갈(痘渴)에는 마땅히 홍화자탕(紅花子湯)에 서점자(鼠粘子)를 더해서 달여 복용하면 비록 입안에 연기〔烟〕같은 것이 일어나도 곧 풀린다. 절대로 대추탕〔棗湯〕을 써서는 안 된다. 만약 크게 목마른 사람은 정중탕(定中湯)(의방은 위를 보라)에 사탕(砂糖)을 섞어서 복용하면 곧 그친다.(回春)

o 두창(痘瘡)의 번갈(煩渴)은 곧 독화(毒火)가 타오르는〔炎上〕것이다. 마땅히 오매탕(烏梅湯), 감초탕(甘草湯)을 쓴다.

o 물 마심〔飲水〕이 과다하여 오줌이 적은 것은 습(濕)이 비토(脾土)를 적시어〔漬〕옹종(癰腫)을 이룰 우려가 있다. 마땅히 익원산(益元散)(의방은 서문(暑門)을 보라)을 쓴다.

◆ 홍화자탕(紅花子湯)

o 두갈(痘渴) 및 마마〔痘〕가 유쾌하게 나오지 않는 것을 치료한다.

【의방】 홍화자(紅花子) 1홉[合]을 물에 달여 복용한다.(正傳)

◆ 오매탕(烏梅湯)
o 위와 같은 것을 치료한다.

【의방】 흑두(黑豆), 녹두(菉豆) 각 1홉, 오매(烏梅) 3개.
　　　　이상의 것을 물에 달여 복용한다.(入門)

◆ 감초탕(甘草湯)
o 위와 같은 것을 치료한다.

【의방】 감초, 과루근(瓜蔞根) 각 2전.
　　　　이상의 것을 썰어서 물에 달여 복용한다.(入門)

□ 배가 창만함[腹脹]

o 배가 창만[腹脹]한 것은 비위(脾胃)가 허(虛)하여 기가 침공[氣攻]하여 이루어진다. 또 비장이 허[脾虛]하면 배가 창만하고[腹脹] 물을 많이 마시면 또한 배가 창만[腹脹]해 진다.(錢乙)
o 두창(痘瘡)에 설사하고 독(毒)이 함몰[陷]하면 복창(腹脹)하는데 술에 인치산(人齒散)을 타서 복용한다.(의방은 아래를 보라)(醫鑑)
o 두병(痘病)에 배가 창만한 데는 둘이 있으니 생랭(生冷)에 상해서[傷] 배가 창만[腹脹]한 데는 마땅히 목향산(木香散)(의방은 위를 보라)을 쓰고 독기(毒氣)가 안으로 함몰해서 창만한 데는 마땅히 인치산(人齒散)을 쓴다.
o 배가 창만하여 먹지 못하고 정신이 어지러운 것은 죽는다.(入門)

□ 저절로 땀이 남[自汗]

o 두창(痘瘡)이 처음 일어나서 저절로 땀이 나는 것[自汗]은 방해가 되지 않는다. 대개 습열(濕熱)이 훈증(熏蒸)하여 일어나기 때문이다. 심한 것은 응당 삼기(蔘芪)로써 멎게 해야 하는데 그 딱지 앉기[靨] 어려움을 방지하는 것이다.(丹心)
o 마마가 나온[痘出] 후에는 절대로 땀이 많은 것을 기(忌)한다. 반드시 고름이 잡힘[貫膿]과 딱지 앉음[收靨]이 어려우니 급히 보원탕(保元湯)(의방은 위를 보라)을 써서 멎게 한다.(入門)

□ 가렵고 아픔〔痒痛〕

○혈(血)이 살갗과 살결〔肌腠〕에 영화롭지 못하기〔不榮〕 때문에 가려우며〔痒〕 혈(血)이 온화〔和〕하고 기육〔肌〕이 부드러우면〔潤〕 가려움〔痒〕은 저절로 일어나지 않는다.(丹心)

○수족(手足)이 항상 요동(搖動)하는 것은 장차 가려움이 발하려는 것이다. 독물(毒物)과 소금을 먹은 때문에 가려운 것이니 4군자탕(四君子湯)(의방은 기문(氣門)을 보라)에 술에 볶은 금연(芩連)과 대황(大黃)을 더하여 조금 부드럽게〔微潤〕 한다.

○두진(痘疹)이 많이 나오고 몸이 아파서 소리지르고〔叫喚〕 번조(煩躁)하여 창만하여 아픈〔脹痛〕 데는 마땅히 소활혈산(小活血散)을 쓴다.

○두양(痘痒)에 통용되는 것은 선퇴탕(蟬退湯)을 쓰고 가려움이 심하면 수양탕(水楊湯)에 목욕한다.(의방은 위를 보라)

○또 한 법〔又法〕은 소금과 백초상(百草霜)을 섞어 물에 버무려서〔水拌〕 간략하게 볶아서 태운 연기로 훈(薰)하면 가려움이 곧 그친다. 또 꿀물에 탄 활석분말〔滑石末〕을 닭깃〔雞羽〕으로 부스럼 위를 부드럽게 하면 곧 그친다.

○통증〔痛〕은 곧 마마〔痘〕의 좋은 증세〔善證〕이니 처음에 나올 때는 마땅히 삼소음(參蘇飮)을 쓰고(의방은 한문(寒門)을 보라) 경(輕)한 것은 소독음(消毒飮)(의방은 위를 보라)을 쓰고 부풀어오르고〔起脹〕 고름이 잡힐〔貫膿〕 때 통증을 일으켜도 방해가 되지 않는다.

○대체로 두통(痘痛)이 외한(外寒)의 상(傷)한 바가 아니고 아프면 반드시 거죽과 살결〔皮腠〕이 두텁고 빽빽하여〔厚密〕 구슬이 나오기 어려워서 아픈 것이다. 한에 상하여 아픈 데는〔寒折〕 마땅히 삼소음(參消飮)을 쓰고 살과 살결〔肉腠〕이 빽빽한 데는 마땅히 소활혈산(消活血散)을 쓴다.

○독이 있는 음식물〔毒物〕을 먹음으로 인해서 가려움이 일어나는 데는 마땅히 선퇴탕(蟬退湯)(의방은 위를 보라), 백화고(百花膏)를 쓴다.(正傳)

○두양(痘痒)을 감당하기 어려운 데〔難任〕는 마땅히 패초산(敗草散)(의방은 아래를 보라), 교맥분(蕎麥粉)을 칠하면〔糝〕 또한 좋다.(綱目)

○허(虛)함으로 인해서 가려움이 온몸에 발해서 긁어서 망가진 데〔瓜破〕는 마땅히 내탁산(內托散)(의방은 위를 보라)에 계(桂)를 제거하고 백지, 당귀, 목향을 배(倍)로 하여 기를 운행〔氣行〕케 하고 혈을 움직이게〔血運〕 하면 그 가려움이 저절로 그친다.(醫鑑)

○두창(痘瘡)이 괴롭고 아픈 데는〔煩痛〕 마땅히 초담고(硝膽膏)(의방은 아래를 보라)를 쓰고 이어서 진황토 고운 분말〔眞黃土細末〕을 칠하면 좋다.

○마마〔痘〕가 장차 딱지가 앉으려 하면서〔靨〕 마르고 딱딱해져서 아픈 데는 마땅히 연유와 기름〔酥油〕으로 부드럽게 한다. 돼지기름〔猪脂〕 또한 좋다.(海藏)

○딱지가 앉을 때〔收靨〕 온몸이 가려워서 망가지고 고름이 없고 콩 껍질 같은 것은 죽는다.(醫鑑)

◆ 소활혈산(小活血散)

【의방】 백작약을 고운 분말을 만들어 매 1전을 연한 술〔淡酒〕에 타서 내린다.(正傳)

◆ 백화고(百花膏)

○백밀(白蜜)을 백탕(白湯)에 섞어서 때때로 닭깃〔雞羽〕으로 몸 위에 바른다〔刷〕.(正傳)

□ 반점이 문드러짐〔斑爛〕

○두독(痘毒)이 왕성하게 나와서 겉이 허하고 딱지 앉기가 어려워서 기육(肌肉)이 문드러진 데 이른 것을 반란(斑爛)이라 한다. 고름〔膿〕이 마르지 않고 아픈 데는 마땅히 패초산(敗草散) 혹은 황토 고운 분말을 바른다.

○여름〔暑月〕에 마마〔痘瘡〕가 문드러져 구더기〔蛆〕가 나는 것을 잎을 띤 버드나무 가지를 땅 위에 깔고 누웠다가 혹은 파초 잎을 펴고 누웠다가 또 수양탕(水楊湯)으로(의방은 위를 보라) 목욕한다.(入門)

○두창(痘瘡)의 반란(斑爛)으로 자주 아프고 혹은 냄새나고 문드러지며 깊은 구덩이가 생겨 입구〔口〕를 수렴하지 못하는데는 아울러 초담고(硝膽膏)를 쓴다.(海藏)

○두창(痘瘡)의 반란(斑爛)으로 조각〔片〕을 짓고 고름물〔膿水〕이 마르지 않는 데는 마땅히 백룡산(白龍散)을 쓴다.(正傳)

○더러운 기〔穢氣〕에 부딪쳐 감촉되어〔衝觸〕 가려움이 발하여〔發痒〕 긁어서 반란(斑爛)이 된 것은 마땅히 내탁산(內托散)(의방은 위를 보라)을 복용하고 외용(外用)으로는 거예산(祛穢散)(의방은 위를 보라)을 태워서 훈〔焚熏〕한다.(醫鑑)

○온전신〔周身〕을 긁어 터뜨려〔擦破〕 진물이 없어지지 않거나〔不能回水〕 혹은 마마딱지〔痘醫〕가 축축하게 문드러져〔濕爛〕 물방울이 떨어져〔淋漓〕 끈끈한 진창이 아우르는 데는 마땅히 견도산(甄陶散)을 칠하는 것〔糝〕이 가장 묘(妙)하다.(回春)

○온몸에 냄새 나고 문드러져 떡처럼 붙어 있고 눈 안에 신(神)이 없는 것은 죽는다.(入門)

◆ 패초산(敗硝散)

○여러 해 옥상(屋上)을 덮은 문드러진 풀〔爛草〕을 햇볕에 말려 고운 분말을 만들어 칠한다. 만약 온몸〔渾身〕에 부스럼이 문드러지면 자리 위에 펴서〔攤〕 그 위에 앉고 눕게〔坐臥〕한다. 이 풀〔草〕은 상설(霜雪) 우로(雨露)를 거쳐서〔經〕 천지음양(天地陰陽)의 기(氣)에 감응〔感〕해서 창독(瘡毒)을 잘 푼다.(入門)

◆ 초담고(硝膽膏)

【의방】 망초(芒硝)를 분말을 만들어 돼지 담즙〔猪膽汁〕에 타서 바른다. 망초(芒硝)가 없으면 염초(焰硝) 또한 좋다.(綱目)

◆ 백용산(白龍散)

【의방】 황우분(黃牛糞)을 햇볕에 말려 불에 사르어〔火煅〕 재를 만들어 속에 흰 것을 취하여 솜에 싸서 두드려 바른다〔撲傳〕.(正傳)

◆ 견도산(甄陶散)

【의방】 새기와〔新瓦〕를 갈아서 고운 분말을 만들어 비단〔羅〕에 여과〔過〕시켜 비단으로 싸서 두들겨〔撲〕 아픈 자리에 바르고 만약 마른 딱지〔乾痂〕가 쌓여 속고름〔膿〕이 있으면 오리알 흰자위〔鴨卵淸〕에 타서 붙인다.(回春)

□ 한기에 떠는 것〔寒戰〕

○두창(痘瘡)이 흑함(黑陷)하면 반드시 한기에 떠니〔寒戰〕 대체로 검은 것은 신수(腎水)에 돌아오는 나쁜 증세〔惡證〕인 것이다. 신장이 왕성하면 비토(脾土)를 이기고 수를 이기지 못하는〔不剋水〕 고로 비장이 허하고〔脾虛〕 한기에 떨면〔寒戰〕 치료하기 어렵다.(錢乙)

○7일 전에 추워서 떠는 것〔寒戰〕은 거죽이 허〔表虛〕하다. 이를 가는 것〔咬牙〕은 속이 허〔內虛〕하다. 7일 후에 추워서 떠는〔寒戰〕 것은 기가 허(氣虛)하다. 이를 악무는〔咬牙〕 것은 혈이 허(血虛)하다. 기허(氣虛)에는 보원탕(保元湯)(의방은 위를 보라)에 계(桂)를 더해서 쓰고 혈허(血虛)에는 보원탕(保元湯)에 천궁, 당귀를 더해서 쓴다.(醫鑑)

○딱지가 앉아야 하는데〔當饇〕 딱지가 앉지 않고〔不饇〕 설사하고 추워서 떠는〔寒戰〕 것은 이는 허한(虛寒)에 속하니 마땅히 이공산(異攻散)(의방은 위를 보라)을 쓴다.(醫鑑)

□ 이를 가는 것〔咬牙〕

○위 아래 이〔上下齒〕가 서로 갈아서 소리가 나는 것을 계치(齘齒)라 하니 곧 교아(咬牙)이다. 또한 알치(戞齒)라 한다.(類聚)

○상한론(傷寒論)373)에 이르기를 '열이 지극하면〔熱極〕 입을 다물고〔口噤〕 이를 악무는 것〔咬

---

373) 상한론(傷寒論) : 중국 후한(後漢) 때에 장중경(張仲景)이 지은 의학 책, 동양의학의 최고 원전(原典)의 하

牙〕은 대승기탕(大承氣湯)(의방은 한문(寒門)을 보라)으로 내린다'고 했다. 이는 열(熱)이 위부(胃府)에 들어간 것이다. 전중양(錢仲陽)이 이르기를 '마마(痘)가 검게 함몰하고〔黑陷〕 입 다물고〔口噤〕 이를 가는 것〔咬牙〕은 백상환(百祥丸)으로 내린다'고 했다. 이는 독(毒)이 신장〔腎〕에 들어간 것이다. 그러므로 이를 가는 것〔咬牙〕 증세는 곧 열독(熱毒)이 장부(藏府)에 들어간 것이다. 백상환(百祥丸)은 알치(戞齒)를 치료하는데 매우 묘(妙)하다. 그러나 너무 엄격〔太峻〕하니 마땅히 가미선풍산(加味宣風散)으로 대신하는 것이 좋다.(두 의방은 아래를 보라)(綱目)

□ 피를 흘리는 것〔失血〕

o 두진(痘疹)에 열이 왕성하여 코피를 토하고〔吐衄〕 변뇨(便尿)에 피가 나오는〔失血〕 것은 아울러 서각지황탕(犀角地黃湯)을 쓴다.(의방은 혈문(血門)을 보라)

o 마마가 나올 때〔出痘時〕 입과 코〔口鼻〕와 귀〔耳〕로 혈(血)이 멎지 않는 것은 죽는다. 토하고 설사〔吐利〕를 멎지 않고 두변〔二便〕이 하혈(下血)하는 것은 또한 죽는다.(醫鑑)

o 마마(痘)가 문드러지고〔爛〕 괴롭고 아프고〔煩痛〕 소변이 막히고〔澁〕 하혈(下血)하는 것은 속이 뭉개진 것〔壞〕이니 치료하지 못한다.(海藏)

o 부어오르고〔起脹〕 고름이 잡힐〔貫膿〕 때 변혈(便血)하고 마마가 뭉개지고〔痘壞〕 고름이 없는 것은 죽는다. 또 9규(九竅)에 피가 흐르는 것은 또한 죽는다.(入門)

□ 오줌이 막힘〔尿澁〕

o 두진(痘疹)에 소변이 막히는 사람은 마땅히 도적산(導赤散)(의방은 5장(五藏)을 보라)을 쓴다.(海藏)

o 두독(痘毒)으로 내울(內鬱)한 것은 응당 대소변의 변화〔消息〕가 어떤가를 알아야 한다. 가령 소변이 막히면〔澁〕 소변을 통하게 해야 한다. 마땅히 대연교음(大連翹飮)을 써야 하고(의방은 위를 보라) 대변(大便)이 변비〔秘〕가 되면 대변을 통하게 해야 된다. 마땅히 4순청량음(四順淸凉飮)(의방은 화문(火門)을 보라)을 쓴다.(丹心)

o 두창(痘瘡)이 유쾌하지 않고〔不快〕 번조(煩躁) 교아(咬牙) 요삽(尿澁)한 데는 마땅히 인삼선세산(人參蟬蛻散), 자초목통탕(紫草木通湯)을 쓴다.(綱目)

◆ 인삼서세산(人參蟬蛻散)

【의방】 인삼, 선각(蟬殼), 목통, 백작약, 적복령, 자초용(紫草茸), 감초 각 5푼.
이상의 것을 썰어서 1첩을 만들어 물에 달여 복용한다.(綱目)

나로 주로 급성발열성 질환의 치료법을 설명함, (상한(傷寒)은 장티푸스이다.)

◆ 자초목통탕(紫草木通湯)

【의방】 자초용(紫草茸), 목통, 인삼, 적복령, 찹쌀 각 4푼, 감초 2푼.
　　　　이상의 것을 썰어서 물에 달여 복용한다.(入門)

□ 변비(便秘)

○두진(痘疹)의 약 쓰는 것이 원래 권도(權度)374)가 있는데 대소 2변(大小二便)은 마땅히〔不可不〕하나로 통해야 한다. 비결(秘結)이 있으면 장위(腸胃)가 막히고〔壅遏〕맥이 맺히고〔脉結〕기가 체해서〔氣滯〕독기(毒氣)가 따라서 발설(發泄)할 곳이 없고 눈이 닫히고〔目閉〕목소리가 나오지 않고〔聲啞〕기육(肌肉)이 검어지고 발꿈치를 돌릴 사이도 없이 변하는 것이다.(正傳)

○대변(大便)은 2일에 1변함이 순(順)한 것이고 3~4에 불변(不變)함은 막힘〔秘〕이고 하루 3~4변(便)은 설사〔利〕이다.(入門)

○전씨(錢氏)가 비록 '창진(瘡疹)은 시종(始終) 설사〔下〕해서는 안 된다' 했으나 만일 속의 증세〔裏證〕가 있고 대변이 비결〔結〕한 것을 어떻게 설사시키지〔下〕않겠는가? 4순청량음(四順淸凉飮)(의방은 화문(火門)을 보라) 등에서 가려서 쓴다.(海藏)

○두열(痘熱)이 옹성(壅盛)하여 변(便)이 닫혀서〔閉〕통하지 않는데는 밀조환(蜜皂丸)으로 이끌어 낸다〔導〕. 혹은 유장법(油醬法)을 써서 부드럽게〔潤〕한다.(醫鑑)

○4~5일 동안 대변을 보지 못하는 데는 살찌고 어린〔肥嫩〕돼지고기〔猪肉〕를 맑은 물〔白水〕에 삶아 익혀서 아이에게 먹여 장부(藏府)를 자윤(滋潤)케 하면 대변이 저절로 통하고 부스럼 딱지〔瘡痂〕또한 쉽게 떨어지는데 가장 묘〔最妙〕하다.(丹心)

◆ 당귀환(當歸丸)
○두창(痘瘡)에 대변이 비결(秘結)한 것을 치료한다.

【의방】 당귀 5전, 감초 2전 반, 황연, 대황 각 1전 반.
　　　　이상의 것을 각기 분말을 만들어 먼저 당귀를 볶아 고(膏)를 만들어 3미(三味)의 분말을 넣어 고루 섞어 녹두(菉豆) 크기의 환(丸)을 지어 미음(米飮)에 5~7환을 삼켜 내린다. 점차 더해서 하리〔利〕하는 것을 도수〔度〕로 한다.(海藏)

---

374) 권도(權度) : 사물에 의거하여 좇아야 할 법도(法度), 저울과 자.

◆ 밀조환(蜜皂丸)

【의방】 꿀 2~3냥을 엿처럼 볶아서 조각 분말〔皂角末〕 2전을 넣어 고루 섞어 작은 정제〔錠〕를 비틀어 만들어 곡도(穀道)〔대장과 항문〕 안에 넣는다. 지금은 볶은 꿀에 돼지담즙〔猪膽汁〕 조각말(皂角末)을 넣어 고루 섞어 정제〔錠〕를 만들어 쓰면 더욱 효험이 빠르다.(醫鑑)

◆ 유장법(油漿法)
ㅇ대변이 오래 불통하는 것을 치료한다.

【의방】 향유(香油)〔참기름〕, 청장(淸漿)〔진하지 않은 간장〕 각 1홉〔合〕을 충분히 고루 섞어 작은 죽통(竹筒)을 항문에 삽입하여 기름과 장〔油漿〕을 취하여 죽통 안에 넣어 사람으로 하여금 불게 하여 점차 들어가게 하거나 혹은 물건을 항문 내에 밀어 넣으면 곧 통한다.(俗方)

□ 딱지가 넘어짐〔倒靨〕

ㅇ마마〔痘〕의 형체가 함복(陷伏)하여 딱지가 넘어진 것〔倒靨〕은 내상(內傷)으로 기가 허〔氣虛〕하여 일어나 발하지〔起發〕 못하는 것이다. 이를 함복(陷伏)이라 하는데 응당 속이 따스하고 탁리(托裏)하는 데는 마땅히 내탁산(內托散), 보원탕(保元湯)(두 의방은 위를 보라)을 쓴다. 외감(外感)에서부터 예기를 감촉하여〔觸穢〕 이루어진 것을 도엽(倒靨)이라 한다. 응당 한사(寒邪)를 따스하게 흩어야 한다〔溫散〕. 마땅히 조해산(調解散)을 쓰고 만약 예기(穢氣)에 감촉(感觸)하면 벽예산(辟穢散)으로 훈(熏)해서 푼다.(解)

ㅇ응당 나와야 할 것이 안 나오고 응당 창만〔脹〕해야 할 것이 창만하지 않고 응당 고름이 잡혀야〔貫膿〕 할 것이 잡히지〔貫〕 않고 응당 딱지가 앉아야〔靨〕 할 것이 앉지〔靨〕 않는 것을 고루 일러서〔勻謂〕 함복(陷伏), 도엽(倒靨)이라 한다.

ㅇ마마〔痘〕가 나와서 풍랭(風冷)에 상한 바〔所折〕되어 물이 잡혀 단단한 데〔水硬〕는 마땅히 조해산(調解散)을 쓴다.(入門)

ㅇ마마〔痘〕가 흰색이고 장차 딱지가 앉아야〔靨〕 할 때 콩 껍질〔豆殼〕같은 것은 처음 일어날 때 물을 많이 마셨기 때문이다. 그 딱지〔靨〕가 가지런하지 못하여 속칭 도엽(倒靨)이라 하고 다만 거죽을 실하게 하는 약제〔實表之劑〕를 써야 한다. 보원탕(保元湯)이 마땅하다.(의방은 위를 보라)(丹心)

ㅇ마마〔痘〕가 나와서 유쾌하지 못하고〔不快〕 딱지가 넘어지는〔倒靨〕 데는 마땅히 4성산(四聖散), 가미4성산(加味四聖散)을 쓴다.(두 의방은 위를 보라)(錢乙)

◆ 조해산(調解散)

【의방】 청피, 진피, 길경, 지각, 당귀, 자소엽, 반하, 천궁, 자초용(紫草茸), 목통, 건갈, 감초, 각 3푼, 인삼 1푼반.
　　　 이상의 것을 썰어서 1첩을 만들어 생강 3쪽, 대추 2매를 넣어 물에 달여 복용한다.(入門)

◆ 수양탕(水楊湯)
○ 함복(陷伏), 도엽(倒靨)하여 일어나지 않는데 목욕하면 신효하다.(의방은 위를 보라)

□ 검게 함몰함〔黑陷〕

○ 마마〔痘〕가 변하는 것은 함복(陷伏), 도엽(倒靨), 검게 함복함〔黑陷〕, 반난(斑爛)의 넷에 불과하다. 검게 함복함(黑陷)이 가장 위험하니 연구 안 된 것을 깊이 연구할만하다.

○ 두창(痘瘡)이 검게 함복〔黑陷〕하여 독기(毒氣)가 속에 들어가면 심신이 어지럽고 괴로운 데는 마땅히 저미고(猪尾膏)를 쓴다.

○ 두창(痘瘡)이 검게 함몰〔黑陷〕하여 독(毒)이 막히고〔鬱〕 번조(煩躁)하여 담이 왕성〔痰盛〕하고 미쳐서 소리지르는 데는 마땅히 사치산(四齒散)을 쓴다.

○ 예오(穢汚)를 촉범(觸犯)하여 독(毒)이 안으로 들어가서 검게 함복〔黑陷〕하는 것은 재생산(再甦散), 분벽예산(焚辟穢散)을 쓴다.(의방은 위를 보라)(入門)

○ 두진(痘疹)이 중(重)한 것은 10중 4~5가 살고 검은 것〔黑〕은 10에 하나를 구원하기 어렵다. 그 징후〔候〕가 추워서 떨고〔寒戰〕 이를 갈고〔咬牙〕 혹은 몸이 누렇게 붓고〔黃腫〕 자주색으로 급한 데는〔紫急〕 백상환(百祥丸) 혹은 조변백상환(棗變百祥丸)으로 내린다.

○ 몸에 열이 나고〔身熱〕 기가 따스하여〔氣溫〕 물이 먹고 싶은 것은 치료할 수 있고 가령 오한〔惡寒〕이 그치지 않고 몸이 차갑고〔身冷〕 땀이 나고 귀와 엉덩이가〔耳尻〕 도로 열이 나는 것은 죽는다.

○ 대개 비장〔脾〕은 신장〔腎〕을 이길 수 있는 때문이요, 몸에 열이 나고 물이 마시고 싶은 것은 비장〔脾〕이 신장〔腎〕을 이기지 못하기 때문이다. 오한〔惡寒〕이 나고 몸이 차가운 것은 신장〔腎〕이 흑함(黑陷)을 주관〔主〕하기 때문이다.

○ 퍼지지 않고〔未綻, 미탄〕 일제히 검은 것은 장차 딱지가 앉는다〔靨〕.(錢乙)

○ 푸르게 마르고〔靑乾〕 검게 함복〔黑陷〕하고 몸에는 큰 열이 없고 대소변(大小便)이 막히면〔澁〕 이는 열이 안에 있는 것이다. 마땅히 선풍산(宣風散), 가미선풍산(加味宣風散)을 쓴다.(海藏)

○ 두창(痘瘡)이 처음 나와서 빛이 씩씩하다가〔壯〕 갑자기 검게 함복〔黑陷〕 마음이 번거로우며 미쳐서 날뛰고〔狂躁〕 기가 숨가쁘고〔氣喘〕 망녕된 말을〔妄語〕 하고 혹은 귀신이 보이는 것〔見鬼

神]은 빨리 치료하지 않으면 독이 심장에 들어가서 반드시 죽는다. 마땅히 회생산(回生散), 용뇌고자(龍腦膏子)를 쓴다.(綱目)

○두창(痘瘡)이 검게 함복하는 데는[黑陷] 마땅히 가미4성산(加味四聖散)을 쓰고 다시 호유주(胡荽酒)를 그 몸에 뿜는다.(두 의방은 위를 보라) 만약 효험이 없으면 독성산(獨聖散)을 쓰고 심하면 마땅히 가미선풍산(加味宣風散)을 쓴다.(丹心)

○두창[痘]이 흑함(黑陷)하고 도엽(倒靨)하는데는 저미고(猪尾膏), 용뇌고자(龍腦膏子), 무비산(無比散)이 효험이 없지 않다.(活人)

○두창(痘瘡)이 검게 함복[黑陷]하고 위독하여 죽음에 이른 데는 마땅히 4분산(四糞散)을 쓴다.(海藏)

○검게 함복하고[黑陷] 미쳐 날뛰고[狂躁] 번갈(煩渴)하고 열독(熱毒)이 크게 왕성한 데는 마땅히 가미61산(加味六一散)(의방은 위를 보라)을 쓴다.(醫鑑)

○두창[痘]이 타서 마르고[焦乾] 검게 함복[黑陷]하고 몸에 열이 나서 불같은 데는 마땅히 2각음(二角飮)을 쓴다.(種杏)

○검게 함복[黑陷]하고 경련이 발[發搐]하고 눈을 똑바로 뜨고[目直] 숨이 차고 급[喘急]한 데는 마땅히 주천산(周天散)을 쓴다.(入門)

○두창[痘]이 검게 함복[黑陷]하고 괴롭고 어지럽고[悶亂] 정신이 어지러운 것[神昏]은 죽는다. 또 눈을 감고 혼이 없는 것[無魂]은 죽고 치료하지 못한다.(入門)

◆ 저미고(猪尾膏)

○두창(痘瘡)이 함복(陷伏)하고 도엽(倒靨)하고 일어나 발[起發]하지 않고, 혹은 독기(毒氣)가 속에 들어가 검게 함복[黑陷]하여 위독한 것을 치료한다.

【의방】 용뇌(龍腦) 1전을 적은 돼지꼬리 끝을 찔러 혈(血)을 취하여 섞어 팥크기[小豆]의 환(丸)을 지어 담주(淡酒) 혹은 자초음(紫草飮)에 녹여 내리고 열이 왕성하면 새로 기른 물[新汲水]에 녹여 내리면 신험(神驗)하다. 대개 돼지꼬리가 한 때도 휴식하는 일이 없으니 흔들고[振掉] 발양(發陽)하는 뜻을 취하는 것이다.(活人)

◆ 4치산(四齒散)

○마마[痘]가 붉지 않고 일어나 발하지[起發] 않고 혹은 검게 함복[黑陷]하고 타서 마르는 것을 치료한다.

【의방】 인치(人齒), 묘치(猫齒), 구치(狗齒), 저치(猪齒)를 각기 등분(等分)하여 사기 냄비[砂鍋]에 담아 불에 사르어[火煆] 식기를 기다려 갈아서 고운 분말을 만들어 매번 5푼을 취하여 뜨거운 술[熱酒]에 타서 내린다. 1~2세 아이는 2~3푼을 복용하고 5~6세 아이는 4~5푼을 취

하면 효험이 신(神)과 같다. 대개 검은 증세〔黑證〕는 신장〔腎〕에 속하고 4치(四齒) 또한 신장〔腎〕에 속하는 고로 신독(腎毒)을 발할 수가 있다. 또 묘치(猫齒)는 열독(熱毒)을 풀 수 있는데 만약 고양이 이빨〔猫齒〕이 없으면 단지 사람의 이빨〔人齒〕또한 가(可)하다. 아무래도 4치(四齒)를 완전히 갖춘 의방만은 같지 못하다.

◆ 백상환(百祥丸)

ㅇ두창〔痘〕이 자색이나 흑색으로 함복〔紫黑陷伏〕하고 추워서 떨고〔寒戰〕입다물고〔口噤〕알치(戞齒)375)하는 위험한 증세를 치료한다.

【의방】 홍아(紅芽)와 대극(大戟)을 다소 불구하고 응달에 말려 장수(漿水)에 연하게 달여서 뼈를 제거하고 햇볕에 말려 다시 즙(汁) 안에 넣어 삶아서 즙이 다 되면 불에 쬐어 말려〔焙乾〕분말을 만들어.
　이상의 것을 물로 기정 크기〔黍大〕의 환(丸)을 지어 매번 10~20환을 갈아 지마탕(脂麻湯)으로 내린다. 이 의방은 너무 독하니〔太峻〕마땅히 대신으로 조변백상환(棗變百祥丸), 가미선풍산(加味宣風散)을 쓴다.(錢乙)

◆ 조변백상환(棗變百祥丸)

ㅇ두창〔痘〕의 검게 함복〔黑陷〕하고 대변이 비결(秘結)하는 것을 치료한다.

【의방】 홍아(紅芽), 대극(大戟)을 뼈를 제거하고 1냥, 대조(大棗) 씨를 빼고〔去核〕20매.
　이상의 것을 물 2잔과 함께 달여 물이 다 되는 것을 도수〔度〕로 하여 대극(大戟)을 버리고 쓰지 말고 대추살〔棗肉〕을 위의 방법과 같이 환(丸)을 지어 위의 방법과 같이 복용한다. 대개 대극(大戟)은 성질이 독해서 대추 변한 것〔棗變〕으로 그 성질을 완화〔緩〕한다.(海藏)

◆ 선풍산(宣風散)

ㅇ두창〔痘〕이 푸르게 마르고〔青乾〕검게 함복〔黑陷〕하고 번갈(煩渴)하고 배가 창만〔腹脹〕하고 숨이 가쁘고〔喘〕2변(二便)이 붉고 막히니〔赤澁〕곧 열이 안에 쌓이는 데에 치료한다.

【의방】 흑축(黑丑) 4냥에 머리와 끝〔頭末〕1냥을 취하여 반은 생 것, 반은 볶은 것, 진피, 감초 각 2전 반, 빈랑 2개.
　이상의 것을 고운 분말을 만들어 2~3세 아이는 5푼을 복용하고 4~5세 이상 아이는 1전을 꿀탕으로 내린다.(錢氏)

---

375) 알치(戞齒) : 교치(咬齒), 이를 가늘 일.

◆ 가미선풍산(加味宣風散)
ㅇ위와 같은 증세를 치료한다.

【의방】 곧 선풍산(宣風散)에 청피(靑皮) 2전 반을 더한 것이다. 위의 법에 의거하여 복용하면 먼저 흑분(黑糞)을 내리고 다음에 갈분(褐糞)을 내린 후에 4군자탕(四君子湯)(의방은 기문(氣門)을 보라)에 후박, 목향, 찹쌀을 더해서 달여서 복용하면 위(胃)가 온화(和)해지고 한참 있으면 똥이 노랗고 부스럼(瘡)이 저절로 조금 나온다. 또 호유주(胡荽酒)(의방은 위를 보라)를 몸에 뿜으면 곧 발하여 일어난다(發起).(得效)

◆ 회생산(回生散)

【의방】 생인치(生人齒), 소아치(小兒齒), 저절로 떨어진 것이 좋은데 불에 그을러(火煆) 갈아서 고운 분말을 만들어 매번 이빨 1개 분을 1번 복용할 것을 만들어 담주(淡酒)에 타서 내린다. 사향(麝香) 조금을 넣으면 더욱 묘(妙)하다. 검음 함복(黑陷)이 심하면 인치(人齒) 5푼, 강활(羌活) 1전, 천산갑 통째로 구운 것, 사향 각 조금을 분말을 만들어 매 1전을 마황박하탕(麻黃薄荷湯)에 타서 내리는데 1번 복용하면 곧 일어난다.

ㅇ대개 인치(人齒)를 과용해서는 안 된다. 1전이 과하면 양(陽)이 겉으로 다 나와 버리므로 급히 4군자탕(四君子湯)(의방은 기문(氣門)을 보라)에 궁귀(芎歸)를 더해서 구원(救)한다.(綱目)
ㅇ일명 인치산(人齒散)이니 마마(痘)가 나와서 유쾌하지 못하거나(不快) 혹은 도엽(倒靨), 흑함(黑陷)을 치료한다.(入門)
ㅇ전씨방(錢氏方)에는 따스한 술에 타서 내리고 운기자방(雲岐子方)에는 승마자초탕(升麻紫草湯)에 타서 내린다고 했는데 대개 두창(痘瘡)이 가장 두려워하는 것은 사향(麝香)과 주기(酒氣)이다. 그러니 다만 자초탕(紫草湯)만 쓰는 것이 스스로 좋은 것이다.(虞世)

◆ 용뇌자(龍腦子)
ㅇ두창(痘瘡)이 통투하지 못하고(未透) 마음이 번거롭고(心煩) 미쳐 날뛰고(狂躁) 숨이 차고(氣喘) 망녕된 말을 하고(妄語) 혹은 귀신이 보이고(見鬼神) 혹은 이미 발(已發) 도엽(倒靨)하고 검게 함복(黑陷) 하고 빨리 치료하지 않으면 독이 장에 들어가서 반드시 죽는 증세를 치료한다.

【의방】 매화뇌자(梅花腦子) 1전을 곱게 갈아 돼지 심장의 피를 뚝뚝 떨어뜨려 섞어 콩알 만한 환(丸)을 지어 매번 1환(丸)을 정화수(井華水)에 녹여 내린다. 마음이 번거롭고(心煩) 미쳐 날뛰는데는 자초탕(紫草湯)에 녹여 내리고 흑함(黑陷)에는 따스하고 연한 술(溫淡酒)에 녹여 내린다. 복용하고 조금 있으면 심신(心神)이 곧 안정되고 잠을 자고 나면 투명하고 환기를 회복

한다.

○ 일명 저심용뇌고(猪心龍腦膏)이다.

◆ 독성산(獨聖散)
○ 흑함(黑陷)으로 기(氣)가 끊어지려 하는 것을 치료한다.

【의방】 천산갑의 앞발[前足] 및 부리의 것[嘴上]을 취하여 볶아서 갈아 분말을 만들어 목향달인탕〔木香煎湯〕에 술을 조금 넣고 5푼을 타서 복용하되 사향(麝香)을 조금 넣으면 더욱 묘[尤妙]하다.(入門)

◆ 무비산(無比散)
○ 흑함(黑陷)으로 타서 마르고[焦枯] 열독(熱毒)이 안에서 왕성한[內熾] 나쁜 징후[惡候]를 치료한다.

【의방】 주사(朱砂) 2전 반, 우황(牛黃), 사향(麝香), 용뇌(龍腦), 이분(膩粉) 각 2푼 반.
　　　이상의 것을 고운 분말을 만들어 새로 기른 물[新汲水]에 넣어 작은 돼지꼬리 피[小猪尾血] 3~5점(點)을 함께 타서 소아(小兒)는 2푼 반, 대아(大兒)는 5푼을 복용하고 잠을 잔 후에 오물[惡物]을 하리하여 내리면[利下] 곧 편안하다.(活人)

◆ 4분산(四糞散)
○ 도엽(倒靨), 흑함(黑陷)에 검은 개[黑犬], 검은 돼지[黑猪] 각 1구(俱)를 파양(破陽)하기 전의 수컷을 취하여 먼저 중9일(重九日)에 각기 깨끗한 방 속에 두고 잡식(雜食)을 먹이지 말고 그 똥[屎]을 취하여 응달에 말려 납월(臘月)(12월) 초 8일에 이르러 해가 뜨기 전에 불에 그을어[火煅] 존성(存性)하여 고운 분말을 만들어 매 1전을 꿀물에 타서 복용한다.(入門)
○ 한 의방[一方]은 창졸(倉卒) 간에 이 약이 없어서 단지 무병소아(無病小兒)의 분소회(糞燒灰)를 꿀물에 타서 복용한다.(正傳)
○ 일명 무가산(無價散), 일명 첩효화독산(捷效化毒散)이다.(丹心) 일명 만금산(萬金散)이다.(正傳)

◆ 2각음(二角飮)
○ 두창[痘]이 타서 마르고[焦乾] 흑함(黑陷)으로 신열(身熱)이 불과 같은 증세를 치료한다.

【의방】 서각(犀角), 영양각(羚羊角)을 각기 등분(等分)하여 샘물에 진하게 즙(汁)을 취하여 복용하

면 회생(回生)하는 공(功)이 있다.(種杏)

◆ 주천산(周天散)
○흑함(黑陷)으로 발축(發搐)하고 눈을 똑바로 뜨고〔目直〕 숨이 치고 급한〔喘急〕 것을 치료한다.

【의방】 선각(蟬殼) 5전, 지룡(地龍) 1냥을 분말을 만들어 매 1전을 갈아서 유향탕(乳香湯)에 타서 내린다.(入門)

◆ 마황탕(麻黃湯)
○도엽(倒靨), 흑함(黑陷)을 치료한다.

【의방】 마황(麻黃) 마디 제거한 것 5전을 달이고 끓여〔煎沸〕 위의 거품〔上沫〕을 제거하고 다시 달여 3분의 1을 제거하고 찌꺼기를 없애고 뜨거운 것을 복용하면 신효(神效)하다(本草)

◆ 하나의 의방〔一方〕
○흑함(黑陷)을 치료한다.

【의방】 우황청심원(牛黃淸心元) 반 환(半丸)을 우물물〔井水〕에 타서 내린다.(의방은 풍문(風門)을 보라)

○또 쥐를 삶은 물〔烹鼠水〕을 따스하게 복용한다.(俗方)

□ 눈의 보호〔護眼〕

○두창(痘瘡)이 왕성하게 발(發)할 때 먼저 이 약을 쓰면 마마〔痘〕가 눈에 들어가지 않고 얼굴에도 또한 드물다〔稀少〕. 마땅히 황백고(黃栢膏)을 쓴다.(錢乙)

○마마〔痘〕가 나와서 너무 왕성하면 눈에 들어가 해로울 우려가 있으니 마땅히 소독음(消毒飮)(의방은 위를 보라)에 술에 볶은 금연(芩連), 상백피, 초룡담을 더해서 달여서 복용하고 밖으로 연지고(臙脂膏)를 바른다.

○물이 실릴 때〔回漿〕 눈이 부어서 뜨지 못하는 데는 비단수건〔水濕絹巾〕을 물에 적셔서 눈곱〔膿屎〕을 닦아 내어 손가락으로 눈꺼풀을 열고 한 점 바람을 통철〔透〕시키면 백태〔瞖膜〕가 생기지 않는다.

○눈언저리〔眼角〕에 고름이 심하게 나오면 반드시 두 눈이 손상케 된다. 마땅히 내독(內毒)을

맑게 풀어서〔淸解〕 예방해야 한다. 소독음(消毒飮), 서각지황탕(犀角地黃湯)(두 의방은 위를 보라)을 쓴다.(入門)

◆ 황백고(黃栢膏)

○일명 호안고(護眼膏), 일명 신응고(神應膏)이다.

【의방】 황백(黃栢) 1냥, 감초 4냥, 홍화(紅花) 2냥, 녹두분(綠荳粉) 1냥 반.
이상의 것을 분말을 만들어 청유(淸油)에 타서 귀 앞에서 양 눈의 네 둘레에 이르기까지 두텁게 바른다.(錢乙)

◆ 연지고(臙脂膏)

【의방】 마른 연지〔乾臙脂〕를 꿀에 타서 양 눈자위〔兩目眶〕에 바르면 두창〔痘〕이 눈에 들어가지 않는다.(丹心)

◆ 한 의방〔一方〕

○마마〔痘〕가 처음 나와서 서점자(鼠粘子)를 분말을 만들어 물에 타서 숫구멍〔顖門〕 위에 바르면 마마〔痘〕가 눈에 들어가지 않는다.(錢乙)

□ 흠집을 없앰〔滅瘢〕

○마마〔痘〕가 겨우 딱지가 붙으면〔着痂〕 채자유(菜子油)(곧 순무 씨〔蔓菁子〕를 쉬지 않고 축여〔不佳潤之〕 뗄 수 있으면 뗀다〔可揭則揭〕. 만약 축이지 못하고 떼는 것이 늦어지면〔遲揭〕 딱지가 굳어져서 반드시 흠터〔瘢痕〕가 생긴다(錢乙)

○마마〔痘〕가 장차 딱지가 되어 말라 딱딱하여〔齧乾硬〕 아픈 데는 마땅히 진연유(眞酥)로 부드럽게 축이고〔潤之〕 연유(酥)가 없으면 돼지비게〔豚脂〕 달인 즙〔煎汁〕으로 대신한다.(得效)

○마마딱지〔痘痂〕가 비록 떨어져도 그 상처〔瘢〕가 오히려 어둡고 살이 일어나서 혹은 오목〔凹〕하고 혹은 볼록〔凸〕하면 응당 멸반산(滅瘢散), 현자수(蜆子水)를 쓴다.

○마마〔痘〕가 떨어진 후에는 마땅히 흠터〔瘢痕〕를 없애는 의방은 양 무릎의 골수〔羊䯒骨髓〕 1냥을 달인 것〔煉〕 1~2번 끓인 경분(輕粉) 1전.

이상의 것을 고(膏)처럼 갈아 매일 부스럼 위에 바른다.

○혹은 희두탕(稀痘湯)을 쓴다.(綱目)

○밀타승분말(密陀僧末)을 잘 임시에 얼굴에 바르고 이튿날 아침에 씻어 없앤다.(本草)

40. 소아(小兒)

◈ 멸반산(滅瘢散)

【의방】 소분(韶粉) 1냥(곧 연분(鉛粉)이다) 경분(輕粉) 2푼 반.
이상의 것을 곱게 갈아〔硏細〕 달인 돼지기름〔煉猪油〕에 타서 섞어 흉자국〔瘢〕 위에 하루 3차례 바른다.(綱目)

◈ 현자수(蜆子水)

o 마마 후〔痘後〕에 이로써 얼굴을 씻으면 점차 기육(肌肉)이 생기고 흉터〔瘢痕〕가 없어진다.

【의방】 살아 있는 가막조개〔蜆子〕를 다소 불구하고 취해서 물에 5일간 길러 매일 이 물로 상시로 얼굴을 씻는다.(入門)

◈ 희두탕(稀痘湯)

o 곧 비전희두탕(秘傳稀痘湯)인데 대개 딱지가 앉을〔收靨〕 때 이 탕(湯)을 취해서 약간 따스하게 하여 얼굴을 씻으면 흉터가〔瘢痕〕 없어지고 얼굴의 반만〔半面〕 씻으면 반면(半面)만 없어지는데 신효(神效)하다.(의방은 위를 보라)(入門)

□ 마마 이후의 잡병〔痘後雜病〕

o 두진(痘疹)이 나왔다가 재발하거나 타고 난 체질이 기허(氣虛)한 탓으로 앉으나 누우나 몸이 떨리는 증세는 마땅히 보원탕(保元湯)(의방은 위를 보라)을 쓴다.

o 마마가 나은 뒤에 갑자기 온몸〔遍身〕이 검푸르고〔靑黑〕 입을 다물고〔口噤〕 경련〔搐搦〕이 일어나는 것은 이 기가 허하여〔氣虛〕 풍에 감촉〔感風〕한 때문이다. 마땅히 소풍산(消風散)(의방은 두부(頭部)를 보라)을 쓴다.

o 마마가 나은 뒤에 불시(不時)에 경련이 발〔發搐〕하고 눈을 치뜨고〔目竄〕 얼굴이 붉으면〔面赤〕 곧 심열(心熱)이 담을 낀 것이니〔挾痰〕 포룡환(抱龍丸)(의방은 위를 보라)을 쓴다.(入門)

o 마마가 나은 후에 남은 부스럼〔餘瘡〕이 코 안을 막아서 잠을 잘 수 없는데는 마땅히 목필화산(木筆花散)을 쓴다.(得效)

o 마마〔痘〕가 나은 후에 심장이 아파서〔心痛〕 참지 못하는 것은 여독(餘毒)이 심장으로 돌아온 것이니〔歸心〕 급히 유향산(乳香散)을 쓴다.(丹心)

o 마마〔痘〕가 나은 후에 목이 쉬는 것〔失音〕은 마땅히 천화산(天花散)을 쓴다.(正傳)

o 마마〔痘〕가 나은 후에 여독(餘毒)이 주마감(走馬疳)을 이루어서 잇몸이 썩어 문드러진 데〔腐爛〕는 마땅히 다아산(搽牙散)을 붙인다.

○마마[痘]가 나은 뒤에 목구멍이 붓고 아픈 데는 마땅치 7미감길탕(七味甘桔湯)을 쓴다.(醫鑑)
○마마[痘]의 여독(餘毒)으로 간이 허[肝虛]하면 눈[眼目]에 들어가고 폐가 허[肺虛]하면 옴[疥癬]이 되고 혹은 종기와 부스럼[癰癤]이 되니 발(發)하여 골절(骨節)에 있는 것은 신장[腎]의 허(虛)함이요, 발(發)하여 기육(肌肉)에 있는 것은 비장[脾]의 허(虛)함이다. 혹은 힘줄[筋]에 있고 혹은 머리[頭]에 있고 아치감식(牙齒疳蝕)에 있고 혹은 목구멍이 부어 아픈 데[咽喉腫痛]는 마땅히 해독약(解毒藥), 소독음(消毒飮), 3두음(三豆飮)의 유(類)를 쓴다.(두 의방은 위를 보라)(海藏)

◆ 목필화산(木筆花散)

【의방】 신이화(辛夷花)376)를 고운 분말[細末]을 만들어 사향(麝香) 조금을 더하여 총백(葱白)에 담가 코 안에 수차례 넣으면 곧 통한다.(得效)

◆ 유향산(乳香散)

【의방】 유향(乳香) 2전, 물 1잔을 달여 복용한다.(丹心)

◆ 천화산(天花散)

【의방】 천화분(天花粉), 길경, 백복령, 가자육(訶子肉), 석창포, 감초를 각기 등분(等分)하여,
 이상의 것을 분말을 만들어 반 숟갈을 물에 타서 주발안[碗內]에 넣고 밖으로 소죽(小竹) 7 줄기[莖], 황형(黃荊) 7가닥[條]을 한 묶음을 만들어 불을 붙여[點火] 주발 안[碗內]을 달여 복용한다.(正傳)

◆ 다아산(搽牙散)

【의방】 백매육(白梅肉)을 소존성(燒存性)한 것, 백반고(白礬膏) 각 2전 반. 인중백(人中白) 불에 살은 것[煅] 5전.
 이상의 것을 고운 분말을 만들어 먼저 부추나물 뿌리[韭菜根]와 노다(老茶)를 진하게 달인 물에 닭깃[雞羽]을 담가 썩어 문드러진 것[腐爛]과 나쁜 살[惡肉]을 씻어 없애고 선혈(鮮血)이 나타나게 이르면 곧 약을 하루 3차례 붙이고 문드러진 것이 목구멍 안에 이른 것은 소죽통(小竹筒)으로 약을 불어넣으면 비록 아치(牙齒)가 문드러 빠지고 입과 입술[口脣]이 뚫어져 무너져도[穿破] 약을 붙이면 다 낫는다. 다만 콧기둥[鼻梁]에 붉은 점이 발하면 치료하지 못한다.(醫鑑)

---

376) 신이화(辛夷花) : 목련과(木蓮科)에 속하는 낙엽 교목, 백목련(白木蓮).

◆ 7미감길탕(七味甘桔湯)

【의방】 감초, 길경 각 5푼, 방풍, 현삼, 서점자, 승마, 사간(射干) 각 3푼.
이상의 것을 썰어서 물에 달여 복용한다.(醫鑑)

□ 마마 후의 여러 병〔痘後諸病〕

○ 마마 후〔痘後〕의 예막(瞖膜)377), 마마 후의 종기와 부스럼〔癰癤〕, 마마 후의 이질〔痢疾〕 모두 3조욱〔條〕이다.

□ 마마 후의 예막〔痘後瞖膜〕

○ 마마 후〔痘後〕의 여독(餘毒)이 눈에 들어가서 예막(瞖膜)이 생겨 눈동자〔睛〕를 막는 데는 사청환(瀉靑丸)(의방은 5장(五藏)을 보라)을 쓰면 큰 효험이 있다. 처음 깨달으면〔初覺〕 쉽게 치료하니 매번 2환 혹은 3환을 취해서 죽엽 달인 탕〔竹葉煎湯〕에 사탕(砂糖)을 섞어 녹여 내려서 약간 하리〔微利〕하면 신효(神效)하다.(東垣)

○ 두진(痘疹)이 눈에 들어가면 예막(瞖膜)이 생긴다. 마땅히 밀몽화산(密蒙花散), 통성산(通聖散)을 쓴다.(活人)

○ 마마의 독〔痘毒〕이 눈에 들어가 예막(瞖膜)이 생긴 데는 마땅히 선저산(蟬猪散)을 쓰는데 반년 내의 것은 1달이면 효험을 취하고〔取效〕 1년 된 것은 치료하지 못한다.(錢乙)

○ 마마 후〔痘後〕에 눈에 예막(瞖膜)이 생기는 것은 다만 혈을 살리고〔活血〕 독을 풀면〔解毒〕 아픔〔疼痛〕이 저절로 그치고 예막(瞖膜)이 저절로 없어진다. 넣는 약〔點藥〕은 마땅치 않다. 대개 독기(毒氣)가 장(藏)에서부터 밖에 이르러 넣는 약〔點藥〕이 공핍(攻逼)하면 도리어 해(害)가 된다.

○ 예막(瞖膜)이 없고 다만 눈에 광채가 없는 것〔無光〕은 100일이 지나서 기혈(氣血)이 회복되면 저절로 밝아진다.(自明)

○ 마마 후〔痘後〕에 눈이 붓고 아프거나 혹은 붉은 맥〔赤脉〕이 생기거나 혹은 흰 막〔白膜〕이 눈동자를 가리면〔遮睛〕 흔히 실명(失明)한다. 마땅히 지황산(地黃散)을 쓴다.

○ 독물(毒物)을 먹고 눈동자〔睛〕가 볼록〔凸〕 나오면 마땅히 2선산(二仙散)을 쓴다.

○ 눈이 부어 복숭아처럼 튀어나온 것은 호안고(護眼膏)(의방은 위를 보라)를 붙이고 눈이 부어 열리지 않는 것은 황연분말〔黃連末〕을 계란 흰자위에 타서 양태양혈(兩太陽穴) 및 양 발바닥〔兩足心〕에 붙인다.(入門)

○ 두창(痘瘡)이 눈에 들어가서 비록 적백장(赤白障)의 예막(瞖膜)이 천천히 검은 눈동자〔黑睛〕

---

377) 예막(瞖膜) : 백막(白膜), 적막(赤膜), 청막(靑膜)이 눈자 위에 덮이는 눈병, 백태예(瞖).

를 가리더라도 다만 동자(瞳子)가 함몰되지 않는 것[不陷]은 치료할 수 있다. 마땅히 차명원(次明元)을 쓴다.

○마마 후[痘後]에 예장(瞖障)이 생기는데는 마땅히 선국산(蟬菊散), 강국산(羌菊散)을 쓴다. (得效)

○마마 후[痘後]에 예막(瞖膜)이 생기는 데는 마땅히 통명산(通明散)을 쓰고 겸해서 추운산(吹雲散)을 귀에 끼어 넣는다. 또 마땅히 토시탕(兎屎湯), 4피음(四皮飮)을 쓴다.(諸方)

◆ 밀몽화산(密蒙花散)

【의방】 밀몽화(密蒙花), 청상자(靑箱子), 결명자(決明子), 차전자(車前子)를 각기 등분(等分)하여.
이상의 것을 분말을 만들어 2전을 취해서 양간(羊肝) 큰 것 한 조각을 얇게 깎아서[薄批] 약 분말을 발라서 습지(濕紙)에 싸서 불에 사르어 익혀 빈속에 쌀뜨물에 씹어 내린다.(活人)

◆ 통성산(通聖散)

【의방】 흰국화, 녹두피(菉豆皮), 곡정초(穀精草)를 각기 등분(等分)하여.
이상의 것을 분말을 만들어 1전을 취해서 건시(乾柿) 1개, 쌀뜨물 1잔을 함께 달여 뜨물이 다 되기를 기다려 단지 건시(乾柿)만 하루 3번 먹는다.(活人)

◆ 선저산(蟬猪散)

【의방】 선각(蟬殼) 1냥, 저현제갑(猪懸蹄甲) 2냥을 양철통[罐] 안에 넣어 소금 진흙[塩泥]으로 단단히 봉하여[固濟] 소존성(燒存性)하고 영양각설(羚羊角屑) 2전 반.
이상의 것을 고운 분말을 만들어 1세아(一歲兒)는 3푼[分]을 취하고 3세아는 5푼을 취하여 장수(漿水)에 타서 낮에 3번 밤에 1전을 복용한다.(錢乙)

◆ 지황산(地黃散)

【의방】 생지황, 숙지황, 당귀, 방풍, 강활, 선각(蟬殼), 서각(犀角), 목적(木賊), 곡정초(穀精草), 백질려(白蒺藜), 대황(大黃) 각 1전, 현삼(玄參) 5푼, 목통, 감초 각 2푼 반.
이상의 것을 분말을 만들어 매 5푼을 취해서 양간(羊肝)을 삶은 즙(汁)에 타서 복용한다.(入門)

◆ 2선산(二仙散)

【의방】 선령비(仙靈脾)378), 위령선(威靈仙) 각 1전.

---

378) 선령비(仙靈脾) : 음양곽(淫羊霍).

이상의 것을 썰어서 1첩을 만들어 물에 달여 복용한다.(入門)

◆ 결명원(決明元)

【의방】 석결명(石決明) 불에 살은 것〔煆〕, 천궁, 황백 각 1냥, 창출 5전.
　　　이상의 것을 분말을 만들어 토끼 간〔兎肝〕에 섞어 녹두(菉豆) 크기의 환(丸)을 지어 쌀뜨물로 30환을 내린다. 토끼간이 없으면 양간(羊肝)으로 대신한다.(得效)

◆ 선국산(蟬菊散)

【의방】 선각(蟬殼), 백국화(白菊花) 각 1전.
　　　이상의 것에 꿀을 조금 넣어 물에 달여 복용한다.(得效)

◆ 강국산(羌菊散)

ㅇ마마 후〔痘後〕 예막(瞖膜)이 생겨 아프고 눈 부시는 것〔羞明〕을 치료한다.

【의방】 강활(羌活), 선각(蟬殼), 사세(蛇蛻), 방풍(防風), 감국(甘菊), 곡정초(穀精草), 목적(木賊), 치자(梔子), 백질려(白蒺藜), 대황, 황연, 감초를 각기 등분하여.
　　　이상의 것을 분말을 만들어 매 1전을 맑은 쌀뜨물에 타서 내린다.(得效)

◆ 통명산(通明散)

【의방】 당귀, 천궁, 적작약, 생지황, 방풍, 건갈(乾葛), 감국, 천화분, 선각(蟬殼) 각 2푼 반, 곡정초 5푼.
　　　이상의 것을 썰어서 1첩을 만들어 물에 달여 복용한다.(醫鑑)

◆ 취운산(吹雲散)

【의방】 황단(黃丹) 수비(水飛)한 것 1전(錢), 경분(輕粉) 3푼, 용뇌(龍腦) 1리(釐).
　　　이상의 것을 분말을 만들어 거위깃관〔鵝翎管〕으로 귀 안〔耳內〕에 불어넣는데 가령 왼쪽 눈에 병이 들면 오른 쪽 귀에〔右耳〕 불어넣고 오른쪽 눈이 병들면 왼쪽 귀〔左耳〕에 하루 3번 불어넣고 겸해서 통명산(通明散)을 복용하니 마땅히 일찍 치료해야 하니 오래되면 치료하기 어렵다.(醫鑑)

◆ 토시탕(兎屎湯)

ㅇ마마 후에 예장(瞖障)이 생기는 것을 치료한다.

【의방】 토끼 똥〔兎屎〕을 불 위에 쬐어 말려〔焙〕 분말을 만들어 매 1전을 다청(茶淸)에 타서 내리면 가장 묘〔最妙〕하다.(入門)

◆ 4피음(四皮飮)
○마마 후에 백태〔瞖〕가 생기는 것을 치료한다.

【의방】 녹두(菉豆), 흑두(黑豆), 붉은 팥〔赤小豆〕을 물에 담가 껍데기〔皮〕를 취해서 각기 반 전(半錢), 새로 채취한 상백피(桑白皮) 1전.
　　이상의 것을 썰어서 달인 물에 타서 내리는데 선국산(蟬菊散)이 가장 묘하다.(俗方)

○생상백피(生桑白皮)는 폐(肺)를 사(瀉)시킬 수 있으니 막(膜)이 생기지 않고 예(瞖)가 곧 없어진다.(入門)

◆ 점입하는 법〔點法〕
○마마 후〔痘後〕에 예막(瞖膜)이 생기는 것을 치료한다.

【의방】 두렁허리〔鱓魚〕를 거꾸로 매달아 목 아래를 찔러 피를 취하여 백태 위〔瞖上〕에 넣으면 가장 묘하다.(直指)

○마마 후〔痘後〕에 백태〔瞖〕에 약을 넣는 것이 마땅치 않다고 하나 오직 이는 가장 묘(妙)하다.(直指)

□ 마마 후의 종기와 부스럼〔痘後癰癤〕

○대체로 마마의 종기〔痘癰〕는 반드시 먼저 수족(手足) 및 맥락(脉絡)의 곳에 혹은 붉은 종기〔紅腫〕가 있고 혹은 딱딱한 아픈 자리는 다 종기가 발하는 징조〔兆〕이다. 마마〔痘〕가 낫지 않으면 치료하지 않는다.

○두독(痘毒)이 맥락(脉絡)에 흘러들어 머무름〔流注〕은 경(輕)한 것은 결핵(結核)과 종기와 부스럼〔癰癤〕이지만 심한 것은 머리와 얼굴〔頭面〕, 가슴과 옆구리〔胸脇〕, 수족지절(手足肢節)이 염증이 생겨 아픈데〔焮腫〕, 마땅히 소독탕(消毒湯)을 쓴다.

○두옹(痘癰)의 고름피〔膿血〕가 수렴되지 않는 데는. 마땅히 염기산〔歛肌散〕을 쓴다.

○마마 후〔痘後〕에 감창(疳瘡)과 옴〔疥癬〕이 생긴 데는 마땅히 금화산(金華散)을 쓴다.(入門)

○두진(痘疹)의 여독(餘毒)이 다하지 않고〔未殄〕 머리와 얼굴〔頭面〕, 신체에 종기와 부스럼〔癰

癰]이 많이 생긴 데는 마땅히 서각화독단(犀角化毒丹)을 쓴다.(醫鑑)

ㅇ두옹(痘癰)에 침을 놓은 후에 감식창(疳蝕瘡)이 생긴 후에 고름물〔膿水〕이 그치지 않고 만일 치료하지 못하면 흔히 근골(筋骨)이 문드러지고 마침내 폐인(廢人)이 된 데는 마땅히 웅황산(雄黃散), 면견산(綿散)을 쓴다.(綱目)

ㅇ두옹(痘癰)이 처음 일어나 붉게 부을 때는 흑두(黑豆), 녹두(菉豆), 적두(赤豆)의 3두(三豆)를 초(醋)에 담가 갈아서 즙(汁)을 취하여 닭털〔雞羽〕로 찍어서 바르면 손을 따라서 없어지니 신효(神效)하다.

ㅇ마마 후〔痘後〕에 부스럼 독〔癰毒〕이 부어서 아픈 데는 마땅히 소독음(消毒飮)(의방은 위를 보라), 필승고(必勝膏)를 쓴다.(正傳)

ㅇ마마의 딱지〔痘蓋〕가 떨어진 후 여독(餘毒)이 다하지 않고 변하여 나선(癩癬)이 되고 괴롭고 가려운 데〔苦痒〕는 납저유(臘猪油)를 바르면 신효(神效)하다.(綱目)

◆ 소독탕(消毒湯)

【의방】 적작약, 연교(連翹), 각 1전, 감초절(甘草節), 길경, 각 5푼, 패모(貝母), 인동초(忍冬草), 백지(白芷), 과루근(瓜蔞根), 각 3푼.
　　이상의 것을 썰어서 1첩을 만들어 물에 달여 복용한다.

ㅇ이는 곧 단계(丹溪)의 두옹(痘癰)을 없애는 의방〔方〕이다.(丹心)

◆ 염기산(斂肌散)

【의방】 황연, 황백, 지골피, 5배자(五倍子), 감초를 각기 등분(等分)하여.
　　이상의 것을 고운 분말을 만들어 마른 것을 칠한다〔糝〕.(入門)

◆ 금화산(金華散)

【의방】 황단, 황백, 황연, 대황, 황기 각 3전, 경분(輕粉), 사향(麝香) 각 1전.
　　이상의 것을 분말을 만들어 마른 것을 칠하거나 혹은 돼지기름에 타서 바른다.(入門)

◆ 서각화독단(犀角化毒丹)

ㅇ두진(痘疹)의 여독(餘毒)이 덜 풀려서 머리와 얼굴〔頭面〕, 신체(身體)에 옹절(癰癤)이 많이 생기거나 혹은 입술과 입〔脣口〕이 붓고 깨뜨려져〔腫破〕 부스럼이 생기고 잇몸에서 피가 나고 입에서 냄새가 나는 것을 치료한다.

【의방】 길경 1냥, 연교, 현삼 각 6전, 생건지황 술에 씻은 것, 적복령, 서점자(鼠粘子) 살짝 볶은 것 각 5전, 염초(焰硝), 서각(犀角) 깎은 것[鎊], 감초 각 3전, 청대(靑黛) 2전.

이상의 것을 분말을 만들어 꿀에 섞어 매 1냥을 20환을 만들어 매 1환을 박하탕(薄荷湯)에 녹여 내린다.(醫鑑)

◆ 웅황산(雄黃散)

【의방】 석웅황 1전, 동록(銅綠) 2전.

이상의 것을 분말을 만들어 마른 것을 칠한다.(綱目)

◆ 면견산[綿散]

【의방】 면견[綿] 1개(반드시 나방이 나온 빈 것)를 취하여 생백반 분말[生白礬末]을 그 안에 가득 채워 숯불[炭火]에 태워 반 즙(礬汁)을 다 취해 내어 곱게 갈아서 마른 것을 칠한다.(綱目)

◆ 필승고(必勝膏)

【의방】 소비름[馬齒莧]을 찧어 즙(汁)을 취하여 돼지기름, 흰꿀.

이상의 것을 등분(等分)하여 합해 섞어 볶아 고(膏)를 만들어 바른다.(正傳)

□ 마마 후의 이질[痘後痢疾]

○ 마마 후[痘後]에 고름피[膿血]를 하리(下痢)하거나 장의 때[腸垢]를 내리는데는 마땅히 서각지황탕(犀角地黃湯)(의방은 혈문(血門)을 보라), 황연아교원(黃連阿膠元)(의방은 대변(大便)을 보라)을 쓴다.(正傳)

○ 마마 후[痘後] 노랗고 붉은 고름피[膿血]를 하리(下痢)하는데는 마땅히 해백탕(薤白湯)을 쓴다.(入門)

◆ 해백탕(薤白湯)

【의방】 염교 밑둥[薤白]을 썰어서 반 잔(半盞), 메주[豆豉] 1잔(盞), 산치자(山梔子) 10매를 껍질을 벗긴 것.

이상의 것을 물에 삶아 해백(薤白)이 문드러지면 찌꺼기를 제거하고 따스하게 복용한다.(入門)

□ 잉부의 두창을 덧붙임 〔孕婦痘瘡附〕

○잉부(孕婦)가 두창(痘瘡)을 발할 때 마땅히 조태산(罩胎散)을 쓰고 열이 심하면 마땅히 삼소음(參蘇飮)(의방은 한문(寒門)을 보라)을 쓰고 부스럼〔瘡〕이 조밀(稠密)하면 마땅히 내탁산(內托散)(의방은 위를 보라)을 쓴다. 작약(芍藥), 당귀(當歸)를 배(倍)로 하고 계(桂)를 제거하고 향부(香附), 오약(烏藥)을 더하고 태동(胎動)에는 마땅히 안태산(安胎散)을 쓴다.(正傳)

◆ 조태산(罩胎散)

【의방】 적복령, 백출, 당귀, 적작약, 시호(柴胡), 건갈(乾葛), 인삼, 길경, 조금(條芩), 방풍, 진피, 형개(荊芥), 지각(枳殼), 자초(紫草), 아교(阿膠), 백지(白芷), 천궁, 축사, 감초 각 3푼.
　이상의 것을 썰어서 1첩을 만들어 찹쌀 100알, 감꼭지〔柿蔕〕 7개, 저근(苧根) 7치, 과체(瓜蔕) 1개를 은석기〔銀器〕에 넣어 박하잎〔薄荷葉〕을 덮어 물에 달여 빈속에 복용한다. 은석기가 없으면 사기동이〔砂罐〕에 달인다. 박하잎은 비록 없어도 무방하다.

◆ 안태산(安胎散)

【의방】 의방은 인삼, 진피, 대복피(大腹皮), 백출, 당귀, 천궁, 백작약, 향부자 동변에 볶은 것, 축사, 자소엽, 적복령, 감초 각 2푼.
　이상의 것을 썰어서 1첩을 만들어 등심(燈心) 7줄기 찹쌀 100알을 함께 달여 복용한다.(正傳)

□ 반진(癍疹)을 덧붙임〔附〕

○색점(色點)이 있고 낱알〔顆粒〕이 없는 것은 반(癍)이라 하고 뜨고 작으며〔浮小〕 낱알〔顆粒〕이 있는 것을 진(疹)이라 한다.(正傳)

○반(癍)은 붉은 상처자국〔紅痕〕이 비단 무늬 같고, 혹은 모기 문 자리〔蚊跡〕 같으며 열이 심하면 발진(發疹)하는 것은 좁쌀〔粟米〕같고 약간 붉고 은은하여 피부에 나오지 않고 가려우며 붓고 아픔이 전혀 없다.

○마자(麻子)는 아주 작고 은은하여 삼씨〔麻子〕같으며 정수리〔頂〕가 평연(平軟)하고 만져도 손가락에 걸리지 않고〔不碍〕 맑은 물〔淸水〕이 있다.

○두창〔痘〕이 흔히 진(疹)을 끼고 함께 나오면 마(麻) 또한 진(疹)을 많이 끼고 함께 나오는 고로 두진(痘疹), 마진(麻疹)이라 한다.

○두창〔痘〕은 5장(五藏)에 속하므로 음(陰)이 되고 나오기 어렵고〔難出〕 딱지 않기〔靨〕가 어렵다. 마(麻)는 6부(六府)에 속하니 양(陽)이 되고 쉽게 나오고〔易出〕 쉽게 딱지가 앉는다.(醫)

○마독(痲毒)은 원래 단지 폐위(肺胃)의 홍반(紅癍)인데 5~6일에 바야흐로 나오고 그 형상은 삼씨〔痲子〕와 같으며 온몸〔遍身〕에 빈곳이 없다. 처음 발열(發熱)한 뒤 3일만에 발하여 나오고〔發出〕 부풀어오름도〔起脹〕 함께 3일이면 나온다. 또 나와서 출몰(出没)하여 1주(一周)할 때 중(重)한 것은 온몸〔遍身〕에 붕창(繃脹)하고 눈 또한 봉폐(封閉)되며 적, 백, 미황색(赤, 白, 微黃色)이 같지 않음이 있으니 이내 홍활(紅活)해야 할 필요가 있고 가장 싫어하는 것은 흑함(黑陷)이다.

○마진(痲疹)의 잡증(雜證)과 두창(痘瘡)은 크게 같으나 다만 시종(始終) 약은 마땅히 청량(淸凉)해야 한다.

○마진(痲疹)은 승마갈근탕(升痲葛根湯)(의방은 한문(寒門)을 보라)에 총백(葱白), 자소엽(紫蘇葉)을 더해서 쓰니 곧 마진(痲疹)이 처음 일어날 때의 신효한 의방〔神方〕이다. 혹은 소갈탕(蘇渴湯)을 쓰는 것 또한 좋다. 혹은 가미패독산(加味敗毒散)(의방은 위를 보라)으로 거죽을 발〔發表〕하고 땀이 난 후에 몸이 시원하면〔凉〕 붉은 홍터는 저절로 없어진다.

○마진〔痲〕이 나오지 않고 숨이 가쁜 것〔喘〕은 죽는다. 변하여 흑반(黑癍)이 되는 것은 또한 죽는다. 마(痲)가 없어진 후〔没後〕 여독(餘毒)이 안으로 쳐서〔內攻〕 옷을 만지작거리고 평상〔床〕을 어루만지며 헛소리〔譫語〕하고 정신이 어지러운〔神昏〕 것은 또한 죽는다.(入門)

○마진(痲疹)은 응당 총백탕(葱白湯)을 마시면 마(痲)가 저절로 나온다. 만일 목마르면 다만 총백탕(葱白湯)으로 그 갈증을 자윤(滋潤)해서 털구멍 속에 항상 땀이 윤택케 하는 것이 옳다. 3일이 지나서도 없어지지 않는 것은 안에 실열(實熱)이 있다. 서각지황탕(犀角地黃湯)(의방은 혈문(血門)을 보라)으로 푼다.(醫鑑)

○반진〔癍〕은 얼룩얼룩함〔駁〕이고 진독(疹毒)의 병이다. 이는 폐위(肺胃)의 열독(熱毒)이 피부에 훈을 발〔熏發〕하여 형상이 모기〔蚊〕나 벼룩〔蚤〕이 문 곳과 같은 고로 적반(赤癍)과 같으며 오늘에 속칭 홍역(紅疫), 독역(毒疫)이라 한다. 마땅히 갈근맥문동(葛根麥門冬散)을 쓴다.(丹心)

◆ 소갈탕(蘇渴湯)

【의방】 자소엽, 건갈, 감초 각 2전, 백작약 1전 반, 진피, 축사 같은 것 각 5푼.
　　　　이상의 것을 썰어서 총백(葱白) 2줄기, 생강 3쪽을 넣어 물에 달여 복용한다.(醫鑑)

◆ 총백탕(葱白湯)

【의방】 생파〔生葱〕를 푸른 잎은 제거하고 흰 뿌리를 수염을 이어서 다소 불구하고 취해서 물에 달여 즙(汁)을 취해서 복용한다.

◆ 갈근맥문동산(葛根麥門冬散)

【의방】 석고(石膏) 1전, 갈근, 맥문동 각 6푼, 인삼, 승마, 적복령, 적작약, 감초 각 3푼. 이상의 것을 썰어서 물에 달여 복용한다.(丹心)

□ 단일한 의방〔單方〕

◆ 백반(白礬)

○소아(小兒)의 배꼽부스럼〔臍瘡〕 및 배꼽 안에 즙이 나와 그치지 않는데 고백반(枯白礬) 분말을 칠한다.(樞)

○초생아(初生兒)의 피막(皮膜)이 석류(石榴)의 막과 같이 혀를 싸고 있는데 손톱으로 찔러 깨뜨리고〔刺破〕 피를 나오게 하여 고백반 분말을 붙이는데 만약 떼어 내지 못하면 반드시 벙어리(瘂)가 된다.

◆ 복룡간(伏龍肝)

○소아(小兒)의 적유단독(赤遊丹毒)이 몸의 상하를 운행해서 심장에 이르면 곧 죽는다. 취하여 고운 분말을 만들어 파초즙(芭蕉汁) 혹은 계란 흰자위 혹은 우물물에 타서 바른다.(本草)

◆ 호분(胡粉)

○소아(小兒)가 갑자기 아파서 뱃가죽〔肚皮〕이 푸르고 검어서〔靑黑〕 급히 치료하지 않으면 곧 죽는다. 술에 섞은 호분(胡粉)을 배 위에 바르고 마르면 다시 바르고 또 뜸법〔灸法〕을 쓴다.(資生)

◆ 납설수(臘雪水)

○소아(小兒)의 열간(熱癎)으로 미쳐 우는데〔狂啼〕 조금 따스하게 해서 마신다.

○적유단독(赤遊丹毒)에도 물을 취해서 바른다.(本草)

◆ 염초(焰硝)

○소아(小兒)의 화단독(火丹毒)에 초(硝)를 탕수(湯水)에 넣고 닭털로 자주 위에 발라준다.(本草)

◆ 지룡즙(地龍汁)

○소아(小兒)의 열병(熱病)과 전간(癲癎)을 치료한다. 조금을 취해서 마신다.(本草)

◆ 남엽즙(藍葉汁)

o 감충(疳虫)을 죽이고 소아(小兒)의 장열감(壯熱疳)을 치료하니 취하여 마시고 또한 단독(丹毒)이 속에 들어간 것을 치료한다.(本草)

◆ 황연(黃連)

o 감충(疳虫)을 치료하니 돼지밥통[猪肚]를 쪄서 찧어서[蒸搗] 환(丸)을 만들어 복용한다.

o 또한 비감(鼻疳)을 치료하고 코 아래 부스럼이 난 데에 취하여 분말을 만들어 하루 3번 붙인다.(本草)

◆ 포황(蒲黃)

o 소아(小兒)의 허열(虛熱)을 치료한다. 꿀에 섞어 과자[果]를 만들어 먹으면 어린이에 매우 유익하다.(本草)

◆ 산장(酸漿)

o 소아(小兒)가 먹으면 열을 없애고 유익하다.(本草)

◆ 왕과(王瓜)

o 배꼽을 봉하여[封臍] 소아(小兒)의 이질(痢疾)을 치료하는 좋은 의방이다. 왕과등(王瓜藤)을 서리를 맞춰 햇볕에 말려 소존성(燒存性)하여 분말을 만들어 참기름[香油]에 타서 배꼽 안에 넣으면 곧 효험이 있다.(醫鑑)

◆ 사군자(使君子)

o 소아(小兒)의 감충(疳虫) 및 회충과 촌백충을 죽인다. 속의 씨[中仁]를 취하여 먹으면 충(虫)이 곧 내린다.

◆ 천남성(天南星)

o 경풍(驚風), 소리가 안 남[聲啞], 말을 못함 및 여러 병후에 말을 못함을 치료하니 남성(南星) 1개를 껍질과 배꼽과 거품[泡]을 제거하고 분말을 만들어 3세 아이는 반전(半錢) 혹은 1자(字)를 돼지담즙[猪膽汁]에 타서 내리면 곧 말을 할 수 있으니 신효하다.(醫鑑)

◆ 변축(萹蓄)

o 소아(小兒)의 회충통(蚘虫痛)을 치료하니 삶은 즙을 차게 하여 진하게 마시면 충(虫)이 곧 내린다. 즙(汁)을 삶아 죽으로 복용하면 또한 좋다.(本草)

◆ 저근(苧根)

○소아(小兒)의 악독창(惡毒瘡), 5색무상(五色無常)한 것을 치료한다. 모시뿌리〔苧根〕 삶은 탕에 하루 3~4번 목욕한다.(本草)

□ 5가피(五加皮)

○소아(小兒)가 3세에 걷지 못하는 것을 치료한다. 껍질을 취하여 고운 분말을 만들어 1전을 취하여 죽(粥)에 타서 다음에 호주(好酒)를 조금 넣어 하루 3번 복용하면 곧 걷고 달린다.(本草)

◆ 죽엽(竹葉)

○소아(小兒)의 경열(驚熱)을 치료한다. 달인 탕〔煎湯〕을 마신다. 죽력(竹瀝)이 더욱 좋으니 따스하게 1~2홉〔合〕을 복용한다.(本草)

◆ 버들개지〔柳絮〕

○많이 쌓이면 요〔氈〕를 만들면 지극히 부드러우니 어린아이를 눕히면 매우 좋다. 그 성질이 서늘하기 때문이다.(本草)

◆ 거북이 오줌〔龜尿〕

○소아(小兒)의 곱사등이〔龜背, 귀배〕를 치료하니 오줌을 취해서 등 위에 문지르면 곧 낫는다.(本草)

◆ 즉어(鯽魚)〔붕어〕

○소아(小兒)가 뇌감(腦疳)으로 코가 가렵고 머리카락이 드물고 곤추서며〔作穗〕 얼굴이 누렇고 야위는 데는 쓸개〔膽〕를 취해서 코 안에 넣으면 3~5일에 낫는다.

○머리 부스럼〔頭瘡〕과 입 부스럼〔口瘡〕에는 머리를 취해서 태운 재〔燒灰〕를 분말을 만들어 바른다.(本草)

◆ 노봉방(露蜂房)

○소아(小兒)의 적백리(赤白痢)를 치료한다. 태워서 분말을 만들어 마실 것에 섞어 복용한다.

○대소변이 불통하는데 봉방(蜂房) 태운 분말을 술에 섞어 1전을 하루 2번 복용한다.(本草)

◆ 자라〔鱉〕

○소아(小兒)의 골증(骨蒸)과 노수(勞瘦)에 살을 취하여 국〔臛〕을 끓여 먹는다.

○소아의 탈항(脫肛)에 자라 머리를 태워 재〔灰〕를 만들어 붙인다.(本草)

◆ 게〔蟹〕
○소아(小兒)가 두개골이 풀려〔解顱〕 합치지 못하는데 게의 집게발〔蟹螯〕과 아울러 백급분말〔白芨末〕을 문드러지게 찧어서 숫구멍〔顖〕 위에 붙이면 두개골이 곧 합친다.(本草)

◆ 매미허물〔蟬殼〕
○소아(小兒)의 경간(驚癎)으로 밤에 울고 몸에 열이 나는 것을 주치〔主〕한다. 분말을 만들 마실 것〔飮〕에 섞어 복용한다.
○허물을 취하여 물에 달여 복용하면 두진(痘疹)이 매우 유쾌하게 나온다.(本草)

◆ 굼벵이〔蠐螬〕
○단독〔丹〕이 껍질 속에 달려 차츰차츰 베어 들어가는데〔浸淫〕 굼벵이 즙을 취해서 바르면 좋다.

◆ 오징어 뼈〔烏賊魚骨〕
○소아(小兒)의 이질〔痢〕에 분말을 만들어 미음(米飮)에 타서 복용한다.(本草)

◆ 백강잠(白殭蠶)
○소아의 갑자기 나는 뱃병〔客忤〕 및 제풍(臍風)으로 촬구(撮口)[379]하고, 입다무는〔口噤〕 것을 치료한다. 2매를 취해서 분말을 만들어 꿀에 섞어 입술 안에 붙이면 곧 낫는다.(本草)

◆ 달팽이〔蝸牛〕
○영아(嬰兒)의 경풍약(驚風藥)에 넣으면 가장 좋다. 곱게 갈아서 약에 넣어 섞어서 쓴다.(本草)

◆ 두꺼비〔蟾蜍〕
○소아(小兒)의 감병〔疳〕에 충을 죽이니〔殺虫〕 태워서 재를 만들어 미음(米飮)에 섞어서 복용한다.
○감창(疳瘡), 제창(臍瘡), 구창(口瘡)에 태운 분말을 붙인다.(本草)

◆ 숫쥐고기〔牡鼠肉〕
○어린아이〔小兒〕의 정해감(丁奚疳)[380]과 포로감〔哺露〕[381]에 노란 진흙을 싸서 태워 뼈를 제

---

[379] 촬구(撮口) : 촬구증(撮口證) : 3,7일(21일) 안에 젖먹이에기 생기는 병.

거하고 살〔肉〕을 취하여 5미에 섞어 국을 끓여 먹인다. 뼈를 주면 여윈다.

◆ 수컷 쥐똥〔雄鼠糞〕
o 어린아이〔小兒〕가 이가 나지 않는 데는 3·7(21)알〔粒〕을 취해서 매일 1알을 잇몸 위에 닦으면〔揩〕 21일만에 이가 난다. 두 머리끝이 뾰족한〔尖〕 것이 수컷 똥이다.(本草)

◆ 작은 새우〔小鰕〕
o 소아(小兒)의 적백유진(赤白遊疹)과 단독(丹毒)에 도랑 안의 작은 새우〔小鰕〕를 취해서 생것을 찧어 부셔서 붙인다.(本草)

◆ 뱀 허물〔蛇蛻〕
o 소아의 120종 경간(驚癎)을 주치〔主〕한다. 태운 재를 복용한다.
o 몸의 여러 부스럼에 태운 분말을 돼지기름에 타서 붙인다.(本草)

◆ 거미〔蜘蛛〕
o 소아의 큰 배〔大腹〕, 정해감(丁奚疳)으로 3년을 걷지 못하는 것을 태워 익혀서 먹는다.(本草)

◆ 지렁이〔蚯蚓〕
o 소아의 단독유종(丹毒遊腫) 및 월식창(月蝕瘡)을 치료한다. 지룡분(地龍糞)을 취해서 물에 섞어 바르면 묘(妙)하다.(本草)

◆ 지네〔蜈蚣〕
o 처음 난 소아가 입다물〔口噤〕 열지 않고 젖을 빨지 못하는 데에 지네를 구워서 분말을 만들어 돼지 젖 2홉〔合〕에 반 전(半錢)을 타서 마신다.(本草)

◆ 거머리〔水蛭〕
o 소아의 단독(丹毒) 및 적백유진(赤白遊疹)에 기침법(蜞鍼法)〔방게로 침을 놓는 법〕을 쓰는데 거머리〔水蛭〕를 취해서 나쁜 피를 빨아내면〔吮出〕 가장 묘(妙)하다.(本草)

◆ 작옹(雀瓮)〔참새집〕
o 소아의 만경(慢驚)을 치료한다.

---

380) 정해(丁奚) : 정해감(丁奚疳), 감병(疳)의 하나.
381) 포로(哺露疳) : 두개골이 서로 달라붙지 않는 선병질(腺病疾)의 어린애 병.

【의방】 천장자(天漿子)〔곧 작옹(雀瓮)이다〕, 백강잠, 전갈 각 3매를 분말을 만들어 마황달인 탕〔麻黃煎湯〕에 타서 1자(字)를 복용하면 신효(神效)하다.

○경간(驚癎)에 즙(汁)을 취하여 입안에 마시고〔灌〕 상복(常服)하면 아이로 하여금 병이 없게 한다.
○촬구병(撮口病)에 즙(汁)을 취하여 입가에 바르면 곧 낫는다.(本草)

◆ 개구리〔蛙〕
○소아(小兒)의 열창(熱瘡)을 치료한다. 찧어서 부셔서〔擣碎〕 붙인다.(付)
○적백리(赤白痢), 설사, 번열(煩熱)에 혹은 삶아서〔煮〕 혹은 구워서〔燒〕 먹는다.(本草)

◆ 납거미〔壁錢〕
○소아의 토역(吐逆)을 치료한다. 2·7(14)매를 취하여 삶은 즙을 마신다.(本草)

◆ 율모각(栗毛殼)
○소아의 화단(火丹) 및 5색단(五色丹), 밤 껍질〔栗殼〕은 삶은 즙(汁)으로 씻는다.(本草)

◆ 포도(葡萄)
○두진(痘疹)이 나오지 않아서 먹으면 다 나온다. 혹은 갈아서 술과 마시면 또한 좋다.(本草)

◆ 건시(乾柿)
○쌀가루〔米粉〕에 섞어서 떡을 만들어 소아에게 먹이면 추리(秋痢)를 치료한다.

◆ 배〔梨〕
○심장(心臟)의 풍열(風熱)로 혼몽(昏懵)하고 조민(燥悶)하는 것을 치료한다. 생배〔生梨〕의 즙(汁)을 취하여 쌀을 넣어 죽을 쑤어 먹는다.(本草)
○담(痰)과 기침 천식〔嗽喘〕을 치료한다. 배의 씨를 빼고 꿀을 넣어 잿불에 묻어 구워서〔煨〕 먹는다.(醫鑑)

◆ 지마(脂麻)〔깨〕
○생것을 씹어서 소아(小兒)의 머리 부스럼〔頭瘡〕에 붙이면 좋고 또한 연(軟)한 부스럼〔癤〕을 치료한다.
○객열(客熱)이 있으면 찧어서 즙(汁)을 취하여 마신다.(本草)

◆ 붉은 팥〔赤小豆〕

o 소아의 단독(丹毒) 및 뺨〔腮〕의 연한 부스럼〔軟癤〕에 찧어서 가루를 계란 흰자위에 섞어서 바르면 손을 좇아 곧 없어진다.(本草)

◆ 여뀌 열매〔蓼實〕

o 소아의 머리 부스럼〔頭瘡〕을 치료한다. 찧어서 분말을 만들어 계란 흰자위에 섞어 바른다.(本草)

◆ 동과인(冬瓜仁)〔동아씨〕

o 만경풍(慢驚風)을 주치〔蛛〕한다. 혹은 분말을 복용하거나 달여서 복용하면 다 효험이 있다.(得效)

◆ 박하(薄荷)

o 소아의 경풍(驚風), 장열(壯熱)을 주치〔主〕하고 또 풍연(風涎)을 치료하는데 절대 필요한 약인데 물에 삶아서 즙(汁)을 취하여 마신다.(本草)

◆ 쇠비름〔馬齒莧〕

o 소아의 감리(疳痢)를 주치〔主〕한다. 삶아 익혀서 5미(五味)에 섞어 빈속에 먹는다.

o 마마〔痘〕 후의 흉터〔瘢痕〕 및 백독창(白禿瘡)382)에 쇠비름 즙을 볶아서 고(膏)를 만들어 바르면 묘(妙)하다.(本草)

◆ 겨자〔芥子〕

o 마마〔痘〕가 시원하게 돋아나지 못하거나〔不快〕 색깔이 붉지 않고 윤택하지 못한 데에 마땅히 자초음(紫草飮)(의방은 위를 보라)을 쓰고 외용(外用)으로 개자(芥子)를 분말을 만들어 백탕(白湯)에 타서 고약처럼 아이의 발바닥〔脚心〕에 바르고 마르면 다시 바르면 쾌(快)하게 나오고 홍활(紅活)한다.(入門)

◆ 계장초(雞腸草)

o 소아(小兒)의 적백리(赤白痢)를 치료한다. 찧어서 즙(汁)을 취하여 1홉〔合〕을 꿀에 섞어 복용하면 매우 좋다.(本草)

---

382) 백독창(白禿瘡) : 백독두창(白禿頭瘡) : 나두창(癩頭瘡).

◆ 미나리〔水芹〕
ㅇ소아의 폭열(暴熱) 및 곽란(霍亂), 토리(吐利)를 치료한다. 찧어서 즙(汁)을 취하여 복용하거나 삶아서 즙(汁)을 취하여 마신다.(本草)

◆ 사람의 손발톱〔人爪甲〕
ㅇ소아가 처음 나서 곧 많이 놀라면〔多驚〕 부모의 양손의 손톱을 잘라서 태워 재〔灰〕를 만들어 밀가루 풀〔麵糊〕에 섞어 삼씨〔麻子〕 크기의 환(丸)을 지어 우물물에 1환(丸)을 내린다.(千金)

◆ 난발회(亂髮灰)
ㅇ소아의 열창(熱瘡)을 치료한다. 난발(亂髮)을 취하여 계란 크기만큼을 냄비 위〔銚上〕에 볶아서 즙(汁)을 내어 바르면 매우 묘(妙)하다.(本草)

◆ 계자(雞子)〔계란〕
ㅇ소아의 감리(疳痢) 및 휴식리(休息痢)를 치료한다. 계란을 황랍(黃臘)에 섞어 전병(煎餠)을 만들어 먹인다.
ㅇ머리와 몸의 모든 부스럼에 계란 껍질 분말과 돼지기름을 섞어 붙인다.(本草)

◆ 흰 오리〔白鴨〕
ㅇ소아(小兒)의 열경간(熱驚癎)과 머리에 생기는 창종(瘡腫)을 주치〔主〕한다. 살〔肉〕을 취하여 파와 매주〔葱豉〕에 섞어 삶은 즙(汁)을 마신다.(本草)

◆ 거위 털〔鵝毛〕
ㅇ가볍고 우거진〔輕茸〕 가는 털을 취하여 베를 끼고〔夾布〕 요〔褥〕 반 분〔偏〕을 만들어 소아가 덮으면 겸해서 경간(驚癎)을 물리친다. 대개 부드러우면서 차가운 때문이다.(類聚)

◆ 야명사(夜明砂)〔박쥐똥〕
ㅇ소아의 무고감(無辜疳) 및 여러 감〔諸疳〕을 치료한다. 야명사(夜明砂)를 볶아서 분말을 만들어 음식 안에 넣어 임의로 먹인다.(本草)

◆ 바다가마우지 똥〔鸕鶿屎〕
ㅇ소아의 감회(疳蛔)를 주치〔主〕한다. 똥〔屎〕을 취해 갈아서 분말을 만들어 구운 돼지고기〔灸猪肉〕에 넣어 먹이며 기효(奇效)가 있다.(本草)

40. 소아(小兒)

◆ 메추리〔鶉鶉, 암순〕

○소아. 감리(疳痢)에 5색(五色)을 내리는 것을 치료한다. 메추리를 취해서 구워 익혀 아침마다 먹이면 보(補)하고 하리(下痢)를 그친다.

◆ 백설조(百舌鳥)〔꾀꼬리〕

○소아가 오래 말을 못하는 것을 치료한다. 살〔肉〕을 취하여 구워 먹는다.(本草)
○곧 지금의 꾀꼬리〔鸎〕이니 일명 반설(反舌)이다.

◆ 사향(麝香)

○소아 경간(驚癎) 및 객오(客忤)를 주치〔主〕한다. 당문자(當門子) 1알〔粒〕을 취해서 주사(朱砂)와 비슷하게 곱게 갈아 익힌 물에 섞어 마신다.(本草)

◆ 우황(牛黃)

○소아(小兒) 경간(驚癎)으로 어지럽고〔迷悶〕 눈을 똑바로 보고〔目直〕 입을 다무는 것〔口噤〕을 치료한다. 우황(牛黃)을 큰 콩〔大豆〕만큼 취해서 갈아 꿀물에 섞어 마신다.(本草)

◆ 웅담(熊膽)

○소아의 5감(五疳)을 치료하니 충을 죽이고〔殺虫〕 감창(疳瘡)을 고친다. 콩 2개 정도를 취하여 유즙(乳汁)에 섞거나 죽력(竹瀝)에 섞어 복용한다.(本草)

◆ 아교(阿膠)

○신(神)을 기를 수 있으니 대체로 소아의 경풍(驚風) 후에 눈 안의 동자(瞳子)가 바르지 못한 것을 치료한다. 아교를 배로 하고 인삼을 반 배(半倍)로 하여 달여서 복용한다.(本草)

◆ 호골(虎骨)

○물에 달여 탕(湯)을 만들어 소아를 목욕시키면 헌 데〔瘡疥〕와 귀주(鬼疰) 경간(驚癎)을 없앤다.
○범 발톱〔虎爪〕을 어린이〔小兒〕의 팔 위〔臂上〕에 걸어두면 악귀(惡鬼)를 몰아낸다. 놀라 우는 것〔驚啼〕과 객오(客忤)에는 호랑이 눈동자〔虎眼睛〕를 분말을 만들어 죽력(竹瀝)에 타서 내린다.

◆ 토끼고기〔兎肉〕

○납월(臘月)에 토끼고기〔兎肉〕를 취해서 장(醬)을 만들어 먹으면 소아의 완두창(豌豆瘡)을 없애고 비록 발(發)해도 드물다.(稀少)(本草)

◆ 돼지유즙〔猪乳汁〕

o 소아의 경간(驚癎)과 천조경풍〔天吊〕을 주치〔主〕한다.

o 젖 3홉〔合〕을 취해서 무명얽힘〔綿纏〕을 담가 소아의 입에 넣어 삼키게 한다. 혹은 주사(朱砂)와 우황(牛黃) 각기 조금씩에 섞으면 더욱 효험이 있다.

o 소아의 두창(頭瘡)에는 돼지담즙을 붙인다.

o 머리에 생긴 백독창(白禿瘡)에는 납저시(臘猪屎)를 해온 분말을 붙인다.(本草)

◆ 여우음경〔狐陰莖〕

o 어린이〔小兒〕의 음퇴(陰㿉)와 고환이 부은 것〔卵腫〕을 주치〔主〕한다. 취득(取得)해서 삶거나 구워서 임의로 먹게 한다.(本草)

□ **침구법**(鍼灸法)

o 소아(小兒)가 처음 나서〔初生〕 제풍(臍風)과 촬구(撮口)에 온갖 약을 써도 효험이 없는 데는 연곡(然谷)에 침을 3푼 찔러 넣거나 혹은 3장(三壯)을 뜨면〔灸〕 효험이 있다.(三因)

o 전간(癲癎) 경풍(驚風)은 신정(神庭)을 7장(壯) 뜨고 코 위의 발제 입구〔入髮際〕의 완완중(宛宛中)383)에 3장(壯)을 뜨되 심지〔炷〕를 소맥(小麥) 크기로 한다. 또 백회(百會)의 계맥(瘈脉)을 취(取)한다.(綱目)

o 전간(癲癎)과 계종(瘈瘲)〔경휵(驚搐)의 가벼운 증세〕은 양교(兩蹻)가 주치〔主〕하는데 남양(男陽), 여음(女陰)으로 낮에 발하면〔晝發〕 양교(陽蹻) 신맥(申脉)을 치료하고 밤에 발〔夜發〕하면 음교(陰蹻) 조해(照海)를 각기 2·7장(壯)(14장)을 뜬다〔灸〕.(易老)

o 급만경(急慢驚)은 인당(印堂)을 뜬다.(灸)

o 급만경풍(急慢驚風)의 위험이 지극해서〔危極〕 뜰 수 없는 것〔不可灸〕은 먼저 응당 양유두(陽乳頭)의 검은 살〔黑肉〕 위를 남좌여우(男左女右)로 3장(三壯)을 뜬다.(灸)

o 다음은 발제(髮際), 미심(尾心), 시회(顖會)에 각기 3장(三壯)을 뜬다.

o 수족(手足)의 엄지〔大指〕는 응당 손톱 모서리〔甲角〕를 양손을 한 데 묶어서 쑥으로 기봉(騎縫)을 뜨는데〔灸〕 남자는 가까운 왼쪽가〔近左邊〕 여자는 가까운 오른쪽 가〔近右邊〕의 반 갑(半甲)과 반육(半肉)의 사이에 3장(三壯)을 뜬다. 먼저 다리 뒤에 손을〔先脚後手〕 치료해도 된다. 음양 여러 간질(陰陽諸癎)은 쑥심지〔艾炷〕 밀 크기〔小麥大〕로 한다.(得效)

o 만경(慢驚)과 만비역(慢脾逆)의 나쁜 징후〔惡候〕에 여러 약이 효험이 없는 것은 가령 대충맥(大衝脉)이 있는 것은 백회혈(百會穴)을 취(取)하고 뜨면〔灸〕 신효(神效)하다.(直小)

---

383) 완완중(宛宛中) : 굴신(屈伸)하는 모양, 굴신하는 가운데.

○소아가 갑자기 배 껍질[腹皮]이 푸르고 검어져서 죽는데는 배꼽[臍] 상하좌우 배꼽에서 각 반치[半寸] 떨어진 데와 아울러 구미골(鳩尾骨) 아래 1치[寸]의 모두 5곳을 각기 5장(五壯)을 뜨고 이어 술에 호분(胡粉)을 섞어서 배 위에 바르고 마르면 바꾼다.(得效)

○소아의 귀배(龜背)[곱사등이]는 폐수(肺兪)를 각기 35장(壯)을 뜨고 그치고 심지[炷]는 밀 크기[小麥大]로 한다.(得效)

○소아(小兒)의 귀흉(龜胸)[불거져 나온 가슴]에는 양젖 앞[兩乳前] 각 1치 5푼 위의 양행(兩行) 세뼈[三骨]의 틈 사이[罅間] 모두 6곳을 각기 3장(壯)을 뜨는데 심지[炷]는 밀 크기[小麥大]로 한다. 봄 여름[春夏]에는 아래로부터 위로 뜨고, 가을 겨울[秋冬]에는 위로부터 아래로 뜬다.[灸] 만약 이 법에 의해서 뜨지 않으면 효험이 없다.(綱目)

○신문(顖門)이 합하지 않으면[不合] 배꼽 위[臍上]와 배꼽 아래[臍下] 각 5푼의 2혈(二穴)을 각기 3장(三壯)을 뜨면[灸] 부스럼이[瘡] 발하기 전에 먼저 합(合)한다.(綱目)

○소아의 벽기(癖氣)에는 중완(中脘)의 장문(章門)을 각기 7장(壯)을 뜬다.(綱目)

○구벽법(灸癖法)은 혈(穴)이 소아의 등골뼈 안[背脊中]에 있으니 미저골(尾骶骨)로부터 장차 척골(脊骨) 양옆에 있는 혈근(血筋)이 발동하는 곳의 양혈(兩穴)을 손으로 헤아려 더듬어[手揣摸]한 혈[一穴]에 동전(銅錢) 3문(三文)으로 위를 누르고 쑥 심지[艾炷]를 구멍 안에 안치[安]하여 각기 7장(壯)을 뜬다. 이것이 적병[癖]의 뿌리[根]에 관혈(貫血)하는 곳이다.(回春)

○소아의 학질[瘧]이 오래되어 낫지 않는데는 내정(內庭)을 1장(壯) 뜨고[灸] 대추와 백회(百會)를 각기 나이에 따라[隨年] 장(壯)을 뜬다.(綱目)

○소아의 곽란(霍亂)에는 남좌여우(男左女右)로 제 2의 발가락[脚指] 위를 3장(壯)을 뜨면 곧 낫는다.(得效)

○소아의 밤눈 어두운데[雀目] 양손 엄지손톱[兩手大指甲] 뒤 1치[寸] 내렴(內廉)의 가로무늬[橫紋] 머리의 흰 살 사이[白肉際]를 각기 1장(壯)을 뜬다.

○감안(疳眼)은 합곡(合谷)에 1장(壯) 뜬다.(綱目)

○소아의 탈항(脫肛)은 미저골(尾骶骨) 끝 위를 1장(壯) 뜨고 또 제중(臍中)에 3장(壯) 백회(百會)에 7장(壯) 뜬다.(綱目)

찾아보기

ㄱ

가감8미원(加減八味元) 58
가감백출산(加減白朮散) 72
가감백호탕(加減白虎湯) 71
가감신기환(加減腎氣丸) 62
가감위령산(加減胃苓散) 83
가감청비탕(加減淸脾湯) 130
가감통성산(加減通聖散) 277
가감통성환(加減通聖丸) 277
가감홍면산(加減紅綿散) 722
가마우지똥〔鸕鶿屎〕 53
가미10기산(加味十奇散) 192
가미4성산(加味四聖散) 701
가미61산(加味六一散) 697
가미8미원(加味八味元) 72
가미강황환(加味薑黃丸) 151
가미고삼환(加味苦參丸) 273
가미궁귀탕(加味芎歸湯) 514
가미납반환(加味蠟礬丸) 308
가미불환금정기산(加味不換金正氣散) 253
가미서각소독음(加味犀角消毒飮) 711
가미선풍산(加味宣風散) 737
가미소요산(加味逍遙散) 567
가미시호탕(加味柴胡湯) 156
가미십전탕(加味十全湯) 206
가미양영환(加味養榮丸) 474
가미익모환(加味益母丸) 474
가미전씨백출산(加味錢氏白朮散) 58
가미출부탕(加味朮附湯) 627, 629
가미패독산(加味敗毒散) 144, 697
가죽신 밑바닥〔皮鞋底〕 319
가출산(訶朮散) 527
갈가마귀 깃〔烏鴉羽〕 368
갈근(葛根)〔칡뿌리〕 74, 98, 136, 358, 383, 437
갈근맥문동산(葛根麥門冬散) 751
갈근해기탕(葛根解肌湯) 142
갈묘고(蝎猫膏) 316
갈부산(蝎附散) 639
갈소산(蝎梢散) 603
갈출탕(葛朮湯) 84
갈환자(褐丸子) 655
감국(甘菊) 263
감로음(甘露飮) 662
감로회천음(甘露回天飮) 709
감맥대조탕 564
감수독(甘遂毒) 405
감자 껍질〔柑子皮〕 580
감적병(疳積餠) 646
감죽근(甘竹根) 583
감창(疳瘡) 754
감초 41, 59
감초탕(甘草湯) 727
강국산(羌菊散) 745
강귤탕(薑橘湯) 47
강심탕(降心湯) 59
강중증(降中證) 70
강활창출탕(羌活蒼朮湯) 124
강황방기탕(羌活防己湯) 236
강황환(薑黃丸) 150
개 쓸개〔犬膽〕 368
개관산(開關散) 622
개구리〔蛙〕 756
개기소담탕(開氣消痰湯) 301
개암〔榛子〕 440
개자〔芥子〕 757
개채자(芥菜子)〔겨자씨〕 160
거머리〔水蛭〕 368, 755
거미〔蜘蛛〕 265, 755
거북이 오줌〔龜尿〕 753
거수고(去水膏) 204
거악산(去惡散) 208
거위 털〔鵝毛〕 758
건골산(健骨散) 677
건시(乾柿) 756
건애탕(乾艾湯) 210
검은 소 오줌〔烏牛尿〕 54
검은 콩〔黑豆〕 53, 440, 581
게〔蟹〕 374, 754
겨자씨〔芥子〕 367
격피취농법(隔皮取膿法) 204
견도산(甄陶散) 730
견우주(牽牛酒) 307
결구3화탕(絜矩三和湯) 41
결명원(決明元) 745
경분을 취하는 법〔取輕粉法〕 282
경효학단(經效瘧丹) 127
계두환(雞頭丸) 680
계란〔雞子〕 582
계명산(雞鳴散) 357
계명주(雞鳴酒) 452
계시예산(雞矢醴散) 40
계심(桂心) 472, 579
계심산(雞心散) 334
계자(雞子)〔계란〕 758
계장초(雞腸草) 757
계종(瘈瘲) 760
계지(桂枝) 46
계지강활탕(桂枝羌活湯) 111
계지고주탕(桂枝苦酒湯) 88
계지석고탕(桂枝石膏湯) 113

계지작약탕(桂枝芍藥湯) 111, 112
계지황금탕(桂枝黃芩湯) 111, 113
계지황기탕(桂枝黃芪湯) 88
계피 42
계향환(桂香丸) 517
계혈산(雞血散) 195
고과독〔苦瓠毒〕 405
고련근피(苦練根皮) 70
고련독(苦練毒) 403
고련탕(苦練湯) 70
고본건양단(固本健陽丹) 471
고봉산(孤鳳産) 539
고삼(苦蔘) 158
고삼산(苦蔘散) 92
고삼원(苦蔘元) 86
고진탕(固眞湯) 725
고호산(苦瓠散) 334
곡달환(穀疸丸) 85
곱사등이〔龜背, 귀배〕 753
과련환(瓜連丸) 67
과루근(瓜蔞根) 70, 75, 98
과부탕(果附湯) 114, 118
관음산(觀音散) 631
관음원(觀音元) 124
광견의 독이 심장에 들어감〔狂犬毒入心〕 382
광출궤견탕(廣朮潰堅湯) 45
광출화벽환(廣朮化癖丸) 666
괴나무꽃〔槐花〕 264
괴화주(槐花酒) 200
교가산(交加散) 549
교감지황전원(交感地黃煎元) 539
교애궁귀탕(膠艾芎歸湯) 493
교애사물탕(膠艾四物湯) 493
교애탕(膠艾湯) 492
교해음(交解飮) 114, 118
9룡강연산(九龍控涎散) 640
구각산(龜殼散) 513
구고고(救苦膏) 460
구급방(救急方) 356
구기자 술〔枸杞子酒〕 451
구맥(瞿麥)〔패랭이꽃의 꽃〕 584

구보환(狗寶丸) 195
구사탕(驅邪湯) 130, 528
구생산(救生散) 504
구창(口瘡) 754
구풍고(驅風膏) 622
구학탕(驅瘧湯) 130
국로고(國老膏) 200, 231
국로음(國老飮) 396
굼벵이〔蠐螬〕 311, 366, 754
궁귀별갑산(芎歸鱉甲散) 121
궁귀보중탕(芎歸補中湯) 499
궁귀조혈음(芎歸調血飮) 542
궁귀탁리산(芎歸托裏散) 205
궁귀탕(芎歸湯) 560
궁소산(芎蘇散) 530
궁황산(芎黃散) 681
귀곡단(鬼哭丹) 133
귀염(鬼魘)〔가위눌림〕 417
귀원산(歸元散) 489
귀형탕(歸荊湯) 548
규자복령산(葵子茯苓散) 524
규화산(葵花散) 344
균심독(菌蕈毒)〔버섯독〕 401
귤귀환(橘歸丸) 568
귤홍 488
근수피(槿樹皮) 319
금궤당귀산(金匱當歸散) 498
금기법(禁忌法) 286, 311, 383
금박진심환(金箔鎭心丸) 625
금보고(金寶膏) 295
금상산(金傷散) 358
금섬산(金蟾散) 41
금연반하탕(芩連半夏湯) 488
금연소독음(芩連消毒飮) 149
금오산(金烏散) 604
금은동석철독(金銀銅錫鐵毒) 404
금은백지산(金銀白芷散) 249
금은화산(金銀花散) 252
금출탕(芩朮湯) 498
금화산(金華散) 346, 747
급만경(急慢驚) 760
급만경풍(急慢驚風) 760
기백(岐伯) 3
기제해독탕(旣濟解毒湯) 149

기진탕(芪陳湯) 88
기침산(起枕散) 533
기침원(氣鍼元) 41
길경 44, 475
길경탕(桔梗湯) 218
김응탁(金應鐸) 3
까치집〔鵲窠〕 171
꿀술(蜜酒) 452
꿀찌기〔蠟〕 438

ⓛ

나무굼벵이〔蠐螬〕 374
나미고(糯米膏) 371
나복근(蘿葍根)〔무뿌리〕 378
난궁종사환(煖宮螽斯丸) 473
난발회(亂髮灰) 758
난향음자(蘭香飮子) 60
날계(辣桂) 195
남성고(南星膏) 305
남성음(南星飮) 632
남엽즙(藍葉汁) 158
남엽즙(藍葉汁) 361, 752
납가새와 줄풀〔茨菰菰〕 264
납거미〔壁錢〕 360, 756
납반원(蠟礬元) 293
납반지(蠟礬脂) 329
납반환(蠟礬丸) 200
납설수(臘雪水) 97, 158, 751
납월서(臘月鼠) 159
납저지(蠟猪脂) 319
납향고(臘享膏) 336, 461
낭독독(狼毒毒) 405
낭탕독(莨菪毒) 405
내감창(內疳瘡) 341
『내경(內經)』 3
내고청심산(內固淸心散) 221
내보환(內補丸) 495
내색산(內塞散) 307
내생기환(內生肌丸) 308
내생산(來甦散) 514
내소승마탕(內消升麻湯) 235
내소옥설탕(內消沃雪湯) 223
내소환(內消丸) 291
내소황연탕(內疎黃連湯) 187

찾아보기

내탁강활환(內托羌活丸)　189
내탁백렴산(內托白斂散)　301
내탁부전산(內托復煎散)　187
내탁산(內托散)　191, 705
내탁천금산(內托千金散)　193
냉부탕(冷附湯)　120
너구리 똥〔狸糞〕　137
넝쿨풀 뿌리〔旋葍根〕　359
노강양위탕(露薑養胃湯)　122
노강음(露薑飮)　120
노군신명산(老君神明散)　152
노란 암탉〔黃雌雞〕　78
노봉방(露蜂房)　753
노성고(露聖膏)　653
노학음(老瘧飮)　126
노학환(老瘧丸)　125
노회고(爐灰膏)　346, 463
노회환(蘆薈丸)　653
녹각(鹿角)　172, 582
녹각교(鹿角膠)　582
녹각산(鹿角散)　208
녹각죽(鹿角粥)　465
녹두(菉豆)　77
녹반환(綠礬丸)　95
녹용4근환(鹿茸四斤丸)　677
녹용환(鹿茸丸)　62
녹운고(綠雲膏)　295
누로산(漏蘆散)　149
누로음자(漏蘆飮子)　235
누창을 씻는 의방〔洗漏瘡方〕　310
누창을 훈하는 의방〔熏漏瘡方〕　310
누충을 취하는 법〔取漏蟲法〕　311
느릅나무 흰 껍질〔楡白皮〕　438, 583
능소화산(凌霄花散)　273
니금고(泥金膏)　684

㈄

다래〔獼猴桃, 미후도〕　76
단독유종(丹毒遊腫)　755
단일한 의방〔單方〕　334
단학여성환(斷瘧如聖丸)　134
달생산(達生散)　504

달팽이〔蝸牛〕　754
닭똥〔雞屎〕　53
담채(淡菜)〔홍합〕　580
당관음자(撞關飮子)　46
당귀(當歸)　498, 578
당귀강활탕(當歸羌活湯)　201
당귀기생탕(當歸寄生湯)　493
당귀백출탕(當歸白朮湯)　84
당귀소(當歸梢)　45
당귀양육탕(當歸羊肉湯)　558
당귀염산(當歸髥散)　363
당귀음자(當歸飮子)　317
당귀작약산(當歸芍藥散)　561
당귀작약탕(當歸芍藥湯)　527
당귀주(當歸酒)　195
당귀지황탕(當歸地黃湯)　494
당귀환(當歸丸)　732
당귀황기음(當歸黃芪飮)　546
대경원(大驚元)　625
대고삼환(大苦參丸)　322
대고양탕(大固陽湯)　421
대구산(代灸散)　297
대극(大戟)　53
대극독(大戟毒)　405
대두감초탕(大豆甘草湯)　324
대령산(大寧散)　528
대마뿌리〔大麻根〕　581
대마치고(大馬齒膏)　333
대마풍환(大麻風丸)　273
대복피(大腹皮)　46
대연교음(大連翹飮)　685
대온중환(大溫中丸)　86
대이향산(大異香散)　40
대자(代赭)　169
대정기산(大正氣散)　46
대조경산(大調經散)　556
대청고(大靑膏)　622
대추〔大棗〕　439
대황(大黃)　264, 584
대황감초음자(大黃甘草飮子)　65
대황고(大黃膏)　340
대황목단탕(大黃牧丹湯)　228
도계당귀환(桃桂當歸丸)　551
도꼬마리〔蒼耳〕　264

도노원(桃奴元)　164
도노환(桃奴丸)　42
도소음(屠蘇飮)　152
도씨인진탕(陶氏茵蔯湯)　83
도인(桃仁)〔복숭아씨〕　171, 580
도인탕(桃仁湯)　551
도체산(導滯散)　357
도화산(桃花散)　214
도효(桃梟)　171
독섬환(獨蟾丸)　248
독성단(獨聖丹)　690
독성산(獨聖散)　495, 738
독승산(獨勝散)　200, 396
독활주(獨活酒)　548
동과(冬瓜)　77
동과인(冬瓜仁)〔동아씨〕　757
동규(冬葵)　100
동규자(冬葵子)〔동규의 씨〕　581
동근상백피(童根桑白皮)　64
동원탁리산(東垣托裏散)　223
동청산(銅靑散)　654
돼지 밥통〔猪肚〕　78
돼지 현제〔豚懸蹄〕　266
돼지기름〔猪脂〕　101
돼지똥〔猪糞〕　101
돼지불알〔猪腎〕　583
돼지유즙〔猪乳汁〕　760
두꺼비〔蟾蜍〕　53, 159, 754, 384
두더지〔鼴鼠〕〔두더지〕　312
두속환(杜續丸)　493
두창(痘瘡)　749
두충　499
들국화〔野菊花〕　263, 383
들깨〔荏子〕　441
등심산(燈心散)　608
따스한 순무즙〔溫蕪菁汁〕　159
땅강아지〔螻蛄〕　359
떡갈나무 껍질〔槲木皮〕　265
또 하나의 법〔一法〕　525
또 하나의 의방〔又方〕　302
또 하나의 의방〔又方〕　283, 305, 327, 477, 535, 545, 703, 705

뜨는 법(灸法) 306

ㅁ

마[薯蕷][서여] 437
마늘[小蒜] 137, 159
마두고(麻豆膏) 316
마두령산(馬兜鈴散) 526
마름 검[菱芡][가시연밥 검] 439
마분(馬糞) 378
마비풍산(馬脾風散) 673
마인(麻仁) 76
마치고(馬齒膏) 329
마풍고(磨風膏) 326
마풍환(磨風丸) 270
마황(麻黃) 136
마황강활탕(麻黃羌活湯) 111
마황근(麻黃根) 59
마황백출탕(麻黃白朮湯) 112
마황순주탕(麻黃醇酒湯) 82
마황탕(麻黃湯) 739
마황황금탕(麻黃黃芩湯) 113
만경풍(慢驚風) 757
만병해독원(萬病解毒元) 395
만비역(慢脾逆) 760
만비풍(慢脾風) 638
만응고(萬應膏) 213, 462
만청자(蔓菁子) 54
만형산(蔓荊散) 373
망사독(硇砂毒) 404
망우산(忘憂散) 524
매고기[鷹肉] 171
매미허물[蟬殼] 754
매화꽃을 복용하는 의방[服梅花方] 690
매화탕(梅花湯) 64
맥두산(麥斗散) 371
맥문동(麥門冬) 59, 64, 74
맥문동음자(麥門冬飲子) 58, 59
메기고기 침[鮎魚涎] 75
메추리[鶉鵪, 암순] 759
멥쌀[粳米] 440
면견산(綿散) 748
멸반법(滅瘢法) 285
멸반산(滅瘢散) 741

명아주와 갈대[藜蘆] 319
모과환(木瓜丸) 670
모근탕(茅根湯) 554
모려대황탕(牡蠣大黃湯) 232
모려육(牡蠣肉) 75
모시풀 뿌리[苧根] 266, 584
모침(茅鍼) 264
목단산(牧丹散) 229
목단피 62
목단피탕(牧丹皮湯) 219
목욕하는 법[浴法] 271
목필화산(木筆花散) 742
목향 45, 499
목향반하환(木香半夏丸) 683
목향분기환(木香分氣丸) 48
목향빈랑산(木香檳榔散) 215
목향빈랑환(木香檳榔丸) 47
목향산(木香散) 40, 724
목향소창원(木香消脹元) 49
목향순기탕(木香順氣湯) 50
목향원(木香元) 656
목향환(木香丸) 652
몰약(沒藥) 378
몰약강성단(沒藥降聖丹) 371
몰약산(沒藥散) 551
묘두골(猫頭骨) 583
묘두환(猫頭丸) 289
묘복산(猫蝠散) 297
묘승산(妙勝散) 213
무비산(無比散) 738
무성자형화환(務成子螢火丸) 153
무술주(戊戌酒) 451
무씨[蘿蔔子] 54
무이산(蕪荑散) 318
무환자(無患者)[무환자나무] 170
문동음자(門冬飲子) 66
문합(蚊蛤) 75
미나리[水䕷] 100
미나리[水芹] 758
미친개에 물린 데 독을 나오게 하는 법[狂犬傷出毒法] 382
밀[小麥] 360
밀몽화산(密蒙花散) 744
밀싹[小麥苗] 99

밀조환(蜜皁丸) 733

ㅂ

바다가마우지 똥[鸕鷀屎] 758
박쥐[蝙蝠] 359
박초(朴硝) 577
박하(薄荷) 757
박하단(薄荷丹) 292
반묘원청독(斑猫芫青毒) 404
반석독(礬石毒) 403
반속산(半粟散) 670
반온반열탕(半溫半熱湯) 84
반천하수(半天河水) 169
반초산(礬硝散) 87
반하(半夏) 136
반하독(半夏毒) 405
반하복령탕(半夏茯苓湯) 488
반하후박탕(半夏厚朴湯) 45
반혼단(返魂丹) 245
반혼추명재조산(返魂追命再造散) 274
발독산(拔毒散) 684
밤[栗] 439
방게(蚄蟹) 533
방기초력환(防己椒藶丸) 40
방기탕(防己湯) 523
방상산(蚌霜散) 363
방풍당귀산(防風當歸散) 549
방풍온담탕(防風溫膽湯) 625
방풍원(防風元) 632
방합(蚌蛤) 75
배[梨] 76, 756
배꼽부스럼[臍瘡] 751
백가(百家) 3
백강잠(白殭蠶) 754
백교향산(白膠香散) 331
백규화(白葵花) 137
백독창(白禿瘡) 757
백랍(白蠟) 374
백룡고(白龍膏) 463
백묵산(栢墨散) 605
백미(白薇) 472
백미탕(白薇湯) 418
백반(白礬) 46, 383, 751

백병자(白餠子) 666
백복령 41, 44, 59, 62, 475
백복령(白茯苓) 438
백사산(白蛇散) 292
백상환(百祥丸) 736
백설조(百舌鳥)〔꾀꼬리〕 759
백수산(百壽散) 690
백양나무 껍질〔白楊樹皮〕 366
백염산(白斂散) 336
백오계(白烏鷄) 100
백용산(白龍散) 730
백자부귀환(百子附歸丸) 473
백자인산(栢子仁散) 540
백작약 498
백지(白芷) 264
백지마(白脂麻)〔흰깨〕 440
백지승마탕(白芷升麻湯) 230
백출(白朮) 491
백출산(白朮散) 488, 628
백출탕(白朮湯) 527
백편두산(白扁豆散) 497
백합(百合) 437
백합단(百合丹) 682
백합산(栢蛤散) 325, 526
백호계지탕(白虎桂枝湯) 112
백호계지탕(白虎桂枝湯), 111
백화고(百花膏) 729
백화사주법(白花蛇酒法) 275
백화사환(白花蛇丸) 275
백화춘(白花春) 453
백회혈(百會穴) 760
뱀 허물〔蛇蛻〕 755
뱀딸기〔蛇苺〕 158
뱀장어〔鰻鱺〕〔만리〕 312
뱀허물〔蛇蛻〕 136, 580
뱃병〔客忤〕 754
버들개지〔柳絮〕 753
번루(蘩蔞)〔별꽃〕 582
범고기〔虎肉〕 172
벽곡하여 배고프지 않는 의방〔辟穀不飢方〕 442
벽곡하여 음식을 끊는 의방〔辟穀絶食方〕 441
벽력단(霹靂丹) 513

벽사고(辟邪膏) 607
벽사단(辟邪丹) 116, 123, 165
벽예산(辟穢散) 720
벽하정자(碧霞錠子) 247
변축(萹蓄) 752
별갑음자(鱉甲飮子) 126
별갑환(鱉甲丸) 125
볏짚 재〔稻稈灰〕 367
보기사영탕(補氣瀉榮湯) 272
보기생혈탕(補氣生血湯) 377
보기양혈탕(補氣養血湯) 536
보령단(保靈丹) 396
보리 누룩〔大麥蘖〕 581
보리국수〔大麥麵〕 54
보리싹〔大麥苗〕 99
보명단(保命丹) 635
보명산(保命散) 603
보비익진탕(補脾益眞湯) 639
보비탕(補脾湯) 631
보생구고산(保生救苦散) 337
보생정자(保生錠子) 248
보생탕(保生湯) 488
보손당귀산(補損當歸散) 365
보신지황원(補腎地黃元) 58
보신지황원(補腎地皇元) 62
보안백출산(保安白朮散) 530
보안환(保安丸) 560
보원탕(保元湯) 709
보유화풍단(保幼化風丹) 624
보제소독음자(普濟消毒飮子) 148
보중승독병(補中勝毒餠) 289
보허탕(補虛湯) 558
복령산(茯苓散) 540
복령삼습탕(茯苓滲濕湯) 93
복령탕(茯苓湯) 281, 522
복룡간(伏龍肝) 262, 577, 751
복분자 471
복숭아 뿌리〔桃根〕 99
복숭아 잎〔桃葉〕 159
복숭아나무 진〔桃膠〕 439
복신탕(茯神湯) 567
복신황기탕(茯神黃芪湯) 564
복어독〔河豚毒〕〔하돈독〕 402
복원활혈탕(復元活血湯) 358

봉방산(蜂房散) 308
봉의산(鳳衣散) 326
봉출 40, 42
부용(芙蓉) 267
부용산(芙蓉散) 563
부용향(芙蓉香) 447
부위산(扶危散) 382
부추씨〔韭汁〕 471
부평산(浮萍散) 318
분사산(粉麝散) 330
분소탕(分消湯) 47
불생산(佛生散) 505
불수산(佛手散) 496, 517
불이음(不二飮) 133
붉은 말발굽〔赤馬蹄〕 160
붉은 팥〔赤小豆〕 53, 159, 267, 757
붕어〔鮒魚〕 99
붙이는 약〔敷藥〕 271
비급환(備急丸) 421, 634
비룡탈명단(飛龍奪命丹) 247, 256
비마자(萆麻子) 383
비방청비환(秘方淸脾丸) 127
비방탈명산(秘方奪命散) 194
비상독(砒霜毒) 401
비아환(肥兒丸) 657
비전1찰광(秘傳一擦光) 317
비전희두탕(秘傳稀痘湯) 691
비파엽(枇杷葉) 66
빈랑산(檳榔散) 333
빙상산(氷霜散) 337
빙황산(氷黃散) 684

(ㅅ)

4물해기탕(四物解肌湯) 698
4미탕(四味湯) 534
4보단(四寶丹) 96
4분산(四糞散) 738
4성산(四聖散) 293, 701
4성선정산(四聖旋疔散) 249
4성환(四聖丸) 47
4수음(四獸飮) 120
4장군음(四將軍飮) 130

4초지각환(四炒枳殼丸) 48	3미천장자산(三味天漿子散) 631	상표초산(桑螵蛸散) 554
4치산(四齒散) 735	3생산(三生散) 237	상회수(桑灰水) 210
4피음(四皮飮) 746	3선탕(三仙湯) 156	새로 기른 물〔新汲水〕 358
4향산(四香散) 46	3성산(三聖散) 532	새명단(賽命丹) 196
4호산(四虎散) 196	3성환(三聖丸) 290	생갈근즙(生葛根汁) 158
4황산(四黃散) 337	3소환(三消丸) 67	생감초 60
사간탕(射干湯) 223	3신고(三神膏) 212	생강감길탕(生薑甘桔湯) 253
사과탕(絲瓜湯) 702	3신산(三辛散) 678	생강귤피탕(生薑橘皮湯) 43
사군자(使君子) 752	3인탕(三仁湯) 228	생근산(生筋散) 677
사군자환(使君子丸) 652	3퇴 6,1산(三退六一散) 511	생기방(生肌方) 347
사농환(射膿丸) 203	3퇴산(三退散) 510	생기산(生肌散) 215, 346
사람 똥〔人屎〕 160	3퇴음(三退飮) 520	생동쌀〔靑粱米〕 441
사람 오줌〔人尿〕 367	3합탕(三合湯) 568	생료4물탕(生料四物湯) 686
사람 입안의 침〔人口中唾〕 266	3화탕(三和湯) 41	생밤〔生栗〕 375
사람의 손발톱〔人爪甲〕 758	3황산(三黃散) 314	생부4군자탕(生附四君子湯) 638
사상자(蛇床子) 286, 320, 471	3황패독산(三黃敗毒散) 282	생부산(生附散) 335
사순(絲蒪) 100	삼귀별갑음(參歸鱉甲飮) 126	생서산(生犀散) 663
사심탕(瀉心湯) 221	삼귀양영탕(參歸養榮湯) 134	생연뿌리〔生藕〕 76
사전창(蛇纏瘡) 342	삼귤산(參橘散) 488	생연뿌리즙〔生藕汁〕 159
사청환(瀉靑丸) 622	삼기보폐탕(參芪補肺湯) 219	생우즙(生藕汁) 58
사함초(蛇含草) 361	삼뿌리〔麻根〕 367	생지황(生地黃) 60, 263, 374, 577
사향(麝香) 171, 583, 759	삼씨 알맹이〔大麻子〕 440	
사향경분산(麝香輕粉散) 284	삼출고(參朮膏) 553	생지황고(生地黃膏) 67
사향산(麝香散) 203	삼출반하탕(參朮半夏湯) 632	생지황음자(生地黃飮子) 66
산 전의 여러 증세〔産前諸證〕 521	삼출보비환(參朮補脾丸) 219	생지황죽(生地黃粥) 495
산거북〔生龜〕 265	삼출음(參朮飮) 525	생지황즙(生地黃汁) 58
산돼지 황〔野猪黃〕 173	삽주〔朮〕 437	생지황탕(生地黃湯) 663
산사탕(散邪湯) 118	상근백피(桑根白皮) 64, 75	생진감로탕(生津甘露湯) 60
산약(山藥) 66	상기생(桑寄生) 579	생진양혈탕(生津養血湯) 60
산장(酸漿) 752	상기생산(桑寄生散) 493	생파〔生葱〕 100
산장초(酸漿草) 98	상기차(桑枝茶) 54	생환산(生獾散)〔산오소리〕 298
산종궤견탕(散腫潰堅湯) 291	상두자(橡斗子)〔도토리〕 311	생황금(生黃芩) 45
산토란죽(山芋粥) 465	상륙(商陸) 266	서각(犀角) 408
산혈소종탕(散血消腫湯) 42	상백피(桑白皮)〔뽕나무뿌리 껍질〕 359	서각소독음(犀角消毒飮) 700
산후두통(産後頭痛) 550		서각화독단(犀角化毒丹) 747
살귀5사환(殺鬼五邪丸) 165	상백피탕(桑白皮湯) 64	서미고(糯米膏) 214
살무사 쓸개〔蝮蛇膽〕 312	상산음(常山飮) 121	서성부전환(西聖復煎丸) 279
살아있는 거북〔生龜〕 366	상수리〔橡實〕 438	서운향구(瑞雲香구) 447
삶은 개고기〔熟犬肉〕 312	상시회즙(桑柴灰汁) 53	서첨자탕(鼠粘子湯) 702
삶은 술〔煮酒〕 453	상아(象牙) 359	석고(石膏) 73
3간단(三癎丹) 643	상아환(象牙丸) 281	석고산(石膏散) 87
3두음(三豆飮) 691	상지다(桑枝茶) 75	석고인진산(石膏茵蔯散) 94
3물산(三物散) 340	상치시〔萵苣子〕〔와거자〕 375	석곡(石斛) 66
	상표초(桑螵蛸) 579	석류화(石榴花) 360

석약독(石藥毒) 406
석연자(石燕子) 577
석자제니탕(石子薺苨湯) 70
석창포 473
석회(石灰) 358
선갈산(蟬蝎散) 627, 630
선국산(蟬菊散) 745
선방활명음(仙方活命飮) 190, 255
선복근(旋葍根) 374, 437
선복화탕(旋覆花湯) 538
선성벽온단(宣聖辟瘟丹) 154
선열단(宣熱丹) 290
선유량(仙遺粮) 283
선유량탕(仙遺粮湯) 280
선유량환(仙遺粮丸) 278
선응고(善應膏) 214, 462
선저산(蟬猪散) 744
선전화독탕(仙傳化毒湯) 193, 255
선천귀일탕(先天歸一湯) 476
선퇴탕(蟬退湯) 722
선풍산(宣風散) 604, 736
선화산(蟬花散) 609
섬수고(蟾酥膏) 295
섬수환(蟾酥丸) 245
섬여고(蟾蜍膏) 236
성비산(醒脾散) 627, 629
성비음자(醒脾飮子) 528
성산자(聖散子) 143
성성산(惺惺散) 672
성향산(星香散) 635
세감탕(洗疳湯) 324
세독산(洗毒散) 325
세독탕(洗毒湯) 210
소갈탕(蘇渴湯) 750
소감산패독산(消疳散敗毒散) 324
소감환(消疳丸) 646
소경원(小驚元) 626
소계(小薊) 361
소고탕(消蠱湯) 44
소교애탕(小膠艾湯) 492
소나무 겨우살이〔松蘿〕 136
소농음(消膿飮) 218

소독산(消毒散) 232
소독음(消毒飮) 700
소독탕(消毒湯) 747
소독환(消毒丸) 150
소똥〔牛屎〕 172
소목(蘇木) 45, 579
소방산(蘇方散) 232
소벽원(消癖元) 125
소빈랑원(小檳榔元) 49
소삼소음(小參蘇飮) 537
소서〔牡鼠〕〔숫쥐〕 375
소서각환(小犀角丸) 290
소수독음자(消水毒飮子) 412
소식산(消蝕散) 208, 675
소식환(消食丸) 665
소아청심환(小兒淸心丸) 664
소온중환(小溫中丸) 86
소요산(逍遙散) 566
소자(蘇子) 46
소적환(消積丸) 675
소조경산(小調經散) 556
소종유량탕(消腫遺粮湯) 279
소종탕(消腫湯) 294
소창원(消脹元) 48
소창음자(消脹飮子) 44
소청비탕(小淸脾湯) 121
소침환(燒鍼丸) 670
소풍산(消風散) 269
소풍패독산(消風敗毒散) 278
소풍해독산(疎風解毒散) 344
소풍화담탕(消風化痰湯) 300
소합향원(蘇合香元) 166
소합향원(小合香元) 420
소해산(消解散) 301
소핵환(消核丸) 301
소활혈산(小活血散) 729
소회산(燒灰散) 298
속단(續斷) 374
속사단(續嗣丹) 471
속태환(束胎丸) 505
솔잎〔松葉〕 438
송예단(松蘂丹) 682
송지첨산(松脂貼散) 345
쇠똥구리(蜣蜋) 359

쇠비름〔馬齒莧〕 582, 757
수념산(手捻散) 722
수달간〔獺肝〕 173
수달고기〔獺肉〕 160
수레바퀴기름〔車脂〕 361
수세미〔絲瓜〕 100
수양탕(水楊湯) 719, 734
수은(水銀) 584
수은독(水銀毒) 404
수은찌꺼기〔水銀滓〕 319
수주환(水硃丸) 282
수중세태(水中細苔) 158
수증고(水澄膏) 212
수컷 쥐똥〔雄鼠糞〕 755
수탉 벼슬〔雄雞冠〕 420
수태지감산(瘦胎枳甘散) 504
수퇘지 똥〔牡猪糞〕 160
숙건지황산(熟乾地黃散) 559
숙지황 59, 64
숙지황탕(熟地黃湯) 543
순기목향산(順氣木香散) 43
순기산(順氣散) 60
순무씨〔蔓菁子〕 99, 441
순채〔蒓〕 77, 161
술지게미〔酒糟〕 368
숫쥐고기〔牡鼠肉〕 754
숭채(菘菜) 77
승검초〔薛荔〕〔폐려〕 263
승금단(勝金丹) 133, 475
승금산(勝金散) 513
승금환(勝金丸) 133
승마(升麻) 42
승마화기음(升麻和氣飮) 315
승양익위산(升陽益胃散) 192, 255
시진탕(柴陳湯) 119
시평탕(柴平湯) 129
시호4물탕(柴胡四物湯) 112, 541
시호가계탕(柴胡加桂湯)을 111
시호계강탕(柴胡桂薑湯) 119
시호계지탕(柴胡桂枝湯) 111, 112
시호궁귀탕(柴胡芎歸湯) 114

시호방귀탕(柴胡防歸湯) 543	10향고(十香膏) 459	양유방(養乳方) 627
시호승마탕(柴胡升麻湯) 143	16미유기음(十六味流氣飮) 222	양유방(釀乳方) 629, 663
시호억간탕(柴胡抑肝湯) 563	십신탕(十神湯) 143	양육탕(羊肉湯) 552
시호지모탕(柴胡知母湯) 119	십전단(十全丹) 655	양제근(羊蹄根) 319
시호지황탕(柴胡地黃湯) 542	쌍금환(雙金丸) 633	양혈음(凉血飮) 220, 344
시호청간탕(柴胡淸肝湯) 201	쌍오산(雙烏散) 364	양혈좌간환(養血佐肝湯) 551
시호통경탕(柴胡通經湯) 294	쌍해산(雙解散) 233	양혈지황탕(凉血地黃湯) 541
시호파어탕(柴胡破瘀湯) 542	쌍해음자(雙解飮子) 124	양혈해독환(凉血解毒丸) 324
식역증(食㑊證) 62	씻고 바르는 의방〔洗傳方〕 298	어목창(魚目瘡) 343
신공산(神攻散) 711	씻는 약〔洗藥〕 271, 318	어제정(魚臍疔) 241
신국(神麴) 581	씻어내는 의방〔盪洗方〕 204	억기산(抑氣散) 566
신기산(神奇散) 233		억음지황환(抑陰地黃丸) 563
신달탕(腎疸湯) 88	◎	여뀌 열매〔蓼實〕 757
신방험태산(神方驗胎散) 483	아교(阿膠) 582, 759	여로달(女勞疸) 87
신백산(神白散) 74	아교주(阿膠珠) 491	여로독(藜蘆毒) 403
신선고본주(神仙固本酒) 452	아장선(鵝掌癬) 286	여성고(如聖膏) 516
신선벽하단(新船碧霞丹) 134	아침통(兒枕痛) 532	여성산(如聖散) 315
신선부익단(神仙附益丹) 476	악독창(惡毒瘡) 753	여성음(如聖飮) 721
신선취보단(神仙聚寶丹) 568	안식향(安息香) 170	여성환(如聖丸) 652
신선태을고(神仙太乙膏) 460	안영산(安榮散) 524	여성흑고(如聖黑膏) 322
신선해독환(神仙解毒丸) 249	안영탕(安榮湯) 499	여신단(如神丹) 515
신성벽온단(神聖辟瘟丹) 154	안충산(安蟲散) 676	여신산(如神散) 93, 336, 510
신수태을산(神授太乙散) 145	안태산(安胎散) 494, 749	여우고기〔狐肉〕 137, 172
신윤완기탕(辛潤緩肌湯) 65	안태음(安胎飮) 494	여우쓸개〔狐膽〕 420
신응고(神應膏) 321	안태환(安胎丸) 498	여우음경〔狐陰莖〕 760
신이고(神異膏) 213, 315, 462	암양의 뿔〔羖羊角〕 172	여의단(女意丹) 116, 146
신첩고(神捷膏) 330	압자전(鴨子煎) 527	여지고(荔枝膏) 68
신출산기산(神朮散氣散) 157	애독(艾毒)〔쑥독〕 406	연교산견탕(連翹散堅湯) 293
신침원(神寢元) 506	애실(艾實)〔쑥 열매〕 170	연교승마탕(連翹升麻湯) 702
신해탕(神解湯) 698	애엽(艾葉) 578	연교음(連翹飮) 344
신효개결산(神效開結散) 304	애초탕(艾醋湯) 483	연교패독산(連翹敗毒散) 199
신효산(神效散) 630	액막이 법〔禳法〕 520	연담환(連膽丸) 646
신효유주단(神效乳珠丹) 510	야명사(夜明砂)〔박쥐똥〕 758	연분산(連粉散) 317
신효탁리산(神效托裏散) 206	야명사(夜明砂) 137	연뿌리 즙〔藕汁〕 67, 580
신효탈명단(神效奪命丹) 245	약으로 씻는 의방〔洗藥方〕 283, 347	연뿌리〔藕〕 439
실소산(失笑散) 532	약을 바르는 의방〔搽藥方〕 284	연상산(連床散) 321
심루를 치료하는 의방〔治心漏方〕 311	양강(良薑) 43	연생단(延生丹) 632
심통원(尋痛元) 364	양경환(凉驚丸) 621	연석(煉石) 262
10미궁소산(十味芎蘇散) 144	양기석원(陽起石元) 472	연송지(煉松脂) 312
10미노회환(十味蘆薈丸) 658	양명학(陽明瘧) 111	연연진인탈명단(淵然眞人奪命丹) 187, 256
10선산(十宣散) 191	양신(羊腎) 583	연잎〔荷葉〕 366
10장군환(十將軍丸) 122	양예수(楊禮壽) 3	연자육(連子肉) 66
10주환(十疰丸) 166	양위단(養胃丹) 123	연지고(臙脂膏) 740

열독창(熱毒瘡) 343
염기산(斂肌散) 747
염심고(寧心膏) 625
염창산(斂瘡散) 214
염초(焰硝) 751
염탕(塩湯) 211
엿[飴糖] 379
영신고(靈神膏) 540, 624
영양각탕(羚羊角湯) 521
영위반혼탕(榮衛返魂湯) 238
영위반혼탕(榮衛返昏湯) 255
영응고(靈應膏) 213, 463
『영추경(靈樞經)』 3
옛날 거울[古鏡] 169
5가피산(五加皮散) 681
5감보동원(五疳保童元) 646
5감소식원(五疳消息元) 657
5두탕(五豆湯) 69
5로원(五勞元) 121
5리대황탕(五利大黃湯) 188
5미백출산(五味白朮散) 556
5미안태환(五味安胎丸) 499
5미자(五味子) 62, 76
5미자탕(五味子湯) 252
5복화독단(五福化毒丹) 651
5성탕(五聖湯) 246
5온단(五瘟丹) 116, 145
5자연종환(五子衍宗丸) 472
5즙옥천환(五汁玉泉丸) 67
5통고(五通膏) 605
5향백출산(五香白朮散) 218
5향산(五香散) 198
5향연교탕(五香連翹湯) 188, 255
5향탕(五香湯) 198
5황산(五黃散) 377
오가피(五加皮) 753
오갈산(烏蝎散) 627, 630
오계(烏雞) 367
오금산(烏金散) 518
오두7조탕(烏頭七棗湯) 122
오래된 누창 속의 썩은 뼈를 취하는 의방[取久漏中朽骨方] 310
오룡해독산(烏龍解毒散) 377

오매(烏梅) 76, 137
오매모과탕[烏梅木瓜湯] 69
오매탕(烏梅湯) 727
오사고삼원(烏蛇苦參元) 274
오수유 42, 45
오수유산(吳茱萸散) 314
오수유탕(吳茱萸湯) 50
오아(烏鴉)[까마귀] 171
오웅계(烏雄雞) 375
오징어 뼈[烏賊魚骨] 754
오징어 살[烏賊魚肉] 580
옥로산(玉露散) 544, 669
옥섬산(玉蟾散) 656
옥약계영환(玉鑰啓榮丸) 472
옥용고(玉容膏) 461
옥지고(玉脂膏) 286
옥천산(玉泉散) 66
옥천환(玉泉丸) 67
옥촉산(玉燭散) 233
옥추단(玉樞丹) 395
온경탕(溫經湯) 476
온경환(溫經丸) 309, 621
온백환(溫白丸) 629
온비단(溫脾丹) 683
온신환(溫腎丸) 471
온위탕(溫胃湯) 43
온해산(溫解散) 307
올방개의 뿌리[烏芋] 439
옹저의 부스럼 입(瘡口)을 깊고 크게 하는 의방(癰疽瘡口深大方) 206
와우산(蝸牛散) 297
와창(蝸瘡) 342
완화독(莞花毒) 405
왕과(王瓜) 752
왕과근(王瓜根) 98
외부신고(外敷神膏) 51
외부약(外敷藥) 52
요백산(尿白散) 654
요토고(窯土膏) 329
용골고(龍骨膏) 328
용뇌자(龍腦子) 737
용담원(龍膽元) 651
용담음자(龍膽飲子) 658

용담탕(龍膽湯) 595
용담환(龍膽丸) 653
용봉고(龍鳳膏) 691
용봉원(龍鳳元) 69
용세산(龍蛻散) 511
용천고(涌泉膏) 203
용천산(龍泉散) 297
용호탕(龍虎湯) 115, 119
우렁이[田螺] 76, 319
우방금연탕(牛蒡芩連湯) 149
우선단(遇仙丹) 516
우슬(牛膝) 135
우슬탕(牛膝湯) 519
우유(牛乳) 78
우유즙(牛乳汁) 58
우즙고(藕汁膏) 58, 61
우황(牛黃) 759
우황고(牛黃膏) 541
우황산(牛黃散) 685
우황산자(牛黃散子) 85
우황탈명산(牛黃奪命散) 673
우황포룡환(牛黃抱龍丸) 635
운모고(雲母膏) 214, 461
웅계탕(雄雞湯) 77
웅담(熊膽) 100, 759
웅반환(雄礬丸) 395
웅사산(雄麝散) 395, 606
웅작시(雄雀屎)[숫참새 똥] 265
웅주단(雄朱丹) 116, 123
웅주산(雄朱散) 418
웅호시(雄狐屎)[숫여우 똥] 160
웅황(雄黃) 169, 318
웅황고(雄黃膏) 309, 672
웅황독(雄黃毒) 404
웅황산(雄黃散) 208, 527, 748
웅황환(雄黃丸) 156, 247
원지(遠志) 59
원지주(遠志酒) 199
월섬환(月蟾丸) 654
월식창(月蝕瘡) 341, 755
월인(越人) 3
위모(衛矛)[화살나무] 170
위생천화원(衛生天花元) 68
위약(圍藥) 211

위엽탕(葦葉湯) 218
유백피탕(楡白皮湯) 515
유분탁리산(乳粉托裏散) 253
유원빈(劉元賓) 3
유음자(油飮子) 691
유의(儒醫) 3
유장법(油漿法) 733
유조입효산(油調立效散) 316
유풍단(愈風丹) 275
유풍산(愈風散) 548
유향(乳香) 265
유향고(乳香膏) 211
유향산(乳香散) 364, 377, 675, 742
유향운모고(乳麝雲母膏) 308
유향정통산(乳香定痛散) 363
유향환(乳香丸) 654
유황(硫黃) 318
유황독(硫黃毒) 404
유황병(硫黃餠) 314
유황산(硫黃散) 416
유황탕(硫黃湯) 546
66환(六六丸) 282
6미3릉환(六味三稜丸) 666
6신산(六神散) 608
6향고(六香膏) 459
6화탕(六和湯) 122
육두구환(肉豆蔲丸) 724
율모각(栗毛殼) 756
은백산(銀白散) 632
음탈을 치료한 징험(陰脫治驗) 546
의이환〔薏苡丸〕 677
의향(衣香) 459
2각음(二角飮) 738
2모산(二母散) 537
2생고(二生膏) 370
2선산(二仙散) 254, 744
2성구고환(二聖救苦丸) 150
2연환(二連丸) 655
2진탕(二陳湯) 487
2퇴산(二退散) 510
2향산(二香散) 199
2활산(二活散) 248

2황고(二黃膏) 345
이경환(利驚丸) 621
이고(李杲) 3
이공산(異攻散) 724
이리고기〔狸肉〕 172
이명원(李命源) 3
이자건살귀원(梨子建殺鬼元) 153
이자건살귀원(李子建殺鬼元) 168, 169
이장음(梨漿飮) 662
이향4신산(異香四神散) 566
익기양영탕(益氣養榮湯) 293
익모고(益母膏) 561
익모초 줄기와 잎(茺蔚莖葉) 263
익모환(益母丸) 505, 561
익원산(益元散) 74
익지인(益智仁) 51
익황산(益黃散) 628
익힌 쑥〔熟艾〕 361
인동등(忍冬藤) 264
인동원(忍冬元) 72
인동주(忍冬酒) 256
인동초(忍冬草) 75, 170
인동탕(忍冬湯) 257
인동환(忍冬丸) 256
인삼 42
인삼강활산(人參羌活散) 663
인삼궁귀탕(人參芎歸湯) 42
인삼당귀산(人參當歸散) 543
인삼백호탕(人參白虎湯) 57, 111
인삼별갑산(人參鱉甲散) 559
인삼복령산(人參茯苓散) 61
인삼산(人參散) 61
인삼서세산(人參蟬蛻散) 732
인삼석고탕(人參石膏湯) 58, 59
인삼재학음(人參截瘧飮) 132
인삼제학(人三裁瘧) 114
인삼죽력음(人參竹瀝飮) 131
인삼청격산(人參淸膈散) 725
인삼형개산(人參荊芥散) 566
인삼화영단(人參化癭丹) 303
인삼황기탕(人參黃芪湯) 252
인시(人屎)〔사람의 똥〕 267
인아산(人牙散) 307

인중백(人中白) 374
인중황(人中黃) 160
인중황환(人中黃丸) 145
인진(茵蔯) 136
인진3물탕(茵蔯三物湯) 83
인진4역탕(茵蔯四逆湯) 90
인진5령산(茵蔯五苓散) 83
인진강부탕(茵蔯薑附湯) 90
인진고(茵蔯膏) 97
인진귤피탕(茵蔯橘皮湯) 90
인진대황탕(茵蔯大黃湯) 94
인진복령탕(茵蔯茯苓湯) 90
인진부자건강탕(茵蔯附子乾薑湯) 89, 91
인진부자탕(茵蔯附子湯) 90
인진사황탕(茵蔯瀉黃湯) 92
인진산(茵蔯散) 84
인진오수유탕(茵蔯吳茱萸湯) 90
인진치자탕(茵蔯梔子湯) 85
인진탕(茵蔯湯) 85
인진환(茵蔯丸) 145
1보1발단(一補一發丹) 122
1자신산(一字神散) 520
일념금(一捻金) 245
일념금산(一捻金散) 603
일상산(一上散) 314
일소광(一掃光) 346
일소산(一掃散) 315
일청음(一淸飮) 94
입성단(立聖丹) 516
입응산(立應散) 292
입효산(立效散) 533, 654
잉어 비늘〔鯉魚鱗〕 579
잉어〔鯉魚〕 99
잉어장〔鯉魚腸〕 312
잉어탕〔鯉魚湯〕 522

㊈

자간환(煮肝丸) 658
자금단(紫金丹) 87
자금정(紫金錠) 165, 255
자금환(紫金丸) 532
자단향(紫檀香) 360
자라 껍질〔鱉甲〕 136

자라〔鱉〕 99, 753
자상환(紫霜丸) 643
자소경잎〔紫蘇莖葉〕 53
자소엽 41
자소음(紫蘇飮) 529
자연동(自然銅) 373
자연동산(自然銅散) 372
자운풍환(紫雲風丸) 274
자원탕(紫菀湯) 525
자음백보환(滋陰百補丸) 566
자음양영탕(滋陰養榮湯) 64
자음지보탕(滋陰至寶湯) 568
자음지황환(滋陰地黃丸) 567
자장5인환(滋腸五仁丸) 555
자종(子腫) 522
자초고(紫草膏) 344, 705
자초목통탕(紫草木通湯) 732
자초음(紫草飮) 702
자탕(紫湯) 549
자혈탕(滋血湯) 567
작약(芍藥) 578
작옹(雀瓮)〔참새집〕 755
작은 마늘〔小蒜〕 266
작은 새우〔小蝦〕 755
잠견산(蠶繭散) 296
잠퇴지〔蠶退紙〕 170
잣〔海松子〕 439
잣나무 잎〔柏葉〕 438
장기(張機) 3
장달환(瘴疸丸) 91
장옹의 치료 효험〔腸癰治驗〕 229
재생산(再甦散) 720
재학7보음(截瘧七寶飮) 132
재학상산음(截瘧常山飮) 132
재학음자(截瘧飮子) 132
쟁공산(爭攻散) 115, 119
저근(苧根) 753
저두산(猪頭散) 340
저두황연환(猪肚黃連丸) 656
저미고(猪尾膏) 735
저성탕(抵聖湯) 552
저유고(猪乳膏) 608
저제탕(猪蹄湯) 209
저체죽(猪蹄粥) 544

적기산(的奇散) 554
적동설(赤銅屑) 373
적백유진(赤白遊疹) 755
적복령 48, 59, 489
적석지산(赤石脂散) 337
적출원(赤朮元) 236
전갈관음산(全蝎觀音散) 631
전변〔傳化〕 55
전생백출산(全生白朮散) 523
전씨안신환(錢氏安神丸) 623
전초산(剪草散) 314
전호지각탕(前胡枳殼湯) 726
절감산(截疳散) 309
절풍환(截風丸) 625
점음교법(點陰膠法) 216
점입하는 법〔點法〕 746
접골단(接骨丹) 370
접골산(接骨散) 372
접골자금단(接骨紫金丹) 372
정기탕(正氣湯) 118
정백환(定魄丸) 642
정비산(正脾散) 556
정신보기탕(精神補氣湯) 65
정예남(鄭禮男) 3
정작(鄭碏) 3
정중탕(定中湯) 723
제고보명단(諸蠱保命丹) 45
제비똥〔燕屎〕 137
제생석고탕(濟生石膏湯) 528
제생인진탕(濟生茵蔯湯) 92
제생자소탕(濟生紫蘇湯) 46
제위상단(濟危上丹) 536
제음단(濟陰丹) 475
제창(臍瘡) 754
제풍(臍風) 760
조각(切片) 48
조각자(皂角子) 265
조경양혈원(調經養血元) 476
조경종옥탕(調經種玉湯) 475
조근환(皂根丸) 278
조기익황산(調氣益黃散) 604
조등고(釣藤膏) 641
조등산(釣藤散) 640
조변백상환(棗變百祥丸) 736

조약하는 의방〔照藥方〕 285
조위고(助胃膏) 671
조자녹반환(棗子綠礬丸) 95
조중탕(調中湯) 142
조태산(罩胎散) 749
조해산(調解散) 734
좁쌀뜨물〔粟米泔〕 76
종사환(螽斯丸) 473
종용원(蓯蓉元) 681
주굉(朱肱) 3
주귀음(酒歸飮) 321
주반산(朱礬散) 603
주분산(朱粉散) 636
주사(朱砂) 157, 169, 577
주사웅황(朱砂雄黃) 262
주사환(朱砂丸) 669
주사황연원(朱砂黃連元) 69
주서산(朱犀散) 414
주천산(周天散) 739
주침전(朱沈煎) 669
죽력(竹瀝) 74, 158
죽력탕(竹瀝湯) 522
죽여탕(竹茹湯) 489
죽엽(竹葉) 73, 753
죽엽방풍탕(竹葉防風湯) 543
죽엽탕(竹葉湯) 522
죽엽황기탕(竹葉黃芪湯) 252
죽통흡독방(竹筒吸毒方) 216
중만분소탕(中滿分消湯) 42
중만분소환(中滿分消丸) 44
중품정자(中品錠子) 338
쥐(鼠) 378
쥐똥〔鼠屎〕 366
쥐머느리〔鼠婦〕 136
쥐의 뇌와 간〔鼠腦肝〕 360
즉어(鯽魚)〔붕어〕 753
증세(疔疽形證) 240
증손4물탕(增損四物湯) 559
지각(枳殼) 41, 489
지각좌산(枳殼剉散) 44
지각탕(枳殼湯) 492
지각환(枳殼丸) 682
지골피(地骨皮) 59, 75
지골피산(地骨皮散) 663

지네〔蜈蚣〕 136, 755
지렁이〔蚯蚓〕 755
지렁이즙(蚯蚓汁) 157
지룡음(地龍飮) 124
지룡즙(地龍汁) 751
지류를 치료하는 의방〔治脂瘤方〕 304
지마(脂麻) 319
지마(脂麻)〔깨〕 756
지마유(脂麻油) 265
지모(知母) 136
지모환(知母丸) 495
지보단(至寶丹) 420
지부자탕(地膚子湯) 524
지성래복단(至聖來復丹) 420
지성보명단(至聖保命丹) 637
지성환(至聖丸) 652
지장(地漿) 74
지장산(舐掌散) 304
지저즙(漬苧汁) 75
지주고(지味蟲) 45
지통당귀탕(止痛當歸湯) 254
지황산(地黃散) 744
지황주(地黃酒) 451
진간환(鎭肝丸) 623
진경산(鎭驚散) 608
진경환(鎭驚丸) 623
진봉음자(秦艽飮子) 88
진사고(辰砂膏) 619
진사원(辰砂元) 123
진사환(辰砂丸) 395
진송라(眞松蘿) 290
진식환(進食丸) 665
진심환(鎭心丸) 623
진왕단(陳王丹) 364
진조산(津調散) 325
진주산(珍珠散) 326
진피 40, 46, 48
진흙을 먹는데 치료하는 의방〔治喫泥方〕 667
집비둘기〔鵓鴿〕〔발합〕 319

㊅

차아산(搽牙散) 742
차전자(車前子) 584
차전초(車前草) 97
참깨〔胡麻〕 440
참외꼭지〔甛瓜蔕〕 99
찹쌀〔糯米〕 77, 441
창공산(倉公散) 418
창이산(蒼耳散) 286
창출(蒼朮) 158
창포환(菖蒲丸) 680
채경산(嚔驚散) 622
채침환(替鍼丸) 202
처음 발할 때 예방하는 법(始發預防法) 235
척예토두탕(滌穢兎痘湯) 690
척촉독(躑躅毒) 405
천궁 42
천금내소산(千金內消散) 192, 255
천금누로탕(千金漏蘆湯) 187, 255
천금보태환(千金補胎丸) 499
천금산(千金散) 284, 285, 635
천금소독산(千金消毒散) 246
천금소벽환(千金消癖丸) 667
천금초(千金麨) 442
천남성(天南星) 752
천남성산(天南星散) 678
천문동(天門冬) 64, 437
천문동음(天門冬飮) 526
천문동주(天門冬酒) 451
천사갑산(穿山甲散) 194
천산갑(穿山甲) 171
천을환(天乙丸) 664
천초독(川椒毒) 402
천포환(天疱丸) 282
천행대두온(天行大頭瘟) 148
천행반창(天行斑瘡) 341
천화분(天花粉) 64, 65, 75
천화산(天花散) 65, 292, 742
철정란(鐵井欄) 212
철추가루〔鐵柄〕 170
첨과자(甛瓜子)〔참외씨〕 266
청금정자(靑金錠子) 346
청단죽엽탕(淸膽竹葉湯) 251
청대(靑黛) 158
청람즙(靑藍汁) 401
청량구고산(淸凉救苦散) 151
청량미(靑梁米)〔생동쌀〕 77
청비음(淸脾飮) 121
청비절학음(淸脾截瘧飮) 116
청심산(淸心散) 220
청심연자음(淸心蓮子飮) 58, 59
청심원(淸心元) 420
청심환(淸心丸) 220
청열소독음(淸熱消毒飮) 190
청열해기탕(淸熱解肌湯) 143
청열해독산(淸熱解毒散) 144
청위양비탕(淸胃養脾湯) 667
청초창백탕(靑草蒼栢湯) 237
청피 40, 42, 45
청호(靑蒿)〔다북쑥〕 98, 361
청호자(靑蒿子) 170
청혼산(淸魂散) 534
초(醋) 267, 581
초과음(草果飮) 118
초과평위산(草果平胃散) 129
초담고(硝膽膏) 730
초두구 42
초목(椒目)〔조피의 씨〕 54
초묵법(醋墨法) 535
초시환(椒豉丸) 40
초오 천오 천웅 부자독(草烏川烏天雄附子毒) 403
초오산(草烏散) 369
촉규화(蜀葵花)〔접시꽃〕 266
총백(葱白) 367, 582
총백탕(葱白湯) 496, 529, 530, 750
촬구(撮口) 760
촬구병(撮口病) 756
최생단(催生丹) 509
최생산(催生散) 512
최생여성산(催生如聖散) 509
추기양혈환(推氣養血丸) 552
추독단(追毒丹) 207
추독병(追毒餠) 204
추풍산(追風散) 270
축태환(縮胎) 505

찾아보기

충울(茺蔚) 578
충을 죽이는 의방〔殺蟲方〕 347
취선산(醉仙散) 271
취선향(醉仙香) 448
취옥고(翠玉膏) 330
취운산(吹雲散) 745
취하산(翠霞散) 309
취하정자(翠霞錠子) 310
치료되지 않는 증세〔不治證〕 328
치자(梔子) 98, 498
치자대청탕(梔子大靑湯) 530
치자대황탕(梔子大黃湯) 84
치자청간탕(梔子淸肝湯) 289
7물적산(七物赤散) 154
7물호두원(七物虎頭元) 154
7물후박탕(七物厚朴湯) 43
7미감길탕(七味甘桔湯) 743
7성환(七聖丸) 665
7조탕(七棗湯) 126
7진산(七珍散) 538
침법(鍼法) 276
침사환(鍼砂丸) 86
침수고(沈水膏) 212
침향교태환(沈香交泰丸) 50
침향음(沈香飮) 47
침향천마탕(沈香天麻湯) 642

ㅋ

쾌반산(快癍散) 702
큰 도끼〔大斧〕 577

ㅌ

타농산(打膿散) 203
탁리복령탕(托裏茯苓湯) 194
탁리산(托裏散) 189
탁리소독산(托裏消毒散) 193
탁리소독음(托裏消毒飮) 206
탁리온중탕(托裏溫中湯) 251, 254
탁리익기탕(托裏益氣湯) 201
탁리화중탕(托裏和中湯) 205
탁리황기탕(托裏黃芪湯) 194, 236

탈명단(奪命丹) 519
탈명산(奪命散) 357, 534, 636
탈명환(奪命丸) 518
탈저정(脫疽疔) 242
탐생산(探生散) 637
탑기환(搨氣丸) 676
태무신출산(太無神朮散) 157
태양학(太陽瘧) 111
태을고(太乙膏) 213
태을산(太乙散) 619
태을신정단(太乙神精丹) 166
태을유금(太乙流金) 155
태을자금단(太乙紫金丹) 394
태창공벽온단(太倉公辟瘟丹) 153
택난산(澤蘭散) 556
택난엽(澤蘭葉) 534
택사탕(澤瀉湯) 524
토끼 두골〔兎頭骨〕 583
토끼고기〔兎肉〕 759
토뇌환(兎腦丸) 511
토란〔芋〕 439
토복령(土茯苓) 286
토사자(菟絲子) 66
토시탕(兎屎湯) 746
통기산(通氣散) 151
통도산(通導散) 363
통명산(通明散) 745
통성5보단(通聖五寶丹) 279
통성산(通聖散) 744
통심음(通心飮) 604
통천재조산(通天再造散) 272
퇴금환(退金丸) 95
퇴황산(退黃散) 93
퇴황환(退黃丸) 94
투기탕(透肌湯) 701
투농산(透膿散) 203

ㅍ

파〔葱〕 360
파결산(破結散) 303
파두고(巴豆膏) 207
파두독(巴豆毒) 403
파밑동〔葱白〕 159
파혈소통탕(破血消痛湯) 357

8독적산(八毒赤散) 166
8미흑신산(八味黑神散) 550
8선산(八仙散) 630
패모고(貝母膏) 345
패장산(敗醬散) 229
패천공(敗天公)〔헌패랭이〕 169
패초산(敗硝散) 729
편축(萹蓄) 98
평기산(平肌散) 237
평진탕(平陳湯) 120
평혈음(平血飮) 343
포대환(布袋丸) 655
포도(葡萄) 756
포도뿌리〔葡萄根〕 580
포도주(葡萄酒) 452
포도창(葡萄瘡) 341
포룡환(抱龍丸) 624
포황(蒲黃) 366, 578, 752
폭열(暴熱) 758
표범고기〔豹肉〕 172
피란대도환(避亂大道丸) 442
필승고(必勝膏) 748
필증가원(蓽澄茄元) 49

ㅎ

하감창을 씻는 의방〔洗下疳瘡法〕 325
하고초산(夏枯草散) 289
하나의 의방〔一方〕 219, 326, 477, 496, 500, 518, 525, 526, 531, 533, 543, 544, 674, 739
하수오(何首烏) 317, 437
하충환(下蟲丸) 653
한기(寒氣) 49
한루산〔旱螺散〕 326
한수석산(寒水石散) 662
함화단(含化丹) 300
합장산(合掌散) 345
합정질(蛤精疾) 430
합환피(合歡皮) 373
해금사(海金沙) 41
해대환(海帶丸) 300
해독방풍탕(解毒防風湯) 701

해독탕(解毒湯) 210	홍사정(紅絲疔) 241	황룡탕(黃龍湯) 530
해독환(解毒丸) 400	홍시(紅柿) 76	황백(黃栢) 74
해바라기〔葵菜〕 161	홍옥산(紅玉散) 215	황백고(黃栢膏) 740
해백탕(薤白湯) 748	홍화(紅花) 45, 59, 579	황백산(黃栢散) 337
해조산견환(海藻散堅丸) 290	홍화자탕(紅花子湯) 727	황벽(黃蘗) 98
해채독(海菜毒)〔미역독〕 406	화기조경탕(化氣調經湯) 288	황상엽(黃桑葉) 264
행인(杏仁) 383, 402	화닉환(化䘌丸) 656	황새뼈〔鸛骨〕 171
향계산(香桂散) 517	화독단(化毒丹) 188	황연(黃連) 74, 752
향귤병(香橘餠) 669	화독산(化毒散) 278	황연산(黃連散) 82
향라고(香螺膏) 605	화독탕(化毒湯) 700	황연소독산(黃連消毒散) 189
향령산(香靈散) 251, 254	화독환(化毒丸) 248	황연음(黃連飮) 609
향령환(香靈丸) 553	화미고(畵眉膏) 687	황연저두환(黃連猪肚丸) 61, 70
향부(香附) 49, 491	화반창(火斑瘡) 343	황연지황탕(黃連地黃湯) 65
향비조(香肥皂) 448	화벽여신산(化癖如神散) 667	황정(黃精) 437
향소산(香蘇散) 144	화어산(化瘀散) 377	황촉규화(黃蜀葵花) 338
향표탕(香鰾湯) 279	화연저두환(黃連猪肚丸) 58	황토산(黃土散) 606
허준(許浚) 3	화예석산(花蕊石散) 356, 519	황혼탕(黃昏湯) 218
헌원(軒轅) 3	화위환(和胃丸) 671	황흑산(黃黑散) 229
현령산(玄靈散) 201	화중산(和中散) 670	홰나무씨〔槐子〕 496
현자수(蜆子水) 741	화통탕(和痛湯) 500	회생보명단(回生保命丹) 280
현토단(玄菟丹) 66	화피음자(樺皮飮子) 703	회생산(回生散) 737
혈갈(血竭) 361	화혈익기탕(和血益氣湯) 58, 59	회창섬수정자(廻瘡蟾酥錠子) 247
혈풍탕(血風湯) 549	환골산(換骨散) 280	회창정자(廻瘡錠子) 246
협골법(夾骨法) 370	환골환(換骨丸) 273	회춘벽사단(回春辟邪丹) 168
형개(荊芥) 267, 534	환기산(換肌散) 272	후박(厚朴) 41, 42, 52
형방패독산(荊方敗毒散) 142	환혼산(還魂散) 246	후박귤피전(厚朴橘皮煎) 43
호골(虎骨) 759	환혼탕(還魂湯) 416	후장환(厚腸丸) 666
호골환(虎骨丸) 680	활석(滑石) 74	훈비방(熏鼻方) 284
호도(胡桃) 367	활혈구풍산(活血驅風散) 333	훈하고 씻는 의방(熏洗方) 332
호랑이 머리 뼈〔虎頭骨〕 137	활혈산(活血散) 356, 370	흰초근(萱草根) 98
호리병박〔苦瓠, 고호〕 100	활혈윤조생진음(活血潤燥生津飮) 64	훅비과체산(搐鼻瓜蔕散) 92
호마유(胡麻油) 581	활혼단(活魂丹) 281	흑노환(黑奴丸) 146
호박(琥珀) 361	황감산(黃甘散) 199	흑령산(黑靈散) 309
호박고(琥珀膏) 460	황갑환(黃甲丸) 127	흑룡단(黑龍丹) 512
호박산(琥珀散) 291	황금(黃芩) 578	흑부탕(黑附湯) 638
호박조경환(琥珀調經丸) 474	황금탕(黃芩湯) 58, 60, 494	흑산자(黑散子) 712
호분(胡粉) 316, 751	황기(黃芪) 59, 62, 74, 263	흑슬(黑虱)〔검은 이〕 360
호유주(胡荽酒) 703	황기61탕(黃芪六一湯) 252	흑신산(黑神散) 511, 542
호초 46	황기산(黃芪散) 88	희두탕(稀痘湯) 741
호황연환(胡黃連丸) 651	황기자탕(黃芪煮湯) 74	희두토홍환(稀痘兎紅丸) 689
혹을 녹이는 고약〔化瘤膏〕 304	황기작약탕(黃芪芍藥湯) 554	흰 거위〔白鵝〕 77
혹을 말리는 의방〔枯瘤方〕 304	황기탕(黃芪湯) 65, 628	흰 멥쌀〔白粳米〕 161
홍면산(紅綿散) 697	황랍고(黃蠟膏) 330, 346	흰 봉선화(白鳳仙花) 263
홍보고(洪寶膏) 212		흰 오리〔白鴨〕 758

● 역해자 약력

최창록(崔昌祿)

경북 경주시 내남면 부지리 출생.
경북대 석사, 영남대 박사
대구대 사범대 국어교육과 교수, 대구대 학생처장, 사범대 학장,
인문과학연구소장 등 역임.
한국어문학회 회장, 우리말글학회장 역임.
현 대구대 명예교수, 한국도교문학 회장.

주요저서: 『한국신선소설연구』『황정경 역해』『한국의 선도문화』『여동빈 이야기』『청학선인 이야기』『참동계 이야기』『한국의 풍수지리설』『황정경 연구』『한국도교문학사』『다시읽는 황제소문경』『다시읽는 황제영추경』『환몽소설과 꿈이야기』『완역 동의보감』(전5권)외 다수.

완역 **東醫寶鑑** 5권 —잡병편 2

  초판 인쇄 2003년 4월 5일
  초판 발행 2003년 4월 15일

옮긴이 • 崔 昌 綠
펴낸이 • 韓 鳳 淑
펴낸곳 • 푸른사상사

등록 제2-2876호
서울시 중구 을지로3가 296-10 장양B/D 202호
대표전화 02) 2268-8706~8707
팩시밀리 02) 2268-8708
메일 prun21c@yahoo.co.kr / prun21c@hanmail.net

ⓒ 2003, 최창록

값 70,000원

*잘못된 책은 바꿔드립니다